Lorenz Böllinger, Heino Stöver (Hrsg.)

Drogenpraxis
Drogenrecht
Drogenpolitik

Handbuch für Drogenbenutzer, Eltern,
Drogenberater, Ärzte und Juristen

© 2002 **Fachhochschulverlag**
DER VERLAG FÜR ANGEWANDTE WISSENSCHAFTEN

Lorenz Böllinger, Heino Stöver (Hrsg.)
Drogenpraxis, Drogenrecht, Drogenpolitik
Handbuch für Drogenbenutzer, Eltern,
Drogenberater, Ärzte und Juristen

5., vollst. überarb. Auflage

ISBN 3-931297-59-4

DTP:
Andreas Bauer, Michael Becker,
Tinka Kellermann, Monika Weiland
auf Apple Macintosh Power PC

Druck und Bindung:
Clausen & Bosse GmbH
25917 Leck

Preis:
Das Handbuch kostet je Exemplar 14,90 €
(einschließlich Versandkosten)

Bestellungen:
Fachhochschulverlag
Kleiststraße 31
60318 Frankfurt am Main

Telefon (0 69) 15 33–28 20
Telefax (0 69) 15 33–28 40
bestellung@fhverlag.de
www.fhverlag.de

VORWORT

Die Drogenhilfe hat sich in den letzten Jahren stark ausdifferenziert. Unübersehbar hat der Ansatz der »Schadensminimierung« Einzug gehalten in die Konzeptionierung und Praxis vieler Drogenhilfeprojekte in Deutschland. Es ist endgültig an der Zeit, von der (liebgewonnen) Polarität von akzeptanz- vs. abstinenzorientierten Angeboten Abschied zu nehmen. Nicht nur in der Beratung und Behandlung der Probleme von KonsumentInnen illegaler Drogen, auch im Bereich legaler Substanzen hat sich eine differenziertere Zielperspektive ergeben. Beide Ansätze sind in vielen Kommunen miteinander verzahnt und vernetzt und sorgen für eine Pluralität von Hilfeangeboten – noch nicht immer optimal, aber der Weg ist vorgegeben.

Diesem Prozess tragen wir insofern Rechnung, als wir unser Konzept für die vorliegende 5. Auflage dieser Entwicklung angepasst haben: Drogenhilfe und -politik sind viel zu unübersichtlich und komplex geworden, als dass sie ausschließlich von uns beiden ausreichend dargestellt werden könnten. Wir haben deshalb viele Fachleute angesprochen, ihre Expertise einzubringen. Herausgekommen ist ein umfassendes Handbuch zur Drogenhilfe, zum Drogenrecht und zur Drogenpolitik.

Das Buch ist seit der letzten Auflage nicht nur konzeptionell verändert, sondern auch in Form und Umfang. Auch dies ist ein Grund dafür, dass wir seit der letzten Ausgabe, die schon seit zwei Jahren vergriffen ist, so lange haben auf uns warten lassen. Zudem hat das internet eine zunehmende Bedeutung auch für Drogenhilfe erhalten. Wir geben deshalb nach Möglichkeit an geeigneten Stellen Hinweise auf interessante Websites und Netzwerke.

Die inhaltliche Ausrichtung des Handbuches hat sich hingegen nicht verändert. Wie schon in der Erstauflage 1982, als wir mit der Kritik des strikten Abstinenzparadigmas noch ziemlich allein standen, geht es uns nach wie vor um eine »Bemündigung«, um die Förderung von Eigenverantwortlichkeit der KonsumentInnen, PatientInnen, KlientInnen – je nach Perspektive. Ebenso geht es mehr denn je auch um die autonomiefördernde Information von Angehörigen, Eltern und um die Verbesserung des Beratungs- und Behandlungswissens aller in der Drogenhilfe tätigen Menschen. Nach wie vor muss das Drogenhilfenetz auch kritisch betrachtet werden: Es bietet nicht nur Sicherheiten, Behandlung von als störend empfundenen Problemen, sondern auch neue Abhängigkeiten. Dies geschieht natürlich nicht geplant, aber es sind die Eigendynamiken des Drogenhilfesystems, Klientelisierung, die Definitionsmacht der Professionellen, die neue »Problemgebiete« abstecken und neue »Beratungs- und Behandlungsnotwendigkeiten« postulieren. Schließlich werden Ausgrenzungswünsche der Bevölkerung und der Politik auch kritiklos bedient. Dieser Prozess muss stets auch kritisch begleitet werden.

Hinzu kommt eine strukturelle Schieflage: Die gesamte gesellschaftliche Aufmerksamkeit konzentriert sich immer noch auf die KonsumentInnen illegaler Drogen, als hätten nur diese Substanzen ein »außergewöhnliches«, pharmako-inhärentes Gefahrenpotential. Diese einseitige Sichtweise wird zwar mehr und mehr relativiert, aber offenbar nur zum Preis der Verteufelung von Tabak und weiterer Substanzen. Eine glaubwürdige Drogenpolitik hat sich jedoch zu orientieren an den Wünschen und Rechten der einzelnen Bürger und dem vorsichtigen, auf echte Fremdschädigungsakte beschränkten Eingreifen des Staates. Dieses sollte aber eher den Verbraucherschutz sowie den Schutz Minderjähriger in den Mittelpunkt stellen. Zugunsten gesundheits- und sozialrechtlicher Strategien ist der unverhältnismäßige Kontrollversuch mit strafrechtlichen Mitteln nur als äußerstes Mittel zu verstehen und kann nicht als gängige Praxis hingenommen werden.

Das Handbuch »Drogenpraxis, Drogenrecht, Drogenpolitik« wird in seiner Verbraucherorientierung zudem konsequent ergänzt durch den parallel erscheinenden Band 37 »Risiko mindern beim Drogengebrauch«, 2. Auflage 2000 (Hrsg. Jan-Hendrik Heudtlass/Heino Stöver). Beide Buchprojekte stützen sich auf Arbeitszusammenhänge mit dem interdisziplinär arbeitenden Bremer Institut für Drogenforschung (BISDRO; www.bisdro.uni-bremen.de) und dem Archiv und Dokumentationszentrum für Drogenliteratur (archido; www.archido.de).

Zur besseren Lesbarkeit wird in einigen Beiträgen die männliche Schreibweise gewählt. Die Aussagen beziehen sich auf weibliche und männliche Personen.

Wir danken allen Autorinnen und Autoren für ihre Beiträge und dem Fachhochschulverlag für die Geduld und Unterstützung!

Bremen, im Mai 2002

Lorenz Böllinger
Heino Stöver

INHALT

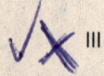

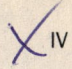

ABKÜRZUNGSVERZEICHNIS

a.a.O.	am angegebenen Ort
abH	ausbildungsbegleitende Hilfen
ABM	Arbeitsbeschaffungs-maßnahme
ÄndG	Änderungsgesetz
AGSU	Arbeitsgemeinschaften zur Rehabilitation Sucht-kranker
AIDS	acquired immune deficiency syndrome
AMG	Arzneimittelgesetz
AMOC	Amsterdams Oecumenisch Centrum
AO	Abgabenordnung
ASD	Allgemeiner Sozialdienst
AUB-RL	Anerkannte Untersuchungs- und Behandlungsrichtlinien
AUD-Beleg	Beleg über Arbeitsunfähig-keitszeiten und -diagnosen
BÄK	Bundesärztekammer
BAfArM	Bundesamt für Arzneimittel und Medizinprodukte
BAföG	Bundesausbildungsförderungs-gesetz
BAG	Bundesarbeitsgericht
BAnz	Bundesanzeiger
Bay	Bayern (bayerisch)
BDSG	Bundesdatenschutzgesetz
bearb.	bearbeitete
BfA	Bundesversicherungsanstalt für Angestellte
BfArM	Bundesinstitut für Arznei-mittel und Medizinprodukte, Bonn
BGA	Bundesgesundheitsamt
BGB	Bürgerliches Gesetzbuch
BGH	Bundesgerichtshof
BGH-GS	Bundesgerichtshof – Großer Senat
BGHSt	Entscheidungen des BGH in Strafsachen
BIFOS	BtM-Info-System des BMJ
BINAD	Binationale Drogenfachstelle grenzübergreifende deutsch-niederländische Zusammen-arbeit
BMG	Bundesministerium für Gesundheit
BMI	Bundesministerium des Innern
BMJ	Bundesministerium der Justiz
BSG	Bundessozialgericht
BSGE	Entscheidungen des Bundessozialgerichts
BSHG	Bundessozialhilfegesetz
BSozG	Bundessozialgericht
BTDrucks	Bundestagsdrucksache
BtM	Betäubungsmittel
BtMÄndVO	Verordnung zur Änderung betäubungsmittelrechtlicher Vorschriften
BtMG	Betäubungsmittelgesetz
BtMVV	Betäubungsmittel-Verschreibungsverordnung
BVerfG	Bundesverfassungsgericht
BVerfGE	Entscheidungen des BVerfG
BZgA	Bundeszentrale für gesund-heitliche Aufklärung
BZRG	Bundeszentralregistergesetz
CASAA	Center on Alcoholism, Substance Abuse and Addiction
ChemG	Chemikaliengesetz
CN	Clean-Nachweis
DAK	Deutsche Angestellten Krankenkasse
DBDD	Deutsche Referenzstelle für die Europäische Beobachtungsstelle
DHS	Deutsche Hauptstelle gegen die Suchtgefahren e.V.
DHV	Deutsche Hilfsverein
DIMS	Drogeninformations- und -beobachtungssystem
DIN	Deutsche Industrie-Norm(en)
Diss.	Dissertation
DROBS	Drogenberatungsstelle
DSM	Diagnostic and Statistical Manual of Mental Disorders
EBDD	Europäische Beobachtungs-stelle für Drogen und Drogensucht
EBIS	Einrichtungsbezogenes Informationssystem
EDV	Elektronische Daten-verarbeitung

EGGVG	Einführungsgesetz zum Gerichtsverfassungsgesetz
EMCDDA	European Monitoring Center for Drugs and Drug Addiction
EMIT	»Enzyme-Multiplied Immuno-technique« = Drogenscree-ningtest
EN	Europäische Norm
et al.	und andere
EuGH	Gerichtshof der Eu-ropäischen Gemeinschaften
EVARS	Empfehlungsvereinbarung Ambulante Rehabilitation Sucht
FamG	Familiengericht
FamRZ	Zeitschrift für das gesamte Familienrecht
FDR	Fachverband Drogen und Rauschmittel e.V.
FeG	Freiheitsentziehungsgesetz
FeV	Fahrerlaubnisverordnung
FeVG	Freiheitsentziehungsverfahrens-gesetz
FGG	Gesetz über Angelegenhei-ten der freiwilligen Gerichtsbarkeit
GastG	Gaststättengesetz
GCP	Good Clinical Practice
GdB	Grad der Behinderung
GeschlKG	Gesetz zur Bekämpfung von Geschlechtskrankheiten
GewO	Gewerbeordnung
GG	Grundgesetz
GjS	Gesetz über die Verbreitung jugendgefährdender Schriften
GKV	Gesetzliche Kranken-versicherung
g.M.	geringe Menge
GMK	Gesundheitsminister-konferenz der Länder
GRV	Gesetzliche Renten-versicherung
GÜG	Grundstoffüberwachungs-Gesetz
GUS	Gemeinschaft Unabhängiger Staaten
GUV	Gesetzliche Unfall-versicherung
GVBl	Gesetz- und Verordnungs-blatt
HBV	Hepatitis-B-Virus
HCV	Hepatitis-C-Virus
Hess.	Hessen (hessisch)
HFEG	Hessisches Freiheits-entziehungsgesetz
HIV	human immunodeficiency virus
HLU	Hilfe zum Lebensunterhalt
h.M.	herrschende Meinung
ICD	International Classification of Diseases
i.d.R.	in der Regel
IfSG	Infektionsschutzgesetz
IFT	Institut für Therapie-forschung
INCB	International Drug Control Board
IRC	Inter Relay Chat
i.S.	im Sinne
ISO	International Organization for Standardization
ISPE	Intensive Sozialpädagogische Einzelbetreuung
i.v.	intravenös
i.V.m.	in Verbindung mit
JA	Jugendamt
Jg.	Jahrgang
JGG	Jugendgerichtsgesetz
JR	Juristische Rundschau
JuS	Juristische Schulung
JVA	Justizvollzugsanstalt
KG	Kammergericht Berlin
KJHG	Kinder- und Jugendhilfe-gesetz
KK	Krankenkasse
KV	Kassenärztliche Vereinigung
KV	Krankenversicherung
LG	Landgericht
LMBG	Bedarfsgegenstände-Gesetz
LVA	Landesversicherungsanstalt
LWL	Landschaftsverband Westfalen-Lippe
LWV	Landeswohlfahrtsverband
LzTh	Langzeit-Therapie
MAGS	Ministerium für Arbeit, Gesundheit und Soziales
MaßrVollzG	Maßregelvollzugsgesetz
MBS	Maßregel der Besserung und Sicherung
MDMA	Ecstasy
MDR	Monatsschrift des Deutschen Rechts
MFJFG	Ministerium für Familie, Jugend, Frauen und Gesundheit (NRW)

MPU	Medizinisch-Psychologische Untersuchung
MrVG	Maßregelvollzugsgesetz
Ms.	Manuskript
m.w.N.	mit weiteren Nachweisen
NADA	National Acupuncture Detoxification Association
NAS	Neonatales Abstinenzsyndrom
NIDA	National Institute für Drug Abuse (USA)
NJW	Neue Juristische Wochenschrift
NJWE-MietR	NJW Entscheidungen zum Mietrecht
NStZ	Neue Strafrechtszeitschrift
NStZ-RR	NStZ Rechtsprechungsreport
NUB-RL	Neue Untersuchungs- und Behandlungsrichtlinien zur substitutionsgestützten Behandlung Opiatabhängiger
NVwZ	Neue Verwaltungsrechtszeitschrift
NZV	Neue Zeitschrift für Verwaltungsrecht
o.J.	ohne Jahresangabe
OLG	Oberlandesgericht
OVG	Oberverwaltungsgericht
PKH	Psychiatrisches Krankenhaus
PKV	Private Krankenversicherung
PPT	Psychologische Psychotherapeuten
PSB	Psychosoziale Betreuung
PsychKG	Gesetz über Hilfen und Schutzmaßnahmen bei psychischen Krankheiten
R & P	Recht & Psychiatrie
Reha	Rehabilitation
RGSt	Reichsgericht in Strafsachen
RiStBV	Richtlinien für das Straf- und Bußgeldverfahren
RKI	Robert Koch Institut
RL	Richtlinie
RSA	Rapid Situation Assessment
RV	Rentenversicherung
RVO	Reichsversicherungsordnung
SBO-RL	Richtlinien für die Substitutionsbehandlung Opiatabhängiger
SGB I	Sozialgesetzbuch, 1. Buch Allgemeiner Teil
SGB IV	Sozialgesetzbuch, 4. Buch Gemeinsame Vorschriften für die Sozialversicherung
SGB V	Sozialgesetzbuch, 5. Buch Gesetzliche Krankenversicherung
SGB VI	Sozialgesetzbuch, 6. Buch Gesetzliche Rentenversicherung
SGB VII	Sozialgesetzbuch, 7. Buch Gesetzliche Unfallversicherung
SGB VIII	Sozialgesetzbuch, 8. Buch Kinder- und Jugendhilfe
SGB IX	Sozialgesetzbuch, 9. Buch Rehabilitation und Teilhabe behinderter Menschen
SGB X	Sozialgesetzbuch, 10. Buch Verwaltungsverfahren
SGG	Sozialgerichtsgesetz
sog.	so genannt
SPV	Soziale Pflegeversicherung
StA	Staatsanwalt(schaft)
StGB	Strafgesetzbuch
StPO	Strafprozessordnung
StV	Strafverteidiger (Zeitschrift)
StVG	Straßenverkehrsgesetz
StVollStrO	Strafvollstreckungsordnung
StVollzG	Strafvollzugsgesetz
StVZO	Straßenverkehrszulassungsordnung
SU	Sowjetunion
THC	Cannabis-Wirkstoff
TK	Techniker Krankenkasse
TZI	Themenzentrierte Interaktion
UntGes	Unterbringungsgesetz
VA	Verwaltungsakt
VDR	Verband Deutscher Rentenversicherungsträger
VGH	Verwaltungsgerichtshof
VO	Verordnung
VOB	Verdingungsordnung für Bauleistungen
VRS	Verkehrsrechts-Sammlung
VV	Verwaltungsvorschrift
VwGO	Verwaltungsgerichtsordnung
WG	Wohngemeinschaft
WHO	World Health Organization – Weltgesundheitsorganisation
ZPO	Zivilprozessordnung
Zs-Bescheid	Zurückstellungsbescheid
ZVR	Zeugnisverweigerungsrecht

A GRUNDLAGEN

I Drogenkonsum/-abhängigkeit als Lebensstil und/oder Krankheit
Von Peter Degkwitz

Konsummuster, Drogenerleben, Drogenkulturen, Verbote wie Gebote, Hilfen wie Strafen und die entsprechenden Regelwerke (Drogenrecht und Drogenpraxis) sind verschiedene zusammengehörende Seiten einer historisch und gesellschaftlich generierten Verständnis- und Umgehensweise mit psychotropen Substanzen.

Einführend sollen die in der aktuellen bundesdeutschen Wirklichkeit relativ fest gefügten Dimensionen der Reaktionen auf Drogenkonsum aufgefächert werden. Das erfolgt mit dem Ziel, Hintergründe der Deutungen von Konsum und entsprechender Regelsysteme offen zu legen und sie so unter dem Gesichtspunkt der Bewältigung sozialer Probleme eher beurteilbar und kritisierbar zu machen. Kriterium einer solchen Beurteilung wäre z.B. unter professioneller Perspektive, inwieweit Probleme, die in Verbindung mit Drogenkonsum stehen, für die Betroffenen und die Gemeinschaft human(er) handhabbar werden. Welches Verständnis und welche Praxis erhöhen für das Individuum Autonomie und Handlungsfähigkeit und ermöglichen der Gemeinschaft Integration und Hilfe? Hierbei ginge es dann um eine Auseinandersetzung um angemessenere (»wirksamere«) Deutungen, entsprechende Interventionen sowie eine Reform von Regelwerken.

»Lebensstil« und/oder »Krankheit« sind nicht die einzigen, aber zwei wichtige polare Perspektiven, unter denen Konsumformen gedeutet werden. Traditionen und Konsequenzen dieser Perspektiven werden im Folgenden behandelt.

1 Drogenkonsum und Drogenerleben als Aspekt von Lebensstil

Ausgangspunkt der Betrachtung ist die soziale Realität des sehr differenzierten »Lebens mit Drogen«, das vom morgendlichen Kaffeetrinker über den Ecstasy konsumierenden Raver, die regelmäßig Benzodiazepin gebrauchende Altenheimbewohnerin bis zum obdachlosen Alkoholiker reicht. »Drogenkonsum« ist zwar hier ein gemeinsamer, aber noch relativ nichtssagender Nenner solcher heterogener sozialer Phänomene.

Der Begriff »Droge« wird im Folgenden gleichgesetzt mit psychoaktiver oder psychotroper Substanz. Dazu gehören Nikotin, Kaffee und Alkohol ebenso wie Schlaf-, Beruhigungs-, Schmerzmittel oder Cannabis, Opiate, Kokain und Amphetamine. Drogen sind hiernach Stoffe mit Wirkung auf das Zentralnervensystem. »Allen Drogen gemeinsam ist die Fähigkeit zur Bewirkung von Veränderungen der Befindlichkeit und/oder des Bewusstseins und/oder des Verhaltens beim Menschen.« Psychotrope Effekte reichen von Halluzinationen über Störungen der Motorik, Änderungen der Stimmung, der Wahrnehmung und des Verhaltens (UCHTENHAGEN/ZIEGLGÄNSBERGER 2000).

Auf dem veränderten physiologischen und/oder neurobiologischen Status baut ein differenziertes Drogenerleben auf. Dies veränderte Erleben der Innen- wie Außenwelt ist keine unmittelbare Folge der physiologischen Drogenwirkung. In der Regel eröffnet die jeweils spezifische Pharmakodynamik einzelner Drogen ein Spektrum von Erlebensmöglichkeiten: Alkohol beispielsweise beeinflusst bestimmte Neurotransmitter in Richtung einer Abnahme neuronaler Erregbarkeit und hat daher anxiolytische, sedierende Effekte, die vom Konsumenten subjektiv je nach Setting und persönlichen Vorerfahrungen beim Abendessen oder Rendezvous anders verarbeitet werden als etwa im Fußballstadion; Kokain erhöht über den Adrenalinausstoß eine allgemeine Reaktions- und Aktivitätsbereitschaft; subjektiv erlebt wird das je nach Setting als sexuelle Stimulation, intellektuelle Kreativität oder Durchhaltevermögen. Die konkrete Drogenerfahrung ist immer »kulturelle Überformung und Ausdeutung« (LEGNARO 2000), sie ist eine mentale Bearbeitung des veränderten physiologischen Status. Drogen werden genommen, weil sie den Raum öffnen für geänderte psychische Verarbeitung, für subjektives Erleben. Was und wie es erlebt wird, ist kulturell bzw. subkulturell geprägt.

Drogenkonsum (zum Genuss und Steuerung von Befindlichkeit) und Drogenerleben sind soziokulturell erworben und eingebettet in umfassende Lebens (bewältigungs-)muster. Insofern ist Drogenkonsum ein Aspekt von Lebensstil. »Die Vorgänge, die Genussmittel im menschlichen Organismus bewirken, vollenden sozusagen chemisch, was geistig, kulturell und politisch schon vorher angelegt war.« (SCHIVELBUSCH 1980) Jeder Konsumakt erfolgt in Verbindung mit eigenen Erwartungen und in einem bestimmten Feld (der Peergroup, der Disco, der Familie usw.). Der Konsum (das Konsumverhalten und -erleben) wird individuell habitualisiert vor dem Hintergrund der gegebenen sozialen (sub- oder hochkulturellen) Ritualisierungen.

Der Konsum psychotroper Substanzen ist mit seinen verschiedenen Funktionen ein Moment der Regulation nach innen und nach außen. Konsum erfüllt hierbei seine lindernde, entspannende, verdrängende, aktivierende oder kommunikative Funktion. Die »Gewinne« der Konsumhandlungen nach innen und außen verstärken diese Handlungsform (diese »Verstärkung« kann soziologisch, psychologisch und neurologisch in ihren verschiedenen Dimensionen untersucht werden).

Die bestehenden Kulturen, die einzelnen Kulturen in ihrer Geschichte und in ihren verschiedenen (subkulturellen) Gliederungen differenzieren
■ nach den jeweils präferierten psychotropen Substanzen (Alkohol-, Kokain- oder Cannabiskulturen),
■ nach Settings (Feldern) und Ritualen, in denen der Konsum erfolgt (gefördert, geduldet oder bekämpft wird),

■ nach Regulationsmodellen (unterschiedliche Zugänglichkeit: breiter Verkauf mit Werbung, über eingeschränkten Zugang bis zum Verbot),

■ nach Grenzen »erlaubten, bzw. integrierten« oder »verbotenen, bzw. ausgegrenzten« persönlichen Konsums, Deutungen/Deutungssysteme und entsprechende Umgehens- bis Behandlungsweisen (zu den Differenzierungen vgl. VÖLGER/WELCK 1982; SCHEERER/VOGT 1989).

2   Soziokulturelle Konstruktion der »erlaubten« und »verbotenen« Konsummuster verschiedener Drogen und die Konsequenzen

Wir behandeln die Frage von Drogenkonsum und Drogenabhängigkeit nicht abstrakt, sondern in einer konkreten, der aktuellen bundesrepublikanischen Gesellschaft. In dieser Gesellschaft insgesamt, in ihren Strukturen, einzelnen Subkulturen oder Gruppen haben sich reale Umgehens- und Verständnisweisen etabliert. Diese Konzepte sind soziokulturelle Produkte, soziale Konstruktionen, die über die Köpfe aller Beteiligten (Konsumenten, Professionelle, Öffentlichkeit) den Umgang mit Drogenkonsum – das gilt für den Betroffenen ebenso wie für sein Umfeld – steuern.

Was konsumiert wird, wie die Konsumenten ihren Drogenkonsum subjektiv denken und welches Bild, welche Vorstellungen sich die Professionellen oder die Öffentlichkeit über den Drogenkonsumenten machen, bilden nicht einfach objektive und subjektive Realität ab, sondern stellen sie her. Die in der Öffentlichkeit und der Politik oder in Sozialarbeit und Medizin institutionalisierten Verfahren und korrespondierenden begrifflichen Apparate leiten die Praxis. Die Deutung – als Lebensstil, Vergehen, Schwäche, Krankheit oder Lebensstil – konstituiert den Rahmen der Umgehensweise, die Richtung der sozialen und individuellen Praxen und die Lösungsversuche bei Problemen mit dem Drogenkonsum.

Die Angelegenheit wird allerdings dadurch verkompliziert, dass es nicht »die« gültige Deutung gibt, sondern Deutungssysteme (Verständnis- und Umgehensweisen) sich für verschiedene Drogen differenzieren und mit der Zeit ändern. Es besteht – jeweils bezogen auf eine Droge – ein offizielles, rechtlich fixiertes Deutungssystem. Darüber hinaus gibt es informelle, subkulturelle Verständnisweisen und Selbstbilder der Konsumenten. Daneben bestehen Deutungssysteme der verschiedenen Professionellen, die sich im Hilfe- bzw. dem Versorgungssektor etabliert haben. All diese Strukturen und Konzepte in ihrer Wechselwirkung machen ein bestehendes Deutungssystem für eine jeweilige Droge aus. Eine Vergegenwärtigung dieser unterschiedlichen Perspektiven für Drogen wie Alkohol, Cannabis oder Nikotin mit ihren teilweise konträren Deutungen veranschaulicht die Komplexität der Thematik.

Wenn wir den Handlungsrahmen der im Drogenfeld tätigen Professionellen betrachten, dann hat das jeweils gesellschaftlich hegemoniale Deutungskonzept, das (zumindest teilweise) rechtlich fixiert und mit entsprechenden Institutionen versehen ist, eine besondere Bedeutung. Wie strukturiert dieser

Rahmen das Setting des Konsums und die Interventionsmöglichkeiten? Der Rahmen ist auch für illegalisierte Drogen keineswegs einheitlich, sondern unterscheidet sich beispielsweise für Ecstasy oder Heroin mit entsprechenden Konsequenzen. So konstituiert das Verständnis der »Verhältnismäßigkeit« hinsichtlich der Verfolgung des Handels und Besitzes dieser beiden Drogen ein fundamental unterschiedliches Setting des Konsums. Der stärkere Druck auf die Heroinkonsumenten begünstigt die Bildung einer sich um Verkauf und Konsum bildenden eigenständigen Szene mit entsprechenden Ritualen ebenso wie riskantere Konsumformen mit allen Folgen (siehe unten).

Ein wichtiger Aspekt der Deutung ist die Definition von Grenzen für den Konsum. Die jeweilige Grenze zwischen integriertem und ausgegrenztem, von erlaubtem Konsum zu Sucht oder Abhängigkeit ist nichts »Objektives«, sondern kulturhistorisch in Auseinandersetzungen um eine »angemessene« Lebensweise und deren »Interpretationshoheit« gewachsen. Wobei es auch für einzelne Drogen nicht einen »gültigen« Deutungsrahmen gibt. Was außerhalb der Norm ist, unterscheidet sich für die Peers, die Familie oder die Schule. Das ist unterschiedlich je nach Schicht (für den Maurer und Winzer anders als für den Polizisten) oder für Männer und Frauen; das ist unterschiedlich zwischen den Kulturen und es ändert sich in der jeweiligen Kultur im Zeitverlauf. Diese Vielfalt bedeutet allerdings nicht Beliebigkeit: Deutungen, Normen und Regelungssysteme (im Rahmen von Variationen) sind kein Zufall. Die Grenzen, die Kontrollmechanismen und Sanktionen haben ihre Geschichte (siehe unten), sie sind in den Mechanismen der sozialen Reproduktion der Gesellschaft und ihrer Subsysteme implementiert.
Das aktuell in der Bundesrepublik bestehende Regelwerk, bzw. der heute gültige »Deutungsrahmen« ist alles andere als »optimal« – insbesondere wenn man dies vonseiten derjenigen betrachtet, die mit dem Konsum Probleme haben. Recht und Praxis im Umgang mit illegalen Drogen, etwa die Kriminalisierung der Konsumenten, sind Aspekt der Konstituierung des sozialen und individuellen Problems etwa der Opiatabhängigen (QUENSEL 1982).
Fundamentaler Grund der »begrenzten Rationalität« bestimmter Deutungssysteme für die Betroffenen ist, dass ihre historischen Wurzeln in der Hauptsache in der eigenen sozialen Selbstverständigung liegen, vorwiegend als negative Folie einer gelungenen Persönlichkeitsentwicklung (wie man eben nicht sein soll) und weniger der Bewältigung von Problemen, bzw. der »Reintegration« derjenigen dienen, die durch die Maschen gefallen sind.

3   Die gesellschaftliche Herausbildung von Sucht und Abhängigkeit

Ansichten über Nutzen, über Vor- und Nachteile über erwünschte oder diskreditierte Konsumformen verschiedener Drogen wandeln sich historisch. Die historischen Brüche im Verständnis von Rausch und einzelner Drogen haben weniger mit neuer Verfügbarkeit und massenhafter Verbreitung

(Verfügbarkeit hochprozentiger Alkoholika durch die Destillation oder Einführung von Tabak nach der Entdeckung Amerikas) zu tun, als mit sich wandelnden Anforderungen an die Akteure und ihre Verhaltensweisen.

Ein Verständnis dieser Wandlungen von Drogen und Drogenkonsum eröffnet
die Betrachtung der jeweils soziokulturell vorherrschenden Persönlichkeitstypen über verschiedene Epochen. Die Kulturen in Europa – überspannt man
große Abschnitte vom Mittelalter, über die Neuzeit bis zur »Postmoderne« –
unterscheiden sich nach dem Ausmaß der Ausprägung der Individualisierung
als Einzelperson. Über die verschiedenen Epochen erweitert sich die Bedeutung der Affektkontrolle bei soziokulturellen Persönlichkeitstypen (ELIAS
1976), wobei die wachsende Selbstkontrolle, -beherrschung auch bezogen
auf Drogen Ergebnis eines Wechselverhältnisses von Produktionsweise, neu-
en Drogen (wie Kaffee, Tabak) und Zubereitungen (Destillation von Alkohol)
und gesellschaftlichen und kulturellen Verfassungen ist (dieser Trend setzt
sich nicht linear durch, aber dominiert zumindest für Westeuropa seit der
Renaissance und verstärkt sich mit der Industrialisierung). Mit der zunehmend verlangten persönlichen Autonomie der Gesellschaftsmitglieder ändert
sich das vorherrschende Rauschverständnis.

Für die wichtiger werdende Rationalität und Berechenbarkeit werden die
rauscherzeugenden Drogen (insbesondere Alkohol) zum Problem. Demgegenüber entsprechen Kaffee und Tee eher den Bedürfnissen der heraufkommen-
den Zeiten nüchterner Planung. Mit dem Kaffee beispielsweise findet das aufsteigende Bürgertum »seine« Droge und etabliert mit den Kaffeehäusern im
17. und 18. Jahrhundert soziale Konsumorte. Kaffeekonsum in Kaffeehäusern wird Bestandteil seines Lebensstils. Diese früheren »Lasterhöhlen« gelten rückblickend als Beginn der bürgerlichen Öffentlichkeit (und Kaffee entsprechend als »Getränk der Demokratie«) (LEGNARO 1982).

Die Persönlichkeitskonzeptionen verschiedener religiöser wie weltlicher Strömungen seit der Renaissance verleihen der Selbstverantwortung oder dem
Gewissen des Einzelnen einen neuen Stellenwert. So formuliert z.B. die Konzeption des »innerweltlichen Berufsmenschen« mit der Reformation eine neue
Lebenseinstellung für die aktiven Träger der städtischen Entwicklung. Die Industrialisierung verlangt später eine neue Stufe von Selbstdisziplin (bzw. erweitert die Disziplin auf neue Schichten) für die an den Maschinen tätigen Arbeiter wie für den organisierenden und kalkulierenden Fabrikbesitzer.

Die Stellung zum Rausch (insbesondere im Umgang mit Alkohol) wandelt sich
mit der Bedeutung verinnerlichter, persönlicher Selbstkontrolle. Aspekt dieser Selbstkontrolle ist die Nüchternheit bzw. eine Rauschkontrolle. Rausch
verschwindet nicht, aber die Unbefangenheit bezüglich des Rausches weicht
zunehmender Ambivalenz. Rausch ist erlaubt als temporäre Lockerung der
Selbstkontrolle. Nach Situationen differenziert ist »Entgrenzung« auch heute
kulturell »erlaubt«. Rausch hat dabei Entlastungsfunktion. Die erforderliche
Kontrolle bemisst sich am äußeren Verhalten.

4   Die Entdeckung der Sucht und der »Krankheit Alkoholismus«

Die »Sucht« wird im 19. Jahrhundert »entdeckt«. Diese Entdeckung ist eine Konsequenz der sich in Auseinandersetzungen (mit liebgewonnenen Gewohnheiten und expliziten Gegenbewegungen) herausbildenden Persönlichkeitsstrukturen (LEVINE 1982). Ein bestimmtes Ausmaß von Alkoholkonsum wird unvereinbar mit »erforderlichen« Persönlichkeitstypen.

Benjamin Rush untersucht um 1800 die »Wirkungen des Branntweins auf Körper und Geist« und beschreibt, wie das Trinken von der Gewohnheit zur Notwendigkeit wird. Mit seinem Verständnis des Alkoholismus als einer »Krankheit des Willens« begründet er die Mäßigkeitsbewegung. In wenigen Jahrzehnten vollzieht sich für Alkohol der Bewertungswandel vom »guten Geschöpf Gottes« zum »Teufel Alkohol«. Die Anti-Alkohol-Bewegung des 19. Jahrhunderts ist die größte Massenbewegung in den USA (EISENBACH-STANGL et al. 2000). Diese Bewegung ist in Europa häufig eng mit der Arbeiterbewegung verbunden, die über die Propagierung des »richtigen« Umgangs mit Alkohol ihre Selbstverständigung in Abgrenzung zum sog. »Lumpenproletariat« fördert. Diese Bewegungen sind Ausdruck der Schwierigkeiten der Umsetzung der mit der Industrialisierung erforderlichen (Selbst-)Disziplinierungen für immer weitere Gruppen.

Die Phänomene, die im 19. Jahrhundert neu als »Sucht« oder »Krankheit Alkoholismus« gedeutet werden, gab es selbstverständlich auch vorher (bei den medizinischen Klassikern des Altertums werden Entzugssyndrome beschrieben). Aber die physiologischen Wirkungen, beobachtbaren Verhaltensweisen und sozialen Konsequenzen werden jetzt anders »wahrgenommen« und mit dem Konzept Sucht »zur Anschauung gebracht«. Vorher fehlt der Begriff für die Selbst- und Fremdetikettierung und damit der entsprechende Modus der gesellschaftlichen Reaktion. Mit dem neuen Deutungsmuster identifiziert/erkennt die Gesellschaft »den Süchtigen« und reagiert moralisch, strafend, helfend oder therapeutisch. Es werden Regulierungssysteme, entsprechende Kontrollbehörden und nachfolgend Behandlungseinrichtungen geschaffen.

Die kulturellen Selbstverständigungen der bürgerlichen Gesellschaft, in denen die erlaubten Drogen und das Verständnis von Sucht wurzeln, erfolgen über die viele Generationen während Auseinandersetzungen um adäquate Persönlichkeitstypen, über die für den Bürger wie den Arbeiter angemessenen Individualitätsformen. Das »Ringen« um die Selbstkontrolle stützt sich einerseits auf positive Deutungen wie die Selbstverantwortung des innerweltlichen Berufsmenschen und wird andererseits in Abgrenzung gegen Rauscherleben erobert. Die grundlegenden Verständnisweisen exzessiven Drogenkonsums (als Willensschwäche, Vergehen oder Krankheit) und die entsprechenden Reaktionen, meist Sanktionierungen bilden sich im Ringen um die eigene Disziplinierung.

So präzisieren sich in der gesellschaftlichen Entwicklung zur »Selbstdisziplinierung« die »Deutungssysteme« für Erreichen und Verfehlen der Normen und die entsprechenden institutionalisierten Verfahren. Dies ist in erster Linie ein begrifflicher und institutioneller Apparat zur Selbstverständigung und zur sozialen Disziplinierung in der gesellschaftlichen Modernisierung. Im Vordergrund steht zunächst nicht, Schwierigkeiten bei der Selbstkontrolle zu »verstehen« oder Betroffenen zu helfen.

Die Konstrukte von Sucht oder Krankheit entstammen sozialen Verhältnissen und Beziehungen, die die Menschen miteinander eingehen, und sie erscheinen ihnen dann als sachliche und objektive Realitäten – als objektive Eigenschaften der Droge oder personelle Eigenschaften des Konsumenten. An der Schaffung dieser Realitäten sind Konsument, verschiedene Felder, Versorgungsstrukturen, Öffentlichkeit/Medien usw. beteiligt. Konzepte Sucht und Abhängigkeit gehören zum Akteur/Konsumenten (als Teile der biografisch angeeigneten und eingeschriebenen Muster), und die Konzepte existieren in den sozialen Regeln, die außerhalb der Akteure bestehen. Sie sind in den Beziehungen/Feldern als soziale Realitäten »eingeschrieben«, in die sie sich begeben und in denen sie bestehen müssen (DEGKWITZ 2001).

D.h., die vorherrschenden Deutungen von Sucht und Abhängigkeit – unabhängig von ihren Schattierungen bzw. variierenden Bezeichnungen – sind keine Fehler oder Irrtümer, sondern wurzeln in den sozialen Verhältnissen (deren Anforderungen) und den Personen, die sich in der Individuation in Auseinandersetzung mit diesen Anforderungen eigene Lebensmuster aktiv aneignen. Es sind (Leit-)Bilder und Konstrukte, die sich »von außen« (als Regeln von Feldern) und innen (als individuell angeeignete Muster) in Persönlichkeitsstrukturen niederschlagen. Unter dem Gesichtspunkt von Hilfe und humaner Problembewältigung für Betroffene allerdings sind die etablierten Deutungsweisen häufig eher mystisch, doppelbödig und illusionär, weil sie ihrer Herkunft nach ausgrenzend und nicht integrierend sind.

5   Das heutige Suchtverständnis

Dem öffentlichen Bewusstsein und dem Versorgungssystem liegen die geschichtlichen Interpretationen, Konzepte und Paradigmen in jeweils spezifischen Kombinationen zugrunde: Sucht wird heute zwar allgemein vorwiegend als »Störung« oder »Krankheit« gesehen. Aber darauf reduziert sich das Verständnis nicht. Hinzu kommen zum einen eine moralisierende und eine psychische Komponente (»schwacher oder fehlender Wille« der Person) und zum anderen die Deutung als »abweichendes Verhalten« (»antisoziales«, teilweise kriminelles Verhalten). Die Akzente verschieben sich je nach bevorzugter Droge, je nach Konsummuster, je nach sozialem, psychischem und körperlichen Status, nach sozialem Status und Alter des Konsumenten oder nach Setting (Regeln des Feldes – Schule, Familie, Drogenszene, in dem der Konsum erfolgt).

Abhängigkeit oder Sucht ist heute definiert als eine Gruppe von körperlichen, Verhaltens- und kognitiven Phänomenen, die als übermächtiges Verlangen, eingeschränkte Kontrollfähigkeit bezüglich Beginn und Menge des Konsums beschrieben werden (Kernkriterien nach ICD 10 s. DILLING et al. 1993; vgl. VERTHEIN/KRAUSZ → S. 38 ff.). Ein solches Verhaltensmuster ist immer bezogen auf eine soziale Norm »exzessiv«, »kompulsiv« oder »eingeengt«.

Habitualisierung, ständige Wiederholung, Zwanghaftigkeit des Konsums (»verminderte Kontrollfähigkeit«) sind notwendige, aber nicht hinreichende Voraussetzungen für »Sucht«. Habitualisierung und ein gewisser »innerer Zwang« unterscheiden gestörte und angepasste Handlungsmuster nicht. Solche Habitualisierungen werden auch als Persönlichkeits- oder Charakterzüge bezeichnet. Angepasste wie gestörte Muster etablieren sich in der Regel nicht bewusst und festigen sich, weil sie gleichermaßen dem Befinden positiv dienen. Als gestört erweisen sich diejenigen Muster (tatsächlich häufig erst im Nachhinein), die aufgrund der »Eigendynamik« aller Muster (wenn ich 100-mal auf die Spannung mit der durchzechten Nacht reagiert habe, werde ich es wahrscheinlich auch morgen tun) neben der kurzfristige Erleichterung ein steigendes Unwohlsein (aufgrund sozialer oder gesundheitliche Folgen) mit sich bringen. Dieses »Inkonsistenzerleben« baut sich in einer Wechselwirkung von Person und Umfeld auf. Was ich ab wann selbst und mein Umfeld als inkonsistent erlebe, wird soziokulturell geprägt. Alle habitualisierten Muster sind gleichermaßen neurophysiologisch repräsentiert, d.h., sie sind auch auf der Ebene des Nervensystems beobachtbar. Das besondere an psychotropen Substanzen ist der direkte Eingriff in die Neurobiologie der Person durch Änderung des Stoffwechsels mit der aktuellen Drogeneinnahme oder durch strukturelle Beeinträchtigung von Hirnfunktionen aufgrund fortgesetzten Konsums. Diese gewichtigere (neuro-)physiologische Komponente bei drogenbezogenen Habitualisierungen (als etwa bei einer Depression) ändert die Rahmenbedingungen der Aufrechterhaltung und Überwindung für die Person und ist daher bei der Intervention zu berücksichtigen, aber sie determiniert Erleben und Verhalten (mit Ausnahme von Extrembereichen) nicht.

Auch wenn bei der Klassifikation von Abhängigkeit nach ICD 10 das Bemühen besteht, möglichst objektive Phänomene zu beschrieben, kommt bei Sucht oder Abhängigkeit der direkte Maßstab der kulturellen Norm (Verhalten, dass sich hinsichtlich der Selbstkontrollerfordernissen außerhalb der Norm befindet) hinzu: Weitere Kriterien sind ein »eingeengtes Verhaltensmuster im Umgang mit [...] der Substanz«, »Regeln eines gesellschaftliche üblichen Trinkverhaltens außer acht zu lassen« und die »fortschreitende Vernachlässigung anderer Vergnügungen oder Interessen zugunsten des Substanzkonsums« (DILLING et al. 1993). Die wesentlichen Kriterien bezeichnen die »andere Seite« der Selbstkontrolle.

Die Dynamik und die Widersprüche in der Deutung eines Konsummusters als Lebensstil oder Krankheit zeigt anschaulich die Entwicklung beim Nikotin. Nach ICD 10 erfüllen Raucher (z.B. einer Schachtel Zigaretten pro Tag über ein Jahr) in der Regel die Kriterien des Abhängigkeitssyndroms (F17.25). 20% bis 45% der Raucher (KRAUS/AUGUSTIN 2001) hätten demnach eine psychische Störung vom Abhängigkeitstyp. Dass gewohnheitsmäßige Raucher so klassifiziert werden müssten, ist eine Konsequenz der Systematik der klinisch-diagnostischen Leitlinien der »Internationalen Klassifikation psychischer Störungen«, die allerdings aktuell weder im öffentlichen Bewusstsein (Raucher gelten nicht als »psychisch gestört«), noch in der praktischen ärztlichen Klassifikation (die Klassifikation des Rauchens im Sinne der Komorbidität erfolgt bislang in der Regel nicht) nachvollzogen wird. Ob und wie sich das ändert, wenn die Eigenverantwortlichkeit für den körperlichen Gesundheitszustand, für die selbstverantwortlich herzustellende »Wellness« kulturell in Wechselverhältnis mit zusätzlichen Finanzrisiken (Krankenkassen und Versicherungen) öffentlich stärker thematisiert würde, ist eine offene Frage. Die sich unter unseren Augen in wenigen Jahrzehnten vollziehende Umstülpung der Bewertung des Rauchens (vom »Duft der großen weiten Welt« bis zur Anklage der Körperverletzung für den rauchenden Vater) ist ein Lehrstück der Dynamik soziokultureller Konstruktion von Konsumphänomenen.

Unabhängig von diesen Widersprüchen in der Deutung erfolgen soziokulturelle Grenzziehungen zur Störung und der entsprechende Umschlag in der Selbst- und Fremdwahrnehmung real und für jeden »Fall« konkret. In diesem Sinne bringen die ICD-10-Kriterien den gesellschaftlichen Konsens zu Sucht und Abhängigkeit beschreibend auf den Punkt.

Sucht ist Verfehlen der gesellschaftlichen Norm der Selbstkontrolle in Verbindung mit psychotropen Substanzen. Die Deutung »Sucht« greift, wenn hierbei Wahrnehmungs-, Denk- und Handlungsmuster bezogen auf »Normalität« in der Außen- wie Innensicht zwanghaft werden. Sucht signalisiert Habitualisierung des Suchtmittelgebrauchs, Universalisierung des dysfunktionalen Handlungsmusters in verschiedenen Feldern oder anders formuliert: eine Stereotypisierung, Einschränkung von (normalerweise kulturell verfügbaren) Handlungsmustern.

Der qualitative Unterschied zwischen Konsum und Sucht – auf der Seite des Akteurs – ist gekennzeichnet durch das Ingangsetzen der »Eigendynamik«. Diese Eigendynamik/Verselbständigung wird auch erst »entdeckt«, wenn die geforderte Selbstkontrolle offenbar verfehlt wird. Die Eigendynamik von Lebensmustern mit entsprechend beschränktem willentlichen Zugriff ist die Regel. Solange sie sich im Bereich der Normalität bewegen, wird die mangelnde »Steuerungsfähigkeit« nicht zum Problem.

6   Aktuelle Risiken von Sucht

Wir haben verschiedene soziokulturelle Hintergründe des Konsums psychotroper Substanzen und der Herausbildung der gesellschaftlichen Deutung von Konsummustern als Sucht oder Krankheit ermittelt:

■ Drogenkonsum wie Drogenerleben werden soziokulturell vermittelt; Konsummuster sind in Lebensstile eingebunden und werden in ihrer Angemessenheit bezogen auf Anforderungen bewertet;

■ mit der Moderne werden Persönlichkeitstypen mit erweiterter Selbstkontrolle für immer weitere soziale Schichten gefordert; die Verantwortung für die Schaffung einer den Anforderungen entsprechenden Identität (Handlungs-fähigkeit, Kontrolle) wird zunehmend den Akteuren auferlegt;

■ auf der Ebene der ideologischen Reflexion dieser Prozesse bilden sich Konzepte wie »Sucht« oder Krankheit als Abgrenzung von kontrollierten Konsummustern; diese Konzepte dienen der Orientierung bei der Selbst- und Fremddisziplinierung.

Auf der Erscheinungsebene ist Sucht immer einer Person zuzurechnen, die psychotrope Substanzen außerhalb der Norm konsumiert. Abhängig ist die Person X, sie verfehlt die geforderte Selbstkontrolle. Der psychosoziale Kontext (das weitere und engere gesellschaftliche Verhältnis, in dem sich Suchtverhalten herausbildet) wandelt sich in »Drogeneigenschaft« (durch Droge X »verursacht«) oder personalisiert sich (die Person X hat eine angeborene oder erworbene Disposition oder ein Defizit). Diese Verengung wird für das Umfeld plausibel, da die Deutung »Sucht« immer erst ab der Stufe greift, auf der negative Konsequenzen des Konsums auf der personalen Ebene als Entzugssyndrom, somatische Krankheit oder soziales Defizit feststellbar sind.

Da »Sucht« das Verfehlen der Zielerreichung bezogen auf die Kontroll-Anforderungen festhält, für alle Beteiligten zur Anschauung bringt, gibt es, wie immer wieder empirisch bestätigt wird, den Grund für Sucht nicht, sondern unendlich viele biografische und soziale Konstellationen, in denen die geforderte personale Selbstkontrolle verfehlt wird. Diese (Risiko-)Konstellationen sind wesentlich sozialer Genese (unterschiedliche genetische Dispositionen und die erworbene Vulnerabilitäten gehen hier als Rahmenbedingungen ein, aber sie prägen die Konstellation allenfalls in Extrembereichen).

Im Folgenden werden exemplarisch zwei »typische« Konstellationen aufgeführt, die aktuell das Risiko von Suchtentwicklung erhöhen. Das erste Beispiel bezieht sich auf biografische Risiken in Sozialisationsprozessen, das zweite auf Rahmenbedingungen bestehenden Konsums, die die Konsummuster prägen.

6.1   Risiken der Individualisierung und die Bedeutung des Drogenkonsums

Drogenkonsum wird vorwiegend in der Jugendphase begonnen und erlernt, der Konsum illegaler wie legaler Substanzen ist hier Aspekt/Moment von Lebensstil. Kulturelles »Lernziel« ist ein kontrollierter Konsum, der sich mit der »erforderlichen« Selbstkontrolle und entsprechender Handlungsfähigkeit in verschiedenen Feldern verträgt.

In einer Lebenswelt, die bestimmte Handlungssequenzen vorschreibt und zu deren Bewältigung bestimmte Individualitätsformen bereitstellt, müssen die Heranwachsenden ihre eigene Identität und Handlungsfähigkeit (ihre Persönlichkeit) aktiv schaffen. Dabei bewegen sie sich heute zunehmend außerhalb traditioneller Bahnen auf unsicherem Gelände.

Die Selbstherstellung einer handlungsfähigen Person, die das Erlernen des Konsums der üblichen psychotropen Substanzen umfasst, erfolgt im Kontext struktureller Risiken und Problemlagen, die mit dem heutigen »Erwachsen-werden« verbunden sind. Häufig baut diese Jugendphase schon auf belasten-den individuellen biografischen Erfahrungen und eingeschränkten Ressour-cen auf.

Die strukturellen Bedingungen für das Hineinwachsen in die gegebene Ge-sellschaftsstruktur verändern sich in den letzten Jahrzehnten tiefgreifend. Vor allem erodieren die traditionellen, verlässlichen Wege der Identitätsfin-dung. Sofern traditionelle Wege der Sozialisation noch in Familie und Schule aufrecht erhalten werden, fehlen die anschließenden Strukturen. Zu struktu-rellen Änderungen gehören die prekärer werdenden Familienstrukturen und Arbeitsverhältnisse ebenso wie die korrespondierenden veränderten Ge-schlechterbeziehungen und Lebensstilmuster. Die entsprechenden Risiken, die schwierige Balance zwischen gesellschaftlicher Erwartung, eigenen An-sprüchen und deren schwindender Realisierbarkeit sind individualisiert.

Was entspricht dem auf der subjektiven Bewältigungsebene Heranwachsen-der? Relevante Gruppen begreifen sich als zunehmend selbstverantwortlich für ihre Befindlichkeitssteuerung, und sie leisten das mit vorgefundenen For-men. Dazu gehört eher im Regelfall denn als Ausnahme eine psychotrope Un-terstützung größeren oder kleineren Ausmaßes.

Ein Aspekt ihrer tastenden Identitätsbildung ist das Bemühen, eigene Selbst-bilder zu schaffen, die sowohl nach innen als auch nach außen subjektive Handlungsfähigkeit und Souveränität gegenüber den strukturellen Anforde-rungen demonstrieren. In den Übergängen erfolgen die Erprobungen von Selbstentwürfen in jugendtypischen Lebensstilen. Das sind häufig symboli-sche Selbstinszenierungen mit Vergewisserungs- und Abgrenzungsfunktion. Hierbei wird imaginär auf der symbolischen Ebene ein Gleichgewicht herge-stellt, das aus strukturellen Gründen erschwert ist. Selbstinszenierungen ver-schiedener jugendkultureller Ausprägungen wie Techno oder Hip-Hop, die zumindest teilweise in klarer Abgrenzung zu den Drogenkulturen der Er-wachsenen spezifische Drogenkulturen (Ecstasy und Cannabis) umfassen, dienen bei den Übergangsprozessen als sozialer, kultureller, ästhetischer Halt. Drogenkonsum ist integraler Bestandteil imaginärer Bewältigungen und prekärer Bewältigungskonstrukte, die über Verunsicherungen hinweg-helfen. Zu den Entwürfen gehört auch die in der Regel gelingende Einübung kontrollierter Konsummuster – aber in der ganzen Konstellation ist das Risi-ko eines übergroßen Platzes von Drogen, einer Chronifizierung von Drogen-konsum eingebaut, die die Bewährungsprobe außerhalb der Jugendkultur nicht besteht.

Zu den Besonderheiten der heutigen Jugendkultur (als Vorwegnahme und Anpassung an die Individualisierung) gehören die »coolen« Selbstinszenie-rungen, die »die gesellschaftliche Fiktion des selbstverantwortlichen Individu-ums – und damit die Zumutung des Alleinzurechtkommens« noch verstärken. Es gilt für Einzelaspekte wie Sexualität oder Drogen ebenso wie für umfas-sende Lebensentwürfe: »Äußere Zumutungen wie innere Ansprüche können den Individualisierungsaspekt verstärken«. Die vermeintliche Souveränität in diesen Bereichen als Fremdzumutung und Selbstanspruch, der auf der Selbstdarstellungsebene wieder nach außen demonstriert wird bzw. werden muss, zeigt: Das »souveräne Checken« liefert eine ideale Folie, um Verunsicherungen, Irritationen und Ängste zu kaschieren. Bei STAUBER (2001, S. 129) wird dieser zutreffende Gedanke exemplarisch nur auf die Sexualität von Mädchen bezogen.

Die Frage der subjektiven Kontrolle der äußeren Lebensbedingungen und entsprechend der eigenen psychischen Struktur ist in dieser komplizierten Phase ein generelles Thema (Kontrollverluste im Sinne manifester psychischer Störungen dürften etwa ein Drittel der Heranwachsenden erfahren – ob das episodisch bleibt oder sich verfestigt, hängt weitgehend von der Deutung dieser Übergangsprobleme ab). Sucht ist ein problematisches Resultat der Auseinandersetzung um Selbstkontrolle. Ob Probleme als Sucht, soziale Phobie, Panikattacke, Essstörung o.a. erscheinen, entscheidet sich vor dem Hintergrund der individuellen Biografie und der gegebenen Situation und ist wissenschaftlich bislang offen.

6.2   Die Folgen politischer Rahmenbedingungen für subkulturelle Settings

Die Frage der Herausbildung von abhängigen Konsummustern ist neben den individuellen biografisch aufgebauten Erfahrungen und Lebensmustern (personelles Set) immer – wie oben behandelt – eine Frage des Settings, d.h. von Interaktionen und Beziehungen in bestimmten Feldern. Diese Felder – der konkrete soziale Kontext wie die Peergroup, die Schule, die jugendliche Subkultur, die Drogenszene – werden hinsichtlich des Drogenkonsums gesellschaftlich beeinflusst. Die durch Gesetze geregelten gesellschaftlichen Rahmenbedingungen für den Verkehr psychotroper Substanzen erheben den Anspruch, über Regulierung, beschränkten Zugang und insbesondere Verbote Konsummuster zu steuern. Historisch geht es dabei um über den Staat geführte Auseinandersetzungen um die adäquate Lebensführung anhand des Umgangs mit einzelnen Drogen (Alkoholprohibition) oder die Ausgrenzung des Konsums kultureller Minderheiten (Schließung der Opiumhöhlen zu Beginn der 20 Jahrhunderts in den USA) oder oppositioneller Strömungen (Kaffeehäuser der Bürger im 17. Jahrhundert sowie Cannabiskonsum der Protestbewegung der 60er).

Die Prohibition hat entgegen ihrer (generalpräventiven) Intentionen Wirkungen, die über möglicherweise abschreckende Wirkung für die Neugierigen hinausgehen. Für die bereits Konsumierenden haben Schwarzmarkt und Verfolgung des Drogenbesitzes eine die Konsumformen und -folgen verschärfende und dramatisierende Wirkung.

Die Dramatik der aktuellen Drogenabhängigkeit (insbesondere von Opiaten und Kokain), wie sie als Verelendung der Szene, Desintegration und Perspektivlosigkeit der Konsumenten illegaler Drogen und als zunehmende Verbreitung von Infektionskrankheiten zum Ausdruck kommt, ist durch Drogenpolitik (durch die politisch gesetzten Rahmenbedingungen) mit bedingt. Der »Junkie« ist vorrangig nicht Folge der Drogenwirkung, sondern wird durch Kriminalisierung und strafrechtliche Verfolgung der Szene geschaffen. Dieses Setting »fördert« die Etablierung riskanter, »wirksamerer« Konsummuster (iv. Konsum von Heroin, Crackkonsum). Die unmittelbaren somatischen Risiken etwa der Opiate oder von Kokain – unabhängig von den extremen Konsummustern – sind den Risiken der legalen Drogen Alkohol oder Nikotin vergleichbar.

Entgegen der offenen Frage einer generellen generalpräventiven Wirkung des Verbotes bestimmter Drogen ist für die bereits Konsumierenden erwiesen: Je eingeschränkter der Zugang, desto eher zentriert sich das Leben um die Droge(n), desto wichtiger wird die drogenzentrierte Subkultur, desto riskanter die Konsummuster und desto schwerwiegender die gesundheitlichen und sozialen Folgen.

Drogenkonsum erfolgt in der Regel gemeinschaftlich entlang bestimmter Rituale. Die Bedingungen, unter denen der Konsum erfolgt, beeinflussen die Selbstregulierungsfähigkeiten der Kontrolle über den Konsum. So variiert die Intensität der Ritualisierung z.B. der sozialen Bedeutung der gemeinsamen Drogennutzung oder des Spritzentausches mit dem Setting. Mit einer generellen und unbeschränkten Verfügbarkeit von Spritzen sinkt die Bedeutung kollektiver Spritzrituale und Needlesharing – bis dahin, dass auch in der Szene Spritzentausch faktisch geächtet ist.

Die Unterwerfung von Drogen und ihren Konsumenten unter wirtschaftlichen Druck und soziale Repressionen führt zu einer Einschränkung der Verfügbarkeit der Drogen für die Konsumenten und dadurch zu einer Reihe »unvermeidlicher« Konsequenzen:

■ Preiserhöhung für die Drogen; dies ist ein Stimulus für die Formierung eines illegalen Schwarzmarktes und einer entsprechenden Subkultur der Gebraucher; gleichermaßen führt der Preisdruck zu »effizienteren« Konsumformen (z.B. bei Heroin iv. statt Rauchkonsum). Und umgekehrt: Hohe Heroinqualität auf dem Markt und leichte Verfügbarkeit von Methadon in den Niederlanden haben einen entscheidenden Einfluss auf weniger riskante Konsummuster.

■ Der symbolische Gehalt der Droge erhöht sich; dadurch wandeln sich Droge und ihr Gebrauch zu einem attraktiven und wirksamen symbolischen Objekt subkultureller Identifikation. Gefördert wird eine Ritualisierung um die Drogeneinnahme – über die Einnahme hinaus wird sie symbolisch »aufgeladen«, sie erhält eine soziale Funktion des inneren Zusammenhalts und der Abgrenzung nach außen.

■ Die Einschränkung der Verfügbarkeit führt (gewollt) zu einer Unsicherheit über die Möglichkeit des Erwerbs dieses symbolischen Objekts und damit darüber, ob die entsprechenden symbolischen Akte/Ereignisse eintreten. Dies fördert als Gegenreaktion riskante Konsummuster. Da die Hauptfunktion von Ritualen die Reduktion von Unsicherheit ist, fördert die Unsicherheit die Bedeutung weiterer Ritualisierung (GRUND 1993).

Die etablierte Umgehensweise mit Heroin, wie sie sich in den 70er und 80er Jahren unter Druck und Repression herausgebildet hat, fördert die Herausbildung einer drogenzentrierten Lebensweise – d.h. Zentrierung des Leben um Konsum (Chronifizierung des Konsums), die Beschaffung der Droge bzw. der Geldmittel, Verfestigung einer Junkieexistenz und -identität (Stereotypisierung) in einer Subkultur mit eigenen (Überlebens-)Regeln und erforderlichen Ressourcen. Szene wird ein eingelebtes Milieu.

Diese Subkultur, die »Szene« ist ein eigenartiges von der dominierenden Kultur abgeschottetes Feld mit eigenen (ungeschriebenen) Gesetzen und Regeln, eine »Mangelwirtschaft«, in der »Überlebenskampf« dominiert – d.h. Verbesserungen bzw. eine Beseitigung des Mangelzustandes gar nicht erwartet werden. Diese Strukturen mit einem festen Repertoire an Relevanzen, Regeln und Routinen geben Handlungssequenzen vor, prägen die Aktivitäten und Verpflichtungen, die sich von breite(re)n Interessen auf das sich »Durchschlagen« verengen und die entsprechenden mentalen Strukturen fördern. D.h. umgekehrt: Alle Interventionen (in Rahmenbedingungen, Hilfen), die eine Erweiterung sozialer Beziehungen fördern, mindern die symbolische Bedeutung der drogenbezogenen Rituale.

Für die Konsumenten gilt: Mit der (zunehmenden) Verstrickung in die drogenbezogene Subkultur (Szene) ändern sich die objektiven Strukturen durch eine Verlagerung relevanter Handlungsfelder bei zunehmendem Verlust der Bindungen außerhalb der Subkultur. Entsprechend erfolgt eine Modifikation des Habitus und der Dispositionen (der Wahrnehmungs-, Denk- und Handlungsmuster; des »Sinns« für bestimmte Felder). Der subjektive Sinn (Praxissinn) auf der Seite des Akteurs verändert, verengt sich in Richtung eines Junkie-Habitus. Diese Zusammenhänge, für die es in unserer Kultur vielfältige empirische Hinweise gibt (GRUND 1993) sind aber leider insgesamt unzureichend untersucht.

Es gibt auch positive Zeichen eines pragmatischen kulturellen Umgangs mit neuen Konsumtrends – besonders des Konsums der Amphetaminderivate wie Ecstasy im Bereich der Technokultur (wobei diese Entwicklungen im Fluss und noch nicht abgeschlossen sind). Hier herrscht eine gesellschaftliche Reaktion vor, mit der bislang eine »übermäßige Ritualisierung« vermieden werden konnte. Im Rahmen der Technokultur haben sich (weitgehend) soziale Rituale des Konsums etabliert – die den generellen sozialen Ritualen dieser (Sub-)Kultur untergeordnet sind.

Zum Lebensstil der Techno-Jugendkultur, in den Technonächten, Raves oder Paraden gehört, Körper zu exhibitionieren, Bewegungslust und Lebensfreude zu inszenieren. HITZLER (2001) begreift »zusammen Spaß haben« als oberste Maxime der Technoszene. Teil der Gesamtinszenierung sind aktivitätssteigernde, erlebnisintensivierende, ausdauererhöhende und kontaktneigungsverstärkende Substanzen legaler und illegaler Art; dennoch sind die Drogen »nachgeordnet«, das Tanzen und die erotisierte Gesamtatmosphäre etwa sind wichtigere Momente des Stils als Drogenkonsum. Drogenkonsum scheint insgesamt eher weniger »verbindlich« als bei vergleichbaren »Events« der etablierten Kultur (von der Familienfeier bis zum »Presseball«).

Bislang konnte sich ein technoides Miteinander mit sozialintegrativer Wirkung hinsichtlich des Konsums weitgehend ohne Chronifizierung bzw. Stereotypisierung etablieren, das traditionellen Funktionen eingelebter Milieus (etwa für Alkohol) vergleichbar ist – was wie beim Alkohol bekanntlich nicht heißt, dass eine gelungene soziokulturelle Integration alle Probleme löst.

In der Frage der Rahmenbedingungen geht es um Jugendschutz, Schutz der Konsumenten und Hilfen für Probleme mit unkontrollierten Konsummustern. Die der Prohibition generell zugrunde liegende Vermutung ist, dass eine leichtere Verfügbarkeit zu höheren Prävalenzraten und desolateren Konsummustern führt. Dahinter steht die autoritative Vorstellung der erforderlichen Zähmung der menschlichen Natur. Die Wirkungen anderer Regulierungsformen bis zu kontrollierter Freigaben gilt es angesichts der verheerenden Wirkungen der Prohibition zu prüfen. Dabei stehen die Entkriminalisierung der Konsumenten (Besitz kleiner Mengen zum Eigenverbrauch) und eine Erleichterung des kontrollierten Zugangs für die Abhängigen zu ausgewählten Drogen bis zur Vergabe im Vordergrund.

Ausgeprägte »Ich-Kulturen« wie die unsere stehen der Drogenerfahrung (sofern es nicht um die etablierten Stoffe geht) ablehnend bis skeptisch gegenüber. Entgrenzung ist zwar zumindest situativ sozial legitimiert – aber auch hier wird die Aufrechterhaltung der Ich-Kontrolle verlangt, die sich am äußeren Verhalten bemisst. »Intensität und Beherrschbarkeit konstituieren die spezifisch moderne Ambivalenz gegenüber dem Rausch, in dem temporäre Erlösung von Alltagszwängen ebenso gesucht werden wie ein permanentes Versagen vor diesen Alltagszwängen vermieden werden soll.« (LEGNARO 2000) Auf die eine oder andere Weise spielt ein Muster dieser Art für die meisten Bewohner der modernen Gegenwart eine Rolle. Dieses Muster gilt in der Regel in Verbindung mit Alkohol, wird aber ebenso modellhaft von manchen Jugendlichen vorgelebt: Ein Wochenende mit Ecstasy in der Disco ergänzt eine konform-fleißige Arbeitswoche und macht sie psychisch erst möglich.

Für den neuzeitlichen Menschen wird beides verbindlich: »Die Aufrechterhaltung der Selbstkontrolle und gleichzeitig die Fähigkeit, diese Kontrolle unter bestimmten sozialen Bedingungen kontrolliert außer Kraft zu setzen.« (LEGNARO 2000) Demgegenüber versagen die Abstinenten ebenso wie die Süchtigen.

7   Gestaltbarkeit individueller und sozialer Konsumbedingungen

Mit der Reflexion der bestehenden Konstruktionen von Drogenkonsum, der kulturellen wie subkulturellen Deutungen von Chronifizierung, der historischen Wurzeln, ihrer Verschmelzung mit aktuellen sozialen Trends, ihrer Verankerung in Mentalitätsstrukturen und der Institutionalisierung im Recht wachsen die Möglichkeiten auf der personalen wie sozialen Ebene, Konsummuster wirksamer beeinflussen zu können. Ein tieferes Verständnis erweitert die Handlungsfähigkeit für einen humaneren Umgang in Beziehungen, im Hilfesektor sowie in der Gestaltung von Rahmenbedingungen und neuen

Regulationsmodellen jenseits der Prohibition. Unsere Kultur fordert Eigensteuerungsfähigkeit und Selbstkontrolle (der kontrollierte Umgang mit Drogen ist ein Aspekt dieser Selbstkontrolle). Die verschiedenen Instanzen der Gesellschaft haben allerdings Schwierigkeiten, für die Menschen die strukturellen Voraussetzungen und entsprechenden Ressourcen bereitzustellen. »Massenhafte« Probleme mit diesen Anforderungen und teilweises Scheitern sind daher kein Zufall, sondern strukturell bedingt.

Sucht (in der Selbst- wie Fremdzuschreibung) ist nur eine der Varianten zeitweiser oder dauerhafter Schwierigkeiten mit den Anforderungen. In der Abgrenzung zur »Negativfolie« Sucht konstituiert sich im inneren und äußeren Ringen die geforderte Selbstkontrolle gegenüber dem Drogenkonsum. Die Mechanismen der Deutung sind in den Wahrnehmungs-, Denk- und Handlungsmustern der Akteure ebenso wie in den sozialen Regeln tief verwurzelt und von daher relativ stabil.

Dieser Kontinuität gegenüber gibt es unter den Bedingungen der Individualisierung und Flexibilisierung neue Tendenzen der Verständigung über Sucht. Wenn die Herstellung des autonom gesteuerten Selbst und der eigenen Befindlichkeit zunehmend von den Individuen verantwortet werden muss, ist eine mögliche Konsequenz, dass mit »Sucht« die Grenzüberschreitung (Verfehlen der Kontrolle) eher schärfer gezogen wird. Sucht würde dann stärker als Versagen gegenüber der »selbstverständlichen« Anforderung nach Selbstkontrolle des Individuums verstanden. Die symbolisch wichtiger werdende Selbstverantwortung erhöht hier das Risiko, das Scheitern an den selbst gestellten und äußeren Anforderungen intensiver zu erleben, und sie erhöht (möglicherweise) das Risiko der Ausgrenzung. Wer »die marktförmig rationalen Verhaltensweisen« nicht bringt, fällt als Versager durch die Maschen (LEGNARO 2001).

Auf der anderen Seite liegen in der Individualisierung bei der Herausbildung kontrollierter Konsumformen (der Verhinderung oder Überwindung abhängiger Konsummuster) Chancen in der Stützung und Förderung der Eigenverantwortlichkeit. Die Menschen sehen sich befähigt (bzw. sind in dieser Fähigkeit), zu unterstützen, Verantwortung für Erhaltung und Verbesserung der eigenen Gesundheit, Schadensbegrenzung beim Drogenkonsum zu übernehmen. Daran knüpfen verschiedene Konzepte der Bemündigung im Bereich des Umgangs mit psychotropen Substanzen wie »Empowerment«, »Peer-Support-Projekte« oder Selbsthilfekonzepte (»Moderation-Management«-Gruppen zum kontrollierten Trinken) an (KÖRKEL 2000; SCHNEIDER/STÖVER 2000). Auf eine Stärkung der Selbstverantwortung setzen auch verschiedene therapeutische Haltungen und professionelle Ansätze – beispielsweise mit dem »Motivational Interviewing« (MILLER/ROLLNICK 1991), dem Konzept der »Selbstwirksamkeit« (BANDURA 1992) oder in systemischen Ansätzen (HERWIG-LEMPP 1994). Der gemeinsame Anspruch dieser Ansätze ist es, einen begrifflichen und emotionalen Deutungsrahmen zu bieten und mit den Betroffenen zu erarbeiten, in dem sie sich und ihre Lage selbst begreifen und fühlen lernen und damit beginnen, ihre Situation zu reflektieren und schrittweise beherrschbar zu machen.

Diese Vorgehensweisen haben sich bei Konsummustern legaler und illegaler Drogen bewährt. Allerdings haben sie im Bereich ausgegrenzter Drogenszenen marginalisierter Heroin- und Kokainkonsumenten eine begrenzte Bedeutung. Drogenarbeit kooperiert hier (wo möglich) mit Drogengebrauchern bei der Erarbeitung eines eigenverantwortlichen, risikomindernden, aber auch genussorientierten Umgangs mit illegalisierten Drogen. Es geht um Vermittlung von Safer-Use-, Safer-Sex-Maßnahmen, die über Fertigkeiten zur aktiven Alltagsorganisation Selbstwirksamkeits- und Kontrollerfahrung in der Gestaltung des (auch) drogenbezogenen Lebensstils ermöglichen (HEUDTLASS/ STÖVER 2000).

Aber in diesem Bereich sind durch die prohibitiven und ausgrenzenden (stigmatisierenden) Rahmenbedingungen, die Priorität repressiv und ordnungspolitisch geprägter Drogenpolitik die Umsetzung der Kernelemente »Selbstbefähigung« und »Eigenverantwortlichkeit« grundsätzlich infrage gestellt (SCHNEIDER/STÖVER 2000). Die Konsequenzen der Prohibition erschweren ein Durchgreifen dieser Maßnahmen; denn bislang ist es im Unterschied zur HIV-Problematik unzureichend gelungen, die Verbreitung der Hepatitis C im Bereich der Konsumenten auf der Szene in den Griff zu bekommen. Der gewünschten Erfahrungen der Selbstwirksamkeit des eigenen (gesünderen) Handelns steht für viele Konsumenten die praktische Realität von schweren somatischen Folgeschäden und der Desintegration gegenüber. Neben die Förderung und Stützung schadensbegrenzender und kontrollierter Konsummuster muss in diesem Bereich die Entkriminalisierung der Konsumenten und Normalisierung des Zugangs zu psychotropen Substanzen (Substitution, Orginalstoffvergabe, regulierte Zugangsmöglichkeiten) treten.

Die Aufgabe besteht darin, die Abhängigkeit (d.h. die eingeschränkte Kontrolle) und ihre Überwindung in einer Weise begrifflich zu fassen, die Betroffene in die Lage versetzt, selbst aktiv zu werden und dafür an vorhandenen Selbstkonzepten und Strukturen anzusetzen. Die entsprechenden Hilfen und Interventionen sind daran zu messen, inwieweit sie die selbst gesteckten Ansprüche der Gesellschaft wie der Individuen – Würde, Menschlichkeit, Eigenverantwortlichkeit – eher erfüllbar machen.

Literatur

Bandura, A. (1992): Self-efficacy mechanism in psychobiologic functioning. In: R. Schwarzer (Hrsg.): Self-efficacy: thought control of action. Washington, S. 355–394.

Degkwitz, P. (2001): Die Konzepte »Krankheit«, »Abweichung« oder »Lebensstil« und ihre Folgen für KonsumentInnen und Professionelle. In: e.V. a (Hrsg.), Gesellschaft mit Drogen – Akzeptanz im Wandel. Berlin, Verlag für Wissenschaft und Bildung.

Dilling, H./Mombour, W./Schmidt, M.H. (1993): Internationale Klassifikation psychischer Störungen ICD 10. Bern/Göttingen/Toronto/Seattle, Huber.

Eisenbach-Stangl, I./Mäkela, K./Schmidt-Semisch, H. (2000): Gesellschaftliche Reaktionen auf Drogenkonsum und Drogenprobleme. In: A. Uchtenhagen/W. Zieglgänsberger (Hrsg.): Suchtmedizin – Konzepte, Strategien und therapeutisches Management. München/Jena, Urban & Fischer.

Elias, N. (1976): Über den Prozeß der Zivilisation. Soziogenetische und psychogenetische Untersuchungen (1939). Frankfurt am Main, Suhrkamp.

Grund, J. (1993): Drug Use as a Sozial Ritual: Functionality, Symbolism and Determinants of Self-Regulation. Rotterdam, Instiuut voor Verslavingsonderzoek.

Herwig-Lempp, J. (1994): Von der Sucht zur Selbstbestimmung. Drogenkonsumenten als Subjekte. Dortmund, Borgmann.

Heudtlass, J.-H./Stöver, H. (2000): Risiko mindern beim Drogengebrauch – Gesundheitsförderung, Verbrauchertips, Beratungswissen, Praxishilfen. In: J.-H. Heudtlass/H. Stöver: Risiko mindern beim Drogengebrauch. Gesundheitsförderung – Verbrauchertipps – Beratungswissen – Praxishilfen. Frankfurt am Main, Fachhochschulverlag.

Hitzler, R. (2001): Erlebniswelt Techno. Aspekte einer Jugendkultur. In: R. Hitzler/M. Pfadenhauer (Hrsg.): Techno-Soziologie. Erkundungen einer Jugendkultur. Opladen, Leske und Budrich, S. 11–27.

Körkel, J. (2000): Kontrollierter Alkoholkonsum – Strategien der Risikominimierung. In: J.-H. Heudtlass/H. Stöver: Risiko mindern beim Drogengebrauch. Gesundheitsförderung – Verbrauchertipps – Beratungswissen – Praxishilfen. Frankfurt am Main, Fachhochschulverlag, S. 148–178.

Kraus, L./Augustin, R. (2001): Repräsentativerhebung zum Gebrauch psychoaktiver Substanzen bei Erwachsenen in Deutschland 2000. Sucht 47 (Sonderheft 1), S. 7–86.

Legnaro, A. (1982): Ansätze zu einer Soziologie des Rausches – zur Sozialgeschichte von Rausch und Ecstase in Europa. In: G. Völger/K. von Welck (Hrsg.): Rausch und Realität. Drogen im Kulturvergelich. Reinbek, Rowohlt, S. 93–114.

Legnaro, A. (2000): Rausch und Sucht in der Sozial- und Kulturgeschichte Europas. In: A. Uchtenhagen/W. Zieglgänsberger (Hrsg.): Suchtmedizin – Konzepte, Strategien und therapeutisches Management. München/Jena, Urban & Fischer.

Legnaro, A. (2001): Sucht in den Zeiten der Flexibilisierung. In: e.V. a (Hrsg.): Gesellschaft mit Drogen – Akzeptanz im Wandel. Berlin, Verlag für Wissenschaft und Bildung, S. 83–92.

Levine, H.G. (1982): Die Entdeckung der Sucht – Wandel der Vorstellungen über Trunkenheit in Nordamerika. In: G. Völger/K. von Welck (Hrsg.): Rausch und Realität. Reinbek bei Hamburg, Rowohlt, S. 212–240.

Miller, W.R./Rollnick, S. (1991): Motivational Interviewing. New York, Guilford Press.

Quensel, S. (1982): Drogenelend. Cannabis, Heroin, Methadon: Für eine neue Drogenpolitik. Frankfurt/New York, Campus.

Scheerer, S./Vogt, I. (Hrsg.) (1989): Drogen und Drogenpolitik. Ein Handbuch. Frankfurt am Main, Campus.

Schivelbusch, W. (1980): Das Paradies, der Geschmack und die Vernunft. Eine Geschichte der Genußmittel. München/Wien, Hanser.

Schneider, W./Stöver, H. (2000): Das Konzept »Gesundheitsförderung« – Betroffenenkompetenz nutzen, Drogenberatung entwickeln. In: J.-H. Heudtlass/

H. Stöver: Risiko mindern beim Drogengebrauch. Gesundheitsförderung – Verbrauchertipps – Beratungswissen – Praxishilfen. Frankfurt am Main, Fachhochschulverlag, S. 1–37.

Stauber, B. (2001): Übergänge schaffen. Jugendkulturelle Zusammenhänge und ihre Bedeutung für das Erwachsenwerden am Beispiel Techno. In: R. Hitzler/M. Pfadenhauer (Hrsg.): Techno-Soziologie. Erkundungen einer Jugendkultur. Opladen, Leske und Budrich, S. 119–136.

Uchtenhagen, A./Zieglgänsberger, W. (Hrsg.) (2000): Suchtmedizin – Konzepte, Strategien und therapeutisches Management. München/Jena, Urban & Fischer.

Völger, G./Welck, K. von (Hrsg.) (1982): Rausch und Realität – Drogen im Kulturvergleich. Reinbek bei Hamburg, Rowohlt.

II   Komorbidität – Drogenabhängigkeit und psychische Störungen
Von Uwe Verthein, Michael Krausz

1   Einleitung

Unter Komorbidität versteht man das gemeinsame Auftreten verschiedener Arten psychischer Störungen oder beinträchtigender Symptome. Seit der Einführung vorwiegend deskriptiver Klassifikationssysteme wie DSM-III-R (WITTCHEN et al. 1989) bzw. DSM-IV (AMERICAN PSYCHIATRIC ASSOCIATION 1998) oder ICD-10 (DILLING et al. 1993) ist das Komorbiditätsprinzip in die ärztlich-psychiatrische Diagnostik aufgenommen worden, um einerseits damit verbundenen therapeutischen Konsequenzen gerecht zu werden und andererseits wissenschaftlich theoretischen Überlegungen zu gemeinsamen Entstehungszusammenhängen Raum zu geben. Aus wissenschaftlichen Studien und der medizinisch-psychiatrischen Praxis ist bekannt, dass Komorbidität zwischen ganz verschiedenen Störungen – z.B. Affektive und Angststörungen –, aber überwiegend im Zusammenhang mit Persönlichkeitsstörungen oder Drogen- bzw. Alkoholabhängigkeit auftritt (STIEGLITZ/FREYBERGER 1996). Mit dem Begriff »Komorbidität« ist nichts über gemeinsame Ursachen oder Funktionen der betreffenden Störungen ausgesagt. Hinter der Komorbidität verbirgt sich allerdings mehr als die bloße Koinzidenz verschiedener psychischer Probleme, da für die betroffenen Konsumenten damit in der Regel eine schwierige subjektiv zu bewältigende und therapeutisch handhabbare Symptomkonstellation verbunden ist. Hinzu kommt, dass der vermeintlichen diagnostischen Klarheit – aufgrund ungenügender Vernetzung oder einseitiger Behandlungsphilosophien verschiedener Professionen im Hilfesystem – meistens keine adäquaten Behandlungsansätze gegenüberstehen; der mit der Einführung des Komorbiditätsprinzips verbundene therapeutische Anspruch zumindest im Suchthilfebereich somit bisher nicht hinreichend umgesetzt werden könnte. Im Gegensatz zu somatischen Störungen wie z.B. Hepatitis-

und HIV-Infektionen bzw. den damit verbundenen Erkrankungen scheint die vonseiten der Wissenschaft immer wieder beleuchtete Problematik der psychischen Mehrfachbelastung in der Praxis mit Drogenabhängigen eine eher untergeordnete Rolle zu spielen. Es ist immer wieder festzustellen, dass bei vielen Drogenabhängigen häufig keine adäquate Exploration (oder Diagnostik) der psychischen Symptomatik und der damit zusammenhängenden Beeinträchtigungen erfolgt.

2   Psychische Störungen und Symptome bei Drogenabhängigen

Bei der Frage nach auslösenden und den Verlauf der Abhängigkeit aufrechterhaltenden Bedingungen ist die Rolle psychischer Störungen und Symptome in den letzten Jahren mehr und mehr in den Mittelpunkt gerückt. So zeigen viele vor allem internationale Studien – seien es größere epidemiolgische (repräsentative) Untersuchungen oder Befragungen von Betroffenen – eine Lifetime-Prävalenz psychischer Störungen unter Drogenabhängigen um 50% (Überblick bei KRAUSZ et al. 1998). Diese Rate ist etwa zwei- bis dreimal so hoch wie in der Allgemeinbevölkerung.

Die meisten Studien zur Komorbidität erfolgten im Bereich klinischer Epidemiologie. Diese Studien wurden vorrangig unter Methadonsubstituierten durchgeführt. Insofern ist der Kenntnisstand zur Komorbidität bei Drogenabhängigen stark geprägt durch Prävalenzstudien und Therapiebegleitstudien. So wird aus verschiedenen Untersuchungen deutlich, dass psychische Störungen oder Beeinträchtigungen die Wirkungen drogentherapeutischer Maßnahmen negativ beeinflussen (MCLELLAN et al. 1983; ROUNSAVILLE et al. 1986; DARKE et al. 1994). Auch in einigen bundesdeutschen Studien konnte gezeigt werden, dass die psychiatrische Komorbidität beim Verlauf von Drogenkarrieren eine Rolle spielt (MAGS NRW 1993; RASCHKE et al. 1998; VERTHEIN et al. 2000).

Häufig ist es allerdings nicht einfach, festzustellen, ob es sich bei bestimmten psychischen Symptomatiken um verschiedene, voneinander abgrenzbare Störungsbilder handelt, oder die Symptome der einen Störung eher Begleiterscheinungen der anderen darstellen (MAGURA et al. 1998). Validität und Zuverlässigkeit der Diagnostik psychischer Störungen bei Drogenabhängigen werden immer wieder infrage gestellt (z.B. ROSS et al. 1994; 1995). Bezogen auf die Erhebung von Persönlichkeitsstörungen scheint diese diagnostische Unschärfe nicht überwunden zu sein. So stehen einige spezifische Störungen wie die Antisoziale, Paranoide oder auch die Borderline-Persönlichkeitsstörung in Verdacht, typische, mit der Alkohol- oder Drogenabhängigkeit in Zusammenhang stehende Erlebens- und Verhaltensweisen in einem anderen diagnostischen Gewand zu präsentieren (VERHEUL 1997). Praktische Konsequenzen sind mit der Diagnose einer Persönlichkeitsstörung in der Regel nicht verbunden.

Eine der vom Untersuchungsansatz aufwendigsten wissenschaftlichen Untersuchungen ist die Hamburger Komorbiditätsstudie, die zum Ziel hatte, die

Bedeutung psychischer Störungen und Symptome für den Verlauf der Drogenkarriere zu untersuchen. Dazu wurden in einer auf fünf Jahre angelegten prospektiven Untersuchung 350 Opiatabhängige, die Kontakt zum Hamburger Drogenhilfesystem hatten, wiederholt ausführlich interviewt (KRAUSZ et al. 1998; VERTHEIN et al. 1998). Mehr als die Hälfte der Hamburger Opiatabhängigen hatte in ihrem Leben eine psychische Störung durchgemacht (55%) (die F6-Persönlichkeitsstörungen blieben dabei unberücksichtigt). Die vorherrschenden Störungsbilder nach ICD-10 fanden sich bei insgesamt 43% in der Gruppe der neurotischen, Belastungs- und somatoformen Störungen (F4, z.B. Angststörungen, Phobien). Auch aus dem Bereich der affektiven Störungen (F3) konnten verschiedene Diagnosen gestellt werden (insgesamt 32%, z.B. Depressive Episoden). Seltener traten Störungen aus der Gruppe der Schizophrenie, schizotypischen und wahnhaften Störungen (F2) auf (5%). 5% der Studienteilnehmer litten unter Essstörungen (F5). Alle relevant häufig vorhandenen Störungen treten bei den Frauen öfter, z.T. doppelt so häufig auf wie bei den Männern. Ferner gab es einen hohen Anteil an Mehrfachdiagnosen. Aktuell, d.h. im letzten Monat vor dem Interview, waren immerhin noch 28% der Opiatabhängigen betroffen.

Im weiteren Verlauf der Untersuchung konnte in der Hamburger Studie ein deutlicher Zusammenhang zwischen der Beeinträchtigung durch psychische Symptome und der Entwicklung der Lebenssituation gezeigt werden. Hierbei spielten allerdings weniger die nach ICD-10 diagnostizierten psychischen Störungen eine Rolle als vielmehr die mit dimensionalen Erhebungsverfahren (s. unten) abgebildeten subjektiven Beeinträchtigungen durch psychische Belastungen oder Symptome (VERTHEIN et al. 2000). Drogenkonsumenten, die stärker von Angstzuständen oder depressiven Verstimmungen betroffen sind, befinden sich in einer insgesamt schlechteren sozialen Situation und haben größere Probleme, sich vom (illegalen) Drogenkontext zu lösen.

3   Diagnostik

Eine differenzierte Exploration und Diagnostik ist die Voraussetzung zur Beurteilung des individuellen Beeinträchtigungsgrads und sich daraus ergebender Behandlungskonsequenzen. Dabei wird zwischen der psychiatrischen Diagnostik zur Beurteilung von psychischen Störungen, die in Klassifikationssystemen wie ICD-10 oder DSM-IV erfasst sind (»kategoriale Diagnostik«), und der Diagnostik subjektiver psychischer Symptome oder Belastungen unterschieden (»dimensionale Diagnostik«). Für beide Arten von Diagnostik sind strukturierte und standardisierte Erhebungsinstrumente entwickelt worden, die mittlerweile nicht nur zu Forschungszwecken eingesetzt werden, sondern auch in der medizinisch-psychologischen Praxis den »klinischen Blick« ergänzen. Die kategoriale Diagnostik psychischer Störungen – die Bezeichnung »Erkrankung« wurde durch den international gebräuchlichen »Störungsbegriff« ersetzt – erfolgt anhand beobachtbarer Verhaltensmuster, von denen in der

Regel eine bestimmte Anzahl aus einer Liste von störungsrelevanten Kriterien (in einem bestimmten Zeitraum) zutreffen muss. Bezogen auf die einzelnen Störungsbilder hat man sich mit der Einführung der derzeit gültigen Klassifikationssysteme von theoretischen Implikationen bewusst entfernt. Die diagnostischen Verfahren sind z.T. auch von nicht-medizinisch ausgebildeten Personen durchführbar, es ist jedoch eine Schulung notwendig. Demgegenüber steht bei der dimensionalen Diagnostik meistens der Grad der subjektiven Beeinträchtigung durch verschiedene psychische Symptome im Mittelpunkt des Interesses. Der Stellenwert der diagnostizierten Belastung oder Beeinträchtigung wird in der Regel im Vergleich zu so genannten Normstichproben bewertet. Die dimensionale Diagnostik erfolgt überwiegend anhand standardisierter Fragebögen, die vom Betroffenen selbst auszufüllen sind. Sie ist besonders gut zur Verlaufskontrolle geeignet, da die Ergebnisse gegenüber kategorialen Beurteilungen verlaufssensitiver sind.

Exkurs: Psychiatrische Diagnostik nach ICD-10 und DSM-IV

Grundprinzip der operationalisierten Diagnostik ist eine Vorgehensweise, die anhand von Ein- und Ausschlusskriterien sowie klar definierten Symptomkriterien und Zeit- und Verlaufsmerkmalen den diagnostischen Prozess möglichst unabhängig vom Untersucher machen soll. Die internationale Klassifikation psychischer Störungen[1] erfolgt anhand zweier multiaxialer diagnostischer Systeme, der International Classification of Diseases (ICD) und dem Diagnostic and Statistical Manual of Mental Disorders (DSM), die eine unterschiedliche Entstehungsgeschichte haben, sich aber mit ihren derzeit gültigen Systemen ICD-10 und DSM-IV in Systematik und diagnostischen Kategorien mittlerweile stark angenähert haben. Der Vorteil multiaxialer Systeme liegt in einer ausführlicheren, den biopsychosozialen Hintergrund des Patienten systematisch erfassenden Diagnostik, auf deren Grundlage eine individuelle Behandlungsplanung möglich ist. Im DSM-IV werden auf der Achse I die klinischen Störungen und auf Achse II die Persönlichkeits- sowie Intelligenzstörungen codiert. Achse III ist für allgemeine medizinische Zustandsbilder vorgesehen, und auf Achse IV werden psychosoziale und Umgebungsfaktoren beurteilt. Achse V schließlich erhebt den Grad des globalen psychosozialen Funktionsniveaus anhand einer Skala von 1 bis 100 Punkten. Beim ICD-10 werden nur drei Achsen zur Störungsdiagnose und -beurteilung herangezogen: Auf Achse I werden die klinischen Diagnosen psychischer und somatischer Störungen codiert, auf Achse II erfolgt die Beurteilung psychosozialer Funktionseinschränkungen. Die dritte Achse soll der Beschreibung relevanter umgebungs- und situationsabhängiger Ereignisse sowie von Problemen

---

[1]   Das von der WHO in der Entwicklung unterstützte diagnostische System ICD-10 enthält eine Klassifikation sämtlicher körperlicher und psychischer Störungsbilder. In diesem Zusammenhang wird allerdings nur auf das Kapitel V, das die Kategorien psychischer Störungen (die sog. F-Codierungen) enthält, Bezug genommen.

der Lebensführung dienen. Während im DSM die multiaxiale Ansatz bereits seit mehr als 20 Jahren mit der Einführung des DSM-III integriert wurde, kommt dieses differenzierte System beim ICD-10 in der klinischen Praxis (bisher) kaum zur Anwendung.[1]

Die (kategoriale) Diagnostik der psychischen Störungen (Achse I) erfolgt – über die medizinisch-psychiatrische Untersuchung hinaus – in der Regel mittels strukturierter Untersuchungsinstrumente wie z.B. dem Strukturierten Klinischen Interview für das DSM-III-R (SKID oder der Schedules for Clinical Assessment in Neuropsychiarty (SCAN). Als standardisiertes Erhebungsinventar hat sich v.a. das Composite International Diagnostic Interview (CIDI) etabliert (s. auch STIEGLITZ/FREYBERGER 1996).

Störungen durch den Gebrauch psychotroper Substanzen werden im ICD-10 unter dem Schlüssel F1 nach der jeweils bestimmenden Hauptsubstanz (von F10 Alkohol, über F11 Opioide bis zur F19 multipler Substanzgebrauch) in zehn Gruppen klassifiziert. Darüber hinaus können pro Störungskategorie klinische Zustandsbilder wie akute Intoxikaiton (F1x.0), schädlicher Gebrauch (F1x.1), Abhängigkeitssyndrom (F1x.2), entzugssyndrom (F1x.3) sowie weitere substanzbedingte psychische Ströungen und Syndrome zugeordnet werden. Zusätzliche Spezifikationen über Art und Ausprägung dieser klinischen Zustandsbilder werden auf einer fünften Stelle codiert. Das DSM-IV folgt weitgehend dieser Systematik, wobei pro Substanzgruppe zunächst nach den konsumbezogenen Störungen Abhängigkeit und Missbrauch unterschieden wird, um dann eine Beurteilung der substanzinduzierten Störungen wie z.B. Intoxikaiton, Entzugssymptomatik oder psychische Störungsbilder vorzunehmen (s. auch KRAUSZ 1998; KÖHLER 1998).

Eine besondere Bedeutung für die Mehrheit der in der Suchthilfe tätigen Mitarbeiter erlangt die Klassifizierung nach ICD-10 dadurch, dass die ICD-10-Verschlüsselung in den (klientenbezogenen) deutschen Kerndatensatz zur Basisdokumentation im Bereich der Suchthilfe aufgenommen wurde (DHS 1998; 2000). Damit wird auf die in Dokumentationen lange Zeit übliche Unterteilung in Haupt- und Sekundärdrogen verzichtet. Es bleibt allerdings zweifelhaft, ob der bis zu vier mögliche substanzbezogene Achse-I-Diagnosen (plus Spezifikationen) sowie weitere psychiatrische und neurologische Diagnosen umfassende Variablenkatalog zu einer Präzierung der Dokumentation in der Suchtkrankenhilfe beitragen wird. Diese Art der Standardisierung substanz- und gesundheitsbezogener Merkmale dürfte im Rahmen der Basisdokumentation der Suchthilfe aufgrund des damit verbundenen diagnostischen Aufwands sowie der überwiegend nicht psychiatrischen Professionen der diagnostizierenden Drogenhilfemitarbeiter unter den gegenwärtigen Bedingungen nicht zu realisieren sein.

---

[1] Damit soll nicht gesagt werden, dass in der klinisch-psychiatrischen Praxis auf Exploration und Beurteilung über die Störungsdiagnose hinausgehender Verhaltensmuster und Probleme verzichtet wird, sie folgt jedoch in der Regel nicht der im ICD-10 vorgesehenen dreifach-axialen Klassifikationssystematik.

4   Behandlungskonsequenzen

Unabhängig davon, welches Erklärungsmodell der Komorbidität herangezogen wird – Abhängigkeit führt zu psychischen Symptomen; psychische Störungen begünstigen die Abhängigkeitsentwicklung; beide (abweichenden) Verhaltensmuster haben einen gemeinsamen Entstehungszusammenhang –, die primäre Konsequenz sollte eine besondere Berücksichtigung psychischer Symptome im Rahmen der Exploration der Abhängigkeitsentwicklung sein. In einem zweiten Schritt muss entschieden werden, inwiefern den psychischen Problemen »Störungsrang« mit eigenständiger Behandlungsindikation eingeräumt wird und medizinisch-psychiatrischer Sachverstand einbezogen werden sollte. Dies ist in der Regel erst nach einer gewissen Zeit des Kontakts mit dem Klienten erkennbar; insbesondere auf Veränderungen des Verhältnisses von Konsummuster und psychischer Befindlichkeit ist zu achten. Im Rahmen eines kontinuierlichen Betreuungsprozesses ist es notwendig, diese Entwicklungen wiederholt zu explorieren.

Für Heroinabhängige wurde immer wieder die »Selbstmedikationshypothese« diskutiert, wobei dem Drogenkonsum eine therapierende Funktion eigener psychischer Probleme zugeschrieben wird (KHANTZIAN 1985; RASCHKE et al. 1998). Dies dürfte insbesondere auf den bei Opiatkonsumenten stark verbreiteten Benzodiazepinkonsum zutreffen. Gerade in jüngster Zeit werden im Zusammenhang mit der Zunahme des Kokain- und Crackkonsums verstärkt psychische Symptome wie Wahnvorstellungen, Panikzustände, Depressivität, Unruhe, Konzentrationsmangel und zerfahrene Gedanken sowie aggressive Zustände beobachtet. Diese Beeinträchtigungen werden überwiegend als Folgen des Kokainkonsums (und der Bedingungen der Drogenszene) interpretiert. Meistens müssen Wechselwirkungen vermutet werden, in der Hinsicht, dass schwerere psychische Symptomatiken nach einer Verringerung des Drogenkonsums nicht von allein abklingen, und andersherum die erfolgreiche Behandlung psychischer Probleme nicht automatisch zu Konsumeinschränkung oder -verzicht führt. Eine umfassende Therapie sollte sowohl auf die Kontrolle des Drogenkonsums abzielen als auch die gezielte symptomgerechte Intervention psychischer Beeinträchtigungen umfassen, um die Chancen langfristiger Erfolge zu erhöhen.

Literatur

American Psychiatric Association (1998): Diagnostisches und Statistisches Manual Psychischer Störungen (DSM-IV). Dt. Bearb. und Einf.: H. Saß/H.-U. Wittchen/M. Zaudig. Red. Koordination: I. Houben. Göttingen, Hogrefe.

Darke, S./Swift, W./Hall, W. (1994): Prevalence, severity and correlates of psychological morbidity among methadone maintenance clients. In: Addiction 89, S. 211–217.

DHS – Deutsche Hauptstelle gegen die Suchtgefahren (1998): Fachausschuss Statistik, Deutscher Kerndatensatz zur Dokumentation im Bereich der Suchtkrankenhilfe (Klientenbezogene Daten, Stand: 15.12.1998). Sucht 44, S. 139–145.

DHS – Deutsche Hauptstelle gegen die Suchtgefahren (2000): Deutscher Kern-datensatz zur Dokumentation im Bereich der Suchtkrankenhilfe Definitionen und Erläuterungen zum Gebrauch. Hamm.

Dilling, H./Mombour, W./Schmidt, M.H. (Hrsg.) (1993): Weltgesundheitsorganisation. Internationale Klassifikation psychischer Störungen. ICD-10 Kapitel V (F). Klinisch-diagnostische Leitlinien. 2. Auflage. Bern, Hans Huber.

Khantzian, E.J. (1985): The self-medication hypothesis of addictive disorders: focus on heroin and cocaine dependence. In: American Journal of Psychiatry 142, S. 1259–1264.

Köhler, T. (1998): Psychische Störungen. Symptomatologie, Erklärungsansätze, Therapie. Therapie. Stuttgart: Kohlhammer Urban.

Krausz, M. (1998): Definition und Diagnostik der Abhängigkeit. In: J. Götz (Hrsg.): Moderne Suchtmedizin. Stuttgart: Thime, S. B3-1–B3-4.

Krausz, M./Verthein, U./Degkwitz, P. (1998): Prävalenz psychischer Störungen bei Opiatabhängigen mit Kontakt zum Drogenhilfesystem. In: Nervenarzt 69, S. 557–567.

MAGS NRW – Ministerium für Arbeit, Gesundheit und Soziales des Landes Nordrhein-Westf. (Hrsg.) (1993): Wissenschaftliches Erprobungsvorhaben medikamentengestützte Rehabilitation bei i.v. Opiatabhängigen. Abschlußbericht, Köln.

Magura, S./Kang, S.Y./Rosenblum, A. et al. (1998): Gender differences in psychiatric comorbidity among cocaine-using opiate addicts. In: Journal of Addictive Diseases 17, S. 49–61.

McLellan, A.T./Luborsky, L./Woody, G.E. et al. (1983): Predicting response to alcohol and drug abuse treatments. Role of psychiatric severity. In: Archives of General Psychiatry 40, S. 620–625.

Raschke, P./Chorzelski, G./Brinkmann, R. (1998): Beikonsum, Selbstmedikation und Medikation. In: J. Gölz (Hrsg.): Moderne Suchtmedizin. Stuttgart, Thieme, S. C3.8.2.-1–C3.8.2.-13.

Ross, H.E./Swinson R./Larkin, E.J./Doumani, S. (1994): Diagnosing comorbidity in substance abusers. Computer assessment and clinical validation. In: Journal of Nervous and Mental Disease 182, S. 556–563.

Ross, H.E./Swinson, R./Doumani, S./Larkin, E.J. (1995): Diagnosing comorbidity in substance abusers: A comparison of the test-retest reliability of two interviews. In: American Journal of Drug and Alcohol Abuse 21, S. 167–185.

Rounsaville, B.J./Kosten, T.R./Weissman, M.M./Kleber, H.D. (1986): Prognostic significance of psychopathology in treated opiate addicts. In: Archives of General Psychiatry 43, S. 739–745.

Stieglitz, R.-D./Freyberger, H.J. (1996): Klassifikation und diagnostischer Prozess. In: H.J. Freyberger/R.-D. Stieglitz (Hrsg.): Kompendium der Psychiatrie und Psychotherapie. 10. Aufl. Basel, Karger, S. 24–45.

Verheul, R. (1997): The Role of Diagnosing Personality Disorders in Substance Abuse Treatment. Prevalence, Diagnostic Validity and Clinical Implications. Amsterdam, Thesis Publishers.

Verthein, U./Degkwitz, P./Kühne, A./Krausz, M. (1998): Komorbidität von Opiatabhängigkeit und psychischen Störungen – Ergebnisse einer Verlaufsuntersuchung. In: Sucht 44, S. 232–246.

Verthein, U./Degkwitz, P./Krausz, M. (2000): Psychische Störungen und Verlauf der Opiatabhängigkeit. In: Psychiatrische Praxis 27, S. 77–85.

Wittchen, H.-U./Saß, H./Zaudig, M./Koehler, K. (1989): Diagnostisches und Statistisches Manual Psychischer Störungen DSM-III-R. Weinheim, Beltz.

III   Theorien und Modelle der Entstehung und des Verlaufs von Drogenabhängigkeit

Von Peter Degkwitz

1   Zur Bedeutung von Modellen

In einem »Modell« sollen wissenschaftliche Begriffssysteme für das Verständnis eines Phänomens genutzt werden. Bei wissenschaftlichen Suchtmodellen geht es um eine gedankliche Rekonstruktion des Phänomens Sucht oder Abhängigkeit auf individueller und sozialer Ebene. Entsprechende Annahmen dienen als Rahmen für die Untersuchung von Suchtverhalten. Die meist impliziten Modelle haben entscheidenden Einfluss auf die gestellten Fragen, die Definition von Sucht und die entsprechenden Interventionen.

Alle Rekonstruktionen des Phänomens haben zum Ziel, über das Verständnis zu einer wirksameren Bewältigung von Problemen beizutragen. Am jeweiligen Beitrag zu dieser Zielsetzung sollten sie bemessen werden.

Das süchtige Verhalten ist in der Lebenspraxis zunächst ein komplexes, »ganzheitliches« Phänomen. Auf der Ebene des süchtigen Verhaltens einer konkreten Person fallen die subjektiven und objektiven, die körperlichen, persönlichen und kulturellen Seiten des Phänomens zusammen. Dessen »Zerlegung« nimmt der Betrachter zu seiner Selbstverständigung vor. Wir nähern uns dem Phänomen der Sucht auf verschiedenen Betrachtungsebenen – der physischen (etwa der Drogenwirkungen), der psychischen (der personalen Muster) und der sozialen Ebene (der Beziehungen und soziokulturellen Bedingungen).

Diese (zunächst alltäglichen) Betrachtungsebenen des Verhaltens in Zusammenhang mit dem Konsum psychotroper Substanzen werden mit den Ansätzen der (entsprechenden) Einzelwissenschaften systematisch beschrieben. Gleichzeitig bestehen Bemühungen um eine Gesamtsicht, eine Integration von Betrachtungsperspektiven. Aufgrund der Traditionen der Humanwissenschaften gibt es Modellvorstellungen aus verschiedenen Perspektiven: der neurophysiologischen, der psychologischen und der soziologischen. Zwischen diesen Perspektiven bestehen »scharnierwissenschaftliche« Ansätze – etwa die Neuropsychologie oder die Sozialpsychologie, die Ausdruck des Bemühens um interdisziplinäre Sicht sind.

Die Bedeutung einzelwissenschaftlicher Modellvorstellungen zu Drogenkonsum und -abhängigkeit ist dadurch begründet, dass auf deren Grundlage eigenständige Interventionen erfolgen bzw. sie diese fundieren (medikamentöse Behandlung etwa des Entzugssyndroms, Substitutionsbehandlung, psychotherapeutische Interventionen verschiedener Schulen, soziale und sozialpolitische Interventionen – von der Prävention über rehabilitative bis zu drogenpolitischen Interventionen und Steuerung gesellschaftlicher Rahmenbedingungen).

Bei der folgenden Vorstellung verschiedener Modelle besteht eine Vorentscheidung, die das Verhältnis der einzelwissenschaftlichen Betrachtungsebenen zueinander und integrative Sichtweisen betrifft: Sucht wird als ein Handlungsmuster individualisierter Persönlichkeiten verstanden, das sich wie alle Handlungsmuster entwickelter Persönlichkeiten auf gesellschaftlicher Grundlage, in soziokulturellen Beziehungen herausbildet (und davon ausgehend zu erklären ist). Das negiert keineswegs etwa die pharmakologischen oder biologischen Aspekte, sondern weist ihnen im Gesamtgeschehen einen bestimmten Platz zu, der phasenweise durchaus der entscheidende sein kann.

»Sucht« als ein Phänomen, das sich historisch herausgebildet hat (vgl. DEGKWITZ → S. 45 ff.) wird auf der Ebene von Verhalten identifiziert. Sucht »heftet« sich immer an eine konkrete Person, auch dann, wenn »süchtig machende« Verhältnisse der Familie oder des sozialen Umfeldes offenbar sind. Da Sucht auch auf der Ebene der konkreten Person kontrolliert oder überwunden wird (und alle im Suchtfeld tätigen Professionellen den Anspruch haben, dabei zu helfen), hält der Autor es für die wissenschaftlichen Modellbildung für erforderlich, bei der begrifflichen Rekonstruktion von Sucht von der Lebenspraxis der Person auszugehen. Wenn mir bestimmte Aspekte meines Verhaltens zum Problem geworden sind, dann muss ich die Pharmakologie bestimmter Stoffe ebenso wie die kulturell verankerten Bewältigungsmuster, die ich mir biographisch angeeignet habe, als auch die Stigmatisierungen und Ausgrenzungsprozesse als strukturelle Rahmenbedingungen besser verstehen. Je weiter ich dabei komme und je besser ich alternative Bewältigungsmuster praktisch erfahre (die Professionellen verbessern dafür die Rahmenbedingungen durch verschiedene Interventionen – somatisch, psychisch, sozial, soweit sie das Verhältnis dieser verschiedenen Momente aufgrund wissenschaftlicher Modelle genauer bestimmen), desto eher bin ich in der Lage, meine Handlungsfähigkeit wiederzugewinnen. Unter diesem Gesichtspunkt werden Modelle vorgestellt und abschließend in ihrer Reichweite erörtert.

2   Biologische/physiologische Perspektiven und Modelle

Drogen verändern psychische Zustände und Prozesse. Das verweist darauf, dass die Hirnchemie offenbar eine wesentliche Rolle bei Ablauf und Aufbau psychischer Prozesse und Zustände hat. Drogen sind psychotrop wirksam, weil ihre Einnahme zur Aktivierung oder Hemmung bestimmter neuronaler Schaltkreise über die Beeinflussung neurochemischer Prozesse führt. Psychotrope Substanzen stimulieren Hirnstrukturen direkt, »unter Umgehung physiologischer Kontrollmechanismen, denen sensorische afferente Reize natürlicherweise unterworfen sind.« (ROMMELSPACHER 1998, S. 2) Genau das macht ihren Reiz für die Menschen aus.

Damit hat die Neurobiologie bei Sucht und Abhängigkeit eine im Vergleich zu anderen psychischen Störungen erweiterte Bedeutung. Hier geht es um mehr als die Erkenntnis, dass jedes psychische Erleben neurobiologische Korrelate hat – wobei Erleben normalerweise nicht durch neurobiologische Prozesse »bedingt« wird. Mit dem Konsum psychotroper Substanzen wird unmittelbar in neurochemische Mechanismen eingegriffen, um einen neuen Raum für Erleben zu schaffen. Auf allen Stufen der elektrochemischen Signalketten zwischen Nervenzellen können Drogen eingreifen und die Abläufe beschleunigen bzw. verstärken oder verzögern bzw. abschwächen. »Drogen greifen an der Ausschüttung der Überträgerstoffe, an ihrem Abbau und durch Bindung an den Rezeptoren an und beeinflussen so die Informationsübertragung an diesen Schaltstellen des Gehirns – sie beschleunigen oder verlangsamen diese Prozesse, was als Stimulation oder Beruhigung erlebt wird.« (TRETTER 1998, S. 163.) Aus Tierversuchen wie aus der Neurochirurgie ist seit etwa 30 Jahren be-kannt, dass die elektrische Reizung bestimmter Hirnstrukturen von angenehmen Empfindungen begleitet ist. Durch bestimmte Versuchsanordnungen, z.B. die Implantation von Elektroden in Affenhirnen, die es dem Tier ermöglichen, sich selber zu reizen, wurde Folgendes erreicht und beobachtet:

■ Eine Steigerung des Wohlbefindens;

■ ein Lustgewinn unter Umgehung biologisch verankerter Triebbefriedigungsmechanismen, also nicht durch Befriedigung des Nahrungstriebes, des Geschlechtstriebes, sondern durch artifizielle mehr oder weniger direkte Aktivierung cerebraler Zentren;

■ die völlige Dominanz dieses Selbstreizungsverhaltens über alle anderen Aktivitäten des Individuums.

Aus der Analogie von Verhaltensweisen bei Selbstreizungsmechanismen cerebraler Zentren und Suchtverhalten wird geschlossen, dass diese Zentren bei der Suchtentstehung eine wichtige Rolle spielen und ihre Reizung suchtmittelinduzierten Rauschzuständen zugrunde liegt.

Solche Modelle beziehen sich über die Zellchemie hinaus auf die für die Neuropsychologie der Sucht relevante Makroperspektive, die Ebene von anatomischen Hirnstrukturen.[1] Diese Strukturen werden als kreisförmig verbundene, ineinander verschaltete, anregende und hemmende Regelkreise betrachtet. Die Verbindungen werden über verschiedene Transmittersysteme hergestellt, die sich gegenseitig beeinflussen (wobei sich die Kenntnisse in diesem Bereich stürmisch entwickeln).

In diese Abläufe und das fein abgestimmte Gleichgewicht zwischen verschiedenen neurochemischen Systemen greifen psychotrope Substanzen jeweils spezifisch beschleunigend oder hemmend ein. »Durch akute oder anhaltend-chronische Einwirkung von Drogen wird das Gleichgewicht kurzzeitig oder anhaltend verändert. Beispielsweise wird durch Alkoholkonsum das aktivierende Dopamin-System und das hemmende GABA-System verstärkt. Nach dem Alkoholkonsum schwingt sich das System wieder in die alte Gleichge-

---

[1] Die Neuropsychologie geht davon aus, dass drei wesentliche Ebenen des Gehirns bei der Sucht aktiv sind: Kortikale Ebene (hier laufen kognitive Prozesse wie Erwartungen, Denken, Wahrnehmung und Pläne ab); limbisch-subkortikale Ebene (affektive Prozesse bewertender Vergleiche zwischen Wahrnehmungen und Erwartungen); Hirnstamm-Ebene (Aktivierung und Antrieb) (TRETTER 1998).

wichtslage zurück.« Mit zunehmender Anpassung der neurochemischen Systeme auf die anhaltende Alkoholzufuhr besteht bei Absetzen die Gefahr, das künstliche Gleichgewicht des Gehirns zu stören. »Die Anpassung des ›neurochemischen Mobiles‹ des Gehirns auf anhaltende Alkoholzufuhren (besteht darin:) – aktivierte Systeme reduzieren die Eigenproduktion der Transmitter. Die Folge ist ein labiles Gleichgewicht, das bei Absetzen des Alkohols zu einer Entgleisung der Aktivitäten der Systeme führt.« (TRETTER 1998, S. 184 f.) Es entsteht eine Entzugssymptomatik mit Zittern, Schwitzen, Herzjagen, Hochdruck bis zu epileptischen Entzugskrampfanfällen. Das Entzugssyndrom wird als negativer Verstärkermechanismus als wichtiger Faktor für die Aufrechterhaltung der Abhängigkeit angesehen.

Die spezifischen neurochemischen Grundprozesse sind bei allen Drogen untersuchbar. Jeweils spezifisch wird bei längerem Drogengebrauch der Haushalt der Übertragungsstoffe (Aufbau, Abbau) gestört, mit der Folge, dass bei der Minderung der Stoffzufuhr körperliche oder psychische Symptome auftreten. Die neurochemischen Ungleichgewichte dauern über bestimmte Phasen und sind je nach Mittel über unterschiedliche Zeitdauer reversibel.

Bei den neurobiologischen Modellvorstellungen spielt Dopamin eine besondere Rolle. Die Vermittlung der Motivation,[1] zum Suchtmittel zu greifen, wird als die zentrale Funktion des dopaminergen Systems gesehen. So führen alle derzeit bekannten psychotrop wirksamen Substanzen zu einer Beeinflussung des Neurotransmitters Dopamin[2] in verschiedenen limbischen Strukturen des zentralen Nervensystems. Dopamin interagiert in diesen Strukturen mit unterschiedlichen Dopamin-Rezeptoren. Die zentrale These ist, dass die Aktivierung des Dopamin-Systems durch eine Droge zu einer positiven Verstärkung (reward) führt: Es kommt zu einer Zunahme aller Verhaltensweisen, die den Zugang zur Droge begünstigen. Dieser, in Tierversuchen bestätigte Zusammenhang wird folgendermaßen verstanden: »Unter der wiederholten Zufuhr einer Droge kommt es in diesen neuronalen Systemen zu Sensibilisierungs- und Konditionierungsvorgängen, die dann zu einem unwiderstehlichen Verlangen nach der Droge führen (psychische Abhängigkeit, Craving). Verhaltenspharmakologische Untersuchungen zeigen, dass der Neurotransmitter Dopamin dabei nicht direkt Glücksgefühle oder Euphorie produziert, sondern die Aufmerksamkeit für neue Reize steigert und daran beteiligt ist, dass bestimmte Reize verstärkt wahrgenommen werden. Erhöht sich also die Konzentration von Dopamin, dann wird eine Reizsituation besonders betont und vorher neutrale Stimuli, die zeitlich und räumlich mit diesem Verstärker gekoppelt werden, werden attraktiver.« (ZIEGLGÄNSBERGER 2000, S. 28.)

---

[1] »Motivation« verstanden als zielgerichtetes Verhalten eines Organismus, um die Umgebung im Hinblick auf seine eigenen Bedürfnisse zu kontrollieren.

[2] Allerdings wird in neurobiologischen Modellen »die erhöhte Aktivität des dopaminergen ›Belohnungssystems‹ nicht nur für den Rausch nach Kokainkonsum, sondern ebenso für die Manie und die paranoide Schizophrenie als Erklärung herangezogen, was zu undifferenziert erscheint« (TRETTER, 1998).

Das sog. Belohnungssystem steht im Zentrum vieler Untersuchungen zur Neurobiologie der Abhängigkeit. Ausgangspunkt war die empirisch fundierte Erkenntnis, dass bestimmte mesolimbisch-mesokortikale Neuronenverbindungen, die durch natürliche Stimuli wie Essen und Trinken, sexuelle Aktivität und mütterliches Fürsorgeverhalten angeregt werden, auch durch abhängigkeitmachende Substanzen wie Alkohol, Nikotin, Opiate, Kokain und Amphetamin usw. aktiviert, d.h. missbraucht werden (ROMMELSPACHER 1998, S. 4).

»Belohungsprozesse setzen sich aus verschiedenen Komponenten zusammen: einer Anreizkomponente, auch als Verlangen oder Wollen (wanting) bezeichnet, und einer mehr affektiven Komponente, dem sogenannten Mögen (liking), welches die hedonistischen Apekte der Belohnung reflektiert.« Das Belohnungssystem verknüpft drogenspezifische Effekte auf neuronaler Ebene mit bewußter Wahrnehmung, »wodurch unter Umständen suchtspezifisches Verhalten entsteht, das dann durch wiederholte Verstärkung aufrecht erhalten wird« (ZIEGLGÄNSBERGER 2000, S. 28). Am sog. Belohnungssystem sind vor allem dopaminerge Neuronentypen beteiligt. Rasche Wiederholungen (chronischer Konsum) können zu einer Erschöpfung des Systems führen, exponentielle Abnahme der Dopaminausschüttung bis auf subnormale Mengen (ROMMELSPACHER 1998, S. 5). »Die chronische Einnahme großer Mengen von Suchtstoffen führt dann über adaptive Vorgänge wie Sensitivierung (Bahnung) und Desentivierung (Toleranz) auf neurochemischer Ebene bzw. über Konditionierung- und Lernvorgänge aus systemisch-psychologischer Ebene zur Einschränkung der Verhaltensrepertoires des Individuums« (ROMMELSPACHER 1998, S. 1).
Für die Entwicklung der Abhängigkeit könnte diese Sensitivierung insofern von Bedeutung sein, als Substanzen mit Abhängigkeitspotential bei wiederholter Einnahme das Belohnungssystem sensitivieren, sodass die Einnahme der Droge einen zunehmend größeren Verstärkereffekt hat. Manche Neurobiologen nehmen an, dass die Abhängigkeitsentwicklung, also das zunehmende Rauschverlangen, durch sich selbstverstärkende Erregungsschleifen im Hippocampus (limbisches System) bedingt ist und zu einer verminderten Kontrolle über das süchtige Verhalten (mangelnde Verhaltenssteuerung) führen soll. »Der Mechanismus diese neuralen Selbstverstärkung wird ›Kindling‹ genannt und bedeutet, dass die Aktivierung dieses limbischen Schaltkreises bei der nächsten Aktivierung eine stärkere Reaktion hervorruft, dass also in gewisser Weise gelernt bzw. ›erinnert‹ wird.« (TRETTER 1998, S. 159.)
Diese »Lernvorgänge« im assoziativen Erinnerungssystem erhalten im Konsumenten vermutlich den Wunsch, sich diese Substanz wiederholt zuzuführen, nachdem ihre Wirkung als angenehm bewertet wurde. Werden vorher neutrale Stimuli mit der positiven Wirkung einer Droge verknüpft, so erhöht sich ihr situativer Anreizcharakter. »So werden bei Tieren teilweise lebenslange Verhaltenssensibilisierungen nach wiederholter Amphetamin-, Kokain- oder Opiatgabe beschrieben. Aufgrund dieser persistierenden Sensibilisierungsvorgänge kann es trotz vermeintlich erfolgreichem Entzug selbst nach

jahrelanger Drogenabstinenz wieder zu situativ ausgelösten Rückfällen kommen.« (ZIEGLGÄNSBERGER 2000, S. 28.) Dies sind neurobiologische Modellvorstellungen zum Rückfallgeschehen.

Die Dynamik des Kenntnisgewinns im Bereich der Zellchemie darf nicht darüber hinwegtäuschen, dass im Endeffekt die neurochemischen Strukturen und Prozesse nur eine Veränderung der elektrischen Aktivität und Reaktivität der Zelle bewirken (TRETTER 1998, S. 164). Andererseits ist das Wesen psychotroper Substanzen genau diese Änderung. Die biologischen Modelle befassen sich mit den Prozessen, die verschiedene Drogen durch aktuelle oder chronische Einnahme hervorrufen. Allerdings ist die Korrelation zwischen »untersuchungstechnisch verhältnismäßig leicht gewinnbaren morphologisch-topographischen Struktur-Variablen und den psychologischen Funktions-Variablen« (TRETTER 1998, S. 157) unklar. Das Verhältnis von Reizung (Erregung) oder Ausschaltung (Hemmung) verschiedener Hirnstrukturen und psychischen Funktionen ist bislang unbekannt. In der Neurobiologie und Neuropsychologie sind die Ebenen nicht klar getrennt. Schon Begriffe wie Motivation, Belohnungssystem, Lernvorgänge bezeichnen Prozesse, deren Form zwar immer neurobiologisch, deren Inhalt beim Menschen aber psychosozial ist. Besonders in diesem Bereich ist die Psychologisierung neurobiologischer Prozesse problematisch und verdeckt die Kurzschlüssigkeit der Übertragung tierexperimenteller Ergebnisse auf menschliches Erleben und Verhalten.

Unabhängig von solchen Einschränkungen, die mit dem aktuellen Wissensstand zusammenhängen, benötigen die Konsumenten ebenso wie die Professionellen eine klare Vorstellung von den objektiven, neurobiologischen Prozessen in Verbindung mit psychotropen Substanzen.

3   Individuumzentrierte, psychologische Perspektiven und Modelle

Wir beginnen mit lernpsychologischen Vorstellungen, die an neurobiologische Modelle unmittelbar anschließen und die mit im letzten Abschnitt aufgeführten Experimenten vergleichbare Tiermodelle, lernpsychologisch interpretieren. Die Lernpsychologie konzentriert sich auf die Funktionen, die die Droge für den Betroffenen erfüllt. Drogenabhängigkeit wird interpretiert als erlerntes, deviantes Verhalten, das nach allgemeinen Lerngesetzen erworben und verändert wird. Die Modelle basieren im Wesentlichen auf den Hypothesen der klassischen und operanten Konditionierung, die in den 40er und 50er Jahren auf süchtiges Verhalten angewendet wurden.

Die dem klassischen Konditionierungsprozess entsprechende Theorie des Stimulus-Organismus-Response (SOR) wurde zuerst 1943 von Hull (ANTONS/ SCHULZ 1987) auf Suchtverhalten angewendet. Das Suchtmittel dient danach bei den betroffenen Individuen zur Reduktion von Spannungszuständen des Organismus (z.B. Angst). Die Reduktion der Spannung wirkt dann als Verstärkung und ist Grundlage für das Erlernen süchtiger Verhaltensweisen.

Diese Form der Konditionierung wird in verschiedenen Tierversuchen bestätigt. Alle Experimente beinhalteten drei Phasen: Appetenztraining unter positiver Verstärkung, Bestrafung bei der Durchführung des Appetenzverhaltens, Kontrolle unter dem Einfluß von Alkohol. »Es zeigte sich regelmäßig, dass die – neurotischen – Verhaltensmerkmale im nüchternen Zustand auftraten, während sie unter Alkoholeinfluss verschwanden und die komplexen neurotischen Verhaltensmuster relativ einfachen, zielorientierten Verhaltensweisen wichen.« (ANTONS/SCHULZ 1987, S. 218.)

Von denjenigen, die den Umgang mit Suchtmitteln lernen, die zusätzlich lernen, Drogen bei verschiedenen Problemen im Sinne der Konfliktregulation einzusetzen, wird nur ein kleiner Teil süchtig. Warum bei einer Teilmenge süchtiges Trinken einsetzt, ist nach ANTONS/SCHULZ (1987) unklar: »Diese Entwicklung ist als stochastischer Prozeß anzusehen; aus welchen Gründen der Wechsel zum süchtigen Trinken erfolgt, ist keineswegs erforscht und bekannt.« (a.a.O., S. 262.) Als wichtige Ursachen nennen sie den Kontrollverlust sowie die »Lerngeneralisierung«, wenn Defizite im Verlauf nicht durch andere Funktionen ausgeglichen werden können. »Nicht nur die ursprünglich problematischen Situationen, sondern auch andere Probleme und Konflikte werden mit seiner Hilfe zu lösen versucht. [...] Die Notwendigkeit zur Herstellung eines (gestörten) Gleichgewichtes wird immer häufiger. [...] Das führt gleichzeitig zu einer Verringerung des Selbstwertgefühles.« Zu diesem Zeitpunkt der eigentlichen Suchtentstehung beginnt der bisher lineare Prozess einen eher zirkulären Verlauf zu nehmen, analog der Symptome in der kritischen Phase von Jellinek. Die eigenen Gesetzmäßigkeiten der Suchtprozesse dominieren über ursprüngliche und zugrunde liegende Konflikte. Es entsteht ein Regelkreis, der tendenziell zur weiteren Verschlechterung der Umweltsituation (Circulus vitiosus) führt, wozu auch die sekundären Folgen des Missbrauches beitragen. Alle Lebensbereiche werden im schlechtesten Falle immer mehr von der Suchtentwicklung dominiert, auch andere Funktionen und »Regelkreise« verändern sich: »Regelkreise sind innerhalb einer langfristigen Entwicklung eingeschachtelt. Sie können zur Stabilisierung des Individuums auf den verschiedenen Trinkniveaus beitragen. Dabei kann das Trinken lange Zeit unverändert bleiben. Eine durch das Trinken sekundär verschlechterte Umweltsituation kann die Trinkreaktion wieder verstärken. Einen solchen progredienten Ablauf im Trinken bezeichnen wir als Circulus vitiosus« (ANTONS/SCHULZ 1987, S. 267).

Die verschiedenen psychoanalytischen Ansätze zur Sucht betonen dem aktuellen Lernen gegeüber die prämorbide »schwer gestörte Persönlichkeitsstruktur« des Betroffenen, aus der sich psychologische, physiologische und soziale Konsequenzen ableiten. Süchtiges Verhalten ist die Oberfläche einer schweren menschlichen Pathologie (ROST 1987).

FREUD (1930) beschreibt seine eigene Sichtweise am umfassendsten in »Das Unbehagen in der Kultur«: »Die roheste, aber auch wirksamste Methode bei der Beeinflussung (des Leidens) ist die chemische, die Intoxikation. Ich glaube nicht, dass irgendwer ihren Mechanismus durchschaut, aber es ist Tatsa-

che, dass es körperfremde Stoffe gibt, deren Anwesenheit in Blut und Gewe-
ben uns unmittelbare Lustempfindungen verschafft, aber auch die Bedingungen unseres Empfindungslebens so verändert, dass wir zur Aufnahme von
Unlustregung untauglich werden. Beide Wirkungen erfolgen nicht nur gleichzeitig, sie scheinen auch innig miteinander verknüpft. Es muss aber auch in
unserem eigenen Chemismus Stoffe geben, die Ähnliches leisten, denn wir
kennen wenigstens einen krankhaften Zustand, die Manie, in dem dies
rauschähnliche Verhalten zustande kommt, ohne dass ein Rauschgift eingeführt worden wäre. Überdies zeigt unser normales Seelenleben Schwankun-
gen von erleichterter oder erschwerter Lustentbindung, mit denen eine verringerte oder vergrößerte Empfänglichkeit für Unlust parallel geht. [...] Die
Leistung der Rauschmittel im Kampf um das Glück und zur Fernhaltung des
Elends wird so sehr als Wohltat geschätzt, dass Individuen wie Völker ihnen
eine feste Stellung in ihrer Libidoökonomie eingeräumt haben. Man dankt ihnen nicht nur den unmittelbaren Lustgewinn, sondern auch ein heiß ersehntes Stück Unabhängigkeit von der Außenwelt. Man weiß doch, dass man mit
Hilfe des – Sorgenbrechers – sich jederzeit dem Druck der Realität entziehen
und in einer eigenen Welt mit besseren Empfindungsbedingungen Zuflucht
finden kann« (FREUD 1967, S. 436 f.). Später verschiebt Freud den Akzent
und die Bedeutung des Rauschmittels von der Lustgewinnung zur Unlustver-
meidung mithilfe des Suchtstoffes.

Mit der Verschiebung in der Psychoanalyse zum ich-psychologischen Modell
(ab den 30er Jahren) wandelt sich die Sichtweise von Sucht. Die Funktion des
Suchtmittels liegt jetzt in der Kompensation der Schwächen des Ich und dem
Versuch, frühkindlich narzisstische Omnipotenz wiederherzustellen. In dem
Zirkel von Rauschgifterlebnis mit narzisstischer Omnipotenz und nachfolgen-
der Ernüchterung und Verstärkung der Unlustspannung unterwirft sich der
Süchtige mit seiner Ich-Organisation mehr und mehr einer »pharmakogenen
Steuerung«, woraus eine weitere Schwächung der Ich-Struktur resultiert. Im
Kern werden Alkohol und andere Drogen jedoch als Selbstheilungsmittel eines schwachen, labilen Ich betrachtet. Diese Sichtweise spielt bis heute eine
wichtige Rolle. Nach übereinstimmender Auffassung verschiedener Autoren
soll dieser missglückte Selbsttherapieversuch mithilfe von Suchtmitteln versuchen, Ich-Defekte und Selbstdesintegration zu kompensieren. »Der
Süchtige verhält sich also im Grunde nicht anders als der Normalbürger, der
irgendwelche Beschwerden mit teils ärztlich, teils selbstverordneten Medikamenten bekämpft, nur mit dem Unterschied, dass der Süchtige die Beschwerden und die Gefahr viel intensiver empfindet.« (LÜRßEN 1974, S. 146). Nach
verschiedenen Autoren ist wesentlicher Bestandteil dieser Ich-Störungen eine extrem niedrige Affekttoleranz und Reizschranke des Ich, die zu einer besonderen Form der Frustrationsintoleranz führte. Normale Unannehmlich-
keiten des Alltags werden von ihm als unerträgliche Frustration erlebt, verbunden mit der infantilen Erwartung an die Umwelt, ihm Erleichterung zu
verschaffen und umso größerer Frustration, wenn diese Hilfe nicht wie erwartet eintritt. Durch Einnahme der Droge werden solche Art mangelnd aus-

geprägte Reizschutzfunktionen und fehlende Ichgrenzen ausgeglichen, indem auftauchende Ängste gedämpft und das affektive Erleben beeinflusst werden. Innere Leere und Depressionen werden durch euphorisierende Wirkung z.B. von Alkohol oder anderen Drogen ausgeglichen (ROST 1987).

In Zusammenhang mit der Welle jugendlichen Drogenkonsums ab Mitte der 60er Jahre wurden Modelle auf entwicklungspsychologischer Grundlage aktualisiert. Die Jugendphase wird als eine Periode des Aufbaus von Handlungsorientierungen auf der Grundlage des spezifischen Ausgesetztseins innerhalb widersprüchlicher Entwicklungsanforderungen begriffen. Für den Bereich der Drogenforschung wird zu einer genaueren Untersuchung verschiedener Übergänge im Lebenslauf von WEBER/SCHNEIDER (1992, S. 86 ff.) ein Entwicklungsbegriff vorgeschlagen, der die gesamte Lebensspanne umfasst, innerhalb derer sowohl Veränderung (oder intraindividuelle Variabilität) wie Konstanz (oder intraindividuelle Invarianz) bezüglich individueller Handlungs-, Verhaltens- und Erlebnisweisen beobachtbar sind.

Die Entwicklung selbst wird dabei als ein dynamisches Wechselspiel zwischen Person und Umwelt gesehen, das sich als lebenslang fortschreitender Passungsprozess zwischen dem sich entwickelnden Subjekt und den sich wandelnden Lebenswelten ausgestaltet (ULICH 1987, S. 86 ff.). Mit dem Konzept von Entwicklung als »Handlung im Kontext« (SILBEREISEN et al. 1986) liegt eine theoretische Orientierung vor, die, im Verbund mit dem theoretischen Konstrukt vom Menschen als »produktiv realitätsverarbeitendes Subjekt« (HURRELMANN 1989, S. 63 ff.) das wechselseitige Bedingungsgeflecht von Individuum und Umweltstruktur in den Mittelpunkt der Analyse von Entwicklungsprozessen stellt.

Durch die neuere entwicklungstheoretische Perspektive wird der Kontinuitätsgesichtspunkt hinsichtlich des individuellen Lebenslaufes in modernen Gesellschaften eher infrage gestellt. Danach verliert das vorgegebene und normative Schema an Bedeutung. Nicht die verschiedenen Altersphasen produzieren Krisen oder verdichten sich zu biographischen Weichenstellungen, sondern relativ unabhängig vom biologischen, sozialen oder kalendarischen Alter ist es das spezifisch subjektive Erleben, der Strom individueller Erfahrung im sozialen Kontext, der die aktive Auseinandersetzung des Subjekts mit den jeweiligen Lebenssituationen herausfordert (ULICH 1987, 86 ff.). Die Jugendphase ist durch verschiedene Typen von Orientierungsproblemen charakterisiert:

■ Diskrepanzprobleme als mangelnde Passung zwischen Entwicklungsanforderungen und subjektiven Entwicklungsmöglichkeiten;

■ Konfliktprobleme als Unverträglichkeitsbeziehungen zwischen handlungs- und entwicklungsbezogenen Zielorientierungen;

■ Verständigungsprobleme als Auseinanderdriften unterschiedlicher Wertorientierungen;

■ Sinngebungsprobleme als Verlust der subjektiven Orientierungsbasis.

Um diese Orientierungsprobleme für die Untersuchung von Ein- und Ausstiegsprozessen aus der bzw. in die Drogenbindung verstehend zu rekonstruieren, ist eine entwicklungsdynamische Perspektive von besonderem Interesse, weil die Erfassung des wechselseitigen Verhältnisses von drogenspezifischen und drogenunspezifischen Lebenskontexten und Lebensereignissen wesentliche Aufschlüsse über die psychosoziale Bedeutung des Drogengebrauchs geben kann. Da der Drogengebrauch als eine Handlungsmöglichkeit neben vielen anderen Handlungsformen zur Lösung von Orientierungsproblemen einsetzbar ist, gilt es, Verlaufsmuster der Bewältigung von Entwicklungsaufgaben unter Einschluss der Bedeutung des Drogengebrauchs innerhalb der biographischen Entwicklung zu erfassen (WEBER/SCHNEIDER 1992, S. 92 f.).

In allen komplexen Problemsituationen, in denen sich Menschen zurechtfinden wollen, sind Antizipierbarkeit und Kontrollierbarkeit der Folgen des eigenen Handelns unabdingbare Voraussetzungen, um eine persönlich zumindest als neutral bewertete Gesamtverfassung zu halten. Aus Untersuchungen zu komplexen, realistischen Problemsituationen (vgl. DÖRNER 1979) ist bekannt, dass Bedingungen der Problemlage (wie etwa Implizität der Anforderungen, sich nicht linear mit der Zeit verändernde Zusammenhänge oder hohe Vernetzung des Systems) zu wenig angemessenem Verhalten herausfordern. Die biographischen Anforderungen an Jugendliche haben manches von dieser Komplexität: Viele Jugendliche sind zusätzlich ihrerseits aus persönlichen oder sozialstrukturellen Gründen besonders prädestiniert, Antizipation und Kontrolle gar nicht erst zu gewinnen. Die individuelle Spielart, der konkrete Lebensbereich, um den es im einzelnen Fall geht, mag viele Formen annehmen. »Gemeinsam ist aber [...], dass eine Massierung von Kontrollverlust die aktuelle Befindlichkeit beeinträchtigt. Das gilt besonders, wenn der Kontrollverlust als persönlich verschuldet erlebt wird.« (TUDROP 1984, S. 54 f.)

Jugendtypischer Kontrollverlust und dadurch induzierte Selbstwertbeeinträchtigung lassen sich durch Drogengebrauch direkt – zumindest kurz- bis mittelfristig – subjektiv befriedigend bewältigen. Wird Drogengebrauch zur praktisch einzigen Form der Bewältigung, dann ist er mit den Gefahren der Abhängigkeit verbunden. Entscheidend für den Kontrollverlust sind weniger einzelne kritische Merkmale eines Lebenslaufs, sondern das komplexe Verlaufsmuster des gesamten Ensembles von Entwicklungsanforderungen und Bewältigungsversuchen. Für die Suchtanfälligkeit sind letztendlich die anhaltenden Verhältnisse einer »inkongruenten Person-Umwelt-Passung« (TRETTER 1994, S. 17) entscheidend.

Diese Vorstellungen sind in das Modell des psychosozialen Gleichgewichts integrierbar: »Ausschlaggebend für das Überleben, die Funktionsfähigkeit und die Entwicklung sowohl eines Kollektivs wie eines Individuums ist das Gleichgewicht zwischen den Größen »Anforderungen«, »Ressourcen« und »Autonomie«. Das Gleichgewicht besteht in einer inhaltlichen und quantitativen Entsprechung der drei Größen. [...] Der Begriff des Gleichgewichtes impliziert die Vorstellung, dass fortlaufend eine Abstimmung der drei Größen aufeinander zur Erhaltung eines funktionellen Zustandes erforderlich ist« (UCHTENHAGEN/ZIMMER-HÖFLER 1985, S. 30). Ausgangspunkt des (chronischen) Drogengebrauchs sind danach Ungleichgewichte zwischen den jeweiligen Bilanzen zwischen Fähigkeiten, Ressourcen, Bedürfnissen, Erwartungen auf der einen und Anforderungen, Resultaten, Gewinnen auf der anderen Seite. Der Ausgleich (das Gleichgewicht oder die Homöostase) wird mit pharmakologischer Unterstützung erzeugt. Er ist auf der personellen Ebene nur ein prekäres Gleichgewicht. Die süchtige Bindung wäre dann als Ausdruck einer Schieflage des Beziehungshaushalts bzw. der Austauschbeziehungen zu verstehen (TRETTER 1998).

4   Soziologische Modelle und Perspektiven

Drogenwirkung und -erleben hängen neben der physischen und psychischen Verfassung vom sozialen Kontext ab. Sozialwissenschaftliche Ansätze versuchen den Einfluss von Werten, Verhaltensnormen auf den Konsum zu fassen. Betrachtet werden die »indirekte, soziogene Wirksamkeit« – z.B. die Beziehung zwischen verschiedenen Kulturen (auch Subkulturen) und Konsumformen von Alkohol oder Drogen. »Der Gebrauch von Alkohol wird wie jede andere sozial standardisierte Verhaltensweise im Sozialisationsprozess erworben, d.h. gelernt. Dieser Lernprozess erfolgt auf dem Hintergrund der kulturellen Selbstverständlichkeit des Trinkens« (ANTONS/SCHULZ 1987, S. 160). Die subjektiv erlebten Wirkungen steuern den Konsum von Alkohol. Bekanntlich kann er nahezu alle Stimmungen auslösen. Für das Erleben sind neben der physiologischen Wirkung auch kognitive Faktoren entscheidend. »Die Kultur formt daher das Erleben des Rauschmittels. Das Resultat dieser in der Kultur gelernten Trinkwirkungen ist zuletzt – auch beim Alleintrinken – Selbstsuggestion der Wirkung.« (ANTONS/SCHULZ 1987, S. 159.)
Eine eigenständige Theorie gesellschaftlicher Bestimmungsgründe des Drogenkonsums liegt nicht vor. Eine solche »Spezialtheorie« scheint auch wenig hilfreich. Eine sozialwissenschaftliche Modellbildung soll mehr sein als ein individualpsychologischer Ansatz, erweitert durch Verweis auf gesellschaftliche Notlagen oder die pauschale Behauptung sozialer Genese. Sie muss demgegenüber »soziale Normen, Interaktionspartner und Erwartungshaltungen in der Umwelt des Akteurs« in Verbindung mit dem Drogenkonsum zum Thema machen (REUBAND 1994). In Bezug auf Drogen geht es um ein begriffliches Schema, nach dem Strukturen und Prozesse in der unmittelbaren und weiteren Umwelt der Person, die Gang und Inhalt der lebenslangen menschlichen Entwicklung formen, beschrieben und zueinander in Beziehung gesetzt werden (BRONFENBRENNER 1989).
Der Drogenkonsum ist die zu erklärende »abhängige Variable«. Er konstituiert sich (aktuell in den industrialisierten Ländern) vorwiegend in der jugendlichen Übergangszeit – »Jugend« hier verstanden als Übergang zwischen »Lebensräumen«, von der Kindheit in den grundsätzlich unterschiedenen Lebensraum Erwachsener. Dieser Übergang ist soziokulturell definiert und weitet sich in den industrialisierten Ländern bis zum Ende des dritten Lebensjahrzehntes aus. Ziel sozialwissenschaftlich orientierter empirischer Studien

seit den 70er Jahren war das Verständnis einer mehr oder weniger neuen Welle jugendlicher Heroinabhängigkeit unter Rückgriff auf sozialpsychologische und entwicklungspsychologische Vorstellungen. Diese Modelle knüpfen an Überlegungen des vorherigen Abschnitts an.

In Theorien »abweichenden Verhaltens« erscheint der Drogenkonsum nicht als individualistische Reaktion auf eine psychisch belastende Situation, sondern als ein Handeln, das auf sozial geprägte Vorstellungen über sinnvolles Handeln und den damit verbundenen Gratifikationen und Kosten ausgerichtet ist (REUBAND 1994). Abweichendes Verhalten wird in einem soziokulturellen Prozess gelernt nach den gleichen Prinzipien wie konformes Verhalten. Nicht die ursprünglichen Motive unterscheiden Deviante und Nicht-Deviante voneinander, sondern die im Kontakt mit anderen Personen erlernten Inhalte. Hierbei wird ein Pluralismus der Normen und Werte auf der Ebene unterschiedlicher sozialer Milieus angenommen.

Nach SUTHERLAND (1947, S. 6 ff.) erwachsen Konformität und Devianz nicht aus der gesamtgesellschaftlichen, sondern gruppenspezifischen Teilhabe. So wird etwa kriminelles Verhalten in intimen persönlichen Gruppen im Rahmen eines verbalen und averbalen Kommunikationsprozesses in Interaktion mit anderen Personen gelernt. Eine Person wird kriminell – so die zentrale These, wenn die für die Begehung günstigen Definitionen stärker verbreitet sind als diejenigen, die dazu in ungünstigem Verhältnis stehen (SUTHERLAND 1947).

Diese Überlegungen sind in vielfachen Varianten auf den Drogenkonsum übertragen worden. BECKER (1976) sieht den Grund für die Herausbildung von Marihuanakonsum als stabilem (abweichendem) Handlungsmuster zum einen in den beim Erstkonsum gemachten Drogenerfahrungen, zum anderen in dem Prozess, durch den sich der Konsument von den Kontrollmechanismen der Gesellschaft befreit. Dabei geht es um die äußerlichen und »inneren« Mechanismen sozialer Kontrolle (Problem der Illegalität, Abschottung, Sanktionen, Ausschaltung der »inneren« sozialen Kontrolle). Diese Probleme werden nach Becker über den Kontakt mit anderen Rauschmittelkonsumenten bewältigt. Dabei wird Einfluss der Umwelt auf das Individuum nicht als Ausdruck einer bloßen äußeren Anpassungsdruckes verstanden. Das Individuum handelt nicht mit der Mehrzahl seiner Interaktionspartner konform, weil es eine Sanktion fürchtet, sondern weil es deren Ansichten teilt.

In der Tradition der Theorien abweichenden Verhaltens liegt der weiter ausgearbeitete Ansatz der Problemdisposition von JESSOR/JESSOR (1977). Die zentrale These dieser Theorie (problem behavior proneness) besteht darin, dass als problematisch bezeichnetes und negativ sanktioniertes Verhalten Jugendlicher häufig zum Zeitpunkt des Auftretens aus dem Rahmen sozialer Erwartungen fällt. Problemverhalten ist demnach im Vergleich zur Altersnorm oft verfrühtes Verhalten. Verfrühung verschiedener Verhaltensweisen (in Zusammenhang mit Entwicklungsaufgaben) fordert zur Etikettierung als abweichend und problemlastig heraus. »Erwartungsgerecht« gebraucht gehört etwa der Alkoholkonsum zur gelungenen Lebensgestaltung, in der Lebensspanne zu früh beansprucht gilt der Konsum als individuell und sozial schädlich. Um diese zentrale These bauen Jessor und Jessor ihre Theorie. Von besonderer Wichtigkeit für die Ausbildung der Problemverhaltensdisposition sind nach den Untersuchungen der Jessors Besonderheiten des Persönlichkeitssystems und der Umweltrepräsentanz. Das Persönlichkeitssystem besteht aus drei Teilsystemen: »Motivation-Anregung«, »persönliche Überzeugung« und »internalisierte Kontrollen«. Bei »Motivation-Anregung« geht es um die Richtungsorientierung einer Handlung. Die dem »Überzeugungssystem« zugehörigen Variablen richtet sich auf kognitive Kontrollen, die dem Auftreten von Problemverhalten entgegenwirken. Das Interesse an den zu dem »internalisierten Kontrollsystem« gehörenden Variablen richtet sich auf spezifischere Kontrollen, die nicht-normativem Verhalten entgegenwirken. »Dieses System enthält drei Variablen – Devianztoleranz, Religiosität und Diskrepanz zwischen positiven und negativen Folgen von (Gründen für und gegen) Verhaltensweisen wie Drogengebrauch.« (JESSOR/JESSOR 1977, S. 112.) Aus der Beziehung zwischen Antriebs- und Kontrollstruktur des Individuums resultiert eine theoretische Resultante, die das Verhältnis zwischen Problemverhalten entgegenwirkenden und es fördernden Kräften widerspiegelt.

Als besondere Risikofaktoren im Rahmen des Personsystems erwiesen sich: Hoher Anspruch auf Selbständigkeit, negative Einschätzung des eigenen psychosozialen Befindens, geringes Selbstwertgefühl, niedrige Leistungsmotivation und externale Erfolgserwartung, schließlich eine positive Einstellung gegenüber abweichendem Verhalten. Im System der Umweltrepräsentanz sind besondere Risikofaktoren geringe elterliche Erziehungsintensität, Unvereinbarkeit häuslicher Standards mit den Werthorizonten der insgesamt einflussreichen Peergruppe, schließlich als wichtigste Einflussquelle überhaupt das Vorbild durch förderliche Einstellungen und Handlungen im Freundeskreis.

Die für »Problemverhalten« (SILBEREISEN/KASTNER 1987) riskanten Konstellationen der Jugendphase lassen sich sozialisationstheoretisch unter dem Aspekt der Herausbildung von »Handlungskompetenz« und »Identitätsbildung« (HURRELMANN 1989) betrachten. »Handlungskompetenz« bezeichnet hier den Zustand der individuellen Verfügbarkeit und der angemessenen Anwendung von Fertigkeiten und Fähigkeiten zur Auseinandersetzung mit der äußeren Realität, also den sozialen und dinglich-materiellen Lebensbedingungen«. Zum handlungsfähigen Subjekt wird die Person erst über ein »reflektiertes Selbstbild«. Dabei geht es um ein realistisches und zugleich identitätsstiftendes Selbstbild (HURRELMANN 1989, S. 167 ff.).

Problemverhalten – darunter Drogenkonsum – wird hier mit veränderten sozialstrukturellen Rahmenbedingungen für die Persönlichkeitsentwicklung von Kindern und Jugendlichen erklärt. Veränderte Rollenerwartungen führen zu Rollenunsicherheiten, die in nahezu allen größeren und kleineren Einheiten (wie etwa Politik, Familie, Partnerschaft und Beruf) auftreten und Spannungen verursachen. Es gibt gesellschaftliche Gruppen mit strukturell begründeter Rollenüberforderung – exemplarisch z.B. bestimmte Frauengruppen oder ein traditionelles Facharbeitermilieu. Zwar bestehen erweiterte Handlungsfelder (etwa Konsum- und Freizeitbereich), dennoch ist aber unter heutigen Lebensbedingungen die Bildung und Aufrechterhaltung einer bewusst reflektierten Kontinuität des Selbsterlebens schwieriger als vor einer oder zwei Generationen. Das liegt in der Ausdifferenzierung der Sozialstruktur, in dem Prozess der Entinstitutionalisierung von Lebensübergängen und der Enttraditionalisierung von Werten und Normen begründet. Hier geht es um Prozesse der »Individualisierung«, durch die »die Biographie der Menschen [...] aus traditionalen Vorgaben und Sicherheiten, aus fremden Kontrollen und überregionalen Sittengesetzen herausgelöst, offen, entscheidungsabhängig und als Aufgabe in das Handeln jedes Einzelnen gelegt« wird (BECK/BECK-GERNSHEIM 1990, S. 12 f.).

In der sozialwissenschaftlichen Debatte gibt es einerseits eine Zurückweisung globaler soziogener Erklärungen, da sie der Differenziertheit sozialer Lagen nicht gerecht werden (RENN 1986). Häufig werden vermeintliche gesellschaftliche Missstände der Gesellschaft nur in globale Beziehung zum Drogengebrauch im Sinne einer »plausiblen« Erklärung gesetzt (REUBAND 1994). Auf der anderen Seite bestehen »strukturell epochale Entwicklungsvoraussetzungen«, denen etwa die nachwachsende Generation ausgesetzt ist. So können z.B. wesentliche Teile der Jugend heute der gesellschaftlichen Anforderung, rational geplante berufliche Perspektiven bis hin zu einer durch den Beruf geprägten Identität zu entwickeln, beim besten Willen nicht genügen. Die nachwachsende Generation muss sich in der Enkulteration (Hineinwachsen in die Kultur) den geronnenen »sozialen Körper« der Gesellschaft (von den Gegenständen bis zur Sprache) aneignen. Aber auf der sozialen Ebene werden durch nicht bestehende strukturelle Voraussetzungen gesellschaftlichen Gruppen die Mittel zu einer intentionsgemäßen Handlungsrealisierung entzogen.

Individuen sind entsprechend ihrer bisherigen Entwicklung unterschiedlich sensibel für entsprechende Aspekte des Kontextes. Aufgrund ihrer unterschiedlichen Entwicklungsstruktur sind sie bestimmten Merkmalen des Kontextes selektiv ausgesetzt. Dabei entstehen für bestimmte Gruppen (z.B. Jugendliche aus bestimmten Schichten oder Frauen mit entsprechendem sozialisatorischen Hintergrund) riskante Momente »selektiver Exposition« unter den bestehenden gesellschaftlichen Verhältnissen systematisch.

Insofern können bestimmte Konstellationen etwa in der Jugendphase, in denen Drogenkonsum von Individuen als funktionale Bewältigungsmechanismen gegenüber »Kontrollverlust« (TUDROP 1984) gesehen werden, als wesentlich soziogen bedingt betrachtet werden. SLOTERDIJK (1993) etwa bringt den Konsum mit prinzipiellen »Schwierigkeiten des Weltaufbaus in modernen Zeiten« in Verbindung. In seiner antropologischen Sicht geht es um die Schwierigkeiten des Weltaufbaus nach dem »Verstummen der Götter«. Die Brisanz liegt für Sloterdijk darin, dass der Ersatz christlicher Bestimmung des Menschen durch weltliche oder humanistische Selbstbestimmungsprogramme bislang nur begrenzt funktioniert. Die entsprechenden Sozialisationsmodelle gibt es nur in Ansätzen.

»Seit Gott tot ist«, müssten die Menschen lernen, ihre Begeisterungen wie die Bewältigung der Schwierigkeiten in eigener Regie herzustellen. Die Moderne ist für Sloterdijk in keiner Angelegenheit so blind wie in der Frage nach den Antriebskräften der Menschen. »Im Zeitalter der größten Kraftentfesselungen herrscht das größte Nichtwissenwollen hinsichtlich der Quellen subjektiver Kraft.« (SLOTERDIJK 1993, S. 46.) Die Frage ist, wie der moderne Mensch die Schwierigkeiten, Widersprüche des Daseins aushalten kann, welche Techniken die moderne Zivilisation für die Umgehensweise anbietet. Hier steht die Sucht in Beziehung zu »missratener Metaphysik«. »Die Droge ist die Pseudo-mystik einer Welt, die nicht glaubt, aber den Drang der Seelen nach dem Paradies dennoch nicht abschütteln kann.« (Kardinal Ratzinger nach SLOTERDIJK 1993, S. 143.) Die genannten Aspekte gehören zum »psychogenen Klima« einer Epoche als Ausdruck der sozialen und politischen Strukturen, die als Auslöser von Suchtverhalten für AMENDT (1984, S. 11) mindestens ebenso wichtig sind wie die Gründe, die in der Biographie des Einzelnen liegen.

Wirtschaftswissenschaftliche und wirtschaftsethische Perspektiven zum Drogenkonsum spielen bislang eine untergeordnete Rolle. Untersuchungsgegenstand entsprechender Arbeiten sind die Reaktionen, mit denen sich Angebot von und Nachfrage (Verfügbarkeit, Griffnähe) nach Drogen an die jeweiligen Marktbedingungen anpassen. Der Beitrag dieser Modelle zur drogenpolitische Diskussion besteht darin, die institutionelle Arrangements oder Regulierungsmodelle der Drogen zu untersuchen, Wirkungen der Prohibition sowie die Funktionsbedingungen des Schwarzmarktes für illegale Drogen aufzuzeigen. Die aktuelle Brisanz dieser Ansätze liegt insbesondere in der Erklärung für das Versagen oder schärfer formuliert den Schaden der Prohibition (AMENDT 1984, HARTWIG/PIES 1995). Die ökonomische Erklärung dafür lautet: »Die Prohibition setzt auf Abschreckung, um Angebot und Nachfrage zu reduzieren, ist dabei jedoch nicht auf die Funktionslogik des Schwarzmarktes für Drogen berechnet und lässt insbesondere unberücksichtigt, dass Anbieter und Nachfrager auf das Verbot rational reagieren. Aufgrund solcher Reaktionen kommt es zu Ergebnissen, die die mit der Prohibition angestrebten Ziele geradewegs konterkarieren.« (HARTWIG/PIES 1995, S. 188.) Erst die Prohibition verschafft organisierten Drogenanbietern ein lukratives Geschäftsfeld. Drogenmorbidität und Drogenmortalität werden als weitgehend prohibitionsinduziert nachgewiesen.

5   Das Problem einer »integrativen Sicht« und erweiterte Anforderungen an Suchtmodelle

Die Einzelwissenschaften nähern sich mit ihren Traditionen, Modellen und Methoden dem Suchtphänomen: So wird zunächst in verschiedenen Fächern das Gemeinsame/Allgemeine jedes süchtigen Verhaltens beschreibend herausgearbeitet; Ergebnis sind Definitionen von Sucht – wie »eingeschränkte Kontrollfähigkeit in Zusammenhang mit dem Konsum psychotropen Substanzen«, Sucht als »Entwicklungsstörung« oder »bedingter Reflex«. Weitergehend wird sich in der Mehrzahl der vorgestellten Modelle über Zusammenhangsanalysen typisierend den sozialen, psychischen und biologischen Bedingungen genähert. Ergebnis sind über Zusammenhangsanalysen unter Personen mit süchtigem Verhalten bzw. im Vergleich zur Referenzgruppe der Nicht-Süchtigen in verschiedenen Bereichen gewonnene Strukturmodelle: Entwicklungsprobleme, Sozialisationsbedingungen, Selbstwertprobleme, Armut, elterliches Suchtverhalten, sexueller Mißbrauch, pathologische Strukturen, Genotypisierungen usw. Schließlich werden subjektive Gründe, subjektive Konzepte der Betroffenen typisierend erfasst. Dies erfolgt verstehend, phänomenologisch oder aus verschiedenen psycho- oder soziotherapeutisch inspirierten Richtungen.

Alle Ansätze haben ihre wissenschaftliche Berechtigung, weil Orientierungen gewonnen werden, die Praxis in unterschiedlichen Handlungsfeldern leiten. Welchen Sinn hat demgegenüber Integration und Interdisziplinarität? Interdisziplinarität bezieht sich schon auf die Verallgemeinerungen und Typisierungen in den genannten Bereichen, die beispielsweise sozial- oder neuropsychologisch fundiert sind. Der interdisziplinäre Anspruch ist hier Standard. Häufig wird die süchtige Bindung als Resultante der Wechselwirkungen von Merkmalen der Droge, der Persönlichkeit und der Umwelt (FEUERLEIN 1986) verstanden. Damit sind zwar alle beteiligten Bereiche benannt, aber deren Integration ist zunächst nur äußerlich. Einen deutlichen Schritt weiter geht die Humanökologie mit der »Ökologie der Sucht« (TRETTER 1998). Der Vorteil der Humanökologie ist das Bemühen um Integration wissenschaftlicher Modelle, Betrachtung verschiedener Ebenen und deren Integration auf das »Konzept der Mensch-Umwelt-Beziehungen«. Deren Strukturen werden »natur-, sozial- und geisteswissenschaftlich« abgeklärt und das »Funktionsgefüge« mithilfe der Systemwissenschaft modellhaft dargestellt, wissenschaftlich objektiviert.

Die Ökologie der Sucht geht von einem »Zwiebelschalenmodell« der Sucht aus, das Faktoren, die das Phänomen Sucht konditionieren, aus der Mikro-, der Meso- und der Makroebene erfasst. Es geht um ein Explorationsprogramm des Phänomens Sucht, das nach Gesichtspunkten der Mensch-Umwelt-Interaktion ausgerichtet ist. Hier ist der Fokus nicht allein auf die Droge (z.B. »harte Droge«), die Person (z.B. »Charakterschwäche« oder auf die Familie (»süchtige Familie«) gerichtet, sondern auf das Wechselspiel dieser Faktoren mit den jeweiligen Ausprägungsgraden ihrer relevanten Merkmale (TRETTER 1998).

»Der Ansatz [...] bietet den Vorteil, den Blick auf den Fokus des Problems und sofort auch auf seinen Kontext richten zu können. Die Technik der integrierten multiperspektivischen Analyse, bei der verschiedene analytische Auflösungsgrade aufeinander bezogen bleiben, ermöglicht den effektiven Standortwechsel. Dadurch eröffnen sich vielfältige Verständnis- und Verständigungsmöglichkeiten.« Die Integration verschiedener Ebenen wird über die Systemwissenschaft angestrebt: »Sie erlaubt nach der realwissenschaftlichen Abklärung der Problemstellung durch natur-, sozial- und geisteswissenschaftliche Betrachtungen, das Funktionsgefüge modellhaft darzustellen und zu testen, was hier vereinfachend an dem Phänomen der Sucht demonstriert wurde. [...] Der Vorteil besteht in der Geschlossenheit, die sowohl ganzheitsorientierte als auch detailorientierte Konzeptualisierungen und Analysen erlaubt (Zooming in/Zooming out). Die strukturorientierte Grundkonzeption (z.B. die zentrale Bedeutung des Beziehungsbegriffs) erlaubt solche Operationen.« (TRETTER 1998, S. 372.)

Der Integrationsbemühung Tretters gegenüber sind aus Sicht des Autors kleine, aber bedeutende Verschiebungen erforderlich. Die Abklärung der Problemstellung durch natur-, sozial- und geisteswissenschaftliche Betrachtungen kommt zu folgender Verallgemeinerung: Die süchtige Bindung ist das praktische Resultat (Resultante) der Vermittlung zwischen biographisch aufgebauten Mustern, physiologischen Rahmenbedingungen und verfügbaren Ressourcen und Anforderungen in verschiedenen Feldern einer konkreten Person. Der demgegenüber nächste Schritt ist, diese Objektivierungen auf die Lebenspraxis konkreter Personen zu beziehen. In der Praxis konkreter Personen »verschmelzen« biographische, physiologische und soziale Bedingungen zum süchtigen Muster. In den Praktiken fallen Struktur (des Feldes), physiologisches und Habitus[1] (personale Struktur) zusammen.

Aus der Sicht der Praxis, der Lebenstätigkeit als Ausgangspunkt sind die verschiedenen – in den Modellen aufgeführten – Strukturbedingungen süchtigen Verhaltens wissenschaftlich integrierbar.[2] Meines Erachtens ermöglicht weder die Differenzierung von Mikro-, Meso- und Makroebene noch ein Zwiebelschalenmodell die angemessene Integration, weil beide Ansätze keinen Maßstab des Verhältnisses der Strukturebenen bieten. Wenn von Verhältnissen (wie im ökologischen oder systemischen Ansatz gefordert) und nicht von »Dingen« (der Droge, der Person, der Umwelt) ausgegangen wird, dann muss das praktische Verhältnis der Person zu den verschiedenen Feldern (deren Struktur und Dynamik) in den Mittelpunkt rücken, weil hier die reale und nicht nur die gedachte Vermittlung der verschiedenen Bereiche erfolgt.[3]

---

[1] Mit den Begriffen »Habitus« und »Feld« wird sich auf Bourdieu bezogen. Eine Einführung in Ansatz und Grundbegriffe Bourdieus bieten BOURDIEU/WACQUANT (1996).

[2] In der Praxis fallen die Strukturebenen – Feld (objektive Struktur), Habitus (biographisch aufgebaute Muster), physiologische/neurobiologische Struktur (längerfristige bzw. akute Drogenwirkung) – zusammen.

[3] Dieser wissenschaftliche Anspruch bezieht sich nicht nur auf Sucht, sondern auf alle humanwissenschaftlichen Ansätze, die versuchen, menschliches Verhalten zu erklären und wird in den Einzelwissenschaften mit unterschiedlicher Konsequenz verfolgt (in handlungs-, kommunikations- sowie systemtheoretischen Konzeptionen in Psychologie und Soziologie). Von besonderer Bedeutung ist dieser Anspruch an Modelle m.E. in allen »eingreifenden«, handlungsorientierten Wissenschaftszweigen mit den entsprechenden medizinisch-psychiatrischen, psycho-, sozialtherapeutischen und sozialpolitischen Interventionsbereichen.

Die menschliche Praxis, das Handeln bilden den Mittelpunkt, von dem für den Menschen die geistige Organisation (»normal« oder »gestört«) der Wirklichkeit ihren Ausgang nimmt. Jedes Individuum entwickelt sich zur Person durch die Einfügung/Eingliederung der individuellen Tätigkeit in die gesellschaftliche Welt (besser: Felder[1]). Die gesellschaftlichen Verhältnisse sucht man sich beim Hineinwachsen nicht aus, sondern diese präsentieren sich dem Individuum zunächst als notwendige, vom Willen unabhängige Aktivitätsmatrizen (Handlungsabläufe) (z.B. Mutter/Kind, Familie, Schule, Peers) mit entsprechenden symbolischen Welten. Habitusformen[2] sind bestimmte Typen von Wahrnehmungs-, Denk- und Handlungsmustern, die sich auf der Grundlage konstituieren.

Eine erweiterte Begründung für ein auf die Praxis bezogenes Herangehen ist, dass die entwickelten Modelle (als die gedankliche Rekonstruktion der süchtigen Bindung) dazu dienen sollen, den »praktischen Sinn«,[3] die »praktische Logik« des süchtigen Verhaltens für die Betroffenen (eher) begreifbar zu machen. Ihre Muster (die Wahrnehmungs-, Denk- und Handlungsmuster), deren Strukturbedingungen (biographisch, pharmakologisch, soziokulturell) und ihre konkrete Entwicklungsgeschichte sollen für die betroffene Person selbst reflektierbar (und darüber eher beeinfluss- bzw. kontrollierbar) werden.

Um im Verständnis von Sucht und hinsichtlich der darauf aufbauenden Intervention präziser zu werden, sollten also die Fragen aus dem praktischen Ver-

---

[1]   Die gesellschaftlichen Kreisläufe, in die das Individuum sich einfügt (einfügen muss), kann man differenzierter als Felder, mit ihren spezifischen Regeln und Kreisläufen charakterisieren. Die historische Differenzierung der Gesellschaften ist eine Differenzierung von Feldern mit entsprechenden symbolischen Welten – nicht nur als Reflex, sondern als Schöpfer weiterer Differenzierung. Zum Feldbegriff, der in den Sozialwissenschaften auf das Verhaltensmodell LEWIN (1963) zurückgeht, vgl. genauer BOURDIEU/WACQUANT (1996).

[2]   Die Muster sind habitualisiert, »in den Körper eingegangen«, unbewusst (im Sinne, dass ihre Geschichte vergessen ist und sie in der Regel nicht reflektiert sind).

[3]   Die Rekonstruktion des »praktischen Sinns« des Verhaltens (hier der süchtigen Muster) ist zu unterschieden vom »objektiven Sinn« (den ich als wissenschaftlicher Beobachter aus Zusammenhängen/Korrelationen abstrahieren kann) ebenso wie vom »subjektiven Sinn« (wie ihn mir der Akteur mitgeteilt). Es geht um ein Modell der Praxis, das gegen den »positivistischen Materialismus« betont, »dass Objekte der Erkenntnis konstruiert und nicht passiv registriert werden«, und gegen den »intellektualistischen Idealismus«, »dass diese Konstruktion auf dem System von strukturierten und strukturierenden Dispositionen beruht, die in der Praxis gebildet wird und stets auf praktische Funktionen ausgerichtet ist.« Für die Umsetzung dieses Ansatzes ist für Bourdieu »nur« erforderlich, sich »in die ›wirkliche, sinnliche Tätigkeit als solche‹, also in das praktische Verhältnis zur Welt hineinzuversetzen, in jene beschäftigte und geschäftige Gegenwärtigkeit auf der Welt, durch welche die Welt ihre Gegenwärtigkeit mit ihren Dringlichkeiten aufzwingt, mit den Dingen, die gesagt oder getan werden müssen, die dazu da sind, gesagt oder getan zu werden« (BOURDIEU 1993, S. 93).

hältnis der Personen zur Welt betrachtet werden (das gilt eigentlich für die Analyse jeder Verhaltensweise; insbesondere aber bei Verhaltensweisen, deren Genese ich begreifen will, um ihr Zustandekommen mit dem Betroffenen zu rekonstruieren und darüber erweiterte Handlungsoptionen zu gewinnen).

Integrationsbemühungen beziehen sich auf die Lebenspraxis der Person, mit der (für die) die Bedingungen der Herausbildung ihres dysfunktionalen Handlungsmusters herausgearbeitet werden soll, bzw. bezogen auf die durch äußere Interventionen die Rahmenbedingungen der Lebenspraxis so verändert werden, dass sich die (Selbst-)Kontrollfähigkeiten und die entsprechende Handlungsfähigkeit reorganisiert oder erhöht.

Die entsprechenden wissenschaftlichen Teiltheorien und Konstrukte, die oben vorgestellt wurden, haben dafür eine unterschiedliche Bedeutung, sie werden unter dem übergeordneten Gesichtspunkt der (Wieder-)Gewinnung der Handlungsfähigkeit der Person »geordnet«; wobei sich ihre spezifische Bedeutung in verschiedenen Phasen verschiebt. Es gibt je nach Phasen prioritäre Interventionen auf somatischer, psychischer oder sozialer Ebene (womit die jeweiligen spezifischen Modelle und entsprechenden Professionen in den Vordergrund rücken).[1]

Ein zusätzlicher (über die Soziologie hinausgehende) Erweiterungspunkt für Suchtmodelle ist m.E. folgender: Es geht um die praktische Logik, den praktischen Sinn der Herausbildung der Verhaltensmuster konkreter Personen.

Die »praktische Logik«, der »praktische Sinn« sind unter Berücksichtigung einer »Persönlichkeitstheorie« zu rekonstruieren. Eine Theorie der Persönlichkeit (der konkreten, einmaligen Persönlichkeit) ist erforderlich, wenn der »konkrete Sinn« z.B. der süchtigen Bindung über die bestehenden Verallgemeinerungen hinaus (jugendlicher Kontrollverlust erhöht das Risiko von Selbstwertproblemen und Drogenkonsum) verstanden werden soll. Die Verallgemeinerung ist ein erster (notwendiger) Annäherungsschritt. Sie ist Mittel und Werkzeug der Rekonstruktion des »praktischen Sinns«, aber noch nicht die Lösung.[2] Die für ein Modell süchtigen Verhaltens (als Spezialfall psychischer Störung) bestehende theoretische Aufgabenstellung ist (aus meiner

---

[1] Tretter betont die Bedeutung eines Modells für »multidisziplinäre Praxis«: »Durch diese Technik der Integration von Wissensbereichen bei Beibehaltung der Differenzierung können schließlich zwischen verschiedenen, am Problem partizipierenden Berufsgruppen bestimmte Kompetenzansprüche ihren Anschluss finden und damit Konfliktpotentiale gemindert werden. Man kann somit in der multidisziplinären Praxis bei interdisziplinären Problemstellungen das Handeln nach dem Motto ›Global denken, fokal handeln‹ gestalten.« (TRETTER 1998, S. 372.)

[2] Wird er als »Mittel« schon mit der Lösung gleichgesetzt, so birgt das die Gefahr der folgenlosen Etikettierung des Betroffenen, die ihn da festnagelt, wo sie ihn abholen sollte. Ein Beispiel »schlechter« (weil meist folgenloser) Abstraktionen« in genau diesem Sinne sind »Persönlichkeitsstörungen« in den vorhandenen Klassifikationssystemen. Der Anspruch, den »praktischen Sinn« der zu beobachtenden Störung zu rekonstruieren, zu verstehen und darüber die Handlungsoptionen des Betroffenen zu erweitern, ist verloren gegangen.

Sicht) ein Modell der allgemeinen Entwicklungsgesetze der Herausbildung konkreter Persönlichkeiten, mit ihren subjektiven, integrierten und gestörten Wahrnehmungs-, Denk- und Handlungsmustern.

Die (Grund-)Struktur und Dynamik der Persönlichkeit bildet sich auf Grundlage der Konflikte, Widersprüche bei der individuellen Integration, Vermittlung zwischen den Anforderungen von verschiedenen Lebensbereichen (für die Einzelfelder, wie die Vermittlung gibt es vorgefundene soziale Grundmuster – Individualitätsformen, Habitus). Persönlichkeit (mit ihren konformen und abweichenden Mustern und ihrer spezifischen Integration) ist die (einmalige, unverwechselbare) psychologische Gestalt der Vermittlung. Bei der Integration müssen (grundlegende gesellschaftliche, individuell biographische) Widersprüche und Konflikte individuell bewältigt werden.

Die Individuen schaffen sich selbst durch ihre Art der Vermittlung und werden dadurch zur Persönlichkeit. Die Menschen individualisieren sich über ihre Vergesellschaftung. Dieses Paradox muss eine Persönlichkeitstheorie begreifbar machen: Je mehr Vergesellschaftung (Verknüpfung zwischen gesellschaftlicher Differenzierung, der Differenzierung der symbolischen Welten und der Differenzierung der individuellen Vermittlung), desto individueller. Die Individualität besteht auch im Bereich psychischer Störungen: Sicher gibt es Gemeinsamkeiten von Depression, Phobie oder Drogenabhängigkeit für bestimmte soziale Gruppen (diese Gemeinsamkeiten finden sich in Definitionen und Zusammenhangsanalysen), aber diese Abstraktionen sind nur der erste Schritt zur Erklärung der konkreten Abhängigkeit; diese ist keine »konkrete Erscheinung« dieser Objektivierungen, sondern sie ist die in der Praxis gefundene konkrete, individuelle und persönliche Antwort auf eine »Konstellation«.

Muster, die wir (als Beobachter verallgemeinernd) als depressiv, ängstlich oder süchtig bezeichne, sind Ergebnisse persönlicher Vermittlung zwischen gesellschaftlichen Verhältnissen. Solche z.B. depressiven Muster – in Wahrnehmung, Denken und Handeln – sind zunächst eine konkrete Integrationsleistung der Person; wissenschaftlich interessant sind zunächst die allgemeinen, abstrakten Gemeinsamkeiten dieser jeweils persönlichen Integration; weitergehender geht es auf wissenschaftlicher Ebene um die allgemeinen Gesetze der Hervorbringung dieser konkreten (gestörten) Individuen, Persönlichkeiten.

Die geforderten Erweiterungen sind zum einen (in Anlehnung an Bourdieu) »praxeologisch« und zum anderen »persönlichkeitstheoretisch«. Der praktische Sinn findet sich auf der Ebene der Tätigkeit (und ich muss den praktischen Sinn mit der Person rekonstruieren, um das Verhalten mit ihr zu begreifen und auf dieser Grundlage weitere Selbstkontrollmechanismen zu ermöglichen). Von der konkreten persönlichen Praxis her sind die Strukturbedingungen und deren konkretes Verhältnis zueinander zu rekonstruieren (die verschiedenen wissenschaftlichen Beobachtungsebenen – psychologisch, soziologisch, neurobiologisch-physiologisch – fallen hier zusammen).

Es geht um eine Präzisierung von Modellen und der entsprechenden begrifflichen Apparate unter dem Anspruch, die Herausbildung und Generalisierung spezifischer Wahrnehmungs-, Denk- und Handlungsmuster auf der Ebene des

Individuums (d.h. der »einmaligen Persönlichkeit«) zu erklären. Dazu muss nicht alles »neu erfunden« werden. Die Aufgabe ist vielmehr, unter diesem Gesichtspunkt den ungeheuren Reichtum konkreter wissenschaftlicher Kenntnisse zu Herausbildung, Aufrechterhaltung und Überwindung süchtigen Verhaltens in den Einzelbereichen erneut zu durchdenken und zu ordnen.

Literatur

Amendt, G./Stiehler, U. (1984): Sucht-Profit-Sucht. Zur politischen Ökonomie des Drogenhandels. Reinbek.

Antons, K./Schulz, W. (1987): Normales Trinken und Suchtentwicklung. Göttingen, Zürich, Verlag für Psychologie.

Beck, U/Beck-Gernsheim, E. (1990): Das ganz normale Chaos der Liebe. Frankfurt am Main, Suhrkamp.

Becker, H.S. (1976): Außenseiter. Zur Soziologie abweichenden Verhaltens. Frankfurt am Main, Fischer.

Bourdieu, P. (1993): Sozialer Sinn. Kritik der theoretischen Vernunft. Frankfurt am Main, Suhrkamp.

Bourdieu, P./Wacquant, L. (1996): Reflexive Anthropologie. Frankfurt am Main, Suhrkamp.

Bronfenbrenner, U. (1989): Die Ökologie der menschlichen Entwicklung. Frankfurt am Main, Fischer.

Dörner, D. (1979): Problemlösen als Informationsverarbeitung. Stuttgart, Kohlhammer.

Feuerlein, W. (1986): Theorie der Sucht. Berlin, Heidelberg, Springer.

Freud, S. (1967): Das Unbehagen in der Kultur (1930). Frankfurt am Main, Fischer.

Hartwig, K.H./Pies, I. (1995): Rationale Drogenpolitik in der Demokratie. Tübingen, J C B Mohr (Paul Siebeck).

Hurrelmann, K. (1989): Einführung in die Sozialisationstheorie. Weinheim und Basel, Beltz.

Jessor, R./Jessor, S. (1977) : Problem behavior and psychosocial develeopment. A longitudinal study of youth. New York.

Lewin, K. (1963) : Feldtheorie in den Sozialwissenschaften. Bern, Huber.

Lürßen, E. (1974) : Psychoanalytische Theorien über Suchtstrukturen. Suchtgefahren 20, S. 145–151.

Renn, H. (1986) : Beiträge aus Epidemiologie und Soziologie zu einer Theorie von Mißbrauch und Abhängigkeit. In: W. Feuerlein (Hrsg.): Theorie der Sucht. Berlin, Heidelberg, New York, Tokyo, Springer.

Reuband, K.H. (1994) : Soziale Determinanten des Drogengebrauchs. Opladen, Westdeutscher Verlag.

Rommelspacher, H. (1998): Biologische Modelle. In: J. Gölz (Hrsg.): Moderne Suchtmedizin. Stuttgart, New York, Thieme, B 2.1-1-9.

Rost, W.D. (1987): Psychoanalyse des Alkoholismus. Theorie, Diagnostik, Behandlung. Stuttgart, Klett-Cotta.

Silbereisen, R.K./Eyferth, K./Rudinger, G. (1986): Development as Action in Context. Problem Behavior and Normal Youth Development. Berlin, Heidelberg, New York, Tokyo, Springer.

Silbereisen, R./Kastner, P. (1987): Jugend und Problemverhalten: Entwicklungspsychologische Perspektiven. In: R. Oerter/L. Montada (Hrsg.): Entwicklungspsychologie – Lehrbuch, S. 883–919.

Sloterdijk, P. (1993): Weltfremdheit. Frankfurt am Main, Suhrkamp.

Sutherland, E. (1947): Principles of criminology. 4. Aufl. Chicago.

Tretter, F. (1994): Das Bedingungsgefüge süchtigen Verhaltens. In: F. Tretter/ S. Busselo-Spieth/W. Bender (Hrsg.): Therapie von Entzugssyndromen. Berlin, Heidlberg, New York, Springer-Verlag, S. 9–27.

Tretter, F. (1998): Ökologie der Sucht. Das Beziehungsgefüge Mensch-Umwelt-Droge. Göttingen, Bern, Toronto, Seattle, Hogrefe.

TUdrop (1984): Heroinabhängigkeit unbetreuter Jugendlicher. In: W. Heckmann (Hrsg.): Arbeitsergebnisse aus der Suchtforschung. Weinheim und Basel, Beltz.

Uchtenhagen, A./Zimmer-Höfler, D. (1985): Heroinabhängige und ihre »normalen« Altersgenossen: Herkunft, Lebenssituation. Zweijahresverlauf im Quervergleich. Bern, Paul Haupt.

Ulich, D. (1987): Krise und Entwicklung. München, Psychologie Verlagsunion.

Weber, G./Schneider, W. (1992): Herauswachsen aus der Sucht illegaler Drogen. Ministerium für Arbeit, Gesundheit und Soziales (NRW) (Hrsg.). Düsseldorf.

Zieglgänsberger, W. (2000): Belohnungssysteme. In: A. Uchtenhagen/W. Zieglgänsberger (Hrsg.): Suchtmedizin. München, Jena, Urban & Fischer, S. 27–29.

IV   Drogenselbsthilfeförderung – eine Aufgabe professioneller Drogen- und AIDS-Hilfe

Von Axel Hentschel, Dirk Schäffer

1   Einführung

Selbsthilfen im Allgemeinen und Drogenselbsthilfen im Besonderen können mit den von WINKELVOSS et al. bereits 1981 erfassten Merkmalen beschrieben werden:

■ »Betroffenheit durch ein gemeinsames Problem,
■ keine oder geringe Mitwirkung professioneller Helfer,
■ keine Gewinnorientierung,
■ gemeinsames Ziel: Selbst- und/oder soziale Veränderung,
■ Arbeitsweise: Betonung gleichberechtigter Zusammenarbeit und gegenseitiger Hilfe« (a.a.O., S. 134; vgl. auch REIS/DORENBURG 1985, S. X, BRAUN/OPIELKA 1992, S. 41; BERAUS 1998, S. 173 f.; vgl. zu den Begriffen »Selbstveränderung« und »Sozialveränderung« FERBER 1996, S. 29).

Als hervorzuhebendes Element der Gegenstandsbestimmung gilt (auch) für MOELLER (1996, S. 93) die Selbstbetroffenheit. Das Handeln in eigener Sache ist eine Besonderheit der Selbsthilfe und ein Unterscheidungsmerkmal gegenüber dem ehrenamtlichen Engagement: »Problembetroffenheit wird in dieser spezifischen Form des Engagements gewissermaßen zur ›Qualifikation‹« (HEINZE/BUCKSTEEG 1996, S. 86). Weitere prägende Werte sind Authentizität, Hoffnung, Solidarität und nicht zuletzt Selbstbestimmung (vgl. WOHLFAHRT/BREITKOPF 1996, S. 582 f.). Wesentlicher Ausdruck sozialpolitischen Engagements (oben »soziale Veränderung« genannt) ist die Interessenvertretung, die sich viele sog. »akzeptierende« Drogenselbsthilfen zur Aufgabe gemacht haben.

Diese kurze Aufzählung hat nicht den Anspruch, eine Definition zu liefern, sondern will lediglich einen ersten Überblick geben. Wie vielfältig Selbsthilfen sein können, wird deutlich, wenn man sich mit der umfassenden Literatur (einen guten Überblick bieten die Veröffentlichungen des Instituts für sozialwissenschaftliche Analysen und Beratung und der Deutschen Arbeitsgemeinschaft Selbsthilfegruppen e.V. – DAG SHG; http://www.nakos.de) oder mit den Selbstdarstellungen von Selbsthilfegruppen näher beschäftigt (in größeren Städten werden solche Selbstdarstellungen häufig von den sog. Kontakt- und Informationsstellen für Selbsthilfegruppen zusammengetragen und veröffentlicht; vgl. auch http://www.selbsthilfenetz.de). Für Außenstehende ist es notwendig, in jedem einzelnen Fall zu prüfen, welchem Selbstverständnis die Mitglieder einer Selbsthilfegruppe folgen.

Fest steht: Es existiert keine allgemeingültige Arbeitsmethode für eine Selbsthilfegruppe, d.h., die Mitglieder einer Selbsthilfegruppe entscheiden sich für eine ihren Zielen und Bedürfnissen angepasste Arbeitsmethode (vgl. STARK, 1996, S. 98 f.). Die sich hieraus ergebende Vielfältigkeit spiegelt sich auch in dem Spektrum der gewählten Organisationsformen wider.

2   Organisationstypen

Nach BRAUN/OPIELKA (1992, S. 43 ff.) lassen sich zur Unterscheidung von Selbsthilfegruppen verschiedene Dimensionen festhalten. Hierzu zählen u.a. die von Selbsthilfegruppen gewählten Ziele, ihre Betätigungsfelder, ihre Leistungsumsetzung, die Motive und die Zahl ihrer Mitglieder, der Grad ihrer fachlichen und gesellschaftlichen Akzeptanz und Integration, das Ausmaß ihrer Innen- und Außenorientierung sowie der Bedarf an Ressourcen und professioneller Unterstützung. Anhand dieser Kriterien lassen sich vier Typen von Selbsthilfegruppen unterscheiden (vgl. ebd.):

■ Selbsthilfegruppen von Betroffenen;
■ außenorientierte Selbsthilfegruppen bzw. Selbsthilfevereinigungen;
■ Selbsthilfeinitiativen;
■ Selbsthilfeprojekte.

3   Entwicklungsverläufe

Sowenig sich Selbsthilfegruppen nur einer bestimmten Organisationsform zuweisen lassen, sowenig sind sie statisch. Entwicklungsverläufe sind zwar feststellbar, aber nicht hundertprozentig vorhersehbar. In diesem Sinne kann auch hier nur eingeschränkt von einer Regelhaftigkeit gesprochen werden.

Einzelne Entwicklungsschritte können sowohl wiederholt als auch übersprungen werden. Überdies ist die zeitliche Entwicklung bzw. Verweildauer einer Selbsthilfegruppe in einer Entwicklungsstufe aufgrund vielfältiger interner und äußerer Einflussfaktoren im Voraus nicht zu bestimmen.

BAUER (1988) benennt beispielsweise eine Pionierphase, welche die Etappen der Kontaktaufnahme, Konsensbildung, Rollendifferenzierung und Primärkonsolidierung beinhaltet. In der letztgenannten Etappe werden weitergehende interne Strukturen festgelegt. Der Pionierphase folgt eine »Demonstrativphase«, eine Übergangsphase zur Phase der Konsolidierung und Institutionalisierung.

BAUER unterscheidet diese idealtypisch in folgende Etappen:
- Primärinstitutionalisierung, in deren Verlauf es beispielsweise zur rechtlichen Anerkennung als eingetragener Verein und der Gemeinnützigkeit kommt;
- Sekundärkonsolidierung, die eine Öffnung, Kontaktaufnahme und Kooperation zu gleichartigen Gruppierungen impliziert;
- Sekundärinstitutionalisierung, bei der es zu formalen kommunalen oder überregionalen Zusammenschlüssen sowie zur Beteiligung am Aufbau eines Verbandes oder zur Anbindung an einen solchen kommt;
- Tertiärkonsolidierung, die u.a. eine Professionalisierung der angebotenen Leistungen beinhaltet, sowie eine
- Tertiärinstitutionalisierung, die eine Aufnahme in das Dienstleistungssystem umfasst (vgl. ebd., S. 47 f.; BAUER ergänzt zur letzten Etappe: »wobei diese Etappe dem Status der Wohlfahrtsverbände entspricht und nicht mehr dem einer Gruppe der Selbsthilfe- und Alternativbewegung« (ebd., S. 48; vgl. auch HALVES/WETENDORF 1986, S. 144 ff.; vgl. ASAM/HECK 1989, S. 54 ff.).

Hervorzuheben ist, dass nicht nur interne, sondern ebenso äußere Faktoren für die Entwicklung einer Selbsthilfegruppe eine Rolle spielen; dies gilt insbesondere für Drogenselbsthilfen. Dazu gehören vor allem Prohibitionseinflüsse, wie z.B. die Inhaftierung eines maßgeblichen Aktivisten. Da solche Außenfaktoren für die Gruppenentwicklung Konsequenzen nach sich ziehen, sollte der Selbsthilfeförderer u.a. über ein fundiertes Wissen verfügen, in welchem äußeren Umfeld sich die Mitglieder der zu fördernden Selbsthilfegruppe bewegen.

4   Möglichkeiten und Potenziale von Drogenselbsthilfen

An dieser Stelle ist darauf hinzuweisen, dass es im Drogenbereich vielfältige Selbsthilfen gibt. Als Beispiele seien hier genannt: Synanon/Narcotics Anonymous (NA) für die abstinente Drogenselbsthilfe, JES für die akzeptierende Selbsthilfe und der Bundesverband der Eltern und Angehörigen für akzeptierende Drogenarbeit als akzeptierende Angehörigenselbsthilfe. Nachfolgend werden wir uns aber zumeist auf das bundesweite Netzwerk der Junkies, Ehemaligen und Substituierten (JES) konzentrieren.

Die Selbsthilfe von Drogengebrauchern erlebt seit vielen Jahren Phasen der Weiterentwicklung, der Rückschritte und der Stagnation. Dies hat sehr unterschiedliche Gründe. In Bezug auf die illegalen und vielfach menschenunwürdigen Lebensumstände von Drogengebrauchern stellt die Kombination von eigener Betroffenheit, Selbsthilfe und fachlicher Beratung eine besondere Kompetenz der Drogenselbsthilfe dar. Am Beispiel JES zeigt sich diese nicht nur anhand des Engagements in den Städten und Gemeinden, sondern auch durch eine selbstorganisierte Seminarreihe.

Aufgrund ihrer unterstützenden und stabilisierenden Funktion kommt der Selbsthilfegruppe eine besondere Bedeutung zu, vor allem im Hinblick auf Szeneerfahrungen, die mehrheitlich von Egoismus und »Einzelkämpfertum« bestimmt sind. Die Drogenselbsthilfegruppe bietet hier einen Rahmen, in dem sich jeder ohne viele Worte und Erklärungen verstanden und sicher fühlen kann und in dem neue Kontakte geknüpft werden können. Zugleich vermittelt das Selbsthilfe-Engagement und das Engagement in der Gruppe Impulse für die Verwirklichung persönlicher Werte wie z.B. Selbstwertgefühl, Emanzipation und Lebensfreude.

Das besondere Merkmal des JES-Netzwerkes – dem Beispiel in Deutschland für ein Netzwerk der akzeptierenden Drogenselbsthilfe, das aktuell Drogen Gebrauchende, Substituierte und Ehemalige vereinigt – liegt darin, dass trotz aller Gemeinsamkeiten und den im Selbstverständnis formulierten gleichen Anliegen die Förderung und Wahrung der Autonomie und Eigenständigkeit jeder einzelnen Gruppe Priorität genießt. Diese Verschiedenartigkeit bei der Erarbeitung unmittelbarer »passender« Hilfen und Angebote kann zur Quelle von Innovationen werden.

Aufgrund der entwickelten Organisations- und Vernetzungsformen, die vielfach unmittelbar in den Lebenswelten Drogen gebrauchender Menschen etabliert sind, gelingt es durch Akzeptanz und Authentizität, Drogengebraucher auf eine andere Weise anzusprechen, als dies dem professionellen Hilfesystem möglich ist. Niedrigschwellige Kontaktarbeit, also das Bereitstellen von Überlebenshilfen, und die Minderung drogenbedingter Risiken durch die Entwicklung von Fähigkeiten zum eigenverantwortlichen Risikomanagement (u.a. Safer Use) sind Arbeitsbereiche, die maßgeblich durch die Kompetenzen von Drogengebrauchern geprägt worden sind. Aufgrund des direkteren Zugangs zu den Bedürfnissen Drogen gebrauchender Menschen kann die Drogenselbsthilfe als »Frühwarnsystem« für aktuelle oder neue Probleme fungieren und den künftigen Bedarf an professionellen Unterstützungsangeboten aufzeigen. Als Begleiterin und kritisches Gegenüber des professionellen Hilfesystems weist die Selbsthilfe auf Defizite und starre Konzepte hin und kann als Impulsgeberin darauf hinwirken, dass die Angebote auf den tatsächlichen Bedarf der Betroffenen ausgerichtet werden.

Ein Anliegen der Drogenselbsthilfe ist es, die spezifischen Potenziale von Selbsthilfe und professionellem Hilfesystem zum Vorteil Drogen gebrauchender Menschen miteinander zu verknüpfen.

5 Grenzen und Probleme der Drogenselbsthilfe

Akzeptierende Drogenselbsthilfe sieht sich aufgrund ihrer Forderungen, die von der Gesellschaft mehrheitlich als maßlos und unrealistisch empfunden werden, nach wie vor mit Vorurteilen und überaus kritischen Bewertungen konfrontiert. Sie hat deshalb nur eine kleine Lobby und wird von Politik und Gesellschaft unterbewertet.

Dies wiederum hat u.a. Auswirkungen auf die Vergabe öffentlicher Gelder. Neben dem eigentlichen Engagement müssen daher auch anfallende Kosten wie Telefon oder Porto privat finanziert werden. Die Mehrheit der i.v. Drogengebraucher verfügt aber nur über geringe finanzielle Mittel, weshalb Drogenselbsthilfegruppen vielerorts auf wackligen Beinen stehen und durch einsetzende Resignation bisweilen auch wieder auseinanderbrechen.

Darüber hinaus wird das Engagement von Konsumenten illegalisierter Substanzen wesentlich vom Grad der Kriminalisierung, der praktizierten Strafverfolgung in einer Region und der dadurch verursachten Verelendung bestimmt. Diese Faktoren beeinträchtigen die Ressourcen und Handlungsspielräume für ein Engagement in der Drogenselbsthilfe.

Neben den bisher genannten Bedingungen, die ein Engagement in der Drogenselbsthilfe erschweren, ergeben sich weitere Hürden aus den jeweiligen Lebensbezügen von Drogengebrauchern, Ehemaligen und Substituierten. So bleibt aktuell Drogen Konsumierenden aufgrund des Beschaffungs- und Verfolgungsdrucks kaum Zeit für eine verlässliche Mitarbeit. Eine Mitarbeit kann ein »Coming-out« bedeuten, indem sie den bisher verborgenen Drogenkonsum öffentlich macht. Ehemalige Konsumenten haben sich meist völlig aus Szenebezügen gelöst und empfinden entsprechende Kontakte für sich als »Gefahr«. Andere vermeiden ein öffentliches Bekenntnis zu ihrem ehemaligen »Leben mit Drogen«, um ihre oft mühsam errungene berufliche und soziale Integration in die »Normalgesellschaft« nicht aufs Spiel zu setzen.

Im Gegensatz zum professionellen Hilfesystem hat die Selbsthilfe von Drogengebraucheren auch immer mit großer Fluktuation zu kämpfen. Der Verlust von erfahrenen, (über-)regional verantwortlichen Aktivisten durch Inhaftierung, Krankheit und Tod und die bis heute nicht erreichte solide Absicherung der Arbeit binden erhebliche personelle Ressourcen und behindern eine kontinuierliche Arbeit.

Ferner zeigt sich bei JES-Gruppen, dass es zu wenige Drogengebraucher gibt, die dort eine verantwortliche »Leader-Funktion« ausfüllen können oder wollen. »Leader« bedeutet hier Impulsgeber, treibende Kraft und Initiator, der zugleich in dieser Funktion von der Gruppe respektiert wird. Wenn eine solche Person allerdings zeitweise oder ganz ausfällt, kann die Existenz der Gruppe gefährdet sein.

Einem Engagement in der Drogenselbsthilfe sind schließlich auch durch den teilweise niedrigen Bildungsstand Grenzen gesetzt. Das heißt nicht, dass Menschen mit geringer Bildung nicht fähig wären, ihre Probleme aus eigener Kraft zu bewältigen und für ihre Interessen einzutreten. Drogengebrauchern ist es vielfach nicht möglich, ihre Schule und Ausbildung zu beenden und anerkannte Bildungsabschlüsse vorzuweisen. Ist einerseits die Artikulationsfähigkeit begrenzt, so mangelt es andererseits an Anerkennung durch Fachgremien, Gesellschaft und Politik.

Diese Probleme und Grenzen der Drogenselbsthilfe sind maßgeblich das Ergebnis früherer und gegenwärtiger Bedingungen, die durch die Drogenpolitik geschaffen worden sind.

6 Wer kann und soll die Drogenselbsthilfe unterstützen?

Trotz der langen Geschichte der Drogenselbsthilfe begegnen ihr Drogenhilfe, Medizin und Politik immer noch mit Skepsis und Distanz. Diese Haltung hat sicherlich vielfältige Gründe, bedeutsam scheint jedoch zu sein, dass potenzielle Förderer/Unterstützer befürchten, Forderungen wie »Recht auf Rausch« oder »(menschenwürdig) Leben mit Drogen« – Beispiele von JES – würden automatisch auf sie als Fördernde zurückfallen.

Dennoch zeigt die Praxis auch, dass sich etliche Organisationen, besonders AIDS-Hilfen, auf eine Unterstützung oder Förderung der Drogenselbsthilfe einlassen (DEUTSCHE AIDS-HILFE 1997). Eine Unterstützung der Drogenselbsthilfe könnte in folgenden Bereichen erfolgen:

■ Öffentlichkeits- und Lobbyarbeit

Es ist zweifellos versäumt worden, die Leistungen der Drogenselbsthilfe angemessen darzustellen. Dies liegt auch daran, dass der Wert der Selbsthilfe nicht immer monetär zu messen ist und die Kenntnisse einer effizienten und somit wirkungsvollen Öffentlichkeits- und Lobbyarbeit fehlen.

■ Konfliktschlichtung

Die Praxis zeigt, dass die Drogenselbsthilfearbeit vielerorts mit Konflikten zwischen den Aktivisten in der jeweiligen Gruppe konfrontiert ist. Hier könnte ein akzeptierter Förderer/Unterstützer als neutraler Moderator »eingreifen«.

■ Mitgliederwerbung

Die Schwierigkeiten der Drogenselbsthilfe (hier am Beispiel von JES), eine ausreichende Zahl von Aktivisten zu gewinnen, wurde bereits angesprochen. Der Förderer/Unterstützer kann dort, wo er mit Drogenkonsumenten zu tun hat, seine Position nutzen, um an der Selbsthilfe Interessierte zusammenzubringen oder sie an entsprechende Treffpunkte zu verweisen. Außerdem kann der Förderer seine zentrale Rolle im Drogenhilfesystem dazu nutzen, bei Ärzten, in Gesundheitsämtern und anderen Einrichtungen auf die Existenz der Drogenselbsthilfe hinzuweisen und Kooperationen vorzubereiten.

■ Rechtsangelegenheiten

Aufgrund der Tatsache, dass in der Bundesrepublik das Strafrecht den Umgang mit illegalisierten Drogen regelt und somit Drogengebraucher sanktioniert, sind diese vielfach mit Inhaftierung, Bewährungsauflagen, Arbeitsstunden, Geldstrafen usw. konfrontiert. Hier wäre eine Unterstützung in Form von Schulungen der Drogenselbsthilfe-Zugehörigen als Multiplikatoren wichtig.

Hilfreich wäre außerdem eine kontinuierliche statt nur punktuelle Förderung durch Kommunen und Länder. Dementsprechend sollten bundesweite Selbsthilfenetzwerke von der Bundeszentrale für gesundheitliche Aufklärung (BZgA) bzw. vom Bundesministerium für Gesundheit gefördert werden.

Weitere Förderer und Unterstützer der Drogenselbsthilfe könnten sein:

– Wohlfahrtsverbände (z.B. könnten sie Räumlichkeiten stellen und vereinsrechtliche Fortbildung anbieten);
– niedrigschwellige Drogenhilfe (obwohl sie der akzeptierenden Drogenselbsthilfe nahe steht, hat sie diese bisher fast nie unterstützt);
– Mediziner (z.B. durch »Take-Home-Vergabe«, also der Mitgabe des Substituts, die es z.B. ermöglicht, an mehrtägigen Fachveranstaltungen oder Qualifizierungs- und Fortbildungsangeboten teilzunehmen);
– Krankenkassen (es gibt zwar nur wenige Beispiele aus der Praxis, so etwa die Finanzierung einer Safer-Use-Broschüre durch die TK (vgl. JES-NETZWERK 1995); diese wenigen zeigen aber, dass eine thematisch begrenzte Zusammenarbeit durchaus sinnvoll sein kann, wenn es darum geht, gemeinsame Anliegen – hier: Schadensminimierung sowie Maßnahmen zur Vermeidung von HIV- und Hepatitisinfektionen – zu verfolgen);
– Wirtschaft (z.B. Pharmaindustrie). Beispiele für die Förderung durch die Wirtschaft finden sich in verschiedenen Präventionsmaterialien, die durch die finanzielle Unterstützung der Pharmaindustrie möglich wurden (vgl. JES-DUISBURG 2000; JES-OSNABRÜCK 2000).

Unabhängig von der Förderungsart und der »Person« des Förderers sollte eine Zusammenarbeit gleichberechtigt und partnerschaftlich erfolgen. Für die Drogenselbsthilfe gilt es immer zu prüfen, inwieweit Verpflichtungen, die man durch die Förderung/Unterstützung eingegangen ist, mit dem Selbstverständnis der Drogenselbsthilfe vereinbar sind.

7   Selbsthilfeförderung basiert auf gleichberechtigter Partnerschaft

Für die Förderung von Selbsthilfen ist der traditionelle Helfertypus nicht mehr gefragt, sondern vielmehr ein Helfer, »der seine Rolle in Richtung auf Gegenseitigkeit und Gleichgestelltheit und Entfaltung von Selbsthilfepotenzialen« ausgerichtet hat (THIEL 1991, S. 30). Der professionelle Selbsthilfeförderer steht dabei zu keinem Zeitpunkt im Zentrum der Förderbeziehung. Grundsätzlich ist das klassische Rollenverständnis für das Feld der Selbsthilfeförderung unbrauchbar, mithin kontraproduktiv. Dies bedeutet nicht, dass in ihrem Rahmen nicht beraten wird, allerdings berät nicht die eine den anderen, sondern man berät miteinander. Die Rolle des Selbsthilfeförderers darf nicht derjenigen eines Gruppenmitglieds gleichkommen. Vielmehr ähnelt sie der eines Eingeladenen oder Gastes.

Der Begriff »Partnerschaftlich« beschreibt am besten die Art und Weise einer gelungenen Beziehung zwischen den Akteuren. Als wesentliche Grundelemente einer Förderbeziehung werden häufig gegenseitige Achtung, Respekt und Anerkennung genannt. Aller Partnerschaftlichkeit zum Trotz bleiben beide Seiten weitestgehend autonom und eigenständig. Für die Selbsthilfegruppe heißt dies, dass Entscheidungen, die das Handeln der Gruppe betreffen, schlussendlich die Selbsthilfegruppe trifft, und zwar unabhängig davon, ob der Förderer damit einverstanden ist oder nicht.

Beide Seiten sind in der Regel unterschiedlich strukturiert. Etablierte Drogen- und AIDS-Hilfen sind im Vergleich zu Drogenselbsthilfen eher hierarchisch, was sich durchaus auch auf die Förderbeziehung auswirken kann. Hier gilt es, die Besonderheiten des anderen wahrzunehmen und aktiv zu berücksichtigen. Die Andersartigkeit spiegelt sich mitunter auch im unterschiedlichen Sprachgebrauch. Die Verwendung von Fachbegriffen (auch) als Ausdruck von Professionalität kann sich negativ auf die Interaktion auswirken. Schon ein paar eingestreute Fachbegriffe können jene, die schlechte Erfahrungen mit dem Hilfesystem gemacht haben, verschrecken.

Ein »partnerschaftlicher Umgang« erfordert eine repressionsfreie Förderbeziehung. Anders als in den Beziehungen zwischen (Pflicht-)Betreuern und Klienten oder Ärzten und Patienten, die nicht selten von Bevormundung geprägt sind, muss die Förderbeziehung offen und akzeptierend sein.

Zu warnen ist in diesem Zusammenhang auch vor einer Pathologisierung des Drogenkonsums – auch wenn er weder persönlich noch fachlich nachvollziehbar sein mag. Eine solche Bewertung entspricht nicht der Aufgabe eines Selbsthilfeförderers.

8   Reflexionsgespräche und Absprachen

Auch innerhalb einer Förderbeziehung sollten die Akteure ihr Handeln turnusmäßig reflektieren. Reflexion erfüllt auch in diesem Bezug den Zweck, die bisherige Arbeit (in allen Bereichen und im methodischen Vorgehen) und den Grad der Annäherung an die gesetzten Ziele bzw. deren Realisierungschancen zu überprüfen. Diese Gespräche sind wesentlich für den Aufbau und den Erhalt gegenseitigen Vertrauens. Spürbar werden sollte hierbei die Gleichstellung beider Seiten und die Bereitschaft zu ehrlicher und offener Kommunikation. Unentbehrlich hierfür ist Konflikt- und Kritikfähigkeit und ein gewisses Maß an Frustrationstoleranz.

Zweifelsfrei gehören Absprachen, die im Rahmen der Reflexion oder sonstiger Treffen vereinbart werden, zu den wesentlichen Bestandteilen einer Selbsthilfeförderung, stellen sie im Kommunikationsprozess doch maßgebende Haltepunkte dar. Es empfiehlt sich, zumindest zentrale Absprachen schriftlich zu fixieren, wobei der Grad der Formalisierung unterschiedlich hoch sein kann. Verhältnismäßig unproblematisch lassen sich Absprachen mittels Ergebnisprotokollen festhalten. Schriftliche Absprachen sollten allerdings nicht nur Ziel- oder Terminvereinbarungen beinhalten, sondern ebenso die Grenzen der Förderung deutlich machen.
Beide Seiten sind aufgefordert, sich an die getroffenen Absprachen zu halten. Sollte dies einer Seite nicht möglich sein, ist sie zur schnellstmöglichen Mitteilung verpflichtet! Gerade auf die Erfüllung dieses Elementes ist Wert zu legen, da die Nichteinhaltung in der Regel einen Vertrauensverlust nach sich zieht, der sich nachhaltig auf die Beziehung auswirken kann.

9   Einige Fragen und Themen zur Aktivierung von Selbsthilfegruppen

Aufgabe einer angemessenen Selbsthilfeförderung ist es u.a., brachliegende Selbsthilfepotenziale zu aktivieren, ohne dabei die Grundwerte der Selbsthilfe zu verletzen. Die Aktivierung/Initiierung beginnt zumeist mit einer Mitgliederwerbung. Bei Ärzten, Gesundheitsämtern, Stadthäusern usw. wird per Handzettel, in den Szenen vor allem mittels persönlicher Ansprache für die Gründung einer Selbsthilfe geworben (die Initiierungschancen steigen mit der Intensität des Kontakts zwischen Förderer und Szene bzw. mit der Glaubwürdigkeit des Förderers).
Auf die Frage, mit welchen Inhalten für das Engagement in der Drogenselbsthilfe zu werben ist, verweisen wir auf deren Leistungsbereiche. Beispielsweise könnten folgende Bereiche angesprochen werden:

- Informations- und Erfahrungsaustausch,
- gegenseitige Unterstützung der Gruppenmitglieder,
- Problembearbeitung,
- Planung/Organisation/Durchführung öffentlicher Aktionen,
- politisches Engagement,
- neue Kontakte,
- Unterstützung von Menschen außerhalb der Gruppe und – nicht zuletzt –
- Spaß und Geselligkeit.

Weitere »Werbeinhalte« ergeben sich aus den Wünschen und Interessen derer, die sich bereits engagieren (vgl. JES-NETZWERK 2001) oder aus regionalen Spezifika. Für die Zielgruppe der Drogenabhängigen und Substituierten müssen die diesen Menschen zur Verfügung stehenden zeitlichen Ressourcen besonders berücksichtigt werden.
Auch bei Drogenselbsthilfen lässt kontinuierliches Engagement nach. Für die Mitgliederwerbung bedeutet dies, verstärkt für ein Engagement in zeitlich

befristeten Projekten zu werben. Darüber hinaus können Angebote wie z.B. Fahrtkostenerstattung die Motivation für ein Engagement erhöhen. Besonders für Arbeitslose oder Sozialhilfeempfänger wäre durch eine finanzielle Unterstützung ein Engagement eher möglich. Mitgliederwerbung ist nicht nur für die Gründung von Selbsthilfegruppen wichtig. Auch für manche langjährig aktive Selbsthilfegruppe bleibt sie ein ständiges Thema. Neben der Suche nach neuen Mitgliedern stellt deren Integration für viele Selbsthilfen eine große Herausforderung dar.

Wenngleich die Gründungsverläufe von Selbsthilfegruppen durchaus voneinander abweichen können, stellen sich in diesem Gründungskontext folgende Fragen (vgl. DAG SHG 1998):

- Welche Interessen verfolgen die einzelnen Personen?
- Welche Themen sollen bearbeitet und welche Ziele erreicht werden (gegebenenfalls Erstellung einer Prioritätenliste)?
- Welcher Personenkreis wird als Mitglied zugelassen?
- Soll die Gruppe eher offen oder geschlossen sein?
- Welche Mitgliederzahl wird angestrebt?
- Wann und wo finden die Treffen statt?
- Wer lädt ein, wer bereitet die Treffen vor?
- Soll es eine Leitungs-/Moderationsregelung geben? Sollen Protokolle erstellt werden?
- Wie werden Entscheidungen getroffen?

Erörtert und entschieden werden sollten außerdem »Sitzungsregeln«, wie z.B. zum Konsum von Nikotin, Alkohol oder zum Gebrauch von Handys.

Noch eine abschließende Bemerkung, gerade im Falle gesellschaftspolitisch motivierter Gruppen kann es bereits sehr schnell zur Bestimmung/Wahl von Ansprechpartnern kommen. Aufgrund der Tatsache, dass sich die Gruppenmitglieder erst sehr kurze Zeit kennen, ist es aber von Vorteil, wenn die Gruppe einzelne Personen nicht bereits zu diesem Zeitpunkt langfristig in verantwortliche Positionen hebt.

Eine weitere Frage, die viele akzeptierende Drogenselbsthilfen sehr früh beschäftigt, betrifft die Möglichkeiten, die Arbeit finanziell fördern zu lassen. Hieran schließt sich oftmals auch die Frage nach dem Für und Wider eines eingetragenen Vereins an (vgl. OTT 2000).

Weitere nützliche Tipps finden sich in der empfehlenswerten Schrift »Starthilfe zum Aufbau von Selbsthilfegruppen. Ein Leitfaden« der DAG SHG (1998).

Literatur/Websites

Asam, W.H./Heck, M. (Hrsg.) (1989): Hilfe zur Selbsthilfe. Ein Konzept zur Unterstützung von Selbsthilfegruppen. München.

Bauer, R. (1988): Wiederholt sich die Geschichte? Selbsthilfeinitiativen und Wohlfahrtsverbände. In: Selbsthilfezentrum München (Hrsg.): Zurück in die Zukunft. Selbsthilfe und gesellschaftliche Entwicklung. München, S. 42–58.

Beraus, C. (1998): Der Stellenwert von Selbsthilfe und Gesundheitsförderung im öffentlichen Gesundheitswesen. In: Deutsche AIDS-Hilfe: Strukturelle Prävention. Ansichten zum Konzept der Deutschen AIDS-Hilfe. Berlin, S. 173–177.

Braun, J./Opielka, M. (1992): Selbsthilfeförderung durch Selbsthilfekontaktstellen. Abschlussbericht der Begleitforschung zum Modellprogramm »Informations- und Unterstützungsstellen für Selbsthilfegruppen« im Auftrage des Bundesministeriums für Familie und Senioren. Stuttgart.

DAG SHG – Deutsche Arbeitsgemeinschaft Selbsthilfegruppen (Hrsg.) (1998): Starthilfe zum Aufbau von Selbsthilfegruppen. Ein Leitfaden. Gießen.

Deutsche AIDS-Hilfe (1997): Fragebogen zur Kooperation im Drogenbereich der AIDS-Hilfen mit der Drogenselbsthilfe JES. Berlin.

Ferber, Ch. von (1996): Selbsthilfe und soziales Engagement in Deutschland – die gesellschaftliche Bedeutung der Selbsthilfe. In: Institut für Sozialwissenschaftliche Analysen und Beratung: Selbsthilfe 2000: Perspektiven der Selbsthilfe und ihrer infrastrukturellen Förderung. Leipzig, S. 27–38.

Halves, E./Wetendorf, H.-W. (1986): Natürlich hat sich die Gruppe mit der Zeit verändert ... Verläufe von Selbsthilfegruppen. In: A. Trojan (Hrsg.): Wissen ist Macht. Eigenständig durch Selbsthilfe in Gruppen. Frankfurt am Main, S. 137–162.

Heinze, R.G./Bucksteeg, M. (1996): Freiwilliges soziales Engagement in NRW: Potentiale und Fördermöglichkeiten. In: Ministerium für Arbeit, Gesundheit und Soziales des Landes Nordrhein-Westfalen (Hrsg.): Zukunft des Sozialstaates. Freiwilliges soziales Engagement und Selbsthilfe. Düsseldorf, S. 9–195.

JES-Duisburg (2000): Substitutions-Handbuch. Duisburg.

JES-Netzwerk (1995): JES Info Nr 1. Safer use – weniger Risiko beim Spritzen. 2., überarb. Aufl. Berlin.

JES-Netzwerk (2001): JES – Leben mit Drogen. Selbstdarstellung (Folders). Berlin.

JES-Osnabrück (2000): Leben mit Hepatitis – für Drogengebraucher. 5., aktual. und erw. Aufl. Osnabrück.

Moeller, M.L. (1996): Selbsthilfegruppen. Anleitung und Hintergründe. Überarb. und aktual. Taschenbuchausgabe. Reinbek.

Ott, S. (2000): Vereine gründen und erfolgreich führen. 8., überarb. und erweit. Aufl. München.

Reis, C./Dorenburg, H. (1985): Einleitung. In: Deutscher Verein für öffentliche und private Fürsorge (Hrsg.): Selbsthilfe. Ausdruck sozialen Wandels, sozialpolitisches Programm, Herausforderung für die soziale Arbeit? Frankfurt am Main, S. IX–XV.

Stark, W. (1996): Selbsthilfeförderung unter Kosten-Nutzen-Gesichtspunkten. In: Institut für Sozialwissenschaftliche Analysen und Beratung: Selbsthilfe 2000: Perspektiven der Selbsthilfe und ihrer infrastrukturellen Förderung. Leipzig, S. 75–103.

Thiel, W. (1991): Ethik, Methode, Beruf. Die Gratwanderung professioneller Selbsthilfegruppen-Unterstützung. In: K. Balke/W. Thiel (Hrsg.): Jenseits des Helfens. Professionelle unterstützen Selbsthilfegruppen. Freiburg im Breisgau, S. 27–52.

Winkelvoss, H./Itzwerth; R./Trojan, A. (1981): Zur Definition und Verbreitung von Gesundheitsselbsthilfegruppen. In: I. Kickbusch/A. Trojan (Hrsg.): Gemeinsam sind wir stärker. Selbsthilfegruppen und Gesundheit. Frankfurt am Main, S. 133–138.

Wohlfahrt, N./Breitkopf, H. (1996): Selbsthilfegruppen in Nordrhein-Westfalen. Entwicklung – Unterstützung – Arbeitsformen. In: Ministerium für Arbeit, Gesundheit und Soziales des Landes Nordrhein-Westfalen (Hrsg.): Zukunft des Sozialstaates. Freiwilliges soziales Engagement und Selbsthilfe. Düsseldorf, S. 365–634.

http://jes.aidshilfe.de
http://www.junkienetz.de
http://www.nakos.de
http://www.selbsthilfenetz.de

V   Elternarbeit – Angehörigenarbeit
Von Rosemarie Fischer

1   Warum brauchen helfende Eltern und Angehörige Hilfe? Gesellschaftspolitischer Hintergrund der (unbezahlten) Arbeit von Eltern und Angehörigen

Sofern man nicht über die Möglichkeit verfügt, über Zeitungsberichte (T. Holzer spricht in der taz vom 6.1.2001 von 150.000 Opiatabhängigen) und ergänzend dazu im JAHRBUCH SUCHT (1999) annähernde Zahlen über die vermutete Gesamtzahl der von illegalen Drogen Abhängigen zu bekommen, müsste man durch die Vermittlung der Medien (Fernsehen und auch Presse) annehmen, diese Zahl übersteige bei weitem die der Abhängigen von den legalen Drogen Alkohol und Nikotin.
Wir wissen, dem ist nicht so. Wir wissen, dass nach wie vor mit Mythen (Angedichtetem) operiert wird. Wir wissen auch, dass die Drogenpolitik zum trojanischen Pferd für ordnungspolitische Maßnahmen missbraucht wird (zum Beispiel wird die in den Zentren der Großstädte teilweise totale Kameraüberwachung mit dem Aufspüren von Drogenhandel begündet). Und wir wissen, dass die Produktion von Mythen über die Gefährlichkeit jedweden Genusses illegalisierter Drogen, über das behauptete Abhängigkeitspotenzial, die Gefahr des Todes durch den Stoff an sich und vor allem über die Unentrinnbarkeit gegenüber dem Prozess: »Once an addict always an addict« von der Politik genutzt wird, um eine traditionelle Wertediskussion und darüber hinaus – durch eine Überbewertung traditioneller Arbeitstugenden – Normen zu verfestigen.
Selbstkritisch müssen wir auch einige Bereiche der beratenden, begleitenden, therapierenden und heilenden Professionen erwähnen, die an der Fülle der genannten Mythen partizipieren, indem sie die Auswirkungen, die diese Mythen erzeugen, wiederum beraten, heilen, therapieren.
Die Konsumenten sind jedoch stigmatisiert und durch die Illegalität der von ihnen präferierten Droge per se durch ihren Konsum kriminalisiert und mit

ihnen gemeinsam Eltern, PartnerInnen, Freunde, das Umfeld, alle, die helfend oder Schlimmeres verhindernd eingreifen. Das ist die Situation, mit der
Eltern und Angehörige von KonsumentInnen illegaler Drogen täglich konfrontiert sind. Sie sind Laien und ohne Kenntnisse über Drogen und ihre
Wirkung.

»Die Ubiquität und die Vielzahl der Drogen, zunehmende Medienberichte
über (z.T. vermeintliche) Gefahren, über (z.T. vermeintliche Turbo-)Heilungs-
chancen, führen bei den Angehörigen zu einer Melange aus Angst, Unsicherheit und falscher Kenntnis. Zudem brechen sich die Kulturen in binationalen
Familien oder zwischen den Migranten-Generationen.« (FISCHER 2001, S. 57.)

Über Nikotin- und Alkoholabhängigkeit oder »problematischen Konsum« beider Drogen zu sprechen, ist gesellschaftsfähig, es unterliegt keinem Tabu. Diese Einstellung basiert auf der Definition von Alkoholabhängigkeit als Krankheit. Damit entfiel im Laufe der Zeit auch die langjährige Stigmatisierung der
Konsumenten legaler Drogen als »Lebensuntüchtige, moralisch Minderwerti-
ge und Versager«, und somit entfällt im Umfeld dieser KonsumentInnen das
klandestine Verhalten, dem Eltern und Angehörige der KonsumentInnen illegalisierter Drogen (und somit kriminellen Gebrauchs) nach wie vor unterworfen sind.

Die beschriebenen gesellschaftlichen Umfeldbedingungen sind erschwerend
für die Bemühungen dieser Gruppen, das Leben für Abhängige erträglich zu
gestalten, Leben zu erhalten und Drogenpolitik zu verändern. Die Eltern und
Angehörigen arbeiten, betreuen, versorgen und gestalten bei dem überwiegenden Teil der Abhängigen den Alltag. Und sie tun es natürlich unentgeltlich.

Die Zahlen zu der im sozialen Umfeld geleisteten Arbeit können nur annähernd
ermittelt werden (hohe Dunkelziffern durch die Illegalität der Drogen). Trotzdem haben sie eine hohe Brisanz und sollen daher nicht unerwähnt bleiben. So
belegt die sog. Selbstheilerstudie der Fachhochschule Frankfurt am Main (HAP-
PEL et al. 1993), dass ca. 70% der Probanden der Studie ihre Abhängigkeit im
privaten Umfeld überwunden haben. Amerikanische Wissenschaftler (BIERNAK-
KI) ermittelten bereits 1986 in ihren Studien vergleichbare Werte.

Diese Ergebnisse sind für die Selbsteinschätzung der Akteure des sozialen
Umfelds von hohen Ressourcen mobilisierendem und emotionalem Wert. Sie
verwischen die häufig empfundene Einzelfalldramatik und vermitteln das berechtigte Vertrauen, dass sich die je aktuelle Situation als lediglich eine Station
in einem langwährenden Prozess von Drogenkonsum versus Überwindungs-
wünschen darstellt. Ziel dieser »Selbstheilerstudie« war, nachzuweisen, dass
der Anteil der nicht-institutionell betreuten und ihre Abhängigkeit trotzdem
überwindenden KonsumentInnen überwiegend im privaten Raum ihr »Matu-
ring Out« erreicht hatten. D.h., es ist ein Überleben ermöglicht worden durch
den intensiven, human geprägten, humanitären Einsatz des sozialen Umfeldes, das sich auch nicht durch die Definition von Co-Abhängigkeit- oder Hel-
fersyndrom-Unterstellungen (negative Konnotation) beirren ließ (und weiterhin beirren lässt) und selbstverständlich unentgeltlich tätig ist ...

Es bedeutet auch, dass der große Anteil von über zwei Drittel der »Selbstheiler« trotz temporärer ambulanter Behandlung oder Therapie, trotz Substitution und temporären Aufenthalts in Strafanstalten oder Psychiatrien überwiegend im sozialen Umfeld betreut wird.

Nimmt man die erwähnte Zahl von 150.000 Opiatabhängigen in Deutschland und mindert sie um diejenigen, die sich in stationären Therapien oder Psychiatrien aufhalten (2.460) und um weitere 14.800, die sich in ambulanter Behandlung befinden (JAHRBUCH SUCHT 1999), so erkennt man sofort, dass der weitaus größere Teil der Abhängigen professionell unbetreut ist – und das nicht nur wegen mangelnder Kapazitäten in Beratungs- oder Therapieeinrichtungen, sondern selbstgewählt (HAPPEL et al. 1993).

Inzwischen kann davon ausgegangen werden, dass sich ca. 12% bis 15% der Abhängigen in einer Substitutition befinden, sodass das Umfeld nicht mehr ganz so belastet wird. Es bedeutet allerdings nach wie vor, dass der überwiegende Teil der Substituierten über ein soziales Umfeld verfügt und dies mindestens für eine Übergangszeit auch nutzt.

In der erwähnten Studie wird von der immer wieder revitalisierten Fürsorge für die Konsumenten gesprochen, die während der Abhängigkeit und während des lang währenden Ausstiegsprozesses in die Familien und Partnerschaften zurückkehren. Dies tun sie ebenso bei einer Ambulanten Therapie, bei der Vorbereitung auf eine Therapie, nach einem Entzug, bei Urlauben aus der Strafvollzugsanstalt und weiteren institutionellen Angeboten.

In allen Konzepten oder Vorgaben zu einer Substitution, Nachsorge, Ambulanten Therapie oder anderen Maßnahmen wird jeweils auf eine signifikant größere Erfolgsquote verwiesen, wenn »über ein intaktes soziales Umfeld« verfügt werden kann. Dieses unverzichtbare »soziale Umfeld« ist als »roter Faden« personifiziert: Eltern, Angehörige und PartnerInnen heißt das Synonym, und es agiert unentgeltlich ...

Aus dem Konglomerat der beschriebenen Verhältnisse, den humanen, fürsorgerischen Hilfeleistungen, den Fakten, den Zuschreibungen, den Mythen und Stigmatisierungen heraus entwickelten sich Bedürfnisse, diese schuldumwobenen Unsicherheiten und Stigmatisierungen mit Gleichbetroffenen auszutauschen und zu überwinden. Es bildeten sich Elternkreise verschiedener Genese und verschiedener Ausprägung.

2   Elterngruppen

2.1   Unabhängige Selbsthilfe-Elternkreise

Angestoßen wurden diese Selbsthilfekreise durch Drogenberatungen, Psychiatrien oder Langzeittherapien. Nach Beendigung jeder dieser therapeutischen Hilfen und der Rückkehr der therapierten KonsumentInnen war es für alle beteiligten sozialen Systeme notwendig, für sich selbst Hilfe als Helfende, die sie weiterhin sein wollten oder mussten, zu organisieren.

2.1.1   **Abstinenz-orientierte Elternkreise**

Angeregt durch die professionellen Einrichtungen bildeten sich Selbsthilfe-Elternkreise, die sich im Laufe der Jahre (die Kreise existieren inzwischen über 20 Jahre) auch für Angehörige und Partner öffneten. Sie wollten vorrangig Abmilderung des eigenen Problemkreises bewirken durch Austausch, Mutmachen und durch Versuche, sich autonom innerhalb der familialen Situation neu zu organisieren. Sie wollten ihre subjektive Lage als Eltern verbessern. Die Elternkreise sind dem Abstinenz-Anspruch verpflichtet und agieren unpolitisch. Sie fordern weder drogenpolitische Veränderungen, noch geben sie ihre Position auf, dass Drogen »Gift« seien, somit ein Feind und auszurotten. Sie verstehen sich ausschließlich als Hilfe zur Selbsthilfe.

Die fast flächendeckend arbeitenden Elternkreise sind im »Bundesverband drogengefährdeter und drogenabhängiger Jugendlicher« mit Sitz in Berlin zusammengefasst. Sie werden finanziell von der Bundesregierung unterstützt.

2.1.2   **Seit über 20 Jahren finden auch Elternkreise mit dem Anspruch nach akzeptierender Drogenarbeit und humaner Drogenpolitik immer mehr Anhänger**

Bereits 1980 gründete sich in Emmerich ein »Elternkreis Drogeninitiative«. Seither wächst die Anzahl der regionalen Elterninitiativen, die dem akzeptierenden Arbeitsansatz folgen. Im Jahre 1993 gründeten diese Initiativen den »Bundesverband der Eltern und Angehörigen für akzeptierende Drogenarbeit e.V.« in Hamburg (Adresse → S. 86). Gleichzeitig wurden ein Konzept zur Arbeit der Elterninitiativen und ein Forderungskonzept vorgelegt.
Inhaltlich gibt es Forderungs- und Arbeitsparallelen zu Inhalten, die der »Bundesverband akzept e.V.« vertritt. Der Bundesverband akzeptierender Eltern ist Mitglied bei akzept e.V.
Das Konzept des Bundesverbandes der Eltern und Angehörigen für akzeptierende Drogenarbeit e.V. befürwortet die Kooperation aller einer humanen Drogenpolitik verpflichteten Eltern und Angehörigen.
Der Verband fordert eine Politik, die das Überleben ihrer drogenabhängigen Kinder ermöglicht. Er fordert von allen Organisierten Aktivität, der Forderungskatalog, den sie vorlegen, ist breit gefächert. Sowohl Druckräume. wie Originalstoffvergabe, Ausbau der medikamentengestützten Therapie und die Aufhebung der Entmündigung illegale Drogen konsumierender Menschen.

Überleben der KonsumentInnen ist prioritäre Leitlinie. Die Elternkreise arbeiten politisch, sie stellen Forderungen an die Politik, legen ihre Forderungen den Parlamentariern dar und betreiben eine zielgerichtete, unermüdliche Öffentlichkeitsarbeit. Ihr Vorstandsvorsitzender hat im Fachbereich Drogen der Deutschen AIDS-Hilfe einen Sitz inne.

Sie fordern sachliche Aufklärung über Drogen und Drogenkonsum sowie wissenschaftliche Begleitung und Hilfen für Eltern, Elternkreise, Angehörige, Betroffene und Selbsthilfegruppen. Sie vermeiden Klagen über ihre persönlichen Verhältnisse, da sie diese Verhältnisse ändern und Verkrustungen im Umgang mit Abhängigen aufbrechen wollen. Sie grenzen sich indirekt gegen die traditionellen Elternkreise ab, denn »entsprechend [ihrem Anspruch] verstehen sich engagierte Eltern und Angehörige auch nicht als Teil der Gesellschaft, welcher der Drogenpolitik in Demutshaltung und mit Leidensmiene bejahend hinterherhinkt« (BUNDESVERBAND DER ELTERN UND ANGEHÖRIGEN).

Der Verband gibt zweimal im Jahr eine Info-Schrift heraus, in welcher eigene Aktivitäten, wichtige politische Veränderungen und ein Pressespiegel erscheinen. Ihr Credo: Wir können es uns nicht leisten, unkritisch und passiv zu sein, und wir können es uns nicht leisten, den Tod und das Elend unserer Angehörigen in Schweigen und Demutshaltung hinzunehmen.

2.1.3   Kooperationen der akzeptierenden Elternkreise

■ Treffen mit Palette 2 und DAH-Seminare für Eltern und Angehörige
Angehörigeninitiative Kreis Stormarn e.V. und der Länderverband der Eltern und Angehörigen für humane und akzeptierende Drogenarbeit Schleswig-Holstein/Hamburg organisierten ein Treffen mit den Psychotherapeutinnen der Palette 2. Die Palette 2 bietet eine angeleitete Gruppe für Angehörige von Substituierten an (→ S. 83).
Angeschoben wurde dies Treffen durch Initiative der Elterngruppen, die bei ihrer Arbeit mit Drogenabhängigen in Krisensituationen den Rat und die Hilfe von Fachkräften suchen. Das Treffen wurde als nützlich und bereichernd empfunden, da es Einblicke in die professionelle Arbeit und Mut gab, hier zusätzliche Hilfe zu bekommen, wenn die persönlichen Grenzen erreicht sind.

■ Die DAH organisiert ein Seminar mit Eltern und JES-Vertretern
Im Februar 2001 fand zum ersten Mal ein Seminar der DAH statt, bei dem der Bundesverband der Eltern und Angehörigen für akzeptierende Drogenarbeit e.V. und die Selbsthilfegruppe JES (Junkies, Ehemalige und Substituierte) gleichberechtigt Regie führten. Durch gute Vorbereitung und kreative Ideen zum Kennenlernen öffneten sich beide Gruppen überraschend schnell und machten positive Erfahrungen miteinander. Für eine kontinuierliche weitere Arbeit wurde schon bei diesem ersten Treffen eine AG gegründet.
Es wird weitere Treffen geben und damit eine Verbindung zwischen den Generationen und den Situationen – hier die Konsumenten, dort die betroffenen Angehörigen – geben. Ein längst fälliges Novum! Weitere Treffen sind geplant.

■ Seminar für Eltern und Angehörige bei der DAH
Im Mai fand ein weiteres Seminar der DAH e.V. in Berlin und dem Bundesverband der Eltern und Angehörigen für akzeptierende Drogenarbeit e.V.

statt. Ein immerwährend aktuelles Thema wurde aus humaner, akzeptierende Blickrichtung von der stellvertretenden Vorsitzenden des Elternverbandes
als Referentin neu aufgelöst: Festhalten – Trennen – Ablösen. Die zu häufig
falsch interpretierten und negativ besetzten Begriffe wurden von der Referentin zum positiven Handeln hin entwickelt und boten Eltern Entschei-
dungshilfen für Konflikt- und Krisensituationen.

2.2   Angeleitete und kooperierende Elternkreise

2.2.1   Angeleitete Elterngruppen haben Gründungsprobleme

Angeleitete Elterngruppen lassen sich in den meisten Fällen nicht
leicht etablieren. Die Nähe zu Therapie und Paternalismus, der von den
drogenabhängigen Jugendlichen befürchtet und aus Erfahrung kritisch hinterfragt und auf die Eltern übertragen und vermittelt wird, schreckt ab. Und
doch gelingt es immer wieder, in einigen Einrichtungen über einen längeren
Zeitraum mehr oder weniger stabile Gruppen mit kontinuierlicher Teilnahme abzuhalten. Die Treffen finden in zwei- oder vierwöchigem Rhythmus
statt.
Das frühere kostenlose Angebot wird inzwischen unterschiedlich verändert:
Es wird um Spenden oder einen festen Unkostenbetrag gebeten. Etliche der
Anbieter haben die Erfahrung gemacht, dass unter den heutigen marktwirt-
schaftlichen Bedingungen kostenlose Angebote implizit einen geringeren
Wert als mit Kosten belegte vermitteln. Diese Ansicht teilen nicht alle Anbieter. Das Anleiten der Gruppe kann sich auf die Moderation beschränken, eine
feste Struktur haben oder therapeutisch ausgerichtet mit Schwerpunktthe-
men arbeiten. Die Gruppenstärke variiert zwischen drei bis max. zwölf TeilnehmerInnen.

2.2.2   Unangeleitete Elterngruppen

Einige Drogenhilfeeinrichtungen sind von der angebotsorientierten
zu einer nachfrageorientierten Arbeit übergegangen. Der Erfolg mit unangeleiteten Gruppen hatte sich schneller und wie von selbst eingestellt.
Bisweilen muss jedoch – je nach Gruppengröße – behutsam moderierend eingegriffen werden, da die TeilnehmerInnen häufig unter so starkem inneren
Druck leiden – hervorgerufen durch eine Krisensitutaion oder extreme physische und psychische Belastungen –, dass keine Gesprächsräume mehr für die
anderen TeilnehmerInnen bleiben.
Die unangeleiteten Gruppen erweisen sich als sehr stabil.

2.2.3   **Besonderheiten**

■ Die Angebote der Palette 2

Die »Palette 2 in Hamburg – Verein für ambulante Therapie substituierter Opiatabhängiger« bietet innerhalb ihres insgesamt breit gefächerten Angebotes auch eine Angeleitete Angehörigengruppe an. Die Therapeutinnen arbeiten unter dem Leitmotiv: Veränderung kann nur da passieren, wo wir die Menschen in ihrer Individualität akzeptieren. Die Palette e.V. gestaltet diese Gruppe seit 1998 mit einem detailliert ausgearbeiteten Kurzkonzept. Es werden Ziele (Autonomie fördern und stabilisieren), theoretische Fundierung und methodische Ansätze dargelegt. Die Psychotherapeutinnen arbeiten sehr differenziert auf der Grundlage der Gestalttherapie und deren Menschenbild, methodisch nach den Regeln der Themenzentrierten Interaktion. Sie arbeiten sowohl gruppenzentriert wie einzeltherapeutisch. Durch die Fülle der methodischen und zielorientierten Ansätze unterscheidet sich die Arbeit von den anderen Gruppen, die sich in variierender Form unter dem Label »Hilfe zur Selbsthilfe« zusammenfinden. Die Gruppenarbeit hat therapeutischen Charakter. Das Angebot ist nicht kostenlos. Es wird pro Sitzung ein geringfügiger Spendenbeitrag erbeten. Nach Abschluss der regulären Gruppentreffen regen die Therapeutinnen der Palette die Mütter an, als Selbsthilfegruppe weiterzuarbeiten.

■ Die Angehörigengruppe des Drogennotrufes in Frankfurt am Main

Der Drogennotruf e.V. in Frankfurt am Main bietet persönliche Beratung von Eltern, Angehörigen und Familien an. Seit über sechs Jahren entstehen bei den abendlichen und am Wochenende angebotenen anonymen Telefonberatungen Gesprächssituationen, die erkennen lassen, dass es nicht mehr um eine im Dialog zu klärende Frage/Beratung geht. In diesen Fällen geht es um Kommunikationsstörungen im Gesamtsystem der Familien. Der Drogennotruf e.V. bietet persönliche Angehörigenberatung an. Diese Fälle werden dann an die Leiterin der Angehörigenberatung verwiesen, die in einem telefonischen Erstgespräch das Anliegen und die Möglichkeiten einer persönlichen Beratung klärt. Die Beratungen können verschiedener Art und Häufigkeit sein.

Aus diesen Beratungen heraus ist auf Wunsch der Mütter (die Gruppe hat sich als reine Müttergruppe stabilisiert) die Gruppe entstanden, um sich austauschen und stärken zu können. Die Gruppe ist mit fünf bis sieben Teilnehmerinnen im Kern seit fast drei Jahren stabil. Die Mütter haben durch große Offenheit starkes Vertrauen untereinander entwickelt, was die Hilfe untereinander sehr befördert. Daraus entsteht großer Respekt vor der Bewältigung der Biografien. Es wird möglich, flexibel einer einzelnen Mutter in aktuellen Krisensituationen intensive Zuwendung zu gewähren, ohne sich dabei selbst als marginalisiert zu empfinden. Bei Stabilisierung der Situation einzelner Mütter und ihrer ehemals abhängigen Kinder verlassen die Mütter die Gruppe. Andere kommen hinzu, und die »Ehemaligen« nehmen temporär zur Berichterstattung über den weiteren Stabilisierungsprozess ihrer Kinder an den Sitzungen teil. Sie geben damit den »Aktiven« Hoffnung und Mut.

3   **Resümee und Forderungen**

Noch einmal zu den annähernden Zahlen von opiatabhängigen Konsumenten: Ausgehend vom Rhein-Main-Gebiet und den von Behörden und Institutionen hierfür genannten Zahlen von mindestens 6.000 bis 8.000 Abhängigen und andererseits den in Therapien, in Methadonprogrammen, zudem in sog. Gesundheitsräumen (Druckräumen) erfassten Jugendlichen, deren Zahl mit ca. 1.200 angenommen wird, lässt sich ablesen, dass der überwiegende Teil der abhängigen KonsumentInnen nicht in institutionellen, flächendeckend etablierten Einrichtungen und damit weitestgehend professionell versorgt und, zunehmend mit akzeptierendem Ansatz, begleitet wird.

Der überwiegende Teil der KonsumentInnen bewegt sich nach wie vor im privaten, sozialen Umfeld und wird dort weitestgehend lebenserhaltend, reproduzierend und fürsorgerisch versorgt – unentgeltlich ...
Die Arbeitsleistung dieser privaten HelferInnensysteme wird von gesellschaftlich produzierten Schuldgefühlen beeinflusst. Die Gesellschaft ist – trotz klarer Beteiligung der undifferenzierten Drogenpolitik an den bestehenden Verhältnissen – immer noch bereit, den Erziehenden, vor allem den Müttern, früheres Versagen, mangelnde Sorgfalt oder andere Defizite bei der Erziehung zuzuweisen. In den Phasen des exzessiven Konsums wie des geplanten Überwindens einer Abhängigkeit und in Krisenphasen werden sie dann ebenso schnellzüngig wiederum zu Schuldigen gestempelt, als Co-Abhängige (mit negativer Konnotation), Klammernde, symbiotisch Verwobene.

Und doch leisten sie Schwerstarbeit, entlasten den Staat durch private Hilfe und Eigenausbeutung und durch Vernutzung sämtlicher vorhandener Ressourcen: finanzieller, physischer, psychischer.
All dies, so FISCHER (2001), ist äußerst effizient – für die Abhängigen. Bei den HelferInnen bleiben »Wüsten« zurück. In der »Selbstheilerstudie« (a.a.O.) wird belegt, dass sie bei 70% der KonsumentInnen sowohl während der häufig notwendigen Entgiftungen wie auch beim Ausstieg die Primärhilfe des sozialen Umfeldes (»Brot und Bett«) bereitstellen.
In den Rekonvaleszenzzeiten differenzieren sich diese Hilfen und verteilen sich auf Partnerschaften, Wohngemeinschaften, Geschwister oder nicht personelle Förderung und Stabilisierung des Status durch Studium, Berufsausbildung, Job. Die prozentuale Zahl der privaten, aktivierenden Stabilisierungsfaktoren bleibt nahezu konstant.
Es lässt sich demnach belegen, dass sich das gesellschaftspolitische Umfeld drogenkonsumierender Menschen zwischen 1993 (dem Erscheinen des Endberichtes der »Selbstheilerstudie«) und dem von Fischer dargelegten aktuellen Stand keine positiven Verschiebungen zugunsten der privaten UnterstützerInnen ergeben haben.

Am Ausstiegsprozess beteiligte Personen/Gruppen
Stichprobe n = 102

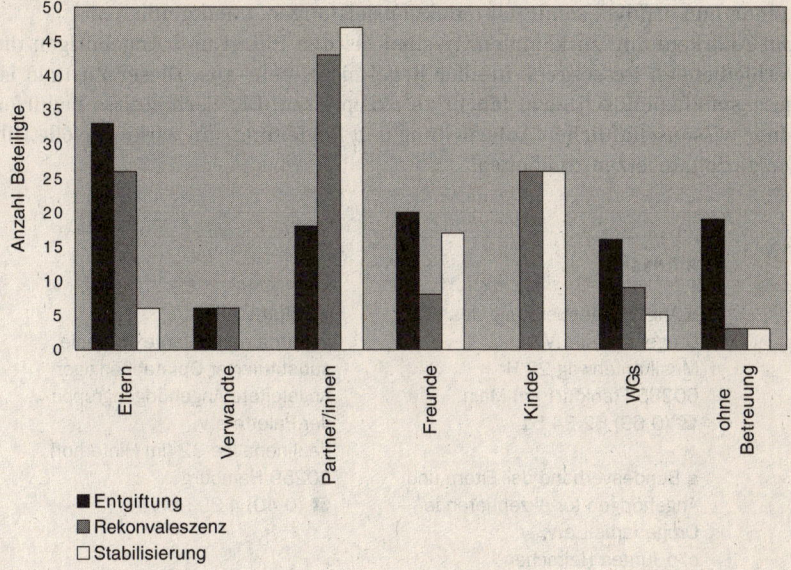

Die Tabelle ist der Selbstheilerstudie (1993) entnommen.

Die Forderungen an die Politik müssen daher lauten: Es ist für die privat
agierenden, den Staat effizient entlastenden Helferkategorien dringend, dass
■ eine Veränderung der Bewertung der privaten Eltern- und Angehörigen-
arbeit geschieht;
■ Beratungsstellen ausschließlich für Eltern und Angehörige nach dem Vorbild des Drogennotrufes e.V. in Frankfurt am Main entstehen;
■ professionelle, bezahlte Hilfen bereitgestellt werden, die Krisensituationen
ambulant begleiten.

Man könnte an Hilfen denken, die dem § 27 des Kinder- und Jugendhilfege-
setzes (KJHG) entsprechen. Sie beinhalten, dass in Fällen von Schwererzieh-
barkeit und psychosozialer Entgleisung dem Jugendlichen ambulant (während er im Elternhaus wohnt) sozialarbeiterische Hilfen, vermittelt durch die
Jugendämter, beigestellt werden, die sich unter Umständen auch auf die übrigen Familienmitglieder ausdehnen lassen. Dies gilt für Jugendliche.
Für erwachsene Drogenkonsumenten oder Drogenabhängige, die die Familien,
sofern sie noch im Familienverband leben, ebenso belasten, sind solche Hilfen
nicht einmal angedacht. Der Schwerpunkt wäre auf die Kategorie der privaten
HelferInnen zu legen. Die Hilfen sollten ambulant und professionell erfolgen.

■ Die HelferInnen brauchen dringend diversifizierte professionelle Hilfe
Noch einmal: Eltern und Angehörige entlasten den Staat auf vielfältige Weise
durch Überlebenshilfe in kritischen Phasen, Stabilisierung der Lebensumstände und erfüllen somit Reproduktionsleistungen, unentgeltlich …
Um Anerkennung zu kämpfen, reichen bei den Eltern und Angehörigen die
verbleibenden Ressourcen in aller Regel nicht mehr aus. Dieser Zustand ist
gesellschaftspolitisch nicht länger zu akzeptieren. Die Verhältnisse bedürfen
einer wissenschaftlichen Aufarbeitung und Begleitung, um wirkungsvolle Hilfen gezielt ansetzen zu können.

Adressen

■ Angehörigenberatung des
Drogennotruf e.V.
Musikantenweg 22 H
60385 Frankfurt am Main
☎ (0 69) 62 34 51

■ Bundesverband der Eltern und
Angehörigen für akzeptierende
Drogenarbeit e.V.
c/o Jürgen Heimchen
Steinbeck 16
42119 Wuppertal
☎ (02 02) 42 35 19
akzeptierende.eltern@t-online.de

■ Palette 2
Verein für ambulante Therapie
substituierter Opiatabhängiger
Angeleitete Angehörigengruppe
der Palette e.V.
Paulinenallee 32 (im Hinterhof)
20259 Hamburg
☎ (0 40) 4 39 90 71

Literatur

Biernacki P. (1986): Pathways from Heroin Addiction. Recovery without treatment. Temple University Press, Philadelphia.
**Bundesverband der Eltern und Angehörigen für akzeptierende Drogenarbeit
e.V.:** Konzept. Siehe Adressen.
Fischer, R. (2001): Die Akzeptanz der Drogenkonsumenten. In: Gesellschaft
mit Drogen – Akzeptanz im Wandel. Dokumentationsband zum 6. Internationa-
len Drogenkongress 5.–7. Oktober 2000 in Berlin.
Happel, V./Fischer, R./Wittfeld, I. (1993): Endbericht der Studie an der FH
Frankfurt am Main: Selbstorganisierte Austiege aus Heroinabhängigkeit und
Politoxikomanie. Arbeitstitel: Selbstheiler.
Jahrbuch Sucht (1999): Jahresstatistik der professionellen Suchtkrankenhilfe.

VI   **Es braucht frauenspezifische und**
          frauengerechte Drogenarbeit, weil ...[1]
          Ein Argumentarium für Vorstands- und Behördenmitglieder,
          für Fachkräfte und an Drogenarbeit interessierte PolitikerInnen
          Von Judith Trinkler, Christine Spreyermann

Frauenspezifische Angebote wenden sich ausschließlich an drogen-konsumierende Frauen. Sie nutzen frauenspezifische Erfahrungen konsequent für den Hilfeprozess und für die Entwicklung von Veränderungen. Frauenspezifische Angebote stellen eine wichtige Ergänzung zum allgemeinen, frauengerecht gestalteten Drogenhilfeangebot dar.

Frauengerechte Drogenarbeit verlangt von Drogeninstitutionen und ihren Mitarbeitern und Mitarbeiterinnen, dass sie ihre Arbeit, ihre Infrastruktur und ihre Angebote konsequent daraufhin überprüfen, ob sie eine bedarfsgerechte und wirksame Unterstützung von drogenkonsumierenden Frauen und Männern gleichermassen gewährleisten.

Es braucht frauenspezifische und frauengerechte Drogenarbeit

1. Sie verbessert den Zugang für Frauen zum Drogenhilfeangebot.
2. Sie sensibilisiert Fachleute der Drogenarbeit auf geschlechterspezifische Unterschiede.
3. Sie leistet einen Beitrag zur Professionalisierung der Drogenarbeit und unterstützt die Entwicklung eines differenzierten zielgruppenorientierten und bedarfsgerechten Drogenhilfeangebotes.
4. Sie erhöht die Wirksamkeit von Drogenhilfeangeboten, indem sie das Wissen über geschlechterspezifische Unterschiede und ausstiegsfördernde Faktoren bei Frauen konsequent umsetzt.
5. Sie trägt zur gerechteren Mittelverteilung bei und ermöglicht Kontrolle über den effektiven Mitteleinsatz.
6. Sie fördert die Koordination und Vernetzung von frauenspezifischen und allgemeinen Hilfeangeboten.
7. Sie macht auf Wissenslücken aufmerksam und fördert die Wissensentwicklung im Hinblick auf Angebote für Frauen und Männer.

1   **... weil sie ein Gebot der Gleichstellung ist**

Durch den Gleichstellungsartikel sind Bund, Kantone und Gemeinden aufgefordert, Massnahmen zur faktischen Gleichstellung von Frauen zu ergreifen.

------

[1]   Im Auftrag des Bundesamtes für Gesundheit BAG.
Verantwortung: Judith Trinkler, Präsidentin Verein Frau Sucht Gesundheit, Basel.
Konzept, Redaktion und Gestaltung: sfinx. Christine Spreyermann, Bern.
© BAG 1998. Wir danken für die freundliche Genehmigung!

Faktische Gleichstellung bedeutet u.a., dass Frauen gleichermassen Zugang zu qualifizierten Angeboten und frauengerechter Betreuung im Gesundheits- und Fürsorgebereich haben. Dazu gehören selbstverständlich auch die Angebote der Drogenarbeit.

Die heutige Drogenarbeit ist nicht geschlechterneutral. Fakten und Zahlen belegen eindeutig, dass Frauen in vielen Angeboten untervertreten sind. Etwa ein Drittel aller DrogenkonsumentInnen sind Frauen. In vielen stationären und ambulanten Angeboten beträgt der Frauenanteil jedoch deutlich weniger als 30%. Diese Angebote der heutigen Drogenarbeit privilegieren männliche Drogenkonsumenten, indem sie sich an deren Ressourcen, Erwartungen und Wünschen orientieren. So sind von Arbeitsprogrammen im Bereich Bau- und Waldarbeit oder von Therapieprogrammen mit status- und machtorientierten Gruppenstrukturen vor allem Männer angesprochen. Drogenkonsumentinnen werden von solchen Angeboten (unbewusst) ferngehalten.

Wir müssen davon ausgehen, dass Institutionen, in denen Frauen als Klientinnen untervertreten sind, nicht adäquat auf Ressourcen, Nöte und Bedürfnisse von Drogenkonsumentinnen reagieren oder deren Nöte übersehen.

2   **... weil professionelle Drogenarbeit professionelle Standards und ethische Grundsätze gegenüber Männern und Frauen einlösen muss**

Die heutige Drogenhilfe konfrontiert drogenkonsumierende Frauen mit Angeboten, in denen allgemeine ethische Berufshaltungen wie Respekt, Wertschätzung, Transparenz nicht eingelöst werden. Und sie konfrontiert Drogenkonsumentinnen mit Angeboten, die sich nicht an allgemeine professionelle Standards halten, weil sie gewisse Erfahrungen ungenügend reflektieren oder dem neueren Stand der Forschung nicht entsprechen. Zahlreiche Studien zeigen, dass Drogenkonsumentinnen wiederholt mit unerwünschten, teilweise schädigenden Angeboten konfrontiert werden, zum Beispiel:

■ Mitarbeitende nehmen Nöte, Erfahrungen und Fragen von Drogenkonsumentinnen nicht ernst, z.B. Überforderung, Scham- und Schuldgefühle, Angst vor Gewalttätigkeit, gynäkologische Fragen.

■ Drogenkonsumentinnen werden Situationen ausgesetzt, in denen sie ihre Erfahrungen und Anliegen nicht einbringen und sich gegen Abwertungen nicht wehren können (Wohn- oder Arbeitsgruppen mit kleinem Anteil von Frauen).

■ Mitarbeitende in Drogeninstitutionen tolerieren abwertende, sexistische Äusserungen oder sprechen solche selbst aus.

■ Mitarbeitende haben an Drogenkonsumentinnen einengende Geschlechtsrollenerwartungen und verurteilen oder beschuldigen ihre Klientinnen, wenn sie diese Erwartungen nicht erfüllen. »Als Frau, als Mutter solltest du, kannst du nicht ...«

Zu den professionellen Standards gehört, dass Mitarbeitende ihr eigenes, gegenüber Frauen und Männern unterschiedliches Verhalten, blinde Flecken und (Vor-)Urteile wahrnehmen, hinterfragen und verändern können. Wenn Institutionen einen fachlichen Diskurs beginnen, wie ihre Angebote frauengerecht und männergerecht gestaltet werden können, verlangt dies, dass Trägerschaften, Mitarbeiter und Mitarbeiterinnen für Unterschiede und (unbewusst) getroffene Unterscheidungen und deren Wirkung auf Frauen und Männer sensibilisiert werden.

3   **... weil Drogenarbeit ihre Angebote an**
         Zielgruppen und Bedürfnissen orientieren muss

Drogenarbeit hat Aussicht auf Erfolg, wenn sie Lebensverhältnisse und Bedürfnisse ihrer Zielgruppen kennt und ihre Angebote entsprechend gestaltet. Frauengerechte/frauenspezifische Drogenarbeit berücksichtigt die unterschiedlichen Erfahrungen und Perspektiven von Frauen und Männern und entwickelt differenzierte Angebote. Die gesellschaftlichen Unterschiede zeigen sich im Zusammenhang mit illegalem Drogenkonsum teilweise wie unter einem Vergrösserungsglas. Für Frauen gilt es zu berücksichtigen:

■ Ursachen des Drogenkonsums
Drogenkonsum steht im Zusammenhang mit Ohnmachtsgefühlen, mangelnden Einflussmöglichkeiten, Mehrfachbelastung, fehlender familiärer Unterstützung, Drogenkonsum durch den Partner, kontinuierlichen Abwertungs- und Gewalterfahrungen, einengenden/überfordernden Rollenerwartungen.
■ Erfahrungen als Konsumentinnen
Frauen bewegen sich als Drogenkonsumentinnen in einer ausgesprochenen Männerwelt, in der körperliche Gewalt eine stete Bedrohung darstellt. Sie organisieren sich Schutz in einer Partnerschaft oder bewegen sich als Einzelgängerinnen. Frauen haben auch als Drogenkonsumentinnen oft Versorgungsaufgaben für Kinder oder Partner. Ihre Angst vor behördlichen Beschränkungen des Sorgerechtes lässt sie so spät als möglich um Hilfe suchen.
■ Strategien zur Stoffbeschaffung
Frauen wählen insgesamt eher Strategien, mit denen sie wenig Aufmerksamkeit auf sich ziehen. Zum Beispiel nehmen sie beim Drogenhandel eher untergeordnete Positionen ein (Trägerinnen, Vermittlerinnen, Kleinhändlerinnen) oder sie wählen eher legale Beschaffungsmöglichkeiten wie Arbeit, Versorgung durch den Partner, Prostitution.
■ Ausstieg und Perspektiven
Frauen erhalten beim Ausstieg weniger familiäre und partnerschaftliche Unterstützung als Männer. Sie bevorzugen Hilfeangebote, bei denen sie den Drogenkonsum so gut als möglich geheim halten können. Perspektiven für die Zukunft und die Erfahrung, dass nur sie selbst für ihr Leben sorgen können, spielen eine zentrale Motivation beim Ausstieg.

4   ... weil sie wirksamer ist

■ Sie ist wirksamer, indem sie den Zugang verbessert.
Frauengerechte und frauenspezifische Drogenarbeit verbessert den Zugang
für Frauen, indem sie ihre Angebote so gestaltet, dass sich Drogenkonsumentinnen angesprochen, ernst genommen und kompetent unterstützt und beraten fühlen. Wenn sich Drogenkonsumentinnen angesprochen fühlen, können
sie mit Betreuung und Behandlung auch früher erreicht werden.
Frauenspezifische Angebote haben wie Frauenhäuser oder Frauengesund-
heitszentren eine Signalwirkung. Sie ermöglichen den Zugang zu Frauen, die
mit allgemeinen Angeboten ungenügend erreicht werden.
■ Sie ist wirksamer, indem sie Handlungskompetenzen im Umgang mit Belastungssituationen vermittelt.
Frauengerechte/frauenspezifische Drogenarbeit stützt präventive Strukturen
und Angebote, denn sie kennt spezifische Belastungssituationen, die zu Drogenkonsum führen. Sie hat sekundärpräventive Wirkung, denn sie kennt die
Belastungssituationen, die zu Rückfällen führen können. Sie stärkt gezielt die
Handlungskompetenzen von Frauen und vermittelt strukturelle Unterstützung im Umgang mit solchen Belastungssituationen im Alltag. Dadurch wird
höhere Wirksamkeit erzielt.
■ Sie ist wirksamer, indem sie (werdende) Mütter und ihre Kinder frühzeitig
unterstützt.
Frauengerechte/frauenspezifische Drogenarbeit erreicht mit ihren Angeboten
drogenkonsumierende Mütter. Mitarbeiter und Mitarbeiterinnen beraten und
begleiten Frauen während der Schwangerschaft und entwickeln mit Müttern
Lösungen, welche die Fähigkeiten der Mütter stärken und die Interessen der
Kinder wahren. Gefährdungs- und Überforderungssituationen können dadurch frühzeitig erkannt und angesprochen werden. Sie verzichtet auf Verurteilungen und aktiviert mit beteiligten Institutionen (u.a. Kinderkrippen,
Schulen) und Drittpersonen (Bekannten, NachbarInnen, Tageseltern, Lehr-
kräfte) Ressourcen zur Entlastung. Frauengerechte/frauenspezifische Drogenarbeit hat dadurch nachhaltige Wirkung. Sorgerechtsentzüge und aufwendige jahrelange Heimplatzierungen können vermieden werden.
■ Sie ist wirksamer, indem sie Selbstwertgefühl und Selbstvertrauen von Drogenkonsumentinnen – ausgehend von frauenspezifischen Erfahrungen – stärkt.
Viele frauenspezifische Erfahrungen sind mit Schuld- oder Schamgefühlen
verbunden und werden tabuisiert. Das Erkennen von gemeinsamen frauenspezifischen Erfahrungen hat eine entlastende und gleichzeitig stärkende
Wirkung. Frauen sind nicht gewohnt, dass diese Erfahrungen und ihre Stärken Raum einnehmen dürfen. Dies kann in Frauengruppen eher erlebt werden. Selbstwertgefühl und Selbstvertrauen sind Faktoren, welche den Sucht-
ausstieg begünstigen.
■ Sie ist wirksamer, indem sie Drogenkonsumentinnen dabei unterstützt,
Handlungskompetenzen und Rollenerwartungen zu erweitern.
Viele als belastend erlebte Erfahrungen stehen in Verbindung mit frauenspe-

zifischen Erlebens- und Verhaltensmustern, mit traditionellen Frauen- und Männerbildern und einengenden Erwartungen an das eigene und das andere Geschlecht. Sie gehören zu möglichen Ursachen des Drogenkonsums. Alternative Handlungskompetenzen können ohne Rechtfertigungs-, Leistungs- und Profilierungsdruck ausschließlich unter Frauen besser entwickelt und eingeübt werden. Dies gilt auch für die Reflexion eigener (unrealistischer) Erwartungen an das andere Geschlecht und die Entwicklung möglicher Alternativen.

■ Sie ist wirksamer, indem sie Drogenkonsumentinnen darin bestärkt, dem eigenen Körper Wertschätzung zu schenken.

Viele Abwertungen beziehen sich auf Aussehen und Körper von Frauen. Positive Körpererfahrungen und Wissen über den eigenen Körper und über Sexualität sind notwendig, um den Abwertungen etwas entgegenzusetzen. Sport, Massage, Bewegung, Tanz, Gesang, Atemübungen ermöglichen, den eigenen Körper neu kennenzulernen und sich mit andern Frauen über diese Erfahrungen auszutauschen. Den Körper wieder als Quelle von Gesundheit und Wohlbefinden wahrnehmen zu können, ist eine wichtige Voraussetzung für einen verantwortungsvollen Umgang auch mit Drogen.

■ Sie ist wirksamer, indem frauenspezifische Angebote Drogenkonsumentinnen befähigen, sich mit Netzwerken Unterstützung zu verschaffen.

Gemeinsame Aktivitäten und gemeinsame Erfahrungen sind die Grundlage von allen Netzwerken. Netzwerke legitimieren die Beteiligten, Unterstützung abzurufen und Unterstützung anderen anzubieten. Frauen fehlen solche gemeinsam gemachten Erfahrungen oft und damit wichtige Unterstützungsquellen. Den Umgang mit Netzwerken (Unterstützung nicht nur geben, sondern auch beanspruchen dürfen) müssen sie lernen. Unterstützung von Dritten ist ein begünstigender Faktor bei Ausstiegsprozessen und eine wichtige Quelle für den erfolgreichen Umgang mit Belastungssituationen.

■ Sie ist wirksamer, indem sie Rückzugsmöglichkeiten und Schutz in Bedrohungssituationen bietet.

In akuten Bedrohungssituationen (körperliche Gewalt und sexuelle Ausbeutung) ist wirksamer Schutz lebenswichtig. Frauen sollen in solchen Situationen an sicheren Orten Zuflucht finden. Wichtig sind solche für Frauen reservierte Orte auch, um vom Erlebten Distanz zu gewinnen. Frauen fehlen die nötigen finanziellen Mittel oft, um sich einen solchen sicheren Ort kurzfristig selbst organisieren zu können.

5 ... weil sie einen effizienten, zielgerichteten, transparenten und gerechteren Einsatz finanzieller Mittel anstrebt

Frauengerechte/frauenspezifische Drogenarbeit ermöglicht mehr Kostentransparenz, indem sie ausweist, wieviele Frauen (und Männer) sie erreicht, welche Angebote von Frauen und welche von Männern beansprucht werden und wie teuer diese Angebote sind. Die Einführung und konsequente

Umsetzung von frauengerechter/frauenspezifischer Drogenarbeit wird in gewissen Bereichen mit Mehrkosten verbunden sein (z.B. kompetente Betreuung von Müttern mit Kindern). Andere Angebote können kostenneutral eingeführt und realisiert werden (z.B. ist der Tagesansatz in frauenspezifischen stationären Therapieeinrichtungen vergleichbar mit dem Ansatz anderer Einrichtungen). Längerfristig sind auch Einsparungen möglich: So werden Drogenkonsumentinnen seltener in Angeboten platziert, deren therapeutischer Nutzen für sie grundsätzlich infrage zu stellen ist (z.B. Angebote im Bereich Therapie, Wohnen oder Arbeit, die Drogenkonsumentinnen monatelang Minderheitsverhältnissen aussetzen; insbesondere Angebote mit einem Frauenanteil, der kleiner als 50% ist).

Investitionen von Gemeinden, Kantonen und Bund für Therapie, Überlebenshilfe und Repression kommen vor allem männlichen Konsumenten zugute. Sie sind die bevorzugten Abnehmer von stationären Therapieangeboten und von den Angeboten der niedrigschwelligen Drogenarbeit. Die Inhaftierungskosten für Drogenkonsumenten betragen etwa 36% der gesamtschweizerischen Ausgaben im Bereich Drogen. Diese 36% werden zu 91% für männliche Drogenkonsumenten aufgewendet. Frauenspezifische Angebote stellen eine Möglichkeit dar, um die Verteilung der finanziellen Mittel dahingehend zu steuern, dass sie in angemessenem Verhältnis Drogenkonsumentinnen zugute kommen. Eine Erhöhung der Ausgaben im Bereich Prävention zulasten von Ausgaben im Bereich Repression hätte eine doppelte Umverteilungswirkung: Es findet eine Umverteilung zugunsten von direkten Steuerungsmaßnahmen statt. Gleichzeitig werden Gelder, die in Prävention investiert werden, in viel höherem Ausmaß Frauen zugute kommen als Gelder, die in Repression investiert werden.

6   **... weil frauenspezifische Institutionen die Vernetzung und Koordination innerhalb des gesamten Hilfeangebotes für Frauen erleichtern und dadurch Synergieeffekte genutzt werden können**

Frauenspezifische Institutionen sind über die allgemeinen und spezialisierten Angebote für Frauen in einer Region informiert und können deshalb Frauen gezielt weitervermitteln. Gleichzeitig nehmen sie früh wahr, wenn neue Problemstellungen auftauchen und können andere Institutionen und zuständige Stellen informieren (z.B. über die Lücken bei der Finanzierung von qualifizierten Betreuungsangeboten für drogenkonsumierende Frauen mit Kindern). Sie sind in der Lage, eine wichtige Funktion bei der Planung und Entwicklung von angepassten Problemlösungen zu übernehmen.

Frauenspezifische Institutionen garantieren einen gezielten Mitteleinsatz auch dadurch, dass ihr Angebot innerhalb einer ganzen Region sichtbar und bekannt ist. Dank der klaren Zuständigkeit für Frauenanliegen können sie von allgemeinen Institutionen beratend beigezogen werden, wenn diese neue Angebote entwickeln. Frauenspezifische Institutionen sind dadurch über geplante Entwicklungen informiert. Doppelspurigkeiten können sie früh signalisieren.

7   **... weil auf Frauenanliegen spezialisierte Institutionen zur Weiterentwicklung des fachlichen, theoretischen und methodischen Know-hows beitragen, auch über Frauenanliegen hinaus**

Innerhalb des allgemeinen Hilfeangebotes sorgen frauenspezifische Institutionen dafür, dass neues Wissen in diesem Bereich verarbeitet und in geeigneter Form weitervermittelt wird. Sie erarbeiten Informationsbroschüren und stellen methodische Arbeitsinstrumente zur Verfügung, die von allgemeinen Institutionen eingesetzt, jedoch nicht entwickelt werden können. Allgemeine Hilfeinstitutionen sind für effiziente Hilfe darauf angewiesen, dass sie bei schwierigen Situationen Know-how abrufen oder Klientinnen an kompetente Stellen weitervermitteln können.

Die Tatsache, dass spezialisiertes Wissen in Bezug auf Frauen vorliegt, regt bei Institutionen gleichzeitig die Entwicklung von Wissen und von Angeboten im Hinblick auf die Bedürfnisse von Männern an.

■ Kontakt-und Bestelladresse:
Bundesamt für Gesundheit
Sektion Drogeninterventionen
Christopher Eastus
CH-3003 Bern
☎ +41 (0)31 323 88 09
christopher.eastus@bag.admin.ch

■ Vom BAG beauftragte Expertin:
Marie-Louise Ernst
Atelier für Organisationsberatung
und Fortbildung
Postfach 18
CH-3126 Kaufdorf
☎ +41 (0)31 809 22 96

Dank gebührt:
Gaby Belz, Dr. med Cornelia Conzelmann, Rita Erni, Anne Denton, Marie-Louise Ernst, Regula Flury, Thomas Kessler, Georg Krieg, Anne-Catherine Ménétrey, Elisabeth Michel-Alder, Alice Misteli, Verena Pini, Bea Rüegg, Isabelle Schaetti, Patricia Schulz, Sabine Séquin, Béatrice Stalder, Pia Thormann, Dr. med. Elizabeth Zemp.
Sie alle haben als GesprächspartnerInnen mit ihren Erfahrungen aus Frauenbildungsarbeit, aus Frauentherapieeinrichtungen, Frauenberatungsstellen und -häusern, sowie als ExpertInnen aus Politik, Wirtschaft und Gesundheitswesen zum Argumentarium beigetragen.

Literatur

Ernst, M.-L./Rottenmanner, I./Spreyermann, C. (1995): Frauen – Sucht – Perspektiven. Bern, EDMZ.
Meier, C./Hablützel, S./Ramsauer, S. (Hrsg.) (1997): Medikamente Männer Marzipan. Zürich, Seismo.
Müller, R. (1991): Was nützt und kostet uns die Repression. drogalcohol ISPA-Press 2. Lausanne.
Stalder, B. (Hrsg.) (1997): Frauenförderung konkret. Zürich, vdf.
VSD (1996): Ethische Richtlinien, Verbandsregeln und Reglement zur Behandlung von Beschwerden des VSD.

B   **LEBENSBEREICHE UND HILFEANGEBOTE**

I   **Hepatitis-Prophylaxe für DrogengebraucherInnen[1]**
          Von Heino Stöver

Die Europäische Beobachtungs- und Dokumentationsstelle für Drogen und Drogensucht in Lissabon (EBDD/EMCDDA 1998, S. 4) zählt die Hepatitis-C-Infektion zu den gravierendsten gesundheitlichen Problemen i.v. Drogenabhängiger in ganz Europa. Die Zahl der allein HCV-infizierten i.v. konsumierenden Drogenabhängigen in der EU wird mit ca. 500.000 angegeben. Eine gesamteuropäische ebenso wie eine nationale Reaktion auf die massive Ausbreitung der Hepatitis steht bisher aus. Angesichts der starken Verbreitung der Virushepatitiden insbesondere unter i.v. DrogenkonsumentInnen und angesichts der dadurch entstehenden existenziellen Bedrohung stellen sich unweigerlich mehrere Fragen für »Medizin« und »Drogenhilfe«:
■ Wie konnten sich im Schatten der HIV-Infektion die Virushepatitiden mit offenbar ähnlichen Transmissionswegen so schnell und relativ unbemerkt in der Population der i.v. applizierenden DrogenkonsumentInnen ausbreiten?
■ Bei der HIV-Erkrankung ist ein Stillstand insbesondere unter den Drogenabhängigen zu beobachten, warum steigt die Verbreitung von HBV und HCV und geht bei HCV gegen 100%?
■ Warum sind die präventiven Botschaften bei HIV offenbar erfolgreicher gewesen als bei den Hepatitiden?
■ Wie können wirksame und vor allem leicht verständliche und zugängliche Informationen verbreitet werden?
■ Welche strukturell wirksamen Maßnahmen müssen getroffen werden, um über eine geforderte individuelle Verhaltens- auch eine Verhältnisveränderung zu bewirken?
Diesen Fragen soll im Folgenden nachgegangen werden.

1   **HIV und Hepatitis-Verbreitung: Geschichte und**
          Wahrnehmung durch Medizin und Drogenhilfe

Die Virushepatitiden und die Transmissionen via insteriles Spritzbesteck stellen keine neuen gesundheitlichen Risiken dar. Bereits 1968 führte eine Untersuchung von InsassInnen in Bundesgefängnissen in den USA zu einer nicht erwarteteten hohen Inzidenz von Hepatomegalie, manchmal begleitet von abnormen Leberfunktionen. Die Wissenschaftler fanden eine klare Korrelation zwischen »sharing hypodermic equipment« und »suffering from a long-

---

[1] Dank an Astrid Leicht für wichtige Anmerkungen.

term form of serum hepatitis« (SAPIRA et al. 1968). Auch auf der KonsumentIn-nenseite bestanden bereits sehr früh Wahrnehmungen des Zusammenhangs von Spritzentausch und Hepatitisinfektionen. Der »Gilb« war ein Begriff in der Szenesprache für eine Hepatitis, die auf den gelben Ikterus rekurrierte, aber sich durchaus der Risiken der Akquisition über den Transmissionsweg »Ge-meinsame Benutzung von sterilem Spritzbesteck« bewusst war. Der Hinweis auf mögliche Hepatitisgefahren (v.a. Hepatitis B) war denn auch über lange Jahre in der Drogenhilfe eher ein pflichtschuldiger Hinweis denn Gegenstand ernst zu nehmender oder offensiver Präventions- oder Impfmaßnahmen.

Die 80er Jahre waren dominiert von dem neu auftretenden HI-Virus und sei-ner Übertragbarkeit, Prävention und Therapie. Wie gebannt starrte das Dro-gen- und AIDS-Hilfesystem auf HIV und vernachlässigte in Wahrnehmung und demgemäß auch in den präventiven Botschaften eine intensive Ausein-andersetzung mit HBV oder HCV. Vor allem Anfang der 90er Jahren nach Iso-lierung von HCV (vorher Non-A-Non-B) hätte man angesichts der wachsen-den Ausbreitung offensiver über die Hepatitiden sprechen müssen. Eine wei-ter reichende Thematisierung erfolgte aber erst ab etwa Mitte der 90er Jahre in der Fachöffentlichkeit, der Fachliteratur, den Organen der öffentlichen Ge-sundheit und der Arbeit in den Angeboten der professionellen Drogenhilfe, aber auch in der Selbsthilfe. Was waren die Gründe für die späte Reaktion? Einige Überlegungen seien hier benannt:

■ Allgemeine Unterschätzung der »unsichtbaren« Bedrohung;
■ Geringschätzung der Krankheitsschwere angesichts gleichzeitig vieler z.T. unmittelbarer Gesundheits- und Sterberisiken von DrogenkonsumentInnen;
■ Unkenntnis über Ansteckungswege sowohl bei Professionellen, als auch bei GebraucherInnen;
■ Annahme der Kongruenz der Botschaften für HIV und Hepatitiden;
■ lange Zeit zwischen Erkrankung und Folgen der Chronifizierung: Kein un-mittelbarer Brückenschlag zu Erkrankten möglich (chronische Hepatitis, Le-berzirrhose, Leberkrebs);
■ geringer Druck »von unten« von den Betroffenen selbst zur öffentlichen Thematisierung der Infektion. Keine funktionierende Lobby: HIV wurde im wesentlichen über die Gay-community thematisiert, danach erfolgte Advocacy-Politik durch AIDS- und Drogenhilfe, schließlich Selbsthilfe;
■ eigentlich bekannte aber wenig »sensationelle« Erkrankung, d.h. für He-patitis konnte in den 90er Jahren nicht mehr so viel Öffentlichkeit mobilisiert werden wie in Bezug auf HIV in den 80er Jahren.

2   **HIV relativ stabil, aber rasanter Anstieg bei HBV/HCV –**
         Auf der Suche nach Gründen

Die epidemiologische Entwicklung zeigt, dass die HIV-Inzidenz mit dem Risiko »intravenöser Drogenkonsum« seit mehr als zehn Jahren relativ stabil verläuft (vgl. MARCUS 2000, S. 27). Anders stellt sich der Verlauf der

Hepatitis-Infektion dar: Bei langjährigen DrogenkonsumentInnen liegt die HCV-Infektionsrate bei 60% bis 90% – ein Phänomen, das nicht nur in Deutschland, sondern in ganz Europa, Australien (WODAK 1997) und den USA zu beobachten ist. Weltweit sind Millionen mit dem Hepatitis-C-Virus infiziert; allein in Deutschland leben ca. 650.000 bis 800.000 Hepatitis-C-Infizierte (lt. Deutscher Leberhilfe; gegenüber ca. 50.000 HIV-Infizierten); das RKI geht von jährlich etwa 5.000 Neuinfektionen aus. Für die HBV-Verbreitung liegen folgende Zahlen vor: Mit einer Hepatitis B sind in Deutschland nach Angaben des Robert-Koch-Instituts in Berlin etwa 600.000 Menschen infiziert, jährliche Neu-Ansteckungen ca. 25.000 bis 50.000. Weitere Unterscheidungen wesentlicher Eigenschaften von Hepatitis B und C: Hepatitis B verläuft relativ selten (ca. 20%) chronisch und verschafft nach Ausheilung eine Immunität. Hepatitis-C verläuft meist chronisch (mehr als 50%, bis zu 80%), sodass Virusträger zu einem viel größeren Teil weiterhin infektiös sind. Außerdem gibt es mehrere Genotypen, wo Ansteckungen wiederholt möglich sind. Nach Ausheilung gibt es keine Immunität wie bei Hepatitis B, also sind jederzeit Neuansteckungen möglich!

Aus infektionsepidemiologischer Sicht muss aufgrund dieser hohen Verbreitung auch das Infektionsrisiko als besonders hoch eingeschätzt werden. Wahrscheinlich abhängig von der Dauer des Drogenkonsums und den Lebensbedingungen erscheint eine Ansteckung bei den meisten Drogenabhängigen unter den gegebenen Lebensbedingungen über kurz oder lang fast unvermeidlich. Welche Gründe sind dafür maßgeblich, obwohl doch die Präventionsprojekte in Deutschland eine immense Zahl von Spritzen umtauschen und zusätzlich infektionsvermeidende Materialien (Filter, Tupfer, Wasser usw.) oftmals sogar kostenlos abgeben?

■ Späte Reaktion des Hilfesystems auf die vielfältigen Ansteckungsmöglichkeiten;

■ verkürzte Botschaften: HIV-Prävention dominierte die Infektionsprophylaxe, und die vielfältigen Ansteckungswege bezüglich HBV/HCV wurden zunächst nicht angesprochen;[1]

■ leichtere Übertragbarkeit: Die Wahrscheinlichkeit der Ansteckung ist insbesondere bei HCV um etwa zehnmal höher, bei HBV wird von einer vierzigmal höheren Infektiosität als bei HIV gesprochen (zur HBV-Infektion reichen bereits geringste Blutmengen aus: 0,00004 ml);

■ Untersuchungen sprechen davon, dass sich bereits sehr junge DrogenkonsumentInnen mit HCV anstecken (vor Beginn des dritten Lebensjahrzehnts: IMBERT 1998, S. 2), also in einer Zeit, in der sie sich eher in der »Honeymoon-Phase« ihres Drogengebrauchs befinden und für präventive Ansprachen kaum zugänglich sind. Zudem werden sie von KonsumentInnen in die Injektions-

---

[1] Typisch und stellvertretend für viele der Slogan der Deutschen AIDS-Hilfe Anfang der 90er: »Für jeden Druck 'ne neue Pumpe.« Diese Vorsichtsvorkehrung ist nicht umfassend genug, wenn weiterhin die Filter, das Wasser, die Löffel (Dose) geteilt wird oder ein Drogenteilen stattfindet.

technik eingeführt, die selbst über geringes Risikobewusstsein in Bezug auf die vielfältigen HCV-Übertragungsmöglichkeiten verfügen oder gar Falschinformationen transportieren;
■ epidemiologische Dynamik: Die Wahrscheinlichkeit, sich zu infizieren, ist umso höher, je stärker das Virus bereits in die betreffende Population eingedrungen ist.

3   **Differenz in den infektionsprophylaktischen Botschaften:**
       Hepatitis C – Das andere Virus

Die HIV-präventiven Botschaften sind, abgesehen von der vertikalen Übertragbarkeit, relativ klar zu benennen und direkt zu vermitteln: »Keine fremde Spritze benutzen, immer Kondome verwenden.« Nur scheinbar sind die Botschaften zur Hepatitisvermeidung ähnlich einfach. Jenseits einiger Ungewissheiten, was konkrete Übertragungsmuster angeht (bei mehr als 40% der HCV-Infektionen ist der konkrete Übertragungsweg unbekannt), lässt sich festhalten:
■ Der mit Abstand wichtigste Risikofaktor bezüglich HCV und HBV-Infektionen stellt der i.v. Konsum mehrerer Personen mit den gleichen Spritzutensilien dar;
■ getrocknetes Blut stellt im Gegensatz zu HIV noch für längere Zeit eine Infektionsquelle dar. Hepatitis-C-Viren können in eingetrockneten Staubpartikeln ca. eine Woche »lebensfähig« (stabil) bleiben. Einigen Autoren sprechen sogar davon, dass die Viren bei Zimmertemperatur an der Luft bis zu vier Wochen lang aktiv bleiben können (KOOLS et al. 2000);
■ mögliche Alltags- oder Haushaltsübertragungen sind also wahrscheinlich (v.a. durch getrocknete Blutspritzer während der Injektion bzw. bei der Suche nach zugänglichen Venen);
■ bei den Hepatitiden spielt die sexuelle Übertragbarkeit nur bei HBV eine nennenswerte Rolle. Eine groß angelegte schottische Studie zeigt, dass bei 8.075 HCV-positiven PatientInnen sich nur 5% die Infektion über Tätowierungen oder auf sexuellem Wege von einer infizierten Person erworben haben (SCOTTISH CENTRE 2000).

Jenseits einer direkten und unmittelbaren (und im Alltag kaum vorkommenden) Spritzenweitergabe bestehen eine Reihe von Blut-zu-Blut-Übertragungsmöglichkeiten »im Haushalt« bzw. im Zusammenleben oder auch im Zusammen-Drogen-Konsumieren. Es sind komplexere Präventionsbotschaften und Veränderungen in den Lebensbedingungen bei den Hepatitiden erforderlich. Sehr viel mehr als bei HIV geht es um den konkreten Lebens- und (Drogen-)Konsumzusammenhang. Die Hauptübertragungsweg ist der intravenöse Konsum, aber über die gemeinsame Benutzung der Spritze hinaus können alle Gegenstände, mit denen die Spritze in Berührung gekommen ist, infiziert sein: Feuerzeuge, Streichhölzer, Alkoholtupfer, Abbindband, Tisch-

platte und vor allem die Hände. Hepatitis C kann auch über gemeinsame Benutzung von Röhrchen beim Schnupfen übertragen werden, wenn Blutreste
von winzigen Wunden in der Nase an dem Röhrchen kleben.

Unmittelbare und grundsätzliche Hygiene ist erforderlich, um Ansteckungsmöglichkeiten zu reduzieren, da bereits kleine Hygienelücken zu Übertragungen führen können.

Einige Beispiel verdeutlichen dies:

■ Händewaschen: Wie und wo können sich verelendete, oft auf der Straße lebende Konsumenten ihre Hände waschen? Wie erfolgt ein gründliches Händewaschen?

■ Es existieren noch zuwenig lebensweltnahe, zielgruppenspezifische Informationen für die Betroffenen. CROFTS (2000) berichtet von einer Video-Stu-
die, in der KonsumentInnen bei der Injektion und ihrer Vorbereitung gefilmt
wurden. Neben anderem infektionsrelevantem Verhalten stellte sich bei der
Mehrzahl heraus, dass die meisten nach dem Herausziehen der Nadel die
Wunde mit dem Daumen abdrückten, um die Blutung zu stoppen, sich aber
danach nicht mehr die Hände wuschen, d.h. Blutpartikel an den Händen tru-
gen. Dieses auch in Deutschland verbreitete Verhalten ist kaum in einer Pro-
phylaxebotschaft aufgegriffen worden.

■ »Back loading« und »Front loading« sind Begriffe für eine Form des Dro-
genteilens, das auf der Szene weit verbreitet ist, man nennt es auch »Strei-
fenteilen«: Die fertige Substanz auf einem Löffel oder Dose wird aufgezogen,
und die Maßeinheiten auf der Spritze dienen als Orientierung beim Teilen.
Und obwohl zwei sterile Spritzen benutzt werden, bestehen erhebliche Infektionsrisiken über insterile Löffel oder darin, dass derjenige, der als erstes eine Injektion vornimmt, sein Blut zuerst anzieht, um zu prüfen, ober er richtig
in der Vene liegt und das Blut sich mit der Droge vermischt. Beide Konsumenten wähnen sich aber im infektionssicheren Bereich, da sie beide eine
sterile Spritze benutzt haben.

Die Tatsache, dass nicht alle Transmissionswege geklärt sind, führen zuweilen zu Vermutungen über bisher nicht bekannte Risiken, z.B. Speichel, insbesondere im Zusammenhang mit dem Verkauf und Konsum von Crack in einigen Großstädten Deutschlands. Hier wird die gemeinsame Benutzung der
Pfeife und das »Aus-dem-Mund-Verkaufen« der Cracksteine genannt. Genauere Studien liegen über solche Ansteckungsrisiken bisher noch nicht vor.

4   Effektive HBV/HCV-Prophylaxe – Praxisbeispiele und Anforderungen an zukünftige Strategien

Wenn ein Impfschutz nur gegenüber HBV existiert, die (Kombi-) Therapie nur bei ca. 20% bis 25% der HCV-positiven Patienten nachhaltig wirkt,
aber gleichzeitig nur wenige DrogenkonsumentInnen in Therapien aufgenom-

men werden,[1] erhält die Prophylaxe eine herausragende Bedeutung. Welche Anforderungen an zukünftige Präventionsstrategien lassen sich benennen?

■ Zunächst geht es darum, sich den konkreten Konsum- und Lebensbedingungen der KonsumentInnen zu nähern, um auch die »Hidden Risks«, die Hygienelücken und Transmissionsmuster zu analysieren. Dies erfordert eine ethnographische Methode, einen Blick auf das Alltägliche, das nur durch teilnehmende Beobachtung oder ähnliche Mittel (Videoaufnahmen der Injektionen) festzustellen ist. Erst auf dieser Basis können wirksame Risiken benannt und daraus Präventionsansätze entwickelt werden.

■ Der Einbezug der Betroffenen: Das Expertenwissen, die Kompetenz der Betroffenen muss stärker einbezogen werden, insbesondere wenn es um »nächstbeste Lösungen«, »Besser-als-nichts-Strategien« geht, also die Beschreibung und Verhaltensmöglichkeiten bei alltäglichen »Hygienenotfällen« (Drogen vorhanden, aber kein ausreichende steriles Injektionsmaterial). Entgegen landläufiger Meinung werden Risiken von DrogenkonsumentInnen sehr wohl wahrgenommen, das angewandte Risikomanagement ist allerdings nicht immer effektiv, sondern ist oft von Mythen (»Kochsalzlösung spritzen beim Drogennotfall«) oder Nichtwissen gekennzeichnet (»Wie desinfiziere ich eine Spritze?«).

■ »Fatal errors«: Viele KonsumentInnen glauben an die Effektivität ihrer oftmals sehr unwirksamen Spritzendesinfektionsmethoden, z.B.:
– »Luft durch die Spritze drücken«;
– »mit kaltem Wasser ausspülen« usw.

■ Die niedrigschwellig arbeitenden Drogenhilfeeinrichtungen (Kontaktläden, Gesundheitsräume, Streetwork, Wohnprojekte, Entzugseinrichtungen) müssen mehr als bisher in verschiedenen Formen und mit unterschiedlichen Mitteln infektionsprophylaktisch arbeiten. Diese Arbeit muss über die bloße Vergabe von sterilem Spritzbesteck und Utensilien und plakativen Botschaften hinausgehen und interaktiv, in Kampagnen, Rollenspielen und alltags- und konsumnahen Übungen das Bewusstsein für Infektionsrisiken schärfen, das vorhandene Wissen aufgreifen, weiterentwickeln und eine praxistaugliche Einbindung fördern. Personalkommunikation ist ein wichtiger, z.T. unterentwickelter Weg, um versteckte Risiken deutlich zu machen.

■ Nach Angaben der Deutschen AIDS-Hilfe (Bärbel Knorr, pers. Mitteilung 2002) gibt es zwar mindestens 108 Spritzenautomaten in deutschen Städten, die einen 24-Stunden-Zugang ermöglichen, mehrere hundert Spritzenvergabeprojekte, aber nur wenige Angebote mit zusätzlichen infektionsprophylaktischen Materialien im Sortiment:
– sterile Löffel (z.B. »Stéricup« – ein Einweglöffel, der über diese Funktion gleichzeitig das Risiko der gemeinsamen Benutzung verdeutlicht);
– postinjektiver Trockentupfer, der die Verbreitung von Blutresten an den Händen vermeiden helfen soll;

---

[1] Gleichzeitig wird von vielen PraktikerInnen die Forderung der Hepatologen nach völliger Drogenfreiheit vor Beginn der Hepatitis-C-Behandlung kritisiert (Ärzte-Zeitung 2001).

– Alkoholtupfer, um die Verbreitung von Staphylokokken zu begrenzen;
– kleine Wasserfläschchen für den individuellen Gebrauch;
– Kondome, Spritzen mit allen Kanülengrößen usw.

■ Vorhandene Aufklärungsmaterialien müssen auf Tauglichkeit, Zielgruppenspezifik (Geschlecht, Kultur, Alter) hin untersucht und gegebenenfalls neu konzipiert werden.

■ Impfprogramme sollten offensiv betrieben werden. Die ständige Impfkommission am RKI empfiehlt Hepatits-B-Schutzimpfungen für DrogenkonsumentInnen ebenso wie für längerfristig inhaftierte Strafgefangene. Auch die im professionellen Kontakt mit diesen Gruppen Befindlichen (Krankenhaus-, Justizpersonal, Sozialarbeiter in entsprechenden Arbeitsfeldern) sollten sich impfen lassen. Die drei Impftermine können nur im Rahmen einer verlässlichen Kooperation und mit einem flexiblen Angebot auf Stadt- bzw. Kommuneebene realisiert werden. Die Impfung (auch gegen Hepatitis A – medizinische Indikation bei chronischer Hepatitis-C-Infektion!) sollte also Standard sein in allen medizinisch betreuten Einrichtungen, allem voran Substitutionspraxen, Entzugs- und Therapieeinrichtungen, und Haftanstalten. In der Praxis sind wir davon sehr weit entfernt! Niedrigschwellige Impfprogramme sind als Ergänzung für medizinisch versorgte oder unstetige Klientel sinnvoll (s. Sachbericht 2000 über Fixpunkt-Website http://www.fixpunkt.org).

■ Ein Beispiel für praxisnahe Ansprache: »Wenn du gemeinsam mit anderen Drogen gebrauchst, solltest du dir einen sauberen Platz suchen. Nimm dir eine Zeitung oder Zeitschrift als Unterlage für dein Besteck und vermeide den Kontakt mit Spritzbesteck von anderen. Das gilt für folgende Attribute:

– Spritze	– Wasser	– Papiertücher, Pflaster
– Nadel	– Filter	– Feuerzeug
– Löffel	– Alkoholtupfer	– Abbindband

Sei auch anderen bei der Suche eines sauberen Platzes behilflich. Wenn du jemandem beim Spritzen helfen sollst, beschränke dich darauf, eine Ader zu finden. Achte darauf, dass deine Hände sauber sind.« (KOOLS et al. 2000, S. 288).

■ Die Kriminalisierung und der dadurch bewirkte hohe Schwarzmarktpreis hat in Deutschland dazu geführt, dass die intravenöse Applikation unter DrogenkonsumentInnen weit verbreitet ist. In anderen europäischen Staaten haben sich Alternativen zum risikoreichen Spritzdrogengebrauch längst entwickelt (Niederlande und England). In den Niederlanden etwa ist »Chasing the dragon« (von Folie rauchen) die bevorzugten Einnahmeformen von etwa zwei Drittel der KonsumentInnen. Dies setzte allerdings gute Heroinqualität voraus. »Switch« ist ein Projekt der Gruppe mainline in Amsterdam, um i.v. KonsumentInnen zu einem Umstieg zu bewegen. Zu dieser Kampagne gehört die Informationsvermittlung über alle Aspekte des Folierauchens (siehe HEUDTLASS 2000, S. 98 ff).

■ Peer Support als methodische Strategie des Einbezugs von Betroffenenkompetenz in die Drogenhilfe. Drogengebrauch vollzieht sich mit einem bestimmten Set von Erfahrungen, Regeln, Normen, übermitteltem Alltagswissen und technischem Know-how, das von anderen DrogengebraucherInnen erlernt und durch eigene Erfahrungen, aber in beständiger Kommunikation mit dem Umfeld erweitert und verändert wird. In der Kommunikation der DrogenkonsumentInnen untereinander werden wichtige und handlungsleitende Vorsichtsmaßregeln, Tips, schadensminimierende Ratschläge, die Drogenwirkung intensivierende Hinweise, aber auch Warnungen, Bewertungen und Mythen ausgesprochen oder im Modelllernen anderweitig transportiert und für den eigenen Alltag übernommen oder abgewandelt bzw. zurückgewiesen. Diese Interaktion und alltagspraktische Unterstützung Gleichgestellter/Gleichgesinnter/Gleichaltriger, d.h. von Menschen in ähnlicher psychosozialer Lebenslage, wird mit dem Begriff »Peer Support« bezeichnet.

Der (i.v.) Drogenkonsum wird in sozialen Bezügen erlernt und weiterentwickelt. Dabei entsteht in der Peergroup das Wissen über Drogenwirkungen (Gefahrenbewertung und Wirkungen des Mischkonsums, Aufkochen welcher Mengen, Mischung eines Cocktails usw.) und die technischen Fähigkeiten und Fertigkeiten (Abbinden, Venensuche, Einstichwinkel bei der Injektion, Spritzenwahl). Diese gegenseitige Informierung und Beeinflussung sind von entscheidender Bedeutung für die Bildung eines Risikobewusstseins und eines daraufhin entwickelten Risikomanagements. Dieser Wissenstransport ist nicht-institutionalisiert, sondern spielt sich im Alltagsleben Drogenabhängiger »von selbst« ab, ist informeller Bestandteil von Alltagshandeln und nicht von »offizieller Seite« zu erwarten. Wie die Ergebnisse der Evaluation der Spritzenvergabe ergeben hat, wählen die Gefangenen vornehmlich andere Gefangene als relevante Kommunikationspartner in Bezug auf Drogenkonsum und Infektionsgefahren.
Das bedeutet jedoch nicht, dass alle Informationen richtig sind, die auf diesem Wege transportiert werden: Mythen, Verklärungen, »Ideologien«, unbegründbare Behauptungen und Falschinformationen sind hier genauso vorhanden wie in anderen kommunikativen und sozialen Zusammenhängen. Der Dialog zwischen »Professionellen« und KonsumentInnen sollte im Rahmen einer »Peer Education« unterstützt und auf spezifische Infektionsrisiken zugeschnitten werden.

5   **Welche strukturell wirksamen Maßnahmen müssen getroffen werden, um über eine geforderte individuelle Verhaltens- auch eine Verhältnisveränderung zu bewirken?**

Bei Hepatitis geht es mehr als bei der HIV-Prävention und bei allen klassischen Infektionskrankheiten um die Lebens- und Hygienebedingungen der Drogenabhängigen. Die soziale Dimension wird deutlicher sichtbar. Die Lebensbereiche von Drogenkonsumenten sind auf strukturelle Risiken abzusuchen. HIV und die Hepatitiden breiten sich in Populationen nicht in gleichmäßiger bzw. zufälliger Weise aus, sondern in Abhängigkeit von Variationen des Verhaltens sowie der unterschiedlichen sozialen, kulturellen, wirtschaftlichen, gesetzlichen und politischen »Environments«. Es existiert ein »Risk Environment«, gebildet aus einem Wechselspiel von »exogenen« Faktoren, die außerhalb der individuellen Beeinflussbarkeit liegen. Die Sichtweise von »Risk Environment« ist ein ein bislang vernachlässigter Faktor in der Entwicklung von Infektionsprophylaxe-Strategien. Ein Paradigmenwechsel ist notwendig, weg von »Risk Factor-« bzw. »individualistischen« verhaltensorientierten Betrachtungsweisen bei der Entwicklung von Interventionen hin zu einem Ansatz, der die Lebensverhältnisse als »Risk Environments« ebenso stark betont.

Beispielhaft soll im Folgenden auf eine Risikoumgebung eingegangen werden, in der HIV und Hepatitis-Infektionen sehr viel stärker verbreitet als außerhalb. Mit der Fokussierung und Reduktion der gesamten Aufmerksamkeit auf das HI-Virus seit Mitte der 80er Jahre ist das Infektionsrisiko für Hepatiden in den Gefängnissen massiv unterschätzt worden. Doch gerade hier bestehen erhebliche Risiken einer schon als »gefängnistypisch« zu bezeichnenden Verbreitung vor allem bei den ca. 10.000 bis 20.000 dort einsitzenden i.v. Drogenkonsumenten. GAUBE et al. (1993) fanden in der Justizvollzugsanstalt (JVA) Wolfenbüttel eine 100- bis 200-fach erhöhte Häufigkeit der Verbreitung der drei Hepatiden A, B und C als in der Normalbevölkerung. KEPPLER et al. (1996, S. 104) fanden bei einer Untersuchung in der niedersächsischen Justizvollzugsanstalt für Frauen in Vechta bei drogenkonsumierenden Frauen Infektionsraten von 78% für Hepatitis B und 74,8% für Hepatitis C. Darüber hinaus wurden während der Haftzeit in nicht unerheblichem Umfang Neuinfektionen festgestellt: Von den 41 serokonvertierten (= neuinfizierten) Patientinnen hatten sich 20 (48,8%) ihre Hepatitisinfektion während der Haft erworben (vgl. weitere Übersicht BORNEMANN/STÖVER 2002, S. 468 ff.).

Auch in anderen europäischen Strafvollzugseinrichtungen wird eine ähnlich hohe Verbreitung von Hepatitis B und C berichtet (Übersichten bei HEINEMANN/PÜSCHEL 1998, S. 72 ff.; STÖVER 2001.)

Auf das Infektionsgeschehen haben nur wenige Anstalten mit solchen Prophylaxemaßnahmen reagiert, die sich auch außerhalb als erfolgreich und effektiv bewährt haben. Die Vergabe von sterilen Einwegspritzen, Bleach-Verfahren oder Trainingsmodelle sind erst in wenigen Anstalten umgesetzt worden (zur Übersicht vgl. STÖVER 2000; vgl. beispielhafte Trainingsmanuals für den Strafvollzug: JACOB/STÖVER 1998; STÖVER/TRAUTMANN 2001; Impf- und Aufklärungskonzept: WEDERSHOVEN (o.J.). Beispielhaft erleben wir, wie das »Risk Environment« Gefängnis unterschätzt oder vernachlässigt wird. Politische statt fachliche Argumente bestimmen die Diskussion um adäquate Reaktionen der Gesellschaft (vgl. JACOB et al. 2001).[1]

Schließlich sollte darauf hingewirkt werden, Hepatitis-Infektions- und Erkrankungsrisiken in nationale Public-Health-Strategien einzubinden.

---

[1] Wie sehr die Spritzenvergabe ideologisiert wird, zeigt die jüngste Maßnahme des neugewählten Hamburger Mitte-Rechts-Senats, der die erfolgreiche Spritzenvergabe durch politischen Beschluss nach über fünfjähriger Laufzeit in den Justizvollzugsanstalten des Landes beendet hat.

Literatur/Websites

Bornemann/Stöver, H. (2002): Schadensminderung. In: Fengler, J. (Hrsg.): Handbuch der Südrobehandlung. Landsberg, acomed, S. 468–477.

Crofts, N. (2000): Statement on the 5th International Hepatitis C Conference. Amsterdam.

DAH (2002): Drogenkonsum und Hepatitis. Eine Broschüre für Drogengebraucher/innen und Berater/innen. Berlin.

EBDD/EMCDDA – Europäischen Beobachtungs- und Dokumentationsstelle für Drogen und Drogensucht (1998): Annual report on the state of the drugs problem in the European Union. Lissabon.

Gaube J. et al. (1993): Hepatitis A, B und C als desmoterische Infektionen. In: Gesundheitswesen 55, 5, S. 246–249.

Heinemann, A./Püschel, K. (1998): Pilotprojekt zur Infektionsprophylaxe für Drogenabhängige in der Anstalt des offenen Vollzugs in Vierlande (Anstalt XII) – Medizinische Begleitforschung. Institut für Rechtsmedizin, Universitätskrankenhaus Eppendorf. Hamburg.

Heudtlass, J.-H. (2000): Safer use – Gesundheitstipps für Drogengebraucher. In: J.-H. Heudtlass/H. Stöver (Hrsg.): Risiko mindern beim Drogengebrauch. Frankfurt am Main, Fachhochschulverlag, S. 98–147.

Imbert, E. (1998): L'Hépatitide C: un épidémie à controler. In: Le nouveau centre de santé, No. 123, März 1998.

Jacob, J./Keppler, K./Stöver, H. (Hrsg.) (2001): LebHaft: Gesundheitsförderung für Drogen Gebrauchende im Strafvollzug. Deutsche AIDS-Hilfe, Berlin, AIDS-Forum DAH. Band 42. Teile 1 und 2.

Jacob, J./Stöver, H. (1998): Minimierung gesundheitlicher Risiken bei Drogenkonsum unter Haftbedingungen. Ein methodisch-didaktisches Arbeitsbuch für die Praxis im Strafvollzug. BIS-Verlag, Oldenburg.

Keppler K./Nolte F/Stöver H. (1996): Übertragungen von Infektionskrankheiten im Strafvollzug – Ergebnisse einer Untersuchung in der JVA für Frauen in Vechta. n. Sucht 2, S. 98–107.

Kools, J.-P./Boerboom, S./Viergever, B. (2000): Hepatitis und Drogengebrauch – Vorbeugung und Gesundheitsratschläge. In: J.-H. Heudtlass/H. Stöver (Hrsg.): Risiko mindern beim Drogengebrauch. Frankfurt am Main, Fachhochschulverlag, S. 281–293.

Marcus, U. (2000): 20 Jahre HIV-/AIDS-Epidemie in Deutschland. In: U. Marcus (Hrsg.): Glück gehabt? Zwei Jahrzehnte AIDS in Deutschland. Berlin/Wien, Blackwell.

Sapira, J.D./Jasinski, D.R./Gorodetzky, C.W. (1968): Liver disease in narcotic addicts. The role of the needle. In: Clinical Pharmacology and Therapeuitics 9. No. 6, S. 725–739.

Scottish Centre for Infectious and Environmental Health (2000): Weekly Report. Vol. 34. No. 2000/22 June 6.

Stöver H. (2000): Healthy Prisons: Strategien der Gesundheitsförderung im Justizvollzug. Über Drogenkonsum, Infektionskrankheiten und Strafvollzug und die institutionell-politischen Antworten auf die Widersprüchlichkeiten von Kontroll- und Hilfeauftrag. BIS-Verlag, Oldenburg.

Stöver, H. (2001): Assistance to Drug Users in European Union Prisons. An Overview Study. EMCDDA, Lissabon.

Stöver, H./Trautmann, F. (2001): Risk Reduction for Drug Users in Prisons. Utrecht, Trimbos Institute.

Wedershoven, Chr. (o.J.): Vermeidung von Neuinfektionen mit viraler Hepatitis bei Insassen einer Justizvollzugsanstalt – Impfung, Aufklärung und Stärkung protektiver Verhaltensweisen. Ms.

Wodak, A. (1997): Hepatitis C: waiting for the Grim Reaper. In: MJA 1997, S. 166–284.

http://www.hepfinder.de
http://health.gov.au
http://fixpunkt.org

II   **Interaktionen in der Sexarbeit – Gesundheitsförderung und Empowerment für Beschaffungsprostituierte**
Von Heike Zurhold

Gewerbliche Sexarbeit, insbesondere aber die Sexarbeiterinnen selbst sind erst durch die AIDS-Problematik ins Blickfeld des öffentlichen Interesses gerückt und bis heute Gegenstand vielfältiger Moralunternehmungen. Ausdruck dieser anhaltenden Konzentration auf Prostituierte sind Bemühungen

■ der Sozialwissenschaften, HIV-Risiken und ihre Verbreitung herauszufinden (vgl. KLEIBER 2000),
■ der Sozialarbeit zur Beratung und Ausstiegshilfe (vgl. VOGT/WINKLER 1996),
■ der Huren-Selbsthilfe zur Vermittlung von dienstleistungsspezifischem Know-how (vgl. MOLLOY 1992) und nicht zuletzt
■ der Gesetzgebung zur Kontrolle und Regulierung der Prostitution (vgl. LEOPOLD/STEFFAN et al. 1994).

Ein zentrales Merkmal staatlicher Prostitutionskontrolle sind etwa Sperrgebietsverordnungen. Sperrgebietsverordnungen regulieren die Straßenprostitution, indem die Anbahnung und Ausübung von Prostitution in bestimmten Straßenzügen verboten oder zeitlich beschränkt wird. Ein weiteres Kontrollinstrument von Prostituierten war lange Zeit das Gesetz zur Bekämpfung von Geschlechtskrankheiten. Dieses Gesetz wurde mit Verabschiedung des Infektionsschutzgesetzes (IfSG) am 20.7.2000 abgeschafft. Im neuen IfSG – Gesetz zur Verhütung und Bekämpfung von Infektionskrankheiten beim Menschen – steht nicht länger die Verfolgung und Bekämpfung von Geschlechtskrankheiten, sondern Aufklärung und Prävention im Vordergrund.

Auf Prostitutionskunden richtete sich der Blick erstmalig Anfang der 90er Jahre. Die Beachtung von Freiern spiegelt sich z.B. darin wider, dass die Berliner Prostituierten-Selbsthilfeorganisation Hydra ein Buch über das »Heimliche Treiben der Männer« herausgegeben hat (vgl. HYDRA 1991) und vom Bundesministerium für Gesundheit eine breit angelegte Studie über soziale und psychologische Charakteristika von Prostitutionskunden und ihr HIV-bezogenes Risikoverhalten gefördert wurde (vgl. KLEIBER/VELTEN 1994).

Auch wenn die Auseinandersetzungen mit dem Thema Prostitution in den letzten Jahren zunehmend differenzierter und sachbezogener geworden sind, stehen nach wie vor im Zusammenhang mit der weiblichen Beschaffungsprostitution deren Auswirkungen auf andere Menschen – in diesem Falle auf Männer als Kunden drogenkonsumierender Prostituierter – im Vordergrund gesellschaftlicher und fachlicher Diskussionen.

1   Zum Zusammenhang von Drogenkonsum und Prostitution

Prostitution ist als eine Dienstleistung zu verstehen, die in der Ausübung, Erduldung und Stimulation von sexuellen Handlungen gegen Entgelt oder andere materielle Güter wie z.B. Obdach oder Drogen besteht. Gleichwohl Drogenkonsumentinnen unterschiedliche Strategien zur Drogenbeschaffung und -finanzierung einsetzen, ist es für sie noch immer naheliegend, mangels anderer gesicherter Einnahmequellen den Finanzbedarf durch den Verkauf der Ware »sexuelle Handlung« zu sichern.
Aus wissenschaftlichen Untersuchungen geht hervor, dass nach dem Drogenverkauf bzw. der Drogenvermittlung zumindest für drogenkonsumierende Frauen die Beschaffungsprostitution die zweitwichtigste Einnahmequelle zur Finanzierung des eigenen Drogenkonsums und nicht selten auch dem des Partners darstellt (vgl. KLEIBER 2000). Die Bedeutung von Sexarbeit für die ökonomische Existenz von Mädchen und Frauen wird insbesondere daran deutlich, dass in großstädtischen Metropolen ein nicht unerheblicher Anteil der Beschaffungsprostituierten noch minderjährig ist. So gehen etwa in der Hansestadt Hamburg schätzungsweise 100 bis 150 minderjährige Drogenkonsumentinnen der Beschaffungsprostitution nach (vgl. CAFÉ SPERRGEBIET 2000).

Aufgrund dieser Bedeutung von Sexarbeit wird allerdings oftmals ein kausaler Zusammenhang von Drogenkonsum zur Prostitution vorausgesetzt. Ein solcher Zusammenhang entspricht jedoch nicht der Realität, da teilweise auch erst die Prostitutionstätigkeit und dann der Drogenkonsum aufgenommen wird (vgl. INGOLD 1990; LANGER 2000, S. 11). Drogenkonsum und Prostitution stehen vielmehr in einem wechselseitigen Bedingungsverhältnis, insofern die Prostitution den Drogenkonsum begünstigen kann, um die Sexarbeit zu erleichtern. Andererseits kann die Prostitution bei Drogenkonsumentinnen aber auch zu einer Limitierung der Konsummenge und -frequenzen führen, denn ein exzessiver Drogenkonsum ist mit der Sexarbeit nicht vereinbar. Trotz dieses Wechselverhältnisses zwischen Drogenkonsum und Prostitution spielt der Faktor »Drogenkonsum« eine entscheidende Rolle dabei, ob Prostituierten eine Kompetenz als professionelle Sexarbeiterin zugeschrieben oder abgesprochen wird. Zwar gelten Prostituierte, die erst im Verlaufe ihrer Tätigkeit (zunehmend) Drogen konsumieren, ungeachtet dessen weiterhin als professionell. Im Unterschied dazu wird Drogenkonsumentinnen, die der Prostitution nachgehen, jedoch stets Unprofessionalität unterstellt.

Zentrales Element für die Zuschreibung von Professionalität ist das Vorhandensein eines Berufsethos. Dieses Berufsethos umfasst dabei folgende Kenntnisse und Fähigkeiten:

- Geschäftliche Umgangsweisen mit gewerblicher Sexualität und Freiern;
- sicheres Auftreten gegenüber Freiern;
- Wissen über das Preis-Leistungs-Verhältnis;
- Gesundheitsbewusstsein;
- Ausschluss bestimmter Formen sexueller Handlungen (z.B. Küssen).

Demgegenüber sind folgende Vorstellungen von zentraler Bedeutung für die Unterstellung von Unprofessionalität:

- Hauptmotivation für die Prostitution ist die Finanzierung von Drogen;
- weniger strikte Trennung zwischen gewerblicher und privater Sexualität;
- Beschaffungsprostituierte gelten als Preisbrecherinnen;
- Unkenntnis über professionelle Techniken (z.B. Kondomnutzung, ohne dass der Kunde es merkt);
- fehlendes Berufsethos.

Bei diesen Vorstellungen wird außer Acht gelassen, dass sexuelles Verhalten eine Vielfältigkeit aufweisen kann, die eine strikte Trennung zwischen professioneller und privater Sexualität aufweicht. Vor allem im Hinblick auf sexuelle Aktivitäten mit verschiedenen PartnerInnen, Dealern und Stammfreiern wird deutlich, dass die Grenzen zwischen gewerblicher und privater Sexualität fließend sind.

Die Tatsache, dass »Drogenprostitution« stets in Abgrenzung von der »professionellen Prostitution« diskutiert wird, ist nicht nur auf die oben genannten Zuschreibungen zurückzuführen, sondern zudem auf die Annahme, Drogenprostituierte würden aufgrund eines fehlenden Berufsethos zu wenig auf ihre Gesundheit bzw. den Körper als Kapital achten und seien damit verantwortlich für die Verbreitung von HIV und Aids. Nachweislich sind Needle-Sharing und ungeschützter Sex die Hauptrisikofaktoren für eine HIV-Infektion. Da Sex jedoch generell eine versteckte und diskrete Aktivität darstellt und insbesondere die gewerbliche Sexualität stark tabuisiert und stigmatisiert ist, wird unter diesen Bedingungen eine Stärkung des Gesundheitsbewusstseins von Drogenprostituierten und die Förderung professioneller Kompetenzen erschwert.

Die Tabuisierung von Prostitution führt dazu, dass

- sich prostituierende Frauen generell behaupten, immer Kondome bei der Sexarbeit zu benutzen,
- die Nicht-Verwendung von Kondomen stets anderen Frauen zugeschrieben wird, und zwar vorwiegend den drogengebrauchenden Prostituierten,
- die Nicht-Nutzung von Kondomen mit stigmatisierenden Botschaften und Vorurteilen verbunden ist: Der Verzicht auf Kondome wird mit Intimität und Genusserfahrung mit Freiern assoziiert, was in der Sexarbeit streng verboten ist und daher als Ausdruck von Unprofessionalität gilt.

2   Zum Zusammenhang von HIV/Aids und Prostitution

Verschiedene Untersuchungen bestätigen, dass Prostituierte und ihre Kunden tatsächlich nicht regelmäßig und bei jedem potenziell infektionsrelevanten Sexualkontakt Kondome verwenden (vgl. hierzu KLEIBER 2000). Den Ergebnissen einer Studie unter 2000 i.v. DrogenkonsumentInnen zufolge musste mehr als ein Drittel der befragten und sich prostituierenden Frauen bei Anal- und Oralkontakten ungeschützten Verkehr zulassen, bei den Vaginalkontakten war es ein Viertel der Drogenprostituierten. Es ist folglich davon auszugehen, dass gut ein Viertel der Drogenprostituierten bei infektionsriskanten Sexpraktiken keine Kondome verwendet (vgl. ebd.).

Aus diesen Daten eine Schlussfolgerung in dem Sinne zu ziehen, die Verantwortung für unsafen Sex einseitig den Prostituierten zuzuschreiben, wäre jedoch ungerechtfertigt, zumal auch Drogenprostituierte weit überdurchschnittliche Raten konsequenter Kondombenutzung aufweisen. Offensichtlich sind es vielfach die Kunden selbst, die eine Kondombenutzung ablehnen und für ein gegebenenfalls erhöhtes Honorar ungeschützten Geschlechtsverkehr verlangen.

So konnte in der bereits erwähnten Untersuchung von Prostitutionskunden gezeigt werden, dass regelmäßige Prostitutionskunden offenbar seltener Kondome verwenden als Männer, die nur gelegentlich Prostituierte aufsuchen. Je häufiger Freier die Dienste von Prostituierten in Anspruch genommen haben, desto häufiger sind sie riskante Situationen eingegangen bzw. haben diese durchgesetzt. Damit war die Hypothese bestätigt, dass mit zunehmender Nähe zwischen einem Freier und einer Prostituierten seltener Kondome verwendet werden. Je privater diese Beziehung war, je länger sie dauerte, je vertrauter die Atmosphäre empfunden wurde und je mehr die Frau romantische Vorstellungen beim Freier weckte, desto häufiger waren die Sexualkontakte ungeschützt (KLEIBER/VELTEN 1994).

Angesichts der Untersuchungsergebnisse ist es dringend notwendig, im Rahmen der Drogenprostitution weitere Aufklärungsmaßnahmen und Präventionsstrategien durchzuführen, um Prostituierte wie auch ihre Kunden zu einer konsequenteren Nutzung von Kondomen anzuhalten. Der Erwerb von Durchsetzungsstrategien gegenüber dem Anliegen von Männern, »Sex ohne Kondom« haben zu wollen, gehört zwar zu den Basiskompetenzen professioneller Prostituierter; dass dennoch immer wieder Situationen vorkommen, in denen auf die Verwendung von Kondomen verzichtet wird, liegt sicherlich auch in fälschlichen Einschätzungen des eigenen Infektionsrisikos.

Gerade beim Oralverkehr ist die Auffassung weit verbreitet, dass diese Praktik kein Risiko birgt und immer safe sei. Da im Mundraum jedoch kleine Verletzungen vorhanden sein können, die Infektionen wie Hepatitis, HIV, Gonnorhöe, Chlamydia, Syphilis und Herpes übertragen können, ist es für den eigenen Gesundheitsschutz ebenfalls beim Oralverkehr erforderlich, Kondome zu nutzen (zu Risiken weiterer Sexpraktiken und Geschlechtskrankheiten vgl. VLASBLOM/BIERSTEKER 1995).

Aufklärungs- und Präventionsmaßnahmen sollten sich dabei nicht einseitig an Prostituierte wenden, sondern zusätzlich auch gezielt Kunden von Prostituierten ansprechen, um auf ein verbessertes Schutzverhalten aller beteiligten Akteure hinzuwirken.

3   Kontrollinstanzen, die Aktivitäten der Prostituierten regulieren

Sexarbeit ist in Deutschland rechtlich zwar nicht verboten, sie wird per Gesetz jedoch als eine »sittenwidrige Tätigkeit« eingestuft. Da eine nicht unerhebliche Nachfrage nach Sexarbeit besteht, drückt sich gesellschaftliche Zustimmung in Duldung aus. Prostituierte gelten ungeachtet ihrer Anzahl als eine gesellschaftlich randständige Gruppe, wobei ihr Randgruppenstatus und ihre Milieuzugehörigkeit zugleich damit verbunden sind, dass unterschiedliche Kontrollinstanzen auf ihre Interaktionen regulierend einwirken. Kontrollinstanzen, die Aktivitäten der Prostituierten regulieren, sind (INGOLD 1990, S. 458):

■ Freier
Das permanente Gewaltrisiko durch Freier ist der Hauptaspekt, der Interaktionen in der Sexarbeit bestimmt. Prostituierte können sich bei Ausübung ihrer Tätigkeit niemals sicher fühlen.

■ Polizei
Kontrollen von Prostituierten werden schnell und routiniert durchgeführt. Bei Ausübung der Prostitution im Sperrgebiet drohen Bußgelder, die in der Regel nicht bezahlt werden, was wiederum eine Ersatzfreiheitsstrafe nach sich zieht. Von der Gefahr polizeilicher Kontrollen und Bußgeldandrohungen sind vor allem Drogenprostituierte betroffen.

■ Andere Prostituierte
Der Umgang mit polizeilichen Kontrollen und gewalttätigen Freiern erfordert ein gewisses Maß an Selbstorganisation, um Selbstschutz und Gruppenschutz zu gewährleisten. Zur notwendigen Selbstorganisation gehört die Verteidigung des Territoriums gegen andere, die Auswahl einer Gruppe und der Zusammenschluss zu kleineren Gruppen. Beschaffungsprostituierte gehen jedoch zumeist als Einzelgängerinnen der Prostitution nach und unterhalten selten freundschaftliche Kontakte zu anderen Prostituierten. Abwertungen, Desinteresse und Misstrauen prägen Beziehungen der Frauen untereinander, was die Organisation von Selbst- und Gruppenschutz verhindert.
Drogenprostituierte bemühen sich in der Regel, polizeiliche Kontrollen zu vermeiden, indem sie immer in Bewegung sind, statt an einem festen Standort auf Kundschaft zu warten. Durch diese Mobilität ist nicht deutlich erkennbar, ob die Frauen auf Kunden warten, zumal sie im Unterschied zu anderen Prostituierten auch keine berufsspezifische Bekleidung tragen.

Gewalttätigkeiten von Freiern zu vermeiden, stellt sich dagegen als überaus schwierig dar. Gerade Kunden auf dem Drogenstrich zeichnen sich dadurch aus (vgl. LANGER 2000, S. 17),

- weitaus häufiger gewalttätig zu sein,
- das Bedürfnis nach kurzfristigem, schnellem und billigem Sex zu haben,
- häufig die Benutzung von Kondomen abzulehnen und
- den Wunsch nach speziellen Sexpraktiken zu äußern.

Gewalterfahrungen mit Freiern kommen offenbar vor allem in der Anfangszeit der Prostitutionstätigkeit vor. Mit zunehmender Erfahrung lernen die Frauen anscheinend, sich besser vor gewalttätigen Freiern zu schützen, indem die an Sicherheit und Selbstbewusstsein im Umgang mit Freiern hinzugewinnen. Dennoch können sich auch Frauen mit langjähriger Prostitutionserfahrung niemals sicher fühlen, was die beiden Morde im Juni diesen Jahres an zwei jungen Beschaffungsprostituierten im Hamburger Stadtteil St. Georg deutlich zeigen (vgl. Näheres dazu: DPA 2001).

Oftmals bemühen sich Prostituierte, einen festen Kundenstamm an Dauer- oder Stammfreiern aufzubauen. Der Aufbau eines festen Kundenstamms ist dabei gleichermaßen eine Maßnahme zum Selbstschutz wie eine sicherere und verlässlichere Einnahmequelle. Neben dem zuvor erwähnten Problem, dass mit der Regelmäßigkeit sexueller Interaktionen die Kondombenutzung nachlässt, haben Stammfreier den Nachteil, dass teilweise ein privates Verhältnis zwischen Prostituierter und Freier entsteht und Frauen sich den Vorstellungen der Männer unterordnen müssen. Unter den Stammfreiern können sich zudem Männer befinden, die sich aufgrund ihrer Rettungsphantasien als Sozialfreier bezeichnen lassen und Frauen mit Cleanansprüchen, Beziehungsansprüchen oder ihrer Eifersucht unter Druck setzen.

4   Rechtliche Rahmenbedingungen der Sexarbeit

§ 138 BGB erklärt sexuelle Dienstleistungen als sittenwidrig. Die rechtliche Bewertung von Sexarbeit als sittenwidrig hat weitreichende negative Konsequenzen auf die Lebensbedingungen und Handlungschancen von Prostituierten; aufgrund dieses Paragrafen werden Prostituierte weder in die gesetzlichen Krankenkassen noch in die gesetzliche Rentenversicherung aufgenommen.

Des Weiteren sind sie zwar einkommenssteuerpflichtig, bekommen aber weder Arbeitslosengeld oder andere Arbeitsfördermittel, noch können sie sich auf Kosten des Arbeitsamtes umschulen lassen. Da Vereinbarungen über sexuelle Dienstleistungen als rechtlich unwirksam gelten, haben Prostituierte keine Handhabe, ihr Honorar bei den Freiern einzuklagen. Umgekehrt können Freier jedoch Prostituierte wegen Betruges verklagen, wenn sie die bezahlte Dienstleistung verweigern. Überaus problematisch ist zudem, dass § 180a StGB zur »Förderung der Prostitution« faktisch nicht nur Ausbeutungsverhältnisse in der Prostitution, sondern auch die Schaffung würdigerer, sichererer und gesundheitsfördernder Arbeitsbedingungen für Prostituierte sanktioniert. Die gegenwärtigen rechtlichen Rahmenbedingungen haben somit direkt und indirekt nachteilige Auswirkungen auf die Gesundheit und Handlungsressourcen Prostituierter.

Gleichwohl Sexarbeiterinnen gesellschaftlich geächtet werden, setzt sich gegenwärtig zunehmend auch bei politischen Entscheidungsträgern die Sichtweise durch, dass Prostituierte endlich rechtlich besser gestellt werden müssen. Am 1.12.2000 erklärte das Berliner Verwaltungsgericht 100 Jahre deutsche Rechtsprechung zum Thema Prostitution für überholt. Erstmals folgte ein Gericht damit nicht dem Urteil der höchsten Bundesgerichte, sondern hat stattdessen entschieden, dass Prostitution nicht grundsätzlich gegen die guten Sitten verstößt. Hintergrund dieser Entscheidung war die Verhandlung über den Betrieb des Berliner Etablissements »Psst«, das nun weiterhin sexuelle Dienste anbieten darf. Zur Beurteilung des Sachverhaltes holte der Richter Percy MacLean 50 Stellungnahmen über die »sozialethische Bewertung der Prostitution in unserer Gesellschaft« ein. Ein Großteil der Stellungnahmen von Sozial- und Wirtschaftsverbänden, Gewerkschaften und Kirchen weisen darauf hin, dass ein gesellschaftlicher Wandel in der Bewertung der Prostitution stattgefunden habe. Als Tendenz deuten die Aussagen darauf hin, dass die Rechte von Prostituierten stärker geschützt werden müssten. In der Urteilsbegründung heißt es schließlich, »Prostitution wird als Teil des Zusammenlebens akzeptiert« (vgl. SCHWARZER 2000).

Ebenso wie die Reglementierung der Prostitution per Gesetz in verschiedenen Ländern unterschiedlich ausfällt, wurden auch unterschiedliche rechtliche Modifikationen vorgenommen. Während etwa in den Niederlanden im September 2000 das seit 1912 bestehende Bordellverbot aufgehoben wurde, ist in Schweden seit Januar 1999 der Kauf sexueller Dienstleistungen strafbar. Mit der Aufhebung des Bordellverbots in den Niederlanden ist die Prostitution von Volljährigen, die der Sexarbeit freiwillig nachgehen, legalisiert worden. Gleichzeitig werden strafrechtliche Maßnahmen gegen die Ausbeutung von Prostituierten verschärft, sodass sich weiterhin strafbar macht, wer eine Person zur Prostitution zwingt. In Schweden bleiben Prostituierte zwar straffrei, Freiern droht jedoch eine Geldbuße oder eine Haft bis zu einem halben Jahr (vgl. SCHWARZER 2000).

In Deutschland hat die rot-grüne Regierungskoalition kürzlich eine Gesetzesinitiative zur Verbesserung der rechtlichen und sozialen Situation von Prostituierten beschlossen. Laut Pressemitteilung der Bundestagsfraktion Bündnis 90/Die Grünen vom 9.5.2000 (Nr. 0264/2001) sollen Prostituierte zukünftig ihren Lohn für sexuelle Dienstleistungen einklagen können. Durch die rechtswirksame Vereinbarung können sich Prostituierte in die Kranken-, Arbeitslosen- und Rentenversicherung aufnehmen lassen. Außerdem machen sich BordellbetreiberInnen künftig nicht mehr strafbar, wenn sie Prostituierten gute Arbeitsbedingungen bieten (zum Beschluss der Regierungskoalition vgl. http://www.gruene-fraktion.de/archiv/pm/index.htm).

5   Arbeitsbedingungen in der Beschaffungsprostitution

Neben den Kontrollinstanzen und den rechtlichen Rahmenbedingungen haben auch verschiedene Branchen und Formen der Sexarbeit Einfluss auf die Handlungsbedingungen der Prostituierten. Differenzen zwischen der professionellen Prostitution und der Beschaffungsprostitution manifestieren sich dadurch, dass die jeweilige Prostitutionsform in unterschiedliche Prostitutionsmilieus eingebettet ist und räumlich getrennt stattfindet. So ist die Beschaffungsprostitution eng mit der Drogenszene verknüpft und wird mit dem Straßenstrich assoziiert.

Der Straßenstrich hat wiederum spezifische und mit anderen Prostitutionsbranchen nicht vergleichbare Rahmenbedingungen; dazu zählen die räumliche Nähe zur Drogenszene sowie zu Drogenhilfeeinrichtungen, die Möglichkeit eines schnellen Einstiegs, flexible Arbeitszeiten und dass die Einnahmen zu 100% bei den Frauen verbleiben. Außerdem sind Beschaffungsprostituierte für Zuhälter uninteressant, da die Frauen einen hohen Eigenfinanzbedarf haben. Ein weiteres Merkmal der Beschaffungsprostitution ist, dass diese zumeist im Sperrgebiet stattfindet und dadurch einen Verstoß gegen das Ordnungswidrigkeitgesetz darstellt, was entsprechende Bußgeldsanktionen nach sich zieht.

Im Rahmen gewerblicher sexueller Interaktionen bedeutet der Straßenstrich einen Ort, an dem der Kontakt zu potenziellen Kunden hergestellt wird und an dem auch die geschäftlichen Vereinbarungen ausgehandelt werden. Die sexuelle Dienstleistung selbst findet dann an einem anderen Ort – etwa im Auto, Hotel oder einer Videokabine – statt.

Die Prostitution auf dem Straßenstrich bietet den Frauen im Vergleich zu anderen Prostitutionsorten wie etwa Bordellen den geringsten Schutz und birgt damit für die Frauen vielfältige Gefahren. Zur eigenen Sicherheit stellen sich an Straßenprostituierte noch mehr als an andere Prostituierte folgende Anforderungen:

- Selektion von Freiern;
- Vermeiden gefährlicher Freier, die gewalttätig sind oder Frauen ausrauben;
- Vermeiden von Kriminalisierung;
- Ausrichten des Verhaltens an den Werten und Hierarchien des Milieus.

6   Interaktionen in der Sexarbeit

Sexarbeit erfordert von den Frauen komplexe Aktivitäten, die sich in verschiedene Interaktionen aufgliedern lassen. In den jeweiligen Interaktionen kommen spezifische Handlungsmuster zum Tragen, die wiederum mit spezifischen Anforderungen an Professionalität und Sicherheitsmanagement verbunden sind und den Frauen entsprechende Kompetenzen abverlangen. Analog zu dem Gliederungssystem von LANGER (2000, S. 65 ff.) umfasst Prostitution als sexuelle Dienstleistung im Einzelnen folgende Interaktionen:

- Vorbereitung auf das Geschäft;
- Kontaktanbahnung, Kontaktaufnahme;
- Geschäftsverhandlung;
- Geschäftsabschluss;
- Erbringen der Leistung.

Zur Vorbereitung auf das Geschäft gehört es unter anderem, den Drogenkon-sum so zu regulieren, dass die Frauen bei der Sexarbeit einerseits nicht unter einem zu starken Drogeneinfluss stehen, andererseits aber auch keine Ent-zugserscheinungen auftreten. Gelingt es nicht, eine entsprechende Balance zu finden, wirken die Frauen hilflos, was die Durchsetzung geschäftlicher Verein-barungen und das eigene Sicherheitsmanagement beeinträchtigt. Abgesehen von der bewussten Begrenzung der Konsummenge sind folgende Vorbereitun-gen zu treffen (vgl. hierzu auch DEUTSCHE AIDS-HILFE 2000, S. 313):

- Einteilen des Drogenvorrats;
- Ausstattung mit Kondomen und Gleitgel;
- bequeme, funktionelle Kleidung.

Die Phase der Kontaktanbahnung und Kontaktaufnahme birgt für die Frauen verschiedene Risiken wie nicht rechtzeitig genügend Geld für den Drogenbe-darf zu verdienen, Gewalttätigkeiten durch Freier und schließlich Kontrollen durch das Ordnungsamt und die Polizei. Gerade die Präsenz von Ordnungs-amt und Polizei machen es notwendig, möglichst große Unauffälligkeit zu be-wahren und nicht demonstrativ zu posieren. Widersprüchliche Anforderun-gen wie gleichzeitig für staatliche Kontrollinstanzen unauffällig und für po-tenzielle Kunden erkennbar zu sein, erschweren die Abwägung möglicher Gefahren, die von den Kunden ausgehen können. Die Kontaktaufnahme muss wie zufällig erscheinen und schnell abgeschlossen sein, sodass den Frauen wenig Zeit zu einer Einschätzung des Kunden bleibt.

Die eigentliche Geschäftsverhandlung beinhaltet

- das Aushandeln von Preisen, Leistung, zeitlichem Rahmen und Ort der Leis-tung,
- das Klären der Kundenwünsche.

Gleichwohl sich Prostituierte nicht immer konsequent an ihre Preisgestaltung halten – gewöhnlich wird auf dem Drogenstrich für Oralverkehr 25 €, für Va-ginalverkehr 35 € und für beides 50 € verlangt –, sind diese Preise als Richt-linien und Grundprinzip der geschäftlichen Verhandlung zu verstehen. Der Preis für die sexuelle Dienstleistung stellt einen ideellen Wert dar, sodass die Unterschreitung marktüblicher Preise als Tabu gilt. Aus diesem Grunde ge-ben Frauen in der Regel nicht zu, sich »unter Wert« verkauft zu haben, son-dern schreiben den Bruch des Preis-Leistungs-Prinzips zumeist nur anderen Frauen zu.

Die Durchsetzung eigener Preisvorstellungen scheitert nicht selten auch dar-an, dass Freier ebenfalls ihre Strategien anwenden, um den verlangten Preis zu drücken; neben dem Handeln werden Frauen häufig mit dem Argument gegeneinander ausgespielt, eine andere Prostituierte sei »billiger«. Solche Manöver zur Preissenkung verschärfen nicht nur die Konkurrenz unter den Frauen, sondern gelingen zudem oftmals, da Beschaffungsprostituierte untereinander wenig Austausch pflegen.

Im Rahmen der Beschaffungsprostitution kommt es vor, dass sich die angebotenen Leistungen nicht ausschließlich auf sexuelle Dienstleistungen beschränken. Teilweise betätigen sich die Frauen auch als Dealerinnen und besorgen für ihre Kunden illegale Drogen, wobei bevorzugt Kokain und Crack von den Kunden gewünscht werden. Die Drogenbeschaffung kann Bestandteil der geschäftlichen Vereinbarung sein, die Frauen lassen sich Vermittlung bezahlen und konsumieren die besorgten Drogen in der Regel dann mit dem Freier zusammen. Der gemeinsame Drogenkonsum mit einem Kunden kann dazu führen, dass Frauen die Kontrolle über die Situation verlieren und bedeutet daher für sie ein großes Risiko.

Eine wesentliche Anforderung beim Geschäftsabschluss besteht darin, Schutzmaßnahmen durchzusetzen. Hauptsächlich bedeutet das, auf der Verwendung von Kondomen zu bestehen, um sich nicht nur vor einer HIV-Infektion, sondern auch vor Infektionen mit Geschlechtskrankheiten zu schützen. Die noch immer verbreitete Vorstellung, einem Kunden Krankheiten anzusehen, ist falsch; ob ein Kunde HIV-positiv ist oder an anderen Geschlechtskrankheiten erkrankt ist, lässt sich äußerlich nicht erkennen. Neben der konsequenten Benutzung von Kondomen gehört zum Selbstschutz auch

- das Ablehnen bestimmter Sexpraktiken,
- das Bestehen auf die Preisvorstellung und auf eine vorherige Bezahlung (Vorkasse),
- das Ablehnen von als gewalttätig bekannten Freiern sowie von Freiern, die offensichtlich unter Drogeneinfluss stehen.

Der Schutz der eigenen Gesundheit ist eng mit weiteren Maßnahmen verbunden, die Bestandteil eines umfassenden Sicherheitsmanagements sind. So sollten Freier, bei denen ein Gefühl von Angst, Antipathie oder andere Alarmsignale auftreten, grundsätzlich abgelehnt werden. Zudem sollten sich Frauen ausreichend Zeit nehmen, um den Kunden einzuschätzen und sich erst nach einem eigenen Urteil für oder gegen eine geschäftliche Vereinbarung entscheiden.

Zum Sicherheitsmanagement zählt ferner die Auswahl eines geeigneten Ortes, an dem die sexuelle Dienstleistung später erbracht werden soll. Nach Möglichkeit sollten Frauen versuchen, einen Hotelbesuch durchzusetzen, da dort ein größerer Komfort, bessere Hygienemöglichkeiten und vor allem ein geringeres Sicherheitsrisiko für die Frauen besteht. Ist ein Hotelbesuch nicht durchsetzbar, ist eine Videokabine der Ort der zweiten Wahl. Soll die Sexarbeit dennoch im Auto stattfinden, so ist darauf zu achten, einen Platz aufzusuchen, der möglichst in der Nähe des Standortes liegt und hell und ungestört ist. Darüber hinaus sollten Frauen den Wagen genau inspizieren und sich mit dem Verriegelungsmechanismus vertraut machen (zu detaillierten Angaben präventiven Verhaltens im Auto vgl. DEUTSCHE AIDS-HILFE 2000, S. 314 f.).

Problematisch ist allerdings, dass die genannten Prinzipien des Gesundheitsschutzes und des Sicherheitsmanagements in der Praxis nicht immer beachtet werden. Ob und welche Schutzmaßnahmen eingehalten werden, ist abhängig von der jeweiligen Situation und den Umständen. Entzugserscheinungen und eine hohe Dringlichkeit des Geldbedarfs führen dazu, Safer-Sex-Regeln und andere präventive Verhaltensmaßnahmen zu missachten.

Unter präventiven Gesichtspunkten ist bei der Leistungserbringung ebenfalls ein umfassendes Sicherheitsmanagement notwendig. Ein professioneller, gewaltpräventiver und gesundheitsbewusster Umgang mit Freiern in der Situation der Leistungserbringung verlangt von den Frauen:

- In kurzer Zeit möglichst viel vom Kunden erfahren, um sich ein Bild machen,
- Durchsetzen von Verteidigungs- und Abgrenzungstechniken (z.B. das Verbot von Berührungen bestimmter Körperteile),
- Anlegen von Kondomen,
- Vermeiden von Privatheit und Nähe.

Bei der Durchführung sexueller Handlungen ist darauf zu achten, dass Frauen keine Positionen einnehmen, die für sie ungünstig und risikoreich sind wie z.B. zwischen Knien des Freiers oder unter dem Freier. Andere Positionen ermöglichen eine größere Kontrolle der Situation. Prinzipiell sollten Frauen während der gesamten Zeit mit dem Kunden eine erhöhte Wachsamkeit und Aufmerksamkeit für Situation zeigen.

Ein Hauptproblem bei den beschriebenen Interaktionen besteht darin, dass durch die Tabuisierung und Kriminalisierung der Sexarbeit Schutz- und Sicherheitsmaßnahmen der Frauen außer Kraft gesetzt werden können, ohne dass die Kunden deshalb Sanktionen befürchten müssten.

7   Auswirkungen auf die Gesundheit

Eine große Gesundheitsgefährdung für Prostituierte resultiert aus der Heimlichkeit, Tabuisierung und Stigmatisierung der Sexarbeit. Aus diesen Gründen verfügen Prostituierte häufig nur über Halbwissen zum Gesundheitsschutz, zur Gewaltprävention sowie zu Regeln des »Safer Sex« und »Safer Work«.

Durch staatliche wie milieuspezifische Kontrollinstanzen, die Arbeit auf dem Straßenstrich und Kriminalisierungsrisiken durch die Ausübung der Prostitution im Sperrgebiet sind Beschaffungsprostituierte einem hohem Maß an Belastungen ausgesetzt, die sich nachteilig auf ihre gesundheitliche Situation und ihr psychosoziales Wohlbefinden auswirken. Als belastend erleben Frauen vor allem die Gewalt durch Freier, den Konkurrenzdruck und Erpressbarkeit in der Sexarbeit, die schlechte gesundheitliche und allgemeine Verfassung, die fehlende Krankenversicherung, die Rechtsunsicherheit und das Leben in der Illegalität.

Die belastenden Lebens- und Arbeitsumstände der Frauen äußern sich in Stress, Depressionen, Selbstmordversuchen, Drogenkonsum und Geschlechtskrankheiten wie Syphilis und Tripper (zum Umgang mit Geschlechtskrankheiten vgl. DEUTSCHE AIDS-HILFE 2000, S. 317).

8   Gesundheitsförderung und Empowerment für Beschaffungsprostituierte

Angesichts der Belastungsfaktoren und der Gesundheitsgefährdung von Beschaffungsprostituierten stellt sich die Notwendigkeit, lebensweltnahe Praxiskonzepte zu entwickeln, die den Frauen ressourcenorientiert ein höheres Maß an Selbstbestimmung und Selbstbewusstsein ermöglichen.

Drogenhilfeeinrichtungen nehmen eine zentrale Stellung im Leben von Beschaffungsprostituierten ein. Insbesondere niedrigschwellige Einrichtungen können Lebensmittelpunkt sein, da sie dortigen Kontakt- und Konsumräume für sich prostituierende und obdachlose Frauen die einzige Örtlichkeit darstellen, sich von Freiern zurückzuziehen, sich zurechtzumachen und sich über Erfahrungen auszutauschen.

Gerade bei obdachlosen Frauen überschneiden sich Lebensraum und Arbeitsplatz. Fehlende Rückzugsräume, der geringe Austausch unter den Frauen, das Leben als Einzelgängerinnen sowie die Umstände, auf sich selbst und eigene Kompetenzen angewiesen zu sein, sind wesentliche Gründe, die eine Professionalisierung der Sexarbeit und ein verbessertes Gesundheitsverhalten von Beschaffungsprostituierten erschweren.

Vor diesem Hintergrund ist im Rahmen der Hilfepraxis zu überlegen, welche Ansätze des Empowerments für Beschaffungsprostituierte zukünftig zu entwickeln und umzusetzen sind, um zu gesundheitsfördernden Arbeits- und Lebensumständen für Frauen in der Prostitution beizutragen. Empowerment zielt auf die Stärkung von Selbstwirksamkeit, d.h. von Erfahrungen eigener Fähigkeiten zur Situationsveränderung und Kontrollüberzeugungen ab (zum Konzept von Empowerment vgl. SCHNEIDER/STÖVER 2000). Die Aufgabe der Drogenhilfe besteht in diesem Kontext darin, eine entsprechende Infrastruktur vorzuhalten, die konkrete Erfahrungen von Selbstwirksamkeit und Kontrollüberzeugungen ermöglicht.

Allgemein müssten Maßnahmen im Sinne von Empowerment darin bestehen,

■ Austauschmöglichkeiten mit erfahrenen Prostituierten zu organisieren, um Beschaffungsprostituierten Strategien der Selbst- und Situationskontrolle, zur Gewaltprävention und zur Durchsetzung von Safer-Sex-Regeln authentisch zu vermitteln,

■ den Zugang zu Informationen über Verhaltensmaßnahmen zum Selbstschutz und zu Safer Sex insbesondere für Neueinsteigerinnen in die Prostitution zu erleichtern,

■ Freierarbeit zu leisten, um bei Prostitutionskunden ein Bewusstsein und die Bereitschaft zum Gesundheitsschutz zu fördern.

Solche Maßnahmen dienen nicht nur einer fortlaufenden Professionalisierung, sondern auch der Stärkung der Selbstsicherheit von Beschaffungsprostituierten. Professionalisierung und der Zugewinn an Selbstsicherheit setzen allerdings grundsätzlich voraus, dass auch für Beschaffungsprostituierte differenzierte Angebote zur Verbesserung ihrer Lebens- uns Arbeitsbedingungen zur Verfügung stehen, wie sie in der Hurenselbsthilfe seit Jahren für professionelle Prostituierte existieren (vgl. hierzu auch ZURHOLD 1998, S. 261 ff.). An dieser Stelle sollen lediglich zwei neuere Projekte vorgestellt werden, die an der Lebensrealität von Prostituierten ansetzen und Rahmenbedingungen bieten, die zum einen bei Prostituierten auf die Befähigung zum gesundheitsbewussten Handeln und zum verbesserten Sicherheitsmanagement und zum anderen bei Freiern auf ein erhöhtes Gesundheitshandeln abzielen.

Um die Arbeitsbedingungen von Beschaffungsprostituierten zu verbessern und ihnen zu einer größeren Handlungssicherheit zu verhelfen, ist in der Stadt Köln seit Beginn des Jahres geplant, den Drogenstrich aus den Innenstadt an einen neuen Standort zu verlagern und im Zuge der Standortverlagerung Mindestanforderungen an die Sicherheit, Hygiene- und Hilfemöglichkeiten für Beschaffungsprostituierte durchzusetzen. Konzeptionell ist unter anderen vorgesehen, dass sanitäre Anlagen eingerichtet werden, der Arbeitsplatz ausreichend beleuchtet und mit Telefonzellen ausgestattet ist und ein niedrigschwelliges Hilfeangebot vor Ort verfügbar ist. Mittelfristig besteht zudem die Planung, analog zu dem holländischen Modell in Utrecht abgetrennte Boxen für die Ausübung der Prostitution einzurichten. Die Umsetzung des Konzeptes hat Ende 2001 begonnen.

Präventionsmaßnahmen, die gezielt bei der Gruppe der Freier ansetzen, wurden im Rahmen des »Don Juan«-Projektes der Aids-Hilfe Schweiz in Zürich durchgeführt. Ziel des HIV/Aids-Präventionsprojektes für Freier war es, das Risikobewusstsein bei Freiern zu steigern, damit Safer-Sex-Regeln konsequenter angewendet werden. Nachdem Gründe für das Risikoverhalten von Freiern erhoben und ausgewertet worden sind, wurde 1999 als eine weitere Maßnahme eine Face-to-Face-Freierbildung erprobt. Mit dieser Maßnahme, die an 23 Abenden zu je vier Stunden stattfand, wurden über 800 Freier erreicht. Mit der Hälfte dieser Freier konnten ausführliche Gespräche über HIV/Aids-Risiken, über Praktiken der Kondomverwendung, über andere sexuell übertragbare Krankheiten und zum Sexualverhalten im Alltag geführt werden. Die Freierbildung wurde von allen Beteiligten – Kunden, Prostituierten, Bordellbetreibern – als Erfolg bewertet (zum Bezug der Evaluationsergebnisse s. unten »Hilfeprojekte und Organisationen«).

Abschließend ist zu betonen: So wesentlich Aktivitäten zur konsequenteren Nutzung von Kondomen als Schutz vor HIV und anderen Geschlechtskrankheiten auch sein mögen, Präventionsstrategien, die primär auf den Kondomgebrauch abzielen, greifen jedoch zu kurz. Vielmehr muss Sexarbeit mit dem Ziel »Safer Work« in einen umfassenden Maßnahmenkatalog zur Gesundheitsförderung eingebettet sein. Dazu ist es erforderlich, alle am Verkauf und

Kauf der Ware »sexuelle Handlungen« beteiligten Akteure in die Präventionsarbeit einzubeziehen. Die notwendige Professionalisierung von Beschaffungsprostituierten kann nur gelingen, wenn nicht allein Prostituierte, sondern gleichermaßen auch ihre Kunden ein Bewusstsein für Gesundheitsrisiken und eigene Schutzbedürfnisse entwickeln.

9   Materialen

Die Broschüre der Deutschen AIDS-Hilfe »Safer Sex für Frauen, die anschaffen« beinhaltet praktische und lebensweltnahe Maßnahmen zu Safer Work, welche durch Safer-Use-Botschaften und Hinweise zur Gewaltprävention ergänzt werden (Bezugsadresse → S. 118).

10   Hilfeprojekte und Organisationen

10.1   Das Umbrella Netzwerk

Das Umbrella Netzwerk wurde 1996 mit dem Hauptziel gegründet, HIV- und STD-bezogene Probleme entlang der nationalen sowie der äußeren Grenzen der Europäischen Union zu untersuchen. Insgesamt sind 17 Länder der EU, Zentral- und Osteuropas an dem Netzwerk beteiligt. Im Zusammenhang mit der Thematik »Prostitution und Drogen« sind die Länder Österreich-Schweiz, Italien-Slowenien und Spanien-Portugal zu nennen. Aufgaben der beteiligten Netzwerkpartner bestehen darin, Informationen über Migrationsbewegungen unter SexarbeiterInnen innerhalb Europas zu sammeln und relevante nationale Unterschiede zu identifizieren. Darüber hinaus werden in enger Zusammenarbeit mit Nachbarländern länderübergreifende Zugänge zur HIV- und STD-Prävention entwickelt.
Das länderübergreifende Netzwerk-Projekt wird von dem Berliner Forschungsinstitut SPI koordiniert (Adresse für nähere Informationen → S. 118).

10.2   Das »Don Juan«-Projekt der AIDS-Hilfe Zürich, Schweiz

Das im Auftrag des Bundesamtes für Gesundheit realisierte »Don Juan«-Projekt richtet sich an die Zielgruppe der Prostitutionskunden. Ein wesentliches Ziel des Projektes war, das Präventionsbewusstsein bei Freiern zu steigern und durch eine konsequente Einhaltung von Safer-Sex-Regeln Neuinfektionen mit HIV und AIDS in der heterosexuellen Bevölkerung vorzubeugen. Im Rahmen des Projektes wurde dazu eine Face-to-Face-Aufklärung mit etwa 400 Freiern durchgeführt.
Bezugsadresse für Kopien der Evaluationsberichte sowie des Abschlussberichts des Projektes siehe unten.

Adressen

- Aids Info Docu Schweiz
Schauplatzgasse 26
CH–3001 Bern
☎ +41 (0)31 3 12 12 66
info@aid.ch

- SPI Forschung
Frau Elfriede Steffan
Kohlfurterstrasse 41–43
D–10999 Berlin
☎ (0 30) 2 52 16 19
spi@spi-research.de

- Deutsche AIDS-Hilfe Berlin e.V.
☎ (0 30) 69 00 87-0
dah@aidshilfe.de

Literatur/Websites

Café Sperrgebiet (2000): Jahresbericht 2000. Hamburg, Diakonisches Werk Hamburg.

Deutsche AIDS-Hilfe (2000): Safer Sex für Frauen, die anschaffen. In: J.-H. Heudtlass/H. Stöver: Risiko mindern beim Drogengebrauch. Gesundheitsförderung – Verbrauchertipps – Beratungswissen – Praxishilfen. Frankfurt am Main, Fachhochschulverlag, S. 313–319.

dpa (2001): Meldung vom 11.6. und 14.6.

Hedrich, D./Ferreiros, R.d. (2000): Problem drug use by women. Focus on community-based interventions. Strasbourg, Co-operation Group to Combat Drug Abuse and Illicit Trafficking in Drugs (Pompidou Group), S. 91.

Hydra (Hrsg.) (1991): Freier. Das heimliche Treiben der Männer. Hamburg, Galgenberg.

Ingold, F.-R. (1990): Prostitution in relation to drug use and Aids prevention: An ethnographic approach and methodological discussion. In: CEWG, S. 453–461.

Kleiber, D. (2000): HIV/AIDS und Prostitution. In: Magazin AIDS Infothek 6.

Kleiber, D./Velten, D. (1994): Prostitutionskunden. Eine Untersuchung über soziale und psychologische Charakteristika von Besuchern weiblicher Prostituierter in Zeiten von AIDS. Baden-Baden, Nomos Verlagsgesellschaft.

Langer, A. (2000): »Wieviel?«. Eine ethnographische Studie über die Interaktionsprozesse in der Drogenprostitution. Frankfurt am Main, S. 11, 17, 65 ff., 169.

Leopold, B./Steffan, E. et al. (1994): Dokumentation zur rechtlichen und sozialen Situation von Prostituierten in der Bundesrepublik Deutschland. Stuttgart Berlin Köln, Verlag W. Kohlhammer.

Molloy, C. (1992): Hurenalltag. Sperrgebiet – Stigma – Selbsthilfe. Frankfurt am Main, Fachhochschulverlag.

Schneider, W./Stöver, H. (2000): Das Konzept »Gesundheitsföderung« – Betroffenkompetenz nutzen, Drogenberatung entwickeln. In: J.-H. Heudtlass/H. Stöver: Risiko mindern beim Drogengebrauch. Gesundheitsförderung – Verbrauchertipps – Beratungswissen – Praxishilfen. Frankfurt am Main, Fachhochschulverlag, S. 19–37.

Schwarzer, A. (2000): Prostitution – eine Arbeit wie jede andere? Ein Kommentar zum Berliner Prostitutions-Urteil. In: ak – analyse & kritik. Zeitung für linke Debatte und Praxis (445).

Vlasblom, R./Biersteker, S. (1995): »Safe sex« für Frauen, die anschaffen. In: J.-H. Heudtlass/H. Stöver/P. Winkler: Risiko mindern beim Drogengebrauch. Drogenwirkungen – Safer Use – Notfallhilfe – Safe Sex – Prävention – Peer Support. Frankfurt am Main, Fachhochschulverlag, S. 161–190.

Vogt, I./Winkler, K. (1996): Beratung süchtiger Frauen. Konzepte und Methoden. Freiburg i. Breisgau, Lambertus.

Zurhold, H. (1998): Sexarbeit: Safer-Work und Empowerment für Drogenbraucherinnen. In: R. Lochmann: Überlebenshilfen in der Drogenarbeit. Esslingen, FH-Esslingen. Hochschule für Sozialwesen, S. 247–264.

http://www.lustgarten.de/rat/
Internetadressen von Hurenprojekten in Berlin, Bochum, Frankfurt am Main, Linz und Stuttgart sowie Links zur Deutschen AIDS-Hilfe, Literatur usw.

http://www.prostituierte-online.de/
Ein Prostituierten-Forum mit Links zu Beratung, Gesetzen, Pressemitteilungen, Büchern usw.

http://www.pompidou.coe.int/English/therapie/women/pdw-e001.html
Einen Überblick über Hilfeangebote und Hilfeorganisationen inklusive Adressen für drogenabhängige Frauen in Europa bietet der Abschlussbericht der Pompidou Group, welcher von HEDRICH UND FERREIROS (2000) erstellt wurde. Der Abschlussbericht liegt im PDF-Format zum Downloaden vor.

III   Suchtprävention 2002: Gesundheitsförderung und Drogenerziehung?

Von Monika Püschl, Hermann Schlömer

1   Zum Wandel der Präventionsansätze: Von der Abschreckungspädagogik zur Gesundheitsförderung

Suchtprävention, wie sie sich heute darstellt, hat eine wechselvolle Geschichte. Ihre Ziele, Inhalte und methodischen Ansätze haben sich mit dem Kenntnisstand der Wissenschaft, den Erfahrungen der Praxis und der gesellschaftspolitischen Entwicklung verändert. Gleichzeitig sind fast alle bisherigen Ansätze in irgendeiner Form in der Praxis der Bundesrepublik Deutschland noch vorhanden.

1.1   Die Anfänge: Abschreckung und Kriminalisierung

Suchtprävention hat in Westdeutschland ihre Wurzeln in den späten 60er Jahren. Damals begannen mehr und mehr junge Erwachsene und Jugendliche Haschisch und LSD zu konsumieren. Innerhalb kurzer Zeit waren Drogen eng verbunden mit einer internationalen subkulturellen Protestbewegung, die mit der Popkultur eng verbunden war. Junge Leute begaben sich in die Opposition zu den Werten der Nachkriegsgesellschaft. Sie wollten die Gesellschaft verändern, aber auch durch Bewusstseinserweiterung und Spiritualität ihren persönlichen Alltag. Heroin erschien auf dem Drogenmarkt. Die ersten verelendeten Opiatabhängigen wurden auffällig, die ersten »Drogentoten« gezählt. Die Befürchtung, der Konsum illegaler Drogen könnte sich wie eine ansteckende Seuche ausbreiten und zu einem massenhaften gesellschaftlichen Ausstieg junger Menschen führen, verbreitete sich unter Eltern, Lehrern, Sozialpädagogen und Politikern. Die Sorge, die eigenen oder anvertrauten Kinder und Jugendlichen könnten zum Probieren von Haschisch verführt werden und dadurch später ins Elend der Heroinabhängigkeit abrutschen, griff um sich.

Der Wunsch, den Kindern und Jugendlichen dieses Schicksal zu ersparen, bestimmte weitgehend die Konzepte suchtpräventiver Aktivitäten in den 70er und 80er Jahren. Dabei ging es im Wesentlichen um die Verhütung jeglichen Konsums illegaler Drogen, die in der Beurteilung ihrer Gefährlichkeit alle in einen Topf geworfen wurden. Man sprach von Drogenprävention. Nikotin, Alkohol und Psychopharmaka, wie z.B. die großzügig verteilten amphetaminhaltigen Appetitzügler oder Valium, wurden im Allgemeinen nicht zu den Drogen gezählt. Niemand fragte genauer nach den Motiven des Konsums.

In der Praxis der Drogenprävention setzte man auf Abschreckung durch einseitige drastische Darstellungen der Risiken des verbotenen Drogenkonsums. Vor Verelendung und – als Konsequenz – Tod wurde gewarnt. Die bevorzugten stoffkundlichen Belehrungen arbeiteten mit zum Teil unsachlichen Botschaften. Besonders Plakate, Broschüren und andere Materialien von Krankenkassen, Zoll und Polizei aus dieser Zeit waren davon geprägt. Auch viele Lehrer, die mit ihren Schulklassen das Buch »Christiane F. – Wir Kinder vom Bahnhof Zoo« lasen und dessen Verfilmung sahen, taten dies in der Hoffnung auf abschreckende Effekte. Abgesehen davon wurde die Strafbedrohung des Drogenkonsums durch das Betäubungsmittelgesetz als hilfreiches Bollwerk betrachtet. Die Strafverfolgung der KonsumentInnen illegaler Drogen, ihre pauschale Verurteilung und Stigmatisierung gehörten sogar mit zur Strategie der Drogenprävention.

Dieses Konzept war zum Scheitern verurteilt. Die Glaubwürdigkeit der Drogenaufklärer litt sehr unter den einseitigen Risikodarstellungen und der damit einhergehenden Doppelmoral. Die überzogenen Darstellungen machten viele neugierig. Die hohe Anziehungskraft des aufregenden Lebensstils und illegalen Lebensmilieus einer »Christiane F.« insbesondere für risikobereite Jugendliche wurde übersehen.

1.2   Von der Drogenerziehung zur ursachenorientierten Suchtprävention

Etwa ab Mitte der 70er Jahre setzten Experten auf Drogenerziehung. Man informierte wertneutraler und appellierte an die Vernunft. Das geschah hauptsächlich im schulischen Biologieunterricht und mit dem Ziel, junge Menschen vor missbräuchlichem Konsum sog. Alltagsdrogen zu bewahren und zu völliger Abstinenz in Bezug auf illegale Drogen zu bewegen. Auch das führte nicht zum gewünschten Erfolg. Das lag nicht zuletzt daran, dass die Vermittlung kognitiven Wissens als Faktor der Verhaltensbeeinflussung überschätzt wurde. Gibt es Raucher, die die Risiken ihre Verhaltens nicht kennen? Wissensvermittlung ist keine hinreichende Bedingung für gesundheitsbewusstes Verhalten. Hinzu kommt, dass Aufklärung mit Negativzielen oft nicht fruchtet. Auch im Mathematikunterricht erwartet man ja nicht, so sinngemäß GUIDO NÖCKER (1990), dass Schülerinnen und Schüler anschließend nichts vom Rechnen verstehen und eine Abneigung dagegen entwickeln.

Vor diesem Erfahrungshintergrund vollzog sich der Wandel von der Drogenprävention über die Drogenerziehung zur Suchtprävention. Die Aufmerksamkeit richtete sich ab etwa Anfang der 80er Jahre stärker auf die Motive des Drogenkonsums, die Lebensumstände der KonsumentInnen und die Ursachen von Suchtproblemen. Die Prävention orientierte sich zunehmend am sog. Trias Modell (KIELHOLZ/LADEWIG 1972), das Drogenabhängigkeit aus einem komplexen Zusammenspiel folgender Faktorenbündel erklärt:

■ Der Person, z.B. Alter, Geschlecht, Herkunft, Gesundheitszustand, Selbstwertgefühl, Bewältigungs- und Einflussmöglichkeiten;
■ der Droge, z.B. ihre Verfügbarkeit und ihrem Suchtpotential;
■ der Umwelt, z.B. Konsumkultur, Lebensverhältnisse, Drogenpolitik, Wertorientierung, Kinder- und Jugendfreundlichkeit.

Die sich in den 80er Jahren durchsetzende Entwicklung hin zur ursachenorientierten Suchtprävention bedeutete Wandel in dreierlei Hinsicht:

■ Nicht mehr der Drogenkonsum wurde als wesentliches Problem, das es zu verhindern galt, aufgefasst, sondern Sucht.
■ Konsequenterweise richtete sich der Blick nun auch auf die Abhängigkeit von Alkohol, Tabak und Medikamenten.
■ Neben den stoffgebundenen Suchtformen wurden auch stoffungebundene wie z.B. Spielsucht, Essstörungen, Arbeitssucht oder auch Fernsehen thematisiert.

Die Aufgaben der ursachenorientierten Suchtprävention sind naturgemäß so vielfältig wie die Ursachen von Sucht. Die Praktiker sahen sich also einem ungeheuer komplexen Aufgabenfeld gegenüber.

1.3   Die Hinwendung zur Gesundheitsförderung

Erkenntnisse der Entwicklungspsychologie, der Copingforschung und insbesondere das von Antonovski beeinflusste neue Verständnis salutogenetischer Gesundheitsförderung der Ottawa-Charta (1986) der WHO (Weltgesundheitsorganisation der Vereinten Nationen) leiteten gegen Ende der 80er Jahre zwar nicht den gänzlichen Abschied von der ursachenorientierten Suchtprävention, aber einen Wechsel von einer eher krankheitsfixierten zu ei-

ner mehr gesundheitsbezogenen Perspektive ein. Dementsprechende suchtpräventive Konzepte orientieren sich stärker an den Bedingungen, Kompetenzen und Faktoren, die zur Gesundheit befähigen, die Gesundheit schützen und
zur Unverletzlichkeit beitragen (ANTONOVSKI 1997 und BENGEL et al. 2001).

Forschungsergebnisse von Silbereisen und Kastner sowie Hurrelmann beleg-
ten für das Jugendalter eine Funktionalität des Drogenkonsums im Hinblick
auf die Bewältigung von Entwicklungsaufgaben. Das motivierte Pädagogen,
funktionelle Äquivalente zum Drogenkonsum anzubieten. Es ging dabei darum, alternative Mittel zur Befriedigung der Bedürfnisse nach sozialer Anerkennung und Statuserwerb, nach Identitäts- und Lebensstilfindung, nach
Grenzerfahrungen und Abenteuer zu erschließen. Darüber hinaus verfolgten
erlebnis-, medien- und kulturpädagogische Aktivitäten der Suchtprävention
das Ziel, Selbstwirksamkeitserfahrungen zu vermitteln, das Selbstbewusstsein
der Beteiligten zu stärken, soziale Kompetenzen wie Durchsetzungsvermögen,
Konfliktlösungsfähigkeit und Durchhaltevermögen einzuüben.
Viele der für Suchtprävention Verantwortlichen wendeten sich zunächst einmal ganz von der Aufklärung über Drogen ab. Suchtprävention ging sucht-
mittelunspezifisch vor und konzentrierte sich darauf, gegenüber den vermu-
teten Ursachen von Suchtproblemen Schutzfaktoren zu entwickeln, grundlegende Lebenskompetenzen zu stärken und Alternativen zum Drogenkonsum
bereitzustellen. Auf diese Weise sollten Menschen in die Lage versetzt werden, selbst zu entscheiden, was gut für sie ist oder nicht. Zielgruppen waren
nun nicht mehr nur Jugendliche, sondern auch Kinder. Denn es wurde zunehmend deutlich, dass gegenüber Suchtgefahren immunisierende Kompetenzen frühzeitig gelernt, Familien und andere Erziehungsinstitutionen sich
daher möglichst frühzeitig suchtpräventiv engagieren sollten.

Bestätigung erfuhr diese konzeptionelle Weiterentwicklung der Suchtprävention durch die Befunde der »Expertise zur Primärprävention des Substanzmissbrauchs«, die von der Bundeszentrale für gesundheitliche Aufklärung
(BZgA) in Auftrag gegeben wurde und 1993/1994 erschien. Drei zentrale Ergebnisse lauten:
■ Insbesondere abschreckungsorientierte »Informationsvermittlung über
psychoaktive Substanzen« ist »im günstigsten Fall ineffektiv, im ungünstigsten
Fall schädlich in Hinblick auf die Reduzierung eines Missbrauchsverhaltens.«
■ »Die Förderung der Lebenskompetenz bei Jugendlichen ist eine wirksame
präventive Maßnahme [...] im Hinblick auf eine Verhinderung bzw. Verzögerung des Konsumbeginns und eine Verhinderung des langfristigen Missbrauchsverhaltens.« Das beinhaltet z.B. die Förderung von »Problemlösungs-
und Kommunikationsfähigkeiten sowie von Selbstsicherheit und Durchset-
zungvermögen.«
■ »Als Ergänzung zum Lebenskompetenzkonzept sind Maßnahmen zur
Schaffung von Alternativen zum Drogenkonsum positiv zu beurteilen, [...] insbesondere für Jugendliche mit einer hohen sozialen Belastung.«

2   **Zum aktuellen Stand der Suchtprävention:**
      Ansätze und Praxisbeispiele

Die Hinwendung zur Gesundheitsförderung hatte vorübergehend zur Folge, dass Suchtprävention sich immer weniger von allgemeinen Erziehungsaufgaben unterschied. Thesen wie »gute Jugendarbeit sei die beste Suchtprävention« kamen auf. In den 90er Jahren setzte sich dann aber mehr und mehr die Erkennntnis durch, dass »das Kind nicht mit dem Bade ausgeschüttet« werden sollte. Suchtpräventive Programme wurden wieder stärker mit ihren spezifischen Profilen und Anliegen erkennbar. Mehr und mehr Konzepte zur Suchtprävention haben mittlerweile wieder substanz- und verhaltensbezogene Bestandteile. Die Inhalte orientieren sich zunehmend spezifischer auf die Förderung von Kompetenzen, die zum gesundheitsverträglichen Umgang mit dem umfangreichen Genussmittel- und Erlebnisangebot unserer Gesellschaft notwendig sind.

2.1   **Verhaltensorientierung durch Drogenerziehung**

Die Ausbreitung von Ecstasy als sogenannter Partydroge öffnete die Augen dafür, dass viele Jugendliche rein zum Spaß, ohne Problemdruck und Protestbedürfnis Drogen konsumieren. Das führte zu einer konzeptionellen Rückbesinnung auf den erzieherischen, verhaltensorientierenden Wert von Drogenaufklärung. Die Vermittlung von Wissen über die Wirkungen und Folgen des Gebrauchs legaler und illegalisierter Drogen, so ein weitverbreiteter aktueller Standpunkt, muss Bestandteil suchtpräventiver Bemühungen bleiben. Unwissenheit kann Verhaltensunsicherheiten begünstigen, Abstinenzentscheidungen oder die Aneignung von gesundheitszuträglichen Konsumformen erschweren. Bei dieser Rückbesinnung kann es jedoch nicht darum gehen, zur gescheiterten Drogenprävention mit erhobenem Zeigefinger der 70er und 80er Jahre zurückzukehren. Drogenkundlichen Angebote heutzutage sollten altersgemäß, unaufgeregt und sachgerecht erfolgen. Letzteres bedeutet, auf Überdramatisierungen und Bagatellisierungen zu verzichten.

■ Praxisbeispiele
– Die sehr ansprechend gemachte und Gespräche stiftende Broschüre des Jugend- und Drogenberatungszentrums Hannover »Haschisch. Gute Seiten, schlechte Seiten« für Jugendliche von vorne zu lesen und von hinten up side down zu lesen;
– »Cannabis. Eine Information für Eltern, Lehrer und Erzieher zu Haschisch und Marihuana«;
– »Cannabis denn Sünde sein? Mit dem ersten Kiffertest. Eine Broschüre rund ums Kiffen« des Therapieladen e.V. in Berlin;
– »Drogenkundliche Bausteine für suchtpräventive Unterrichtsvorhaben/Projekte«, ein Unterrichtsmaterial des Amtes für Schule und der Techniker Krankenkasse in Hamburg.

Darüber hinaus gilt es,

a) zielgruppenspezifisch an den vorhandenen Erfahrungen und Fragen anzuknüpfen. Diese ergeben sich nicht nur durch eigenen Konsum, sondern auch durch Anschauungen in der Familie, Verwandtschaft, Nachbarschaft und im Freundeskreis sowie durch mediale Vermittlung. Empfänger aufklärerischer Botschaften müssen diese einordnen und verarbeiten können. Daraus kann eine Entwicklung gesundheitsförderlicher Einstellungen und Verhaltensweisen erwachsen. Informationen und Gespräche über illegale Drogen im Kindesalter sind zum Beispiel in der Regel nicht angemessen. Aber wenn Kinder um sich herum den Konsum von Cannabis, Ecstasy oder Kokain erleben, oft Heroinabhängigen begegnen und Spritzbestecke finden oder ihr Interesse an diesen und anderen illegalen Drogen durch die Medien stark geweckt wird, dann müssen sie auch Antworten auf ihre Fragen bekommen.

b) Klärungen zu ermöglichen statt zu belehren. Es kommt darauf an, Fragen so aufzugreifen oder aufzuwerfen, dass es zum Nachdenken, zu Gesprächen und eigenen Nachforschungen motiviert. Selbstgewonnene Erkenntnisse haben einen größeren Einfluss auf Einstellungen und Verhalten als passiv konsumierte Informationen. Besonders bewährt haben sich dabei Peer-to-Peer-Projekte und die Einbeziehung selbstkritischer Konsumenten. Der Austausch mit Gleichaltrigen, Gleichgestellten oder mit Erfahrenen erhöht die Glaubwürdigkeit von aufklärerischen Botschaften.

■ Praxisbeispiel »Info-Cards«
Seit 1996 fördert die Europäische Union ein Projekt zur Ecstasyprävention. Dieses Projekt wird gemeinsam vom Jellinek-Zentrum in Amsterdam, Lifeline in Manchester und dem Hamburger Büro für Suchtprävention durchgeführt. Mit peeredukativen und geschlechtsspezifischen Methoden wurden »Info-Cards« entwickelt und evaluiert, die auf Techno-Großveranstaltungen und in Techno-Discos von Peers verteilt werden. Die Anliegen des Projektes sind, unter Ecstasykonsumenten Informationen über substanzspezifische körperliche und psychosoziale Risiken zu verbreiten, dem Übergang von Probier- und Gelegenheitskonsum zu abhängigem Gebrauch vorzubeugen und Selbstkonzepte durch konsumbegleitende Beratung und Lebenshilfe zu stärken (RABES 1999).

c) offene Kommunikation und selbstkritische Verhaltensflexion anzuregen. Eine entscheidende Vorraussetzung dafür ist ein vertrauensvolles Klima. Hilfreich sind einladende Ansprachen und Situationen (in der Schule auf jeden Fall außerhalb der Leistungsbewertung) sowie eine aufgeschlossene verständnisvolle Haltung gegenüber den jeweils relevanten Konsum- und Verhaltensmotiven. Appelle und moralisierende Reaktionen wirken kontraproduktiv. Benötigt werden Gesprächspartner, die zuhören, sich selbst mit ihren Erfahrungen einbringen, kritische Fragen stellen, nicht ihre Augen verschließen und gegebenenfalls Sorgen zum Ausdruck bringen.

■ Praxisbeispiel »Alkohol. Irgendwann ist der Spass vorbei.«
Unter diesem Motto startete das Büro für Suchtprävention und die Behörde für Arbeit, Gesundheit und Soziales in Hamburg im November 1999 mit Plakaten, Kinospots, Anzeigen und Info-Cards eine Kampagne zur Reduzierung riskanten Alkoholkonsums Jugendlicher. Angesprochen werden sollten in erster Linie Jugendliche im Alter von 15 bis 17 Jahren, die bereits Alkohol konsumieren. Die Medien der Kampagne thematisieren eines der wichtigsten Motive jugendlichen Alkoholkonsums: die Geselligkeitsförderung. Plakate und Karten erzählen humorvoll und unter Verzicht auf Belehrung Konsumgeschichten, die genussvoll beginnen und mit Peinlichkeiten enden. Die Kampagne knüpft so an den Erfahrungen vieler Jugendlicher an und motiviert, über die eigenen Grenzen in Bezug auf Alkoholkonsum nachzudenken. Sie liefert dadurch Orientierungen. Hier zwei geschlechtsspezifische Beispiele:
– Endlich mal wieder gute Musik. – Alle tanzen. – Alle lächeln mich an. – Alle kreischen mir zu. – Wo ist eigentlich mein Top geblieben?
– Nina geküsst. – Susanne geküsst. – Denise geküsst. – Türsteher geküsst. – Bordstein geküsst.

Herzstück der Kampagne und Instrument für die Überleitung von der massenmedialen Aktion zur personalen Kommunikation war ein Wettbewerb, mit dem Schülerinnen, Schüler und Jugendliche außerhalb von Schule aufgefordert wurden, die Geschichten eigener oder miterlebter Konsumerfahrungen nach dem Muster der Kampagne aufzuschreiben und per Post oder online einzureichen. 323 Beiträge gingen ein. Viele Schulklassen beteiligten sich. Auch nach Abschluss des Wettbewerbs werden an vielen Schulen Hamburgs mithilfe der Kampagnenplakate und einer dazu entwickelten kleinen Handreichung kreative Schreibprojekte durchgeführt.

2.2   Zielperspektive: Förderung von Risikokompetenz

Genuss-, Lust- und Abenteuerbedürfnisse nicht nur von Kindern und Jugendlichen sind genauso normal wie Experimentier- und Risikoverhalten. Im Umgang mit Risiken testen insbesondere Kinder und Jugendliche ihre Fähigkeiten und Grenzen. Sie brauchen dafür Grenzen, aber auch Verständnis und Freiräume. Denn nur auf diese Weise können sie ihre Grenzen kennen und respektieren lernen. Das gilt mit Sicherheit auch in Bezug auf den Konsum von Drogen in einer Gesellschaft, in der vor allem Alkoholkonsum von Erwachsenen geradezu erwartet wird, das Feiern von Festen ohne Alkohol kaum vorstellbar ist, der Gebrauch von Nikotin, Psychopharmaka, Cannabis und anderen psychoaktiven Substanzen sehr verbreitet und akzeptiert ist, in verführerischer Weise fast ständig und überall für Alkohol- und Nikotinkonsum geworben wird. Das »Hineinwachsen in die Drogenkultur der Gesellschaft« ist eine Entwicklungsaufgabe für alle Jugendlichen (ENGEL/HURRELMANN 1993, zitiert nach FRANZKOWIAK 1996, S. 416).

Vor diesem Hintergrund überzeugt die Empfehlung von Franzkowiak, sich von
einer ausschließlichen Abstinenzorientierung in der Suchtprävention endgültig zu verabschieden und die Förderung des Erwerbs von Risikokompetenz zu
einem weiteren konzeptionellen Schwerpunkt der Suchtprävention zu machen.
Risikokompetenz umfasst, so FRANZKOWIAK (2000, S. 9), folgende Komponenten:

■ Informiertes Problembewusstsein gegenüber Drogenwirkungen und Suchtgefahren;
■ verinnerlichte Gebrauchsnormen, die sowohl das persönliche Risiko als
auch das für die Lebensumwelt und die Gesellschaft mindern (z.B. kein täg-
licher Alkoholkonsum);
■ Bereitschaft und Fähigkeit zum konsequenten Konsumverzicht (Punktnüch-
ternheit) in bestimmten Situationen, Lebensräumen und Entwicklungsphasen
(Kindheit, frühe Jugend, Schule, Arbeitswelt, Straßenverkehr, Schwangerschaft usw.);
■ ritualisierte Formen des Umgangs mit Rauschmitteln;
■ Verzicht auf bestimmte Substanzen (harte Drogen, Selbstmedikation);
■ Vermögen, sich im Spektrum zwischen Abstinenz und kontrolliertem Konsum bewusst entscheiden zu können.

Die Leitfrage für die Förderung der Risikokompetenz dieser Ausprägung lautet: Wie kann der Beginn des Probierens bei legalen und illegalen Drogen hin-
ausgeschoben, der Konsum zeitlich auf eine kurze Probierphase begrenzt
werden oder in kontrollierten Mustern ohne negative Auswirkungen auf die
Gesundheit und Persönlichkeitsentwicklung verlaufen? Abstinenz muss dabei
immer eine Option des Verhaltens bleiben (FRANZKOWIAK 1997, S. 11 f. und 18).

■ Praxisbeispiel »Be smart Don't start«
»Be smart! Don't start« oder »Smokeefree Class Competition« heißt der vom
Institut für Therapie- und Gesundheitsforschung in Kiel koordinierte eu-
ropäische Wettbewerb schulischer Nichtraucherförderung, an dem seit fünf
Jahren immer mehr siebte, achte und bei Bedarf auch fünfte und sechste
Schulklassen teilnehmen. Im Schuljahr 2001/2002 verfolgen über 10.000
Schulklassen aus 15 europäischen Ländern, darunter 5.786 Schulklassen aus
allen 16 Bundesländern das smarte gesundheitsförderliche Ziel, sechs Monate nicht zu rauchen. Wöchentlich bilanzieren und reflektieren sie ihre Erfahrungen. Viele beteiligte Klassen beschäftigen sich in begleitenden Unter-
richtsprojekten mit den Motiven und Risiken des Rauchens, analysieren die
Versuchungen des Umfeldes und der Werbung, entwickeln und üben Möglichkeiten des Neinsagens, erarbeiten und erproben Verhaltensalternativen zum
Rauchen. Vorliegende Evaluationsergebnisse ermutigen. Befragungen der
teilnehmenden Schulklassen in Berlin und Hamburg ergaben im Vergleich
mit nicht teilnehmenden Klassen aus Hannover, dass die Wettbewerbsteil-
nahme und vor allem der erfolgreiche Abschluss des Wettbewerbs mit einer
Verzögerung bzw. Verhinderung des Einstiegs in das Rauchen einhergeht
(WIBORG/HANEWINKEL, 1998).

2.3   **Basisfähigkeiten fördern**

Die Vermittlung von drogenkundlichem Wissen befähigt zur Vermeidung von Konsum- und Suchtrisiken nur dann, wenn die Personen der Zielgruppe in der Lage sind, dieses Wissen in ihrem Handeln auch zu berücksichtigen. Das hängt entscheidend davon ab, ob sie über genügend Selbstvertrauen und Selbstwertgefühl verfügen, kommunizieren, soziale Kontakte herstellen und aufrechterhalten können, konfliktfähig sind, mit Entwicklungsaufgaben, Problemen und Krisen gesundheitsbewusst zurechtkommen, Konsumanimationen durchschauen und widerstehen können. Risikokompetenz setzt Kenntnisse und die beschriebenen Stärken und Fähigkeiten voraus. Die Förderung dieser persönlichen Ressourcen ist daher nach wie vor als eine wesentliche Aufgabe von Suchtprävention wahrzunehmen. Persönlichkeitsförderung in diesem Sinne kann nicht erst im Jugendalter einsetzen. Sie muss bereits in der Familien- und Vorschulerziehung beginnen. Gleichzeitig ist sie langfristig und kontinuierlich anzulegen. Schließlich entwickelt sich eine starke Persönlichkeit, die weiß, was gut für sie ist, nicht von heute auf morgen.

■ Praxisbeispiele »Fit und stark fürs Leben« und andere Unterrichtsprogramme zur Persönlichkeitsförderung
»Fit und stark fürs Leben. Persönlichkeitsförderung zur Prävention von Aggression, Rauchen und Sucht.« lautet der Titel eines Unterrichtsprogramms für die Grundschule, dass vom Ernst Klett Grundschulverlag 1998 und 1999 in zwei Heften herausgegeben wurde und noch mit einem dritten und vierten Teil für 5/6 und 7/8 als Spiralcurriculum vervollständigt werden soll. Dieses Programm ist im Rahmen des Aktionsplanes »Europa gegen den Krebs« unter der Projektleitung von Fritz Burow entwickelt worden. Es enthält für jeweils zwei Schuljahre 20 stimmig aufeinander aufgebaute, gut strukturierte Unterrichtsvorschläge mit einer Fülle konkreter altersangemessener Anregungen (Lieder, Entspannungsübungen, Phantasiereisen, Rollenspielvorlagen, Beobachtungs-, Reflexions- und Arbeitsaufträge) zu folgenden Schwerpunkten: Selbstwahrnehmung und Einfühlungsvermögen, Umgang mit Stress und belastenden Emotionen, Kommunikation, Kritisches Denken, Standfestigkeit und Problemlösen. Das Programm »Fit und stark fürs Leben« ist insbesondere dadurch gekennzeichnet, dass es die Schülerinnen und Schüler aktiviert, selbständiges erfahrungsbezogenes Lernen und Orientierungen ermöglicht. Die hier beschriebene Qualitätsmerkmale gelten im Wesentlichen auch für zwei weitere Unterrichtsprogramme. Es handelt sich dabei zum einen um das »Unterrichtsprogramm für die Gesundheitsförderung und Suchtprävention im 1. – 4. Schuljahr – Eigenständig werden«, das mit Unterstützung der Stiftung Mentor-Deutschland vom Institut für Therapie- und Gesundheitsforschung in Kiel nach einer Vorlage aus der Schweiz entwickelt wurde. Zur Entwicklung erfolgte auch eine Erprobung an Grundschulen in Hamburg und Mecklenburg-Vorpommern. Mit »Erwachsen werden« von Lions Quest steht ein weiteres gutes Life-Skill-Programm diesmal zur Persönlichkeitsförderung Jugendlicher zur Verfügung.

2.4   **Lustvolle Alternativen zum Drogenkonsum ermöglichen**

Silbereisen schätzt, dass vor dem Hintergrund biographisch kumulierter Belastungen und eines sich schon seit früher Kindheit aufbauenden Problemverhaltens rund 10% der Jugendlichen zu riskantem Drogenkonsum neigen (SILBEREISEN 1995, S. 1062 f.). Gemäß den Empfehlungen der oben zitierten »Expertise zur Primärprävention des Substanzmissbrauchs« kommt es insbesondere bei dieser Zielgruppe darauf an, Alternativerfahrungen zum Drogengebrauch und suchtriskanten Verhalten zu vermitteln.

Je langweiliger, erlebnisärmer und öder Jugendliche ihr Leben empfinden, desto attraktiver wird für sie der Gebrauch von Drogen und dabei wahrscheinlicher die Vernachlässigung von Konsumrisiken. Diesen Erkenntnissen ist mit erlebnispädagogischen Angeboten Rechnung zu tragen, die neben der Stärkung von Selbstachtung und Konfliktfähigkeit Glücksmomente durch Grenzerfahrungen, besondere Erfolge und positive Gruppenerlebnisse vermitteln. Dazu gehören Gruppenaktivitäten wie Circus-, Kletterwand- oder andere risikobetonte Sportprojekte, abenteuerliche Unternehmungen in der Natur (»outward bound« usw.) »die sich erheblich vom normalen Alltag eines Jugendlichen unterscheiden« (HALLMAN 1994, S. 26), aber auch mediale, bildend künstlerische, Theater- und Musikprojekte.

Projekte zur Förderung eines risikokompetenten Umgangs mit Rauschmitteln eignen sich nur für Jugendliche, deren Lebenslagen und Entwicklungsvoraussetzungen eine Ausprägung dieser Kompetenz vermuten lassen (FRANZKOWIAK 1997 S. 11 f. und 18).

2.5   **Aufhebung der strikten Trennung zwischen primärer und sekundärer Suchtprävention: frühzeitige Hilfen bei problematischem Drogenkonsum**

Ursprünglich befasste sich Suchtprävention nur mit Kindern und Jugendlichen im Vorfeld von Konsumerfahrungen. Dann gerieten auch Konsumenten mit ins Blickfeld. Dabei wurde deutlich, dass unterschiedliche Konsumentengruppen verschiedene Angebote benötigen. Viele, die Drogen ausprobieren, können sich durch Förderung ihrer Risikokompetenzen kontrollierte genussorientierte Gebrauchsmuster aneignen. Daneben gibt es jedoch nicht wenige Konsumenten, bei denen sich problematische Konsummuster anbahnen und die sich dennoch weder als suchtkrank noch als hilfebedürftig betrachten. Diese brauchen nicht nur Safer-Use-Aufklärungen, sondern im Übergangsfeld von primärer und sekundärer Suchtprävention niedrigschwellige, aufsuchende Beratung. Seitdem sich Fachkräfte der Suchtprävention auch an den Erfahrungen der Suchthilfe orientieren, ist Harm Reduction im Sinne der Hilfe zur Vermeidung größerer gesundheitlicher Schäden heute ein anerkanntes Element der Suchtvorbeugung. Safer-Use-Aufklärungen sollten sich allerdings nicht an die Jugendlichen wenden, die die jeweils angesprochenen Drogen weder konsumieren noch gebrauchen wollen. Das könnte diese Zielgruppe ja zum Konsum animieren und sich damit kontraproduktiv für Suchtprävention auswirken.

■ Praxisbeispiel »Bekifft in der Schule – Hilfen für Schulen zur Vorbeugung und Lösung von Problemen«

Der Anstieg des Cannabiskonsum hat in den letzten zehn Jahren deutlich zugenommen und auch nicht vor den Schultoren halt gemacht. Cannabiskonsum vor und während des Schulbesuchs beeinträchtigt die Lernfähigkeit und die Lernerfolge der Schülerinnen und Schüler, das Lernklima in der Klasse und erschwert pädagogisches Handeln. Als Antwort auf diese Entwicklung und Erkenntnis hat das SuchtPräventionsZentrum der Behörde für Bildung und Sport in Hamburg zusammen mit acht Suchtberatungsstellen, dem Büro für Suchtprävention und verschiedenen Suchtpräventionsfachkräften der Jugendhilfe in Anlehnung an ein Projekt des Jellinek-Zentrums in Amsterdam ein Qualifizierungs- und Hilfsangebot für Schulen im Übergangsbereich von primärer und sekundärer Suchtprävention entwickelt. 38 Schulen haben sich auf die erste Ausschreibung im Frühjahr 2001 hin dafür beworben. 30 Schulen bekommen nun im Rahmen der vorhandenen Kapazitäten Hilfestellungen dafür,
– Probleme frühzeitig zu erkennen und rechtzeitig zu reagieren;
– angemessen mit Cannabiskonsum und gefährdeten Schülerinnen und Schülern umzugehen;
– Schülerinnen und Schüler zu befähigen, problematischen Cannabiskonsum zu erkennen und zu verändern.

Jede am Projekt teilnehmende Schule wird dazu für die Dauer eines Schuljahres von einer Präventionsfachkraft sowie einer Mitarbeiterin/eines Mitarbeiters einer möglichst schulnahen Suchtberatungsstelle begleitet und beraten. Voraussetzung der Teilnahme an diesem Projekt ist die Bildung einer schulinternen Projektgruppe unter Beteiligung von Schulleitung, Lehrern/Sozialpädagogen, Schüler- und Elternvertretern sowie die Zustimmung der Schulkonferenz zu einem zwischen Projektgruppe und Begleitteam ausgehandeltem Projektkontrakt.

Wesentliche Bestandteile des Hilfsangebot sind
– die Unterstützung der schulinternen Projektgruppe bei der Entwicklung und Verankerung tragfähiger Regeln für den Umgang mit Drogenkonsum sowie von Maßnahmen bei Regelverletzungen;
– Anleitung und Trainings von Klassen-, Beratungslehrern und schulischen Sozialpädagogen zur Problemwahrnehmung und motivierenden Gesprächsführung;
– Hilfe beim Aufbau und der Durchführung eines Beratungsangebots »Minimale Intervention« für Schülerinnen und Schüler, die in problematischer Weise Cannabis konsumieren und Schwierigkeiten haben, sich an die schulischen Regeln zu halten. Die Intervention erstreckt sich über eine Woche. Sie beginnt mit einem Gespräch, in dem die Kenntnisse überprüft und aufgefrischt werden. Die Teilnehmer erhalten ein Kiffertagebuch, das ihnen

hilft, ihr Verhalten während der Woche zu registrieren und zu reflektieren. Die zweite Sitzung am Ende der Interventionswoche dient der Auswertung des Tagebuches, der Klärung von Konsummotiven und -alternativen und bei Bedarf der Vermittlung weitergehender Hilfen.

3   Zu Zuständigkeiten und Strukturen

Auf Bundesebene sind das Bundesgesundheitsministerium, die dort eingerichtete Geschäftsstelle der Drogenbeauftragten der Bundesregierung und die Bundeszentrale für gesundheitliche Aufklärung (BZgA) als Dienststelle des Bundesgesundheitsministeriums in Sachen Suchtprävention vor allem steuernd und koordinierend tätig. Die konkrete praktische Gestaltung der Suchtprävention fällt im Rahmen der föderalen Struktur der Bundesrepublik Deutschland in die Zuständigeit der Länder für das Gesundheitswesen. Der von der BZgA geführte »Bund-Länder-Koordinierungskreis zur Suchtprävention« dient der Abstimmung der Maßnahmen.

Die Zuständigkeiten und Strukturen im Bereich Suchtprävention sind in den einzelnen Bundesländern sehr unterschiedlich geregelt. So arbeiten die Länderkoordinatoren in verschiedenen Ministerien, bei Landesstellen gegen die Suchtgefahren oder freien Trägern der Jugendhilfe. In fast allen Bundesländern gibt es Fachausschüsse, Arbeitskreise oder Arbeitsgemeinschaften, in denen Suchtprävention koordiniert wird und Erfahrungsaustausch stattfindet. Einzelne Bundesländer verfügen über Fachstellen für Suchtpävention in freier oder behördlicher Trägerschaft.

Tabak- und Alkoholproduzenten, Pharma- und Glückspielindustrie geben, so Hüllinghorst, jährlich mindestens 1,5 Millarden Euro für Werbung aus. Demgegenüber werden nach Schätzungen von Hüllinhorst für Suchtprävention pro Jahr nicht mehr als 15 Millionen Euro aufgewendet (vgl. HÜLLINGHORST 2001, S. 207).

4   Offene Fragen und Probleme

■ Bei genauerer Betrachtung ergibt sich, dass der Begriff »Suchtprävention« zu eng ist, um die präventiven gesundheitsförderlichen Ziele der aktuellen Konzepte wiederzugeben. Schließlich geht es heute ja nicht nur um die Befähigung zu Vermeidung von Suchtproblemen, sondern auch von anderen Konsumrisiken. Man muss nicht Alkoholiker oder von Cannabis abhängig sein, um durch Alkoholkonsum bzw. Cannabisgebrauch im Straßenverkehr, in der Schule oder am Arbeitsplatz Probleme zu bekommen. Eine präzisere Fassung des Leitbegriffs ist wünschenswert, aber sicher in einem Wort schwierig und aufgrund der Etabliertheit des Begriffes wahrscheinlich kaum einzuführen.

■ Bei ihrem sinnvollen Bemühen um Erlebnisalternativen zum Drogengebrauch sollte Suchtprävention nicht jedem Konsumtrend dieser Erlebnisgesellschaft hinterher hecheln und mit einer Überdosis pädagogischer Angebote Kindern und Jugendlichen die Luft für eigene Phantasien und Aktivitäten nehmen. Es ist aus suchtpräventiver Sicht zu begrüßen, wenn Kinder und Jugendliche sich mit allen Sinnen und schöpferischem Eigensinn ihre scheinbar banalen Lebenswelten auf aktive, abenteuerliche Weise soweit wie möglich selbst erschließen und gestalten. Ein Leben im Stil des Huckleberry Finn, so bilanziert Schiffer seine therapeutischen Erfahrungen, schützt vor Suchtrisiken (SCHIFFER 1993, S. 10).

■ Erfreulicherweise entsprach das Bundesgesundheitsministerium und die Bundeszentrale für gesundheitliche Aufklärung Ende 1998 endlich der langjährigen weitverbreiteten fachlichen Kritik an der Kampagne »Keine Macht den Drogen« und stellte diese ein. Das geschah wegen ihrer Negativbotschaft, ihrer einseitigen Ausrichtung auf illegale Drogen, ihrer Unglaubwürdigkeit im Kontext von Sportveranstaltungen, die in erheblichem Maß durch die Werbung für legale Drogen gesponsert werden. Unverständlicherweise hat das Bundesinnenministerium diesen seit dem Regierungswechsel 1998 totgeglaubten Anachronismus wieder aufleben lassen.

■ Die Praxis der Suchtprävention setzt nach wie vor im Wesentlichen auf der Verhaltensebene an. Die gesellschaftlichen Verhältnisse mit ihren Suchtprävention erschwerenden Strukturen werden zu wenig berücksichtigt. Das betrifft verschiedene Aspekte:

– Angesicht der Werbeausgaben für Alkohol, Tabak und Psychopharmaka sowie der Grundbotschaft vieler Werbungen: »Bedürfnisbefriedigung durch Konsum und zwar sofort!« ist es schwierig, dagegen suchtpräventive Orientierungen für den Umgang mit Suchtmitteln zu vermitteln. Ein Konsumparadigma ist für die Suchtprävention schädlich. Hilfreich wären Werbeverbote für die legalen Drogen, um die allgegenwärtigen Konsumanimationen für diese Substanzen wesentlich zu reduzieren. Den Mut zu diesem Schritt und die dafür nötige Konfliktbereitschaft muss Drogenpolitik aufbringen. Hanewinkel und Pohl haben herausgefunden, dass Tabakwerbung die Anfälligkeit von Jugendlichen erhöht, mit dem Rauchen zu beginnen, und Länder mit Werbeverboten für Tabakwaren (Finnland, Frankreich, Neuseeland und Norwegen) »eine erheblich höhere Reduzierung des Konsums« aufweisen als Deutschland (HANEWINKEL/POHL 1998, S. 61 f.)

– Von vielen Menschen wird es als doppelmoralisch empfunden, dass die gesetzlichen Maßnahmen zur Einschränkung des Konsums einiger Drogen in keinem logischen Zusammenhang mit ihrer psychischen und physischen Schädlichkeit stehen, aber gleichzeitig die Vermarktung von Alkoholika und deren Konsum fast grenzenlos toleriert wird. Da der Erfolg suchtpräventiver Bemühungen nicht zuletzt auch von der Glaubwürdigkeit ihrer Botschaften abhängt, benötigen wir unbedingt eine drogenpolitische Klärung, wie zukünftig mit legalen und illegalen Drogen umgegangen werden soll. Ist es zu verantworten, dass an Tankstellen und Autobahnraststätten Alkoholika verkauft werden dürfen? Was muss geschehen, damit Jugendschutz ernster genommen wird? Das betrifft den Verkauf von Alkoholika

an Kinder und Jugendliche unter 16 jahre im Widerspruch zu den geltenden gesetzlichen Bestimmungen oder die weltweit höchste Dichte von Zi-
garettenautomaten in der Bundesrepublik Deutschland zumeist in Reichweite auch für Kinderhände. Könnte die Entkriminalisierung des Erwerbs
und Besitzes von Cannabis und anderen Substanzen zum Eigenverbrauch
nicht ein wichtiger Schritt auch im Sinne von Suchtprävention sein, um die
Attraktivität des Verbotenen aufzuheben, offene Kommunikation zu ermöglichen und in diesem Klima Risikokompetenzen zu fördern?

– Was kann schon die Förderung von Selbstachtung und Konfliktfähigkeit im
hier beschriebenen Sinne erreichen, wenn belastende Lebensbedingungen
und -ereignisse ihre Entwicklung und Anwendung gravierend behindern
oder sogar nicht zulassen? Suchtprävention muss sich deshalb grundsätzlich für die Verbesserung solcher Verhältnisse einsetzen. Die Autoren der
Fortschreibung der BZgA-Expertise charakterisieren strukturelle Bedingungen wie Arbeitsplätze, Lehrstellen und ausreichende Jugendfreizeitan-
gebote als »wesentliche Grundpfeiler« erfolgreicher primärer Suchtprävention (zitiert nach FRANZKOWIAK 1996, S. 413).

Literatur/Websites

Antonovsky, A. (1997) : Salutogenese. Zur Entmystifizierung der Gesundheit.

Bengel, J./Strittmatter, R./Willmann, H. (2001): Was erhält Menschen ge-
sund? Antonovskys Modell der Salutogenese. In: BZgA (Hrsg.): Forschung und
Praxis der Gesundheitsförderung. Band 6.

Denis, A. et al. (1994): Fortschreibung der Expertise zur Primärprävention des
Substanzmissbrauchs.

Franzkowiak, P. (1996): Risikokompetenz – Eine neue Leitorientierung für
die primäre Suchtprävention?. In: neue Praxis. 5/96, S. 409–425.

Franzkowiak, P. (1997): Risikokompetenz und »Regeln für Räusche«: Was
kann die Suchtprävention von der akzeptierenden Drogenarbeit lernen?

Franzkowiak, P. (2000): Suchtvorbeugung in der Jugendhilfe. In: Amt für Jugend der Freien und Hansestadt Hamburg und Büro für Suchtprävention (Hrsg.):
Dokumentation der Fachtagung Alkohol. Irgendwann ist genug, S. 4–12.

Hallmann, H.J. (1994): Suchtprävention als Kompetenzbildung, Grundlagen
erlebnisorientierter Suchtvorbeugung in der Jugendarbeit. In: L. Krätzschmar/
Hanewinkel/J. Pohl (1988): Werbung und Tabakkonsum.

Hanewinkel, R./Pohl, J. (1998): Werbung und Tabakkonsum. Studie im Auftrag der Bundeszentrale für Gesundheitliche Aufklärung.

Harm, W. (Hrsg.) (1994): Mein Kind nimmt Drogen.

Hüllinghorst, R. (2001): Suchtprävention – Der politische Wille zur Umsetzung fehlt. In: Deutsche Hauptstelle gegen die Suchtgefahren e.V. (Hrsg.): Jahrbuch Sucht 2002, S. 204–212.

Hurrelmann, K./Nordlohne, E. (1992): Drogen im Jugendalter. In: J. Bastian
(Hrsg.): Drogenprävention und Schule, S. 19–26.

Kastner, P./Silbereisen, R. (1987): Die Funktion von Drogen in der Entwicklung Jugendlicher. In: Bartsch/Knigge-Illner (Hrsg.): Sucht und Erziehung.
Band 2. Sucht und Jugendarbeit.

Kielholz, P./Ladewig, D. (1972): Die Abhängigkeit von Drogen.

Künzel-Böhmer, J./Bühringer, G./Janik-Konecny, T. (1993): Expertise zur Primärprävention des Substanzmißbrauchs.

Nöcker, G. (1990): Von der Drogen- zur Suchtprävention.

Nöcker, G. (1999): Suchtprävention in Deutschland. In: Deutsche Hauptstelle gegen die Suchtgefahren e.V. (Hrsg.): Jahrbuch Sucht 2000, S. 177–194.

Rabes, M. (1999): Ecstasy-Prävention in drei europäischen Großstädten. In: M. Krausz/P. Raschke (Hrsg.): Drogen in der Metropole, S. 193–203.

Schiffer, E. (1993): Warum Huckleberry Finn nicht süchtig wurde.

Shedler, J./Block, J. (1990): Adolescent Drug Use an Psychological Health, In: American Psychologist. Vol. 45. No. 5, S. 612–630.

Silbereisen, R. (1995): Entwicklungspsychologische Aspekte von Alkohol- und Drogengebrauch. In: R. Oerter/L. Montada (Hrsg.): Entwicklungspsychologie, S. 1056–1068.

Wiborg, G./Hanewinkel, R. (1998): Be Smart – Don't Start. Der Nichtraucherwettbewerb in Deutschland. Abschlußbericht 1997.

http://www.bzga.de
http://www.drugcom.de

IV Hilfen, Selbstorganisation und Kommunikation für PartydrogenkonsumentInnen
Von Artur Schroers

1 Vorbemerkung zu »Partydrogen« und zur »Partyszene«

1.1 Begriffsbestimmung »Partydrogen«

Der Begriff »Partydrogen« umschreibt alle im Partysetting und das hieran angelagerte Milieu auftretenden psychoaktiven Substanzen. Im Zuge des in den letzten zehn Jahren in der Partyszene enorm gestiegenen Ecstasygebrauchs (»Ecstasy« steht hier für den originären Wirkstoff Methylendioxymethamphetamin, kurz: MDMA) erleben auch Stimulanzien und weitere wahrnehmungsverändernde Substanzen (Amphetamine, LSD und Kokain) eine Renaissance. Der an dieser Stelle nicht affirmativ verwendete Terminus »Partydrogen« hebt einerseits auf den Gebrauchskontext verschiedener, zumeist illegaler Substanzen ab. Andererseits umschreibt er die jeweiligen Funktionen des Rauscherlebens für den/die Einzelne/n, wie soziales Erlebnis (»Eventkultur«; vgl. GEBHARD et al. 2000) sowie psychisches und körperliches Erleben in Zusammenhang mit dem Substanzgebrauch in einem spezifischen kulturellen Umfeld – der Party- und Tanzkultur der Techno-/Rave- und Clubszene (vgl. SCHROERS/SCHNEIDER 1998, S. 9 ff.).

1.2   **Verbreitung von Partydrogen**

Laut der Ergebnisse verschiedener explorativer, wissenschaftlicher Untersuchungen ist die Prävalenz des Konsums in der Partyszene signifikant größer als der Konsum betreffender Rauschmittel außerhalb dieses Kontextes (Näheres siehe RAKETE/FLÜSMEIER 1997; TOSSMANN/HECKMANN 1997, S. 5; SCHROERS/SCHNEIDER 1998, S. 122). Während in der Partyszene – je nach gewähltem Untersuchungskontext (in der Clubszene wird z.T. mehr konsumiert als etwa zur Loveparade) – beispielsweise vier von fünf PartybesucherInnen Erfahrungen mit Ecstasy haben, hat allgemein nicht einmal jede/r Zwanzigste in dieser Altersgruppe Ecstasy probiert. So wird laut dem aktuellen Bericht (Stand 2001) der Europäischen Beobachtungsstelle für Drogen und Drogensucht (EBDD) bei den 16- bis 34-jährigen aus den Mitgliedsländern der Europäischen Gemeinschaft beim Ecstasykonsum eine Lifetimeprävalenz von etwa 1% bis 6% verzeichnet (vgl. EBDD 2000, S. 7). Nach der Häufigkeit des Probierkonsums gefragt, steht – laut der aktuellen repräsentativen BZgA-Drogenaffinitäts-Wiederholungsbefragung – Ecstasy (4%) in der Bundesrepublik bei den 12- bis 25-jährigen Bundesdeutschen in der Rangfolge der »Popularität« vor den Stimulanzien Amphetamin (Speed, 3%), Kokain und LSD (jeweils 2%; BZGA 2001a, S. 46). Die meistverbreitete illegale Droge im Partykontext ist allerdings Cannabis (80% Aktualkonsum; vgl. SCHROERS/SCHNEIDER 1998, 122). Sie ist damit im Partysetting deutlich häufiger vertreten als durch repräsentative Untersuchungen in der »Allgemeinbevölkerung« gemessen (13%; vgl. BMG 2001, S. 8). Wenn es bei 45% der KonsumentInnen illegaler Drogen beim ein- bis zweimaligen Probieren bleibt (vgl. ebd., S. 32), lassen sich im Szenegefüge des Partysettings auch über den Zeitraum einiger Jahre hinweg verstetigte und verfestigte Konsummuster beobachten (vgl. SCHROERS/SCHNEIDER 1998, S. 131).

1.3   **Konsumtrends in der (Techno-)Partyszene**

Das »Neue« am Partydrogengebrauch ist weniger das Auftreten einzelner Substanzen als vielmehr insgesamt eine »Vergrößerung des Angebots« (BMG 2001, S. 32), die Herausbildung neuer KonsumentInnenschichten und Konsummuster mit Mehrfachgebrauch (multipler Drogenkonsum) sowie die Beschleunigung im Neuauftretens von (z.T. bisher gänzlich unbekannten) Stoffen (vgl. auch SCHROERS 2000, S. 49 ff.). Der »Freizeitkonsum« von Psychostimulanzien und auch von weiteren sog. »Designerdrugs« (Amphetaminderivate mit Kürzeln für chemische Stoffe wie MTA, 2CT2, PM(M)A, u.a.m.), Narkotika (GHB, Ketamin usw.) »biogenen Drogen« (z.B. pschoaktiven Pilzen), »Herbals« (diverse stimulierende Kräuter, Stoffe und Extrakte wie Ephedrin, Mao Huang, Colanuss usw.; Näheres siehe ebd.) ist dabei längst nicht mehr allein auf das Wochenende und spezifische Settings (»Partydrogenkonsum«) begrenzt, sondern umfasst »zunehmend Kombinationen von legalen und illegalen Drogen« (EBDD 2000, S. 8; vgl. auch SCHROERS/SCHNEIDER 1998 sowie BAUMGÄRTNER 2001a). An der Herausbildung und enormen Popularisierung spezifischer Konsummuster und -praktiken (etwa multiple Drug Use, recreational Drug Use) hat die »(Techno-)Partyszene« jedoch großen Anteil (SCHROERS 1997a, S. 88 ff.). Die »explosionsartig gewachsene« Technoszene ist zur bislang »quantitativ stärkste(n) Jugendkultur« (KLEIN 1999, S. 54) der letzten hundert Jahre avanciert (vgl. ebd.). Im Kreise von »Gesinnungsfreunden« (HITZLER 2001) spielt der Drogenkonsum in der Partyszene eine zentrale Rolle (vgl. SCHROERS/SCHNEIDER 1998). Als spezifisches »thematisch fokussierte(s) soziale Gebilde« Gleichgesinnter, welches sich durch ein bestimmtes Thema (Issue), und ein spezifisches »Konsum-Stil-Paket« (HITZLER 2001) charakterisiert, übt die Partyszene auf viele junge Menschen eine hohe Anziehungskraft aus (vgl. hierzu auch HITZLER/PFADENHAUER 2001; HITZLER et al. 2001; KLEIN 1999). Aufgrund der – nicht nur, aber in besonderem Maße im Partysetting – angezeigten Risiken und Gefahren des Drogenkonsums (vgl. ausführlich FROMBERG 1997, S. 199 ff.; zusammenfassend SCHROERS 1999c, S. 21 ff.), ist die Partyszene in den Fokus explorativer, wissenschaftlicher Studien geraten.

2   Grundlagen der Prävention im Partysetting – Erkenntnisse und Erfahrungen aus Theorie, Forschung und Praxis

2.1   Konsumregeln

Mit der 1998 abgeschlossenen »Partydrogen- und Präventionsstudie« entstanden anschließend an die von der BZgA beauftragten Untersuchungen zum »Konsum von Ecstasy« (Rakete/Flüsmeier 1997) und »Drogenkonsum Jugendlicher in der Techno-Party-Szene« (Tossmann/Heckmann 1998) weitere, differenzierte Erkenntnisse zu »Drogengebrauch und Prävention im Party-Setting« (SCHROERS/SCHNEIDER 1998). Mit den Ergebnissen der letztgenannten sozial-ökologisch orientierten Studie wurde deutlich, wie sich der Partydrogenkonsum maßgeblich durch seine Verquickung mit den kulturellen Arrangements der Partyveranstaltungen kennzeichnet und wie er typischerweise in deren Verlaufsdynamik eingewoben ist. Er findet in der Regel nicht wahllos statt, sondern es haben sich innerhalb des »Spielplans« von Technoveranstaltungen Regeln, Rituale und Praktiken zum Umgang mit Drogen entwickelt. Die Orientierung an lebensstilbezogenen, situations- und drogenspezifischen Regeln dient im Rahmen des Konsumkontextes der Mehrzahl (62%) der in der NRW-Partydrogenstudie befragten PartygängerInnen (N=385)[1] häufig sowohl

---

[1] Von 385 befragten PartybesucherInnen in den Städten Münster und Essen gaben 80% an, aktuell (Konsum in den letzten sechs Monaten vor der Befragung) Cannabis zu konsumieren. Ecstasy wurde von 78,2% eingenommen, Amphetamin von 63%, LSD von 46% sowie Kokain und psychoaktive Pilze zu jeweils 37,7%.

einer Optimierung des Genusses als auch der Vermeidung unerwünschter Wirkungen und der Minimierung von Konsumrisiken (vgl. ebd., S. 139). Ein Regelwerk von Handlungsorientierungen zum Umgang mit Drogen ist Bestandteil des Erfahrungswissens, welches als Wissensbestand unter DrogenanwenderInnen kommuniziert und tradiert wird. Im Konsumsetting »Party« kursiert insofern in gewissem Maß auch Handlungswissen zu einem risikominimierenden Umgang mit Drogen.

2.2   Szenenetzwerke

In der Partyszene haben sich »Szene«-Netzwerke von »Gesinnungsfreunden« (sog. Partyfamilies Szenezugehöriger) herausgebildet, wobei sich diese sozialen Lebensformen als quasi-stabile Muster von Verknüpfungen, Bindungen, Kommunikations- und Austauschprozessen darstellen lassen (vgl. STIMMER 1994, S. 331). Als Bestandteil sozialer Selbststeuerung können sie wichtige soziale und informelle Hilfen bei Drogenproblematiken bereitstellen. Unter dem Gesichtspunkt, dass in der Szene eine Gruppe von KonsumentInnen ein (hoch-)riskantes Konsumverhalten hat, d.h. einen Mehrfachgebrauch mit hoher Konsumfrequenz, großer Konsumintensität, langer Konsumdauer und gegebenenfalls ohne entsprechende individuelle protektive Faktoren (etwa: ein Dispositiv situationsangemessener Kompetenzen), werden die Effekte informeller Hilfen relevant. Hierzu zählen z.B. emotionale, praktische (instrumentelle) und kognitive Unterstützungen, die als Bündel von Protektoren innerhalb eines sozialen Stützsystems fungieren (vgl. SCHROERS/SCHNEIDER 1998, S. 266 f.). Die »Szene« verfügt insofern nicht nur über »Leitbilder« mit konsummotivierender, sondern auch über »Images« (Sinnbilder, Repräsentanzen; zum Begriff siehe AUFMANGER et al. 2001) mit konsummoderierender Wirkungskraft. Wenn auch für viele KonsumentInnen das Ausbleiben positiver Effekte, die Angst vor gesundheitlichen Schäden und psychischen Beeinträchtigungen sowie soziale Motive einen (partiellen) Drogenausstieg oder zumindest längere konsumfreie Phasen motivieren (vgl. SCHROERS/SCHNEIDER 1998, S. 135; TOSSMANN et al. 2001, S. 112 ff.), sind die Reflexion über Drogenrisiken in den Kommunikationsnetzwerken der Szene und die Verfügbarkeit über geeignete Stützsysteme (etwa Freundschaftsbeziehungen) eine entscheidende Hilfe beim Konsumverzicht. Mittlerweile haben sich auch informelle und (selbst-)organisierte Netzwerke in der Partyszene gegründet, die sich um drogen- und partyspezifische Themen herum fokussieren (Näheres → S. 140).

2.3   Die Bedeutung von Information

Weder allein Informationen noch einseitige Botschaften garantieren die Wirksamkeit von Prävention. Um auf die notwendige Akzeptanz aufseiten der AdressatInnen zu stoßen, muss Prävention glaubwürdig sein. Die Glaubwürdigkeit von Prävention wiederum hängt maßgeblich von dem Vertrauen ab, das Partygänger den Präventionsbotschaften entgegenbringen. FreundInnen sind für PartydrogenkonsumentInnen bei der Wissensvermittlung mit Abstand (85,7% Nennungen) die wichtigste Informationsquelle hinsichtlich des Umgangs mit Drogen, gefolgt von (Szene-)Zeitschriften, Fernsehen und Radio sowie Aufklärung von Szene-Initiativen (hier wurde die Aufklärungsarbeit von Eve & Rave Münster untersucht; vgl. SCHROERS/SCHNEIDER 1998). Weniger bedeutsam als Informationsquelle sind dagegen szeneferne Drogenberatungsstellen und Gesundheitsbehörden. Besonders FreundInnen, aber auch Aufklärung aus der Szene heraus sind gleichermaßen als Informationsquelle wichtig, als auch in dem Sinne, dass sie großes Vertrauen bei den PartybesucherInnen genießen. Geringes Vertrauen wird insbesondere Dealern, aber auch Zeitschriften sowie Fernsehen und Radio entgegengebracht (ebd.), was nicht verwundert, da Berichte über die Partyszene in diesen Medien in den Augen der Partygänger/innen nur selten ihrer Lebenswirklichkeit entsprechen und insofern Berichterstattung zu Drogen unglaubwürdig erscheint.

2.4   **Präventionskonzepte**

Seit ca. 1992 werden niedrigschwellige Konzepte sowie schadensbegrenzende Ansätze (»Harm Reduction«) in der Drogenarbeit auch im Bereich Partydrogen praktisch umgesetzt, konzeptionell weiterentwickelt (etwa SCHROERS 1996; 1997a, S. 246 ff.; BÜRO FÜR SUCHTPRÄVENTION 1997) und mittlerweile vielfach angewendet. Im Gegensatz zum Begriff »Harm Reduction«, der in seiner Lesart die für die »Heroinszene« bekannten Verelendungserscheinungen konnotiert, liegt im Bereich neuer synthetischer Drogen ein Schwerpunkt eher auf Strategien der Risikoreduzierung (Risk Reduction), wobei hier auch schützende/protektive Faktoren (Risk Protection) einbezogen werden. Das von der World Health Organisation (WHO) 1984 beschlossene sozial-ökologische Konzept Gesundheitsförderung, beinhaltet – konkretisiert auf den Partydrogenkontext – neben den kognitiv orientierten Präventionsbotschaften, die durch sachlich ausgewogene Informationen bei KonsumentInnen zur Selbstreflexion anregen sollen, auch strukturelle Aspekte des Gesundheitsschutzes bzw. der Verhältnisprävention (vgl. SCHROERS 1999c, S. 207 ff.). Es unterscheidet sich insofern von der vordringlich auf das Individuum abzielenden und allein auf Abstinenz ausgerichteten Intervention defizitorientierter Prävention (vgl. SCHROERS 1999b, S. 164 ff.).
Ergänzt durch das Empowerment-Konzept (vgl. TROJAN/STUMM 1992, S. 24) bezieht Gesundheitsförderung im Partysetting die Selbstgestaltungskräfte von Partygängern mit ein, indem sie etwa Eigendefinitionen von »Gesundheit« ernst nimmt und Initiativen zur Szeneaufklärung unterstützt (Peer-Involvement-, Peer-Support-Ansatz; vgl. SCHROERS 1999b, S. 164 ff.). Ein Präventionskonzept, das sich gänzlich von Prävention abgrenzt, ist das der »Drogenmündigkeit«; statt dessen wird hier das Leitbild eines emanzipierten und un-

problematischen Umgangs mit psychoaktiven Substanzen entworfen (vgl. Barsch 2001, 264). Was also auf konzeptioneller Ebene foranzutreiben wäre, ist im Zuge eines Forschungs-Praxis-Transfers die Entwicklung von Modellen, die – mit Blick auf die Wirksamkeitsprüfung von Prävention – Settinganalysen, gesicherte kommunikationstheoretische Grundlagen für die Konzeption effektiver Präventionsmaßnahmen im Partydrogenbereich und Handlungsorientierungen bereitstellen (etwa SCHROERS 1999d, S. 55 ff.; 2001a, S. 213 ff.).

2.5   Aufklärungskampagnen

Die Voraussetzung für eine effiziente, erfolgreiche Aufklärungs- und Beratungsarbeit sind gegeben, wenn sie inhaltlich an der Lebenswirklichkeit und den Bedürfnissen der AdressatInnen orientiert ist und wenn sie methodisch Schnittstellen zu den PartygängerInnen findet. In diesem Zusammenhang können bereits bestehende Wege und Kanäle der Wissensvermittlung in adäquater Weise genutzt werden. Die Ergebnisse der bereits mehrfach zitierten Partydrogen- und Präventionsstudie (SCHROERS/SCHNEIDER 1998) zeigen am Beispiel der Info-Cards der Landesarbeitsgemeinschaft Suchtvorbeugung (LAG) Nordrhein-Westfalen, dass Informationsmedien, die zu Risiken und Risikovermeidung aufklären, von den PartydrogenkonsumentInnen überwiegend positiv bewertet werden: Je nach Motiv finden sie zwischen rund 60% bis 80% Zustimmung.[1]
Info-Cards sind adäquat für die Zielgruppe, wenn sie jugendgerecht und zielgruppenspezifisch gestaltet sind und ein handliches Format haben. Die Sachinformationen der Info-Cards verweisen in ihrer pointierten und ausgewogenen Darstellung sowohl auf die »positive« als auch auf die »negative« Seite der Drogen. Auch Info-Cards, die Informationen zu Mischkonsumverhalten, zum »richtigen« Verhalten auf Partys und zur Soforthilfe beim Drogennotfall vermitteln, werden positiv angenommen. Neben ihrer Funktion, im Rahmen von Aufklärung auf Risiken aufmerksam zu machen und Orientierungen zu einem risikomindernden Umgang mit Drogen zu vermitteln, dienen sie als Kommunikationsmedien der kritischen Reflexion des eigenen Konsumverhaltens (SCHROERS/SCHNEIDER 1998, S. 161 ff.; vgl. auch BAUMGÄRTNER 2001a). Im Rahmen der Partydrogen- und Präventionsstudie stellte sich außerdem heraus, dass Informationskampagnen, wenn sie ausgewogen sind und ohne den »erhobenen moralischen Zeigefinger« aufklären, gut von der Szene angenommen werden und nur in sehr wenigen Fällen als »Konsumanreiz« wirken,[2] sondern vielmehr eine »nützliche Aufklärung« im Konsumkontext dar-

---

[1]   Die Motive auf den Info-Cards zu den einzelnen Drogen wurden in der Regel positiver bewertet als die Motive auf den drogenunspezifischen Flyern.

[2]   Personen, die einen Konsumanreiz in den Drogen-Info-Cards sehen, selbst aber nicht diese Drogen konsumieren, machen 0,77% der Gesamtstichprobe aus (vgl. Schroers/Schneider 1998, 166).

stellen. Den Informationen wird vonseiten der AdressatInnen insbesondere dann Vertrauen entgegen gebracht, wenn sie von szenenah arbeitenden Projekten »vor Ort« auf den Partys im Rahmen personalkommunikativer Angebote wie z.B. Aufklärungsstände oder in »Chill-Outs« (atmosphärisch zum Relaxen gestaltete Räume auf Partys) übermittelt werden (vgl. SCHROERS/SCHNEIDER 1998).

Ein Grund für das von Partygängern entgegenbrachte Vertrauen liegt womöglich darin, dass MitarbeiterInnen in Szene-Initiativen über Bekanntschafts- und Freundschaftsbeziehungen in das Setting integriert sind (vgl. ebd.; siehe auch BAUMGÄRTNER 2001a).

2.6   Zur Rolle neuer Medien (Inter- und Intranet)

Das Internet ist zu einem wichtigen Medium bei der Vermittlung von Information und bei der Beratung geworden (siehe Beitrag von BRÜNING → S. 363). Es ist geeignet, das Bedürfnis der PartygängerInnen nach Information zu befriedigen, indem es einen Informationsservice und Kommunikationsräume bereitstellt. Insbesondere die Vorteile, stets aktuelle Informationen mit einer großen Reichweite verbreiten zu können, anonym und weitestgehend unabhängig von lokalen und zeitlichen Begrenzungen Information und Beratung abrufen zu können, macht das World Wide Web für den Einsatz in der Prävention sinnvoll. Neben der Darstellung von Informationen auf einer Homepage können kommunikative und interaktive Räume im Internet weitere Servicedienste beinhalten. Ein Chatraum beispielsweise bietet Möglichkeiten zum Gruppengespräch, zum Dialog und kann Ausgangspunkt für eine individuelle Beratung sein. Ein Pin- oder Messageboard kann zu einem Diskussionsforum für AngebotsnutzerInnen werden, welches dem Austausch relevanter Informationen dient. Mithilfe von Newsgroups und FAQ (Frequently Asked Questions, d.h. Antworten auf häufig gestellte Fragen) stehen thematisch strukturierte Bereiche im Internet bereit.

Die vielen Möglichkeiten im Rahmen einer Homepage, wie Kontaktaufnahme, Rückkopplung mit »Net-Usern« und Verweise auf zusätzliche Angebote im Netz (sog. Links) eröffnet auch die Option auf Inanspruchnahme weiterer Maßnahmen im Drogenhilfesystem durch die NutzerInnen. Mittlerweile haben sich eine Reihe von Homepages zum Thema Partydrogen/Partykultur im Internet etabliert (siehe auch → S. 140), wobei allerdings Funktionseinheiten und Inhalte häufig redundant sind. Eine Weiterentwicklung von Websites ist in Richtung multimedialer Aktionsflächen mit den Komponenten Bild, Ton, Video und Events sowie als Plattform für einen fachlichen Austausch unter szenenah arbeitenden Projekten denkbar. Es ist sinnvoll, eine internetbasierte Plattform einzurichten, die Wissensbestände szenenaher Arbeit im Partykontext bündelt, vernetzt, Kompetenzen weiterentwickelt – etwa durch virtuelle Peer Trainings (zum Beispiel mittels E-Learning) und Informationstransfer im Rahmen eines Intranets.

2.7   **Drugchecking und Monitoring**

Bei einem »Drugchecking« wird die stoffliche Beschaffenheit und die (etwa in einer Ecstasypille) enthaltene Wirkstoffmenge durch Laboranalysen erkannt, bewertet und ein Feedback an die KonsumentInnen gegeben. Der Drogencheck-Service von Projekten wie ChEckiT! (Wien; vgl. KRIENER et al. 1999) oder Pilot E (Bern; vgl. ALLEMANN et al. 2000) soll dazu dienen, insbesondere vor Risiken unerwarteter Inhaltsstoffe und hoch dosierter Ecstasypillen zu warnen und somit vor akuten Gesundheitsgefahren zu schützen (SCHROERS 2001b, S. 125 ff.). PraktikerInnen stellen bei KonsumentInnen ein großes Interesse an derartigen Testergebnissen fest. Sie beobachten ferner, dass hierdurch RisikokonsumentInnen im Szenegefüge, die sonst durch keine Präventionsangebote (mehr) zu erreichen sind, für weitere Beratungsangebote zugänglich sind. Ein weiteres Motiv für die Umsetzung von Drogenchecks ist der Monitoringaspekt, der im Rahmen von Systemen zur (wissenschaftlichen und) systematischen Beobachtung von Konsumtrends (BAUMGÄRTNER 2001b), zur Früherkennung von problematischen Konsumverhalten und aktuellen Information bedeutsam ist (vgl. SCHROERS 2001c, S. 27 ff.). In den Niederlanden sind Analyse- und Testangebote mittlerweile seit ca. zehn Jahren Bestandteil des staatlich geförderten und mittlerweile vom Trimbos Institut in Utrecht organisierten, flächendeckenden Drogeninformations- und -beobachtungssystems (DIMS). In Deutschland ist demgegenüber die rechtliche Situation von Drugchecking bislang ungeklärt. Drogenchecks (z.B. mit dem unsicheren Marquis-Schnelltest) werden allein in Hannover (Drobs) von der zuständigen Staatsanwaltschaft geduldet (SCHROERS 1999e, S. 119 ff.). Es steht infrage, inwiefern durch Drugchecking Chancen und Risiken für die Prävention gegeben sind und inwieweit Drugchecking einen neuen Zugang zur Zielgruppe ermöglicht. Zu diesen Fragen wurden im Rahmen der BZgA-Fachtagung »Drogenprävention in der Partyszene« vom 24.–26.9.2001 in Köln in einer gleichnamigen Arbeitsgruppe Ergebnisse erarbeitet (vgl. SCHROERS 2001d), die zu einer präventionspolitischen Bewertung von Drugchecking beitragen können.

3   **Praxis der Prävention im Partysetting**

3.1   **Praxisprojekte und deren Angebote**

Mittlerweile haben sich eine Vielzahl von Projekten im Umfeld der Partyszene und mit thematischem Fokus »Partydrogen« etabliert. Eine Darstellung von Aktivitäten kann an dieser Stelle daher nur bei einer Auswahl der verschiedenen Projekte erfolgen (zur ausführlichen Darstellung von Projekten siehe BZGA 2001b). Da sich die Angebotsbausteine vieler Projekte gleichen (Flyer, Internetseite und E-Mail-Beratung, »Vor-Ort«-Arbeit und Fortbildungsveranstaltungen), werden in diesem Abschnitt die verschiedenen Angebote der einzelnen Projekte nicht immer in Gänze aufgeführt.[1]

3.2   Drogeninformations- und Aufklärungsprojekte

Drug Scouts (Leipzig)

Das Drogeninformations-Projekt ist beim Suchtzentrum Leipzig e.V. angesiedelt und wird von der Stadt Leipzig und vom Land Sachsen finanziell gefördert. Die Drug Scouts möchten darauf hinwirken, dass Jugendliche die Möglichkeit wahrnehmen können, einen selbstverantwortlichen, regelorientierten, risikobewussten und genussfähigen Umgang mit Drogen zu entwickeln. Dies geschieht mithilfe verschiedener Informationsangebote, wie dem Internet, dem Drogen-Info-Laden (»Drug Store«), durch Aufklärungsarbeit in Jugendclubs (»Drogenzone«), mit dem Infotelefon und im Rahmen von MultiplikatorInnenschulungen.

■ DRUG SCOUTS
Suchtzentrum Leipzig e.V.
Eutritzscher Straße 9
04105 Leipzig

☎ (03 41) 2 11 20 22
drugscouts@suchtzentrum.de
http://www.drugscouts.de

Musikszeneprojekt Drogerie (Erfurt)

Das Musikszeneprojekt Drogerie ist seit dem Jahr 2000 in der thüringischen Stadt Erfurt aktiv. Es arbeitet mit mehreren hauptamtlichen MitarbeiterInnen auf Jugend(musik-) veranstaltungen. Es befindet sich in Trägerschaft der SiT – Suchthilfe in Thüringen gGmbH. Gefördert wird die Drogerie vom Thüringer Ministerium für Familie, Soziales und Gesundheit. Die auf den Veranstaltungen eingesetzten Medien sind Internet, Plakate, Postkarten und Flyer. Ziel der Maßnahmen ist die Minimierung von Konsumrisiken, die Hinterfragung des Konsums und des Konsumverhaltens sowie Unterstützung und Motivation bei Abstinenzversuchen.

■ Musikszeneprojekt Drogerie
SiT-Suchthilfe in Thüringen gGmbH
Regierungsstr. 35
99084 Erfurt

☎ (03 61) 6 02 08 66
info@drogerie-projekt.de
http://www.drogerie-projekt.de

Therapieladen e.V. (Berlin)

Der Verein »Therapieladen« ist seit 1985 unter dem Dach des Verein zur sozialen und psychotherapeutischen Betreuung Suchtmittelgefährdeter e.V. in Berlin tätig und wird von der Senatsverwaltung und dem Drogen-

---

[1]   Die in der Darstellung auf Deutschland begrenzte (Ausnahme: ChEckiT/Wien) Auswahl der etwas ausführlicher dargestellten Projekte resultiert aus der Gewichtung von Besonderheiten und Angebotsschwerpunkten der jeweiligen Projekte, soll jedoch nicht gleichbedeutend mit einer Bewertung einzelner Projekte verstanden werden.

referat in Berlin gefördert. Die Präventionsarbeit im Partydrogenbereich zielt bei KonsumentInnen auf ein verbessertes Risikomanagement im Umgang mit psychoaktiven Substanzen. Erfahrungen bestehen in diesem Arbeitsfeld beispielsweise durch die »Ecstasy-Hotline«, einer KonsumentInnenbroschüre und dem Test »Check Dich!«.

■ Therapieladen e.V.
Harvey Becker
Potsdamer Straße 131
10783 Berlin

☎ (0 30) 21 75 17 41
therapieladen-berlin@t-online.de
http://www.therapieladen.de
http://www.drogen-und-du.de

Weitere Projekte

■ Party-project e.V.
Am Dobben 91
28203 Bremen
☎ (04 21) 3 39 93 34
party@party-project.de
http://www.party-project.de

■ NB-DROBS
Szenespezifische Prävention
Am Pferdemarkt 2
17033 Neubrandenburg
☎ (03 95) 5 66 53 14
nb-drobs@t-online.de
http://www.nb-drobs.de

■ Mindway – Projekt für Prävention
und Beratung im Zusammenhang
mit Partydrogen (Berlin)
Susanne Günther,
Markus Hückelheim
Große Hamburger Straße 18
10115 Berlin (Mitte)
☎ (0 30) 2 80 51 12
mindway@caritas-berlin.de
http://www.mindway-berlin.de

3.3   Szene-Initiativen und Peer-Projekte

Eve & Rave e.V. (Berlin, Münster, Köln/NRW und Kassel)

Eine der wohl ersten Initiativen aus der Szene ist Eve & Rave e.V., in Berlin seit 1994 aktiv, später gründeten sich dann weitere Eve & Rave-Gruppen, die selbständig in Münster und Köln (NRW) sowie in Kassel und der Schweiz (http://www.eve-rave.ch) tätig sind. Während sich Eve & Rave e.V. Berlin von Spenden aus der Szene trägt, wird die Gruppe in Münster von der Stadt unterstützt. Die eigenständige Initiative Eve & Rave Münster kooperiert hier mit der städtischen Drogenhilfe. Eve & Rave in Köln wird projektbezogen von der Aids-Hilfe NRW gefördert. Die Ziele von Eve & Rave sind in erster Linie Drogenaufklärung, Safer-Use-Beratung und Harm Reduction. Weitere Zielsetzungen – allerdings mit verschiedenen Schwerpunkten bei den einzelnen Eve & Rave-Gruppen – sind die Umsetzung eines Safer-House-Konzepts für Technopartys und von Drugchecking sowie die Förderung der Technokultur. Aktivitäten sind neben der Aufklärung in Clubs und auf Technopartys Fortbildungsveranstaltungen, Vernetzung, die Distribution von Flyern, Erste-Hilfe-Kurse für Drogennotfälle, Chill-Out-Gestaltung, Vernetzung, Workshops, Vorträge, Internet usw.

- Eve & Rave e.V. Berlin
  Postfach 44 05 19
  12005 Berlin
  ☎ (0 30) 68 27 75 73
  berlin@eve-rave.net
  http://www.eve-rave.net

- Eve & Rave Münster
  Schorlemerstr. 8
  48143 Münster
  ☎ (02 51) 4 92 58 89
  Mschubring@aol.com
  http://www.eve-rave.de

- Eve & Rave Kassel e.V.
  ☎ (05 61) 8 70 52 02
  Joshiiii@t-online.de

- Eve & Rave NRW e.V.
  Natalie Telle
  Liebigstr. 26
  50823 Köln
  ☎ (02 21) 55 23 98
  eve-rave.nrw@gmx.de

Alice – the Drug- and Culture-Project (Frankfurt am Main)

Das Peer-Projekt aus Frankfurt am Main/Hessen gehört zum Safe Party People e.V. und wird vom Drogennotruf in Frankfurt gefördert. Ziele des seit 1995 bestehenden Projekts, das sich in erster Linie an PartydrogenkonsumentInnen richtet, sind Informationsvermittlung, Verbreitung von Safer-Use-Botschaften, langfristige Bewusstseinsentwicklung bei KonsumentInnen und PartyveranstalterInnen sowie Krisenintervention. Das Projekt hält sekundär-präventive Angebote mit klientenzentriertem und akzeptierendem Ansatz sowie Suchtprävention vor. Schwerpunkt des Angebots ist die Vor-Ort-Beratung in Clubs und auf Partys mit Präsenz des »Alice«-Busses.

- Frank Günther
  Musikantenweg 22
  60316 Frankfurt am Main

☎ (0 69) 48 00 49 50
contact@alice-project.de
frank@spp-alice.de
http://www.alice-project.de

Eclipse e.V. – Verein für akzeptanzorientierte Drogenarbeit und psychedelische Krisenintervention (Berlin)

Dem autonomen Projekt Eclipse, das mit vielen ehrenamtlichen MitarbeiterInnen in der Psytrance-Partyszene in und rund um Berlin aktiv ist, geht es vordringlich um die gesamtgesellschaftliche Anerkennung des »Rechts auf Rausch«, kulturelle Einbettung des Gebrauchs von Drogen und der Förderung von »Drogenmündigkeit«. Dies beinhaltet auch die Vermittlung von Safer-Use-Techniken und praktischer Hilfe, etwa im Rahmen der Chill-Out-Gestaltung und der »Psychedelischen Ambulanz«, wo Krisenbegleitung in »außergewöhnlichen Bewusstseinszuständen« geleistet wird.

Frederik Luhmer
Mülhauser Str. 3–4
10405 Berlin

☎ (030) 44 05 68 91
E-Mail: info@eclipse-online.de
http://www.eclipse-online.de

Weitere Peer-Projekte

■ Mind Zone
(Zone des klaren Bewusstseins)
Stefan Nitschke
Lessingstraße 3
80336 München
☎ (0 89) 22 80 17 19
lcvmindzone@cs.com
http://www.enter-the-zone.de

■ Chill Out Verein zur Förderung
der Kommunikationskultur e.V.
Dipl.-Soz.-Arb. Marc Fischer
Sebastianstr. 10
52066 Aachen
☎ (02 41) 9 96 58 95
und (0179) 2 17 89 33
fischer@chill-out.de
http://www.chill-out.de

3.4   Projekte mit Beratungshilfen

enterprise-partydrugsproject (Nürnberg)

Das »enterprise«-Partydrogenprojekt der Mudra – Drogenhilfe Nürnberg e.V. hat Arbeitsschwerpunkte in der sekundären Prävention, bei der im persönlichen Kontakt mit jugendlichen PartydrogenkonsumentInnen ein Bewusstsein für die eigene Risikobereitschaft im Umgang mit psychoaktiven Substanzen entstehen soll. Durch verschiedene Angebote, wie Vor-Ort-Informationen, Giveaways und Infomaterialien sollen Konsumrisiken gemindert werden. Die geschulten MitarbeiterInnen von »enterprise-pdp« beraten auf Partys und zu ihren Bürosprechzeiten beispielsweise zu rechtlichen Fragestellungen und helfen bei negativen Drogenwirkungen mit unterstützendem Gespräch (»Talk Down«).

■ Enterprise – partydrugsproject
Vordere Ledergasse 27 (Eingang)
Ludwigstr. 61
90402 Nürnberg

☎ (09 11) 20 30 33
home@enterprise-pdp.de
http://www.mudra-online.de
http://www.enterprise-pdp.de

**in Echtzeit – Beratungsstelle für
synthetische Drogen und Cannabis (Bochum)**

»In Echtzeit« ist bei der Krisenhilfe e.V. Bochum angesiedelt und seit 1997 im Partybereich tätig. Ziel ist es, hier ein spezialisiertes sekundärpräventives Angebot zu schaffen, das den selbstverantwortlichen Umgang mit Rauschmitteln fördert, um möglichen Suchttendenzen frühzeitig entgegenzuwirken. Neben Beratung und längerfristiger Begleitung nimmt »In Echtzeit« am Bundesmodellprojekt »FreD – Frühintervention bei erstauffälligen Drogen- konsumenten im Zusammenhang mit § 31a BtMG und § 45 JGG« teil. Zudem sollen mit dem Foto-, Ausstellungs- und Mitmach-Projekt »Kicks & Klicks« Ju- gendliche über Fotos und Statements an andere Jugendliche ihre Formen des Umgangs mit Rauschmitteln transportieren.

■ Nadja Wirth   ☎ (02 34) 30 94 38
Alte Hattinger Str. 20   inEchtzeit@hotmail.com
44789 Bochum   www.suchtvorbeugung.de/bochum

Weitere Projekte mit Beratungshilfen

■ Jugend- und Drogenberatung   ■ Rave-Shuttle
BOA e.V. (Berlin-Marzahn)   Gabi Fischer
Anneke Groth   Suchtberatung Eschweiler
Kathrin Schmidt-Wenghoffer   Langwahn 16
Helene-Weigel-Platz 10   52249 Eschweiler
12681 Berlin   ☎ (0 24 03) 88 30 50
☎ (0 30) 5 45 89 45   fischer@sucht-eschweiler.de
marzahn@boa-berlin.de   http://www.sucht-eschweiler.de
http://www.boa-berlin.de
                                         ■ Designerdrogensprechstunde
■ Chill out e.V.   Dr. Uwe Streibhardt
Wattstraße 16   Barnstorfer Weg 48
14482 Potsdam   18057 Rostock
☎ (03 31) 7 40 55 40   ☎ (03 81) 4 59 00 86
team@chillout-pdm.de   uwe.streibhardt@mail1.uni-rostock.de
http://www.chillout-pdm.de   http://www.uni-rostock.de/fakult/
                                         medfak/kjpp/ddststart.htm

3.5   Drugchecking-Projekte

ChEckiT! (Wien)

Information, Beratung und Drugchecking bilden das Fundament von »ChEckiT!«. ChEckiT! ist ein Projekt des Vereins Wiener Sozialprojekte, bestehend aus professionellen MitarbeiterInnen (PsychologInnen und Sozial- arbeiterInnen). Seit 1997 bietet ChEckiT! bei großen Raves und in Clubs ob- jektive Informationen über Wirkung und Gefahren psychoaktiver Substanzen an. Hierzu zählt auch das Drugchecking-Angebot auf Raves (Onsite-Testing), das ein paarmal pro Jahr gemeinsam mit dem ChEck-iT!-ChemikerInnen- Team bei großen Raves durchgeführt wird, um mithilfe eines professionellen mobilen Labors illegale Substanzen auf ihre chemische Zusammensetzung hin zu analysieren. ChEckiT! ist mit einer Reihe weiterer Projekte in Wissenschaft und Praxis aktiv und hat zudem einen umfangreichen Internetauftritt.

■ ChEckiT!   ☎ +43 (0)1 8 10 13 01–5 01
Harald Kriener   Harald.Kriener@vws.or.at
Verein Wiener Sozialprojekte   http://www.CheckYourDrugs.at
Rotenmuehlgasse 26
A–1120 Wien

Drobs Hannover/Bereich Prävention (Hannover)

Die »Drobs« wird von der Step gGmbH Hannover getragen und ist seit Ende 1992 im Ecstasy- und Technobereich tätig. Ziel der an KonsumentInnen gerichteten Angebote ist das Erlernen eines eigenverantwortlichen, genussorientierten und risikoarmen Umgangs mit Rauschmitteln. Neben verschiedenen Projekten wie Workshops (DJ-, Deko- und Musikproduktion), Beratungsgruppen für jugendliche EcstasykonsumentInnen usw. hat die Drobs auch ein Drugchecking-Angebot. Nach niederländischem Vorbild werden dabei mithilfe der »Marquis-Reagenz« und auf Basis sog. aktueller »Pillenlisten« mithilfe eines Schnelltests vermeintliche Ecstasy-Pillen identifiziert. Im Rahmen eines Beratungsgesprächs werden die Testergebnisse personal-kommunikativ an die AngebotsnutzerInnen vermittelt. In der Szenezeitschrift »Mushroom« (http://www.mushroom-online.com) werden monatlich brisante Testergebnisse (»böse Pillen«) veröffentlicht.

■ Drobs Hannover/Bereich Prävention ☎ (05 11) 7 01 46–0
Odeonstr. 14   praeventionsteam@step-hannover.de
30159 Hannover   http://www.step-hannover.de

3.6   Internet und Medienprojekte

Drugcom.de (Köln)

Das Internetprojekt des Bundes »drugcom.de« unter Leitung der BZgA (http://www.drugcom.de) ist seit Juli 2001 tätig. Zielsetzung des Projekts ist, die Kommunikation über das Thema Sucht und Drogen anzuregen und eine kritische Reflexion über eigene Einstellungen und Verhaltensweisen zu fördern. Das Projektziel soll über ein Forum der Kommunikation für Jugendliche und junge Erwachsene von 15 bis 25 Jahren erreicht werden. Das Internetprojekt richtet sich mit dem »Druginfo«, »Drugworks« (Projektpräsentation), »Drugtalk« (Chat/Onlineberatung/E-Mail-Beratung) und »Freestyle« (z.B. Spiele) gleichermaßen an KonsumentInnen wie an NichtkonsumentInnen.

■ BZgA
Dr. Guido Nöcker
Ostmerheimer Str. 220
51109 Köln

☎ (02 21) 89 92–2 47
drugcom@bzga.de
http://www.bzga.de

www.partypack.de – die Partydrogen-Info-Seite der Drogenhilfe Köln e.V. (Köln)

Die Fachstelle für Suchtprävention Köln ist seit September 2000 mit einem speziell auf die Partyszene ausgerichteten Projekt im Internet. Mit den Zielen »Harm Reduction«, Förderung des Risikobewusstseins und der Eigenverantwortung, den Erstkonsum hinauszuzögern u.a.m. werden verschiedene Zielgruppen unter den KonsumentInnen und NichtkonsumentInnen in der (Techno-)Partyszene mit E-Mail-Beratung, Newsletter und Flyer angesprochen.

■ www.partypack.de
@Drogenhilfe Köln e.V.
Hans-Böckler-Str. 5
50354 Hürth

☎ (0 22 33) 70 92 59
info@partypack.de
http://www.partypack.de

Medienprojekt der Stadt Wuppertal (Wuppertal)

Das in der Trägerschaft der Stadt Wuppertal stehende Medienprojekt möchte Jugendlichen durch selbst produzierte Filme die Gelegenheit zur freien, kreativen Artikulation ihrer Ästhetiken, Meinungen und Lebensinhalte geben. Unter anderem werden hier auch Videos zur »Drogenprävention« (Partydrogen) produziert.

■ Medienprojekt der Stadt Wuppertal
Hofaue 55
42103 Wuppertal

☎ (02 02) 5 63 26 47
borderline@wuppertal.de
http://www.wuppertal.de/borderline

Weitere Medienprojekte

■ Rauschmusik (Mülheim a.d. Ruhr)
Anneke Ratering
Kaiserstr. 90
45468 Mülheim an der Ruhr
☎ (02 08) 3 00 69–45
a.ratering@ginko-ev.de
http://www.rauschfaktor.de
http://www.ginko-ev.de

■ Ecstasy-Online:
Neue Medien in der Kinder- und Jugendpsychiatrie (Lübeck)
Prof. Dr. Michael Herczeg
Medizinische Universität zu Lübeck
Seelandstraße 1a
23569 Lübeck
☎ (04 51) 39 09–5 06
herczeg@imis.mu-luebeck.de
http://www.imis.mu-luebeck.de

3.7   **Fachliche, institutionelle und informelle Vernetzung**

Netzwerke auf regionaler Ebene

Allein in Berlin findet auf regionaler Ebene Vernetzung statt. Bei einem monatlichen »Partydrogenprojekt-Treffen« im Café der Caritas-Suchtberatung in Berlin Mitte nehmen regelmäßig TeilnehmerInnen aus Partyprojekten an diesem vom Projekt »Mindway« (Caritas-Verband Berlin) organisierten Treffen teil. Zu den Teilnehmenden gehören verschiedene Partydrogenprojekte aus Berlin, wie z.B. BOA (Begegnung Orientierung Anfang), Chill Out Potsdam e.V., Way and Sun, Therapieladen e.V., das Büro für Suchtprophylaxe, NB. Drobs Caritas, Eve & Rave e.V. Berlin, Eclipse e.V. und G.u.K. (Gesundheit und Kommunikation) e.V.

■ Mindway   ☎ (0 30) 2 80 51 12
c/o Suchtberatung   mindway@caritas-berlin.de
Susanne Günther, Markus Hückelheim   http://www.mindway-berlin.de
Große Hamburger Straße 18
10115 Berlin (Mitte)

Netzwerke auf überregionaler Ebene

Vom Drogenreferat der Deutschen Aids Hilfe wird einmal im Jahr ein Treffen von Partyprojekten organisiert, mit dem die Vernetzung der Projekte untereinander gefördert werden soll und bei denen zu thematischen Schwerpunkten Fortbildungen stattfinden.

■ Deutsche AIDS-Hilfe e.V.   ☎ (0 30) 69 00 87–0
Drogenreferat   dah@aidshilfe.de
Dieffenbachstr. 33   http://www.aidshilfe.de
10967 Berlin

Netzwerke auf bundesdeutscher Ebene

Auf bundesdeutscher Ebene gibt es lediglich informelle Formen der Vernetzung. Eine Förderung von Vernetzungsstrukturen steht noch aus; auch wenn im Rahmen der BZgA-Fachtagung »Drogenprävention in der Partyszene« vom 24.–26.9.2001 in Köln ein solcher Bedarf – auch mit Blick auf den Erfahrungsaustausch und den Erkenntniszuwachs durch derartige Vernetzung szenenah arbeitender Projekte – offenkundig wurde.

Netzwerke auf europäischer Ebene

3 Cities Project (3CP) des Büros für Suchtprävention (Hamburg)

Das 3CP ist ein durch die Europäische Kommission bis Ende 2001 gefördertes Projekt im Bereich der Technopartyszene. Das 3CP entwickelte sich aus dem 1996 gegründeten estasy-project des Büros für Suchtprävention in Hamburg und wurde zur Einrichtung und Etablierung eines Frühwarnsystems über Konsumtrends unter Jugendlichen, zur Konsolidierung eines Peer-Netzwerkes (Amsterdam, Manchester, Hamburg) und zur Produktion und Distribution von Präventionsmaterialien eingerichtet. Methodisch werden der Peer-Support-Ansatz verfolgt, Aufklärungskampagnen durchgeführt, »Key-Persons« (Schlüsselpersonen) befragt und es fanden »Focus-Group«-Diskussionen (mit bestimmten KonsumentInnen-Gruppen) und »High-Risk-Group«-Befragungen (von HochrisikokonsumentInnen) statt.

■ Theo Baumgärtner   ☎ (0 40) 2 84 99 18–13
Büro für Suchtprävention   baumgaertner@suchthh.de
Brennerstr. 90   http://www.ecstasy-project.de
20099 Hamburg

Basics Netzwerk – Europäisches Netzwerk der
Techno-/House-Community Gesundheitsorganisationen

Das Basics Netzwerk soll dem Austausch von »Know How« und Information (etwa zu Substanzen, deren Risiken und zur Optimierung der Arbeit im Bereich neuer synthetischer Drogen) dienen. Ferner soll das Netzwerk auch die Planung und Durchführung gemeinschaftlicher Projekte unterstützen. Mittlerweile haben sich unter dem Dach des von der Europäischen Kommission geförderten Basisnetzwerk eine Reihe internationaler Partyprojekte zusammengefunden. Hierzu zählen: Drop'In project – Livello 57 (Bologna), CREW 2000 (Edinburgh), Eve & Rave NRW (Köln), Drug Scouts, Eclipse (Berlin, Hamburg), ALICE, Energy Control (Barcelona und Valencia), Ave'One (Metz), Keep Smiling (Lyon), Le Tipi (Marseille), Tribal Koncept (Chartres) und Techno Plus (Paris, Nantes, Montpellier,Toulouse).

■ Techno Plus   ☎ +33 (1)49 29 90 30
Thierry CHARLOIS   und +33 (6)03 82 97 19
64, rue Jean-Pierre Timbaud   http://www.basics2000.org
75011 Paris
Frankreich

EU-Projekt Pill-Testing Interventions in the EU

Im Auftrag der EBBD (Lissabon) hat ChEckiT! (Wien) eine Zusammenstellung aller europäischen Projekte geleistet, die Drugchecking (»Pilltesting«) und Informationen anbieten bzw. vorhaben, diese Angebote in ihr Programm aufzunehmen. Zu diesem Zweck wurde im Rahmen einer Fragebogenerhebung der Status Quo von Drugchecking-Projekten erhoben, und bei einem Treffen in Wien wurden Möglichkeiten einer engeren Zusammenarbeit diskutiert. Die Resultate dieser Studie sind von der EMCDDA veröffentlicht worden.

> http://www.emcdda.org

Informelle Netzwerke

Neben den institutionell organisierten und geförderten Netzwerken gibt es auch Vernetzung, die sich offiziellen Strukturen entzieht. Auch gibt es über Mailinglisten im Internet, wie etwa dem Sonics-Cybertribe-Netzwerk informelle Vernetzung »rund um« die Themen Partykultur, Drogeninformation und -politik. Derartige Netzwerke bieten Möglichkeiten des Austauschs von Gedanken zum Thema Party/Drogen und zu einer schnellen Informationsweitergabe. Effektiv sind sie besonders dann, wenn Informationen zu brisanten Ecstasypillen (z.B. mit PMA-Inhaltsstoff) auftauchen und die Informationen über Szeneinitiativen direkt an die Szene übermittelt werden können.

> sonics@yahoogroups.de
> http://de.groups.yahoo.com/group/sonics/join

Literatur

Allemann, D./Broennimann, F./Huber, J. (2000): Pilot E. Ein Projekt der Gesundheits- und Fürsorgedirektion des Kantons Bern und der Stiftung Contact Bern. Bericht 98/99. Bern.

Aufmanger, St./Große-Loheide, M./Hasebrink, U./Kampert, C. (2001): Alkohol, Fernsehen, Jugendliche. Programmanalyse und medienpädagogische Praxisprojekte. Schriftenreihe der Hamburgischen Anstalt für neue Medien (HAM). Hamburg.

Barsch, G. (2001): Risikoprävention oder Drogenmündigkeit oder beides? In: Akzept, INDRO e.V. (Hrsg.): Gesellschaft mit Drogen – Akzeptanz im Wandel. Studien zur qualitativen Drogenforschung und akzeptierenden Drogenarbeit. Bd. 31. Verlag für Wissenschaft und Bildung. Berlin, S. 263–277.

Baumgärtner, T. (2001a): Der Kombi-Rausch – Zum Einsatz von Info-Cards als konsum-, problem- und zielgruppenspezifische Kommunikation der Risiken des Mischkonsums von Drogen. In: SuchtReport. Europäische Fachzeitschrift für Suchtprobleme. Heft 6. 2001. Berlin, S. 38–44.

Baumgärtner, T. (2001b): Monitoring – Konzeptionelle Überlegungen zur Implementierung eines Früherkennungssystems im Bereich des legalen und illegalen Drogenkonsums am Beispiel Hamburgs. In: Sucht. Zeitschrift für Wissenschaft und Praxis. Heft 4. S. 286–293.

Büro für Suchtprävention (1997): »Harm reduction – eine Aufgabe der Sucht-prävention?« Fachtagung des Büros für Suchtprävention Hamburg in Koopera-tion mit der Techniker Krankenkasse (TK), Landesvertretung in Hamburg am 6.10.1997. Eigenverlag. Hamburg.

BMG – Bundesministerium für Gesundheit (2001): Sucht- und Drogenbericht 2000. Bonn.

BZgA – Bundeszentrale für gesundheitliche Aufklärung (2001a): Die Drogen-affinität Jugendlicher in der Bundesrepublik Deutschland. Eine Wiederholungs-befragung der Bundeszentrale für gesundheitliche Aufklärung. Köln.

BZgA – Bundeszentrale für gesundheitliche Aufklärung (2001b): Projektka-talog zur BZgA-Fachtagung Drogenprävention in der Technoszene vom 24.–26.9.2001 in Köln.

EBDD – Europäische Beobachtungsstelle für Drogen und Drogensucht (2000): Jahresbericht über den Stand der Drogenproblematik in der Europäischen Union 2000. Luxemburg.

Fromberg, E. (1997): Die Pharmakologie und Toxikologie von MDMA. In: J. Neumeyer/H. Schmidt-Semisch (Hrsg.): Ecstasy – Design für die Seele? Lam-bertus Verlag. Freiburg im Breisgau, S. 149–170.

Gebhard, W./Hitzler, R./Pfadenhauer, M. (Hrsg.) (2000): Events. Soziologie des Außergewöhnlichen. Erlebniswelten. Bd. 2. Leske + Budrich, Opladen.

Hitzler, R. (2001): Die Geselligkeit der Freunde. Strukturen der Party(people)-Szene. Vortrag zur Tagung »Update, Party, Drogen, Prävention« am 14.2.2001 in Münster. Drogenhilfe der Stadt Münster.

Hitzler, R./Becker, Th./Niederbacher, A. (2001)
Leben in Szenen. Formen jugendlicher Vergemeinschaftung heute. Erlebnis-welten. Bd. 3. Leske + Budrich, Opladen.

Hitzler, R./Pfadenhauer, M. (Hrsg.) (2001): Techno-Soziologie. Erkundungen einer Jugendkultur. Erlebniswelten. Bd. 1. Leske + Budrich. Opladen.

Klein, G. (1999): Electronic Vibration – Pop Kultur Theorie. Rogner & Berger bei Zweitausendeins. Hamburg.

Kriener, H./Schmid, R./Smekal, G. (1999): ChEckiT! Bericht zum wissenschaft-lichen Pilot-Projekt ChEckiT! Mit Daten und Erfahrungen aus dem Jahren 1997 und 1998. Wien.

Planije, M.P./Niesink, R.J.M./Spruit, I.P. (2001): Drugs Informatie en Moni-toring Systeem (DIMS). Verslag 1998–2000. Trimbos Instituut. Utrecht.

Rakete, G./Flüsmeier, U. (1997): Der Konsum von Ecstasy. Empirische Stu-die zu Mustern und psychosozialen Effekten des Ecstasykonsums. Eine Stu-die im Auftrag der Bundeszentrale für gesundheitliche Aufklärung (BZgA). Durchgeführt von der Hamburgischen Landesstelle gegen die Suchtgefahren e.V. Hamburg.

Schroers, A. (1996): Ecstasy – Ein Ratgeber zur Droge MDMA. INDRO e.V. (Hrsg.): Münster.

Schroers, A. (1997a): Ecstasygebrauch und Sekundärprävention. Ein akzep-tanzorientiertes Konzept für den Bereich Techno- und Partykultur. In: J. Neu-meyer/H. Schmidt-Semisch: Ecstasy – Design für die Seele? Lambertus. Frei-burg im Breisgau, S. 246–258.

Schroers, A. (1997b): Der Ecstasygebrauch in der Partykultur. Drogenkultu-relle Trends, sekundärpräventive Maßnahmen und präventionspolitische Kon-sequenzen. In: Rausch und Risiko. Landesstelle Jugendschutz Niedersach-sen. Hannover, S. 88–114.

Schroers, A. (1999a): Ecstasy & Safer Rave. Die Neubelebung akzeptierender Drogenarbeit mit Blick auf drogenkulturelle Trends. In: Toleranz. Neue Ansätze in der Drogen-Diskussion. Sozial Extra Buch. Wiesbaden, S. 21–42.

Schroers, A. (1999b): Die Zukunft hat schon begonnen? Oder: Gesundheitsförderung im Bereich »neuer Drogen«. In: B. Kammerer (Hrsg.): Jugend Sucht Hilfe. Emwe Verlag. Nürnberg, S. 159–172.

Schroers, A. (1999c): Partydrogen – eine andere (Drogen)Kultur? Neue Ergebnisse empirischer Forschung und Konsequenzen für die Prävention. In: Akzept, Trimbos Institut in Zusammenarbeit mit INDRO e.V. Münster (Hrsg.): Studien zur qualitativen Drogenforschung und akzeptanzorientierten Drogenarbeit. Bd. 22. Dokumentationsband des 5. Akzept Bundeskongresses 18.–20.6. Arnheim. Verlag für Wissenschaft und Bildung. Berlin, S. 207–238.

Schroers, A. (1999d): Gesundheitsförderung im Bereich Partydrogen. Neue Ansätze und Aufgaben. In: BINAD-Info des Landschaftsverbandes Westfalen-Lippe (Hrsg.), Heft 14, S. 55–64.

Schroers, A. (1999e): Ecstasy – Drugchecking: Ansätze und Modelle zum Gesundheitsschutz in der Techno- und Partykultur zwischen Risiko und Kontrolle. Zur Diskussion qualitativer und quantitativer Analysen zur Bestimmung und Kontrolle illegalisierter Substanzen. In: H. Stöver: Akzeptierende Drogenarbeit. Eine Zwischenbilanz. Lambertus Verlag. Freiburg im Breisgrau, S. 119–142.

Schroers, A. (2000): »Neue Drogen«: zeitgemäße Drogenarbeit und Drogentrendforschung – Empowerment, Drug-Checking, Monitoring u.a.m. In: Akzeptanz. Zeitschrift für akzeptierende Drogenarbeit und humane Drogenpolitik. Heft 2, S. 49–63.

Schroers, A. (2001a): Zum Drogengebrauch im Techno-Party-Setting. Erkenntnisse der Drogentrendforschung und Ausblicke auf ein Drogeninformations- und Monitoring-Netzwerk. In: R. Hitzler/M. Pfadenhauer (Hrsg.): Techno-Soziologie. Erkundungen einer Jugendkultur. Erlebniswelten. Bd. 1. Leske + Budrich. Opladen, S. 213–231.

Schroers, A. (2001b): Monitoring & »Drug-Checking«. Gehen wir neue Wege in der Drogenforschung und in der akzeptierenden Drogenarbeit, oder herrscht Stillstand in der bundesdeutschen Drogenpolitik? W. Schneider (Hrsg.): Illegalisierte Drogen – Alte Mythen neue Akzeptanz. Verlag für Wissenschaft und Bildung. Berlin, S. 125–170.

Schroers, A. (2001c): Drogenanalysen (Drug-Checking) im Rahmen von Monitoring – Neue Wege der Prävention und Drogentrendforschung im Bereich »neuer synthetischer Drogen«. In: Wiener Zeitschrift für Suchtforschung. Jg. 24. Nr. 1. S. 27–35.

Schroers, A. (2001d): Drugchecking: Prämissen, Thesen, Ergebnisse der Arbeitsgruppe »Chancen und Risiken von Drugchecking. Inwieweit eröffnet Drugchecking einen neuen Zugang zur Zielgruppe?« Zur Tagung Drogenkonsum in der Partyszene in Köln, 24.–26.9.2001. Fachtagung zur Suchtprävention der Bundeszentrale für Gesundheitliche Aufklärung. Köln (im Erscheinen).

Schroers, A. (2002): Drugchecking: Prämissen, Thesen und Ergebnisse der Arbeitsgruppe 3. In: BZgA (Hrsg.): Drogenprävention in der Partyszene: Entwicklungen und aktueller Kenntnisstand, Forschung und Praxis der Gesundheitsförderung. Köln, S. 224–228.

Schroers, A./Schneider, W. (1998): Drogengebrauch und Prävention im Party-Setting. Eine sozial-ökologisch orientierte Evaluationsstudie. Forschungsbericht – INDRO e.V. & GINKO e.V. (Hrsg.). Studien zur qualitativen Drogenforschung und akzeptierenden Drogenarbeit. Bd. 20. Verlag Wissenschaft und Bildung. Berlin.

Stimmer, F. (1994): Lexikon der Sozialpädagogik und der Sozialarbeit. Oldenbourg Verlag. München.

Tossmann, H.P./Bold, S./Tensil, M.-D. (2001): Bundeszentrale für gesundheitliche Aufklärung: Ecstasy – »Einbahnstrasse« in die Abhängigkeit? Drogenkonsummuster in der Techno-Party-Szene und deren Veränderungen in längsschnittlicher Perspektive. Bundeszentrale für gesundheitliche Aufklärung (BZgA). Köln 2001.

Tossmann, H.P./Heckmann, W. (1997): Drogenkonsum Jugendlicher in der Techno-Party-Szene. Spi-Forschung GmbH. Im Auftrag der Bundeszentrale für gesundheitliche Aufklärung (BZgA), Köln. Köln.

Trojan, A./Stumm, B. (1993): Gesundheit fördern statt kontrollieren. Fischer, Frankfurt am Main.

V   **Drogen und Jugendhilfe**
Von Stephanie Schöne

Jugendliche und Drogen – zwei Themenbereiche, die scheinbar unzertrennlich zusammengehören. Der Anwendung von stimmungsverändernden Substanzen scheint in der Jugendphase sehr verbreitet zu sein. Dabei handelt es sich nicht nur um den Gebrauch illegaler Substanzen, auch der Konsum legaler Rauschmittel spielt im Jugendalter eine bedeutende Rolle.

Und gerade weil in den meisten Jugendhilfeeinrichtungen Drogen eine mehr oder weniger große Rolle spielen, braucht es keine expliziten Angebote für drogengebrauchende Jugendliche. Das noch relativ junge Kinder- und Jugendhilfegesetz bietet auch im Rahmen der Hilfen zur Erziehung viel Spielraum, um für diese Zielgruppe ein Angebot zu entwickeln.

Am Anfang sei eine Feststellung von H.-J. Weber zitiert: »Für drogenkonsumierende Jugendliche braucht die Jugendhilfe keine neuen Konzepte. Sie muss sich nur des Themas annehmen, die eigene Neigung zur Delegation an andere [...] unterbrechen und sich der eigenen Handlungsfähigkeit wieder öffnen.« (WEBER 1995, S. 83.) Die sozialpädagogische Arbeit mit diesen Jugendlichen innerhalb der Erziehungshilfe (und nicht in der Drogenhilfe) erscheint mir vor dem Hintergrund persönlicher Erfahrungen in diesem Arbeitsfeld deshalb unbedingt notwendig und äußerst sinnvoll, da

»gerade bei Jugendlichen der Zusammenhang zu den Wurzelproblemen noch wesentlich deutlicher und offenkundiger ist als bei älteren Drogenkonsument/innen, wo jahrelange Abhängigkeit schon viele sekundäre Probleme hervorgerufen hat. Und diese Wurzeln liegen in der Regel im Bereich gestörter Beziehungen und mangelnder sozialer Kompetenzen. Hier anzusetzen ist vorrangige Aufgabe der Pädagogik (der Erziehungshilfe)« (SENATSVERWALTUNG FÜR JUGEND UND FAMILIE 1994, S. 71).

Mit den Hilfen nach dem KJHG kann jungen Menschen bis zum 21. Lebensjahr eine individuelle Hilfe angeboten werden, was sich in späteren Jahren nie mehr so einfach umsetzen lässt. Eine Chance, die man nicht ungenutzt vergeben sollte.

1   Möglichkeiten der Hilfen zur Erziehung nach dem KJHG

Nach dem Kinder- und Jugendhilfegesetz (KJHG) können Kinder, Jugendliche und junge Volljährige bis 21 Jahre (im Ausnahmefall sogar bis zur Vollendung des 27. Lebensjahres) Hilfen zur Erziehung erhalten. Die Hilfen gliedern sich in ambulante, teilstationäre und stationäre Angebote. Ein weiteres Unterscheidungskriterium besteht in der Intensität der Hilfe, in dem Grad des Eingriffs in das Familiensystem.

Für drogengebrauchende Jugendliche bietet das KJHG nicht explizit gesonderte Leistungen an. Aber die Ausrichtung des Gesetzes schließt sie nicht aus.

Bei der Auswahl der Art der Hilfe und des Trägers, welcher die Leistung erbringt, steht den Leistungsberechtigten nach § 5 und § 36 KJHG ein Wunsch- und Wahlrecht zu. Den Wünschen der Sorgeberechtigten und der Jugendlichen ist zu entsprechen, wenn damit nicht unverhältnismäßig höhere Kosten verbunden sind. Konkret bedeutet dies, dass die Anspruchsberechtigten mit konkreten Vorstellungen zum Jugendamt gehen können, was die Art und Ausgestaltung der Hilfen anbelangt. Sollte das Jugendamt zu derselben fachlichen Einschätzung gelangen, muss dem Wunsch der Antragsteller stattgegeben werden.

Im Rahmen der Hilfen zur Erziehung gemäß §§ 27 ff. KJHG erscheinen mir in Hinsicht auf die Zielgruppe der Drogengebraucher vor allem die folgenden Hilfen relevant:
1. Erziehungsbeistandschaft nach § 30 KJHG;
2. Heimerziehung bzw. sonstige Betreute Wohnformen nach § 34 KJHG;
3. Intensive sozialpädagogische Einzelbetreuung (ISPE) nach § 35 KJHG;
4. Eingliederungshilfe für seelisch behinderte Kinder und Jugendliche nach § 35a KJHG.

Folgende Tabelle macht deutlich, wie sich die Hilfearten hinsichtlich ambulant und stationär verteilen:

Ambulante Hilfen	Stationäre Hilfen
Erziehungsbeistandschaft	Heimerziehung/sonstige betreute Wohnformen
ISPE	
Eingliederungshilfe	Eingliederungshilfe

1.1   **Erziehungsbeistandschaft**

■ Anspruchsberechtigte: Sorgeberechtigte Eltern.
■ Inhalt der Hilfe: »Die Erziehungsbeistandschaft besteht darin, Problemlagen von Minderjährigen unter Einbezug ihres sozialen Umfelds zu bearbeiten.« (MÜNDER 1998, S. 283.) Themengebiete der Arbeit sind die verschiedenen Systeme, die den Jugendlichen umgeben – Eltern und Familie; Schule und Ausbildung; Peergroup usw.
■ Umfang: Ca. fünf bis zehn Stunden wöchentlich
■ Zielgruppe: Spielt meist nur bei den drogengebrauchenden Jugendlichen eine Rolle, welche noch relativ gut in ihrem sozialen Netz gebunden sind. Meist hat sich der Drogengebrauch noch nicht manifestiert, Kontakte zu den Eltern bestehen noch.
■ Angebot für drogengebrauchende Jugendliche: Diese Hilfe ist von relativ geringerer Intensität gekennzeichnet. Sie macht daher vor allem bei den Jugendlichen Sinn, die nicht mehr oder noch nicht einer stärkeren Unterstützung bedürfen.

1.2   **Heimerziehung/sonstige betreute Wohnform**

■ Anspruchsberechtigte: Sorgeberechtigte Eltern.
■ Inhalt der Hilfe: »Unterbringung, Betreuung und Erziehung eines Kindes oder Jugendlichen über Tag und Nacht außerhalb des Elternhauses in einer Einrichtung.« (MÜNDER 1998, S. 300.) Dabei handelt es sich derzeit in den meisten Fällen um Wohngruppen (WG) mit unterschiedlicher Betreuungsintensität. Es gibt WG mit einer Rund-um-die-Uhr-Betreuung, aber auch Einrichtungen, die nur punktuell, d.h. stundenweise betreut werden. Die Jugendlichen werden mit der Unterbringung auch mit den Dingen des alltäglichen Bedarfs versorgt (Essen, Hygiene, Kleidung, Taschengeld).
■ Zielgruppe: In eine Unterbringung nach § 34 KJHG gelangen am ehesten noch Jugendliche, welche sich auf eine Hilfe in dieser Form noch einlassen. Das Leben in einer WG wird durch Hausordnungen geregelt. Hier leben mehrere Jugendliche mit unterschiedlichen Problemen zusammen. In vielen Einrichtungen stellt der Drogengebrauch ein generelles Ausschlusskriterium dar.
■ Angebot für drogengebrauchende Jugendliche: Das Angebot einer sicheren Bleibe, einer Zuflucht, eines Zuhauses kann eine Grundlage für die Arbeit mit drogengebrauchenden Jugendlichen bilden. Hier findet der Jugendliche die Möglichkeit, sich zurückzuziehen und sich zu erholen. Die Grundbedürfnisse der menschlichen Existenz hinsichtlich Schlaf, Ernährung, Körperhygiene können sichergestellt werden.

1.3   **Intensive Sozialpädagogische Einzelbetreuung (kurz ISPE)**

■ Anspruchsberechtigte: Sorgeberechtigte Eltern.

■ Inhalt der Hilfe: »Diese Hilfeart ist die »Ultima Ratio«, um besonders gefährdete Jugendliche nicht völlig aufzugeben und für Jugendliche und Heranwachsende gedacht, die sich allen anderen Hilfeangeboten entziehen (z.B. aus dem Heim entwichen sind) und wegen ihrer aktuellen Lebenssituation (z.B. im Punker-, Drogen-, Prostituierten-, Nichtseßhaftenmilieu) spezieller Dienste benötigen.« (STORR 1991, S. 116.)

ISPE ist eine Hilfe bei persönlichen Problemlagen und Nöten. Sie umfasst sowohl die Suche bzw. den Erhalt von Wohnraum, als auch die Suche nach einer geeigneten schulischen/beruflichen Perspektive, die Hilfe bei der Einteilung der finanziellen Mittel ebenso wie die Gestaltung der Freizeit. ISPE ist sehr flexibel, sehr intensiv, sehr vielfältig, sehr offen hinsichtlich der inhaltlichen Ausgestaltung. Es geht nicht um Standardisierungen, nicht um »Rezeptwissen«. Die Spannbreite einer ISPE reicht von der Begleitung eines Einzelwohnens über die Zusatzleistung zu einer regulären WG-Unterbringung bis hin zu erlebnispädagogischen Maßnahmen im In- und Ausland. Die Hilfen sind sehr individuell an der jeweiligen Lebenssituation des Jugendlichen ausgerichtet und verlangen ständige Überprüfung an den Erfordernissen des Einzelfalls.

■ Umfang: Hohe Betreuungsintensität je nach Einzelfall (≥10 Stunden wöchentlich).

■ Zielgruppe: Jugendliche, die mit anderen Angeboten nicht mehr erreicht werden können.

Jugendliche mit erhöhtem Betreuungsbedarf.

■ Angebot für drogengebrauchende Jugendliche: Eine ISPE bietet die Chance, sehr individuell auf den Jugendlichen einzugehen. Der jeweilige Hilfebedarf kann nach den Bedürfnissen und Lebenslagen ausgerichtet werden. Mit einer ISPE kann man es ermöglichen, den Jugendlichen die ihnen notwendige Zeit und den Raum zu geben, um Vertrauen zu bilden und sich sicher zu werden, dass die Helfer sie mitsamt ihrer Geschichte (aus-)halten werden.

2   **Hilfen für drogenabhängige Jugendliche:**
      Die flexibelste Hilfeart – § 35a KJHG

Seit 1993 gibt es im KJHG eine gesonderte Hilfe für Kinder und Jugendliche, die seelisch behindert bzw. von einer solchen Behinderung bedroht sind. Hierzu kann man nach Meinung verschiedener Kommentare (MÜNDER 1998; MROZYNSKI 1998) auch die drogengebrauchenden Jugendlichen zählen. Laut Münder gehören die Suchtkrankheiten zu den seelischen Störungen (MÜNDER 1998, S. 315 f.). Mrozynski schreibt, dass »im System des Sozialrechts [...] jede Form der Sucht eine seelische Behinderung (ist). Damit sind nach §§ 35a, 41 Abs. 2 KJHG Leistungen auch an drogenabhängige junge Menschen zu erbringen« (MROZYNSKI 1998, S. 163.).

■ Anspruchsberechtigte: Im Gegensatz zu den Hilfen zur Erziehung gemäß §§ 27 ff. KJHG kann ein Jugendlicher, der das 15. Lebensjahr vollendet hat, selbst einen Antrag auf Leistungen nach dem § 35a KJHG stellen.

■ Inhalt: Die Hilfe ist sehr flexibel angelegt. In Anlehnung an die Formen der Erziehungshilfeleistungen kann das Angebot ambulant, teilstationär oder stationär sein. Im Zentrum steht zum einen die drohende oder bestehende seelische Behinderung zu verringern und andererseits den Jugendlichen in die Gesellschaft zu integrieren. Ähnlich der ISPE geht es auch hier nicht um feststehende Strukturen, um »Rezeptwissen«, sondern um die Suche nach einem individuell passenden Setting für ganz individuelle Jugendliche. Im Rahmen des § 35a KJHG ist vieles machbar, wenn man das zuständige kostentragende Jugendamt gewinnen kann.

■ Umfang: Der Umfang ist abhängig vom konkreten Hilfesetting. Die Hilfen können anfangs Überlebenshilfen sein und sich bis hin zum erlebnispädagogischen Segeltörn oder zum intensiv betreutem Einzelwohnen entwickeln.

■ Zielgruppe:
– Jugendliche, die über andere Hilfen nicht mehr oder noch nicht erreicht werden;
– Jugendliche, bei denen eine Suchterkrankung nach ICD-10 diagnostiziert wurde;
– Jugendliche, welche andere seelische Störungen haben.

■ Voraussetzung: Bevor eine Hilfe nach § 35a KJHG bewilligt wird, prüft das örtliche Jugendamt, ob eine seelische Behinderung besteht oder droht. Hierzu wird meist ein ärztliches Gutachten in Auftrag gegeben. Die Begutachtung erfolgt i.d.R. durch Fachärzte für Kinder- und Jugendpsychiatrie.

■ Angebot für drogengebrauchende Jugendliche: Hilfen nach § 35a KJHG machen für diese Jugendlichen daher Sinn, dass sie selbst einen Anspruch auf die Hilfe besitzen. Außerdem stellt die Eingliederungshilfe die flexibelste im KJHG dar. Durch die vielen Möglichkeiten wird sich hiermit fast immer ein Hilfesetting konstruieren lassen, welches auf den einzelnen drogengebrauchenden Jugendlichen passt.

3 Grenzen der Hilfen nach KJHG

3.1 Antragsrecht

Die Grenzen liegen zumeist in der prinzipiellen Ausrichtung des Gesetzes. So wurde das neue KJHG 1990 stark auf das System Familie ausgerichtet. Die elterliche Erziehungsverantwortung sollte gestärkt werden. Aus diesem Grunde haben die Personensorgeberechtigten einen Rechtsanspruch auf Hilfen zur Erziehung, wenn festgestellt wird, dass »ohne eine sozialpädagogische Hilfe eine dem Wohl des Kindes/Jugendlichen entsprechende Erziehung nicht gewährleistet werden kann« (MÜNDER 1998, S. 252). Allerdings sind die »Erziehungsobjekte«, die Kinder und Jugendlichen, soweit es ihrem

Entwicklungstand möglich ist, an den sie betreffenden Entscheidungen zu beteiligen. Im Klartext bedeutet das: Eine Hilfe nach §§ 27 ff. KJHG kann ein Jugendlicher nur mit Zustimmung seiner Eltern erhalten, da diese den Antrag dazu stellen müssen. Dies gestaltet sich bei vielen drogengebrauchenden Jugendlichen schwierig, da oft seit längerem kaum noch Kontakte zu den Eltern vorhanden sind.

3.2   Begutachtung für Hilfen nach § 35a

Aus dem oben genannten Grund erscheinen oft Hilfen nach § 35a KJHG als der rettende Strohhalm, um drogengebrauchende Jugendliche doch noch an Jugendhilfesysteme anzudocken. Allerdings birgt die Begutachtung und Diagnositizierung die Gefahr einer zusätzlichen Stigmatisierung. Daher existieren mehrere Empfehlungen verschiedener Landesverwaltungen, mit Hilfen nach § 35a KJHG eher zurückhaltend umzugehen, da »jede Hilfe, die nach § 35a gegeben werden könnte, [...] auch nach § 27 ff. gegeben werden (kann)« (MÜNDER 1998, 313).

Fazit: Auch der § 35a KJHG ist nicht das Wundermittel. In Fällen, in denen eine andere Hilfe nicht mehr oder noch nicht angebracht erscheint, sollte er zum Tragen kommen. In anderen Fällen sollte vorher genau geprüft werden, ob nicht eine andere flexible Hilfe nach §§ 27 ff. KJHG machbar erscheint, zumal sich Jugendliche manchmal vor einer Begutachtung scheuen und das Stigma »seelisch behindert« nicht annehmen wollen.

3.3   Kooperation mit dem Jugendamt

Die konkrete Hilfe wird (unter Berücksichtigung des Wunsch- und Wahlrechts) vom zuständigen Sozialarbeiter des Allgemeinen Sozialdienstes (ASD) beim Jugendamt ausgewählt.
Der ASD-Mitarbeiter trägt während der gesamten Dauer der Hilfe die Fallverantwortung.
Hier deutet sich eine nächste mögliche Grenze an: Auch die beste, geduldigste Überzeugungsarbeit wird nicht aus jedem ASD-Mitarbeiter einen glühenden Verfechter akzeptierender Ansätze in der Drogenarbeit machen. Nicht jeder Jugendamtmitarbeiter wird sich auf eine flexible Hilfe für drogengebrauchende Jugendliche einlassen können. Da helfen oft nur langfristig angelegte Kooperation, höchstmögliche Transparenz und viele vertrauensbildende Maßnahmen.

3.4   **Mitwirkungspflicht**

In § 36 KJHG ist festgeschrieben, dass in regelmäßigen Abständen Hilfeplangespräche durchzuführen sind. Bei diesen Gesprächen wird geprüft, ob die Hilfe noch die geeignete ist, es werden Teilziele und Fernziele festgelegt, grundlegende Absprachen zwischen allen Beteiligten getroffen.

An der Erarbeitung des Hilfeplans sollen alle Beteiligte (Personensorgeberechtigte, Kind/Jugendlicher, Jugendamt, Einrichtung) gemeinsam teilnehmen. Findet diese Zusammenarbeit nicht statt, kann die Hilfe wegen fehlender Mitwirkung vom Jugendamt beendet werden. Nun kommt es auf das Fallverständnis des ASD-Mitarbeiters an, inwiefern ein Fernbleiben eines drogengebrauchenden Jugendlichen als fehlende Mitwirkung betrachtet wird.

4   **Ausblick**

Der Rückblick auf die Entwicklung in den letzten Jahren stimmt mich relativ optimistisch, dass sich in Zukunft immer mehr Angebote innerhalb der Hilfen zur Erziehung dem Thema der drogengebrauchenden Jugendlichen stellen.
Auf jeden Fall ist es bereits jetzt äußerst sinnvoll, bei der Suche nach einem adäquaten Hilfsangebot für DrogengebraucherInnen unter 21 Jahren einen Blick in Richtung KJHG und Jugendamt zu wagen.

Literatur

Ecker, D./Bathen, R. (1995): Jugendhilfe und akzeptierende Drogenarbeit.
Jugendhilfe (1994): Heft 32.
Mrozynski, P. (1998): KJHG.
Münder, J. (1998): Frankfurter Lehr- und Praxiskommentar zum KJHG.
Senatsverwaltung für Jugend und Familie (1994): Drogenkonsum Jugendlicher.
Storr, P. (1991): Jugendhilferecht.
Weber, H.-J. (1995): Kinder- und Jugendhilfegesetz und Drogenarbeit.
Wieland, N./Wegehaupt, H. (1996): Kinder – Drogen – Jugendliche – Pädagogen.
Wolf, K. (1995): Entwicklungen in der Heinerziehung.

VI   **Kontaktladen – Anlaufstelle mit Brückenfunktionen**
       Von Heino Stöver

Unter den Begriffen »Kontaktladen«, »Kontakt- und Anlaufstelle«, »Kontaktcafé«, »Szeneladen« versteht man Einrichtungen, die einen niedrigschwelligen und unverbindlichen Zugang für hauptsächlich in der Szene lebende, meist schon langjährig Drogenabhängige anbieten. Die Angebote bestehen aus folgenden Elementen:

■ Konkrete alltags- und lebenspraktische Hilfen (Essen, Kleiderhilfe, Dusch- und Waschgelegenheiten),

■ Informations- und Beratungsangebote (über die lokalen/regionalen weiterführenden Hilfsangebote und die Voraussetzungen ihrer Inanspruchnahme, Rechts- und Sozialhilfeberatung),

■ Gesundheitsförderungsangebote (Spritzenumtausch, allgemeine körperliche Hygiene, medizinische Grundversorgung, Safer-Use/Safer-Sex-Seminare usw.).

Trotz unterschiedlicher Angebotsprofile besitzen sie in der Regel einen offenen Bereich, in dem man sich zwanglos – unter Einhaltung der Hausregeln[1] – aufhalten und zu einem günstigen Preis Tee, Kaffee oder kostenloses oder Essen einnehmen kann; sie besitzen insofern auch die Funktionen von Wärmestuben, Auffangeinrichtungen und Kommunikationsräumen. Viele DrogengebraucherInnen leben sozial desintegriert, sind aufgrund ihrer Auffälligkeit von Lokal-, Aufenthalts- oder gar Durchquerungsverboten bedroht – hier wirken Kontaktläden als Schutzräume sozial kompensierend. Kontaktläden sind mittlerweile zu einem anerkannten und geförderten Baustein der Drogenhilfe geworden. Viele Kontaktläden besitzen eine Brückenfunktion in weiterführende Hilfeangebote (Vermittlung in Substitutions-, Entzugsbehandlung, Wohn- und Beschäftigungsprojekte). Insbesondere werden Kontaktläden von der Zielgruppe deshalb in hohem Maße akzeptiert, weil sie sich mit ihren Angeboten an deren Alltag und deren Lebenswelt orientieren. Ein flexibles Eingehen auf die konkreten Bedürfnisse der DrogengebraucherInnen ist schon deshalb wichtig, weil Drogenkarrieren in der Mehrzahl nicht linear, sondern eher zyklisch verlaufen, d.h., sie sind durch Ausstiegsbemühungen, Cleanphasen und Rückfälle, Monoabhängigkeit und Mischdrogengebrauch gekennzeichnet. Für diese Zyklen sind jeweils adäquate und pragmatische Hilfeangebote nötig.

Inwieweit Kontaktläden zusätzlich auch klassische Drogenberatungen durchführen sollen, hängt von dem örtlich jeweilig vorhandenen Beratungsangebot und den personellen und räumlichen Verhältnissen ab. In dieser Verbindung können Kontaktläden und Beratungsstellen mit ihrem traditionellen Angebot

---

[1] Die Hausregeln der Kontaktläden lassen sich in der Regel zusammenfassen unter: 1. Keine Gewalt(androhung), 2. Kein Drogenhandel, 3. Keine Hehlerei, 4. Kein Konsum.

ein sinnvolles Ensemble bilden. Insbesondere in dieser Konstellation würden solchermaßen konzipierte Kontakt- und Beratungsstellen eine wichtige Schnittstelle zu weiteren Hilfsangeboten bieten. Die traditionellen Aufgaben der Beratungsstellen sind dann:

- Einzelberatung;
- Safer-Use-/Safer-Sex-Beratung;
- Vermittlung zum körperlichen Entzug;
- Vermittlung in ambulante und stationäre Therapien;
- Durchführung von ambulanter Betreuung (v.a. psychosoziale Begleitung für Substituierte),
- Eltern und Angehörigenberatung (vgl. BERGMANN 1995, S. 158).

Teile dieser Beratungsinhalte werden jedoch auch in der sich seit 15 Jahren entwickelten Kontaktladenarbeit geleistet. Personell sind Kontaktläden in der Regel mit Sozialarbeiter/-pädagogen, z.T. mit ehemaligen Betroffenen und in zunehmenden Maße auch mit Fachpersonal aus Krankenpflegeberufen ausgestattet.

1   Geschichte

Kontaktläden sind mit ihrem heutigen Tätigkeitsprofil Mitte der 80er Jahre entstanden – Vorläufer sind in den sog. Teestuben in der Frühphase der deutschen Drogenarbeit, vor allem von Release-Einrichtungen zu sehen. Angesichts der massiven Ausbreitung von HIV- und Hepatitis-Infektionen in der Population der i.v. DrogenkonsumentInnen kam es Mitte der 80er Jahre vor allem darauf an, die Adressaten infektionsprophylaktischer Botschaften besser oder überhaupt erreichen zu können. Die Reichweite der bis dahin fast ausschließlich bestehenden Drogenberatungsstellen war dadurch begrenzt, dass sie Aufgaben im Rahmen der Vermittlung und Vorbereitung in eine drogenfreie stationäre Langzeittherapie wahrnahmen, d.h. Klärung administrativer Voraussetzungen wie vor allem Regelung der Kostenübernahme. Von diesem Angebot ließen sich jedoch nur relativ wenige DrogenkonsumentInnen erreichen. Die vorherrschende Abstinenzorientierung in vielen Beratungsstellen führte zu der Praxis, dass die Klienten zwecks Überprüfung der Behandlungsmotivation zu festgelegten Gesprächsterminen zu erscheinen hatten und im Anschluss daran einen kalten Entzug in einer Klinik absolvieren mussten. Die geringe Verbindung mit den Adressaten des Hilfsangebots erschien unter dem Eindruck der »Leidensdrucktheorie«, wonach ein Behandlungswunsch erst entwickelt wurde, wenn jemand »ganz unten war«, als unvermeidliche Rahmenbedingung einer ausschließlich auf Abstinenz ausgerichteten Drogenhilfe. Mit diesem Selbstverständnis und der fast allgemein vorherrschenden ablehnenden Haltung gegenüber Substitutionsbehandlungen blieben ambulante Hilfemöglichkeiten, wie Freizeit- und Beschäftigungsprojekte, Wohn- und Aufenthaltsstätten völlig unterentwickelt. Suchtbegleitung lief dem Selbstverständnis dieser Drogenhilfe zuwider. Die mit dem Motto »Therapie statt Strafe« verbundene Verquickung von Drogenhilfe und Justiz trug schließlich nicht zur Erhöhung der Glaubwürdigkeit der gesamten Hilfestruktur für Klienten bei – Drogenberatungsstellen waren ein Glied in der Kette von Hilfe und Strafe.

Angesichts der AIDS-Krise seit Mitte der 80er Jahre versuchten Menschen in mehreren Städten mit unkonventionellen Angeboten unter Einbezug großer Selbsthilfanteile erneut einen vertrauensvollen Zugang zu DrogengebraucherInnen herzustellen. Ihr Ziel bestand vordringlich in der Schadensreduzierung und -begrenzung (»Harm Reduction«) des intravenösen Konsums von Opiaten und Kokain. Nach dem Motto »Drogenabhängigkeit ist heilbar, AIDS nicht« wurden die Prioritäten zugunsten pragmatischer Überlebenshilfen und Hilfen für ein relativ unbeschadetes Überleben auf der Szene verschoben. Die Fixierung auf Abstinenz als Voraussetzung (im kalten Entzug die körperliche »Entgiftung«, in der stationären Langzeitbehandlung die psychische »Entwöhnung«) wurde als lähmend und blockierend empfunden, die dringende Hilfestellung verunmöglichte. Die Ausgabe von sterilen Spritzen an Drogenabhängige und die Einführung der Substitutionsbehandlungen avancierten zu den entscheidenden Symbolen im ideologischen Streit um die Überwindung des Abstinenzparadigmas. Heute wissen wir, dass es den »Königsweg« in der Drogenhilfe nicht gibt – vielfältige sich z.T. ergänzende und miteinander zu verzahnende Hilfen unterschiedlicher »Schwellenhöhe« bilden zusammen das Spektrum effektiver Drogenhilfe. Mit der Einrichtung von Kontaktläden – oftmals mithilfe der sich entwickelnden AIDS-Hilfen – in einigen Städten wurden erstmalig Räume für eine suchtbegleitende Arbeit eingerichtet.

2   Konzeptionelle Ausrichtung und Selbstverständnis

Mit der Förderung von Kontaktläden und deren Integration in das Drogenhilfespektrum spätestens ab Ende der 80er Jahre wurde flächendeckend in Deutschland ein Netz von konzeptionell unterschiedlichen niedrigschwelligen Anlaufstellen geschaffen. Ihnen gemeinsam ist jedoch die Ausrichtung ihrer Angebote am Ziel der Schadensminimierung. Das Ziel der Drogenabstinenz und die Erwartung an grundsätzliche Verhaltensänderung ist einer nüchternen Abwägung des Notwendigen und Machbaren gewichen. Das heißt aber nicht, dass Kontaktläden nicht auch eine Brückenfunktion hätten: Begleitstudien betonen, dass es in niedrigschwelligen Angeboten in einem z.T. unerwarteten Ausmaß gelingt, Klienten an weiterführende Hilfen heranzuführen, Motivation zum Ausstieg zu wecken oder zu fördern (vgl. HARTMANN et al. 1994, S. 65).

Mit der Suchtbegleitung wird konzeptionell der Schwerpunkt darauf gelegt, auf Entscheidungsfähigkeit und die vorhandenen, oftmals verschütteten Selbsthilfepotentiale und eigenen Stärken zu rekurrieren. Die Angebote in den Kontakt-

läden dienen dazu, die Folgen gesellschaftlicher Stigmatisierung und justitiel-
ler Verfolgung abzumildern, weitere Schäden vermeiden zu helfen, insgesamt
zu einer gesundheitlichen und sozialen Stabilisierung beizutragen und insofern die Entscheidungsspielräume zur Gestaltung des Alltags und der näheren
Zukunft zu vergrößern. Beispielhaft an der Substitutionsbehandlung wird der
Zeitgewinn besonders deutlich. Viele Kontaktläden unterhalten deshalb »Arzt-
börsen«, die an die oftmals wenigen substituierenden Ärzte vor Ort weiterleiten oder bereits bestehende Kontakte dafür nutzbar machen.
Kontaktläden sind regional/kommunal unterschiedlich personell und materi-
ell ausgestattet und in die Infrastruktur des jeweiligen Drogenhilfesystems
eingepasst: Lokal oder regional gewachsene Strukturen, wie z.B. ausführliche Streetwork-Projekte, werden mit Kontaktlädenangeboten verknüpft (vgl.
KABISCH/MEINKE 1993 S. 19 ff.). Dementsprechend ist auch das Angebotsspektrum breit und auf die jeweiligen Bedarfe von DrogenkonsumentInnen und
Drogenhilfesystem ausgerichtet.
Bereits die Träger- und Betreiberschaft der Kontaktläden ist sehr heterogen:
Es existieren Kontaktläden sowohl bei AIDS-Hilfen als auch bei der traditionellen Drogenhilfe sowie bei Selbsthilfeorganisationen.
Die einzelnen Funktionen und Aufgaben der Kontaktläden werden im Folgen-
den beschrieben.

3   **Aufenthaltsort/Sozialraum**

        In einer Zeit zunehmender gesellschaftlicher Ausgrenzung von Dro-
genkonsumentInnen, Auflösung offener Szenen in nahezu jeder deutschen
Stadt, Vertreibung einzelner kleiner Ansammlungen von vermeintlichen DrogenkonsumentInnen gewinnen die Anlaufstellen die Bedeutung eines wichtigen Schutzraumes, den die Polizei in der Regel nicht betritt. In diesem Raum
ist eine Erholung vom Kreislauf von Drogenkauf, -konsum und Beschaffungskriminalität oder -prostitution möglich, ohne dass therapeutische Erwartungen erfüllt werden müssen. Angesichts der beschriebenen äußeren Umstände
besitzt der Kontaktladen eine große Bedeutung als Ort der Kommunikation für
alltagspraktisch wichtige Informationen und Erfahrungen: Dies bezieht sich
nicht nur auf die Qualität der Drogen eines bestimmten Verkäufers, sondern
auch auf Informationen über Wirkungen, Wechselwirkungen bestimmter Drogen, deren Verabreichung und deren Risiken. Der Kontaktladen als »Sozial-
raum« lässt selbständige Aktivitäten bei den DrogengebraucherInnen entstehen und unterstützt diese; Ansätze solidarischer Praxis können entstehen.

In einigen Kontaktläden existieren auch frauenspezifische Angebote, um auf
die besonderen Rückzugs-, Kommunikations- und (Selbst-)Hilfebedürfnisse
weiblicher Drogenabhängiger einzugehen. Vor allem Probleme von Gewalt
auf der Szene, Prostitutionserfahrungen und -bewältigung, Schwangerschaft,
Kinder sind wichtige Themen des ungestörten Austausches von Frauen.

4   Anlaufstelle

Kontaktläden dienen DrogengebraucherInnen ohne festen Wohnsitz oftmals als Kontakt- und Vermittlungsinstanz zu Familienangehörigen und Behörden, Postlageradresse und Ort, wo gegebenenfalls persönliche Dinge in Fällen von Inhaftierung und Therapieantritt kurzzeitig gelagert werden können.

5   Konkrete alltags- und lebenspraktische Hilfen

Neben konkreten alltags- und lebenspraktischen Hilfen (Essen, Kleiderhilfe, Dusch- und Waschgelegenheiten) leisten MitarbeiterInnen bei Bedarf und Notwendigkeit Hilfen in unterschiedlichen Problemlagen: Begleitung bei Arzt- und Krankenhausbesuchen sowie Ämtergängen, Unterstützung bei Wohnungssuche, Umzügen, Hausbesuchen bei Krankheit usw.

Eine wichtige Aufgabe besteht in Kontaktläden in einer Krisenhilfe, in der auf aktuelle Notlagen pragmatisch eingegangen werden kann. Krisen können bei der Bewältigung von Krankheit, Partnerproblemen, schwierigen Beziehungen zu Kindern auftreten und können massiven Drogengebrauch oder Suizidversuche zur Folge haben.

6   Beratungsangebote

Angebote zur Beratung beziehen sich neben der Information über weiterführende Hilfeangebote vor allem auf die Bereiche der Absicherung des Lebensunterhaltes, der Wohnraumbeschaffung und der Klärung juristischer Probleme (v.a. auch ausländerrechtliche Fragen). Je nach personeller Ausstattung und dem lokal verfügbaren externen Beratungsangebot wird eine Hilfestellung bei der Beantragung und Durchsetzung von Ansprüchen nach dem Bundessozialhilfegesetz (Krankenversicherung, Mietübernahmen, Renovierungsgeld, Bekleidungsgeld, Mehrbedarf im Krankheitsfall) bzw. Klärung der Ansprüche nach dem Arbeitsförderungsgesetz geboten. Ansprüche gegenüber anderen Leistungsträgern, die vorrangig heranzuziehen sind (Rentenversicherung, Krankenversicherung), müssen ebenfalls geklärt werden. Von grundsätzlicher Bedeutung ist die Hilfe bei der Vermittlung von Schlaf-/Übernachtungs- bzw. Wohngelegenheiten unter Berücksichtigung der individuellen Interessen und Fähigkeiten.

Die meisten Drogenabhängigen haben sich im Laufe ihrer Drogenkarriere hoch verschuldet (durchschnittlich etwa 10.000 €), können z.T. kein Konto eröffnen usw. Ob in Kontaktläden auch eine Schuldnerberatung durchgeführt werden kann, hängt von den beschäftigen Fachkräften ab: In der Regel

jedoch gibt es fachkundige Schuldnerberatungen, die sich in der komplizierten Materie gut auskennen. Wichtig ist jedoch, eine Brückenfunktion auch
hier zu bilden: Die MitarbeiterInnen der Kontaktläden können zumindest Mut
machen, Berge ungeöffneter Post zu durchforsten und die Ansprüche der
Gläubiger zu prüfen und zu motivieren, eine Schuldnerberatung aufzusuchen. Denn eine Schuldenregulierung ist eine wichtige Voraussetzung für eine Stabilisierung Drogenabhängiger und deren Wiedereingliederung in die
Gesellschaft (SCHULDNERBERATUNG IN DER DROGENHILFE 1994). Wenn bei einer
Arbeitsaufnahme der Zugriff der Gläubiger auf das Einkommen erfolgt, setzt
das einerseits die Arbeitsmotivation herab, zum anderen ist dies für den Ar-
beitgeber mit einer aufwendigen Pfändungsbuchhaltung verbunden (vgl. BERG-
MANN 1995, S. 159).
Drogenabhängige haben häufig aufgrund ihrer Lebenssituation und der Ille-
galität wenig Sozialkontakte außerhalb der Szene und sind ungeübt in der
Aufnahme und Aufrechterhaltung tragfähiger Beziehungen. Eine gewünschte
Kontaktaufnahme zur Ursprungsfamilie oder zu anderen Bezugspersonen
außerhalb der Drogenszene kann hier unterstützt werden.

7   Psychosoziale Begleitung

Kontaktläden bilden in mehrerer Hinsicht die Ausgangsbasis für
weitergehende Hilfen zur sozialen Stabilisierung, sei es, dass Kontaktläden
innerhalb einer vorgelagerten Streetworktätigkeit als Treff- und Weiterbera-
tungseinrichtungen fungieren oder als Ausgangspunkt für psychosoziale Begleitungen Substituierter. In vielen Bundesländern wird eine Verquickung
von medizinischer Substitutionsbehandlung und psychosozialer Begleitung
gefordert, weil die Vergabe des Substituts Freiräume schafft, die weitere Be-
ratungs- und Begleitarbeit oftmals notwendig macht. Zum Teil kann dies von
Ärzten selbst aufgefangen und geleistet werden, zum großen Teil jedoch
müssen externe Beratungskräfte herangezogen werden, vor allem wenn es
um komplexe Veränderungen der Lebenslage und die weitere Lebensplanung
geht.
Die psychosozialen Begleitungen innerhalb von Kontaktläden kann sich sinnvollerweise nur auf die Substituierten beziehen, die in der angeschlossenen
medizinischen Ambulanz substituiert werden, oder wo es um niedrigschwelligen Methadonbehandlungen mit dem Ziel einer gesundheitlichen Stabilisierung überhaupt geht, denn für unmittelbar ausstiegsmotivierte Substitutionspatienten sind Kontaktläden nicht der geeignete Ort. Hier ist das Ziel der
psychosozialen Begleitung, mit den Betroffenen zusammen Strategien zu entwickeln, wie weiteren gesundheitlichen und psychischen Schädigungen vor-
gebeugt und eine soziale Stabilisierung erreicht werden kann.

8 Angebote zur Gesundheitsförderung

Die Verbreitung des HI-Virus in der Population der Drogenabhängigen, die etwa ab 1982 deutlich wurde, erforderte in der Hochzeit abstinenzorientierter Drogenpolitik und -hilfe pragmatische Maßnahmen, die die Drogenabhängigen befähigten, sich umfassend über die Übertragungswege zu informieren und sich effektiv zu schützen (KLEIBER/PANT 1996). Die traditionelle Drogenhilfe sah sich in dieser Zeit außerstande, suchtbegleitende Maßnahmen – wie eine Spritzen- und Kondomabgabe – zu entwickeln: Zu groß waren die ideologischen Blockaden und das geistige Spagat, Drogenfreiheit zu propagieren und Materialien für einen risikoarmen Drogengebrauch auszugeben. Während Mitte der 80er Jahre eine erhebliche Verbreitung von HIV unter DrogenkonsumentInnen ähnlich den Entwicklungen in Spanien und Italien befürchtet wurde (wo bis zu 80% der Aidskranken DrogengebraucherInnen sind), haben sich diese Befürchtungen glücklicherweise nicht bestätigt. Auch Prävalenzraten von ca. 20% Ende der 80er Jahre sind wahrscheinlich noch nach unten zu korrigieren.

Von Anfang an ging es den neu gegründeten Kontaktläden um die Reduzierung konsum- und drogenbedingter körperlicher Schädigungen: Spritzenumtausch, Kondomvergabe, Ausgabe verschiedener injektions- und hygienerelevanter Materialien (Venensalbe, Watte- und Alkoholtupfer, Pflaster usw.). Darüber hinaus ist es wichtig, Informationen über einen risikoarmen Umgang mit Injektionen und intravenös applizierten Drogen zu vermitteln. In Safer-Use-Seminaren, -Videos oder -Printmedien werden spezifische Kenntnisse über eine Vermeidung von Schädigungen vermittelt. Die Kontaktläden bilden ein sehr geeignetes Ambiente, Safer-Use- und auch Safer-Sex-Wissen zu vermitteln, sozusagen spielerisch und beiläufig in die Gestaltung des Kontaktladenablaufs einzubeziehen. Gleichzeitig wird an dieser Stelle deutlich, dass eine suchtbegleitende Arbeit profunde Kenntnisse über Drogengebrauch und Modalitäten der Beschaffungsprostitution bei den MitarbeiterInnen verlangt: Von Bedeutung bei der Vermittlung von Safer-Use- und Safer-Sex-Botschaften ist nämlich nicht nur, wie und wo sie transportiert werden, sondern auch wer sie transportiert. In diesem Zusammenhang sind vor allem ehemalige User sehr wichtig, die über Risiken und versteckte Risiken des gemeinschaftlichen intravenösen Drogen- und Spritzengebrauchs Bescheid wissen. Andererseits sind diese Peers auch einem hohen Risiko ausgesetzt, wieder »rückfällig« zu werden durch die permanente »Szenenähe«.

Sinnvoll, aber nicht überall vorhanden ist auch eine ambulante Wundversorgung oder sogar eine niedrigschwellige Substitutionsbegleitung.

HARTMANN et al. (1994) weisen darauf hin, dass ein großer Teil der von ihnen untersuchten DrogengebraucherInnen wiederholt Maßnahmen gegen ihren Drogenkonsum ergreifen, Entzugs- oder Entwöhnungsbehandlungen antreten, aber auch Selbstentzüge und Dosisreduktionen vornehmen. Auch hier bietet sich ein Feld der Hilfestellung, in der Anleitung und Unterstützung von Selbstentzügen (vgl. beispielhaft: CRAMER/SCHIPPERS 1996).

9   **Medizinische Ambulanz**

Einige Kontaktläden in Deutschland (z.B. Café Fix in Frankfurt am Main; Drob Inn in Hamburg, Drobs Bremen) haben eine medizinische Ambulanz in ihr Angebotsspektrum integriert. Sie steht meist schwer verelendeten Drogenabhängigen zur Verfügung, die von der Regelgesundheitsversorgung durch niedergelassene Ärzte nicht mehr versorgt oder nicht ausreichend erreicht werden. Ziel dieser medizinischen Ambulanzen sind zunächst basale Überlebenshilfen. Häufig zu behandelnde Krankheitsbilder sind multiple Abszesse, Parasitenbefall und die unterschiedlichen Folgeerkrankungen des intravenösen Konsums illegaler Substanzen und des Lebens in der Szene, wie fortgeschrittene HIV-Infektionen, aber vor allem die Hepatitis-B- und C-Infektionen in einem chronischen Stadium, Lungenerkrankungen und auch Drogennotfallbehandlungen vor Ort (vgl. WINKLER 1995).

Diese Ambulanzen bilden auch Schnittstellen für die Substitutionsbehandlung: Entweder gibt es für die dort praktizierenden Mediziner eine Teilermächtigung für eine Substitutionsbehandlung einer bestimmten Zahl von Drogenabhängigen, oder von dort werden Drogenabhängige an andere substituierende Ärzte überwiesen. Besonders hier in einer eher niedrigschwelligen Methadonvergabe spielt das Problem des Beikonsums eine zentrale Rolle: Alkohol, Benzodiazepine, Barbiturate und Kokain werden z.T. neben den Substituten eingenommen und führen mitunter zu bedrohlichen Gefährdungen des körperlichen wie psychischen Gesundheitszustandes. Teilentzüge, Reduktion auf eine Monoabhängigkeit sind hier das Ziel – oftmals in Zusammenarbeit mit örtlichen Kliniken. In der medizinischen Ambulanz des »Café Fix« in Frankfurt am Main wird seit 1995 ein Akupunkturprogramm für Substituierte mit erheblichem Kokainbeikonsum (v.a. in Form von Crack) begonnen: »Ziel dieser Behandlung ist es, mittels der Ohrakupunktur den Patienten zur Reduzierung der Drogengier, zur weiteren Entspannung und zur Reduzierung der Angstzustände zusätzliche Unterstützung anzubieten.« (VAE 1995, S. 18; STRAUß/WEIDIG 1996.)

Erste Erfahrungen sind ermutigend und zeigen, dass die Ohrakupunkturbehandlung eine wichtige Methode ist, im Einzelfall bei gut motivierten Patienten die Probleme der Drogengier sowie bei innerer Unruhe, leichteren Angstzuständen und Schlafstörungen unterstützend zu behandeln. »Bei einigen ging der Beikonsum von Kokain deutlich zurück, bei anderen konnte die Zusatzmedikation von Psychopharmaka reduziert werden.« (VAE 1995, S. 20.) Deutlich wird aber auch, dass eine Compliance bei vielen, die eine regelmäßige Teilnahme an der Behandlung über zwei bis drei Wochen nötig hätten, schwer oder gar nicht herzustellen ist.

Auch werden Kriseninterventionen von den ÄrztInnen geleistet: Angstzustände, fortgeschrittene psychische Erkrankungen, Behandlung/Bewältigung suizidaler Situationen und psychiatrischer Auffälligkeiten (vgl. VAE 1995).

10   **Arbeits- und Beschäftigungsangebote**

Durch langjähriges Leben in der Drogenszene haben viele KonsumentInnen oftmals jeden Kontakt zum Arbeitsmarkt mit seinen Anforderungen und Erwartungen verloren. Dazu kommen oftmals unrealistische Selbsteinschätzungen bezüglich der eigenen Fähigkeiten und Kapazitäten. Drogenabhängige haben zudem in der Regel einen schlechten Ausbildungsstand, geringe Belastbarkeiten gegenüber regelmäßiger Arbeitsdisziplin, was dazu führt, dass sie nach langjähriger Arbeitsabstinenz kaum eine Chance haben, sich auf dem Arbeitsmarkt gegenüber den oft besser ausgestatteten Mitkonkurrenten durchzusetzen (→ S. 201 ff.).

Einige Kontaktläden bieten KlientInnen Gelegenheit dazu, ihre Belastbarkeit durch regelmäßige Beschäftigung und Arbeit zu erproben, Honorarjobs auszuüben, ihre »Ersatzfreiheitsstrafe abzuarbeiten«. Zum Teil werden KlientInnen auch in weitergehende Beschäftigungen vermittelt, vor allem über die Angebote der »Arbeit statt Sozialhilfe« (§ 19 BSHG) durch den örtlichen Sozialhilfeträger (→ S. 201).

11   **Problembereiche**

Kontaktläden sind entstanden aus einer auch stark drogenpolitisch motivierten Gegenbewegung zu einem als verkrustet wahrgenommenen und bürokratisch organisierten Drogenhilfesystem. Oft besaßen und besitzen sie »experimentellen Charakter« mit häufigen Konzeptionsveränderungen und hoher personeller Fluktuation. Diese Entwicklungen haben eine Integration in das Drogenhilfesystem oftmals erschwert, weil das Geschehen zuwenig kalkulierbar schien. Gerade jedoch eine zunehmend eingeforderte Vernetzung mit den sonstigen kommunalen/regionalen Versorgungsangeboten und eine Akzeptanz der Arbeit seitens der MitarbeiterInnen anderer Einrichtungen machen die Kontaktladenarbeit erst fruchtbar.

Umfeldprobleme ergeben sich für die Nachbarschaft, Öffentlichkeit darin, dass z.T. vor den Kontaktläden Spritzen herumliegen und sich Treffpunkte bilden, die immer wieder Anlass zu Störungen und Belästigungen geben. Polizeipräsenz um die Kontaktläden verschärft oftmals die Wahrnehmung durch die Anwohnerschaft als eine »störenden Einrichtung«. Hier muss die Akzeptanz erst hergestellt werden, dies geht vor allem mit einem bestimmten Maß an Transparenz der eigenen Arbeit (Tag der offenen Tür, Erstellung eigenen Aufklärungsmaterials usw.).

Für die MitarbeiterInnen der Kontaktläden ergeben sich vielfältige Belastungen: »Die Übertretung von Hausregeln, das aggressive Verhalten einiger BesucherInnen, die Unübersichtlichkeit aufgrund hoher Inanspruchnahme sowie verdichtete Handlungssituationen im Cafébereich charakterisieren häufig den Alltag in den Einrichtungen und zählen zu den maßgeblichen Alltagsbelastungen der MitarbeiterInnen« (SCHROERS 1995, S. 161). Außerdem müssen die MitarbeiterInnen eine Gratwanderung von Distanz und Nähe vornehmen: zwischen Wahrung einer professionellen Distanz zu der täglichen Konfrontation mit Krankheit, Verelendung und der Notwendigkeit und Gegebenheit einer Nähe zu lebensweltlichen Bedürfnissen. Dazu kommt auch die persönliche Auseinandersetzung der MitarbeiterInnen mit der »Exotik« des abweichenden Lebensstils.

Die MitarbeiterInnen erfahren häufig eine Mischung aus fachlicher Unterforderung (gemäß ihren Studieninhalten nehmen Ordnungs-, Kontroll-, Sanktions- und Servicetätigkeiten einen Großteil der täglichen Arbeit ein) und emotionaler Überforderung (Tod von KlientInnen, Entwürdigung, Gewalterfahrungen, Drogenkonsum Schwangerer). Schließlich stehen sie in einem besonderen Spannungsverhältnis widersprüchlicher Erwartungen, »[...] dem gesellschaftlichen Wunsch nach ›Problemsanierung‹, den Hoffnungen der Drogenabhängigen auf ›bedingungslose‹ Hilfe und Akzeptanz sowie den eigenen Ansprüchen an die konkrete sozialarbeiterische Praxis im Kontaktladen« (SCHROERS 1995, S. 29).

Aus diesen Rollenkonflikten ergeben sich häufig Gefühle der Überforderung und des »Burn-out«. Darüber hinaus sind es aber auch unklare Rollenanforderungen, fehlende oder diffuse Arbeitsplatzbeschreibungen (wer macht was, was soll gemacht werden?), mangelnde berufliche Vorbereitung auf dieses schwierige Berufsfeld und arbeitsorganisatorisch wenig entlastende, kompensierende Tätigkeiten (etwa im »höherschwelligen« Arbeitsbereich des Trägers – falls vorhanden). Es ist also unbedingt eine feine Strukturierung der Arbeit mit entsprechenden Distanzierungsmöglichkeiten von der belastenden offenen Drogenarbeit erforderlich.

Denn eine hohe Personalfluktuation erschwert die Entwicklung und Verbindlichkeit einer vertrauensvollen Beziehung als unbedingte Voraussetzung einer helfenden Beziehung im niedrigschwelligen Bereich.

SCHROERS (1995) weist schließlich – vor allem angesichts mangelnder äußerer Alternativen an Aufenthaltsorten – auf die neue Rolle der professionellen Mitarbeiter hin: Statt der bisherigen alleinigen Beziehungsarbeit gehört nunmehr eine »strukturierende Kompetenz« zum sozialarbeiterischen Instrumentarium: »Zu strukturieren und zu gestalten ist der Raum, indem eine für das Setting erforderliche Atmosphäre [...] gefördert wird, die soziale und drogenkulturelle Prozesse fördert. ›Raum‹ ist in dieser Hinsicht ein ›sozialer und kultureller Begriff‹ [...].« (Ebd., S. 164.)

Die Kontaktläden sind massiv von ordnungs- und drogenpolitischen Entwicklungen betroffen: Szeneräumungen, Vertreibungen von Ansammlungen von Junkies, Auflösungen von Drogenstrichs haben immer Auswirkungen auf Kontaktläden in ihrer Eigenschaft als Refugium, aber auch als Versorgungseinrichtung: Der Mannschaftswagen der Polizei, vor dem Szeneladen postiert, hat massive Auswirkungen auf die Inanspruchnahme des Angebots. Überfüllung, Aggressivität, Hoffnungslosigkeit bilden sich innerhalb dieses Sozialraums wieder ab und verändern das Klima und erfordern wiederum konzeptionelle Reaktionen.

Aus einer traditionellen Distanz gegenüber Polizei und Justiz seitens der Drogenhilfemitarbeiter ist allerdings in mehreren Städten ein Dialog über adäquate Vorgehensweisen von Überwachung und Verfolgung gewachsen (in sog. Sicherheitspartnerschaften).

Die gesellschaftliche Ausgrenzung von KonsumentInnen illegaler Drogen hat in den letzten Jahren dazu geführt, dass in keiner bundesdeutschen Großstadt mehr Offene Drogenszenen geduldet werden. Damit hat sich auch die Atmosphäre in den Kontaktläden massiv verändert: Verstöße gegen die Hausordnungen, was Drogenverkauf, aber vor allem Drogenkonsum anbelangt, sind an der Tagesordnung. Jedes Kontaktladenteam hat seinen eigenen Umgang mit diesem Problem entwickelt: Duldung auf den Toiletten, bewusste Unterstützung an bestimmten Orten oder weiterhin Sanktionierung, Hausverbote usw. Die Diskussion über ein adäquates Umgehen damit muss eine Verkopplung von Kontaktläden mit Gesundheitsräumen/Druckräumen als fachlichen Standard (wie etwa »La Strada« von der Frankfurter AIDS-Hilfe) einschließen.

Mit dieser Entwicklung sind Kontaktläden als »Sozialräume« auch fester Bestandteil der bestehenden Drogenkultur und -szene: Für einige ist der Kontaktladen das Zentrum der täglichen sozialen Kontakte, andere nutzen ihn nur ausdrücklich zu Versorgungszwecken. Gleichwohl wird er fester Bestandteil eines niedrigschwelligen Drogenhilfesystems, das einen erheblichen Teil verelendeter Drogenkonsumenten auffängt, in dem sich einige jedoch ausschließlich bewegen.

12   Crackkonsum in niedrigschwellig organisierten Angeboten der Akzeptierenden Drogenarbeit: Probleme und Umgehensweisen

In mehreren deutschen Großstädten (Frankfurt am Main, Hamburg und Hannover) hat sich in den letzten fünf bis sieben Jahren der Konsum von Crack massiv ausgebreitet (s. STÖVER 2001). Der Crackkonsum stellt insbesondere die niedrigschwelligen Drogenhilfeangebote vor neue Herausforderungen: Ein hohes Tempo, unmittelbare, schnelle und flexible Hilfebedürfnisse, eine kaum gekannte schnell eintretende körperliche und psychische Verelendung, Gewalt und Aggressivität vor allem der KonsumentInnen untereinander stellen die weitgehend auf Kollektivangebote ausgerichtete niedrigschwellige Drogenhilfe auf den Prüfstand. Was ist zu tun?

Zunächst erfordert eine wirksame Hilfe für CrackkonsumentInnen eine intensive Beschäftigung mit dem Einzelfall. Gruppenangebote, wie traditionell in der Suchtkrankenhilfe verankert, scheinen nicht geeignet, die komplexe soziale, rechtliche und gesundheitliche Problematik der KonsumentInnen adäquat bewältigen zu können. Zudem ergeben Gruppenangebote Dynamiken, die sich eher störend als hilfreich auf die Gruppe auswirken. Die einzelfallorientierte Arbeit in den Kontaktläden macht eher Strategien des Case Managements notwendig als die traditionelle offene (Gruppen-)Arbeit mit DrogenkonsumentInnen.

Aufgrund der Nähe von Konsum und Handel funktioniert die Abgrenzung der Hilfe und Szene immer weniger, das heißt, dass insbesondere in den großen Kontaktläden in den Metropolen Frankfurt am Main, Hamburg und Hannover dieser traditionelle Ausschluss von Szene und Szeneverhaltensweisen, die Setzung der Hilfeeinrichtung als Kontrapunkt zu der Dynamik der Drogenszene nicht mehr vollständig oder nicht mehr im beanspruchten Sinn einer »Schutzfunktion« umgesetzt werden kann. Damit einhergehend verlieren diese großen Angebote eine solidarisierende Funktion als Einrichtung »der von der Prohibition Betroffenen«. Eine deutlichere Grenzziehung von Hilfe und Hilfesuchenden ist nötig geworden: Mit verstärktem ordnungspolitischen Vorgehen und höherer (Verhaltens-)Kontrolle der KlientInnen verliert die akzeptierende Drogenarbeit ihre »weiße Weste« als reine Unterstützungseinrichtung für die Interessen der BesucherInnen. Konsumräume sind nicht mehr »Szeneräume«, wobei es eine Auffassung von »rechtsfreien Räumen« nie gegeben hat. Besonders in den Großstädten wird deutlich, dass die Hilfeeinrichtungen von den NutzerInnen wie selbstverständlich als Teil des Drogenhilfesystems angenommen werden und nicht länger eine hohe Identifikation mit (innovativen) Projekten (wie Konsumräumen) besteht. Der Prozess der Durchsetzung drogenpolitisch brisanter Projekte wird entweder nicht mehr begleitet, wird nicht verstanden (u.a. weil die NutzerInnen aus anderen Kulturen stammen), oder es ist bereits eine andere, jüngere Generation, die die Implementationsphase nicht miterlebt hat. Vor diesem Hintergrund werden solche niedrigschwelligen Angebote genutzt, wie alle anderen Angebote der Basisversorgung.

Die Problematik des Crack-/Kokainkonsums offenbart die Notwendigkeit der niedrigschwelligen Drogenhilfeträger, Grenzen zu formulieren und sie auch klar durchzusetzen. Crackrauchverbote, Hausverbote, Schließung von offenen Bereichen, Ausgabe von Identitäts- oder BesucherInnenausweisen, Anstellung privater Wachdienste an den Eingängen zu Kontakt- und Anlaufstellen sind dabei Reaktionen auf die neuen Entwicklungen, um die Angebote überhaupt noch halten zu können – sowohl drogenpolitisch als auch nachbarschaftlich. Die Akzeptanz der Einrichtungen ist nicht grenzenlos, sondern die unmittelbare Nähe von Crackkonsum und Handel erfordert klare Leitlinien für jede Einrichtung.

Die niedrigschwelligen Einrichtungen in den betroffenen Städten Frankfurt am Main, Hamburg und auch Hannover, insbesondere jene mit Konsummöglichkeiten, leiden erheblich unter dem oftmals gestörten Sozialverhalten einiger ihrer BesucherInnen. Beispielhaft ausgewertet wurden die besonderen Vorkommnisse des Kontaktladens (mit Notschlafstelle und Konsumraum) »La Strada« der AIDS-Hilfe Frankfurt am Main für den Zeitraum vom 1.5.2000 bis 30.4.2001. Deutlich wird hier die hohe Zahl von Beleidigungen, Bedrohungen und tätlichen Übergriffen gegenüber MitarbeiterInnen und Belästigungen, Schlägereien und Bedrohungen der Klienten untereinander. Allerdings ist dieses Bedrohungspotential auch mit besonderen Maßnahmen offenbar zu reduzieren (z.B. Deeskalation, vgl. Wilkens → S. 409 ff.). Für diese

Situation von Gewalt, Regelverletzung und Übergriffigkeit gibt es sicherlich eine ganze Reihe von Ursachen, die sich hier kumulieren. Kokain-/Crackkonsum selbst, der pharmakologische Faktor, ist nur einer dieser Gründe. Die Folgeerscheinungen des Konsums, die Auswirkungen der Repression, die zunehmende Aggression der Betroffenen untereinander vor dem Hintergrund einer sozialen und gesundheitlichen hohen Verelendung bilden die Grundlage für ein oftmals gestörtes Verhalten der KonsumentInnen.

Vorschläge zum Umgang mit CrackkonsumentInnen gehen in Frankfurt am Main dahin, die letzten zehn Jahre Versorgungsarbeit einer inhaltlichen Inventur zu unterziehen. Nach Meinung eines Praktikers sollte man sich angesichts des »Crackproblems« wieder auf Überlebenshilfe und Deckung der Grundbedürfnisse konzentrieren. Allerdings mit der Intention, den Aufenthalt in der Szene so kurz mit möglich zu halten. Außerdem solle auch wieder über Tabuthemen, wie z.B. Zwangseinweisungen, diskutiert werden. Doch »initialer Zwang« für extrem selbstschädigende Verhaltensweisen? Die MitarbeiterInnen des Crack-Street-Projektes in Frankfurt sind skeptisch angesichts des Vorschlags einer geschlossenen Unterbringung in der Jugendhilfe. Erfahrungen zeigen, dass Jugendliche nach kurzer Zeit wieder in der Szene auftauchen und schlechter erreichbar sind, weil sie sich illegal dort befinden und sich als »abgehauen aus dem Heim« erleben. Möglicherweise wird auch das Vertrauen zur Drogenhilfe geschmälert oder gestört.

Die Drogenhilfe wird, so die Einschätzung des Leiters des Konsumraumes Niddastraße, Josh Steinmetz, z.T. nicht mehr wahrgenommen: Früher habe man die Szene mit begleitenden Angeboten flankiert, heute ist die Szene »überdacht«. Offene Szenen außerhalb ergeben sich zumeist nur noch vor den jeweiligen Drogenhilfeeinrichtungen. Dies führt oftmals zur Auffassung, dort würden »rechtsfreie Räume« bestehen.

13   Offene Fragen

Eine Untersuchung niedrigschwelliger Angebote in der Drogenarbeit in Nordrhein-Westfalen kommt zu dem Schluss, dass mit den Kontaktläden neue Chancen einer karrierebegleitenden Unterstützung Süchtiger in einer Langzeitperspektive der Drogenarbeit eröffnet wurden, die Reichweite der Drogenhilfe wurde mit den Kontaktläden und der Streetwork deutlich verbessert (HENTSCHEL 1993, S. 172). Gleichwohl blieben einige offene Fragen, die im Folgenden auszugsweise skizziert werden sollen:

■ Vermischung unterschiedlicher Zielgruppen in den Kontaktläden: Inwieweit haben Substituierte, Substituierte mit Beigebrauch, Ausstiegsbereite, »Stolpercleane« und Jugendliche mit Probierkonsum stabilisierende oder destabilisierende Wirkungen aufeinander? Können diese Prozesse moderiert werden?

■ Kontaktläden mit Brückenfunktion: Wie können stärkere Bezüge, Vernetzungen, Kooperationen und Kommunikationen mit dem Regelversorgungssystem hergestellt werden? Das ist eine fachliche, politische Aufklärungsarbeit einerseits, andererseits eine Beschränkung auf Kontakt und basale Angebote im Rahmen einer vernetzten Drogenhilfe bzw. des kommunalen Gesundheitssystems.

■ Kulturspezifische Ansätze sind in Deutschland noch nicht weit entwickelt. Dazu gehört immer auch die Anstellung von MuttersprachlerInnen (wie etwa im Café Connection in Hannover), die mit den Angehörigen der hauptsächlich vertretenen Kulturen arbeiten können.

■ Psychisch belastete und kranke Drogenkonsumenten finden im Kontaktladen nur mit großen Einschränkungen ein geeignetes Angebot; dennoch bestehen kaum Möglichkeiten, sie in eine adäquate Behandlung zu vermitteln.

■ Frauen sind in den meisten Fällen unterrepräsentiert: Sie scheinen durch männerspezifische (Szene-)Verhaltensweisen abgeschreckt zu werden. Welche Gegensteuerungen können vorgenommen werden, um effektive Rückzugs- und Kommunikationsräume für Frauen zu schaffen?

■ Die Personalsituation ist weit von den Standards in der übrigen Drogenhilfe entfernt; z.T. wird mit HonorarmitarbeiterInnen, ABM- oder BSHG-§ 19-Stellen kalkuliert. Wie kann vermieden werden, dass gerade die Qualifizierten und Engagierten andere Arbeitsplätze suchen?

■ Kontaktläden sind in Großstädten erforderlich, in welcher Form können Anlaufstellen im ländlichen Bereich geschaffen werden?

Zu ergänzen wäre abschließend die Frage nach der Integration (ehemaliger) Betroffener. Soll sie in die Kontaktladenarbeit einbezogen werden, auf eine Regelbasis oder punktuell nur für bestimmte Tätigkeiten (Safer-Use/Safer-Sex-Seminare, Peer-Support-Training), oder sollen sie eigene Kontaktläden eröffnen, die möglicherweise sehr viel rigider in der Kontrolle und den Zugangs- und Aufenthaltsbeschränkungen ausfallen als Kontaktläden, die von Professionellen mit einiger Distanz betrieben werden (vgl. BÖSCHE 1994, S. 200)?

Literatur/Websites

Bergmann, R. (1995): Soziale Angebote. In: J. Gölz (Hrsg.): Der drogenabhängige Patient. München, Urban und Schwarzenberg, S. 157–162.

Bösche, R. (1994): JES Bremen – Geschichte und Praxis am Beispiel eines Selbsthilfe-Cafés. In: H. Stöver (Hrsg.): Die Fortbildungsarbeit der Deutschen AIDS-Hilfe im Bereich AIDS und Drogen (1990–1992). Berlin, DAH-Selbstverlag.

Cramer, E.A.S.M./Schippers, G.M. (1996): Zelfcontrole en ontwenning van harddrugs. Eindrapport van een onderzoek naar de ontwickeling en evaluatie van een zelf-controle-programma voor druggebruikers. University of Nijmegen Research Group on Addictive Behaviours. 2. Aufl. CIP-Gegevens Konninklijke Bibliotheek, Den Haag.

Drogenberatung Bremen (Hrsg.) (1996): Kontakt- und Beratungszentrum »Tivoli« und Medizinische Ambulanz. Jahresbericht 94/95, S. 19–30 und S. 40–51.

Engemann, St. (1991): Zwei Jahre Erprobung akzeptanzorientierter, niedrigschwelliger Drogenarbeit im Kontaktcafé Münster. Münster, INDRO-Selbstverlag.

Hartmann, R. et al. (1994): Modellprogramm Verstärkung in der Drogenarbeit – »Booster-Programm«. Baden-Baden, Nomos.

Hentschel, U. (1993): Niedrigschwellige Angebote in der Drogenabreit. Abschlußbericht zum Modellvorhaben in Nordrhein-Westfalen im Auftrag des MAGS. Düsseldorf, Selbstverlag.

Kabisch, W./Meinke, B. (1993): Strass – Suchtbegleitende akzeptierende Drogenarbeit: Idee, Entwicklung, Umsetzung. Berlin, Selbstverlag.

Kleiber, D./Pant, A. (1996): HIV – Needle-Sharing – Sex. Eine sozialepidemiologische Studie zur Analyse der HIV-Prävalenz und riskanter Verhaltensweisen bei i.v. Drogenkonsumenten, Baden-Baden.

Schroers, A. (1995): Szenealltag im Kontaktcafé. Eine sozial-ökologische Analyse akzeptanzorientierter Drogenarbeit. Berlin, Verlag für Wissenschaft und Bildung.

Schuldnerberatung in der Drogenhilfe (1994): Hrsg. von der Stiftung Integrationshilfe für ehemals Drogenabhängige e.V. M. von Weizsäcker Fonds. Luchterhand.

Stiftung Integrationshilfe (Hrsg.) (1994): Schuldnerberatung in der Drogenhilfe, Neuwied.

Stöver, H. (2001): Crack-Konsum in Deutschland: Verbreitung, Konsummuster, Risiken und Hilfeangebote. Eine Studie im Auftrag der Bundesdrogenbeauftragten. Berlin (Ms.). Siehe auch: http://www.archido.de.

Strauß, K./Weidig, W. (1997): Akupunktur in der Suchtmedizin. Stuttgart.

Trautmann, F. (1995): AIDS-Prävention und Drogenhilfe – Niederländische Erfahrungen mit peer-support. In: J.-H. Heudtlass/H. Stöver/P. Winkler (Hrsg.): Risiko mindern beim Drogengebrauch. Fachhochschulverlag, Frankfurt am Main, S. 221–233.

VAE – Verein Arbeits- und Erziehungshilfe e.V. (1995): Kontaktladen »Café Fix« mit medizinischer Ambulanz. Jahresbericht 1995. VAE, Selbstverlag.

Winkler, P. (1995): Hilfen im Drogennotfall und bei Erkrankungen infolge Drogengebrauchs. In: J.-H. Heudtlass/H. Stöver/P. Winkler (Hrsg.): Risiko mindern beim Drogengebrauch. Fachhochschulverlag, Frankfurt am Main, S. 139–160.

VII   **Konsumräume: Zwischenbilanz und Anforderungen
an Weiterentwicklung und Qualitätssicherung**
Von Heino Stöver

1   **Ausgangslage**

Drogenkonsumräume sind Einrichtungen der Drogenhilfe, in denen vorab erworbene Drogen unter hygienischen Bedingungen, in einer stressfreien Atmosphäre unter fachlicher Aufsicht konsumiert werden können. In Deutschland hat sich in den letzten Jahren der Begriff »Konsumräume« durchgesetzt, synonym werden von verschiedenen Trägern und in den (fach-) öffentlichen Diskussionen aber auch Bezeichnungen wie »Gesundheitsräume«, »Druckräume« verwendet.[1] Konsumräume wurden seit Mitte der 80er Jahre in der Schweiz (17 Einrichtungen), den Niederlanden (16) und in Deutschland (19 in acht Städten in fünf verschiedenen Bundesländern) eingerichtet (siehe Tabelle → S. 178/179). Nordrhein-Westfalen hat bereits 1998 mit der Förderung von Drogentherapeutischen Ambulanzen in derzeit elf Städten die strukturellen Voraussetzungen für die Einrichtung von Konsumräumen geschaffen. Dort wurden bisher beispielsweise niedrigschwellige medizinische Drogennotfallhilfen und die Vermittlung in weiterführende Hilfemaßnahmen angeboten (FISCHER 2001). In anderen europäischen Ländern wird die Einrichtung von Konsumräumen gegenwärtig diskutiert (z.B. Belgien).

Nachdem Konsumräume und auch Konsumgelegenheiten über mehr als ein Jahrzehnt in einem rechtlichen Graubereich betrieben worden sind, ist der Betrieb der Konsumräume aufgrund des 3. Gesetzes zur Änderung des Betäubungsmittelgesetzes, das am 1.4.2000 in Kraft getreten ist, nach bundeseinheitlichen Standards legalisiert. Ziel und Zweck der Mindeststandards in § 10a Abs. 2 BtMG ist es, in Drogenkonsumräumen das Überleben, die Stabilisierung der Gesundheit sowie ausstiegsorientierte Hilfen für anders nicht erreichbare Abhängige zu fördern. Mit der Einrichtung von Konsumräumen werden vor allem zwei Ziele verfolgt:

■ Gesundheitspolitische Ziele
Risiken des Gebrauchs vor allem i.v. applizierter Drogen, aber auch gerauchter/inhalierter Substanzen zu minimieren: Reduzierung der Morbiditätsrisiken (Übertragung viraler Infektionen wie Hepatitis B und C, HIV, Verringerung der Zahl der Abszesse, Senkung der Mortalität (sofortige Hilfe bei Überdosierungen). Übergeordnetes pädagogisches Ziel ist es, das Bewusstsein der KonsumraumnutzerInnen für Gesundheitsrisiken beim Drogengebrauch zu schärfen sowie Einstellungs- und Verhaltensänderungen zu fördern. Die Mittel dafür sind persönliche Ansprachen, konkrete Anleitungen und Beratungen zu Safer-Use-Verhaltensweisen, Bereitstellung und z.T. Entwicklung von Safer-Use-Materialien. Schließlich geht es im Rahmen eines fachlichen Verbundarbeitens um die Kontaktfelderweiterung der Drogenhilfe und die Vermittlung in weiterführende Hilfe- und Therapieangebote (Wohn- und Übernachtungseinrichtungen, Entzugs-, Substitutions- und Entwöhnungsbehandlungen).

■ Ordnungspolitische Ziele
Der öffentliche Drogenkonsum in den Straßen, Bahnhöfen und Parks der Großstädte, und oftmals damit verbunden die Bildung von lokalen Drogenszenen mit den entsprechenden Konsequenzen von Drogenkonsum, -verkauf, Gewalt usw. sollen mit der Einrichtung von Konsumräumen reduziert werden.

---

[1] Im englischsprachigen Ausland: »health-rooms«, »lane-rooms«, »fix-rooms«, »safe injecting rooms«, »supervised injecting center« and »drug consumption rooms«.

Gerade diese Ordnungsprobleme spielen in der Diskussion um öffentliche und innerstädtische Sicherheit eine erhebliche Rolle. Zum Teil haben einige Städte Drogenkonsumräume als Kompensation für die Auflösung größerer Drogenszenen und die Dezentralisierung von Drogenhilfeangeboten eingesetzt, um der Verelendung und desolaten gesundheitlichen und psychosozialen Lage vieler DrogengebraucherInnen in diesen Konsumräumen besser begegnen zu können. Zum Teil (z.B. Nordrhein Westfalen) sind gerade bei der Einrichtung von Konsumräumen in den Kommunen ordnungspolitische Ziele im Zentrum des Interesses und Gegenstand von Kooperationsvereinbarungen (»Ordnungspartnerschaft«) zwischen Gesundheits-, Ordnungs- und Strafverfolgungsbehörden.

Beide Zielrichtungen sind also in der Konzeptionierungs- und Implementationsphase miteinander verquickt feststellbar. Dies nicht nur in den europäischen (Schweiz, Niederlande und Deutschland), sondern auch in den australischen Diskussionen (vgl. DOLAN et al. 2000).[1] Vor diesem Hintergrund stellen Konsumräume eine gemeinsame Schnittmenge zwischen repressiven (Polizei) und helfenden Ansätzen (Drogenhilfe) dar. Wie funktioniert das? Im Folgenden wird eine kurze Zwischenbilanz von Konsumräumen gegeben und im Anschluss Fragestellungen entwickelt, die bei der Weiterentwicklung und Qualitätssicherung dieses Angebots nützlich sein könnten.

In NRW sind folgende weitere Konsumräume im Planungsstadium:[2]

- Verein für Gefährdetenhilfe (DTA),
  Frau Strick
  Quantiusstr. 2a
  53115 Bonn

- Krisenhilfe e.V.
  Urs Köthner
  Victoriastr. 67
  44787 Bochum

- Drogenhilfe e.V.
  E. Zillmann
  Zollernstr. 1
  52070 Aachen

- Krisenhilfe Essen
  Frank Langer
  Hoffnungsstr. 24
  45127 Essen
  (kurz davor)

- Dortmund über das
  Gesundheitsamt Dortmund

- Bielefeld

- Gelsenkirchen am Anfang
  der Planungen. Infos bei:
  Drogenberatung
  Theo Laacks
  Husemannstr. 39–41
  45879 Gelsenkirchen

- Dies gilt ebenso für Hagen.
  Infos bei:
  Drogenberatung
  Bergstr. 99
  58095 Hagen

---

[1] Der einzige außereuropäische Konsumraum befindet sich in Sydney/Australien.
[2] Integriertes Angebot mit Kontaktstelle.

2   **Unterschiede in den Konzepten von Konsumräumen**

Folgende Einrichtungstypen können unterschieden werden:

■ Ausstattung eines Konsumraums mit verschiedenen weiteren Elementen von gesundheitsorientierten Maßnahmen: ärztliche Sprechstunde, Beratung usw. Die Möglichkeit des Konsums mitgebrachter Drogen ist nur Teil eines Spektrums von angebotenen Hilfen, die in einen größeren Zusammenhang eingebettet sind (z.B. Hannover).

■ Angebot eines ausschließlich als Konsumraum konzipierten Angebots. Weitere Drogenhilfeangebote sind in unmittelbarer räumlicher Nähe leicht zugänglich. Hier geht es um das Angebot einer Alternative zum Konsum auf der Straße (z.B. Frankfurt am Main).

■ Angebote, die geschlechtsspezifisch ausgerichtet sind (z.B. Hamburg).

Bei den verschiedenen in der Tabelle → S. 178/179 aufgelisteten Angeboten überwiegen die Einrichtungen des erstgenannten Typs.

Die Personalsituation ist sehr heterogen. Beschäftigt werden in den o.g. Konsumräumen

■ StudentInnen der Sozialarbeit;

■ ehemalige DrogengebraucherInnen;

■ Honorarkräfte;

■ ausgebildete SozialarbeiterInnen/SozialpädagogInnen;

■ PsychologInnen;

■ Krankenpflegepersonal (examiniert und in der Ausbildung);

■ Ärzte/Ärztinnen.

Die Teams in den Konsumräumen sind unterschiedlich besetzt: Zum Teil werden StudentInnen und Honorarkräfte unter Aufsicht und Leitung von ausgebildeten SozialarbeiterInnen eingesetzt, z.T. sind es ausschließlich professionelle Kräfte, die alle Angebotsformen abdecken. Auf der Professionsebene bestehen ausschließlich sozialpädagogische Teams, aber auch interdisziplinär arbeitende Belegschaften (mit SozialarbeiterInnen/-pädagogInnen, Pflegepersonal, Ärzte/Ärztinnen und Honorarkräfte). Ebenfalls unterschiedlich und angepasst an die jeweiligen Verhältnisse ist die grundsätzliche personelle Ausstattung. Im Moment existiert kein Personalschlüssel (MitarbeiterInnen, Qualifikation in Relation zur durchschnittlichen Klientenzahl).

Die Konzeptionen und Zielsetzungen, die Sachausstattungen, die Form der Einbindung und die Ansprache (bzw. der Ausschluss) von Zielgruppen in den vorhandenen Konsumräumen unterscheiden sich oft erheblich. Spezifika und lokal geprägte Besonderheiten lassen sich oftmals damit erklären, dass diese Einrichtungen »historisch gewachsen« sind, vor allem rechtliche Regulierungen lokalen Vereinbarungen entsprechen (z.B. in Frankfurt am Main). Bis zum Inkrafttreten des 3. Gesetzes zur Änderung des Betäubungsmittelgesetzes am 1.4.2000 und bis zum Erlass von Landesrichtlinien waren und sind fachliche und rechtliche Fragen oftmals Gegenstand eher kommunaler Diskussionen als von Landes- oder Bundesvereinbarungen.

Übersicht über Konsumräume und Konsumbedingungen in Deutschland

	Einrichtung	Träger	Standort
1	Drob Inn	Jugendhilfe e.V.	Kurt-Schumacher-Allee 42 20097 Hamburg
2	Busangebot (provisorisch)	Jugendhilfe e.V.	Hamburg–St. Georg
3	Fixstern	Freiraum e.V.	Schulterblatt 75 20357 Hamburg–St. Pauli
4	Abrigado	Freiraum e.V.	Schwarzenbergstr. 74 21073 Hamburg-Harburg
5	DroBill[1]	Steps, Drogenhilfe Bremen	Legienstr. 28 21111 Hamburg–Billstedt
6	Kodrobs Altona	Jugend hilft Jugend e.V.	Hohenesch 13-17 22765 Hamburg-Ottensen
7	Stay Alive	Jugendhilfe e.V.	Davidstr. 30 20359 Hamburg–St. Pauli
8	Café Drei	Drogenhilfe Eimsbüttel	Kaiser-Friedrich-Ufer 28a 20253 Hamburg–Eimsbüttel
9	Ragazza e.V.	Ragazza e.V.	Brennerstr. 81 20099 Hamburg–St. Georg
10	La Strada	Aids Hilfe Frankfurt	Mainzer Landstr. 93 60329 Frankfurt am Main
11	Drogennotdienst	Jugendberatung und Jugendhilfe e.V.	Elbestr. 38 60329 Frankfurt am Main
12	East Side	Verein Arbeits- und Erziehungshilfe	Schielestr. 24–26 60314 Frankfurt am Main
13	Konsumraum Niddastraße	Integrative Drogenhilfe	Niddastr. 49 60329 Frankfurt am Main
14	Drop In – Fixpunkt	Step (Paritätischer Wohlfahrtsverband)	Hamburger Allee 75 30161 Hannover
15	Drogenhilfezentrum	Stadt Saarbrücken	Brauerstr. 39 66123 Saarbrücken
16	INDRO e.V.	INDRO e.V. Münster	Bremer Platz 18–20 48155 Münster
17	Gleis 1 e.V	Gleis 1 e.V. Wuppertal/NRW	Döppersberg 1 42103 Wuppertal
18	Krisenhilfe Essen	Krisenhilfe Essen	Hoffnungsstr. 24 45127 Essen
19	Kölner Anlaufstelle für schwer Drogenabhängige	SKM Köln	Bahnhofsvorplatz 2a 50667 Köln

[1]   Schließung vom neuen Senat für Ende Juli 2002 angekündigt.

(Stand: 13.2.2002)

Anzahl der Konsumplätze	Std. pro Woche	Ducrhnittliche Besucherzahl pro Tag
3 Rauchplätze 7 i.v. Plätze	47,5	600-700 Kontakte ca 200–300 verschiedene Individuen[1]
Vorwiegend Rauchplätze	k.A.	k.A.
3 Rauchplätze[2] 6 i.v. Plätze	45	100–150
4 Rauchplätze 4 i.v. Plätze	33	79
1 Rauchplatz 7 i.v. Plätze	30	12 Konsumenten am Tag (steigende Tentenz)
5 i.v. Plätze	36	40–60
2 Rauchplätze 6 i.v. Plätze	36	100
6 i.v. Plätze für Männer; 2 i.v. Plätze für Frauen[3]	30	35–36 (seit August steigend)
2 Rauchplätze[4] 6 i.v. Plätze	24	30–40 (grobe Schätzung)
7 i.v. Plätze	60,5	150
8 i.v. Plätze	126	250
8 i.v. Plätze	30	30–50
12 i.v. Plätze	105	350–450 Konsumvorgänge
11 i.v. Plätze	34	130–170
20 i.v. Plätze	63 (7 x 9)	ca. 500 Konsumvorgänge[5]
4 (max. 6) + 1 Raucherraum[6]	27	40–60
6, davon 2 inhalativen Gebrauch »von Folie rauchen«[7]	30 (seit 6/01)	55
12	(seit 1.8.01)	
3	25 (seit 3.9.01)	2,5 Konsumeinheiten

[1]   Ca. 50% nutzen den Konsumraum.
[2]   Derzeit kein Crackkonsum erlaubt.
[3]   Höchstens sieben Konsumvorgänge gleichzeitig. Frauen haben Vorrang.
[4]   Das Angebot ist ausschließlich für Frauen vorgesehen.
[5]   Von ca. 200 Besuchern des DHZ nutzen ca. zwei Drittel den Druckraum (der Rest ist
      v.a. wegen Substitution ausgeschlossen).
[6]   Bisher kein Crackkonsum in Münster beobachtet.
[7]   Wobei sich überraschenderweise 30% der Konsumvorgänge auf Folierauchen beziehen.

Die Konsumraumangebote unterscheiden sich über die o.g. grundsätzliche Ausgestaltung aber auch in
- der Definition der Zielgruppen (Zugang ausschließlich für Frauen, Ausschluss von bestimmten KonsumentInnen, z.B. Substituierte);
- der Duldung bestimmter Applikationsformen (z.B. Konsum von Crack, In-
halation von Kokain);
- den Überprüfungsmodalitäten der rechtlichen Vorgaben bzw. Hausordnungen (z.B. Zutritt für minderjährigen KonsumentInnen);
- der Durchsetzung ordnungsrechtlicher Sanktionen für Regelverstöße (Hausverbote).

Übergeordnete Gemeinsamkeiten sind folgende: NutzerInnen sollten
- aktive DrogengebraucherInnen sein;
- über 18 Jahre alt sein;
- sich nicht in Substitutionsbehandlungen befinden;
- die Hausregeln akzeptieren.
Hausregeln beinhalten in der Mehrheit: Keine Gewalt, weder gegen andere
BesucherInnen, noch gegen MitarbeiterInnen, kein Teilen von Drogen und/
oder Spritzutensilien, kein Drogenverkauf, Zeitbegrenzung für den Aufenthalt
im Injektionsraum, MitarbeiterInnen helfen den Besuchern nicht bei der Injektion. Die Landesrichtlinien, die eine Umsetzung der Mindeststandards aufgrund des 3. Gesetzes zur Änderung des Betäubungsmittelgesetzes festschrei-
ben, sind erst in Hamburg, Saarbrücken und Nordrhein-Westfalen umgesetzt.

3   Übergeordnete zentrale Zielsetzungen von Konsumräumen

Die folgenden übergeordneten zentralen Zielsetzungen bei allen in
der Tabelle auf → S. 178/179 aufgeführten Konsumräumen lassen sich wie
folgt feststellen:

- Gesundheitsfürsorge: vor allem Reduzierung der Drogennotfälle
Zentral ist die Bereitstellung risikoarmer, hygienischer, stressfreier Konsumbedingungen mit dem Ziel, gesundheitliche Risiken des i.v. Drogengebrauchs
zu minimieren: Infektions-, und Drogennotfall-Prophylaxe. Insbesondere Drogennotfall-Prophylaxe, Reanimation, ambulante Wundversorgung als zentrale
Aufgaben von Gesundheitsräumen dienen unmittelbar dem Zweck, existenzielle Schäden und lebensbedrohliche Situationen abzuwenden, d.h. konkrete
Überlebenshilfe zu leisten. Wie wichtig dies ist, zeigen Ergebnisse der Befragung von KEMMESIES (1995) in Frankfurt am Main, die einen hohen Anteil von
Überdosierungen bei befragten OpiatkonsumentInnen auf der offenen Szene
zu Tage gefördert hat. Die Einrichtung damals dreier Gesundheitsräume – neben anderen Faktoren der niedrigschwelligen Hilfe, wie die Zunahme von
Substitutionsbehandlungen – hat mit dazu beigetragen, dass ein Rückgang
von Drogennotfall-Situationen bzw. ein Rückgang der Mortalität in Frankfurt

am Main zu verzeichnen ist. Kemmesies hat in seiner Studie bei 10.000 dokumentierten Konsumsituationen in den Frankfurter Gesundheitsräumen nur 24 Überdosierungen festgestellt, die zu – allerdings abgewendeten – Komplikationen führten (a.a.O., S. 55 f.). Dies trifft ebenfalls auf Hamburg zu, wo ebenfalls drei Gesundheitsräume existieren. HAPPEL (1997, S. 114) hat für den Druckraum Moselstraße in Frankfurt vom Mai 1995 bis 31.7.1996 93.600 Konsumvorgänge dokumentiert, durchschnittlich 230 bis 300 Konsumvorgänge pro Tag. In dieser Zeit wurden alle 139 Drogennotfälle erfolgreich behandelt (= 0,15%).

JACOB/ROTTMANN/STÖVER (1999) haben den Konsumraum in Hannover über ein Jahr wissenschaftlich begleitet (»Fixpunkt«, siehe Tabelle → S. 178/179) und bestätigen die von Kemmesies und Happel festgestellten Erkenntnisse (9.470 Konsumeinheiten und 10 Überdosierungen = 0,1%). In allen Fällen konnten diese Überdosierungen adäquat behandelt werden.

Für die Frankfurter Konsumräume sprechen HAPPEL/STEINMETZ (2001, S. 195) von über 700.000 Konsumvorgängen bei bisher etwa 1.500 Überdosierungen (= 0,2%). Insgesamt kann also festgehalten werden, dass sich seit Bestehen in allen Konsumräumen in Deutschland zusammengenommen, in mehreren Millionen Konsumeinheiten kein einziger letaler Zwischenfall ereignet hat. Gleichwohl muss mit differenzierteren Methoden gefragt werden, ob mittels der Einführung von Konsumräumen auf kommunaler Ebene die Mortalitätsraten reduziert werden konnten.

■ Erwerb von gesundheitlicher Kompetenz bei DrogenkonsumentInnen
Gesundheitsräume bieten viele Möglichkeiten für eine Verbesserung des Gesundheitswissens und folglich des Gesundheitshandelns rund um den (i.v.) Drogenkonsum, die Vermeidung von Risiken und die entsprechende Pflege des Körpers. »Allein die Beobachtung des Überdosierungshandlings durch die Anwesenden im Konsumraum hat präventive Wirkung. DrogengebraucherInnen erleben quasi modellhaft den routinierten Umgang mit Überdosierungen. Außerdem werden auf diese Art und Weise auch Mythenbildungen verhindert ...« (HAPPEL/STEINMETZ 2001.)

■ Kontaktfelderweiterung
Es soll ein niedrigschwelliger Zugang zu KonsumentInnengruppen geschaffen werden, die bisher nicht oder nicht in ausreichendem Maße erreicht wurden (z.B. Drogenabhängige ohne festen Wohnsitz). Nicht jeder Drogenkonsum hat und will Kontakt zu Einrichtungen des Drogenhilfesystems – aus verschiedenen Gründen: Sei es, dass er negative Vorerfahrungen hat, sei es, dass er weitgehend unerkannt seinem Konsum nachgehen will, oder sei es, dass ihm die Angebote zu »kopflastig« und problemorientiert sind. Mit dem Gesundheitsraumangebot werden möglicherweise neue »Kunden« angesprochen. Kontakt ist das zentrale Stichwort in der Drogenhilfe: Nur mit dieser Voraussetzung kann überhaupt gesundheitsriskantes Verhalten angesprochen werden, das zu Einstellungs- und letztlich zu Verhaltensänderungen führt.

■ Kommunikation

Gesundheitsräume sind mehr als bloße Orte der Drogeninjektion bzw. des Drogenkonsums – in ihnen kommunizieren DrogengebraucherInnen miteinander und mit BeraterInnen. In Gesundheitsräumen werden Rituale und Regeln (Safer Use), die einen regulierenden/kontrollierenden Einfluss auf das Konsumverhalten ausüben, erlernt und weitertransportiert. In Gesundheitsräumen kommunizieren DrogengebraucherInnen und BeraterInnen über für sie wichtige Lebensweltfragen, die oftmals konsumbezogen sind – innerhalb der Illegalität gleichwohl wichtig sind:

– Erfahrungsaustausch über Applikationsformen und Strategien der Infektionsvermeidung;
– Weitergabe von Techniken eines risikoarmen Gebrauchs (»Drück zuerst die Hälfte«);
– kleine gegenseitige Hilfen (beim Abbinden oder Druck-Setzen, Filter-Weitergabe);
– Informationen, wo es guten und preiswerten Stoff von zuverlässigen Verkäufern gibt;
– Anteilnahme am Schicksal anderer, gegenseitige Unterstützung (Peer Support).

Professionelle oder auch ehemalige, substituierte Helfer haben die Möglichkeit, gesundheitsfördernde Botschaften zu transportieren: über Printmedien werden risikoarme Applikationen, Spritztechniken angesprochen, die gegebenenfalls über Videovorführungen ergänzt werden. Wie wird konsumiert – sind die Betroffenen tatsächlich immer die ExpertInnen, für die sie sich ausgeben? Was können und müssen BeraterInnen von den Betroffenen lernen? Die o.g. »Safer Use«- und »Safer-Sex«-Strategien und »Safer-Work«-Anleitungen für Drogenabhängige, die anschaffen gehen, werden ja auf einer kommunikativen Ebene geführt.

Gesundheitsräume sind auch Orte der Entstehung und Entwicklung von Regeln und Ritualen, die regulierenden Einfluss auf das Konsumverhalten nehmen, mit dem Ziel, Risiken zu vermeiden und die positiven Effekte besser zu nutzen.

Schließlich: Kommunikative Aspekte sind angesichts bundesweiter Zerschlagungen offener Szenen und der Dominanz repressiven Handelns mit polizeilich durchgesetzten Durchquerungs- und Aufenthaltsverboten von Bedeutung.

■ Selbsthilfeförderung

Die Kommunikation unter den NutzerInnen kann vor allem zu einem Austausch über die Qualität der Drogen, Vertrauenswürdigkeit der VerkäuferInnen, Applikationsformen und -risiken und schließlich sogar zu alltagspraktischen Hilfen und Verabredungen beitragen – wenn auch konkrete Hilfen beim Injizieren nicht erlaubt sind.

■ Entlastung des öffentlichen Raumes

Ordnungspolitische Intentionen werden mit Gesundheitsräumen ebenfalls verknüpft: Der Konsum in der Öffentlichkeit soll reduziert werden. Geschäfts-

VII Konsumräume: Zwischenbilanz und Weiterentwicklung

leute, Politiker, Anwohner verbinden die Einrichtung von Gesundheitsräumen oftmals mit Hoffnungen einer generellen Entlastung und »Lösung« des Drogenproblems vor ihrer Haustür – sie erwarten ein Verschwinden der Konfrontation mit i.v. Drogengebrauch in der Öffentlichkeit.

4   Problembereiche von Konsumräumen

■ Öffentliche Ordnung und Kontrolle
Fachöffentlich wird darüber diskutiert, ob Konsumräume von der Polizei benutzt« werden, um Drogenszenen aufzulösen und auffällig gewordene Drogenabhängige in die Konsumräume zu verbringen, also als Legitimation von repressivem Vorgehen (z.B. KLEE 1995).
■ Crackgebrauch und zunehmende Ordnungsfunktionen
Crackgebrauch ist in den Städten Hamburg, Frankfurt am Main und Hannover weit verbreitet. Rauchbares Kokain ist in den meisten Konsumräumen aus verschiedenen Gründen jedoch nicht erlaubt (rechtlich und aus Gründen des Gesundheitsschutzes am Arbeitsplatz). Der Konsum von Crack stellt oftmals eine Herausforderung für den Betrieb von Konsumräumen dar, die MitarbeiterInnen immer stärker in Aufsichts- und Ordnungsfunktionen bindet: Der Konsum und Handel mit Crack kann in den Räumlichkeiten nicht geduldet werden. MitarbeiterInnen müssen daher mehr und mehr Kontrollaufgaben übernehmen. Zudem werden CrackkonsumentInnen als aufgeputscht und z.T. aggressiv wahrgenommen, was den Umgang mit ihnen erschwert.
■ Vermittlung in weiterführende Angebote
Sind Konsumräume in der Lage, Drogenabhängige in weiterführende Bratungen und Behandlungen zu vermitteln, oder sind sie als reine Versorgungseinrichtung, als »überdachte Szene« (STEINMETZ 2001) zu verstehen? Zur Beantwortung dieser Frage müssen die fachlichen Zugehensweisen auf NutzerInnen untersucht werden: Bestehen »offensive« Ansätze gegenüber den KonsumraumnutzerInnen? Wie sind die nordrhein-westfälischen Konzepte von drogentherapeutischen Ambulanzen und Konsumräumen zu bewerten?

5   Fragestellungen zur Weiterentwicklung und Qualitätssicherung

Obwohl Konsumräume hoch frequentiert werden und angenommen scheinen, ergeben sich bestimmte Fragestellungen für die Weiterentwicklung und Qualitätssicherung dieses Drogenhilfeangebotes, die weiterer Untersuchung bedürfen (vgl. auch WIERLING 2002). Diese lassen sich auf vier Ebenen formulieren und werden im Folgenden skizzenhaft ausgeführt:
1. Ebene der NutzerInnen;
2. Ebene der Träger;
3. Ebene der MitarbeiterInnen;
4. Ebene des sozio-kulturellen, politischen Umfeldes.

5.1 Akzeptanz, gesundheitliche Situation, Nutzungsfrequenz und Zufriedenheit der NutzerInnen

Wie ist die Akzeptanz, wie sind die Nutzungsmotive, -frequenz, -intensität und welche Auswirkungen hat die Nutzung des Konsumraums auf den (weiteren) Aufenthalt in der offenen Drogenszene? Hier ist insbesondere nach der Studie von ZURHOLD et al. (2001) zu fragen, wo und warum noch weiterhin öffentlich konsumiert wird. Die Zufriedenheit der NutzerInnen sollte ermittelt werden in Bezug auf Veränderungs- und Verbesserungswünsche (z.B. Zulassung anderer Applikationsformen, organisatorischer Ablauf, Öffnungszeiten, Qualität und Nutzung der weiterführenden Hilfeangebote usw.). Zielgruppenspezifische Einschätzungen der Praktikabilität der räumlichen und instrumentellen Angebote werden darüber deutlich. Vor diesem Hintergrund spiegelt sich wieder, ob und in welchem Maße das Angebot bedürfnisgerecht, lebensweltnah und zielgruppenspezifisch ausgerichtet ist. Die gesundheitliche Lage (Infektionskrankheiten, v.a. HIV und Hepatitiden und Abszesse) und insbesondere das Drogenkonsumspektrum ist von Bedeutung, sowohl um eine Beschreibung der gesundheitlichen Lage und Bedürfnisse der DrogenkonsumentInnen auf der Straße als auch um Rückschlüsse auf die Versorgungssituation (z.B. die Zahl der Substituierten und die Gründe für den Beigebrauch) zu erhalten. Dabei geht es vor allem um problematische Konsummuster, d.h. Mischintoxikationen (Heroin, Kokain, Crack, wieder verflüssigtes intravenös konsumierbares Crack, Alkohol, Benzodiazepine). Die Beantwortung dieser Fragestellungen wird eine aktuelle Übersicht über die »auf der Straße« verbreiteten Konsummuster erbringen. Insbesondere in den Städten Frankfurt am Main, Hamburg und Hannover muss intensiv nach crackbedingten Erkrankungen des Herz-Kreislauf-Systems, der Atemwege und weiterer Beeinträchtigungen gefragt werden. Und schließlich: Welche Kompetenzen in Bezug auf Drogennotfallbehandlungen haben die NutzerInnen erworben?
Weitere Erkenntnisinteressen beziehen sich auf:
- Annahme und Integration personal-kommunikativer Präventionsbotschaften und Safer-Use-Infos zur Kompetenzerweiterung;
- konkrete Veränderungen im Hygiene- und Konsumverhalten;
- Einfluss auf subkulturelle Bezüge (Begründungen für ein eventuelles Verbleiben in der offenen Drogenszene, Veränderungen);
- Akzeptanz der Regeln und Routinen;
- geschlechts- und kulturspezifische Differenzen und Besonderheiten.

5.2 Ebene der MitarbeiterInnen

Die Wahrnehmungen der MitarbeiterInnen sind wichtig, um den Status quo, die Veränderungen und Problematiken in Drogenkonsumräumen zu erfassen. Inhaltlich geht es einerseits um arbeitsorganisatorische und arbeitsbelastende Fragestellungen und Bewältigungsstrategien im Arbeitsalltag. Es geht um ein geeignetes Forum für eine theoretische Reflexion der eigenen Arbeit und damit eine Konfrontation der konkreten Konsumraumpraxis mit den konzeptionellen Ausgangsvorstellungen und den Anforderungen der Kommune. Ihre Informationen, ihr Erfahrungswissen beziehen sich auf ihr eigenes Handlungsfeld im Kontext der Einrichtung, auf konzeptionelle und theoretische Hintergründe ihres fachlichen Agierens unter der Berücksichtigung der institutionellen und kommunalpolitischen Strukturen. Folgende Fragestellungen ergeben sich:

- Zum Arbeitsansatz:
  - Grundverständnis des Angebotes;
  - methodischer Arbeitsansatz;
  - erfolgskriterien der Arbeit;
  - Unterstützung, Förderung und Einbindung von Selbsthilfe.
- Besondere Gesichtspunke der Arbeit im Konsumraum:
  - Regeln und Regeleinhaltung im Konsumraum;
  - Problembereiche eines hygienischen Drogenkonsums;
  - Praxis und Schwierigkeiten einer gesundheitsorientierten Anleitung »Safer Use/Safer Sex«.
- Bewältigung des Arbeitsalltages:
  - Arbeitsanforderungen und Teamstruktur;
  - Entwicklung von Arbeitsroutinen;
  - Akzeptanzgrenzen der MitarbeiterInnen.
- Kommunale und regionale Vernetzung:
  - Vernetzung mit anderen Trägern;
  - Kontakt und Kooperation mit der Polizei.

5.3 Konzeption, Implementation und Arbeitsweise des Trägers des Konsumraumes

Einerseits sollte die Entstehung und Konzeptionierung des Angebotes, nachvollzogen von der Projektidee und ersten kommunalen Diskussion eines solchen Angebots bis hin zur Eröffnung des Konsumraumangebotes, nachverfolgt werden. Die Auseinandersetzung von verschiedenen Akteuren mit z.T. unterschiedlichen, in Teilen gegensätzlichen Interessen verschiedener Akteure der Suchtkrankenhilfe, Ordnungs- und Kommunalpolitik, Strafrechtspolitik, Geschäftswelt und Anwohnerschaft muss nachgezeichnet werden, um die »Gewachsenheit« aber auch die Verallgemeinerbarkeit der Konsumraumprojekte besser verstehen zu können. Es geht um die Identifizierung übergeordneter Entwicklungsbedingungen und -fragestellungen wie zum Beispiel:

- Wurden partizipative Verfahren mit dem Anspruch der (fach-)öffentlichen Beteiligung aller relevanten Gremien und Entscheidungsträger durchgeführt, um zu konsensuellen Entscheidungen zu kommen, oder wurden diese Einrichtungen im »Top-down-Verfahren« eingerichtet?
- Wurden die Einrichtungen politisch gewollt bzw. gefordert (etwa als Teil von Koalitionsvereinbarungen) oder/und aus fachlichen Gründen entwickelt?

■ Sind die Einrichtungen neu etabliert worden oder handelt es sich um die Weiterentwicklung und den Ausbau vorhandener Drogenhilfeangebote?
■ Wie erfolgten die Absprachen und die konkrete Kooperation mit Polizei und Staatsanwaltschaft?
■ Welche Veränderungen haben die Umsetzung und Einhaltung der Mindeststandards gebracht?

Die Ergebnisse dieser Untersuchung sollten einfließen in eine städtevergleichende Betrachtung der wesentlichen Dynamiken für die Einrichtungen von Konsumräumen. Weiterhin sollte die konkrete Praxis der Konsumräume anhand der Auswertung und des Vergleichs der von den Einrichtungsträgern selbst erstellten Dokumentationen und Statistiken analysiert werden. Daten zu folgenden Bereichen sind dabei von besonderer Bedeutung:
■ Absolute Frequentierung;
■ Geschlechts- und Kulturzugehörigkeit;
■ Altersstruktur;
■ Nutzung von Informations- und Beratungsangeboten im Konsumraum;
■ Vermittlung in weiterführende soziale und gesundheitliche Hilfen (Entzugs- und Ausstiegshilfen, medizinisch-hygienische Angebote, praktische Überlebenshilfen);
■ Drogennotfälle;
■ Reanimationen;
■ weiterführende medizinische Hilfen (Vermittlung zu niedergelassenen Ärzten, Vermittlung in Substitutionsbehandlungen);
■ Arbeitsorganisation und -belastung der MitarbeiterInnen.

Folgende Fragen stellen sich weiterhin:
■ Wird die anvisierte Zielgruppe erreicht (z.B. langjährige, verelendete Opiatabhängige)? Falls nicht: Welche Anpassung wurde in der Praxis vorgenommen?
■ Welche Veränderungen haben sich ergeben und wie hat die Einrichtung darauf reagiert (z.B. zunehmende Bewältigung von Ordnungsaufgaben durch die MitarbeiterInnen, Auftreten neuer Drogenkonsummuster wie Crack-Rauchen, Rückgang der Spritzentauschzahlen)?
■ Wie hat sich die Einrichtung in der Nachbarschaft entwickelt, welche Formen der Zusammenarbeit bestehen? Welche Kommunikations- und Kooperationsstrukturen haben sich in der Kommune für die KonsumraumbetreiberInnen ergeben, welche werden wie genutzt (z.B. mit anderen Einrichtungen der Suchtkrankenhilfe, Staatsanwaltschaft, Polizei, AnwohnerInnen)?
■ Konnte die Bildung von Drogenszenen im Umfeld der Einrichtungen vermieden werden, welche Anstrengungen waren dafür nötig?
■ Wie werden Hausregeln akzeptiert und bei Verstößen sanktioniert?
■ Wie hat sich die finanzielle Unterstützung entwickelt?
■ Welche Veränderungen haben sich durch die Landesrichtlinien (soweit sie bestehen) ergeben?

5.4   Ebene des sozio-kulturellen und politischen Umfeldes

Wie eingangs erläutert, ist die Einrichtung von Konsumräumen sehr stark ordnungspolitisch motiviert und unterstützt. Das Ziel ist, die Außensicht über die Umsetzung, Entwicklung und den aktuellen Betrieb von Konsumräumen einerseits und die Auswirkungen auf die Drogenszene und die öffentliche Sicherheit andererseits herauszuarbeiten. Das Erkenntnisinteresse gilt folgenden Fragen:

■ Welche Auswirkungen haben Konsumräume auf das unmittelbare Wohn- und Geschäftsumfeld?

■ Wie beurteilt die Polizei die Existenz von Konsumräumen in Hinblick auf eine Verringerung der Aufenthaltszeit in der Drogenszene, des öffentlichen Drogenkonsums usw.?

■ Wie beurteilt die Drogenhilfe die Kooperation mit der Polizei und die Auswirkungen von Repression für die Arbeit in Konsumräumen?

■ Haben Konsumräume dazu beigetragen, die öffentliche Sicherheitsdebatte in den Kommunen positiv zu beeinflussen?

■ Für Städte mit mehreren Konsumräumen: Sind Konsumräume ein probates Mittel der Dezentralisierung von Drogenhilfe und Drogenszene?

5.5   Übergeordnete und zusammenfassende Fragestellungen

Nur in einer Gesamtschau der praktischen Erfahrungen und wissenschaftlichen Erkenntnisse auf allen vier Ebenen wird deutlich, ob und wie der beabsichtigte Zweck der Einrichtung von Gesundheitsräumen erreicht worden ist. Dies betrifft einerseits die von den Trägern und den Kommunen selbst anvisierten Ziele, andererseits auch die vom Gesetzgeber mit der Änderung des Betäubungsmittelgesetzes verfolgten Ziele der Einhaltung von Mindeststandards. Insbesondere richtet sich das Erkenntnisinteresse auf die Bedeutung von Konsumräumen für

■ die Mortalitätsentwicklungen in der Kommune (Entwicklung der Zahl der drogenbedingten Todesfälle im Ensemble mit der Einrichtung weiterer auf Überlebenshilfe abzielenden Hilfeangebote in einer Kommune);

■ die Morbiditätsentwicklung (Rückgang, ärztliche (Weiter-)Behandlung und Kompetenzförderung der NutzerInnen im Umgang mit drogenkonsumbedingter Erkrankungen);

■ die Erreichbarkeit der anvisierten Zielgruppen, vor allem auch in ihrer Szenerepräsentanz. Dies gilt insbesondere für Frauen und MigrantInnen;

■ die Vermittlung in weiterführende pychosoziale Hilfeangebote des kommunalen Verbundnetzes;

■ Versorgungslücken und -probleme. Hier sind insbesondere Fragen zur Substitutionsbehandlung von großem Interesse: Werden Substituierte nicht erkannt? Ist die Versorgung mit Methadon nicht ausreichend? Ferner ist auch die beginnende Vergabe von Heroin in den Städten mit den meisten

Konsumraumangeboten (Hamburg, Frankfurt am Main und Hannover) von
großem Interesse: In Kooperation und Absprache mit der wissenschaftlichen
Auswertung dieser Projekte wird auch eine Teilnahme an diesen Projekten
für mehrere Forschungsfragestellungen von Bedeutung sein;

■ ordnungspolitische Maßnahmen (Auflösung der sichtbaren, offenen Drogenszenen in den Kommunen, Rückgang des öffentlichen Konsums, Wahrnehmung von Veränderungen durch drogenpolitisch Verantwortliche und das
gesellschaftliche Umfeld.

■ Haben Standards (z.B. von akzept: Leitlinien zum Betrieb und zur Nutzung
von Konsumräumen, http://www.akzept.org) als Diskussionsgrundlage eine
Rolle bei der Einrichtung und der Weiterentwicklung von Konsumräumen eine Rolle gespielt?

Literatur/Websites

Dolan, K./Kimber, J./Fry, C. et al. (2000): Drug consumption facilities in Europe and the establishment of supervised injecting centers in Australia. In:
Drug and Alcohol Review 19.

Fischer, B. (2001): Presseinformation vom 11.7.2001: Köln erteilt Betriebserlaubnis für dritten Drogenkonsumraum in NRW. M. f. F., J., F. u. G. des Landes NRW. Düsseldorf.

Happel, V. (1997): Erfahrungen in und mit Konsumräumen. In: akzept (Hrsg.):
DrogenVisionen. VWB, Berlin, S. 113–128.

Happel, V./Steinmetz, J. (2001): Überdosierunen im Konsumraum. In: akzept e.V. (Hrsg.): Gesellschaft mit Drogen – Akzeptanz im Wandel. Dokumentationsband zum 6. internationalen akzept Drogenkongreß. Berlin.

Jacob, J./Rottman. J./Stöver. H. (1999): Entstehung und Praxis eines Gesundheitsraumangebotes für Drogenkonsumierende. Abschlussbericht der
einjährigen Evaluation des drop-in Fixpunkt. Hannover, Oldenburg, BIS-Verlag.

Kemmesies, U.E. (1995): Die »Offene Drogenszene« und das Gesundheitsraumangebot in Frankfurt am Main. Szenebefragung Frankfurt am Main.
INDRO e.V., Münster.

Klee, J. (1995): Das Elend soll weg von der Straße – Fixerräume in Deutschland. In: J. Klee/H. Stöver (Hrsg.): Drogen und AIDS – Ein Beratungsführer. Berlin, S. 110–133.

Schneider, W. (2001): Zur Umsetzung von Drogenkonsumräumen: Das Beispiel Münster. Akzeptanz 2/01.

Schütze, Chr. (1999): Die Einführung von »Gesundheitsräumen« in deutschen
Großstädten: Eine vergleichende Analyse von Entscheidungsprozessen und Ak-
teurkonstellationen in Hamburg, Frankfurt am Main, Hannover und München.
Unveröff. Magisterarbeit zur Erlangung des Magister Artium der Universität
Hamburg.

Sozialamt der Stadt Zürich (1995): Erfahrungsbericht der Kontakt- und Anlaufstellen über den Betrieb der Gassenzimmer 1993/1994.

Steinmetz, J. (2001): Pers. Kommunikation.

Stöver, H. (2000): Konsumräume als professionelles Angebot der Suchtkrankenhilfe. In: Bundesgesundheitsblatt-Gesundheitsforschung-Gesundheitsschutz
4/2000, S. 290–292.

Stöver, H. (2001): Crack-Konsum in Deutschland: Verbreitung, Konsummuster, Risiken und Hilfeangebote. Im Auftrag der Bundesdrogenbeauftragten Frau Marion Caspers-Merk im Bundesministerium für Gesundheit. Berlin.

Wierling, M. (2002): Fixerstuben, Druckräume, Konsumräume. Brennpunkte akzeptanzorientierter Drogenarbeit. INDRO e.V. Münster.

Zurhold, H. et al. (2001): Evaluation des Gesundheitsraumangebotes für Drogenkonsumenten in drei europäischen Städten (Hamburg, Rotterdam, Innsbruck). Freiburg, Lambertus.

http://www.akzept.org
Materialien Nr. 4 »Leitlinien zum Betrieb und zur Nutzung von Konsumräumen«
http://www.uni-oldenburg.de/fb3/politik2/ghr/theorie/forschung_index.html

VIII   Wohnen als Integrationshilfe für DrogengebraucherInnen
Von Christine Gerlach

Als Ende der 80er Jahre die ersten niedrigschwelligen Wohnprojekte errichtet wurden, betraten die Träger der Drogenhilfe fachliches Neuland. Bis dahin gab es im Wesentlichen nur zwei Wohn- und Unterbringungsmöglichkeiten für DrogengebraucherInnen: in Hotels und Pensionen oder in Einrichtungen der stationären abstinenzorientierten Langzeittherapie mit anschließender Nachsorge. Ziel der meist als niedrigschwellige Notübernachtungseinrichtung beginnenden Wohnprojekte war die Stabilisierung der Lebenssituation und die Bereitstellung einer Unterkunft. Angestrebt war eine kurzfristige Unterbringung bis zum Finden eines geeigneten Wohnraums. Die Realität sah jedoch anders aus: Trotz regionaler Vereinbarungen mit Wohnungsbaugesellschaften stand kaum Wohnraum zur Verfügung. Die Klientel, die zuvor häufig schon längerfristig in Wohnungslosigkeit lebte, hatte häufig erhebliche Schwierigkeiten bei der Rückkehr in normale Wohnverhältnisse.

Wohnen ist ein existenzielles Grundbedürfnis: Gesicherter Wohnraum gehört daher zu den elementaren Voraussetzungen sozialer Integration, gesellschaftlicher Teilhabe und menschenwürdiger Existenz. Der eigene Wohnbereich ist ein notwendiger Rückzugsraum, ein Ort, an dem eine selbstbestimmte Lebensgestaltung erprobt werden kann. Er ist eine Basishilfe existenzieller Art wie ausreichende Ernährung, Kleidung, medizinische Grundversorgung und Geld. Er ermöglicht es DrogengebraucherInnen, soziale Kontakte zu knüpfen, zu pflegen und weitergehende Hilfen in Anspruch zu nehmen.
Um KlientInnen mithilfe von Wohnraum sozial zu integrieren, steht inzwischen eine große Bandbreite verschiedener Hilfen zur Verfügung: die Notübernachtung, das Übergangswohnen, das Betreute Wohnen im Wohnprojekt und die ambulante Betreuung in eigenem Wohnraum. In der folgenden Übersicht sind exemplarisch die Hilfen im Betreuten Wohnen zusammengestellt.

1   Praxisbeispiel Hilfen im Betreuten Wohnen

- Lebensbereich Wohnen
  - Vermeidung von Obdachlosigkeit,
  - Integration in das Haus und das Wohnumfeld,
  - Hilfe bei der Haushaltsführung,
  - Hilfe bei der Wohnungssuche
  - Hilfe beim Wohnungserhalt.
- Lebensbereich Drogenkonsum
  - Reflektion und Veränderung des Konsumverhaltens,
  - Förderung der Risikokompetenz,
  - Vermittlung in eine Substitutionsbehandlung/Substitutionsbegleitung,
  - Motivation und Beratung zu Safer Use.
- Schwerpunkt Justiz
  - Klärung der justiziellen Situation,
  - Unterstützung in Strafverfahren,
  - Unterstützung bei der Straftilgung/Haftvermeidung.
- Lebensbereich Finanzen
  - Unterstützung bei der Absicherung des finanziellen Grundbedarfs,
  - Schuldenregulierung,
  - Klärung der finanziellen Situation,
  - Umgang mit Finanzen,
  - Vermittlung zu Schuldnerberatungsstellen.
- Lebensbereich Gesundheit
  - Förderung der gesundheitlichen und sozialen Stabilisierung,
  - Förderung des Gesundheitsbewusstseins,
  - Infektionsprophylaxe,
  - Förderung der Behandlungsmotivation.
- Lebensbereich Soziale Kontakte
  - Ermutigung zur Aufnahme von sozialen Kontakten,
  - Fördern von Beziehungs- und Konfliktfähigkeit,
  - Begleitung beim Aufbau persönlicher Beziehungen,
  - Integration in den Stadtteil und das Wohnumfeld.
- Lebensbereich Arbeit und Beschäftigung
  - Entwicklung von Tagesstruktur und Beschäftigung,
  - Klärung der individuellen Situation,
  - Vermittlung in Qualifizierungs- und Berufsfördermaßnahmen,
  - Vermittlung in BSHG § 19 Stellen.

Welche Hilfen in Anspruch genommen werden, ist von der individuellen Situation abhängig. Weiterhin ist zu klären, in welchem Setting bezogen auf den Lebensbereich ein Klient bzw. eine Klientin Unterstützung braucht.
Die Bandbreite umfasst sechs Ebenen der Hilfeintensität:
1. Keine Hilfe;
2. Information und Beratung;
3. Erschließen von Hilfen im Umfeld;

4. individuelle Planung, Absprache und Auswertung;
5. begleitende, übende Unterstützung;
6. ein intensives, individuelles Angebot (s. KAUDER 1997) .

2   Das Unterbringungssystem

Aktuell umfasst das Netz der Hilfen zum Wohnen die Bereiche Notübernachtung, Übergangswohnen, das Betreute Wohnen und die ambulante
Betreuung in eigenem Wohnraum. Die KlientInnen werden über andere Institutionen des Hilfesystems (Beratungsstellen, Kontaktläden, Straffälligenbe-
treuung, Krankenhäuser usw.) in die Angebote vermittelt. Nach einer kurzen
telefonischen Abklärung erfolgt ein Erstgespräch mit dem Klienten, um zu
besprechen, ob das Projekt das passende Angebot ist.
In der Stadt Bremen hat sich ein System möglichst aufeinander abgestimmter
Angebote entwickelt. Die »Fachliche Weisung zur Unterbringung wohnungs-
loser drogenabhängiger Menschen in Bremen« fasst die bestehenden Angebote in Bremen zusammen. Sie legt Standards für Ausstattung, Betreuungsschlüssel und Angebotsstruktur fest. Die Träger der Angebote sowie die beteiligten Arbeitsbereiche der Behörde sind in einer gemeinsamen Arbeitsgruppe
zusammengefasst, die die für den Bereich relevanten Fragen erörtern, praktikable Verfahrensweisen entwickeln und Empfehlungen für die fachlichen
Ressorts und die Pflegesatzabteilung aussprechen können. Es gibt dabei die
Ebene der Erarbeitung von Lösungen zu aktuell praxisrelevanten Themen,
die Ebene von Standards und Verwaltungsanweisungen und die sozialplaneri-
sche Ebene der Weiterentwicklung des Netzes von Hilfen zum Wohnen.
Die Übergänge zwischen den einzelnen Angeboten sind fließend gestaltet, das
System ist nicht hierarchisch. Ausgehend von der individuellen Situation wird
zunächst ein Angebot im Bereich Wohnen vermittelt. Wenn eine Lebensveränderung ansteht, werden entsprechende Unterstützung oder Möglichkeiten organisiert. Vorrangiges Ziel aller Hilfen ist, vorhandenen Wohnraum zu erhalten sowie eine Vermittlung in eigenständigen Wohnraum zu fördern. Die BewohnerInnen sollten soweit wie möglich unterstützt werden, eigenständig
Wohnen zu können. Hilfen zum Wohnen sollten ein breit gefächertes Netz unterschiedlicher Angebote umfassen. Bei akut drohendem Wohnraumverlust
sollten kurzfristig finanzielle Ressourcen zur Verfügung gestellt werden, um
innerhalb kurzer Fristen effektive wohnungssichernde Maßnahmen durchzuführen und flexibel eine Intensivbetreuung zur Abwendung von Wohnungslosigkeit anbieten zu können. Auch im Hinblick auf eine bessere Prävention im
Vorfeld von Wohnungsverlusten sollten ambulante persönliche Hilfen künftig
stärker dazu beitragen, dass Wohnungslosigkeit erst gar nicht entsteht. Dabei
ist der Gefahr der Überbetreuung ebenso zu begegnen wie der Problematik,
dass die meisten Regeldienste mit betreuungsintensiveren Fällen überfordert
sind. Bedarfsgerechte Angebote mit qualifizierten Ansprechpartnern sollten
kurzfristig auch über einen längeren Zeitraum in Krisen zur Verfügung stehen.

3   Die Notübernachtung

Ziel der Notübernachtung ist die Beseitigung akuter Obdachlosigkeit, die Verhinderung einer weiteren Verelendung und eine möglichst schnelle Überleitung in weiterführende Hilfen. Die Aufnahme erfolgt unbürokratisch in Zwei- oder Mehrbettzimmern. Der Aufenthalt ist zunächst auf ein Vierteljahr begrenzt. Es gibt Selbstversorgungsmöglichkeiten, Hilfen und Unterstützung bei persönlicher Hygiene, Haushaltsführung, sozialen Kontakten und Tagesstruktur. Die Betreuung erfolgt rund um die Uhr. Es gibt kein individuelles Betreuungskontingent. Die Orientierung aus der Notübernachtung hinaus ist ein Arbeitsschwerpunkt. Es stehen aber keine Ressourcen für die zeitintensive Wohnraumbeschaffung oder Vermittlung in andere Bereiche des Unterbringungssystems zur Verfügung. Die Begleitung zu weiterführenden Hilfen ist kein Bestandteil des Angebots.

4   Das Übergangswohnen

Das Übergangswohnen bietet eine Orientierungsphase oder die Entwicklung von Perspektiven für andere Unterkunftsmöglichkeiten wie eigenständigen Wohnraum. Die Klienten werden aktiviert, andere für sie notwendige Angebote des Hilfesystems anzunehmen. Angebote sind: Hilfen und Unterstützung bei persönlicher Hygiene, bei der Haushaltsführung, beim Aufbau sozialer Kontakte, Tagesstruktur und Wohnraumbeschaffung.

Während das Übergangswohnen früher ein Angebot für Substituierte mit Beigebrauch oder aktiv konsumierende DrogenkonsumentInnen war, wo sie sich stabilisieren und zur Ruhe kommen konnten, hat sich das Profil dieses Bereichs zumindest in Bremen gewandelt: Inzwischen sind Substituierte mit Beigebrauch oder aktiv konsumierende DrogenkonsumentInnen eine Zielgruppe des Betreuten Wohnens geworden. Übergangswohnen wird neben der Möglichkeit des kurzfristigen Übergangs ein Wohnangebot vor allem für chronisch mehrfachbelastete Abhängige. Chronisch mehrfachbelastete Abhängige erfahren neben ihrer Abhängigkeit von Suchtmitteln sehr starke psychische sowie gesundheitliche Belastungen und müssen möglicherweise psychische Erkrankungen bewältigen.

Weitere Kriterien für die Aufnahme sind, dass sie aktuell keine intensive Betreuung für sich anstreben und tendenziell in ihrer Lebenssituation verharren. In Bremen existiert das Übergangswohnen ausschließlich in Verbindung mit einer Notunterkunft, um eine permanente Anwesenheit des Betreuungspersonals zu gewährleisten, das bei Krisen und Problemen kurzfristig ansprechbar ist, Konflikte unter den BewohnerInnen klärt und für eine Einhaltung der Hausregeln sorgt. Der Betreuungsschlüssel für diese Zielgruppe ist, auch wenn individuell begutachtet wird, einheitlich.

5   **Das Betreute Wohnen im Wohnprojekt**

Unter diesem Oberbegriff werden Projekte für differenzierte Ziel-gruppen mit unterschiedlichen Voraussetzungen und Rahmenbedingungen zusammengefasst. Entsprechend dieser Vielfalt gibt es unterschiedliche Per-spektiven: Manche Bewohnerinnen benötigen den stützenden/integrierenden Rahmen des Projektes zur psychosozialen Stabilisierung in einer Durch-gangsphase, andere benötigen ihn langfristig. Ein Teil der Bewohnerinnen kann sich aktuell ein Alleinleben in eigener Wohnung nicht vorstellen.

Das Angebot wird finanziert nach §§ 39 f. BSHG Eingliederungshilfe. Aufgabe ist es – DrogenkonsumentInnen gelten nach der Klassifikation des BSHG als Behinderte –, eine drohende Behinderung zu verhüten oder eine vorhandene Behinderung oder deren Folgen zu beseitigen oder zu mildern und Drogen-konsumentInnen in die Gesellschaft einzugliedern.

Zielgruppe der jeweiligen Projekte sind aktiv konsumierende Drogenabhängi-ge, Substituierte, Cleane, Frauen, HIV-Positive sowie langfristig zu Betreuen-de, also Drogenabhängige mit schwerwiegenden gesundheitlichen Schäden sowie psychischer und sozialer Verelendung aufgrund langjährigen Drogen-konsums. Es werden Hilfen zur gesundheitlichen und sozialen Stabilisierung in den Bereichen Wohnen, Gesundheit, Drogenkonsum, soziale Beziehungen, Justiz, Finanzen, Arbeit/Beschäftigung geleistet. Ausgehend von den Ressour-cen und Beeinträchtigungen des einzelnen Klienten werden Ziele festgelegt und die notwendigen individuellen Hilfen geplant (Hilfeplanung). Unabhängi-ge Gutachter mit entsprechender Fachkompetenz schätzen den Hilfebedarf ein und legen einen Betreuungsschlüssel fest. Dieser variiert in den einzelnen Bundesländern und je nach Zielgruppe erheblich. Der Schlüssel 1:6 bedeutet beispielsweise, dass eine 38,5-h-Sozialpädagogenstelle sechs KlientInnen be-treut. Bei KlientInnen, die im Hilfesystem bekannt sind, gibt es eine verlässli-che Einschätzung des Hilfebedarfs. Bei nicht bekannten KlientInnen sollte sie Stück für Stück in der Zusammenarbeit entwickelt werden. Die Betreuung erfolgt zunächst für ein Jahr, kann aber bei Bedarf verlängert werden. Für langfristig zu Betreuende gibt es keine Zeitbegrenzung.

5.1   **Standards in Wohnprojekten des Betreuten Wohnens**

Standard im Wohnprojekt sind Einzelzimmer, gemeinschaftlich ge-nutzte Bäder und Küchen. Das Wohnprojekte sollten im Stadtteil integriert sein und sich dort sozialverträglich einbinden. Im Sinne sozialer Integration und Normalisierung wird darauf hingearbeitet, dass die BewohnerInnen auf die Nachbarschaft, aber auch auf MitbewohnerInnen Rücksicht nehmen. Um eine Szenebildung im und um das Haus herum zu verhindern, sind Dealerei und Prostitution im Haus verboten. Verbale und körperliche Gewalt werden als Mittel der Konfliktlösung nicht akzeptiert. Weitere Regeln des Zusammen-lebens leiten sich aus den jeweiligen Konzepten für die Häuser ab.

Der überschaubare Rahmen eines Wohnprojektes bietet die Chance, Kontakte, Vertrauen und tragfähige Beziehungen zu den MitarbeiterInnen aufzubauen – eine unerlässliche Voraussetzung für die Planung weiterer Hilfen und Unterstützungsleistungen.

5.2   Arbeitsanforderungen für die Arbeit in Wohnprojekten

Die BetreuerInnen müssen Beziehungsarbeit leisten können und über strukturierende Fähigkeiten verfügen, um das Wohnprojekt zu gestalten. Sie sollten Prozesse der Ausgrenzung und Hierachisierung unter den BewohnerInnen aufmerksam wahrnehmen und ihnen entgegenwirken. Das Zusammenleben mehrerer Menschen mit ähnlichem Problemhintergrund in einem Haus führt nicht unbedingt zu gegenseitiger Unterstützung. Exzessiver Drogenkonsum, chronische Krankheiten oder Rückfälle werden zwar untereinander wahrgenommen, führen jedoch nicht zwangläufig dazu, sich mit der eigenen Situation auseinander zu setzen. Einige KlientInnen möchten nicht an die eigene Situation erinnert werden.
Was wird in einem Wohnprojekt an Verhaltensweisen vermittelt? Geht es eher um ein Sichanpassen von Menschen, die vielfältige Erfahrungen mit geschlossenen Institutionen haben? Oder ist das Projekt eher eine Möglichkeit im Sinne eines sozial/kulturell gestalteten Raumes, um neue Erfahrungen zu sammeln? Inwieweit wird das Ziel der Verselbstständigung und der Überleitung in normale Wohnverhältnisse tatsächlich erreicht? Inwieweit sind die Strukturen der Einrichtungen dafür förderlich? Werden nicht u.U. Verhaltensweisen eingeübt zum Überleben in einer Zwangsgemeinschaft mit institutionell vorgegebenen Rahmenbedingungen und das Zurechtkommen in einer mehr oder minder großen Gruppe mit eigenen Konfliktlinien und Problemen, die nicht mit denen in der eigenen Wohnung übereinstimmen? Unter diesen Fragestellungen sollten Betreuungsprozesse auch ausgewertet werden.

6   Ambulante Betreuung in eigenem Wohnraum

Einen hohen Stellenwert erhält die ambulante Betreuung in eigenem Wohnraum. Voraussetzung ist das Vorhandensein einer Wohnung oder eines eigenen Zimmers. Die Betreuung während der sehr zeitintensiven Wohnraumsuche wird von den Kostenträgern als Vorlauf einer Betreung bisher nicht finanziert. Die Hilfen entsprechen in ihrer Bandbreite denen des Betreuten Wohnens. Abhängig von der individuellen sozialen Situation wird ein Hilfeplan erstellt und ein Betreuungsschlüssel festgelegt. Oft werden die KlientInnen beim Übergang in eigenständiges Wohnen aus dem Wohnprojekt heraus begleitet. Voraussetzung für die ambulante Betreuung ist die Fähigkeit und Bereitschaft zu eigenständiger Haushaltsführung, der Wunsch, allein leben zu wollen und die Bereitschaft, ausgehandelte Absprachen einzuhalten.

Die Begleitung aus dem Wohnprojekt heraus bietet den Vorteil, dass sich bereits eine verlässliche tragfähige Beziehung zum Betreuer aufgebaut hat, die eine vertraute Struktur beim Übergang in eine neue mit vielen Unsicherheiten behaftete Lebenssituation darstellt und es den KlientInnen erleichtert, sich darauf einzustellen.

Ein wichtiges Arbeitsfeld ist der Erhalt der Wohnung als Voraussetzung für die weitere Stabilisierung bzw. Verbesserung der Lebenssituation. Eine Förderung der Selbstständigkeit und der gesellschaftlichen Integration ist angestrebt, die eine Beendigung der Betreuung oder eine Vermittlung in noch notwendige Unterstützung ermöglicht. Direkte Vermittlungen in die ambulante Betreuung erfolgen ebenfalls. Wünschenswert wäre in diesem Hilfesegment ein Betreuungsscheck zur Inanspruchnahme von Betreuungsstunden, der kurzfristig bei Krisen oder drohendem Wohnraumverlust für eine vorübergehende Intensivbetreuung eingelöst werden kann.

7   Clearingstelle Wohnen

Die Einrichtung einer Clearingstelle Wohnen kann eine funktionsfähige Vernetzung und Koordinierung der Hilfsangebote fördern sowie eine effiziente Versorgung von DrogenkonsumentInnen mit Hilfen zum Wohnen unterstützen. Arbeitsschwerpunkte können alternativ sein:

- ■ Clearingstelle Budgetsteuerung
- – Belegungsdokumentation und -steuerung,
- – Auswerten von Begutachtungen und Hilfeprozessen,
- – Berichte im Rahmen von Budget und Controlling.
- ■ Clearingstelle Vermittlung
- – Beratung und Vermittlung,
- – Wohnplatzbörse,
- – Kooperation mit Wohnungsbaugesellschaften und Vermietern zur Akquirierung von Wohnungen,
- – aufsuchende Arbeit in Notunterkünften und Offenen Treffs.
- ■ Clearingstelle Strukturelle Arbeit
- – Weiterentwicklung des Unterbringungssystems,
- – Zusammenstellen fehlender Angebote für bisher unversorgte Zielgruppen,
- – bessere Gestaltung der Übergänge,
- – strukturelle Veränderungen von Angeboten,
- – Zusammenstellen von Angebotslücken/Überhängen.
- ■ Clearingstelle mit der Aufgabe des Case Managements (s.u.)
- – Zusammenstellen von Hilfen für KlientInnen mit komplexen Problemlagen,
- – kontinuierliche Begleitung und Koordination des Hilfeprozesses,
- – Lotsenfunktion.

Welchen Schwerpunkt – ob eher verwaltungs- oder klientenbezogen – die Clearingstelle innerhalb eines Unterbringungssystems hat, sollte unter dem

Blickwinkel einer möglichst guten Betreuung der KlientInnen entschieden werden. Darüber hinaus ist zu klären, ob es zukünftig für KlientInnen Case Manager geben wird, die bei komplexen Problemlagen notwendige Hilfen gemeinsam mit dem KlientInnen zusammenstellen und unabhängig von der Inanspruchnahme konkreter Hilfen diesen Betreuungsprozess kontinuierlich begleiten, koordinieren und auswerten.

Case Management ist eine Verfahrensweise, mit der im Einzelfall die nötige Unterstützung, Behandlung und Versorgung von Menschen organisiert und durchgeführt wird. Case Management betrifft die Ablauforganisation der professionellen Einzelfallhilfe bei einer andauernd nötigen oder vielseitigen Hilfestellung. Leitend ist, dass prinzipiell verschiedene Fachkräfte nebeneinander und miteinander beteiligt sind. Der Case Manager koordiniert und plant den Einsatz der beteiligten Fachdienste und ist unabhängig von den Hilfen zuständig. Vorteil wäre, dass auch beim Verlassen eines Angebots der Case Manager als kontinuierliche Ansprechperson weiter zur Verfügung steht. Die Vermittlung und Erschließung von Hilfen außerhalb des Leistungsspektrums der Hilfen zum Wohnen ist ein Arbeitsschwerpunkt im Betreuten Wohnen. Wird dieses aber verlasssen, ist die Arbeitsbeziehung beendet (siehe Beitrag von SCHU → S. 354 und WENDT 1997).

8   Finanzielle Rahmenbedingungen

Die Angebote werden als Eingliederungshilfe nach §§ 39 f. BSHG oder als Hilfe zur Überwindung besonderer sozialer Schwierigkeiten nach § 72 BSHG über Pflegesätze finanziert. Ihre Höhe ist von der personellen Ausstattung, der erforderlichen Qualifikation und den für eine qualitativ gute pädagogische Arbeit notwendigen Sachkosten abhängig. Die Miete und der Lebensunterhalt sind durch Sozialhilfe gewährleistet. Die KlientInnen versorgen sich in der Regel selbst. Die Finanzierung erfolgt auf Einzelantrag. Für ein Angebot werden abhängig vom jeweiligen Betreuungsschlüssel mit dem örtlichen Sozialhilfeträger jährlich feste Tagessätze vereinbart. Außerdem ist festgelegt, bei welcher Belegquote oder Auslastung eine hundertprozentige Finanzierung gesichert ist. Die Träger müssen daher die vereinbarte Auslastung möglichst erreichen und tragen ein ökonomisches Risiko.

Arbeitsprinzipien der Hilfen zum Wohnen

Die Konzepte der Projekte setzen unterschiedliche Schwerpunkte. Dennoch gibt es übergreifende Gestaltungsprinzipien, die sich bei der fachlichen Umsetzung des Hilfeplans und in den Angeboten realisieren:
- Beziehungsorientierte Hilfen,
- Orientierung am Individuum,
- Transparenz der Hilfeplanung.

9   **Beziehungsorientierte Hilfen**

Der Aufbau einer tragfähigen Beziehung zwischen BetreuerIn und KlientIn steht vor allem zu Beginn der gemeinsamen Arbeit im Mittelpunkt und ist Basis jeder weiteren Zusammenarbeit. Dieser Prozess dauert erfahrungsgemäß sehr lange. Die KlientInnen sind aufgrund ihrer Lebenserfahrungen mit Enttäuschungen und Zurückweisungen in Beziehungen zu Freunden, Bekannten, Familie, aber auch zu SozialarbeiterInnen und TherapeutInnen misstrauisch und zurückhaltend. Hilfreich ist daher, über kurze Kontakte Akzeptanz, Verlässlichkeit und Vertrauenswürdigkeit konkret erfahrbar zu machen, damit die KlientInnen Vertrauen aufbauen können. Im Betreuten Wohnen ist jedem Klienten/jeder Klientin ein(e) BetreuerIn kontinuierlich zugeordnet. Diese Kontinuität ermöglicht eine intensive prozessorientierte Einzelfallhilfe. Sie ermöglicht den BewohnerInnen auch, zu erfahren, dass eine Beziehung gehalten wird und in Konflikten und Krisen eine verlässliche Basis sein kann. Lebensorientierungen, Handlungsmuster und Kompetenzen der KlientInnen sind Grundlage der Betreuung. Lebenskonzepte und -haltungen – auch wenn sie mit denen der Professionellen konkurrieren – sind zuzulassen, nicht im Sinne einer Ist-mir-egal-Haltung, sondern als Akzeptanz. BetreuerIn und KlientIn sollten sich zieloffen in den Auseinandersetzungsprozess begeben. Im Dialog werden kleine Teilschritte zur gesundheitlichen und psychosozialen Stabilisierung entwickelt, im Wissen darum, dass dieser Prozess langfristig orientiert und von Ambivalenzen, Ängsten und Krisen begleitet wird.

Pole in der Gestaltung individueller Hilfen sind
- Behandeln – Verhandeln,
- Nähe – Distanz,
- Handlungszentriert – Gesprächszentriert,
- individuelle Orientierung – Soziale Orientierung,
- Übernahme von Hilfs-Ich-Funktionen – Autonomie,
- Empathie – Kritische Rationalität,
- Unterforderung – Überforderung (vgl. KAUDER/AKTION PSYCHISCH KRANKE 1997, S. 22).

Dazu gehört auch, die zur Lebensveränderung notwendige Zeit und die Fähigkeit der KlientInnen zur individuellen Problemlösung zu respektieren. Bewältigung ist ein komplexer individueller Prozess. Einzelne Schutzmechanismen verändern im Laufe der Zeit mehrfach ihren Charakter. Das heißt nicht, dass hier auf professionelles Wissen verzichtet werden kann und DrogenkonsumentInnen selbst die wahren ExpertInnen für die Lösung ihrer Schwierigkeiten sind, sondern dass bereits eingesetzte Bewältigungsstrategien Ausgangspunkt für die Erarbeitung neuer Lösungen sind. Es besteht ein direkter Zusammenhang zwischen der Möglichkeit, wichtige Entscheidungen im eigenen Leben selbst treffen zu können, der Erfahrung von Selbstwirksamkeit sowie der individuellen Aktivität und Handlungsbereitschaft.

10   Orientierung am Individuum

10.1   Als Arbeitsprinzip im Begutachtungsverfahren

Die Einschätzung des individuellen Hilfebedarfs legt über differenzierte Personalschlüssel die zur Verfügung stehenden personellen Ressourcen der Betreuung fest. In die Analyse fließt das der Betreuung zugrunde liegende Menschenbild und Konzept, ein ganzheitliches Verständnis der Lebenssituation in ihren biopsychosozialen Dimensionen und ein Modell von Drogenabhängigkeit (s. dazu DEGKWITZ 1999) ein. Es ist abzuklären, welche zeitlichen und fachlichen Ressourcen für die Betreuung notwendig sind und ob damit die fachlich festgelegten Betreuungsziele der Arbeit erreicht werden können.

In die Festlegung des Betreuungsschlüssels im Gutachten zur Kostenübernahme fließen differenzierte Einschätzungen ein, wie Unterstützung für den Klienten vom Projekt geleistet werden soll. Es sollte ein fachlicher Konsens gesucht werden: Bei der Einschätzung des individuellen Hilfebedarfs und der darauf abgestimmten Hilfen oder neudeutsch Komplexleistungsprogramme fließen fachliche Bewertungen des Gutachters, des umsetzenden Projektes und die Sicht des Klienten ein. Bei Dissens findet eine Fallkonferenz statt. Gibt es hier keine Einigung, so kann eine Schiedsstelle angerufen und danach gerichtlich Widerspruch eingelegt werden.

10.2   Als Arbeitsprinzip im Angebot/Projekt

Im Zentrum der Hilfen steht der Klient/die KlientIn mit seinen/ihren Bedarfen und Ressourcen. Einerseits soll er/sie befähigt werden, seine/ ihre Wünsche und Perspektiven zu äußern, andererseits legt das Projekt offen, innerhalb welcher Grenzen und Möglichkeiten auf die geäußerten Bedürfnisse eingegangen werden kann. Ausgehend vom im Gutachten erstellten Hilfeplan werden problem- und klientenbezogen Unterstützungsmöglichkeiten zusammengestellt und in Absprache mit den KlientInnen organisiert. Angestrebt wird die weitestgehende Mitwirkung der KlientInnen, in dem vorhandene Handlungskompetenz und Selbsthilferessourcen einbezogen sowie die (Wieder-)Herstellung der Selbststeuerungsfähigkeit und Autonomie gefördert werden.

Die individuelle Hilfeplanung im Angebot arbeitet in enger Kooperation mit dem Klienten/der Klientin. Sie bezieht sich auf
■ die Analyse der individuellen Ressourcen und Bedarfe,
■ eine gemeinsame Erarbeitung von Zielen der Hilfe,
■ eine Umsetzung in entsprechende Unterstützungsmöglichkeiten und realisierbare Teilschritte,
■ die Erschließung, Organisation und Vermittlung weiterer Hilfen.

11   Transparenz der Hilfeplanung und -leistung

Dem Klienten/der Klientin wird das Konzept und die Arbeitsweise des Projektes ausführlich dargelegt. Er/sie wird aktiv in die Hilfeplanung einbezogen und über einzelne Schritte informiert. Der Hilfeprozess wird mit dem Klienten/der Klientin reflektiert, weitere Schritte werden ausgehandelt. Er sollte für ihn/sie durchschaubar und nachvollziehbar sein. Ein Ansatz ist das Aushandeln eines schriftlichen Betreuungsvertrages, in dem Bereiche, in denen der Klient/die Klientin etwas für sich verändern möchte, festgelegt werden. Transparenz beinhaltet eine kontinuierliche Dokumentation (Dokumentation klientenbezogener Arbeit mithilfe von Tätigkeitsdokumentation und der Veränderungen einzelner Lebensbereiche, Auswertung der Hilfeprozesse anhand von Kriterien), Reflexion und Qualitätssicherung. Es ist zu überprüfen, ob die abgesprochenen Ziele situationsgerecht sind, wie sich der Hilfeprozess entwickelt hat und aus welchen Gründen er von den zuvor formulierten Erwartungen abweicht. Gegebenenfalls werden die weiteren Ziele den Veränderungen angepasst.

Eine kontinuierliche Reflexion und Auswertung ist Bestandteil des Betreuungsprozesses. Sie findet

- mit dem Klienten,
- in kollegialer Beratung,
- Supervision,
- Fortbildung und
- im Auswertungsgespräch mit dem Gutachter statt.

Je mehr die Betreuungssituation dem privaten Alltag unter Menschen gleicht, umso notwendiger ist es, Rollen abzuklären und Vereinbarungen zu treffen, die den professionellen Anteil jenseits der persönlichen Beziehung deutlich machen. Die im Gespräch entwickelten Bedarfe werden mit den KlientInnen besprochen und mögliche Lösungsvorschläge gemeinsam erarbeitet. Dieser Dialog setzt ein Gespür dafür voraus, welche Ziele der Bewohner/die Bewohnerin erreichen möchte und in welchem Maße seine/ihre Verantwortlichkeit, Kompetenz und Ressourcen in die Arbeit einfließen können.

12   Ausblick

Soziale Arbeit, so auch die Betreuung im Bereich Wohnen für DrogenkonsumentInnen, bedient sich zunehmend eines der Betriebswirtschaft entlehnten Vokabulars, um ihre Arbeitsweisen zu beschreiben. Prozessorientierte professionelle Beziehungsarbeit wird als Komplexleistungsprogramm (s. »Integrierter Reha- u. Behandlungsplan«, in: KAUDER 1997) beschrieben, das über Betreuungsschlüssel, Personalstandards, Tätigkeitskataloge und Hilfepläne strukturiert sowie standardisiert wird. Es ist zu prüfen, wie die betriebswirtschaftliche Sichtweise langfristig die Arbeitsansätze verändern wird. Betreuung könnte analog der Pflege zunehmend in Einzelschritte zerlegt werden, in denen notwendige Arbeitsbereiche nicht mehr berücksichtigt, irgendwann in die Zeitkontingente nicht mehr einbezogen und damit nicht mehr praktiziert werden. Beispielsweise im Bereich sozialer Beziehungen der KlientInnen bedeutet ihre Einschränkung oder ihr Fehlen, dass der Betreuer nicht nur Hilfen in praktischen Angelegenheiten leistet, sondern auch in großem Umfang als Ansprechpartner zur Verfügung steht. Der Zeitbedarf für diesen Bereich wird in der Regel unterschätzt (vgl. METZLER 1998).

Erfolge in der Arbeit bzw. die Wirksamkeit der Hilfen sind nach einem sorgfältigem Festlegen von Kriterien bezogen auf einen individuellen Betreuungsverlauf möglich und nicht anhand objektiver Kennzahlen messbar.

Eine ausreichende Zeit zum Aufbau von Vertrauen und eines Arbeitsbündnisses sollte weiterhin zur Verfügung stehen. Dabei ist zu berücksichtigen, dass der Prozess der Stabilisierung und der Zusammenarbeit selten linear verläuft, sondern von Phasen der Ambivalenz, Stagnation, Rückfall und Krise geprägt ist. Diese Erfahrung ist bei der Beurteilung der Effizienz von Hilfen zu berücksichtigen.

Der Zugang zum Betreuten Wohnen sollte weiterhin so niedrigschwellig wie möglich sein. Auch ist der Gefahr zu begegnen, dass die Drogenhilfe im Wohnbereich zukünftig in zwei Teile zu zerfallen droht: eine Basisversorgung für stark verelendete DrogenkonsumentInnen und differenzierte Angebote für diejenigen, die ihre Bedarfe artikulieren können und sich verändern wollen. Veränderungsbereitschaft wäre dann ein Kriterium des Zugangs. Es würde diejenigen ausgrenzen, die diese Hilfe am nötigsten, aber die meisten Schwierigkeiten hätten, sich auf sie einzulassen.

Literatur

Degkwitz, P. (1999): »Abhängig« oder »selbstbestimmtes« Individuum? Anmerkungen zur Auseinandersetzung um das Verständnis von Drogenkonsum und -abhängigkeit. In: H. Stöver (Hrsg.): Akzeptierende Drogenarbeit.

Heiner, M./Meinhold, M./Spiegel, H. von/Staub-Bernasconi, S. (1998): Methodisches Handeln in der sozialen Arbeit.

Igl, G. (1995): Die Einführung leistungsgerechter Entgelte bei der Hilfe in Einrichtungen nach dem Bundessozialhilfegesetz.

Kauder, V./Aktion Psychisch Kranke (Hrsg.) (1997): Personenzentrierte Hilfen in der psychiatrischen Versorgung.

Knuf A., Seibert U. (2000): Selbstbefähigung fördern – Empowerment und psychiatrische Arbeit.

Leitlinien der akzeptierenden Drogenarbeit in Wohnprojekten (1999): In: akzept, DAH: Leitlinien der akzeptierenden Drogenarbeit.

Metzler, H. (1998): Ein Modell zur Bildung von »Gruppen von Hilfeempfängern mit vergleichbarem Hilfebedarf« gemäß §§ 93, 93a BSHG.

Miller W.R./Rollnick S. (1999): Motivierende Gesprächsführung – Ein Konzept zur Beratung von Menschen mit Suchtproblemen.

Salman, R./Tuna S./Lessing A. (Hrsg.) (1999): Handbuch interkulturelle Suchthilfe.
Schellhorn, W./Jirasek, H./Seipp, P. (1999): BSHG – Kommentar zum Bundessozialhilfegesetz.
Wendt, W.R. (1997): Casemanagement im Sozial- und Gesundheitswesen.

IX	**Arbeitsplätze für Drogenkonsumenten**
	Beschäftigungs-, Qualifizierungs- und Ausbildungsprojekte
	zur beruflichen Integration
	Von Hans Beierlein

1.	**Neues Arbeitsfeld: Drogenhilfe und berufliche Integration**

Beginnend in den 80er Jahren wurden im Umfeld der Drogenhilfe
Arbeitsplätze/-projekte für Drogenkonsumenten eingerichtet. Ansteigende
Massenarbeitslosigkeit, reduzierte Chancen, sich mit Jobs und Schattenarbeit
zu finanzieren, waren Anlass dieser »Jobexperimente«. Zahlreiche Projektgründungen in den 90er Jahren dokumentieren die Weiterentwicklung dieser
Beschäftigungsversuche von zu einem eigenständigen Ansatz und Arbeitsfeld der Drogenhilfe.
In den Anfängen galt es, das grundsätzliche Funktionieren sowie den stabilisierenden und den integrierenden Beitrag solcher Projekte zu beweisen und
die Arbeitsfähigkeit von Konsumenten auch in unterschiedlichen Konsumphasen oder in der Substitution zu belegen. Definitionen für »arbeitsfähig
sein« und »dem Arbeitsmarkt zur Verfügung stehen« bedingen mögliche Förderungen und Leistungen zur beruflichen Integration und Rehabilitation. Al-
tes Denken setzte berufliche Rehabilitation als letzten Schritt nach der erfolgreichen Therapie hinten an. Heute wird in Arbeitsprojekten bereits auch in
Phasen des Substanzgebrauchs (akut, reduziert, ausstiegsorientiert ...) oder
der Substitution beschäftigt, qualifiziert und integriert. Maßstab ist die aktuell, real abrufbare Arbeits- und Leistungsfähigkeit, eine zeitnahe Situationsveränderung, die als Prozess und Entwicklung der gesamten Persönlichkeit
betrachtet wird.
Das Fernziel bleibt erhalten: nachhaltige berufliche Integration und Rehabilitation. Die Wege dorthin haben sich differenziert. Wer es nicht oder noch
nicht schaffen kann, soll trotzdem die individuell mögliche, beste berufliche
Einbindung finden. Elemente des Integrationsprozesses sind niedrigschwellige Jobprojekte, befristete Beschäftigung, Substituiertenprojekte, Qualifizierung und Ausbildung bis zur Vermittlung in Arbeitsplätze des allgemeinen
Arbeitsmarktes.

1.1   Prozesscharakter von Arbeitslosigkeit und Drogenabhängigkeit

»Gib mir den Job, dann komme ich von den Drogen runter« – »Wenn ich clean bin, suche ich mir Arbeit und eine Wohnung« – »Ich brauche das Geld, lass mich heute arbeiten«, Alltagssprache und Sozialwissenschaft benennen den engen Zusammenhang von Arbeitslosigkeit und Drogenabhängigkeit. Arbeitslosigkeit, besonders Langzeitarbeitslosigkeit, ist ein psychosozialer Stressor (vgl. KIESELBACH 1999, S. 22 f.).

Arbeitslosigkeit kann sich vielfältig auswirken, sie wird verbunden mit:

- sozialen Beziehungen, Familie, Partner, Kinder, Freizeitverhalten,
- Kontaktverlust,
- finanziellem, materiellem Abstieg, Verschuldung,
- loser Tagesstruktur,
- Abwertung des Selbstwertgefühls,
- psychischen Problemen,
- Gesundheit,
- reduzierter Lebensqualität,
- geringen Wiedereingliederungschancen,
- Problemanstieg aufgrund langer Zeitdauer,
- erschwertem Lernen,
- Entwertung von Qualifikationen, Berufserfahrung,
- sinkenden Versicherungsansprüchen,
- Status als Hilfeempfänger, Klient,
- Verlust gesellschaftlicher Teilhabe, Ausgrenzung.

Gegenübergestellt bieten Arbeitsplätze neben Lohn/Gehalt auch soziale Kontakte, Erfolg, Tätigkeit, Selbstwertgefühl usw. Die Integrationsleistung von Erwerbsarbeit und ihre stabilisierende Funktion für Drogenkonsumenten ist Ansatz und Basis von Arbeitsprojekten. Arbeit kann belastend und entlastend sein. Trends in der Arbeitswelt, technische Veränderungen, Massenarbeitslosigkeit, Leistungsverdichtung, Tarife und Arbeitszeit, Globalisierung, Entwertung von Qualifikationen und Berufsbildern betreffen nicht nur den ersten Arbeitsmarkt, sondern beeinflussen auch Social Firms in ihrer Arbeitsweise, Erfolgsaussichten, im Erleben von Arbeit oder der Branchen- oder Produktwahl.

Daraus resultiert für berufliche Konzepte eine Sicht von Arbeitslosigkeit, Drogenkonsum, sozialer und beruflicher Integration als individuellen, sozialen und gesellschaftlichen Prozess. Drogen- und Berufshilfe bilden ein Netzwerk von Angeboten für individuelle Situationen und Lebenslagen.

1.2   Warum Arbeitsprojekte für Drogenkonsumenten?

Sie sind eine direkte Antwort auf die oben skizzierten Probleme, die in Zielen/Konzepten der Projekte aufgegriffen werden: legaler Gelderwerb, neue Tagesstruktur, Normalität, soziale Kontakte, Entschuldung, Freizeit, Qualifizierung in nachgefragten Berufen, Umgang mit neuer Technik, Anspruchserwerb auf Leistungen usw. Arbeitsangebote bieten eine schnelle Situationsänderung und Chance auf zeitlich befristete oder dauerhafte Verbesserungen. Dies verdeutlicht sich im Rollenwechsel vom »Klienten« zum Mitarbeiter einer »sozialen Firma«, der bezahlte Leistungen und Arbeiten für Kunden umsetzt. Dazu sind allerdings angemessene Arbeits-, Leistungsbedingungen, individuelle Förderung und soziale Betreuung notwendig, die z.B. spezielle Arbeitsprojekte bieten.

Die Drogenhilfe zeigt mit Arbeitsprojekten:
- Interesse an der Lebenssituation von Drogenkonsumenten, verbunden mit einer gesellschaftspolitischen Intervention,
- dass Arbeitsplätze für Drogenkonsumenten dringend benötigt werden,
- einen Nachweis der sozialen Tragfähigkeit von Arbeit für Drogenkonsumenten,
- übertragbare, innovative Modelle/Kooperationen in Qualifizierung und Ausbildung,
- eine Weiterentwicklung der Drogenhilfe entlang der Situation der Betroffenen und Nutzer,
- den immer noch wichtigen Stellenwert des Faktors Arbeit und beruflicher Integration,
- eine neue Sicht, Erfahrung zu ihren »Klienten« und deren Leistungsvermögen.

2   Entwicklungen: Vom Jobprojekt zu Reha-Standards

Der mudra e.V. entwickelt in Nürnberg seit 1985 Arbeitsprojekte im Kontext akzeptierender Drogenhilfe. Anhand deren Projektgeschichte soll Zugang zu aktuellen Standards beruflicher Rehabilitation gefunden werden.

2.1   Gründerjahre: Beschäftigungsprojekte –
Alternative Betriebe – Selbsthilfe

Der mudra e.V. initiierte 1985 mit dem Waldprojekt die ersten Arbeitsplätze für Drogenkonsumenten. Über ABM- und BSHG-Stellen wurde eine befristete Beschäftigung ermöglicht. Mit dem Ziel von ganzheitlichen Arbeitsprozessen, ökologischem Anspruch, Mitbestimmung, aber auch mit der geringen technischen Ausstattung, Kapitalmangel u.a. orientierte man sich an alternativen Betrieben und Selbsthilfeprojekten. Typische Konfliktthemen waren: Leistungsanforderungen, Fehltage, Verdienst, Rückfälle, Drogengebrauch, Arbeitsteilung, Kooperation Beratungsstelle/Projekt. Öffentliche Geldgeber konnten schrittweise für das Projekt gewonnen werden. Neben der täglichen Mitarbeit der Sozialarbeiter im Wald umfasste deren Aufgabenbereich:

soziale Betreuung, Arbeitgeberrolle, Kundenbetreuung, Technik und Maschinen, Buchhaltung, Fachanleitung. Die Kooperationspartner von mudra erweiterten sich entsprechend: lokale Beschäftigungsprojekte, Lieferanten, Kunden, Arbeitsamt, Hauptfürsorgestelle usw. 1987 begann die Kunstwerkstatt als eigenständiges Frauenprojekt. Stetige Konzeptentwicklung, Suche nach weiteren Aufträgen und Arbeiten, Verbesserung der Ausstattung bereiteten den Weg für umfangreiche neue Initiativen. Insbesondere die Schweizer Erfahrungen mit Jobprojekten und der Wunsch nach Qualifizierung und Ausbildung motivierten zum weiteren Ausbau.

2.2   Etablierung und Differenzierung: Tagesjobs – Qualifizierung und Ausbildung

Im Jahr 1993 stieg die Anzahl der Arbeitsplätze bei mudra erheblich: Das Tagesjobprojekt beschäftigte stunden- und tageweise akute User und Substituierte. Der Garten- und Landschaftsbaubetrieb ermöglichte Qualifizierung und Ausbildung in einem anerkannten Beruf. Mit Gesellen und Ingenieuren kam wirtschaftliches Fachpersonal und ein Qualitätssprung in die Projekte. Ein breites Spektrum an Arbeiten und Dienstleistungen wurde etabliert. Arbeitsplätze und Projekte wurden neu gruppiert: Nachsorge, Substitution, akute User; Differenzierung in Wochenstunden, Leistungs- und Qualifikationsanforderungen. Durch Investitionen wurde die Ausstattung verbessert und als wichtiger Faktor begriffen. Neue öffentliche Förderungen, Umsatzwachstum und das Auftreten als Kleinbetrieb erforderten den Aufbau von Projektverwaltung, Arbeitsteilung in Projektmanagement, Betreuung und Produktion/Dienstleistung. Neue Konflikte traten in den Blick: Konkurrenz und Fachverbände vor Ort; unterschiedliche Arbeitsbedingungen in Projekten und gegenüber der Drogenhilfe, Eigenerwirtschaftung, Auftragsdruck, Konzeption u.a. mehr.

Arbeitsprojekten gelang die Etablierung aus einem »exotischen« Versuchsstadium zu einem selbstbewussten Ansatz im Netz der Drogenhilfe und zu einem regional akzeptierten Betrieb. Vergleiche mit der Etablierung akzeptierender Drogenarbeit lassen sich durchaus ziehen: Arbeitsprojekte entwickeln eine Eigendynamik in der Drogenhilfe, die finanzielle Ressourcen und Verständnis einfordert, eigenständige Normen, Vorgehensweisen und Ideen offensiv realisiert und damit neue Wege im etablierten System ermöglicht.

Parallel dazu entwickelten sich lokale Beschäftigungsprojekte für Jugendliche oder Langzeitarbeitslose. Feldübergreifend sind die Ideen von Integrationsfirmen für psychisch kranke Menschen (Zuverdienstarbeit, offensive, selbstbewusste Marktteilnahme) zu sehen, an denen sich Drogenprojekte in Konzeption, Finanzierung, Wirtschaftlichkeit und Kooperation orientieren können.

3   **Berufliche Angebote und Projekte**

Im Kontext eines Netzes von beruflichen Angeboten tritt die Drogenhilfe selbst als Träger, Verbundpartner auf oder in die Kooperation ein. Ferner können drogenfachliche Beratung für Firmen, Bildungsmaßnahmen oder allgemeinen Beschäftigungsprojekten usw. bereitgestellt werden. Die Angebotspalette sollte je nach Situation am regionalen Arbeitsmarkt und den vorhandenen beruflichen Institutionen umgesetzt werden. Wenn lokale Aktivitäten fehlen, sollte die Drogenhilfe zumindest Jobprojekte und Beschäftigung von Substituierten (mit-)initiieren.

3.1   **Projekt- und Betriebsformen**

In Stichworten werden Charakteristika von Angeboten benannt.

■ Jobprojekte

Jobprojekte bieten tage- oder stundenweise Beschäftigung, die arbeitsrechtlich als Aushilfe, geringfügige Beschäftigung im Rahmen von 325-€-Jobs angeboten werden. Besonders in der Schweiz wurden frühzeitig solche Projekte eingesetzt. Große Zuverdienstfirmen wurden in der BRD für psychisch kranke Menschen entwickelt. Jobbörsen vermitteln Jobs an Interessenten über Karteien, Internet oder Telefon.

Charakteristika:

– Interne Betreuung 1:10/12,
– Kooperation Streetwork/Substitutionsamb.,
– Zuverdienstgrenzen (Alhi/Sozialhilfe),
– auch Teilzeitbeschäftigung möglich,
– 6 bis 15 Wochenstunden,
– einfache Arbeitsanforderungen/Tätigkeiten,
– Anleitung oft durch Sozialarbeiter, wenig Fachkräfte aus der Wirtschaft,
– Arbeitsteams mit drei bis sechs Personen, mit permanenter Anleitung,
– berufliche Orientierung, Arbeitserprobung,
– Tagesstruktur, Motivation,
– legaler Gelderwerb,
– stufenweiser, niedrigschwelliger Arbeitseinstieg,
– Vermittlung in Beschäftigungsprojekte,
– oft Low-Buget-Projekte mit niedriger öffentliche Finanzierung,
– offensive Marktteilnahme zur Finanzierung,
– Eigenerwirtschaftung 40% bis 60%.

Projekte: Hamburg, Nürnberg, Berlin, Wien, Zürich.

■ Beschäftigungsprojekte

Über Individualförderungen (ABM, SAM, BSHG 19,2 ...) entsteht eine befristete Beschäftigung mit begleitender sozialpädagogischer Betreuung und Arbeitsanleitung. Die begrenzte Marktteilnahme und Qualifizierungsanteile sind

förderrechtlich definiert. Vorteilhaft ist ein stufenweiser Einstieg über Job-
projekte und nach Maßnahmenende Übergang in Qualifizierung, Ausbildung,
Normalbetrieb.
Charakteristika:
– Betreuung im Projekt eins zu acht,
– beschränkte Marktteilnahme,
– 19 bis 38,5 Wochenstunden,
– Zuweisungskriterien,
– Befristung auf ein bis drei Jahre,
– Gruppengröße vier bis zehn Personen,
– Fixierung auf bestimmte Arbeiten/Branchen Produktionsausstattung ein-
  geschränkt wegen fehlender Finanzierungsmöglichkeiten,
– Maßnahmenorientierung,
– Eigenerwirtschaftung 15% bis 30%, selten höher,
– Arbeitsteilung Fachpersonal/Sozialarbeit,
– oft zu wenig Fachpersonal,
– viele Substituierten-Projekte,
– sehr verbreitetes Angebot, Zugang auch zu nichtspezifischen Maßnahmen
  für Arbeitslose,
– Abhängigkeit von Fördermitteln/-politik,
– Arbeitsfähigkeit, berufliche Schlüsselkompetenzen trainieren.
Projekte/Adressen/Informationen: http://www.bagarbeit.de

■ Qualifizierungs- und Ausbildungsbetriebe
In Qualifizierungsphasen von ein bis drei Jahren werden nachgefragte Teil-
qualifikationen, Module aus Berufsbildern oder anerkannte Berufsausbildun-
gen durchlaufen. Positiv wirken sich vorangestellte berufliche Orientierung,
Praktika und Berufserfahrung in Beschäftigungsprojekten aus. Eine Kombination mit ausbildungsbegleitenden Hilfen (abH) oder interner Nachhilfe ist
wichtig. Bei Ausbildung kann Berufsschulpflicht entstehen, manchmal auch in
externem Blockunterricht.
Charakteristika:
– Anerkennung als Ausbildungsbetrieb notwendig,
– qualifiziertes Fachpersonal,
– geeignete Aufträge/Kontinuität,
– moderne Produktionsmittel/Betriebsstandards,
– Gründungsaufwand erheblich,
– Betreuungsschlüssel branchenabhängig,
– entwicklungsstarke Berufsbilder notwendig,
– hohe Leistungsanforderungen,
– oft Nachsorgeorientierung,
– Betreuung intern und extern,
– Vorbereitungsphase sinnvoll,
– Module/Phasen/Praktika,
– Kooperation mit Firmen/Bildungsträgern,

– Kleingruppen mit zwei bis sechs Personen,
– Vollzeit, weniger Teilzeit,
– kostenintensiv, Eigenerwirtschaftung möglich, teilweise auch rechtlich ausgeschlossen,
– begrenzte Förderdauer,
– Theorie/Praxis, neue Lernmethoden,
– Dauer ein bis drei Jahre,
– Zuweisung durch Kostenträger.

■ Integrationsfirmen
Integrationsfirmen/-projekte/-unternehmen, auch als Selbsthilfefirmen oder Soziale Betriebe bezeichnet, verstehen sich gleichzeitig als Social Firms, besondere Betriebe und sehen sich als Teil des allgemeinen, ersten Arbeitsmarktes.
Charakteristika:
– Offensive Marktteilnahme,
– marktgängige Förderungen,
– GdB, Schwerbehinderung vorausgesetzt,
– SGB IX einbezogen,
– hohe Akquisitionsarbeit notwendig,
– hoher Investitionsbedarf,
– Teil einer aktiven Firmenbewegung aus der Psychiatrie heraus,
– unbefristete Dauerarbeitsplätze,
– Kooperation mit Industrie,
– Koppelung mit Zuverdienstfirmen,
– hohe Eigenerwirtschaftung 40% bis 80%,
– gute Ausstattung/Modernisierung,
– Arbeitsbetreuung intern 1:8, sonstige extern.
Projekte/Literatur/Adressen:
http://bag-integrationsfirmen.de
http://faf-gmbh.de

■ Bildungsmaßnahmen
Berufliche Bildungsmaßnahmen für Drogenkonsumenten beinhalten Berufsorientierung, Bewerbungstraining, Praktika, Theorie-/Bildungsteile und weitere Qualifikationselemente. Inzwischen bekunden auch Bildungsträger Interesse an speziellen Maßnahmen für Drogenkonsumenten oder Substituierte. Die Drogenhilfe/Projekte kann hier kooperieren, z.B. Übergang aus Job- oder Beschäftigungsprojekten und zugleich den drogen-fachlichen Hintergrund anbieten.
Charakteristika:
– Große Gruppen mit 12 bis 20 Personen,
– Vermittlungsquote vorgegeben,
– gute Arbeitgeberkontakte,
– Finanzdruck durch Vergleichsangebote,

– sinnvoll in Ballungsräumen,
– Praktika,
– Theorie- und Qualifizierungsphasen,
– drogenbezogene Betreuung oft extern.

■ Integrationsfachdienste
Bieten flächendeckend nach dem neuen SGB IX in allen Arbeitsamtsbezirken
Beratungsleistungen für Arbeitslose oder auch für Beschäftigte zum Erhalt eines Arbeitsplatzes an. Voraussetzung ist die Anerkennung als Schwerbehinderter. Arbeitsberatung, rechtliche Beratung für arbeitslose Drogenkonsumenten wurde bisher von der Drogenhilfe nur vereinzelt angeboten.

■ Weitere Angebote und Kooperationen
An der Schnittstelle von medizinischer, sozialer und beruflicher Rehabilitati-
on existieren weitere Anbebote:
– Nachholen von Schulabschlüssen,
– Berufsbildungs-, Trainingszentren,
– ausbildungsbegleitende Hilfen,
– Kombination Therapie/Schule/Ausbildung,
– Arbeitstherapie,
– Arbeitserprobung,
– (gemeinnützige) Arbeitnehmerüberlassung,
– Zeitarbeit,
– Kombi-Lohn,
– Führerscheinerwerb, Kurse, Zertifikate,
– BSHG-Mehraufwand,
– Qualifikations-ABM,
– Fort- und Weiterbildung.

3.2   **Standards zu Arbeitsprojekten und**
       beruflicher Integration der Drogenhilfe

        Zusammenfassend werden einige fachliche Anforderungen für Ar-
beitsprojekte und die berufliche Integration von Drogenkonsumenten sum-
miert:
■ Differenzierung nach Konsumphasen in Kleingruppen (Zielgruppen),
■ Überschaubarkeit des Projektes, kompakte, kleine flexible Einheiten,
■ gutes Betriebsklima und Arbeitsatmosphäre, feste Arbeitsteams,
■ zeitgemäße Ausstattung, Produktionsmittel, qualifiziertes Fachpersonal,
■ wirtschaftliche, soziale und drogenfachliche Orientierung: Social Firm,
■ nachgefragte zukunftsfähige Arbeitsfelder, Branchen oder hohe Spezialisierung in Nischen,
■ differenziertes Leistungsniveau, angemessene Qualitäts- uns Arbeitsanforderungen,

- enge Anbindung an die Drogenhilfe, um an fachlichen Entwicklungen teilzunehmen,
- Kooperationsfähigkeit mit anderen Institutionen, Betrieben, Arbeitgebern,
- Verschiedene Bausteine/Module/Profile,
- Einstieg, Tagesjobs, Teilzeitjobs, Berufliche Orientierung,
- Beschäftigung, Qualifizierung, Ausbildung,
- Dauerarbeitsplätze, Betreuung am externen Arbeitsplatz,
- Praktika, Arbeitnehmerüberlassung, Arbeitsplatzakquise,
- Verweildauer an individuelle Entwicklungen, Fort- und Rückschritte angepasst,
- integrierte Betreuung (Drogenkonsum, Person, Lebenswelt, Schulden, Justiz) plus Kooperation mit Fachberatungsstellen der Drogenhilfe u.a.,
- Anlehnung an tariflichen Verdienst plus differenzierte Leistungsanreize,
- Beratungskompetenz zu Arbeit, Arbeitslosigkeit, beruflichen Angeboten in jeder Beratungsstelle, Drogenhilfeeinrichtung aufbauen, Qualifizierung des Personals.

4   Rahmenbedingungen und Finanzierung

4.1   Gesetzlicher Rahmen und Förderauflagen

Öffentliche Förderungen sind mit Programmbedingungen, Einschränkungen der Marktteilnahme, Abrechnungs- und Berichtsstandards, Buchhaltungsauflagen usw. ausgestattet. Ohne fundierte Rechtskenntnisse, Verwaltungsorganisation, Zusammenarbeit mit Steuerberatern, Fachkräften sollte kein Projekt gestartet werden. Projekte und Soziale Firmen arbeiten vorwiegend mit der Rechtsform des Zweckbetriebes eines eingetragenen Vereins oder eigenständig als gemeinnützig anerkannte (g)GmbH in Trägerschaft der Drogenhilfe, Kommune bzw. weiteren sozialen Institutionen. Aufgrund des Nonprofitcharakters fließen die Erlöse aus der Arbeit in das Projekt (Arbeitsplätze, Ausstattung ...).

Arbeitsprojekte sind in eine Vielzahl von gesetzlichen Rahmenbedingungen für die wirtschaftliche Tätigkeit, berufliche Rehabilitation oder Qualifizierung und öffentlichen Förderungen eingebunden. Grundlegend sind Gesetze aus den Bereichen der Rehabilitation, den SGBs, Gewerbeaufsicht, EU, Berufsgenossenschaft, Arbeits- und Unfallschutz, Arbeitsrecht, Verbraucherschutz, Steuerrecht usw. Je nach Dienstleistungs-, Produktions- und Arbeitsfeld gelten weitere Vorschriften, z.B. VOB, Lebensmittelrecht, Gewährleistung u.a. mehr.

4.2   **Finanzierungstools zur öffentlichen Förderung**

Arbeitsprojekte benötigen zu ihrer Existenz und qualitativ guter Arbeit öffentliche Förderungen. Der Anteil der Eigenfinanzierung aus Produktion und Dienstleistung liegt zwischen 20% bis 60% und wird durch Arbeitsfeld, Konzept, Fachlichkeit, Leistungsvermögen, graduelle Ausprägung/Beschränkung der Marktteilnahme, Produktionsausstattung usw. bedingt. Durch anteilige Mischfinanzierungen beteiligen sich mehrere öffentliche Geldgeber an den Kosten. Solche Leistungen entstammen nur punktuell aus gesetzlichen Rechtsansprüchen zur beruflichen Rehabilitation. Drogenprojekte akquirieren deshalb Fördermittel aus dem Feld der Jugendberufshilfe, Mitteln zur Integration von Langzeitarbeitslosen und Schwerbehinderten (psychisch kranken Menschen) in ihr Finanzkonzept. Viele Subventionen sind freiwillige Leistungen aus befristeten Förderprogrammen. Modellprogramme zur beruflichen Integration von Drogenkonsumenten wurden von Ländern und Bund nur sekundär initiiert. Wirtschaftsförderungen konnten bisher von Sozialen Firmen nur in Ausnahmen erreicht werden.

Aufgrund jährlicher Beantragung, Befristung und Abrechnung besteht ein erhebliches finanzielles Risiko für die Träger. Die mangelnde langfristige Planbarkeit und permanente Unsicherheit wirkt sich negativ auf die Beschäftigten im Projekt aus.

Soziale Firmen kombinieren in ihren Finanzierungsstrategien unterschiedlichste Subventionen: Individualförderungen (für Lohn, Beschäftigung, Unterhalt); Betreuung, Fachanleitung, Qualifizierung, Ausbildung; Investitionen/Arbeitsplatzeinrichtung; Projektkosten, Verwaltung und Management; soziale Integration, Vermittlung, Nachbetreuung.

Der Verwaltungsaufwand ist erheblich und erfordert Spezialkenntnisse. Die Fachkompetenz des Trägers, drogen- und arbeitspolitischer Support, eine transparente, erfolgreiche Mittelverwendung und direkter Bezug zu den Nutzern der Angebote zählen zu den weiteren Basics.

Förderinstrumente und Institutionen werden tabellarisch für einen ersten Überblick benannt. Für Projektgründungen wird der Kontakt zu bestehenden Projekten und Firmen, der Einbezug von regionalen Beratungsangeboten, Landesarbeitsgemeinschaften, Seminaren, Fachliteratur und Anfragen bei potenziellen Geldgebern notwendig (ARBEITSLOSENPROJEKT 2001). Weitere Literatur, Adressen sowie Websites mit Links zur öffentlichen Finanzierung finden sich im Anhang.

- ■ Bundesanstalt für Arbeit, Arbeitsämter, Landesarbeitsämter
- – Befristete Beschäftigungsmaßnahmen (ABM, SAM);
- – Unterhaltsgeld, Lohnkostenzuschüsse (degressiv), Beihilfen;
- – Eingliederungszuschüsse, z.B. Schwerbehinderte, Langzeitarbeitslose;
- – freie Förderung nach § 10 SGB III;
- – SGB IX, Integrationsfachdienste;
- – Sofortprogramm Abbau Jugendarbeitslosigkeit ...

- Bezirke/Kommunen/Sozialamt/regionaler Sozialhilfeträger
- BSHG § 19,2 – Lohnkostenzuschüsse;
- Projektzuschüsse aus kommunaler Beschäftigungsförderung, Drogenhilfe- und Jugendhilfeetat;
- Förderung durch kommunale Aufträge und Dienstleistungen;
- einmalige Beihilfen zur Gründung;
- Vermittlung von kommunalen Stiftungen;
- freiwillige Leistungen zur Projektgründung und Arbeit, z.B. Betreuung, Projekt-/Geschäftsleitung;
- Unterstützung aus Mitteln des Drogenhilfeetats für niedrigschwellige Angebote (Tagejobs ...);
- Anteilsfinanzierung in Kooperation mit Land/Bund/EU.

- Integrationsämter/Hauptfürsorgestellen (Landesämter)

Grundlage der Förderung nach dem neuen SGB IX sind hier der Nachweis des GdB, der Schwerbehinderung für den Zugang zu Mitteln der Ausgleichsabgabe.
- Minderleistungsausgleich bei Dauerarbeitsplätzen für Schwerbehinderte;
- Investitionen zur Arbeitsplatzschaffung;
- Nachteilsausgleich, Mehraufwendungen, besonderer Aufwand bei der beruflichen Integration Schwerbehinderter, innerbetriebliche Betreuungsfachkräfte (Arbeitsassistenz);
- wirtschaftliche Beratung, Stellungnahmen;
- Integrationsfachdienst;
- Weiterbildung/Schulung/Öffentlichkeitsarbeit;
- Selbsthilfefirmen, Integrationsbetriebe, -unternehmen, WfBs.

- Bundesländer/Landes-/Bundesministerien
- Landesprogramme (Jugend-, Arbeitslosigkeit, Frauen, Langzeitarbeitslose, Migranten, Drogenkonsumenten ...);
- Modellförderungen für Projekte, besondere Zielgruppen;
- wissenschaftliche Begleitung;
- inländische Mittel für EU-Programme;
- Fachberatungsinstitutionen auf Landesebene.

- Europa

Derzeit beginnen wieder Förderprogramme der EU wie z.B.
- Europäischer Sozialfonds, Strukturfonds, EQUAL.

- Stiftungen/Sponsoring

Informationen hierzu finden sich in Stiftungshandbüchern, direkt bei bekannten Stiftungen wie »Aktion Mensch«, den Bankstiftungen und über die Wohlfahrtsverbände. Aktuell sind auch viele Fortbildungen zu Socialsponsoring nutzbar.

4.3   Checkliste Projektgründung

Eine kurze Auflistung von Arbeiten zur Projektgründung verdeutlicht die Komplexität des Arbeitsfeldes:

– Konzepterstellung: Projekt/Betrieb – Betreuung – Qualifizierung usw., Kurzkonzept, Flyer;
– Integrationspläne, Bausteine, Angebote;
– Grundwissen: Arbeit – Arbeitslosigkeit – berufliche Integration – Drogenkonsum/-hilfe;
– Begeisterung für bestimmte Arbeitsfelder, Ideen, Identifikation;
– regionaler Bedarf, Arbeitsmarkt für Drogenhilfe/Nutzer, Einbezug User;
– Stellungnahmen des Drogenarbeitskreises, Psychiatrieplan, Kommune, Gesundheitsamt usw.;
– Kontaktphase, Umsetzung, Anträge, Support-Strukturen, Politik;
– Analyse und Einbindung in lokale berufliche Angebote, Notwendigkeit darstellen;
– Kooperationspartner gewinnen: Träger, Institutionen, Lieferanten, Firmen, Arbeitgeber;
– Marktanalysen, Auflistung möglicher Auftraggeber, Produktnachfrage, Dienstleistungen;
– wirtschaftliche Planung/Konzeption für drei bis fünf Jahre, Wirtschaftsgutachten von Fachberatung;
– Stellungnahmen von Kammern, Arbeitsamt, Berufsorganisationen, Wohlfahrtsverband;
– Anerkennung als Ausbildungsbetrieb, Qualifizierungsmodule, Qualifizierung Stammpersonal;
– öffentliche Förderung, Investitions-, Finanz- und Liquiditätsplanung, Restkosten, Zwischenfinanzierung ...;
– Förderanträge, Bescheide, Abwicklung;
– Raum- und Mietnachweis;
– Nachweis Eigenmittel, Planung Einnahmen nach Jahren, Maßnahmen bei degressiver Förderquote;
– Akquisition: Räume, Mitarbeiter, Aufträge, TeilnehmerInnen/Nutzer;
– Zukunftsplanung;
– Pilotphase, Investitionen, Start und Umsetzung, Pilotaufträge usw.

5   Topics in Arbeitprojekten und Sozialen Betrieben

Aus den Diskussionen in der Praxis dieses Arbeitsfeldes werden einige Schlagworte benannt:

■ Beigebrauch, Drogenkonsum

Die täglich zu erbringende Arbeitsleistung/Arbeitsfähigkeit dient in akzeptanzorientierten Jobprojekten als Minimalanspruch zum tolerierten Drogenkonsum. Kontinuierlicher Beigebrauch, Rückfälle, Konsum, Substanzbewertung (Cannabis, Alkohol ...) werden in Qualifizierung- und Ausbildungsprojekten, bei beschäftigten Substituierten oder mit klarer Nachsorgeorientierung differenzierter betrachtet. Arbeit verbindet für gemeinsames Freizeit- und Konsumverhalten. Entlastung und Ansatzpunkte bieten: differenzierte Angebote nach Zielgruppen/Konsum-/Cleanstatus; möglicher Projektwechsel (z.B. von Vollzeit- zu Tagesjobs und zurück); Wiederbeschäftigung ermöglichen; Partizipation der (drogenerfahrenen) Mitarbeiter bei Normfindung und Kontrolle, Anstellung von Ex-Usern; Verständnis von Arbeitsintegration und Drogenkonsum/-ausstieg als diskontinuierlichen Prozess; Lernen in der Praxis, fachliche Auseinandersetzungen.

■ Leistungsgrenzen und Produktionsergebnisse

Es gibt Probleme mit Leistungsgrenzen, Gesundheit, Fehlzeiten, Arbeitsmotivation, periodisches Auftreten von Höchstleistung und ergebnislosem Werkeln, Raucherpausen, Leistungskritik, Überschätzung, problematischen Tagesabläufen, Kritik vom Kunden, Verzweiflung und Flucht in Mehrarbeit des Fachpersonals usw. Die Praxis in den Projekten bringt zugleich Erfolgserlebnisse, individuelle Verbesserungen, die ohne den Arbeitsplatz nicht möglich sind. Ausbildungserfolge, bleibende Bauwerke, normale Zusammenarbeit mit anderen Firmen, zufriedene Kunden. Im Projekt müssen dafür positive Rahmenbedingungen geschaffen werden: realistische Planung von Leistung und Aufträgen; Gruppenbildung mit ausreichend Fachpersonal, leistungsfähigen Mitarbeiter; erfüllbare Eigenerwirtschaftung, technische Ausstattung, Aushilfen und Ersatzpersonal usw.

■ Wirtschaftlichkeit und Erfolg

Arbeitsprojekte benötigen ein Interesse an steigenden Umsatzzahlen und wirtschaftlichem Denken für ihre Eigenfinanzierung, aber auch als Teil des Konzeptes. Nicht ausreichende, bürokratisierte Subventionierung, aber auch Faktoren wie der Einstieg von branchenerfahrenem Fachpersonal, Anspruch auf realistische Arbeitsbedingungen, produktive Ausstattung ... beschleunigten diese Entwicklung. Heute werden öffentliche Förderungen als Anschubfinanzierung, Nachteilsausgleich für die Beschäftigung leistungsgeminderter Personen und als finanzielle Basis für verstärkte Qualifizierung gesehen. Die Erlöse werden im Nonprofitunternehmen für den Erhalt oder Ausweitung der Arbeitsplätze, Verbesserung der Ausstattung, Investitionen eingesetzt. Dadurch ergeben sich auch flexible Formen in der Beschäftigung, z.B. Finanzierung von Jobprojekten, nicht geförderten Personen, längere Verweildauer usw. (vgl. BAG-IF 1998). Weitere Stichworte: Liquidität, Marktorientierung; Zukunftsbranchen, Dienstleistungsentwicklung, Umsatz, Rohertrag, volkswirtschaftlicher Nutzen usw.

■ Soziale Betreuung

Soziale Betreuung wird während oder nach der Arbeitszeit vorwiegend durch interne Sozialarbeiter und weniger in externer Kooperation mit der Drogen-

214 B Lebensbereiche und Hilfeangebote

hilfe bereitgestellt. Formen sind die informelle Kommunikation am Arbeitsplatz, Einzel- und Gruppengespräche. Der Kontakt mit sechs bis 40 Wochenstunden erlaubt ein intensives Kennenlernen, bringt aber auch das dringende
Bedürfnis nach Normalität und Arbeitskommunikation ohne pädagogische
Ansprüche.

Aufgrund der Arbeitsbeziehung keimt der nachvollziehbare Wunsch, alle Be-
treuungsleistungen (Drogenkonsum, Person, Wohnen, Entschuldung, Rechtsfragen ...) im Projekt abzurufen, ohne Terminabsprachen mit Beratungsstellen. Mit Fortschritten in der beruflichen Integration konzentriert sich die Betreuung mehr auf arbeitsbezogene Themen. Trägerintern sind aufgrund der
zweifachen Beziehung Arbeitnehmer/Klient Absprachen zu Szenekontakten,
gegenseitiger Information usw. erforderlich.

Weitere Stichworte: Zeitanteile von Betreuung/Arbeit, Überlastung, Auftragsdruck, Rollenvielfalt und Betreuung; Langzeitbetreuung bei mehrjähriger Verweildauer; Erkennen psychischer Probleme; Austausch mit Fachpersonal; Betreuung der PartnerInnen, bevorzugte Betreuung (Entgiftung, amb. Therapie,
Schuldenberatung usw.); Übergabe bei Beschäftigungsende, Nachbetreuung
usw. Die Anerkennung als Schwerbehinderte (GdB) wird aufgrund der Stig-
matisierungseffekte kritisch diskutiert. Allerdings eröffnen sich durch das
SGB IX wertvolle Integrationswege und dauerhafte Beschäftigung, z.B. für
Substituierte, gesundheitlich betroffene Drogenkonsumenten.

■ Integration als Leitbild
Der Arbeitsplatz am allgemeinen Arbeitsmarkt, die Chance auf die individuell
höchstmögliche Integration in Erwerbsarbeit ist das Rahmenziel von Arbeitsprojekten, Vertragsgrundlage öffentlicher Förderungen und zu oft inflationär
gebrauchtes Modewort. »Alle wollen erfolgreich integrieren« – trotzdem gibt
es Arbeitslose. Die Drogenhilfe sollte den Anspruch auf gesellschaftliche Teilhabe und Integration in Erwerbsarbeit deutlich vertreten.

In der Umsetzung bedeutet dies aber ein vielfältiges Spektrum an Integrati-
onschancen/-projekten (→ S. 205) für die jeweilige Situation von Drogenkonsumenten bereitzustellen. Stichworte: Wandel der Arbeitswelt; Rationalisierung, Massenarbeitslosigkeit, Ende des Normalarbeitsverhältnisses; Brüche
in Erwerbsbiografie.

■ Drogenpolitik und Arbeitspolitik
Arbeit ist eines der auffälligen Themen im Kontakt mit Drogenkonsumenten.
Die Drogenhilfe hat sich dafür bisher nur oberflächlich interessiert und erst
verspätet Kompetenzen entwickelt. Arbeitsprojekte haben eine gesellschaftliche Signalwirkung und setzen der Stigmatisierung von Drogenkonsumenten
reale Fakten gegenüber: Arbeitsplatz, Lohn, Normalität. 20 bis 50 Arbeitsplätze für Drogenkonsumenten pro mittlerer Großstadt wären ein erster
Schritt und eine Initiative, die sich lohnt.

Stichworte: Bundesinitiative, Parallelstrukturen; Anti-Psychiatriebewegung mit
zahlreichen Firmengründungen.

BERUFLICHE REHABILITATION

MEDIZINISCHE REHABILITATION

gesellschaftliche und soziale Integration

Persönlichkeitsentwicklung/Gesamtrehabilitation

Arbeit

Drogen

GESELLSCHAFT

PERSON

Berufliche Integration als Prozess

Integration
Module
■ Normalbetrieb
■ Integrationsfirma/ Dauerarbeitsplatz
■ Umschulung/ Ausbildung/ Bildungsmassnahme

Arbeitsprojekte
Qualifizierung
Beschäftigungs- massnahme
Teilzeitstelle
Jobprojekt

Arbeitslosigkeit

Stabilisierung
Beratungssegmente:
■ Nachsorge
■ Stationäre Therapie
■ Ambulante Therapie
■ Wohnenprojekt
■ Schuldnerberatung

Drogenhilfe
Substitution
Rechtsberatung
Knastarbeit
Freizeit
Kontaktarbeit
akzeptierende Arbeit

Konsumphase

Adressen

■ ADV e.V.
Schillerstr. 10
10625 Berlin
☎ (0 30) 3 15 28 53

■ abw e.V.
Sophie-Charlotten-Str. 83 a
14059 Berlin
☎ (0 30) 3226768

■ BAG – Arbeit Bundesarbeitsgemeinschaft Arbeit e.V.
Brunnenstraße 181
10119 Berlin
☎ (0 30) 2 83 05 80
arbeit@bagarbeit.de
http://www.bagarbeit.de

■ BAG IF – Bundesarbeitsgemeinschaft Integrationsfirmen
Hedemannstr. 14
10969 Berlin
☎ (0 30) 2 51 20 82
sekretariat@bag-integrationsfirmen.de
http://www.bag-integrationsfirmen.de

■ BOA e.V.
Zwinglistr. 5a
10555 Berlin
☎ (0 30) 3 92 70 17

■ efp – Europabüro für
Projektbegleitung GmbH
Endenicher Str. 125
53115 Bonn
☎ (02 28) 9 85 99 11
postmaster@efp-bonn.de
http://www.efp-bonn.de

■ FAF gGmbH – Fachberatung
für Integrationsfirmen
Hedmannstr. 14
10969 Berlin
☎ (0 30) 2 51 10 66
peter.stadler@faf-gmbh.de
http://www.faf-gmbh.de

■ fix und fertig
Rotenmühlgasse 26/3
A-1120 Wien
fix.fertig@vws.or.at

■ Lederschmiede
Heusteigstr. 69
70180 Stuttgart
☎ (07 11) 60 27 07

■ mudra e.V.
Arbeitsprojekte
Hans-Thoma-Str. 3
90431 Nürnberg
☎ (09 11) 3 15 08 22
hans.beierlein@mudra-
arbeitsprojekte.de
http://www.mudra-online.de
http://www.mudra-arbeitsprojekte.de

■ Q-Train
Bleichstr. 97
75173 Pforzheim
☎ (0 72 31) 28 49 00
q-train@s-direktnet.de

Literatur/Websites

Arbeitslosenprojekt TuWas (2001):   Leitfaden für Arbeitslose. 18. Aufl. Frankfurt am Main.
BAG IF – Bundesarbeitsgemeinschaft Integrationsfirmen e.V., Graumann G. (Hrsg.) (1998): Handbuch Integrationsfirmen. Walldorf.
BAR – Bundesarbeitsgemeinschaft für Rehabilitation (1998): Wegweiser. Frankfurt am Main.

BMA – Bundesministerium für Arbeit und Sozialordnung (1998): Anhaltspunkte für die ärztliche Gutachtertätigkeit. Bonn, S. 61 f.

FDR – Fachverband Drogen und Rauschmittel (Hrsg.) (1997): Standards im Verbundsystem der Suchtkrankenhilfe. Geesthacht.

Frietsch, R. (2000): Nachsorge als Bestandteil des Gesamtrehabilitationsprozesses. In: DHS (Hrsg.): Jahrbuch Sucht 2001. Hamm, S. 183–201.

Kieselbach, T. (1999): Individuelle und gesellschaftliche Bewältigung von Arbeitslosigkeit. In: Landesstelle gegen die Suchtgefahren in Baden-Württemberg: Sucht und Arbeitslosigkeit. Stuttgart 1999, S. 13 ff.

Klemm-Vetterlein, S. (2000): Berufliche Eingliederung Suchkranker in NRW. In: Paritätischer Wohlfahrtsverband, LV BaWü (2001): Dokumentation Alte Ziele – Neue Wege. Fachtagung 2000. Pforzheim, S. 57–68.

Landesstelle gegen die Suchtgefahren in Baden-Württemberg (1999): Sucht und Arbeitslosigkeit. Stuttgart.

mudra – Alternative Jugend- und Drogenhilfe e.V. Nürnberg: Jahresberichte 1985–2000 und interne Arbeitspapiere Arbeitsprojekte.

Promotionsstelle Arbeit und Wohnen (1997): Arbeit und Wohnen für Menschen im Umfeld illegaler Drogen. Bern. (Bezug über EDMZ, 3000 Bern, Best.-Nr.: 311.811.d.)

Stadler, P./Salijevic, M./FAF. (1996): Wirtschaftlichkeit der Selbsthilfefirmen für psychisch Behinderte in Bayern. Walldorf.

Stöver, H. (Hrsg.) (1995): Arbeit, Ausbildung und Qualifikation für Drogengebraucher in Substitutionsbehandlung. DAH, Berlin.

Weber, P./Steier, F. (Hrsg.) (1998): Arbeit schaffen. Bonn.

http://www.anti-drogen-verein.de
http://www.bag-integrationsfirmen.de
http://www.boa-berlin.de
http://www.cefec.de/spectrum
http://www.exundjob.de
http://www.gemeinschaftsinitiativen.de
http://www.idh-frankfurt.de
http://www.integrationsfirmen-sachsen.de
http://www.jugend-hilft-jugend.de
http://www.mudra-online.de

X   Drogentod und Drogennotfall-Prophylaxe

Von Astrid Leicht

1   Definition/Abgrenzung

Der Drogennotfall ist die akute Folge einer Überdosierung einer oder mehrerer psychotroper Substanzen. Ein Notfall liegt dann vor, wenn die überdosierte Person in eine lebensbedrohliche psychische oder physische Krise gerät. Je nach Drogen und Kombinationen können dabei unterschiedliche

Symptome auftreten: Angst- und Panikzustände, akute Psychosen, Bewusstlosigkeit, reduzierte oder ausbleibende Atmungs- und Herztätigkeit usw.

Drogennotfälle sind ein alltägliches Geschehen im Leben von Menschen, die Opiate und Kokain, auch in Kombination mit Benzodiazepinen und Alkohol, konsumieren. Auch der Konsum sogenannter »Partydrogen« kann zu lebensbedrohlichen Zuständen führen.

Die Gründe für Drogennotfälle sind vielfältig und vielschichtig. Die wesentlichen Aspekte sind die Illegalität der Substanzen, die individuelle unterschiedliche und sich verändernde Drogentoleranz und unkontrolliertes/süchtiges Konsumverhalten. Der Schwarzmarkt ermöglicht keine Kontrolle von Wirkstoffgehalt und Qualität der illegalisierten Substanzen zugunsten eines Verbraucherschutzes. Schon geringe Wirkstoffschwankungen bei dem in der Regel ohnehin niedrigen Wirkstoffgehalt führen zu unbeabsichtigten Überdosierungen. Der hohe Preis und die schwankende Verfügbarkeit fördern den Mischkonsum von Substanzen, die sich in unkalkulierbarer Weise gegenseitig in ihrer Wirkung verstärken. Der juristische Verfolgungsdruck begründet oder verschärft die Risiken einer Überdosis, z.B. unhygienische Konsumbedingungen, Konsum ohne Anwesenheit anderer, Stress, Resignation, usw.

Die individuelle Drogentoleranz, die sich bei regelmäßigem Konsum bzw. Abhängigkeit auf ein Vielfaches der anfänglich gebrauchten Dosis steigert, bildet sich nach Drogenentzug auf das anfängliche Maß zurück.

Durch einen schlechten Allgemeinzustand, z.B. bedingt durch Mangel- oder Fehlernährung oder durch Stress, und durch Erkrankungen senkt bzw. verändert sich die individuelle Toleranz auch bei gleichbleibend hohem Konsum.

Viele Drogenkonsumenten sind über die Wirkungsweise der Substanzen und die Risiken des Konsums nicht ausreichend informiert. Häufig wird vor allem Alkoholmissbrauch und die zurückgegangene Toleranz nach Drogenentzug unterschätzt. Exzessive, grenzüberschreitende Konsummuster sind Kennzeichen süchtigen Verhaltens, können Ausdruck psychosozialer Krisen oder einer mehr oder weniger offen vorhandenen Suizidalität sein.

Der Tod infolge einer Drogenüberdosis ist der »klassische« Drogentod. Opiate haben eine atemlähmende Wirkung und können zum tödlichen Atem- und Herz-Kreislauf-Stillstand führen. Kokain kann zu Herzkammerflimmern führen und dadurch einen Herzstillstand verursachen. Ein weiteres tödliches Risiko ist das Ersticken an Erbrochenem, das bei Bewusstlosigkeit in die Lunge geraten ist.

Nach der derzeit gültigen offiziellen Definition des Drogentodes in Deutschland zählen allerdings »alle Todesfälle, die in einem kausalen Zusammenhang mit dem missbräuchlichen Konsum von Betäubungsmitteln oder als Ausweichmittel verwendeter Ersatzstoffe stehen« (HECKMANN et al. 1993, S. 15 f.), als Drogentodesfälle. Es werden demnach auch tödlich endende Krankheitsverläufe von HIV, Hepatitis und anderen Folgeerkrankungen, auch wenn sie nach 20 Jahren Abstinenz auftreten, als Drogentod definiert. Diese weite Definition und ein uneinheitliches Vorgehen bei der Bewertung von Todesfällen in Deutschland wird schon seit vielen Jahren kritisiert (a.a.O., S. 16 f.).

2   **Dimension und politische Relevanz**

Zwischen 1988 und 1992 ist die Zahl der so genannten Drogentoten in Deutschland stark angestiegen und hat sich seitdem auf hohem Niveau eingependelt. Im Jahr 2000 wurden in der Bundesrepublik 2.023 Drogentodesfälle registriert (Januar bis November 2001 = 1552). Regional betrachtet gibt es deutliche Unterschiede.

Die »Drogentoten«-Statistik wird gerne als Hauptindikator für die Notwendigkeit von Drogenhilfsmaßnahmen oder als Maßstab für Erfolg oder Misserfolg einer Drogenpolitik gewertet. In Anbetracht der schwammigen Definition des Drogentodes und der uneinheitlichen Dokumentationsverfahren in den Bundesländern ist diese Statistik aber nur sehr beschränkt aussagefähig.

Die Ursachen, Hintergründe und Auslöser für tödlich endende Überdosierungen sind in Deutschland kaum erforscht worden. Die umfangreichste wissenschaftliche Arbeit in Deutschland ist die in den Jahren 1991/1992 durchgeführte Studie zur Prävalenz und Ätiologie der Drogenmortalität im Auftrag des Bundesministeriums für Gesundheit (im Folgenden: BMG-Studie; HECKMANN et al. 1993, S. 16 f.). Auf der Grundlage einiger Ergebnisse wurden verschiedene Maßnahmen initiiert und durchgeführt. Einige wichtige Empfehlungen wurden nicht weiter bearbeitet. Erst in jüngster Zeit gab es sowohl auf europäischer Ebene als auch in Süddeutschland weitere Studien zum Überdosisgeschehen (KRAUS et al. 2001, KRAUS/LADWIG 2001). Weitere Erkenntnisse zu Teilaspekten lassen sich zum Teil aus anderen Studien und in erster Linie aus den Erfahrungen der Praktiker ziehen (siehe verschiedene Beiträge in KRAUSZ/RASCHKE 1999). Deutschland liegt hinsichtlich der Forschung im Vergleich zum englischsprachigen Raum (insbesondere Australien und einige US-Staaten) weit zurück.

3   **Praxis der Drogennot- und -todesfallprävention**

3.1   **Ausgangsüberlegungen**

Zur Verringerung der Zahl und Auswirkungen von Drogennot- und -todesfällen[1] sind vielzählige und differenzierte Herangehensweisen notwendig, die unterschiedliche Risikofaktoren berücksichtigen.

Zum einen müssen der Konsument, sein Handeln und die Rahmenbedingungen des Drogenkonsums in den Mittelpunkt der Betrachtung gerückt werden. Hauptrisikofaktoren sind:

■ Der illegal erworbene Stoff ist in seiner Wirkung wenig bzw. gar nicht kalkulierbar.

---

[1]   Die folgenden Ausführungen konzentrieren sich auf den Drogentod durch Überdosierung.

■ Das Risiko beim Mischkonsum verschiedener Drogen ist schwer einzuschätzen und zu beherrschen.
■ Die Toleranz nach Drogenabstinenz ist reduziert. Die individuelle Toleranz
ist veränderlich z.B. bei Krankheiten oder zu Beginn einer Substitutionsbehandlung.
■ Krisensituationen, Rückfälle nach Haft- und Therapieentlassung bergen
ein hohes Risiko.

Zum anderen müssen das direkte Umfeld, die Beteiligten am Überdosis-Ge-
schehen, in eine Maßnahmenplanung einbezogen werden.
Hauptrisikofaktoren sind:
■ Anwesende sind nicht informiert und geschult hinsichtlich der Wahrneh-
mung lebensbedrohlicher Krisen.
■ Anwesende haben keine »Notfallpläne« parat, um in Krisensituationen ad-
äquat reagieren zu können.
■ Anwesende scheuen sich oder sind nicht in der Lage, professionelle Hilfe
(Rettungsdienst) hinzuzuziehen.

3.2   Maßnahmen zur Drogennotfallprävention

3.2.1   Allgemeine Maßnahmen

Im Prinzip sind sämtliche psychosozialen und medizinischen Maßnahmen, die Drogengebraucher und -abhängige darin unterstützen, auf Drogenkonsum zu verzichten, diesen einzuschränken oder einen reflektierten,
kontrollierten Umgang mit Drogen zu entwickeln, geeignet, das Überdosisri-
siko zu senken. Diese Maßnahmen können in dem Maße wirksam werden,
wie sie nicht durch repressive Strategien (polizeiliche Verfolgung, soziale
Ausgrenzung und Stigmatisierung) konterkarriert werden – also müssen alle
gesellschaftlichen Kräfte bei der Realisierung von Maßnahmen der Drogenhilfe bzw. Gesundheitsförderung einbezogen werden.
Zu den klassischen, eher unspezifischen Methoden zur Vermeidung eines
Drogennotfalls gehören der Drogenentzug und die Abstinenz, gegebenenfalls
Abstinenztherapie.
Die ärztliche Substitutionsbehandlung ist eine weitere Möglichkeit, das Dro-
gennotfallrisiko zu senken. Bedingung ist eine fachgerechte, individuell angemessene ärztliche Behandlung und psychosoziale Unterstützung/Betreuung.
Eine ausreichende Dosierung und kein bzw. nur ein unproblematischer Beikonsum anderer Drogen bzw. psychotroper Substanzen, die mit dem Substitutionsmittel in Wechselwirkung stehen, sind wesentliche Voraussetzungen.
Die modellhafte kontrollierte Vergabe von Originalstoffen (Heroin) kann
ebenso wie die Substitution zu einer Verringerung des individuellen Risikos
führen.

Betreute Konsumräume (Druckräume) bieten die Möglichkeit sofortiger fachlich angemessener Hilfe im Falle einer Überdosierung.
Allgemeine Safer-Use-Aufklärung und -Beratung beinhaltet Botschaften zur Vermeidung riskanter Konsumsituationen und -verhaltensweisen.

3.2.2   Spezielle Maßnahmen

Verschiedene Präventionsmaßnahmen beziehen sich direkt auf die konkrete Situation »Drogennotfall«. Ein erster Schritt ist die schriftliche und mündliche Aufklärung und Information von Drogengebrauchern zur Entstehung und zur Vermeidung von Drogennotfällen und zum Verhalten in Krisen. Sinnvoll ist die Erarbeitung individueller »Notfall-Krisenpläne«, damit Drogengebraucher vorbereitet sind, wenn sie mit einer Drogenüberdosis konfrontiert werden. In Erste-Hilfe-Trainings können die Techniken der Notfallhilfe geübt werden. Dazu zählen die stabile Seitenlage, Mund-zu-Nase-Beatmung und Herzdruckmassage. Diese Techniken zu beherrschen, ist für jeden Menschen sinnvoll, denn sie können bei jedem lebensbedrohlichen Zustand – egal ob durch Drogen verursacht oder nicht – eingesetzt werden. Erste-Hilfe-Techniken müssen regelmäßig, mindestens einmal jährlich, geübt werden!
Bei Atemlähmung oder -stillstand, der durch Opiate verursacht wurde, kann der Opiatantagonist Naloxon (Narcanti ®) eingesetzt werden. Naloxon ist verschreibungspflichtig und wird in der Regel nur von Notärzten injiziert. Ein Berliner Modellprojekt gibt Naloxon an Opiatkonsumenten zum Einsatz im Notfall ab (s. unten).

3.2.3   Modellprojekte zur Drogennotfallprävention

Zu den ersten Maßnahmen zählte das Modellprojekt »Therapie sofort«, welches vom Landschaftsverband Westfalen-Lippe im Jahr 1992 als eine erste Reaktion auf die BMG-Studie in Nordrhein-Westfalen initiiert und auch in anderen Städten, u.a. Berlin, realisiert wurde (LWL 1998). Drogenabhängigen in kritischen Lebenssituationen wird bei »Therapie sofort« bzw. in dem Nachfolgeprogramm »Soforthilfe« eine sofortige Entgiftung und eine Abstinenztherapie vermittelt. Das »außerstationäre« Warten auf Kosten- und Platzzusagen entfällt.

Von 1994 bis 1998 wurde das Bundesmodellprojekt »Drogennotfallprophylaxe/Nachgehende Sozialarbeit« (ARNOLD 1999 und SCHÜTZE et al. 1999) durchgeführt. Drogennotfall-PatientInnen, die in Krankenhäuser eingeliefert wurden, erhielten das Angebot psychosozialer Begleitung und Beratung durch externe Träger. Ein Ziel war es, einem erneuten Notfall nach Verlassen des Krankenhauses vorzubeugen.

Seit Ende 1998 wird in Berlin ein wissenschaftlich evaluiertes Pilotprojekt zur Vermeidung von Drogennot- und -todesfällen durchgeführt (FIXPUNKT 2001). Der Projektträger Fixpunkt e.V. führt Erste-Hilfe-Kurse auf Drogenszene-Treffpunkten und in Institutionen durch. Eine Ärztin händigt Opiatabhängigen den Opiatantagonisten Naloxon zum Einsatz bei einer Überdosis aus. Das Projekt stützt sich auf Peer-Support-Konzepte (TRAUTMANN/BARENDREGT 1994).

3.3   Schwierigkeiten und Probleme

Das Thema »Drogentod« ist ein Tabu – bei Drogengebrauchern wie auch bei vielen professionellen Helfern. Die Motivierung zur Auseinandersetzung mit der Thematik ist ein mühseliges Geschäft. Die Prävention von Drogennot- und -todesfällen ist in der (niedrigschwelligen) Drogenhilfe nur ein Thema unter vielen und wird in der Prioritätensetzung häufig nachrangig gewichtet. Die Erarbeitung von individuellen Notfallplänen und die regelmäßige und wiederholte Durchführung von Erste-Hilfe-Kursen ist personal- und damit kostenintensiv. Trotz einer Schulung ist zweifelhaft, ob Erste-Hilfe-Maßnahmen in lebensbedrohlichen Situationen auch fachgerecht eingesetzt werden können. Panik und Unsicherheit ist die Regel.
Die Vergabe von Naloxon an Drogenabhängige befindet sich noch im Versuchsstadium. Trotz bislang ermutigender Ergebnisse müssen noch weitere Erfahrungen gemacht und ausgewertet werden.
Entzugs- und Abstinenztherapie-Einrichtungen haben erhebliche Schwierigkeiten, Safer-Use- und Erste-Hilfe-Wissen für den Drogennotfall zu vermitteln. Es stellt sich die Anforderung, widersprüchliche Botschaften (Abstinenzziel und Rückfallvermeidung versus Schadensminderung beim Rückfall) vermitteln zu müssen.
Die zunehmende Verdrängung von Drogengebrauchern aus dem öffentlichen Raum (Zerschlagung öffentlicher Treffpunkte, Platzverweise usw.) macht es immer schwerer, Drogengebraucher zu erreichen. Nachgehende Arbeitsweisen, z.B. Hausbesuche, müssen erprobt werden.

4   Ausblick

Erstrebenswert wäre eine zeitlich befristete, gut geplante, ausreichend ausgestattete und wissenschaftlich begleitete bundesweite Drogennotfall-Kampagne. Die Kampagne könnte die Verbreitung von Informationsmaterialien (Poster, Postkarten, Handbuch, Flyer) und eines von Fixpunkt e.V. erstellten Trainings–Videos beinhalten. Weiterhin könnten Drogennotfall-Trainings (Vermeidung von Drogennotfällen, Erarbeitung von »Notfallplänen« durch Konsumenten selbst, Erlernen und Trainieren von Wiederbelebungstechniken, Naloxon-Ausgabe) in allen relevanten Einrichtungen der Drogenhilfe, Substitutions-Schwerpunktpraxen, Entzugsstationen und im Rahmen der Haftentlassungsvorbereitung entwickelt und standardisiert werden. Die wissenschaftliche Begleitung könnte die Wirksamkeit dieser Kampagne überprüfen. Hier könnte auf umfangreiche Materialien und Expertenwissen u.a. aus USA und Australien zurückgegriffen werden.

Die Naloxon-Vergabe an Drogengebraucher sollte weiterhin erprobt und evaluiert werden.

Seit der im Auftrag des Bundesministeriums für Gesundheit durchgeführten Mortalitätsstudie sind mehr als neun Jahre vergangen. Es ist an der Zeit, unter Einbeziehung des aktuellen Stands der internationalen Forschung die vielen offenen Fragen zur Entstehung und Vermeidung von Drogennot- und -todesfällen in Deutschland aufzuarbeiten.

Literatur/Websites

Arnold, T. (1999): Suchthilfe im Krankenhaus. Endbericht der wissenschaftlichen Begleitung des Bundesmodellprogramms »Drogennotfallprophylaxe/ Nachgehende Sozialarbeit«. Band 120 der Schriftenreihe des Bundesministeriums für Gesundheit, Baden-Baden, Nomos-Verlag.

Fixpunkt e.V. (2001): Sachbericht 2000. Projekt »Drogennot- und -todesfallprophylaxe durch Stärkung der Selbsthilfe einschließlich der Vergabe von Naloxon an Drogenabhängige«, Berlin (unveröffentlicht),

Heckmann, W. et al. (1993): Drogennot- und -todesfälle. Eine differentielle Untersuchung der Prävalenz und Ätiologie der Drogenmortalität. Band 28 der Schriftenreihe des Bundesministeriums für Gesundheit. Baden-Baden, Nomos.

Heudtlass, J.-H./Stöver, H. (Hrsg.) (2000): Risiko mindern beim Drogengebrauch. Gesundheitsförderung – Verbrauchertipps – Beratungswissen – Praxishilfen. Frankfurt am Main, Fachhochschulverlag.
Hier sind mehrere Kapitel zur Thematik enthalten.

Kraus, L. et al. (2001): Analyse der Drogentodesfälle in Bayern, Band 116, IFT-Berichte (Eigenverlag).

Kraus, L./Ladwig, A. (2001): Analyse der Drogentodesfälle in Baden-Württemberg, Band 123, IFT-Berichte (Eigenverlag).

Krausz, M./Raschke P. (1999): Drogen in der Metropole, Freiburg im Breisgau, Lambertus.

LWL – Landschaftsverband Westfalen-Lippe (Hrsg.) (1998): Therapie sofort. Abschlussbericht. Eigenverlag.

Schütze, W. et al. (1999): Drogennotfallprophylaxe. Die Sofortbetreuung Drogenabhängiger im Allgemeinkrankenhaus. Soziale Arbeit 1.99. Deutsches Zentralinstitut für soziale Fragen, Eigenverlag, S. 14–18.

Trautmann, F./Barendregt, C. (1994): Europäisches Peer Support Handbuch. Utrecht (unveröffentlichter Bericht).

http://www.bka.de
Dort veröffentlichte Rauschgiftjahresberichte der Bundesrepublik Deutschland beeinhalten auch Daten und Aussagen zur Drogenmortalität in Deutschland.
http://www.bmgesundheit.de/themen/drogen/drogen.htm
Drogenberichte, Stellungnahmen.

http://www.anypositivechange.org
Die Organisation Chicago Recovery Alliance stellt Informationsmaterialien zur
Vermeidung von Überdosen vor.
http://www.lindesmith.org
Das Lindesmith-Center verfügt über eine (englischsprachige) Online-Bücherei
zum Thema Drogentod/Überdosis.
http://www.ift.de
Hier können die IFT–Bände 116 und 123 heruntergeladen werden.
http://www.emcdda.org
Über diese Website gelangt man zu Informationen über europäische Forschungs-
projekte.

XI   **Akutbehandlung Drogenabhängiger – Eine Übersicht**
Von Jan-Hendrik Heudtlass

Seit Mitte der 80er Jahre hat sich in der akuten Behandlung von
Drogenkonsumenten ein durchgreifender Wandel vollzogen. Ausdruck dafür
ist insbesondere die übereinstimmende Auffassung unter Fachleuten, dass
Akutbehandlung auch ohne das Nahziel »Abstinenz« hilfreich, stabilisierend
und gesundheitsfördernd für die Konsumenten sein kann und genutzt werden muss. Noch in den 80er Jahren galt dagegen, eine Entzugsbehandlung
ohne Abstinenzwunsch und Anschlussentwöhnungsbehandlung sei geradezu
ein Kunstfehler. In den 90er Jahren beginnen sich die Angebote in der Akutbehandlung Drogenabhängiger nach Zielgruppen, Indikationen und Behandlungszielen zu differenzieren.
Welches Behandlungsziel wird angestrebt? Welches Therapieangebot bietet
sich am ehesten dafür an? Spricht der Krankheitsverlauf eher für eine kurzfristige Intervention, für den Einstieg in eine längerfristige Substitution oder
eine sorgfältige Reduktion? Wird eher ein stationäres Setting benötigt oder
ist eine ambulante Behandlung oder die Kombination von beidem angezeigt?
Schon diese Fragen dürften deutlich machen, dass die oft schematische
Gleichsetzung der Behandlungsziele im Rahmen der Akutbehandlung mit
dem Ziel des Drogenentzuges eine unzulässige Einschränkung darstellt. Qualifizierte Akutbehandlung umfasst im Vergleich zum Entzug ein weitergehen-
des Spektrum von Indikationen und angemessenen Therapiezielen. Der kurzfristige Entzug von Drogen ist den Umständen entsprechend nicht immer das
angemessene primäre Ziel.

1   **Indikationen zur Akutbehandlung**

Im Folgenden werden Indikationen zur Drogenakutbehandlung dargestellt.

1.1 Entzugssyndrome im Rahmen internistischer und chirurgischer Behandlungen

Bei unerwarteten somatischen Folgeerkrankungen, etwa dekompensierenden Infektionserkrankungen, Herz-/Kreislaufdysregulationen, Störungen im Gastrointestinaltrakt, aber auch bei Unfällen unter Drogenkonsum mit konsekutiven Frakturen, Traumata usw. kommt es nicht selten zu einem unverhofft einsetzenden Drogenabstinenzsyndrom in der stationären Behandlung. Situationsbedingt ist die gezielte Prophylaxe des Entzugssyndroms häufig zunächst nicht möglich oder mit erheblichen Schwierigkeiten verbunden. Vom Drogengebraucher selbst sind häufig – aus Angst vor negativen Konsequenzen – keine verlässlichen Angaben zur Anamnese und zum Status des Drogenkonsums zu erhalten. Klinische Symptome (u.a. Pupillenweite, Nystagmus, Vigilanz, Puls, Blutdruck, Temperatur, Atemfrequenz) liefern erste, aber unspezifische Hinweise. Nur auffällige Einstiche, einschlägige Abszessbildungen und günstigstenfalls das schnell erhobene Drogenscreening aus dem Urin oder Blutmaterial liefern konkretere Hinweise darauf, welche Wirkstoffe vorab konsumiert wurden und für das auftretende Abstinenzsyndrom möglicherweise verantwortlich zu machen sind.

Der vermehrt im klinischen Alltag anzutreffende polyvalente Konsum verschiedenster Wirkstoffe potenziert die Probleme. Die Bereitschaft aufseiten der Ärzte, unter den entsprechenden Voraussetzungen analog zur Prophylaxe des Alkoholentzugssyndroms (mit Einsatz von Clomethiazol, Benzodiazepinen usw.) auch bei opiatabhängigen Konsumenten mit hoch entwickeltem Toleranzniveau Substitute wie Methadon usw. einzusetzen, entwickelt sich in den letzten Jahren nur langsam. Die rechtlichen Voraussetzungen dazu sind in den einschlägigen Bestimmungen des Betäubungsmittelgesetzes und den einschlägigen Verordnungen klar geschaffen. Mangelhaft oder nur zögerlich offerierte Behandlungsangebote zur Prophylaxe des drohenden Drogenentzugssyndroms führen häufig zu unerwünschten Behandlungsabbrüchen.

Im Rahmen dieser Behandlungen in Allgemeinkrankenhäuser kommt es noch zu selten zu psychiatrischen Konsilen oder der Hinzuziehung von Beratungsangeboten der Drogenhilfe.

1.2 Der Drogenentzug Neugeborener

Das neonatale Abstinenzsyndrom (NAS) als Symptomkomplex neugeborener Kinder drogenabhängiger Frauen ist Gegenstand gynäkologischer, neurologischer und neonatologischer Betrachtungen. In der Drogenhilfe wird dieser Aspekt wie auch die generellen Aspekte einer Familienplanung und schwangerschaftsbegleitender Hilfen eher stiefmütterlich behandelt.

Das NAS tritt nach vorhergehendem dauerndem Konsum plazentagängiger Drogen und Medikamente (wie Opiate, Kokain, Barbiturate, Benzodiazepine,

Alkohol und Derivate dieser Wirkstoffgruppen) auf hohem Toleranz- und Abhängigkeitsniveau auf. Charakteristische Symptome des neonatalen Abstinenzsyndroms sind u.a. (RABEN 1995)

■ zentralnervöse Störungen mit Übererregbarkeit, Muskelzittern, hellem Schreien und Krampfanfällen;

■ Magen-Darm- Störungen wie Durchfall, Erbrechen, gestörtes Essverhalten und Gewichtsabnahme;

■ unklares Fieber, zu schnelle Atmung, exzessives Nießen, Gähnen und Beißen.

Die rechtzeitige Vorbereitung des therapeutischen Settings auf diese möglichen Komplikationen beim Neugeborenen leidet nicht selten unter ungünstigen Begleitbedingungen. Die Motivation drogenkonsumierender Mütter ist häufig labil. Sowohl die Bedingungen des illegalen Drogenmarktes (mit schwankenden Drogenkonzentrationen, zusätzlich belastenden Verstreckkungsmaterialien, unhygienischen Konsumbedingungen, häufig mangelhafter Ernährungslage usw.) als auch die ambivalenten intrapsychischen Konfliktlagen (zwischen Überidentifikation und Ablehnung der neuen Mutterrolle) führen häufig zu einer mangelhaften Inanspruchnahme schwangerschaftsbegleitender Hilfen, die doch gerade unter dem Aspekt einer Risikoschwangerschaft dringend angezeigt wären (PÖHLKE 1995). Ein besonderes Hindernis aufseiten der behandelnden Ärzte, aber auch der begleitenden Drogenhilfe und insbesondere von Einrichtungen der Jugendhilfe (Jugendämter usw.) sind unprofessionelle, moralisierend-wertende Haltungen gegenüber den Patientinnen und ihrem Umfeld, die letztlich zu übersteigerten Schuld- und Insuffizienzgefühlen bei den Schwangeren und damit einhergehend im Sinne eines Meidungsverhaltens eher zum Rückzug aus Beratungskontakten als zu deren Intensivierung führen. Effiziente, geburtsvorbereitend wirksame Hilfsangebote werden so behindert.

Auf die besonderen Umstände einer Schädigung des Fetus (Fetopathien), Komplikationen während des Geburtsvorganges usw. wird hier nicht eingegangen. Es soll jedoch darauf verwiesen werden, dass die substanzgebundenen Schädigungen des Fetus durch Opiate (Heroin, Codein, Methadon usw.) unvergleichlich geringer sind als die möglichen Schädigungen durch Kokain, Alkohol, Beonzodiazepine oder auch durch hohen Nikotinkonsum. Problematisch ist allerdings auch ein stark schwankender Opiatkonsum, insbesondere der Wechsel zwischen Überdosierungen und Entzugssymptomen.

Die medikamentöse Behandlung des Abstinenzsyndroms bei Neugeborenen ist symptomorientiert. Zur Unterdrückung von Entzugssymptomen werden meist Reduktionsschemata entweder mit Diazepam, Phenobarbital oder Chlorpromazin empfohlen. In jüngster Zeit wird auch in Deutschland die bereits in den USA eingeführte Verwendung von Tinctura Opii Camphorata empfohlen (BRUHN 1996).

Tragend für die Bewältigung dieser Krisensituation bleibt wohl die Pflege des Verhältnisses zwischen Mutter/Elternpaar und dem Neugeborenen gerade in den ersten Tagen nach Geburt, in denen für das Neugeborene eine engmaschige medizinische Kontrolle unter stationären Bedingungen angezeigt ist. Insofern sind gerade hierzu Angebote zum »Rooming-in« in Koppelung mit Angeboten etwa der Methadonsubstitution für die Mutter von besonderer Bedeutung. Die voreilig schnell induzierte Reduktion/Entzugsbehandlung der Mutter unmittelbar nach Entbindung stellt unter diesem Aspekt eine schlechte Zeitwahl dar und sollte erst nach Stabilisierung des Verhältnisses zwischen Mutter und Neugeborenem erfolgen.

1.3   Der psychiatrische Notfall

Psychiatrische Krankheitsbilder, die durch den Drogenkonsum bisher mehr oder weniger erfolgreich maskiert wurden (oder möglicherweise auch induziert) wie u.a. Depressionen, Psychosen, dekompensieren unter besonderen Situationen. Das können aussergewöhnliche Belastungen im Alltag, Veränderungen im sozialen Umfeld, aber auch neue oder chronifizierte intrapsychische Konfliktlagen sein. Änderungen des gewohnten Konsummusters führen entweder zu Intoxikationen oder Entzugsbeschwerden, die vor dem Hintergrund von Versorgungsengpässen der selbstorganisierten freiwilligen Entzügen in häuslicher Umgebung entstehen und die somit der Kontrolle entglitten sind, weil sie nicht engmaschig ärztlich begleitet wurden. Sie sind häufiger Anlass zu stationärer Behandlung.

Psychiatrische Notfallbehandlung in der Klinik ist häufig die Folge. Derartige Krisen sind die häufigsten Aufnahmeanlässe in den Suchtbehandlungsbereichen der psychiatrischen Kliniken. Die Motivation des Patienten ist immer wieder labil. Beeindruckt von eigenem Leiden, aber auch bedrängt von der Umgebung sind die eigenen Vorstellungen darüber, was nun passieren solle, unklar. Das vertraute Reaktionsmuster, durch Neukonsum die auftretenden Komplikationen zu bewältigen, greift nicht mehr oder soll aus gutem Grunde nicht mehr versucht werden.

Starre Behandlungsschemata greifen hier – entsprechend der Vielfalt der möglichen Anlässe und Störungen – nicht. Versucht werden sollte, je nach Möglichkeit die drogenspezifischen Vorstellungen der Patienten und ihre motivationalen Haltungen genauer zu ergründen. Eine generalisierte Haltung des psychiatrischen Personals etwa derart, dass alle weitergehenden psychiatrischen Hilfen erst greifen könnten, wenn ein Drogenentzug bzw. obligatorischer Entzug von Ersatzsubstituten stattgefunden habe, ist aus Sicht der Patienten zu Recht zu kritisieren, aber auch unter motivationalen Aspekten häufig zumindest nicht als erster Behandlungsschritt zu empfehlen. Die Mitarbeit des Patienten (Compliance) in den folgenden Behandlungsprozessen könnte dadurch möglicherweise nachhaltig negativ beeinflusst werden. Die von Therapeutenseite erwünschte selbstkritischere Haltung beim Patienten, das sog. Krankheitsbewusstsein, kann nicht verordnet werden, sondern kann sich allenfalls im Behandlungsprozess entwickeln oder stabilisieren. Der Entzug sollte unter diesen Aspekten – wenn dem nicht etwa andere somatische Komplikationen oder un-

228 Lebensbereiche und Hilfeangebote

beabsichtigte Summations-/Kumulationseffekte mit verordneten Psychopharmaka entgegenstehen – gegebenenfalls auf spätere Behandlungsphasen
zurückgestellt werden. Einer differentiellen Therapie, die ausdrücklich diese
Kontextfaktoren berücksichtigt, ist hier der Vorzug zu geben. Ihre Haltekraft
ist dann sehr stabil. Mangelnde Berücksichtigung dieses Vorgehens führt dagegen allzu oft nur zu unerwünschten Behandlungsabbrüchen, ohne dass effiziente psychiatrische Akutbehandlung stattfinden konnte.

An dieser Stelle sei zum psychiatrischen Behandlungsbedarf bei Drogenkonsumenten nur aus Gründen der Vollständigkeit auf jüngere Diskussionen zur
»Komorbidität Drogenabhängiger« hingewiesen, die den möglichen Wechsel-
beziehungen zwischen Abhängigkeitsentwicklung und anderen psychischen
Störungen nachgehen. Hypothetisch wird bei einer Reihe dieser Patienten
der Missbrauch psychotroper Substanzen als Selbstmedikation im Rahmen
eines unzulänglichen Selbstheilungsversuches gedeutet (vgl. Verthein/Krausz
→ S. 38 ff.).

Besonders beachtet werden muss, ob es sich bei einer Drogenintoxikation um
Überdosierungen infolge eines unbeabsichtigten Unfalles, etwa nach Einnahme von Stoffen mit unerwartet hohen Konzentrationen oder nicht erwarteten
Wechselwirkungen mit anderen Wirkstoffen (etwa Alkohol, Benzodiazepinen, Barbituraten usw.), oder ob es sich dabei um den Ausdruck mehr oder
weniger bewusster Selbstmordimpulse handelt. Bekannt ist zumindest, dass
Menschen mit Suchtmittelkonsum in besonderem Maße als Risikogruppen für
Suizidneigungen zu betrachten sind. In der einschlägigen Literatur schwanken die Angaben zur Häufigkeit von Suiziden unter den Drogentoten zwischen 10% und ca. 40% (SPIKOWSKI et al. 1990). Zumindest die untere Grenze
von 10% darf als durch die Datenlage gut abgesichert gelten. Die Abgrenzung
zwischen Unfall und Suizidhandlung bedarf großer Erfahrung auf Therapeutenseite. Hinweis auf Suizidimpulse sind

- die Aussagen des Patienten selbst;
- Angaben des sozialen Umfeldes;
- Hinweise auf suizidale Handlungen in der Vorgeschichte;
- Hinweise auf psychiatrische Grunderkrankungen;
- situative Belastungsmomente.

Bekannt ist, dass die Suizidneigung in Abstinenzphasen im Vergleich zur
Normalbevölkerung ohnehin dramatisch ansteigt. Der Suizidprohylaxe ist
deshalb im Rahmen der Krisenintervention der Vorrang vor dem Entzug zu
geben. In jedem Fall muss die Überdosierung daraufhin hinterfragt werden,
ob es sich um einen Appell im Sinne eines »Cry for Help« handelt oder als
Ausdruck eines »End-of-the-Road«-Syndroms, also einer Handlung in schier
ausweisloser Ermüdung und Ratlosigkeit bei langjährigem Verlauf. Dann jedenfalls sollten diese Symptome und Hintergründe leitend für die psychiatrische Akutbehandlung im Sinne einer Suizidprophylaxe sein.

2   **Qualifizierte stationäre Akutbehandlung Drogenabhängiger**

Hierauf ist wohl das größte Interesse der Drogenhilfe und der Konsumenten gerichtet. Im Folgenden soll ein Überblick zum Stand der Diskussion bzw. der angewandten Behandlungsverfahren gegeben werden.

Die Drogenentzugsbehandlung stellt heute einen neuen eigenständigen Behandlungstypus in der Infrastruktur der Drogenhilfen dar. In der Entwicklung hebt sich diese Auffassung von früheren Vorstellungen ab, nach denen dem Drogenentzug als Aufgabe lediglich die Vorbereitung einer stationären Entwöhnungsbehandlung zugedacht war. Folgende Indikationen sind u.a. zu berücksichtigen:

■ Drogenakut- bzw. -entzugsbehandlung als Krisenintervention im Rahmen postintoxikativer bzw. intoxikationsnaher Zustände, psychiatrischer Krankheitsbilder usw.;

■ Drogenakut- bzw. -entzugsbehandlung im Rahmen konsumbegleitender Betreuungsangebote – auch als initiale Therapie zu weitergehenden Behandlungszielen;

■ Drogenakut- bzw.-entzugsbehandlung als unterstützende Hilfe im Rahmen von Stabilisierungs- und Ausstiegsszenarien (etwa Therapievorbereitung, vgl. HEUDTLASS 1991)

Die Differenzierung der Indikationen konzidiert, dass Gruppen von Drogengebrauchern noch nicht oder nicht mehr auf ihren Drogenkonsum verzichten wollen oder können und dass Ausstiegsszenarien meist nicht geradlinig, sondern mit einem prozesshaften »Stop and go« verlaufen. Gerade deshalb dürfen medizinische Hilfen nicht verweigert werden, nur weil (noch) keine Abstinenzorientierung vorliegt. Unter infektionsprophylaktischen Aspekten, also etwa unter Berücksichtigung von HIV/AIDS, der TB-Prophylaxe, der Prophylaxe von Geschlechtskrankheiten sowie diverser Hepatitiden (insbesondere HBV, HCV, HDV) bei Drogengebrauchern selbst als auch darüber hinaus in die Allgemeinbevölkerung hinein haben niedrigschwellig ausgerichtete Drogenbehandlungskonzepte eine besondere Aufgabe.

Die Ausdifferenzierung des Drogenentzuges ist zunächst modellhaft in Einrichtungen in Hannover (Nervenklinik Langenhagen 1976), Hamburg (Allgemeines Krankenhaus Ochsenzoll), Hagen (Zentrale Drogenentgiftung NRW 1983) begonnen worden. Seine Weiterentwicklung hin zur niedrigschwellig konzipierten Ausrichtung ist erstmals in Lengerich/Westf. (CLEANOK Westfälische Klinik für Psychiatrie und Neurologie 1988) sowie in Hamburg (AKO 1989), ab Ende der 80er Jahre dann in einer Reihe weiterer Städte in die Praxis eingeführt worden. HEUDTLASS et al. haben 1996 erstmals für NRW einen Schlüssel zur regionalen Bedarfsberechnung derartiger Akutbehandlungsangebote vorgelegt, der Eingang in die NRW-Krankenhausbedarfsplanung gefunden hat.

2.1   Angebotsleistungen im Entzug

2.1.1   Anamnese und klinische Untersuchung

Als Eingangsuntersuchung ist eine mehrdimensionale Untersuchung/Exploration zur Erfassung somatischer, psychischer, sozialer und situativer Aspekte erforderlich:

■ Situative Einbettung der Aufnahme;
■ spezielle Anamnese des Drogenkonsums;
■ internistisch-neurologische Untersuchung;
■ psychiatrische Diagnostik;
■ Labordiagnostik;
■ biografische und soziale Anamnese.

Auf dieser Grundlage erfolgt die Erstellung des Behandlungsplanes für die Akut- bzw. Entzugsbehandlung. Gerade in dieser Phase ist eine engmaschige Abstimmung mit anderen Beteiligten am Hilfeprozess (Patient, Ersthelfer, Angehörige, Drogenberatung, Anschlusstherapie, Kostenträger usw.) erforderlich.

2.1.2   Wirkstoffbezogene Entzugssyndrome und ihre Pharmakotherapie

Die pharmakotherapeutische Stützung des Entzugsprozesses etwa bei Morphin- oder Opiatabhängigkeit durch den sog. fraktionierten Entzug (also die ausschleichende Gabe von Morphium/Opiaten/Opiatderivaten) hat eine lange Tradition, die bis in die 70er Jahre des 19. Jahrhunderts zurückreicht (PÖHLKE 1995). Laehr plädiert bereits 1871 für einen langsamen Entzug, Bentley empfiehlt 1878 die Vergabe von Morphium (im Reduktionsschema) mit folgender Gabe von Kokain. Landowsky beschreibt bereits 1882 die pharmakologische Stützung des Entzuges durch abgestufte Morphinvergabe, die im Übrigen durch Hydrotherapie und Opiumgabe gestützt wurde, bei 101 morphinsüchtigen Patienten seiner Klinik. Hughes (1884) empfiehlt ergänzend zur Morphingabe den Einsatz von Chinin, später auch den Einsatz von Cannabis und anderen Substanzen zu diesem Zweck.
LOIMER (1996) verweist zurückblickend auf weitere Verfahren zur pharmakologischen Stützung des Entzugsprozesses in der Medizingeschichte: Belladonna-Kuren (induziertes Delirium), Trinkkuren (Bancroft), Schlafkuren mit Brom, Narcosanbehandlungsformen etwa durch Eigenblut, die Behandlung mit Phenotiazinen. Er nennt zusätzlich als besondere Behandlungsverfahren im Entzug der Opiatabhängigkeit die Elektroschockbehandlung, die Methode des künstlichen Winterschlafes durch Temperaturabsenkung. Zwischen 1970 und 1988 (bis zur Entwicklung des »Turbo-Entzuges« durch erstmaligen kombinierten Einsatz von Barbituratnarkose und Opiatantagonisten) seien mehr oder weniger erfolgreiche Versuche der pharmakologischen Stützung durch den Einsatz von Propanol, Propoxyphen, Vitamin C und durch Clonidin unternommen worden.

Seit Beginn der 90er Jahre wurde insbesondere durch Netzwerke von Drogengebrauchern (etwa die International Coalition of Addict Selfhelp ICASH) der Einsatz von Ibogaine zumindest als Hilfe zur längerfristigen Unterbrechung des Opiat- und Kokainkonsumes (sog. interrupter) empfohlen. Das Halluzinogen wird aus der Wurzelrinde eines in Afrika wachsenden Strauches, der tabernanthe iboga, gewonnen. Es ist bereits in den 70er Jahren untersucht und bekannt gemacht worden durch den Einsatz in der psycholytischen Therapie, etwa bei Naranjo. In Deutschland ist die Substanz nicht als Medikament zugelassen.

Im Gegensatz zur Entzugspraxis der 70er Jahre (in Form der starren Bevorzugung des »kalten Entzuges«) ist die pharmakologische Stützung in vielen Krankenhäusern heute wieder durch eine flexiblere Praxis gekennzeichnet. In der Praxis sind zunehmend Patienten mit polyvalentem Konsum anzutreffen. Die Konsummuster bestehen in gleichzeitiger oder wechselnder Aufnahme von Opiaten mit Kokain, Benzodiazepinen und -derivaten, mit Barbituraten, mit Amphetaminen und deren Derivate, mit Alkohol und anderen psychotropen Stoffen. Entsprechend wird für die medikamentöse Behandlungsstrategie bei diesen polyvalenten Konsummustern ebenfalls eine flexible pharmakotherapeutische Kombinationsbehandlung nach Einzelfallbetrachtung zu prüfen sein.

Vor dem Hintergrund dieser Entwicklung erfolgt im Folgenden nur eine auflistende Darstellung wirkstoffbezogener Entzugsbeschwerden und eine knappe Darstellung der entzugsbegleitenden Medikationen, deren Einsatz allerdings in jedem Einzelfall zu überprüfen und gegebenenfalls zu variieren ist. Eine fundierte ausführlichere Darstellung zur Therapie von Entzugssyndromen findet sich auch bei TRETTER et al. (1994).

Opiate

■ Entzugssymptomatik
Opiate rufen nur bei einer entwickelten Toleranz ausgeprägte Entzugsbeschwerden hervor, bei gelegentlichem Konsum werden sie nicht berichtet. Als Hauptbeschwerden treten auf: Störungen der Magen-/Darm-Motilität, Muskel- und Gliederschmerzen, Schlafstörungen, Unruhe, Verstimmungszustände, wechselnde Kälte- und Hitzeschauer, Tränenfluss, Gähnen, Opiathunger.

■ Medikamentöse Behandlung
Eingesetzt wird – abhängig von der Dauer und der Höhe des vorhergehenden Konsums – in der Hauptsache Methadon in absteigenden Dosierungen.

Erstmals 1998 wurde zunächst in einer kleinen Pilotstudie, dann rasch folgend auch in größerem Maße in klinischer Praxis Buprenorphin in der Entzugsbehandlung eingesetzt. Das Präparat – ein Opiatagonist/-antagonist – ist seit 1999 auch in der Substitutionsbehandlung Opiatabhängiger in Deutschland zugelassen. In einer Reihe von Studien wurde der Substanz eine deutlich Überlegenheit gegenüber dem Einsatz anderer Substanzen (etwa Oxazepam, Clonidin, Lefetamin) und auch eine etwa gleich gute Stützung des Entzugsprozesses im Vergleich zum Methadoneinsatz bescheinigt (KONSENSUSTEXT 2000). Als Vorteil wird die geringere Bindung (Abhängigkeitspotenzial) gegenüber dem Methadon beschrieben.

Alternativ erfolgt bei geringem bzw. nur kurzzeitigem Konsum der Einsatz von Doxepin (Aponal®). Zum Einsatz kommt in anderen Kliniken auch der dihydrocodeingestützte Entzug. Je nach Ausprägungen einzelner Beschwerden kommen weitere Medikamente zum Einsatz, insbesondere zur Behandlung anhaltender Schlafstörungen.

Seit einigen Jahren ist die Methode des durch Vergabe von Opiatantagonisten provozierten Entzugssyndroms unter Narkosebedingungen oder bei ausreichender Sedierung etwa mit Benzodiazepinen zur Diskussion gestellt worden (Turbo-Entzug).

Der Turbo-Entzug oder UROD (ultra rapid opiate detoxification) ist ein Behandlungsverfahren, das in jüngster Zeit weltweites Medieninteresse hervorgerufen hat. Es beinhaltet ein Protokoll zur radikalen Verkürzung des Opiatentzuges auf wenige Stunden und wird bereits als »Zeitenwende in der Drogentherapie« umschrieben. Bei nachgewiesenem ausschließlichen Konsum von Opiaten wird dieser Wirkstoff unter Narkose (oder Sedierung) mit Einsatz des Opiatantagonisten Naloxon (ohne intrinsische Wirkung) dadurch entzogen, dass die Opiatrezeptoren blockiert werden und dadurch ein sofort einsetzender Entzug provoziert wird. Das Besondere daran: Die dabei auftretenden Entzugsbeschwerden, sonst oft höchst angstbesetzt belegt, werden sozusagen »im Schlaf«, also unter Narkosebedingungen oder ausreichender Sedierung innerhalb weniger Stunden unter anästhesistischer Kontrolle bewältigt. Die Patienten sollen dann nach 48 bis 72 Stunden weitestgehend beschwerdefrei sein.

Das Verfahren, das seinerzeit – unüblich in ärztlicher Behandlung – von dem spanischen Therapeuten Dr. Juan Legarda und dem israelischen Unfallchirurgen Dr. Andre Waismann weltweit »vermarktet« wurde, wurde von ihnen fälschlicherweise als »Weltneuheit« offeriert. Doch bereits 1988 wurde von LOIMER et al. (1988) über die Erprobung eines derartigen Verfahrens mit gutem Erfolg berichtet. Auch aus Sicht der Patienten seien diese nach zumindest 120 Stunden »fast beschwerdefrei« gewesen. Das Verfahren bedarf noch einer exakteren Validierung. Als Vorteile werden von Loimer einerseits die hundertprozentige Erfolgsquote des Entzugs selbst (kein Abbruch nach begonnener Narkose) als auch andererseits die nahtlos mögliche Überleitung in die sog. Nüchternheitshilfe mittels der fortgesetzten Gabe von Opiatantagonisten gesehen. Hier erfolgt eine nahtlose Umstellung vom gut steuerbaren, aber kurz wirksamen Naloxon auf das sich längerfristig an die Opiatrezeptoren bindende Naltrexon (Nemexin®). Nemexin® ist in Deutschland seit 1990 zugelassen für die medikamentöse Unterstützung bei der psychotherapeutisch-psychologisch geführten Entwöhnungsbehandlung vormals Opiatabhängiger nach erfolgter Entgiftung. Als Risiko des ultraschnellen Entzuges (wie aber bei anderen Verfahren auch!) darf die Gefahr der Überdosierung im Falle erneuten Opiatkonsumes nach beendeter/unterbrochener Behandlung gesehen werden. Bei rasch abnehmenden Toleranzen gegenüber dem erneuten Opiatkonsum kommt es nicht selten zum Drogennotfall mit Intoxikationen und vitaler Gefährdung. Poser weist im Zusammenhang der Behandlung mit Naltrexon (Nemexin®) als Nüchternheitshilfe/Hilfe in der Entwöhnung auf eine Abbruchquote von nahezu 70% innerhalb von vier Wochen nach Therapiebeginn in der Erstbehandlung hin (zitiert nach FINZEN 1995). Soyka verweist im Zusammenhang mit UROD auf eine besonders hochschwellige, enge Indikationsstellung. Loimer hebt hervor, dass zumal zur Korrektur unrealistischer Erwartungshaltungen, aber auch zur Stabilisierung des Behandlungserfolges eine psychotherapeutische Einbindung dringend angezeigt sei. Golz berichtet von 108 Opiatabhängigen, die – nach erfolgreichem Turbo-Entzug mit Naltrexon zur Nüchternheitshilfe sowie stützender psychosozialer Nachsorge behandelt – zu 50% dauerhafte Abstinenzraten aufwiesen.

Kokain

■ Entzugssymptome
Eine körperliche Toleranz entwickelt sich nicht. Die Entzugsbeschwerden sind vor allem der aufputschenden Wirkung der Substanz und der folgenden Erschöpfung, dem Verbrauch der eigenen psychischen und physischen Energiereserven geschuldet. Möglich sind vor allem Angstzustände (u.U. mit paranoiden Inhalten) und depressive Verstimmungen, Hypersensibilisierung der sinnlichen Wahrnehmung, Schlaflosigkeit, Lethargie und Gereiztheit, Herzklopfen und (seltener) Atemnot.

■ Medikamentöse Behandlung
Im Vordergrund steht je nach Ausprägung die Behandlung der psychischen Komponenten des Entzuges, also der depressiven oder Angstzustände etwa. Eingesetzt werden bei Bedarf Antidepressiva bzw. vorübergehend niedrigpotente Neuropleptika, gegebenenfalls auch Benzodiazepine.

Cannabis

■ Entzugssymptome
Cannabis entwickelt keine körperliche Toleranz bzw. Abhängigkeit, entsprechend werden keine wesentlichen körperlichen Entzugsbeschwerden beschrieben. Auftretende innere Unruhe und dezente Schlafstörungen sind eher vergleichbar dem Entzug von Nikotin oder Coffein. Beobachtet wird im klinischen Alltag allerdings in Einzelfällen das Auftreten von psychotischen Symptomen. Diskutiert wird hier seit langem ohne greifbare Ergebnisse, ob es sich hierbei um durch Cannabis induzierte Psychosen oder eine bereits vor dem Konsumbeginn bestehende Disposition zur Psychose handelt, die nur durch den Cannabisentzug demaskiert wird und sich in der Folge mit Behandlungsbedürftigkeit mehr oder weniger intensiv präsentiert.

■ Medikamentöse Behandlung

Entzugssymptome, die einen stationären Aufenthalt erforderlich machen, gibt es im Regelfall unter somatischen Aspekten nicht. Vorsicht und entsprechende Beachtung ist allerdings bei Auftreten psychotischer Phänomene (s.o.) geboten. Hier sollte ärztliche Hilfe dringend hinzugezogen werden.

Amphetamine und Derivate

■ Entzugssymptome

Als mögliche Symptome werden Beschwerden etwa vergleichbar den Beschwerden beim Kokainentzug beschrieben, allerdings offensichtlich erheblich weniger stark ausgeprägt. Nach Intoxikationszuständen werden hier ebenfalls paranoide Ideen und halluzinatorisches Erleben berichtet. Im klinischen Alltag werden somatische Entzugsbeschwerden bisher nicht beschrieben.

■ Medikamentöse Behandlung

Etwa vergleichbar dem Kokainentzug (s.o.).

Im Folgenden erfolgt wegen häufig zu verzeichnenden Beigebrauchs oder auch Herausbildung zusätzlicher Abhängigkeiten die Darstellung von medikamentenbedingten Entzugserscheinungen.

Benzodiazepine

■ Entzugssymptome

Wegen des hohen Toleranz- und Abhängigkeitspotentials wird auch nach kurzer Einnahmedauer und dosisabhängig bereits das Auftreten von Entzugsbeschwerden beobachtet. Beschwerden sind u.a.: Schlafstörungen, Schwitzen, Herzrasen, erhöhtes Schmerzempfinden, Schwindel, Muskel-/Gliederschmerzen, Muskelkrämpfe. Möglich sind u.a. cerebrale Krampfanfälle, gelegentlich wird ein protahiertes Auftreten diverser Entzugssymptome auch nach mehreren Wochen noch beobachtet inklusive der Herausbildung von prädeliranten bis deliranten Bildern.

■ Medikamentöse Behandlung

Grundsätzlich wird bei bestehender hoher Toleranz und Abhängigkeit übereinstimmend der ausschleichende benzodiazepingestützte Entzug, also vorsichtige Dosisreduktion über längere Distanzen empfohlen. Delirante Bilder werden ergänzend mit Chlomethiazol behandelt. Zur Krampfprophylaxe werden Antikonvulsiva (Carbamazepin o.Ä.) empfohlen.

Barbiturate

■ Entzugssymptome

Der Entzug verläuft ebenfalls wegen der sich schnell herausbildenden Toleranzen und Abhängigkeit in der Regel – abhängig von Konsumdauer und -dosis – relativ schwer und ähnelt wohl am ehesten noch dem Entzug von Alkohol. Beobachtbar sind u.a.: Angstzustände, innere Unruhe und Verspannungen, Gereiztheit, Schweißausbrüche, psychotische Symptomatik bis zu deliranten Bildern, Gangstörungen, Zittern, cerebrale Krampfanfälle bis hin zum Status epilepticus (nahtloser Übergang von einem Krampfanfall in den nächsten mit lebensbedrohlichem Verlauf!).

■ Medikamentöse Behandlung
Wegen der Schwere der möglichen Entzugsbeschwerden erfolgt in der Regel ein ausschleichender Entzug, d.h. vorsichtige Dosisreduktion über längere Distanzen mit Barbituraten. In aller Regel wird die Gabe von Antikonvulsiva, also Medikamenten zum Schutz vor Krampfanfällen empfohlen.
Bei Delir: Delirbehandlung wie bei Benzodiazepinen kurzzeitig und intensiv mit Chlomethiazol.

2.1.3   Meßbarkeit von Entzugsbeschwerden

Über Intensität und Schwere der möglichen Beschwerden im Entzugsverlauf gehen die Beurteilungen auch in Fachkreisen weit auseinander. Es sind zahlreiche Versuche zur Messung von objektivierbaren Beschwerden (Therapeutenbefunde) und subjektiv aus Patientsicht wahrgenommenen und berichteten Beschwerden bekannt. So wurde u.a. in der Psychiatrischen Universitätsklinik Basel/Schweiz ein auch bei polyvalentem Konsum einsetzbarer Skalierungsbogen entwickelt, dessen Einsatz auch in deutschen Kliniken mittlerweile praktiziert wird (LADEWIG/STOHLER 1994). Der Einsatz solcher Messinstrumente kann die Zuverlässigkeit und Zielgenauigkeit in der Behandlung erheblich verbessern helfen.
Bei aller Bedeutung der Pharmakotherapie besteht bei Fachleuten aber Übereinstimmung, dass ein allein auf die medikamentöse Stützung reduziertes Behandlungsangebot in der Regel zu kurz greift. Im Weiteren erfolgt deshalb eine nicht abschließende Auflistung und kurze Beschreibung weiterer Behandlungsverfahren und stützender Angebote.

2.2   Akupunktur

Die Akupunktur gewinnt als ergänzende Behandlung im Drogenentzugsprozess in den letzten Jahren auch in der westlichen Medizin an Bedeutung. Beispielhaft hat sich OUDEMANNS (1995) in besonderem Maße auf die stationäre und ambulante Behandlung des Drogenentzugssyndroms mittels Akupunktur insbesondere bei Heroin und Kokain konzentriert, einsetzbar und erprobt auch im ambulanten Setting. Ca. 40% der behandelten Patienten berichten von spürbaren Linderungen vorhandener Entzugssymptome.

2.3 Entspannungsverfahren

Als stützende Verfahren werden insbesondere zur Bewältigung von Angst, innerer Unruhe, von Spannungsschmerzen sowie zur allgemeinen Muskelrelaxation diverse Entspannungsverfahren erfolgreich eingesetzt. Angewandt wird insbesondere die progressive Muskelrelaxation nach Jacobson sowie das respiratorische Biofeedback. Ihr Vorteil gegenüber anderen Verfahren wird insbesondere in der einfachen, kurzen Einübung mit schnell folgendem Wirkungseintritt gesehen, sodass die Integration in das doch auf Kurzzeit angelegte Behandlungsschema des Drogenentzuges dennoch realistisch erscheint, auch, wenn keine Vorerfahrungen beim Patienten bestehen. In längerfristigen, etwa ambulanten Settings kann bei entsprechender Mitarbeit bzw. einschlägiger Vorerfahrung der Patienten auch das Autogene Training nach SCHULTZ (1982) zum Einsatz kommen.

2.4 Physikalische Therapie

Zum Einsatz kommen Vollbäder insbesondere zur Entspannung bei psychomotorischen Unruhezuständen, zur Behandlung von Einschlafstörungen, zur Muskelrelaxation. Sie werden je nach Bedarf tagsüber und in den Abendstunden eingesetzt mit je max. 10 bis 15 Minuten Dauer bei max. 38 Grad Celsius. Darüber hinausgehende Temperaturen wirken anregend, insofern schlafstörend. Die Bäder werden mit Brombaldrianzusätzen angereichert. Problematisch kann der Einsatz bei labilen Herz-Kreislauf-Verhältnissen und bei einschlägigen Abszessen sein. Dann empfehlen sich Teilbäder. Zur Anregung des Schlafes wird z.B. das aufsteigende warme Fußbad empfohlen, das zugleich auch bei Durchblutungsstörungen hilfreich ist.
Eine sinnvolle Ergänzung stellen weitere Kneippsche Anwendungen dar, insbesondere spezielle Packungen wie etwa der Heublumensack (gilt als das »Morphium« der Naturheilkunde) zur Muskelentspannung, insbesondere auch Entspannung des Magen-Darm-Traktes sowie bei bronchialen Beschwerden. Zu nennen sind weiter etwa spezielle Wickel wie die »Heiße Rolle« zur Entspannung insbesondere der Muskelpartien am Rücken.
Diese Anwendungen sind insbesondere wegen ihres geringen Aufwandes, schnellem Wirkungseintritt und wohl auch wegen der damit verbundenen Zuwendung sehr empfehlenswert. Ihre Wirkung ist begrenzt, aber stützend.

2.5 Ergotherapie

Dieses Angebot umfasst das kreative Arbeiten/Gestalten mit Materialien wie Ton, Textilien, Holz, mit Farben, aber auch Ausdrucksmöglichkeiten mit anderen Medien wie mit Foto und Film, mit Licht und Ton. Über gestalterisch-bildnerische Mittel (kreatives Werken) soll ein Zugang zum nonverbalen

Ausdruck verschafft werden. In der Beschäftigung mit diesen Mitteln sollen emotionale Kräfte und Phantasien freigelegt, kreative Potenziale angesprochen werden. Unbewusste Konflikte sollen aus tieferen Schichten hervorgeholt, spürbar und erlebbar gemacht werden. Die Ergotherapie stellt zugleich Anforderungen an die Konzentrationsfähigkeit dar, die infolge länger dauernden Konsums doch teils erheblich nachlassen kann. Über das gestalterische Wirken wird häufig ein emotionaler Zugang gerade zu Menschen mit höherer Introversion, mit übersteigerten Rückzugsneigungen hergestellt.

Eine häufig in die Ergotherapie (oder auch Beschäftigungstherapie genannt) integrierte Therapieform intensiverer Art mit höherem psychotherapeutischen Niveau stellt die Gestaltungstherapie dar, die u.a. in der interpretierenden Deutung gestalterischer Produkte bei vorgegebenem Thema besteht (in Gruppen- und Einzeltherapie). Hier wird auch in gewissem Umfang konfrontativ-aufdeckend gearbeitet. Die Gestaltungstherapie kann wichtige Hinweise im diagnostischen Sinne zur Psychotherapie liefern.

2.6   Sport/Gymnastik

In den meisten Entzugsprogrammen nehmen sportliche Angebote jeglicher Art eine herausragende Stellung ein und erfreuen sich offensichtlich auch bei der Mehrheit der Patienten großer Beliebtheit. Dennoch gilt es hier auch, Grenzen zum Schutz der Gesundheit rechtzeitig wahrzunehmen: Insbesondere bei vorher mangelhafter körperlicher Belastung können überschießende Beteiligungen zu Sportunfällen führen.

Sport und gymnastische Übungen sollen im Entzugsprozess eine Reihe von Funktionen erfüllen: Das Verhältnis zum eigenen Körper, seine Möglichkeiten und Grenzen sollen erfahren werden. Dem Wechselverhältnis von Anspannung und Entspannung (ohne Einsatz von Chemie) kann auf einfache Weise Rechnung getragen werden. So werden innere Spannungen auf gesunde Art und Weise entladen, Blockaden gelöst. Das Selbstwertgefühl kann stabilisiert bzw. gesteigert werden, die kommunikativ-interaktionellen Aspekte des Sports können in Mannschaftssportarten zur Stimulierung von Gruppenprozessen genutzt werden. Insbesondere den Ausdauersportarten wie Langlauf, Schwimmen usw. wird zugleich die Stimulierung der körpereigenen Endorphinproduktion mit ihren die Gemütsverfassung und die Schmerzempfindlichkeit positiv beeinflussenden Wirkungen zugeschrieben.

2.7   Gesundheitsförderung

In themenzentrierten Gruppenangeboten werden hier medizinische und soziale Aspekte im Kontext des Drogenkonsums angesprochen. Der Themenkatalog umfasst u.a. Aspekte der Infektionsprophylaxe, der Ernährung, der Wundversorgung sowie die Sensibilisierung für basale physiologische

Zusammenhänge. Offene und versteckte Risiken im Umgang mit Drogen (Safer-Use-Beratung) sind ebenfalls Thema, da davon ausgegangen werden muss, dass ein größerer Teil der Patienten nicht oder noch nicht auf eine eindeutige Abstinenzorientierung festgelegt ist. Safer-Use-Beratung als offensive Auseinandersetzung mit schädlichen Wirkungen ohne Tabuisierung des Drogenkonsums, ohne moralisierende Wertungen riskanter Verhaltensmuster, soll im Sinne der Strategie der Schadensbegrenzung (Harm Reduction) neben instrumenteller Prävention (Spritzenumtauschprogramme, Spritzenvergabe) als verhaltensorientierte Dimension wirken. In Programmen zur Gesundheitsförderung werden obligatorisch auch Übungen zur Ersten Hilfe (Schockbehandlung, Hilfe bei Krampfanfällen, bei Überdosierungen oder arteriellen Verletzungen, Reanimation usw.) integriert. Sie sollen für Risikosituationen sensibilisieren und die notwendige Kompetenz und die Verantwortungsbereitschaft (HEUDTLASS et al. 1995) fördern.

2.8   Themenzentrierte Interaktion (TZI)

Nach den Regeln der Themenzentrierten Interaktion werden in der Gruppentherapie aktuelle Bezüge thematisiert: Vorstellungen neuer, Verabschiedung ausscheidender Patienten, Aufarbeitung aktueller Rezidive oder kritische Beleuchtung von gängigen Bewältigungsmustern zur Rückfallprävention, Bearbeitung von entzugstypischen Verstimmungszuständen, Bearbeitung von Widerständen und Abwehrmechanismen in der Aufarbeitung der eigenen Krankheitsentwicklung sind hier mögliche Themen.
Die Gruppenarbeit dient der Förderung der Krankheitseinsicht, der entlastenden Bewältigung von Scham, von auftretenden Gefühlen der Insuffizienz, der Schuld und etwa der Angst vor zukünftigen Belastungen. COHN (1975) hat mit den Regeln der TZI dazu eine Basis der Gruppenarbeit geschaffen, die zur Entwicklung personaler Kompetenzen, der Lernfähigkeit der Gruppenmitglieder beitragen soll. Entsprechend der kurzen Verweildauer von wenigen Wochen wird allerdings in der Akutbehandlung auf eine tiefergehende konfrontativ-aufdeckende Psychotherapie weitestgehend verzichtet. Die angesprochenen Themen werden in der Regel in einzeltherapeutischen Sitzungen vertieft und dienen in diesem Sinne auch bei Bedarf der Fortschreibung/Modifizierung eines individuumzentrierten Behandlungsplanes.

2.9   Arbeitstherapie

Im Rahmen der Arbeitstherapie finden Trainingsmaßnahmen etwa in der produktorientierten Verarbeitung von Holz oder Metallen sowie Maßnahmen im Bürotraining statt. Diese Trainingsprogramme erstrecken sich je nach Einzelfall über die gesamte Behandlungsdauer, allerdings in dosierten stundenweisen Einsätzen. Patienten mit eher praktischen Veranlagungen und Interessen empfinden diese Angebote zugleich als entlastend bei auftretenden Leeregefühlen, motivierend in der Suche nach neuer beruflichen Orientierung und zugleich als dosierte Belastungserprobung in der Tagesstrukturierung, in der Förderung von Aufmerksamkeit, Konzentration und kommunikativen Kompetenzen. Die Therapie kann förderlich für eine realistischere Selbsteinschätzung sein.

2.10   Behandlung von somatischen Begleit- und Folgeerkrankungen

Insbesondere im Rahmen eines niedrigschwellig konzipierten Angebotes wird die Klinik je nach vorgehaltenen Ressourcen der beteiligten medizinischen Disziplinen auch eine Behandlung der im engen Kontext des Drogengebrauchs (insbesondere der i.v.-applizierten Konsumformen) stehenden Erkrankungen vornehmen. Dazu gehören insbesondere die Behandlung von Gefäßerkrankungen, die Behandlung einschlägiger Infektionskrankheiten, Störungen des Gastrointestinaltraktes, kardiale Komplikationen, Verdauungsstörungen, Belastungen der Atemwege, Mängel im Zahnstatus, gynäkologische Beschwerden. Behandelt werden auch solche Erkrankungen, die nicht unmittelbar dem Konsum, sondern etwa den speziellen begleitenden Lebensbedingungen (Mangelernährung, mangelhafte Hygiene, Folgen der Beschaffungsprostitution usw.) geschuldet sind.

Angesichts eines erheblichen Ausmaßes somatischer Verelendung und sich absehbar entwickelnder Drogeninvalidität gewinnt die Kombination drogenspezifischer Hilfen mit solchen medizinischen Angeboten zur Verbesserung des Allgemeinstatus zunehmend an Bedeutung. Sie erfordert ein gut entwickeltes Behandlungsmanagement bei nur kurzer stationärer Verweildauer in der Akutbehandlung.

2.11   Gesprächspsychotherapie

Soll eine Behandlung im Entzug individuumzentriert gestützt sein, so müssen in besonderem Maße Angebote für therapeutische Einzelgespräche vorgehalten werden. In der Entzugsbehandlung geht es dabei sowohl um stützende Funktionen bei erhöhter Labilität (motivationale Konflikte, Regressionen, depressive oder Angstsymptomatik usw.) als auch um Focussierung auf spezielle Motivationen, perspektivische Abklärungen zur Fortschreibung des Behandlungsangebotes usw.

3   **Zielgruppenorientierte Behandlungsangebote**

Im Zuge der fortschreitenden Binnendifferenzierung der Akutbehandlung bzw. des Entzuges werden auch Behandlungsangebote für spezielle Subpopulationen zunehmend stärker in die Praxis eingeführt, z.B. für:

■ drogenkonsumierende Jugendliche;
■ schwangere Drogenkonsumentinnen;
■ drogenkonsumierende Eltern und Alleinerziehende in Begleitung ihrer Kinder;
■ bestimmte Migrantengruppen;
■ Drogenabhängige mit erhöhter Komorbidität (insbesondere bei Psychosen;
■ Konsumenten bestimmter Stoffe (also etwa speziell für Kokainkonsumenten).

Die spezielle Ausrichtung soll eine bessere Erreichbarkeit ermöglichen, die Haltekraft der Behandlung verbessern, die besonderen Problemlagen der jeweiligen Zielgruppe besser im Behandlungsprozess berücksichtigen.
Im Folgenden wird wegen ihrer auch zahlenmäßig zunehmend größeren Bedeutung die Behandlung von drogenkonsumierenden Eltern – Alleinerziehende und Paare- in Begleitung ihrer Kinder und von schwangeren Frauen herausgehoben.

3.1   **Akutbehandlung und Entzug für Alleinerziehende**
        und Elternpaare in Begleitung ihrer Kinder

Seit 1995 bietet CLEANOK, die Akutbehandlungsstation für Drogengebraucher in der Westfälischen Klinik für Psychiatrie, Psychotherapie und Neurologie Lengerich/Westfalen, das erste spezialisierte Angebot für Elternpaare und Alleinerziehende in Begleitung ihrer Kinder an. Die Behandlung versteht sich als sog. warmer, medikamentengestützter Entzug mit eher niedrigschwellig ausgerichtetem Ansatz. Die Kinder werden in therapieintensiven Zeiten ihrer Eltern in einer Tagesstätte durch pädagogisches Personal betreut. Für drogengebrauchende Eltern scheint der Entzug in mehrfacher Hinsicht in den traditionellen Strukturen ein scheinbar unüberwindbares Hindernis im Umgang mit ihren Drogenproblemen zu sein. Neben der Angst vor dem Entzug selbst belasten sie u.a. Schuld- und Versagensgefühle in ihrer Elternrolle. Die enge Bindung an Drogen wird durch eine oft noch engere Klammerung an die Kinder ergänzt. Umgekehrt erschweren spürbare Verlustängste der Kinder die Trennung von den Eltern. Die (teils berechtigte) Angst um den Verlust des Sorgerechtes für die Kinder oder die De-facto-Abgabe der elterlichen Rolle und Verantwortung (zumindest für die Zeit der Akutbehandlung) verhindert ebenfalls über unvertretbar lange Zeiträume die Inanspruchnahme von stationärer Behandlung. Insuffizienzgefühle (»Den Entzug schaffe ich sowieso nicht!«) rühren u.a. auch aus den vielfach vorhergehenden Versuchen, selbstorganisierte Entzüge in häuslichem Milieu zu bewältigen, heimlich und ohne ausreichende ärztliche Begleitung und Unterstützung.

Das Behandlungsangebot umfasst neben den auch für die sonstige Akut- bzw. Entzugsbehandlung vorgehaltenen Angeboten im speziellen Angebote unter paartherapeutischen Aspekten, Beratung zur Familienplanung, kreative Eltern-Kind-Angebote, Hilfsangebote zur Säuglingspflege, Beratung zu Sorgerechtsfragen und in sozialrechtlichen Belangen sowie eine Hilfestellung bei der Fortschreibung eines Hilfe- und Behandlungsplanes, der über das stationäre Angebot hinausreicht. Die Kooperation mit Einrichtungen der Jugendhilfe wird gesucht, ist aber nicht frei von Zielkonflikten. Die Zielhierarchie der Drogenhilfe ist anders aufgebaut als die der Jugendhilfe. In der Akutbehandlung gilt das primäre und leitende Interesse der möglichst erfolgreichen Behandlung der Eltern. Die doch recht intensive Einsicht in die familiären Verhältnisse und deren Beziehungsdynamik lässt es aber auch nicht zu, vor den Aspekten des Kindeswohles bei unvertretbaren Belastungen die Augen zu verschließen. Immer neue Zieldefinitionen müssen mit einem hohen Abstimmungsgrad zwischen den Mitarbeitern bezüglich des Umganges mit den daraus erwachsenden Problemen verbunden werden. Eine engmaschige Teamorganisation und qualifizierte supervisorische Begleitung ist bei diesen Belastungen und Spannungen obligatorisch. Die Problemdichte begründet eine längere durchschnittliche Verweildauer als im Vergleich zur übrigen Drogenpopulation. Während sonst in der qualifizierten Drogenakutbehandlung ca. 19 Tage Verweildauer üblich sind, werden hier für die Untergruppe der Elternpaare/Alleinerziehenden ca. 28 Tage Verweildauer (Auswertungszeitraum ca. ein Jahr) erreicht.

Die Kosten der Behandlung der Eltern werden wie in sonstigen Fällen auch von der Krankenversicherung, nachrangig dem Sozialhilfeträger getragen, ebenso die Kosten für die Betreuung der Kinder. Die wirtschaftliche Jugendhilfe wird ebenfalls zur Finanzierung insbesondere der Kinderbetreuung herangezogen.

3.2   Akutbehandlung und Entzug bei schwangeren Frauen

Diese Zielgruppe stellt unter verschiedensten Gesichtspunkten besondere Anforderungen an eine drogenspezifisch ausgerichtete Akutbehandlung (RABEN 1995). Die besondere Problematik ist häufig gekennzeichnet von ungeplanterSchwangerschaft nach mangelhafter Empfängnisverhütung, fehlender oder mangelhafter Beteiligung der Schwangeren an Vorsorgemaßnahmen, wechselnden Einstellungen der Schwangeren zur Austragung der Schwangerschaft unter den besonderen situativen Belastungen im Kontext des Drogenkonsums (Schuldgefühle, Überforderungs- und Versagensgefühle, begleitende Partnerschaftskonflikte usw.). Die möglichen Risiken der teratogenen Schädigung des Embryos bzw. der möglichen Schädigungen unter der bevorstehenden Entbindung sowie die speziellen, mit einem Entzug einhergehenden Risiken und Belastungen der Schwangerschaft erschweren noch den Abwägungsprozess.

Häufige medizinische Komplikationen bei schwangeren Heroinabhängigen (FINNEGAN 1992):

- Anämie,
- Bakteriämie,
- Kardiale Erkrankungen (insbes. Endokarditis),
- Hepatitis,
- Phlebitis,
- Pneunomie,
- Septikämie,
- Sexuell übertragbare Erkrankungen
- AIDS, Herpes genitalis, Gonorrhoe, Syphilis,
- Tetanus,
- Tuberkulose,
- Harnwegserkrankungen.

Unter diesen Vorzeichen ist neben dem somatischen Status die motivationale Lage der schwangeren Drogengebraucherin, die prognostische Beurteilung ihres Drogenkonsums, ihre situative und perspektivische personale und soziale Belastung von herausragender Bedeutung dafür, wie bezüglich des weiteren therapeutischen Vorgehens fallbezogen entschieden werden soll. Davon ist abzuleiten, ob lediglich eine Behandlung durch Substitution, etwa Methadon usw. eingeleitet werden soll mit späterer Reduktion in angemessener Zeit nach Entbindung oder ein sofortiger vorsichtig ausschleichender Entzug der konsumierten Substanzen (insbesondere bei polyvalenten Konsummustern ausschließlich unter stationären Bedingungen!).

Für eine sofortige Entzugsbehandlung kommt nach übereinstimmender Auffassung in der Fachdiskussion am ehesten ein Zeitraum zwischen der 14. und 32. Schwangerschaftswoche infrage. Hier sind bei fachgerechter Durchführung die geringsten Belastungen für den Fetus zu befürchten und insbesondere Fehl- bzw. Frühgeburten am ehesten auszuschließen. Eine Zielhierarchie wird sich kurzfristig an dem Schutz der Schwangerschaft, der Verminderung der Risiken unter und nach Geburt orientieren. Im Zweifelsfalle wird insbesondere bei polyvalentem Konsum ein ausschleichender Konsum der meisten Substanzen verbunden mit der Einstellung zur Methadonbehandlung.

Das erste speziell auf diese Zielgruppe ausgerichtete stationäre Akutbehandlungsangebot in der Bundesrepublik ist ebenfalls seit 1995 in der o.g. Lengericher Klinik eingeführt. In einem niedrigschwellig konzipierten Ansatz wird versucht, sowohl den somatischen, psychischen wie sozialen Problemkonstellationen drogengebrauchender schwangerer Frauen in der Drogenakutbehandlung in kompakter Form »unter einem Dach« gerecht zu werden (HEUDT-LASS 1995). In den letzten Jahren folgten weitere Kliniken mit entsprechenden Angeboten.

Das Behandlungsangebot umfasst wahlweise neben allen oben genannten drogenspezifisch ausgerichteten Angeboten der Akutbehandlung eine umfangreiche Befundung und Diagnostik, schwangerschaftsbegleitende und geburtsvorbereitende Hilfen, Hilfen bei der Familienplanung, bei sozialrechlichen Belangen, bei der weiteren Betreuungs- und Therapieplanung für Mutter und Kind. Die Behandlung wird für den frühestmöglichen Zeitpunkt während der Schwangerschaft angeboten und dauert nach Lage des Einzelfalls so kurz wie möglich, bei Bedarf aber auch bis über die Entbindung hinaus an. Eine während der Schwangerschaft begonnene Behandlung kann gegebenenfalls auch zum angemessenen Zeitpunkt nach Geburt in eine Entzugsbehandlung übergehen. Die Klinik pflegt eine enge Kooperation mit Gynäkologen, Geburtshilfe, Familienberatung, Jugendhilfe usw.

4   Eingangsvoraussetzungen und Rahmenbedingungen

Die neueren Konzepte qualifizierten Drogenentzuges sind niedrigschwellig ausgerichtet. Die Zutrittsvoraussetzungen werden bewusst niedrig angesetzt, um die Erreichbarkeit für diverse Subpopulationen der Drogengebraucher zu erhöhen. Das Gleiche gilt für die Ziele der Behandlung: Sie variieren (s.o.) von der Ersthilfe über konsumbegleitende Hilfen bis zur Unterstützung/Stabilisierung bei Ausstiegsprozessen. Insofern setzen diese Behandlungsangebote prinzipiell auf Freiwilligkeit in der Teilnahme sowie in der Festlegung der jeweiligen Behandlungsziele per Behandlungsvertrag zwischen den Beteiligten – vor Eintritt in die Behandlung.
Der Behandlungsvertrag regelt die Anerkennung von gewissen Grundprinzipien im Zusammenleben der Patienten auf Zeit (Gewaltverzicht usw.), die Zustimmung zur Mitarbeit in den obligatorischen Behandlungsangeboten, aber auch die Verpflichtung zu einem bestimmten Behandlungsangebot und Service durch die Klinik, der auch die Intimsphäre des Patienten und seine Rechte gewährleistet.

5   Ambulante und teilstationäre Entzugsbehandlung

Von der Drogenhilfe oft gar nicht näher in Betracht gezogen, von Fachleuten eher für unmöglich gehalten und kritisch beäugt, entziehen viele Drogengebraucher in eigener Regie zu Hause, ohne fremde professionelle Hilfe hinzuzuziehen. Studien liegen hierzu u.a. in den Niederlanden vor. Eine zunehmend größere Bedeutung nimmt mittlerweile auch in Deutschland die ambulante Durchführung von Entzugsbehandlungen ein. Insbesondere in den angelsächsischen Ländern ist dieser Trend schon seit Jahren stärker verbreitet.

5.1   Medikamentengestützte Entzüge

Die Möglichkeit ambulanter Entzugsbehandlung unter Verwendung von Substituten (Reduktionsschema) wird von den meisten Befürwortern (zu Recht, wenn man die niederländischen Erfahrungen betrachtet?) eingeschränkt auf Drogengebraucher mit weniger gravierenden Konsummustern: Patienten mit noch recht jungem, niedrigem Konsum und Beschränkung auf meist einen Wirkstoff. Die Patienten sollten möglichst über eine gute soziale Integration verfügen. Mehrfachabhängige oder Konsumenten mit häufig wechselndem Gebrauch verschiedenster Substanzen und Patienten mit schlechtem Allgemeinzustand (etwa bei schwer konsumierenden Erkrankungen, während der Schwangerschaft, bei gravierenden Organschäden, bei bekannter hoher cerebraler Krampfbereitschaft usw.) scheiden für solche Angebote wegen der unkalkulierbaren medizinischen Komplikationen aus (SCHUMACHER 1995). Sie benötigen eine engmaschige Begleitung, die nur im stationären Setting gewährleistet ist.

Voraussetzungen einer ambulanten Entzugsbehandlung bei opiatabhängigen Drogengebrauchern:
■ Beachtung von Kontraindikationen (u.a. Politoxokomanie, schwer konsumierende Erkrankungen, bekannte cerebrale Krampfanfälle, Schwangerschaft, gravierende psychische Erkrankungen);
■ gesicherte Kenntnisse über das aktuelle Konsummuster (inkl. der vergangenen vier bis acht Wochen), auch durch Nachweis eines Urindrogenscreenings (alle potenziellen Wirkstoffe);
■ umfassende Aufklärung über Grenzen (keine völlige Unterdrückung von Entzugssymptomen) und möglichen Risiken;
■ Beratung und Vereinbarung zu den Behandlungsmodalitäten (insbesondere bezüglich nicht rezeptiertem Beigebrauch anderer Wirkstoffe, Drogenscreening, Vergabemodalitäten von Substituten, Mitarbeit des Patienten);
■ bedarfsgerechte psychosoziale Begleitmaßnahmen;
■ engmaschige medizinische Versorgung inkl. gesicherter Vergabemodalitäten an Wochenenden (die auch sozial zumutbar sein sollten!);
■ ausreichender Behandlungszeitraum!

Zusammenfassend scheint sich zu bestätigen, dass eine ambulante bzw. teilstationäre Behandlung entgegen aller Skepsis zumindest für Teilgruppen der Drogenkonsumenten eine Alternative zu stationären Settings darstellt. Die intrinsische Motivation dieser Patienten ist in der Regel höher. Sie sind sozial besser integriert und wollen die Nachteile einer längeren Hospitalisierung (etwa befürchtete berufliche Nachteile) vermeiden. Die Behandlung Opiatabhängiger besteht dabei in einer langfristig ausschleichenden Pharmakotherapie, u.a. mit Methadon, Codein oder Buprenorphin begleitet nach Bedarf durch ein psychotherapeutisches Setting und psychosoziale Begleitmaßnahmen (mit erheblichen Finanzierungsproblemen, soweit sie in der ärztlichen Praxis angeboten werden!) und gegebenenfalls ergänzt durch eine anschließende »Nüchternheitshilfe« mittels Naltrexon.

5.2 **Ambulanter Turbo-Entzug unter Narkose mit nachfolgender naltrexongestützter Rückfallprophylaxe**

Für eine ausgewählte Klientel – 108 Opiatabhängige, die mehrfach erfolglos konventionelle Entzugsbehandlungen absolvierten – beschreibt eine Berliner Studie (GÖLZ/PARTECKE 2000) die erfolgreiche Kombination eines Naltrexon-induzierten Entzuges unter Narkose (nähere Beschreibung → S. 233) mit nachfolgender Naltrexon-gestützter Rückfallprophylaxe und begleitender psychosozialer Nachsorge. Das Therapiekonzept führte zu einer katamnestisch abgesicherten langfristigen Abstinenzrate um 50% bei dieser Problemgruppe. Dabei dürfte mit entscheidend für solche Behandlungserfolge neben dem effizienten Management des Entzuges selbst (in der interessanten Kombination mit der sog. Nüchternheitshilfe durch Naltrexon-Einsatz) wohl auch die Auswahl der Klientel und auch die Qualität des psychosozialen bzw. psychotherapeutischen Folgeprogramms sein.
Die ursprünglich als Revolutionierung des Entzuges verkündete schnelle Ausbreitung des ultraschnellen Entzuges (oder auch »Turbo«-Entzuges) ist bisher nicht eingetreten. Sie erreichte bis heute in der Bundesrepublik einen verschwindend kleinen Anteil von entzugswilligen Patienten.

6 **Zusammenfassung**

Die früher einseitig auf das Ziel kurzfristiger Drogenfreiheit ausgerichtete Drogenentzugsbehandlung hat in den letzten Jahren in mehrfacher Hinsicht eine Differenzierung erfahren. Die Behandlungsangebote sind vielgestaltiger geworden. Die Settings entwickeln sich zielgruppenspezifischer. Die Behandlungsziele werden heute differenzierter an den Problemlagen und Ressourcen des Einzelfalles, also individuumzentrierter ausgerichtet. Dennoch gibt es deutliche Qualitätsschwankungen in der dazugehörigen Infrastruktur der Kliniken. Die Akutbehandlung versteht sich heute als ein eigenständiger Drogenhilfetypus – ganz im Gegensatz etwa zu überholten Auffassungen in den 70er Jahren, die dieses Behandlungsangebot allein als »Zulieferbetrieb« für anschließende Entwöhnungstherapien verstanden. Neu für Deutschland ist die erfolgreiche Ausweitung ambulanter Entzugsbehandlungen für Opiatkonsumenten und – in geringerem Umfang – auch für Kokaingebraucher. Unter gesundheitsökonomischen und fachlichen Kriterien wird dieses Setting wohl zukünftig eine wesentlich größere Bedeutung bekommen.

Literatur

Bruhn, W. (1996): Vortrag im Rahmen eines Symposiums der Rheinischen Landeshochschulklinik Essen und des Landschaftsverbandes Rheinland (LVR) am 10.5.1996. Essen.

Cohn, R.C. (1975): Von der Psychoanalyse zur Themenzentrierten Interaktion.

DAH (2002): Entgiftungsmöglichkeiten in Deutschland. Berlin. Dirk.Schaeffer@dah.aidshilfe.de

Finnegan, L.P., zit. nach: Lemke, B. (1992): Frauen und Drogensucht: Neue therapeutische Konzepte auch der ärztlichen Behandlung gefordert. In: Gyne- Fachzeitung für praktische Frauenheilkunde und allgemeine Medizin.

Finzen, A. (1995): Trügerische Hoffnung für Süchtige. In: Frankfurter Allge- meine Zeitung vom 13.12.1995.

Gölz/Partecke (2000): Katamnestische Entwicklung Opiatabhängiger nach Naltrexon-induziertem Entzug unter Narkose, naltrexon-gestützter Rückfallpro- phylaxe und ambulanter psychosozialer Nacsorge. In: Suchttterapie 2001, S. 166–172.

Heudtlass, J.-H. (1991): Binnendifferenzierte Ansätze zum Drogenentzug und zur Drogenabstinenz im Drogenhilfesystem. In: akzept e.V. (Hrsg.): Leben mit Drogen. Berlin.

Heudtlass, J.-H. (1995): Konzeption zur Akutbehandlung schwangerer drogen- abhängiger Frauen in der Westf. Klinik für Psychiatrie, Psychotherapie und Neu- rologie. Lengerich/Westf.

Heudtlass, J.-H./Stöver, H./Winkler, P. (1995): Risiko mindern beim Drogen- gebrauch. Frankfurt am Main, Fachhochschulverlag.

Heudtlass, J.-H./Sawalies, A./Kuhlmann, Th. (1996): NRW-Krankenhausbe- darfsplanung für qualifizierte AkutbehandlungDrogenabhängiger. In: Sucht 42 (3).

Konsensustext (2000): Empfehlungen zur Anwendung von Brupenorphin (SU- BUTEX) in der Substitutionsbehandlung opiadabhängiger Patienten in der Schweiz, Österreich und Deutschland. In: Suchtmedizin 2/2000.

Ladewig, D./Stohler, R. (1994): Das Opiatentzugssyndrom – Skalierungen und medikamentöse Strategien. In: Tretter et al.: Therapie von Entzugssyndro- men. Berlin, Heidelberg, New York.

Loimer, N. (1996): Naltrexon und die Ultra- Kurz- Opiat- Entzugstherapie. War- stein.

Loimer, N./Linzmayer, L./Grünberger, J./Presslich, O. (1988): Objektivie- rung des Entzugssyndroms während der Ultrakurzentzugsbehandlung mit ho- hen Naltrexondosen bei Opiatabhängigen. In: Therapiewoche Österreich 12/ 1988. Wien.

Oudemanns, E. (1995): Akupunktur in der Alkohol und Drogenentzugsbehand- lung. Berlin.

Pöhlke, T. (1995): Drogenkonsum und Schwangerschaft. In: J. Gölz: Der dro- genabhängige Patient. München, Wien, Baltimore.

Raben, R. (1995): Drogenabhängigkeit und Schwangerschaft. Freiburg.

Schultz, I.H. (1982): Das Autogene Training, konzentrative Selbstentspan- nung. Versuch einer klinisch-praktischen Darstellung. Stuttgart.

Spikowski, W./Heudtlass, J.-H./Konegen, N. (1990): Drogenabhängige in der medizinischen Notfallversorgung- Möglichkeiten therapeutischer Interventio- nen in Nordrhein- Westfalen. Bochum.

Tretter, F./Bussello-Spieth, S./Bender, W. (1994): Therapie von Entzugssyn- dromen. Berlin, Heidelberg, New York.

XII   Ambulante Rehabilitation für Drogenabhängige
Von Klaus Pape-Hoßmann, Jens Kalke

1   Geschichtlicher Überblick

Die ambulante Rehabilitation (auch ambulante Abstinenztherapie genannt) ist eine vergleichsweise junge Therapieform in der Behandlung Drogenabhängiger. In Deutschland wurde die stationäre Langzeittherapie lange Zeit als der Königsweg angesehen, die ambulante Behandlung galt als ungeeignet für Drogenabhängige (KALKE et al. 1997). Dagegen konnten sich ambulante Behandlungsformen für Alkoholiker schon in den 70er Jahren nennenswert durchsetzen. Beim Hilfeangebot für die Heroinkonsumenten wurde diese Entwicklung erst in den 80er Jahren in Gang gesetzt, als die stationäre Langzeitbehandlung wegen ihrer nur begrenzten Erfolge zunehmend infrage gestellt wurde. Dabei betrachteten die einen die ambulante Rehabilitation als Ergänzung zum bestehenden stationären Angebot, die anderen sahen in ihr eine Schwerpunktverlagerung innerhalb der Suchttherapie (DEITERS 1991). Heute trifft sicherlich die zweite Auffassung zu. Dies wird zum einen an den bundesweiten Behandlungszahlen deutlich (s. unten), zum anderen an der Vorgehensweise der Kostenträger nach dem Prinzip »ambulant vor stationär«.

Eine gezielte Förderung ambulanter Behandlungsprojekte für Drogenabhängige ist seit Mitte der 80er Jahre feststellbar. Ein grundsätzliches Problem war bis dahin – von der Durchführung einiger Modellprojekte einmal abgesehen –, dass sich Renten- und Krankenversicherer über Jahre beharrlich weigerten, die Kosten der ambulanten Therapie für Drogenabhängige zu übernehmen. Erst mit der »Empfehlungsvereinbarung Ambulante Rehabilitation Sucht« (EVARS) vom April 1991 wurde die ambulante Suchttherapie als eigenständige Behandlungsform von den Kranken- und Rentenversicherungsträgern anerkannt (BUNDESVERBÄNDE DER KRANKENKASSEN 1991). Dies schuf eine relativ gesicherte Finanzierungsgrundlage, wie sie bei der stationären Suchttherapie bereits seit Ende der 60er Jahre existiert. Mit der EVARS wurden die Modalitäten und Durchführungsbestimmungen der ambulanten Rehabilitation vereinheitlicht. In einem neueren Entwurf zur EVARS (16.1.2001), der höchstwahrscheinlich in der vorliegenden Form umgesetzt wird, sind die Anforderungen an die Einrichtungen zur Durchführung ambulanter medizinischer Leistungen zur Rehabilitation im Detail ausgeführt (KRANKENKASSEN UND RENTENVERSICHERUNGSTRÄGER 2001). Diese reichen von der Diagnostik und Indikationsstellung bis hin zur personellen Ausstattung der Einrichtung.

2   **Bundesweite Bedeutung**

Bundesweit gab es im Jahr 2000 insgesamt 369 Beratungs- und Behandlungseinrichtungen, die ambulante Behandlungen gemäß der Empfehlungsvereinbarung »Ambulante Rehabilitation Sucht« durchgeführt haben (DHS 2001). Diese Zahl macht deutlich, dass es sich bei dieser ausstiegsorientierten und rehabilitativen Therapie für alkohol-, medikamenten- und drogenabhängige Menschen um ein unverzichtbares Behandlungsangebot im bundesdeutschen Suchthilfesystem handelt. Im Jahr 1999 wurden insgesamt 11.631 Behandlungsanträge bewilligt. Das betraf 933 Therapien für Drogenabhängige (8%) (a.a.O.).

Die meisten ambulanten Rehabilitationen werden von alkoholabhängigen Personen in Anspruch genommen. Aber auch mit dem Problem der Mehrfachabhängigkeit werden die Therapeuten in der ambulanten Behandlung zunehmend konfrontiert. Insgesamt fand in den Jahren 1998 und 1999 eine deutliche Steigerung der Bewilligungen gegenüber dem jeweiligen Vorjahr statt (+ 20% bzw. + 12%) (a.a.O.). Auch wenn der Anteil von Drogenabhängigen vergleichsweise gering ist, so hat doch diese Therapieform eine wachsende Bedeutung in der Behandlung Drogenabhängiger.

3   **Konzept und Setting der ambulanten Rehabilitation**

In der EVARS vom April 1991 und im erwähnten Entwurf zur Empfehlungsvereinbarung (s. oben) sind die Zuständigkeiten und das Verfahren bei der Gewährung ambulanter Leistungen geregelt. Im Einzelnen werden die Ziele, Aufnahmevoraussetzungen und der Umfang der ambulanten Rehabilitation sowie das Anforderungsprofil an die Einrichtung und die Finanzierungsmodalitäten beschrieben. Danach kommt eine ambulante Rehabilitation vor allem für diejenigen Suchtkranken in Betracht,

■ für die eine stationäre Therapie nicht indiziert ist,
■ die im seelischen, sozialen und körperlichen Bereich keine schweren Störungen aufweisen,
■ die therapiewillig und abstinenzmotiviert sind.

Die Behandlungsstelle muss die ambulante Rehabilitation in ein umfassendes Programm der Suchtberatung und -behandlung integrieren. Gegebenenfalls muss der Maßnahme eine Entgiftung vorausgehen. Die Empfehlungsvereinbarung und der Entwurf schreiben vor, dass in der Einrichtung mindestens drei therapeutische Mitarbeiter/innen tätig sein müssen, die eine VDR-anerkannte Zusatzausbildung auf psychotherapeutischer Grundlage besitzen. Außerdem ist die Mitwirkung eines Arztes an der Diagnose und Indikationsstellung sowie an Team- und Fallbesprechungen unerlässlich. Die Behandlungsstelle hat ihr therapeutisches Konzept und die Qualifikation ihrer Mitarbeiter/innen den Leistungsträgern vorzulegen, damit sie die Kosten erstattet bekommt.

Die Empfehlungsvereinbarung sieht vor, dass die ambulante Rehabilitation innerhalb von zwölf Monaten abgeschlossen sein sollte; in begründeten Einzelfällen werden nach einem Verlängerungsantrag mit fundiertem Verlaufsbericht weitere sechs Monate bewilligt. Bewilligt werden 40 therapeutische Einzel- und Gruppensitzungen für jeweils sechs Monate. In Einzelfällen können also maximal 120 Einheiten in 18 Monaten gewährt werden. Bei der therapeutischen Arbeit mit Bezugspersonen können zusätzlich zwölf Einzel- und Gruppengespräche abgerechnet werden (BUNDESVERBÄNDE 1991). Einzel-, Gruppen- und Bezugspersonengespräche werden zurzeit mit 43 € vergütet. Die für die ambulante Rehabilitation notwendige Beratung, Indikationsstellung, Therapievorbereitung und die Antragstellung werden von der Beratungs- und Behandlungseinrichtung durchgeführt. Dies bedeutet, dass in diesen Einrichtungen eine sorgfältige Indikationsstellung erforderlich ist, damit sich das Antragsverfahren zügig abwickeln lässt und der Klient/die Klientin die angemessene Behandlung möglichst umgehend erhält. Die Teilnahmekriterien umfassen u.a.:

- Evtl. Entzugsbehandlung vor Beginn der Maßnahme,
- Abschluss der vorausgegangenen Beratung und Therapievorbereitung,
- regelmäßige Teilnahme, Einhaltung der Beratungs- und Therapiestruktur,
- Bereitschaft/Fähigkeit zur aktiven Mitarbeit,
- keine schweren seelischen, körperlichen oder sozialen Störungen.

Ambulante Rehabilitation zielt auf den »mittleren Bereich« zwischen Langzeittherapie und Selbstheilung. Ziele der Abstinenztherapie sind u.a.:

- Die Förderung von Autonomie und selbstverantwortlichem Handeln,
- ein drogenfreies Leben,
- körperliche und psychische Gesundheit sowie soziale und
- berufliche Rehabilitation (KALKE et al. 1997).

4   Das Antragsverfahren

Bei der Antragstellung zur Bewilligung einer ambulanten Rehabilitation gibt es bei den verschiedenen Kostenträgern immer noch keine allgemeingültige Regelung. Das Vorgehen der Bundesversicherungsanstalt (BfA), der Landesversicherungsanstalten (LVA), Krankenkassen und Sozialämter unterscheidet sich. Dieser Sachverhalt stellt nach wie vor eine nicht zu unterschätzende Hürde für viele Antragsteller dar, die sich unter großen persönlichen Anstrengungen für eine abstinente Lebensführung entschieden haben.

4.1   Antrag an die BfA

In den Antrag bei der BfA gehören im Einzelnen:
- der vollständig ausgefüllte BfA-Antrag,
- der Beleg über Arbeitsunfähigkeitszeiten und -diagnosen (AUD-Beleg),

- der ärztliche Befundbericht einschließlich der Laborbefunde,
- ein komplettes Drogenscreening
- und der Sozialbericht nebst Erklärung des/der Betreuten.

Die Laborwerte für den ärztlichen Befundbericht einschließlich des Drogenscreenings können beim Hausarzt oder einem anderen Arzt des Vertrauens erhoben werden. Für die Erstellung des Befundberichtes ist ein von der BfA anerkannter Arzt innerhalb oder außerhalb der Beratungs- und Behandlungseinrichtung zuständig.

4.2   Antrag an die LVA

Dieses Antragsverfahren gilt bundesweit für alle Landesversicherungsanstalten. Der Rehabilitationsantrag unterscheidet sich vom BfA-Antrag in zwei Punkten: Zum einen muss der Antragsteller einen Lebenslauf einreichen, aus dem sein persönlicher Werdegang und der Verlauf der Suchtmittelabhängigkeit hervorgehen; zum anderen entfällt der Nachweis über die Arbeitsunfähigkeit (AUD-Beleg). Der ärztliche Befundbericht kann entweder vom Einrichtungsarzt oder Hausarzt ausgefüllt werden.

Zum Antrag gehören die folgenden Unterlagen:
- der LVA-Antrag,
- der Befundbericht einschließlich der Laborbefunde,
- der Sozialbericht nebst Erklärung der betreuten Person,
- der Lebenslauf des Klienten.

4.3   Antrag an die Krankenkasse

Die Krankenkasse als nachrangiger Kostenträger tritt für den Fall in Leistung, dass die Rentenversicherungsträger als Kostenträger nicht infrage kommen. Für die Antragstellung ist der Ablehnungsbescheid des Rententrägers oder die »Erklärung des Betreuten« über Beitragszeiten zur Rentenversicherung erforderlich. Die »Notwendigkeitsbescheinigung« muss vom Antragsteller, der Beratungs- und Behandlungseinrichtung und vom Hausarzt bzw. dem Einrichtungsarzt unterschrieben werden. Zudem besteht hier die Notwendigkeit von mindestens einer negativen Urinkontrolle (UK) zur Indikationsstellung, auch wenn diese nicht zum offiziellen Antragsverfahren gehört.

In den Antrag gehören:
- der Sozialbericht nebst Erklärung des Betreuen,
- die Notwendigkeitsbescheinigung,
- Ablehnungsbescheid des Rentenversicherers bzw. Erklärung über Beitragszeiten,
- die Notwendigkeitsbescheinigung.

4.4 Antrag an das örtliche Sozialamt

Der Antrag an das örtliche Sozialamt muss von den Klienten gestellt werden, für die die vorrangig genannten Kostenträger ausscheiden und die direkt über das örtliche Sozialamt krankenversichert sind. Gefordert wird auch hier der Ablehnungsbescheid des Rentenversicherungsträgers und ein Lebenslauf des Klienten mit einer Begründung für eine ambulante Rehabilitation.
In den Antrag gehören:
- der Sozialbericht nebst Erklärung des Betreuten,
- Lebenslauf des Klienten,
- Ablehnungsbescheid des Rentenversicherungsträgers.

Auch hier besteht die Notwendigkeit von mindestens einer »Clean-UK« zur Indikationsstellung, auch wenn diese nicht zum offiziellen Antragsverfahren gehört.

5 Praktische Erfahrungen und wissenschaftlicher Kenntnisstand

Aus Sicht der Praxis wird die ambulante Rehabilitation erfolgreich durchgeführt. Sie zielt auf die Gruppe der noch weitgehend sozial integrierten Drogenabhängigen (PAPE-HOßMANN/SCHWARZ-WIEGERT 1999). Das Angebot stößt nach Praxisberichten bei den Klienten und Klientinnen auf breite Akzeptanz (THERAPIEHILFE 1997; THERAPIEHILFE 1998). Trotz der Indikationskriterien für diese Maßnahme handelt es sich keinesfalls um eine homogene Gruppe von sog. »Edelklienten«. Vielmehr reicht das Spektrum von sozial noch gut integrierten Drogenabhängigen bis hin zu Personen, die der Verlust sozialer/beruflicher Bezüge und anderer Stabilitätsfaktoren droht. Nach Beobachtungen aus der Praxis gibt es eine deutliche Verschiebung unter den Klienten bezüglich ihres Konsums. Die bisher große Zahl der Heroinkonsumenten wird abgelöst durch die zunehmende Zahl von Kokainkonsumenten; auch die Anfragen von Klienten mit Cannabisproblemen nehmen zu (SEEHAUS 1999; SEEHAUS 2000). Wie und ob sich der veränderte Drogengebrauch auf die Attraktivität und Effektivität der ambulanten Rehabilitation auswirkt, wird die Zukunft zeigen.
Im Gegensatz zu den umfangreichen praktischen Erfahrungen liegen nur wenige wissenschaftliche Erkenntnisse über die Behandlungseffekte der ambulanten Rehabilitation vor. Es existiert kaum ein gesundheitspolitisches Interesse an wissen-schaftlicher Begleitforschung zu der ambulanten Rehabilitation – weder vonseiten der Politik noch vonseiten der Kostenträger, obwohl immer wieder von Qualitätssicherung die Rede ist (KRANKENKASSEN UND RENTEN-VERSICHERUNGSTRÄGER 2001). Mit Ausnahme der Bundesländer Hamburg und Sachsen-Anhalt wurden bislang keine wissenschaftlichen Evaluationsprojekte in Auftrag gegeben: In Hamburg wurde die ambulante Rehabilitation Mitte der 90er Jahre evaluiert (RASCHKE et al. 1996); in Sachsen-Anhalt wurden im

Auftrag der Landesregierung die Auswirkungen der EVARS auf die Sicherstellung und Verbesserung der Rehabilitationsarbeit mit Suchtkranken analysiert (BÖHM 1995).

Literatur

Böhm, M. (1995): Verlaufsdokumentation Ambulante Rehabilitation Sucht 1995. Otto-von-Guericke-Universität Magdeburg, Institut für Soziologie. Magdeburg.

Bundesverbände der Krankenkassen und Verband Deutscher Rentenversicherungsträger (1991): Empfehlungsvereinbarung über die Leistungen zur ambulanten Rehabilitation Alkohol-, Medikamenten- und Drogenabhängiger zwischen den Bundesverbänden der Krankenkassen und dem Verband Deutscher Rentenversicherungsträger vom 29.1.1991 (EVARS).

Deiters, J. (1991): Ambulante Therapie. In: W. Heckmann (Hrsg.): Drogentherapie in der Praxis. Ein Arbeitsbuch für die 90er Jahre. Weinheim, S. 73-85.

DHS – Deutsche Hauptstelle gegen die Suchtgefahren (Hrsg.) (2001): Jahrbuch Sucht 2001. Geesthacht, S. 151–154.

Kalke, J./Pape-Hoßmann, K./Raschke, P./Verthein, U. (1997): Die ambulante Abstinenzbehandlung Drogenabhängiger – unter besonderer Berücksichtigung der Hamburger Erfahrungen. In: H. Bossong/J. Gölz/H. Stöver (Hrsg.): Leitfaden Drogentherapie. Frankfurt a. M., S. 139–155.

Krankenkassen und Rentenversicherungsträger (2001): Entwurf zur »Empfehlungsvereinbarung Abhängigkeitserkrankungen« vom 16.1.2001.

Pape-Hoßmann, K./Schwarz-Wiegert, E. (1999): Ambulante Abstinenztherapie mit Drogenabhängigen – das SEEHAUS-Projekt. In: M. Krausz/P. Raschke (Hrsg.): Drogen in der Metropole. Freiburg, S. 317–334.

Raschke, P./Verthein, U./Kalke, J. (1996): Ambulante Abstinenztherapie mit Drogenabhängigen. Freiburg.

SEEHAUS (1999): Jahresstatistik. Hamburg.

SEEHAUS (2000): Jahresstatistik. Hamburg.

Therapiehilfe e.V. (1997): SEEHAUS Sachbericht 1997. Hamburg.

Therapiehilfe e.V. (1998): SEEHAUS Sachbericht 1998. Hamburg.

XIII   **Stationäre Langzeittherapie und Nachsorge**
Von Eva Carneiro Alves, Christian Evers

1   **Einleitung**

Die stationäre Therapie stellt eine Entwöhnungsbehandlung dar, die in den meisten Fällen nach vorausgegangener Entgiftung bzw. Teilentgiftung die Drogenabstinenz stabilisieren und zur Beendigung der Substanzabhängigkeit beitragen soll (DHS 2001). In Deutschland zählt die Entwöhnungsbehandlung überwiegend zu den Leistungen der medizinischen Rehabilitation gemäß § 9 und §15 SGB VI und wird hauptsächlich durch Rentenversicherungsträger finanziert (DHS 1978). Dies impliziert als Therapieziel neben der Beseitigung bzw. Linderung der Suchterkrankung auch die (Wieder-)Herstellung der Erwerbsfähigkeit. In Deutschland gibt es etwa 5.000 vollstationäre Behandlungsplätze für Drogenabhängige (DHS 2000).

2   Kurzer geschichtlicher Rückblick

Die Therapeutische Gemeinschaft als Behandlungsmodell der stationären Therapie von etwa 18 bis 24 Monaten Dauer vereinte Vorstellungen der Selbsthilfebewegungen und moderner sozialpsychiatrischer Ansätze zu einem hierarchisch strukturierten Modell der psychosozialen Nachreifung im Lern- und Erfahrungsfeld der Gruppe (KAHLERT 1997). Absolute Abstinenz und radikale Abkehr von der Drogenszene waren zentrale Werte schon bei Aufnahme in die Gemeinschaft und prägten alle weiteren Vorstellungen auch für das Leben nach der Therapie. Die Klienten mussten starke Einschränkungen ihres persönlichen Freiraums hinnehmen, um sich hauptsächlich in der Gruppe als therapeutischem Feld zu bewegen und auseinander zu setzen.

Die aus der Selbsthilfebewegung (z.B. Synanon 5/2001) stammende besondere Beachtung »süchtiger Verhaltensmuster, Umgangsformen und Denkweisen« sowie allgemeiner Symbole des Drogenmilieus mündete in erzieherischen und sozialpädagogischen Veränderungsansätzen. Dabei kam der Mitarbeit von Ex-Usern in der Funktion als Modell und Unterstützer für die Bewohner eine besondere Wichtigkeit zu (YABLONSKI 1990).

Die an der Behandlung beteiligten Menschen wurden analog zur modernen Sozialpsychiatrie als Partner im therapeutischen Prozess angesehen, was die Selbstverantwortlichkeit und Eigenmotivation der Bewohner hervorhob und antihierarchische Aufgabenverteilungen zulassen sollte. Das multiprofessionell zusammengesetzte Team der Mitarbeiter war idealerweise demokratisch organisiert und kannte keine Spezialisierung der Berufsgruppen. Als wichtig galt die persönliche Begegnung zwischen Mitarbeitern und Bewohnern in vielfältigen Erlebnis- und Tätigkeitsfeldern. Dabei stand die Stärkung von Selbstverantwortung im Vordergrund.

Die Bearbeitung biografischer Konflikte und Interaktionsmuster sowie Auseinandersetzungen im »Hier und Jetzt« im Gruppensetting dienten der »psychosozialen Nachreifung«, was sich auch in dem hierarchisch strukturierten Stufenablauf der Therapie abbildete. Der Gesamtgruppe der Klienten kam unter relativer Isolierung von der Außenwelt ein Höchstmaß an Selbstbestimmtheit und Verantwortung zu, wobei den Klienten in späteren Therapiestufen, durch die größere Entscheidungskompetenz, erweiterte Freiräume und die Kenntnis aller Einrichtungsabläufe eine höhere Position und mehr Verantwortung analog zur angenommenen Nachreifung zukam.

3 **Starker Innovationsdruck**

In den 80er Jahren wurde durch die aufkommenden Konzepte der akzeptierenden Drogenarbeit das absolute Abstinenzparadigma der Langzeittherapien infrage gestellt. So wurden ein veränderter Umgang mit Rückfällen, weniger hochschwellige Zugangsbedingungen und mehr Flexibilität für einen Quereinstieg nach einem Therapieabbruch gefordert.
Ebenso formulierte sich starke Kritik an den rigiden hierarchischen Strukturen, die keinen Platz für individuell angepasste Therapieverläufe, dafür aber viele Möglichkeiten für die Etablierung szeneähnlicher Machtstrukturen ließ und zu einer deutlichen Abbruchquote führte. Nicht zuletzt wurde die Sinnhaftigkeit der Wohnortferne und Abschottung zum sozialen Umfeld kritisiert.
Im Laufe der Zeit veränderte sich parallel zur Szene auch die Klientel der Therapeutischen Gemeinschaft. Immer mehr der hilfesuchenden Menschen waren in sozialer, psychischer und gesundheitlicher Hinsicht stark und nachhaltig beeinträchtigt und mit der geforderten Dichte und Transparenz des Gruppenkonzeptes überfordert. Lange Haftzeiten, soziale Deprivation, frühe Entwicklungs- und Beziehungsstörungen sowie komorbide psychische Störungen der Klienten stellten zusätzlich Veränderungsanforderungen an die Therapeutischen Gemeinschaften.
Von den Leistungsträgern wurden nach und nach wichtige Rahmenbedingungen verändert (WIMMER 2000). Analog zu den medizinischen Fachkliniken wurde die Spezialisierung der Berufsgruppen in den Teams vorangetrieben und therapeutische Verfahren vorgegeben, wodurch der Stellenwert der Ex-User im Behandlungsteam zurückgedrängt wurde. Die Anforderung an Professionalisierung der Mitarbeiter sowie höhere Ausstattungsstandards führten zu einem starken Anstieg der Pflegesätze.
Gleichwohl wurde im Zuge allgemeiner Kostenersparnis die Dauer der Langzeittherapien in wenigen Schritten von maximal 24 auf zehn Monate verkürzt. Die Intention der gesamtheitlichen sozialen Nachreifung wurde dadurch außer Kraft gesetzt, und neue Konzepte mit begrenzten, konkretisierbaren Zielvorstellungen mussten schon allein dadurch entwickelt werden. Ein weiteres Druckmoment ging von den stetig verschärften geforderten Auslastungsquoten aus.
Starker Innovationsdruck entstand auch durch die Übertragung von Qualitätsmanagement-Konzepten aus dem Profitbereich. Von Trägern der stationären Rehabilitation wird heute erwartet, dass sie ein Qualitätsmanagement vorhalten (WIMMER 2000). Viele Kliniken der stationären Rehabilitation haben die Debatten über die Qualitätssicherung, mehr noch als im ambulanten Bereich, seit Jahren in internen Qualitätsmanagementverfahren umgesetzt (DHS

2001, S. 36). Auch die Leistungsträger haben für diesen Bereich umfassende Instrumente entwickelt, die sie bereits einsetzen und erproben (VDR 2000). Ein gutes und in Aufwand und Ergonomie dem Ergebnis angemessenes Dokumentationsverfahren hilft bei der Überprüfung der Ergebnisqualität (DHS 2000), ist aber noch lange nicht selbstverständlich.

4 Wandlungen: Flexibilisierung und Vernetzung

Unter dem Einfluss der oben genannten Faktoren veränderten sich die Struktur und das Selbstverständnis der Therapieeinrichtungen. Viele Einrichtungen entwickelten eine prozess- und zielorientierte Therapievorstellung, die sich als Initiierung und Begleitung des individuellen Ausstiegsprozesses der hilfesuchenden Menschen versteht. Dies impliziert eine Individualisierung der Behandlung: Mit jedem Klienten wird ein individueller Behandlungsplan mit individuellen Behandlungszielen in individualisierter Behandlungszeit erstellt.

Die Flexibilisierung der Behandlungszeiten schlägt sich in der Entwicklung von Fokal- und Kurzzeittherapiekonzepten (sechs bis zwölf Wochen bzw. drei bis sechs Monate) neben der Langzeittherapie (bis zu zehn Monate) nieder.

Unter dem Stichwort der Regionalisierung subsummiert sich das Prinzip der Wohnortnähe der therapeutischen Einrichtungen, wobei in Ausnahmefällen natürlich auch die Schaffung von Abstand sinnvoll sein kann. Die räumliche Nähe zum Lebensmittelpunkt der Klienten ermöglicht die Nutzung sozialer Ressourcen und den Einbezug von Angehörigen und anderer wichtiger Personen aus dem sozialen Umfeld in die Behandlung.

Außerdem ist durch die Entwicklung von regional vernetzten Suchthilfeverbundsystemen die enge Kooperation von vor- und weiterbehandelnden Stellen in der Prozessbegleitung möglich. So finden flexible und reibungslosere Übergänge zwischen drogenakzeptierenden und abstinenzorientierten Hilfsangeboten einerseits und zwischen ambulanten und stationären Behandlungsmöglichkeiten andererseits statt.

Auch die Organisationsstrukturen, Konzepte und Regelwerke in den therapeutischen Einrichtungen wurden schrittweise verändert, um eine individuelle und differenzierte psychotherapeutische Behandlung in der Therapeutischen Gemeinschaft als Lern- und Erfahrungsfeld zu ermöglichen. Anstelle von rigiden universellen Regelwerken im suchtimmanenten Schwarzweiß-Denken traten unter Bezug auf wenige, Orientierung gebende Grundregeln (z.B. Gewaltfreiheit) Prinzipien des sozialen Aushandelns, der Flexibilität je nach individuellen therapeutischen Anforderungen und der Stärkung der Selbstverantwortung in einem Heilung fördernden Gesamtklima.

Schon der Einstieg in Therapie gestaltet sich heute viel flexibler und den Bedürfnissen der Klienten entsprechender. In vielen Einrichtungen werden Klienten auch ohne vorgeschaltete stationäre Entgiftung aufgenommen, wenn sie in der JVA oder ambulant entziehen wollen und ihre Drogenfreiheit durch Urinkontrollen nachweisen.

Verbundsysteme
wie z.B. die Hohehorst GmbH und der Bremer Kontext

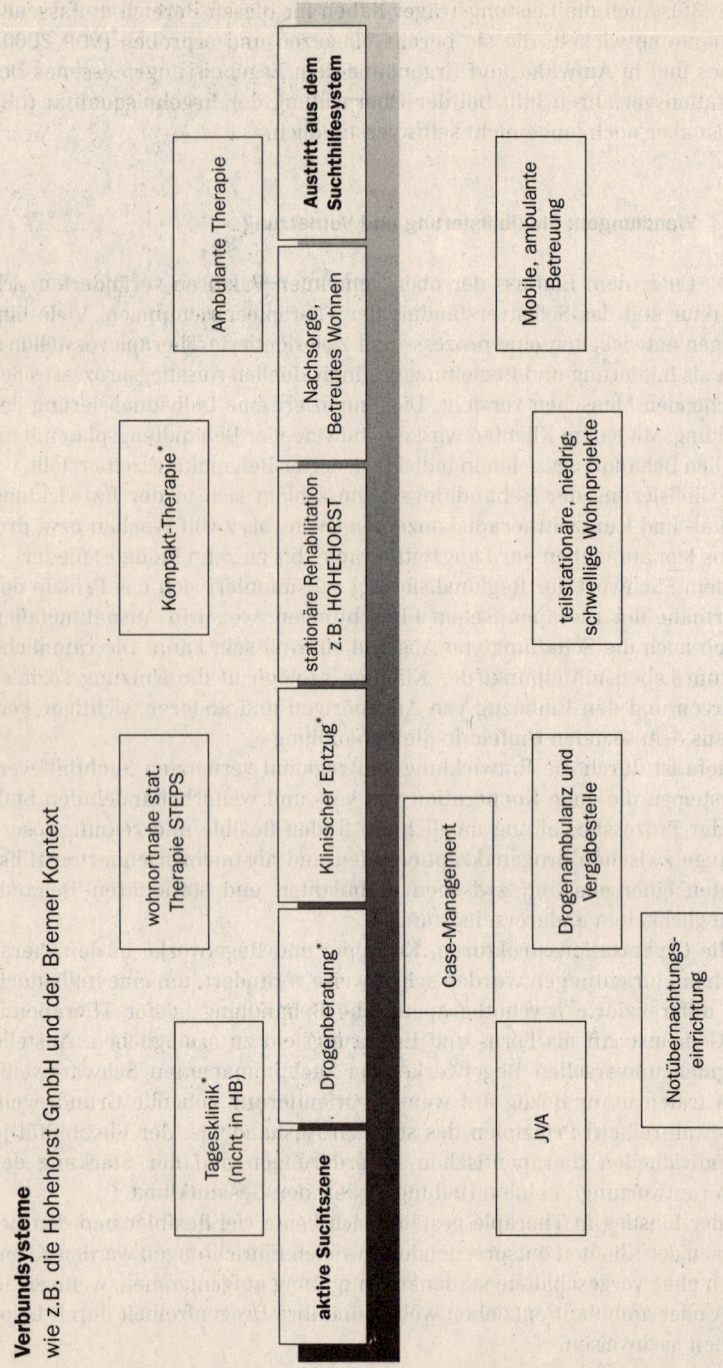

* In anderer Trägerschaft.

5   **Akzeptanz und Abstinenz**

Eine bedeutsame Veränderung der stationären Therapie ergab sich aus dem Einfluss durch Konzepte der akzeptierenden Drogenarbeit. Zunehmend mehr Einrichtungen wie auch Leistungsträger planen zu Beginn des stationären Aufenthalts die Möglichkeit einer in das Therapiekonzept eingebetteten Substitutionsabdosierung, wie sie im Therapiezentrum Hohehorst bereits seit 1996 existiert, in das Therapieprogramm mit aufzunehmen (CARNEIRO ALVES 1997). Dort können die Klienten nach eventuell notwendiger vorgeschalteter Teilentgiftung, z.B. von Medikamenten und Niedrigdosierung des Substituts, innerhalb der ersten zwölf Wochen in individuell vereinbarten Schritten von ihrem Drogenersatzstoff entziehen. Somit fällt der als belastend empfundene Druck der schnellen Abdosierung weg, der Übergang von Entgiftung zu Entwöhnung wird erleichtert und eine größere Gruppe von Therapieinteressierten kann erreicht werden. (EVERS/KURZ-LUND 1999).

Der Umgang mit Rückfällen während der Therapie hat sich ebenfalls grundlegend geändert. Wurden sie anfangs noch als Scheitern der Therapie mit den entsprechenden Konnotationen und Konsequenzen gesehen, behandelt man sie nun als Vorfall im Sinne einer Bewältigungs- und Kompensationsmöglichkeit zur Regulierung von Konflikten und Beziehungen. Je nach Verlauf des Rückfalls und Kooperationsbereitschaft des Klienten wird die Therapie fortgesetzt, indem man sich die »Botschaft« des Drogenkonsums als Chance zur Weiterentwicklung zunutze macht. Diesbezüglich wurden Konzepte und Programme zum Verfahren nach einem Rückfall in der Einrichtung entwickelt (KÖRKEL et al. 1995).

Da ein großer Teil der Klienten während oder nach der Therapie kurz- oder langfristig wieder Drogen konsumiert, gehört eines zu den ebenfalls wichtigen Bereichen der abstinenzorientierten Therapie: die Vermittlung von »Safer-Use«- und »Safer-Sex«-Strategien (HEUDTLASS et al. 1995). Im Therapiekontext ist aufgrund des Entwöhnungseffektes im Körper und der risikoreichen Konsumbedingungen die Gefährdung durch HIV- und Hepatitis-Infektionen sowie durch Überdosierungen besonders hoch.

6   **Stationäre Therapiesettings**

In der stationären Rehabilitation lassen sich zurzeit drei große Bereiche unterscheiden:

■ In der stationären Langzeittherapie werden gezielt Klienten behandelt, die nach langjährigem Drogenmissbrauch und starker sozialer, psychischer bzw. gesundheitlicher Beeinträchtigung ein langfristiges Training von Fertigkeiten und eine intensive psychotherapeutische Behandlung benötigen. Die Therapieangebote variieren zwischen sechs und zehn Monaten. In der Regel gibt es ein mehr oder minder ausgeprägtes Stufenprogramm mit unterschiedlichen Behandlungsmodulen, welches mindestens die beiden Elemente Kernbehandlungsphase und Adaptionsphase enthält. In der am Ende der Behandlung liegenden Adaptionsphase wird unter Fortsetzung des psychotherapeutischen Therapieprozesses ein Schwerpunkt auf die Vorbereitung für die Selbständigkeit oder Nachsorge gelegt. Dies geschieht durch verstärkte Eigenverantwortlichkeit, Belastungserprobungen, externe Arbeitsversuche und den verstärkten Aufbau sozialer Kontakte.

Indikationsprozess

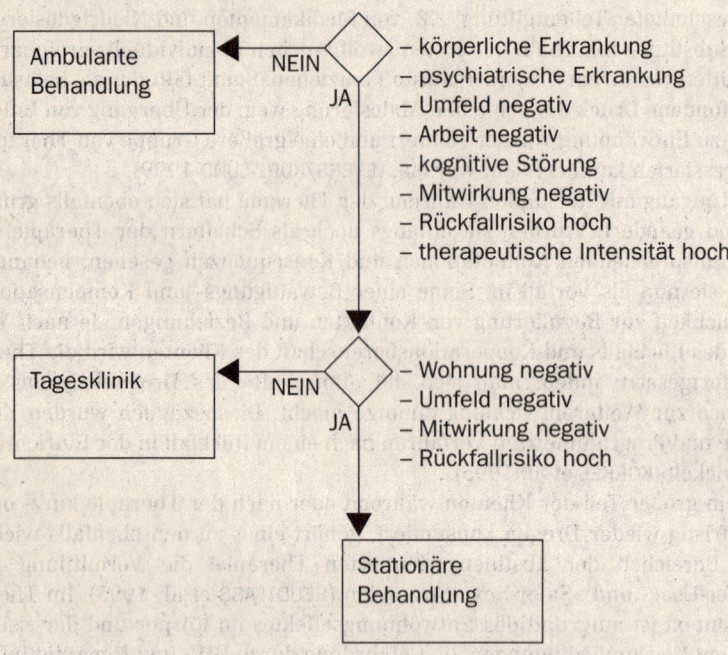

Ambulante Behandlung

NEIN

JA

– körperliche Erkrankung
– psychiatrische Erkrankung
– Umfeld negativ
– Arbeit negativ
– kognitive Störung
– Mitwirkung negativ
– Rückfallrisiko hoch
– therapeutische Intensität hoch

Tagesklinik

NEIN

JA

– Wohnung negativ
– Umfeld negativ
– Mitwirkung negativ
– Rückfallrisiko hoch

Stationäre Behandlung

Grafik aus EBERLING 2000.

■ Die stationäre Kurzzeittherapie ist in der Regel für drei bis sechs Monate konzipiert und focussiert im Vergleich zur Langzeittherapie mehr die Erreichung von klar umrissenen Teilzielen im Sinne einer Umorientierung. Dabei kommen im besonderen Maße ressourcenorientierte Therapieverfahren zum Einsatz (EBERLING et al. 1996). Interne arbeitstherapeutische Angebote sind im Vergleich zur Langzeittherapie begrenzt, es wird schneller auf meist externe Angebote zur beruflichen Rehabilitation übergegangen. Die Klienten der Kurzzeittherapie sind idealerweise weniger beeinträchtigt, sozial stabiler und integrierter und haben schon Cleanerfahrungen außerhalb von Institutionen. Krankheitseinsicht und konkrete persönliche Ziele sind für diese Behandlung ebenfalls indiziert.

Ein Spezialangebot der Kurzzeittherapie sind sog. Fokaltherapien von sechs bis zwölf Wochen Dauer. Im Sinne einer Krisenintervention setzen sie eine hohe soziale und gesundheitliche Stabilität voraus. Sie sind oft ein passendes Angebot für Klienten mit kontinuierlicher Therapievorerfahrung, die auch in der Lage sind, eigene Vorleistungen wie z.B. Ämterregelungen und Konsumreduzierung für die Therapie zu erbringen. Bewährt hat sich die Kombination von Fokaltherapie mit anschließender ambulanter Weiterbehandlung.

■ Teilstationäre Angebote in Form von Tageskliniken halten auch in der Drogenhilfe immer mehr Einzug. Diese Maßnahmen setzen jedoch eine geregelte Wohnsituation, ein stabiles, nicht »pathogenes« soziales Umfeld und bisweilen auch eine stabile Erwerbssituation voraus. In Abgrenzung zur ambulanten Therapie ist hierbei aber auch die Mitbehandlung von körperlichen und psychiatrischen Erkrankungen sowie kognitiver Beeinträchtigungen möglich. Eine hohe therapeutische Intensität und ein stabiler Rahmen bei gleichzeitiger partieller Herausnahme aus der belastenden Umwelt zeichnen die tagesklinische Behandlung aus und garantieren eine große Stütze. Sie bietet die Möglichkeit, im familiären, sozialen und berufsbezogenen Bereich besondere Aufgabenstellungen zu realisieren. Dabei lassen sich zwei Konzepte unterscheiden: zum einen ein tagesklinisch realisiertes Kurztherapieprogramm und zum anderen ein modifiziertes therapeutisches Programm mit einem Therapiemodul Reintegration in das Arbeitsleben (EBERLING 2000).

7   Therapiebausteine

Stationäre Entwöhnungsbehandlungen umfassen in der Regel folgende Behandlungsanteile:
■ Medizinische Grundversorgung
Eine allgemeinmedizinische Diagnostik und Behandlung ist während des stationären Aufenthaltes gewährleistet. Die medizinische Grundversorgung beinhaltet:
– medizinische Aufnahme- und Abschlussuntersuchung
– Erkennung und Behandlung auftretender und vorhandener Erkrankungen während der Therapie
– bei Bedarf Vermittlung an weiterbehandelnde Fachärzte
– Gesundheitsinformationsveranstaltungen mit den Schwerpunkten Prävention (HIV und Hepatitis) und Therapiemöglichkeiten.
■ Diagnostik und Therapieplanung
Diagnostik findet zu verschiedenen Zeitpunkten statt:
– für die Grobzuordnung zur Lang-, Kurz- und teilstationärer Therapie vor der Behandlung (Selektion),
– für die Begründung individueller Therapiezeiten und -pläne in der Anfangsphase der Behandlung,
– für die Adaption des Behandlungsrahmens im Verlauf der Behandlung,
– für die Weiterbehandlung am Ende der Behandlung (BAUDIS 1997).

Sie umfasst alle relevanten Lebensbereiche der Klienten, also neben dem Suchtverhalten auch die soziale und berufliche Situation, die Psychodynamik, komorbide und Folgekrankheiten sowie die Beschreibung vorhandener Ressourcen in den verschiedensten Bereichen. Aus der Diagnostik ergibt sich die Indikation für die Therapieplanung mit dem Klienten auf der Handlungsebene, die immer wieder während des Therapieprozesses überprüft wird (BUSS/AßFALG 1997; BUSS/BEUTEL 2000; FVS 2000). Viele Einrichtungen haben eine eigenständige Diagnosephase am Anfang der Therapie konzipiert.

■ Gruppen- und Einzelpsychotherapie

Die Basis der psychotherapeutischen Behandlung ist in der Regel ein Gruppensetting in verschiedenen Formen gemäß der Tradition der Therapeutischen Gemeinschaft, die die Gruppe als Lern- und Erfahrungsfeld sieht. Einzelgespräche finden meistens zusätzlich in unterschiedlichen Intervallen statt. Dabei haben sich insbesondere Verhaltenstherapie und tiefenpsychologische Verfahren, aber auch Psychodrama, systemische Therapie, Gestalttherapie und imaginative Verfahren durchgesetzt. Bedeutsam scheint, forciert in den kurzzeittherapeutischen Modellen, der Einzug ressourcenorientierter Konzepte anstelle der Konzentration auf Defizite. Die Ressourcen- und Zielorientierung haben die therapeutischen Ansätze in den letzten Jahren am meisten verändert (BAUDIS 1997).

Wochenplan TZ HOHEHORST, Wohngruppe 1
(http://www.hohehorst.de)

Zeit	Montag	Dienstag	Mittwoch	Donnerstag	Freitag
8.00 9.00 10.00 11.00	Arbeits- therapie	Arbeits- therapie	Arbeits- therapie	Einzelgespräche Sozialberatung Basketball	Arbeits- therapie
12.00	Mittagessen	Mittagessen	Mittagessen	Mittagesspen	Mittagessen
13.00		Arbeits- therapie	Gesundheits- gruppe	Beratung	
14.00	Orga Plenum		Familiengruppe	Bezugsgruppe	Bezugsgruppe Frauen-/ Männergruppe
15.00			Kaffee und Kuchen		Kaffee und Kuchen
16.00 17.00	Reha-Gruppe	Einzel- und Paargespräche	Einzel- und Paargespräche	Einzel- und Paargespräche	Einzel- und Paargespräche
18.00	Abendessen	Abendessen	Abendessen	Abendessen	Abendessen
19.00	Suchtgruppen ohne MA oder Spieleabend	Freizeit	Freizeit	Freizeit	Kulturangebote (Kino, Theater, Konzererte usw.)

■ Arbeits- und Beschäftigungstherapie

Der Prozentsatz der arbeitslosen Klienten in der Drogenhilfe wird mit bis zu 90% angegeben, was auch auf mangelnde berufliche Qualifikationsabschlüsse zurückzuführen ist. Gemäß dem Auftrag der Leistungsträger zur Herstellung der Erwerbsfähigkeit gibt es in den meisten Einrichtungen je nach konzeptioneller Ausrichtung und Dauer der Therapie arbeits- und beschäftigungstherapeutische Angebote. In jedem Falle ist die Planung der beruflichen Perspektive ein zentrales Moment der therapeutischen Arbeit. In einer ersten Phase der Behandlung findet die Vorbereitung auf das Berufsleben oft innerhalb der Einrichtung mittels Vermittlung von Basisfertigkeiten sowie angeleitete Arbeiten in verschiedenen Trainingsfeldern statt. Dort sollen Selbständigkeit, Belastungs- und Kooperationsfähigkeit, Umgang mit Über- und Unterforderung und eine realistische Selbsteinschätzung gefördert werden. Danach stehen meist externe Arbeitserprobungen, Praktika oder die Aufnahme einer Schul- bzw. Berufsausbildung an, die therapeutisch begleitet werden.

■ Freizeit- und Erlebnispädagogik

In der stationären Drogentherapie werden viele Lebensbereiche abgebildet und gespiegelt. Dies trifft auch für die Gestaltung der Freizeit eines Klienten zu. Das alltägliche Freizeitverhalten soll reflektiert und durch neue Erfahrungen ergänzt werden. Hierfür gibt es eine gut vorbereitetete Planung und ein breites Spektrum von Angeboten. Durch erlebnispädagogische Aktivitäten wie Segeln, Kanutouren, Fahrradwandern, Klettern, Nachtwanderungen usw. werden Therapieprozesse unterstützt und eigene Fähigkeiten gestärkt (HECKMAIR/MICHL 1998 und FONTANE-KLINIK 1998).

■ Akupunktur und Entspannungsverfahren

Zur Linderung des Suchtdrucks (Craving), Verbesserung der körperlichen Befindlichkeit und zur Förderung der Selbstheilungskräfte bieten neben den Entzugsstationen auch immer mehr Entwöhnungseinrichtungen Ohrakupunktur nach dem NADA-Protokoll an (BAUDIS 1999, s. auch → S. 403). Auch Entspannungs- und Meditationsverfahren sind eine sinnvolle nonverbale Ergänzung in der Behandlung Drogenabhängiger.

8   Differenzierung der Angebote

Die Ausrichtung der Drogentherapie auf die individuellen Bedürfnisse ihrer Klientel machte nicht nur eine Ausdifferenzierung der Angebote nach Intensität und Dauer der Unterbringung notwendig, sondern auch hinsichtlich inhaltlicher Angebote und Ausrichtung nach dem Bedarf unterschiedlicher Zielgruppen.

Vergleicht man die Angebote von Therapieeinrichtungen, z.B. über Internet-Datenbanken (INFOBIT; SUCHT NETZ), so fällt auf, dass sich viele kleine Einrichtungen auf ein Angebot und eine Klientengruppe spezialisiert haben und die großen Einrichtungen eine hohe Binnendifferenzierung ihrer Angebote betreiben (HOHEHORST).

Eine der ersten Differenzierungen war die geschlechtsspezifische Ausrichtung von Therapiekonzepten, insbesondere für Frauen. Diese lassen sich in (autonome) Frauenprojekte und in spezifische Angebote für Frauen in gemischtgeschlechtlichen Einrichtungen unterscheiden.

Ein weiterer wichtiger Meilenstein in der Ausdifferenzierung der Angebote liegt in der Entwicklung von stationärer Familientherapie für drogenabhängige Eltern mit ihren Kindern. Vormals mussten eventuell vorhandene Kinder bei Therapieantritt meist für lange Dauer in einer Pflegefamilie oder bei Angehörigen untergebracht werden. Mit diesen Angeboten kann nun nicht nur eine weiter traumatisierende Trennung vermieden werden, sondern auch dem oft starken Behandlungs- und Betreuungsbedarf der von den Folgen des elterlichen Drogenkonsums geschädigten Kindern entsprochen werden (STACHOWSKE 1994; ARENZ-GREIVING/DILGER 1994). Wollen Drogen konsumierende Paare ihren Ausstiegsprozess gemeinsam gestalten, gibt es die Möglichkeit der stationären Paartherapie.

Angebote für Drogen konsumierende Jugendliche erweisen sich immer mehr als sinnvoll, um der erhöhten Rückfallgefährdung durch die Überschneidung von Pubertät und Sucht hinsichtlich verschiedener Themen (z.B. Testen und Überschreiten von Grenzen, Ambivalenzen und Stimmungsschwankungen) Rechnung zu tragen.

Eine Qualitätssteigerung ergab sich auch aus der Entwicklung von Angeboten für mehrfachbelastete Drogenabhängige im Sinne einer psychiatrischen Komorbidität (→ S. 38 ff.). In mehreren Untersuchungen ergab sich bei etwa der Hälfte der Drogenabhängigen eine komorbide psychische Störung nach ICD-10 (GÜNTHNER et al. 2000). Affektive Störungen und Angststörungen sowie Persönlichkeitsstörungen sind dabei besonders häufig. Aber auch psychotische Erkrankungen treten auf. Therapeutische Behandlungskonzepte müssen also sowohl den Suchtaspekt als auch die psychische Störung umfassen.

In jüngster Zeit wurden ebenfalls Angebote für drogenabhängige Migranten entwickelt, die ihrer besonderen sozialen und familiären Situation und den Integrationsproblemen Rechnung tragen (CZYCHOLL 1998). Interkulturelle Arbeit erfordert zudem besondere Reflexion und Achtung von Eigenheiten, Normen und Gewohnheiten der Klienten und Mitarbeiter.

Nicht zuletzt scheint es angebracht, die unterschiedlichen Wirkungsweisen, Konsumbedingungen und Konsumkulturen (z.B. Ravekultur, Spaßgesellschaft) illegaler Drogen stärker ins Blickfeld zu rücken. So sind die soziale Integration, die Art der Abhängigkeit und die Folgeschäden bei Opiatabhängigen sehr viel anders als bei Ecstasykonsumenten (THOMASIUS 1999).

Insgesamt scheint es aber wichtig, zugleich spezialisiert und gemeinsam mit anderen Suchtkranken zu behandeln, da somit die Selbstaufmerksamkeit von der besonderen Problematik zurück auf die allgemeine Kernproblematik gelenkt wird (SCHNEIDER 2000). Dies ist in der Suchtbehandlung von erheblicher Bedeutung.

9   Nachsorge

Nachsorge umfasst alle Angebote und Maßnahmen der professionellen Hilfe und der Selbsthilfe, die der Rückfallvermeidung und (Wieder-
)Eingliederung suchtkranker Menschen im Sinne sozialer und beruflicher Integration nach einer medizinischen Rehabilitationsmaßnahme dienen. Zentrales Ziel ist es, alltägliche und nicht alltägliche Krisen zu bewältigen und
damit den bisher erreichten Rehabilitationserfolg zu sichern und weiter zu
stabilisieren (DHS 2000). Obwohl die Bedeutung von Nachsorge allenthalben
betont wird, stehen in diesem Bereich die Entwicklung eines übergreifenden
Konzeptes und der damit verbundenen Qualitätsstandards sowie die Sicherung der Finanzierungsgrundlagen, die nicht nur die medizinische, sondern
auch die berufliche und soziale Rehabilitation umfassen, noch aus.
Im Bereich der Nachsorgeangebote für Alkohol- und Medikamentenabhängi-
ge gibt es eine Vielzahl ausdifferenzierter und stark frequentierter Selbsthilfegruppen und Verbände, was im Drogenbereich keine Entsprechung findet.
Dort überwiegen die professionellen Angebote, die sich auf Arbeit bzw. Ausbildung, Wohnprojekte, Freizeitgestaltung, Schuldenregulierung sowie Kriseninterventionen und Rückfallprophylaxe im Rahmen zumeist ambulanter
Psychotherapie beziehen, die im akuten Krisenfall durch teilstationäre bzw.
stationäre Hilfsmaßnahmen ergänzt werden können.
Der Zusammenhang von Arbeitslosigkeit und Suchterkrankung einerseits
und von Arbeitslosigkeit und Rückfallgefährdung ist hinreichend untersucht
worden. Daher kommen Angeboten zur Erreichung von Schul- und Berufsab-
schlüssen bzw. zur Weiterqualifikation oder Wiedereingliederung eine hohe
Bedeutung im Nachsorgeprozess zu, da dies während der zeitlich sehr eingeschränkten stationären Therapie nicht geleistet werden kann. Hier ist eine
Vernetzung und Kooperation mit Einrichtungsträgern außerhalb der Suchtkrankenhilfe gefordert. Innerhalb der Drogenhilfe sind Beschäftigungsgesell-
schaften in verwaltenden und handwerklichen Berufsfeldern zur Erleichterung des Berufseintritts nach der Therapie gegründet worden.
In den Projekten des »Betreuten Wohnens« wird eine intensivere Betreuung
der Klientel ermöglicht, bei der die soziale und berufliche Wiedereingliederung während der Adaptionsphase der stationären Therapie nicht ausreichend vollzogen werden konnte und ambulante Maßnahmen zur Unterstützung nicht ausreichen würden.

10   Ausblick

Die Stärke der stationären Therapie liegt unter anderem in der Bereitstellung von Freiräumen und intensiver Unterstützung für ein notwendi-
ges Experimentieren ungewohnter Verhaltensweisen für den Aufbau eines
gesundheitsförderlichen Lebensstiles (SCHNEIDER 2000). Veränderungsprozesse, die Vertiefung neuer Erfahrungen und die Entwicklung vertrauensvol-

ler Beziehungen benötigen aber mit Sicherheit Zeit (WEISSINGER 2000). Dies
scheint angesichts der sicher notwendigen Individualisierung und Flexibilisierung der Therapiekonzepte und des nicht unerheblichen Kostendrucks immer wieder notwendig, ins Blickfeld zu rufen. Um die Passgenauigkeit eines
Rehabilitationsprozesses und eine optimale Zuordnung in den sich weiter
ausdifferenzierenden Verbundsystemen zu gewährleisten, bedarf es der steti-
gen Weiterentwicklung von Indikationskriterien und Diagnoseverfahren. Die
Notwendigkeit, die entstehenden Ambiguitäten in der Ausdifferenzierung
auszuhalten und abzubauen, ist ebenfalls ein herauszuhebendes Ziel für die
Mitarbeiter der Suchthilfe (KLEIN 1997).

Literatur/Websites

Arenz-Greiving, I./Dilger, H. (Hrsg.) (1994): Elternsüchte – Kindernöte.

Baudis, R. (Hrsg.) (1997): Nach Gesundheit in der Krankheit suchen. Neue
Weg in der Sucht- und Drogentherapie.

Baudis, R. (Hrsg.) (1999): Punkte der Wandlung. Suchtakupunktur nach dem
NADA-Protokoll.

BUSS – Bundesverband für stationäre Suchtkrankenhilfe/Aßfalg, R. (1997):
Die Kunst der Indikation. Entscheidungsprozesse in der Rehabilitation Suchtkranker.

BUSS – Bundesverband für stationäre Suchtkrankenhilfe/Beutel, M. (2000):
Diagnose: Sucht.

Carneiro Alves, E. (1997): Methadonsubstitution bei Beginn einer stationären
Langzeittherapie.
http://www.hohehorst.de/information/subst.htm

Czycholl, D. (1998): Sucht und Migration. Spezifische Probleme in der psychosozialen Versorgung suchtkranker und -gefährdeter Migranten.

**deQus – Deutsche Gesellschaft fürQualitätsmanagement in der Suchtthera-
pie e.V. (2000):** Konzept zur Einführung eines Qualitätsmanagement-Sys-
tems in der Suchttherapie.

DHS – Deutsche Hauptstelle gegen die Suchtgefahren (1999): Qualitätsentwicklung und Dokumentation in der Suchtkrankenhilfe. Dokumentation der Ex-
pertentagung 1999.
http://www.dhs.de/reihe/Qualitaetsentwicklung.pdf

DHS – Deutsche Hauptstelle gegen die Suchtgefahren (2000): Jahrbuch Sucht
2001.

DHS – Deutsche Hauptstelle gegen die Suchtgefahren (2001): Situation und
Perspektiven der Suchtkrankenhilfe. Positionspapier 2001.
http://www.dhs.de/reihe/Position.pdf

DHS – Deutsche Hauptstelle gegen die Suchtgefahren (1991): Empfehlungsvereinbarung ambulante Rehabilitation. § 5.
http://www.dhs.de/reihe/reha.htm

DHS – Deutsche Hauptstelle gegen die Suchtgefahren (1978) : Empfehlungsvereinbarung Sucht.
http://www.dhs.de/reihe/suchtver.htm

Donabedian, A. (1982): Explorations in Quality – Assessment and Monitoring. Volume II: The criterias and Standards of Quality.

Eberling, J. (2000): Indikationskriterien für eine teilstationäre Behandlung. In: Fachverband Sucht e.V.: Indikationsstellung und Therapieplanung bei Suchterkrankungen.

Eberling, W. et al. (1996): Suche nach Lösungen. Einige Handlungsvorschläge zu einer ressourcen-aktivierenden und systemisch-lösungsorientierten Such(t)-therapie. In: W. Eberling/J. Hargens (Hrsg.): Einfach kurz und gut. S. 119 ff.

Evers, C./Kurz-Lund, G. (1999): Akzeptierende Drogenarbeit und die Folgen für die stationäre Therapie. In: H. Stöver (Hrsg.): Akzeptierende Drogenarbeit. Eine Zwischenbilanz. S. 226–239.

FDR – Fachverband Drogen und Rauschmittel e.V. (Hrsg.) (1997): Standards im Verbundsystem der Suchtkrankenhilfe.

Funke, W. (1997): »... und sie bewegt sich doch!« Psychologische Suchtforschung in Deutschland.
http://www.psychologie.uni-heidelberg.de/AE/allg/forschun/ALKOHOL/dokus.htm

FVS – Fachverband Sucht e.V. (2000): Indikationsstellung und Therapieplanung bei Suchterkrankungen.

FVS – Fachverband Sucht e.V. (1995): Qualitätssicherung in der Rehabilitation Abhängigkeitskranker.

FVS – Fachverband Sucht e.V. Qualitätsmanagement in der Entwöhnungsbehandlung.

Fontane-Klinik (1998): Erlebnistherapie – Ein innovativer Weg in der psychotherapeutischen Arbeit. Beiträge zur 2. Fachtagung Erlebnistherapie in der Fontane-Klinik 1998.

Günthner, A. et al. (2000): Komorbidität bei Drogenabhängigen. In: Suchttherapie 1/2000. Thieme-Verlag, S. 16–20.

Heckmair, B./Michl, W. (1998): Erleben und Lernen. Einstieg in die Erlebnispädagogik.

Heudtlass, J.-H./Stöver, H./Winkler, P. (Hrsg.) (1995): Risiko mindern beim Drogengebrauch. Drogenwirkungen – Safer Use – Notfallhilfe – Safe Sex – Prävention – Peer Support. Frankfurt am Main, Fachhochschulverlag.

Kahlert, D. (1997): Stationäre Drogentherapie. In: Bossong/Gölz/Stöver (Hrsg.): Leitfaden Drogentherapie. S. 178–199.

Klein, M. (1997): »Kundenorientierung in der Suchtbehandlung«. Psychologische Suchtforschung in Deutschland. In: Fachverband Sucht e.V. (Hrsg.) (1997): Das »Beste« für den Suchtkranken oder
http://www.psychologie.uni-heidelberg.de/AE/allg/forschun/ALKOHOL/dokus.htm

Körkel, J./Lauer, G./Scheller, R. (1995): Sucht und Rückfall.

Körkel, J.: Homepage zum Kontrollierten Trinken.
http://www.kontrolliertes-trinken.de

Schneider, R. (2000): Indikationskriterien für eine stationäre Behandlung. In: Fachverband Sucht e.V.: Indikationsstellung und Therapieplanung bei Suchterkrankungen.

Stachowske, R. (1994): Familienorientierte stationäre Drogentherapie.

Thomasius, R. (Hrsg.) (1999): Ecstasy – Wirkung, Risiken, Interventionen. Ein Leitfaden für die Praxis.

VDR – Verband Deutscher Rentenversicherungsträger (2000): Das Qualitätssicherungsprogramm dergesetzlichen Rentenversicherung in der medizinischen Rehabilitation. Instrumente und Verfahren. DRV-Schriften Band 18.

Yablonsky, L. (1990): Die Therapeutische Gemeinschaft. Ein erfolgreicher Weg aus der Drogenabhängigkeit.

Wimmer, D. (2000): (Weiter-)Entwicklungen in der Rehabilitation Abhängigkeitskranker aus Sicht der BfA. In: FVS – Fachverband Sucht e.V.: Indikationsstellung und Therapieplanung bei Suchterkrankungen. S. 79–93.

Weissinger, V. (2000): »Indikationsstellung und Therapieplanung« – Einführung in das Kongressthema. In: Fachverband Sucht e.V.: Indikationsstellung und Therapieplanung bei Suchterkrankungen.

http://www.hohehorst.de
Weiterführende Links.
http://www.hohehorst.de
Hohehorst: Therapiezentrum für Abhängige.
http://www.infobit.de
InfoBit: Service für die Suchthilfe.
http://www.synanon.de
Synanon: Leben ohne Drogen.
http://www.sucht-netz.de
Sucht Netz: Das Deutsche Sucht Verzeichnis.

XIV   **Substitutionsbehandlung Opiatabhängiger**
Von Anke Follmann, Ralf Gerlach

1   **Einleitung**

In Deutschland wird die Substitutionsbehandlung Opiatabhängiger – trotz deutlicher regionaler Unterschiede – inzwischen als flächendeckendes Behandlungsangebot vorgehalten. Über die Genehmigung zur Substitution durch die Kassenärzlichen Vereinigungen, die notwendig ist, um die Behandlung zulasten der gesetzlichen Krankenversicherung abrechnen zu können, verfügen ca. 2.800 Ärzte und Ärztinnen. Sie behandeln bundesweit ca. 55.000 opiatabhängige PatientInnen. Zahlreiche internationale und nationale Arbeiten aus Forschung und Praxis belegen, dass eine Substitutionstherapie Opiatabhängiger unter anderem zu einer drastischen Verminderung des HIV- und Hepatitis-Infektionsrisikos, einer enormen Verbesserung des allgemeinen Gesundheitsstatus und zu einer deutlichen Verringerung krimineller (Beschaffungs-)Aktivitäten führen (POEHLKE 2001). Trotz dieser positiven Effekte bleibt sie eine kontrovers diskutierte Therapieform. In vielen Ländern wird drogenabhängigen Menschen auch weiterhin ein Zugang zu Substitutions-Erhaltungstherapien (maintenance treatment) verweigert oder erschwert (EUROPEAN MONITORING CENTRE 2000; GERLACH 2001a). Deutschland bildet in diesem Kontext leider keine Ausnahme. Auch hier hört man aus der Praxis immer wieder Klagen und Beschwerden, insbesondere über die durch restriktive Regelwerke und einen umfangreichen administrativen Aufwand aufgebauten Hürden.

Aufgrund des in den 70er und 80er Jahren die bundesdeutsche Drogenpolitik und Drogenarbeit dominierenden Abstinenzparadigmas können wir im internationalen Vergleich erst auf eine relativ kurze »Substitutionsgeschichte« zurückblicken. Nachfolgend werden historische Aspekte, gesetzliche Rahmenbedingungen und der aktuelle Stand (Dezember 2001) der Substitutionsbehandlung beschrieben und diskutiert, wobei das im Frühjahr 2002 begonnene Heroinvergabeprojekt (Originalstoffvergabe) ausgeklammert bleibt (vgl. MICHELS → S. 287; weitere Infos hierzu stehen im Internet u.a. unter http://www.heroinstudie.de und http://www.bmgesundheit.de zur Verfügung).

2 Historische Aspekte

Nachdem Heroin zu Beginn der 70er Jahre auf den bundesdeutschen Drogenschwarzmarkt gelangte, war binnen nur weniger Jahre ein rascher Anstieg der Anzahl der Heroingebraucher auf 30.000 bis 40.000 zu verzeichnen. Vor dem Hintergrund der in den USA und Schweden gesammelten Erfahrungen, opiatabhängige (heroinabhängige) Menschen mittels Methadon zu behandeln (zu substituieren), wurde von 1973 bis 1975 ein erstes experimentelles Methadonprogramm in Hannover durchgeführt. Gemessen an den Erfolgskriterien von Dole und Nyswander (DOLE/NYSWANDER 1966), die als erste die Methadon-Erhaltungsbehandlung in den USA eingeführt hatten, war die Erfolgsquote »nahezu 100%« (KRACH et al. 1978, S. 292). Und dennoch: Aus Sicht der Autoren des Hannoveraner Abschlussberichtes wurde der Versuch als Misserfolg gewertet, da nach Projektende »die während der Substitution eingetretenen dramatischen Verbesserungen im sozialen Bereich von der Mehrzahl der Betroffenen nicht aufrecht erhalten werden konnten« (GERLACH/SCHNEIDER 1994, S. 32) und praktisch alle von ihnen in (kompulsive) Heroingebrauchsmuster zurückfielen (NEWMAN 1988).

■ Methadon
Methadon ist ein synthetisches Opiat, das eine morphinähnliche Wirkung aufweist und erstmals 1939 in den Labors der Farbenwerke Hoechst im Rahmen der Entwicklung opiathaltiger Analgetika synthetisiert wurde. Methadon ist ein Razemat, das zu je gleichen Teilen aus zwei spiegelbildlichen Molekülen besteht: aus dem Levomethadon, das die morphinanaloge pharmazeutische Wirkung besitzt und dem Dextromethadon, das nahezu wirkungslos ist (KÖHLER/POEHLKE 2000; GASTPAR et al. 1998). Der therapeutische Einsatz der Substanz führt bei opiatabhängigen Patienten zur Unterdrückung der Entzugssymptome und des »Heroinhungers«. Historisch betrachtet wurde zunächst in allen Ländern Methadon zur Substitution eingesetzt, außer in Deutschland: Hier war aufgrund betäubungsmittelrechtlicher Vorschriften ausschließlich der Einsatz von Levomethadon zulässig. Dies änderte sich erst nach einer entsprechenden Änderung der Vorschriften im Jahr 1994; seitdem kann auch das Methadon zur Substitution verordnet werden. Für die Praxis ist eine deut-

liche Unterscheidung des jeweiligen Substitutionsmittels sowie der Dosierung (in mg!) aufgrund der unterschiedlichen Wirksamkeit von erheblicher Bedeutung: Das Levomethadon hat eine (etwa) doppelt so starke Wirkung wie das Methadon. Leider kommt es wegen fehlender Unterscheidungen und Ungenauigkeiten bei der Verordnung auch heute noch immer wieder zu unangenehmen und z.T. lebensbedrohlichen Zwischenfällen für die substituierten Patienten. Weitere Informationen zu Methadon und anderen Opioiden findet man bei SEIDENBERG/HONEGGER 1998.

Im Gegensatz zu der von Dole und Nyswander eingeführten Methadon-Erhaltungsbehandlung (methadone maintenance treatment) war das Hannoversche Projekt als Reduktionsprogramm (maintenance-to-abstinence) konzipiert, und die Mitarbeiter interpretierten hinsichtlich des Bezugskriteriums Effektivität das angebliche Scheitern des Versuchs – in Einklang mit dem damals die Drogenpolitik und Drogenarbeit dominierenden Abstinenzparadigma – als Beleg für die Überlegenheit von stationären Abstinenztherapien (Therapeutischen Gemeinschaften) gegenüber Methadonbehandlungen. Leider übernahm die große Mehrzahl der deutschen Drogenexperten, ärztlichen Standesorganisationen, Gutachter vor Gericht und die gesetzlichen Krankenversicherungen ungeprüft diese Bewertung, und der Hannoversche Methadonversuch konnte über ein Jahrzehnt lang als eindeutiger Beweis dafür benutzt bzw. missbraucht werden, dass Methadonprogramme keine adäquate Alternative zu ausschließlich abstinenzorientierten Therapieangeboten darstellen (GERLACH/SCHNEIDER 1994).

Während der 70er und 80er Jahre blieb die Drogenpolitik bundesdeutscher Regierungen durch ein starres Festhalten am Abstinenzparadigma und an repressiven Verfolgungsstrategien gekennzeichnet; an Harm Reduction orientierte drogenpolitische Initiativen wurden hartnäckig und erfolgreich blockiert (MICHELS 1993; KALKE 1997a).

Bis in die frühen 90er Jahre durfte Levomethadon in Deutschland nur unter spezifischer und äußerst strenger Indikationsstellung an Opiatabhängige verordnet werden (z.B. lebensbedrohliche Notfälle). In der Praxis wurden Ärzte in Deutschland jedoch daran gehindert, Levomethadon an Opiatabhängige zu verordnen, weil der Einsatz und vor allem die Durchführung von sog. Erhaltungsbehandlungen als ärztlicher Kunstfehler bewertet (und begutachtet) wurden. Es gab jedoch einige wenige Ärzte und Ärztinnen, die sich diesem Mainstream widersetzten und nicht unerhebliche persönliche Konsequenzen zu tragen hatten. NEWMAN (1995, S. 28) fasst die individuellen Konsequenzen realitätsangemessen wie folgt zusammen: »For some doctors the result was shattered lives and permanently destroyed careers. For others, civil and criminal proceedings dragged on for years, robbing them of their time, energy, and their financial resources«.

Als Folge der herrschenden betäubungsmittelrechtlichen Regelungen begannen einige Ärzte, Codein oder Dihydrocodein zur Substituion einzusetzen, da diese Substanzen nicht dem Betäubungsmittelgesetz unterstellt waren (GRIMM 1992). Weitere Ärzte folgten diesem Beispiel, und Dihydrocodein und Codein wurden über mehr als zwei Jahrzehnte an eine große Anzahl von Drogenabhängigen verordnet. Zur speziellen Entwicklung und Durchführung der Substitutionsbehandlung Opiatabhängiger mit Codein/Dihydrocodein sei an dieser Stelle auf die umfassende Darstellung von ULMER (1997) verwiesen.

Es war das Aufkommen der Krankheit AIDS Mitte der 80er Jahre, die zunehmende Beschaffungskriminalität, steigende Todesfallraten bei Drogenabhängigen sowie das begrenzte Angebot und ein Mangel an Attraktivität der abstinenzorientierten Therapieangebote, die schließlich die Forderung nach der Entwicklung und praktischen Umsetzung alternativer, an Akzeptanz und Schadensminimierung (Harm Reduction) orientierter drogenpolitischer Konzepte, inklusive der Einführung von Substitutionsprogrammen, entstehen ließ (STÖVER/HERWIG-LEMPP 1988; SCHNEIDER 1989; GERLACH/KEMMESIES 1990).

Erst nachdem auch in Deutschland verschiedene wissenschaftliche Substitutions-Erprobungsprogramme zum Ende der 80er Jahre die Effektivität von Methadon-Erhaltungsbehandlungen unzweifelhaft belegen konnten (zusammenfassend etwa: DEGKWITZ et al. 1993; GASTPAR 1995; VERTHEIN et al. 1995), erkannten sowohl der Gesetzgeber als auch die Gesetzlichen Krankenversicherungen (GKV) Methadonbehandlungen unter festgelegten Bedingungen als zulässig an. Unterstützt wurde die Entwicklung der Substitutionstherapie Opiatabhängiger auch durch einen Beschluss des Bundesgerichtshofes im Jahr 1991 (BGH-3 StR – 8/91), der zu einer deutlichen Stärkung der therapeutischen Kompetenz und der Verantwortung der niedergelassenen Ärzte führte (BOSSONG/STÖVER 1992). Diesem BGH-Beschluss folgte dann im Jahr 1992 im Rahmen einer Revision des Betäubungsmittelrechts auch die (relative) gesetzliche Klarstellung von Substitutionstherapien Opiatabhängiger in § 13 Abs. 1 BtMG (allerdings formuliert als Ultima-Ratio-Klausel).

3   Gesetzliche und weitere formale Rahmenbedingungen

Gesetzliche Grundlagen der Substitutionsbehandlung sind im Wesentlichen das Betäubungsmittelgesetz (BtMG) und die Betäubungsmittelverschreibungs-Verordnung (BtMVV), hier insbesondere die §§ 5 und 5a BtMVV. Vor dem Hintergrund der novellierten BtMVV, die am 1.7.2001 in Kraft getreten ist, werden im Auftrag des Gesetzgebers neue Richtlinien zur Substitutionstherapie Opiatabhängiger durch die Bundesärztekammer (BÄK) erarbeitet. Diese Richtlinien wurden im März 2002 fertig gestellt; sie haben einen höheren Verbindlichkeitscharakter als bisherige Leitlinien der BÄK.[1] Die Kostenübernahme im Rahmen vertragsärztlicher Versorgung (zulasten der GKV) regeln die sogenannten BUB-Richtlinien (Richtlinien über die Bewertung ärztlicher Untersuchungs- und Behandlungsmethoden, Anlage A: Anerkannte Untersuchungs- und Behandlungsmethoden, Nr. 2 »Substitutionsgestützte Behandlung

---

[1]   Die neuen Richtlinien sind im Internet abrufbar unter:
http://www.bundesaerztekammer.de/30/Richtlinien/Richtidx/RISubstitution.pdf

Opiatabhängiger« – in der Praxis bekannt als AUB Richtlinien), die durch den Bundesausschuss der Ärzte und Krankenkassen beschlossen werden. Bei nicht krankenversicherten Patienten gelten für die Kostenübernahme die Bestimmungen des Bundessozialhilfegesetzes (BSHG); hier sind jedoch in der Praxis regionale Besonderheiten zu verzeichnen, die es notwendig erscheinen lassen, vor Behandlungsbeginn mit dem jeweils zuständigen Sozialhilfeträger in Kontakt zu treten (FOLLMANN 2000). Die Vergütung der ärztlichen Leistungen erfolgt in der Regel gemäß dem Einheitlichen Bewertungsmaßstab (EBM). Findet sich kein Leistungsträger oder wird vielleicht auch gar keiner gewünscht, muss die Behandlung selbst finanziert werden, wobei die Abrechnung der ärztlichen Leistungen dann gemäß der Gebührenordnung für Ärzte (GOÄ) zu erfolgen hat. Für die Vergütung und den Umfang bzw. Inhalt der sogenannten pychosozialen Begleitbetreuung (PSB) gibt es keine bundeseinheitlichen gesetzlichen Rahmenbedingungen oder Richtlinien. Eine Finanzierung durch die gesetzlichen Krankenkassen, die die PSB in den BUB-Richtlinien als Bestandteil der Behandlung einfordern, wird grundsätzlich ausgeschlossen bzw. seitens der Kassen abgelehnt. Leitlinien zu Inhalten und Aufgaben der PSB gibt es z.B. vom Bundesverband akzept e.V. (AKZEPT E.V. 1995).

Weitere rechtliche Grundlagen, mit denen die Praktiker bei der Versorgung Suchtkranker auch über die Substitutionsbehandlung konfrontiert werden und typische Situationen aus der Praxis, werden von REKER et al. 2000 beschrieben.

- ■ Wichtige gesetzliche und finanzierungsrelevante Grundlagen:
- – Betäubungsmittelgesetz (BtMG)
- – Betäubungsmittelverschreibungs-Verordnung (§§ 5, 5a BtMVV)
- – Richtlinien der Bundesärztekammer
- ■ Finanzierung und Abrechnung ärztlicher Leistungen:
- – Richtlinien des Bundesauschusses der Ärzte und Krankenkassen über die Bewertung ärztlicher Untersuchungs- und Behandlungsmethoden gemäß § 135 Abs. 1 SGB V (BUB Richtlinien)
- – Bundessozialhilfegesetz (§§ 36, 37, 39, 40 BSHG)
- – Einheitlicher Bewertungsmaßstab (EBM)
- – Gebührenordnung für Ärzte (GOÄ)

3.1   Betäubungsmittelverschreibungs-Verordnung (BtMVV)

Das deutsche Betäubungsmittelgesetz (BtMG) wurde im Jahre 1971 verabschiedet und 1982 modifiziert. Seitdem wurden verschiedene Betäubungsmittelrechts-Änderungen in Kraft gesetzt. Das BtMG ist die Rechtsgrundlage für alle anderen Betäubungsmittel betreffende Regelungen und Richtlinien. Im Hinblick auf die Substitutionstherapie Opiatabhängiger führten erst die Änderungen des BtMG und der BtMVV im Jahr 1992 zur (relativen) Klärung der rechtlichen Position der behandelnden Ärzte.

- Substitutionsmittel zur Behandlung Opiatabhängiger:
- Methadon;
- Levomethadon (L-Methadon);
- Levacetylmethadol (LAAM), zurzeit durch die europäische Arzneimittelbehörde (EMEA) wegen lebensbedrohlicher Nebenwirkungen (Herzrhythmusstörungen) vom Markt genommen;
- Buprenorphin;
- Codein/Dihydrocodein (in begründeten Ausnahmefällen).

Gemäß der letzten Änderung der BtMVV (gültig seit dem 1.7.2001 – Volltext unter: http://www.bmgesundheit.de/themen/drogen/btmg/btm.doc) dürfen Ärzte für einen Patienten die folgenden Höchstmengen an Substitutionsmitteln innerhalb eines Zeitraumes von 30 Tagen verschreiben: 3.000 mg Methadon; 1.500 mg Levomethadon (L-Polamidon® Lösung zur Substitution); 40.000 mg Codein und Dihydrocodein; 720 mg Buprenorphin (Subutex®). Diese Substanzen sind vom Bundesinstitut für Arzneimittel und Medizinprodukte zur Substitutionsbehandlung Opiatabhängiger zugelassen. Ärzte, die Substitutionsmittel für opiatabhängige Patienten verordnen, müssen sich im Rahmen der Therapie am allgemein anerkannten Stand der medizinischen Wissenschaft orientieren. Definitionsinstanz des aktuellen Wissensstandes ist gemäß BtMVV die Bundesärztekammer. Die wesentlichen, in Art. 5 und 5a der BtMVV dokumentierten Regelungen werden nachfolgend zusammengefasst:
Substitution im Sinne der BtMVV ist, wenn die Anwendung von Substitutionsmitteln folgenden Zwecken dient:
1. Behandlung der Opiatabhängigkeit mit dem Ziel der schrittweisen Wiederherstellung der Betäubungsmittelabstinenz einschließlich der Besserung und Stabilisierung des Gesundheitszustandes,
2. Unterstützung der Behandlung einer neben der Opiatabhängigkeit bestehenden schweren Erkrankung oder
3. Verringerung der Risiken einer Opiatabhängigkeit während einer Schwangerschaft und nach der Geburt.
Unter den Voraussetzungen des Art. 13 Abs. 1 des BtMG dürfen Ärzte Substitutionsmittel verschreiben, wenn und solange
1. der Substitution keine medizinisch allgemein anerkannten Ausschlussgründe entgegenstehen,
2. die Behandlung erforderliche psychiatrische, psychotherapeutische oder psychosoziale Behandlungs- und Betreuungsmaßnahmen einbezieht,
3. der Arzt die Meldeverpflichtungen nach § 5a Abs. 2 erfüllt hat (die Meldepflicht an die Bundesopiumstelle, die ein Substitutionsregister einrichtet, ist am 1.7.2002 in Kraft getreten),
4. die Untersuchungen und Erhebungen des Arztes keine Erkenntnisse ergeben haben, dass der Patient
   a) von einem anderen Arzt verschriebene Substitutionsmittel erhält,
   b) nach Nr. 2 erforderliche Behandlungs- und Betreuungsmaßnahmen dauerhaft nicht in Anspruch nimmt,

c) Stoffe gebraucht, deren Konsum nach Art und Menge den Zweck der Substitution gefährdet oder

d) das ihm verschriebene Substitutionsmittel nicht bestimmungsgemäß verwendet,

5. der Patient in erforderlichem Umfang, in der Regel wöchentlich, den behandelnden Arzt konsultiert und

6. der Arzt Mindestanforderungen an eine suchttherapeutische Qualifikation erfüllt, die von den Ärztekammern nach dem allgemein anerkannten Stand der medizinischen Wissenschaft festgelegt werden (Nr. 6 ist am 1.7.2002 in Kraft getreten).

Für Ärzte, die gleichzeitig an höchstens drei Patienten Substitutionsmittel verschreiben, wurde eine Ausnahmeregelung, die sogenannte Konsiliarusregelung, die am 1.7.2002 in Kraft getreten ist, eingeführt. Diese Ärzte benötigen keine suchttherapeutische Qualifikation, müssen aber zu Behandlungsbeginn die Therapie des Patienten mit einem die Qualifikationsvoraussetzungen erfüllenden Arzt (Konsiliarius) abstimmen. Der Patient muss zu Beginn der Substitutionstherapie und mindestens einmal pro Quartal dem Konsiliarius vorgestellt werden.

Substituierende Ärzte sind verpflichtet, alle relevanten Patienten- und Behandlungsdaten zu dokumentieren. Verschreibungen müssen auf Betäubungsmittelrezepten ausgestellt werden und mit dem Buchstaben »S« gekennzeichnet sein, bei Überschreitung der zulässigen Höchstmenge zusätzlich mit dem Buchstaben »A«. Rezepte dürfen, außer in § 5 Abs. 8 BtMVV genannten Fällen (sogenannte »Take-Home-Verordnung«), nicht den Patienten direkt ausgehändigt werden. Die verordneten Substitutionsmittel dürfen nicht zum parenteralen Gebrauch bestimmt sein. Die Vergabe von Substitutionsmitteln darf unter Aufsicht in Arztpraxen, Krankenhäusern, Apotheken oder anderen von den zuständigen Behörden zugelassenen Einrichtungen erfolgen. Strafrechtlich relevante Verstöße gegen die BtMVV können mit einem Bußgeld von bis zu 25.000 € oder einer Freiheitsstrafe von bis zu fünf Jahren geahndet werden (zu konkreten Beispielen rechtlicher Konsequenzen aufgrund von Verstößen gegenüber dem BtMG oder der BtMVV siehe VON GLAHN 2001.

3.1.1   »Take-Home-Verordnung«

Eine »Take-Home-Verordnung«, d.h. die Aushändigung einer Verschreibung an den Patienten über die für bis zu sieben Tage benötigte Menge des Substitutionsmittels ist gemäß § 5 Abs. 8 BtMVV dann möglich, wenn der Patient auf eine stabile Dosis des Substitutionsmittels eingestellt ist (Toleranz gegenüber der verwendeten Substanz) und wenn kein die Gesundheit und den Behandlungsverlauf gefährdender, vor allem intravenöser Gebrauch anderer psychotroper Substanzen vorliegt (Beigebrauch). Eine mehrtägige Verschreibungsmenge ist u.a. dann möglich, »sobald und solange der Verlauf der Behandlung dies zulässt und dadurch die Sicherheit und Kontrolle des Betäubungsmittelverkehrs nicht beeinträchtigt werden« (§ 5 Abs. 8 Satz 1 BtMVV). »Für die Bewertung des Verlaufs der Behandlung ist im Übrigen der allgemein anerkannte Stand der medizinischen Wissenschaft maßgebend« (§ 5 Abs. 8 Satz 3 BtMVV). Ein Patient muss sich folglich nicht mehr, wie bisher, zwingend mindestens sechs Monate in Substitutionsbehandlung befinden, um »Take-Home«-berechtigt zu sein. Take-Home-Verordnungen dürfen nur im Rahmen einer persönlichen ärztlichen Konsultation erfolgen.

3.1.2 Auslandsreisen

In Bezug auf Auslandsreisen von Substitutionspatienten ist mit der neuen BtMVV eine erhebliche Verbesserung und Erleichterung der Reisebedingungen eingetreten:
Gemäß § 5 Abs. 8 darf nun »in begründeten Ausnahmefällen« ein zur Substitutionstherapie berechtigter Arzt den Patienten im Falle von Auslandsreisen – im Inland gilt weiterhin, wie oben beschrieben, die Höchstverordnungsmenge von maximal sieben Tagen Take-Home-Verordnung! – das entsprechende Substitutionsmittel für einen längeren Zeitraum als für sieben Tage verschreiben, wobei jede einzelne Tagesdosis in einem etikettierten, kindergesicherten Fläschchen abgegeben und mitgeführt werden muss. Ein »begründeter Ausnahmefall« tritt bereits dann ein, wenn ein Patient für länger als sieben Tage ins Ausland verreisen möchte. Pro Patient dürfen pro Jahr insgesamt 30 Take-Home-Mitgaben für Auslandsreisen verordnet werden. Ein Substitutionspatient kann somit z.B. entweder einen 30-tägigen Auslandsurlaub mit Substitutionsmittel-Mitgabe antreten oder z.B. zwei Urlaube à 15 Tage. Werden in einem Jahr 30 Urlaubstage im Ausland überschritten, muss am Aufenthaltsort des Patienten eine Weiterbehandlung eingeleitet werden. Die Verschreibungen für einen Auslandsaufenthalt (mehr als sieben Tage) »sind der zuständigen Landesbehörde unverzüglich anzuzeigen«, d.h. sie sind melde-, aber nicht genehmigungspflichtig.
Die »zuständigen Landesbehörden« variieren je nach Bundesland. So müssen »Auslands«-Verschreibungen z.B. in Nordrhein-Westfalen den örtlichen Gesundheitsämtern, in Hessen den Regierungspräsidien gemeldet werden. Für Reisen in eines der Länder, die das Schengener Abkommen unterzeichnet haben (Dänemark, Deutschland, Belgien, Finnland, Frankreich, Griechenland, Island, Italien, Luxemburg, Niederlande, Norwegen, Österreich, Portugal, Schweden, Spanien) ist das sogenannte »Schengen-Formular« (Bescheinigung für das Mitführen von Betäubungsmitteln im Rahmen einer ärztlichen Behandlung – Art. 75 des Schengener Durchführungsabkommens) zu verwenden. Bei Reisen in Staaten außerhalb des Geltungsbereichs des Schengener Durchführungsabkommens genügt nach derzeitigem Kenntnisstand eine formlose Meldung (Praxisbriefkopf, Personaldaten des Patienten, dessen Reiseziel und Reisedauer, verschriebenes Medikament und verordnete Mitgabe-

menge) an die zuständige Landesbehörde sowie die Aushändigung einer ärztlichen Bescheinigung an den Patienten zur Mitnahme auf die Reise. Um es
noch einmal deutlich zu sagen: Patienten sind unserer Ansicht dem wissenschaftlichen Kenntnisstand entsprechend dann Take-Home-geeignet, wenn
sie stabil eingestellt sind, nachweislich keinen Beigebrauch anderer psychotroper Substanzen haben (»saubere Urinkontrollen«), die den Sinn und das
Ziel der Substitution gefährden und die in der Lage sind, verantwortungsvoll
mit dem Substitutionsmittel umzugehen (Ausschluss von Selbst- und Fremdgefährdung).

Hinsichtlich Auslandsreisen von Substitutionspatienten weist die Internationale Informations- und Koordinationsstelle für Auslandsreisen von Substitutionspatienten (http://www.indro-online.de/kontakt.htm) darauf hin, dass als
Folge der Ereignisse des 11. September 2001 in den USA weltweit die Ein-
und Ausreisekontrollen an Flughäfen und Grenzübergängen drastisch verschärft worden sind. Alle substituierenden Ärzte, Apotheken, Drogenberatungsstellen und andere bei der Realisierung von Auslandsreisen beteiligten
Personen und Institutionen sowie die auslandsreisenden Patienten selbst
werden deshalb, im eigenen Interesse zum Schutz vor strafrechtlicher Verfolgung und Gesundheitsgefährdung, eindringlich um Einhaltung der bundesdeutschen und der je nach Reisezielland geltenden betäubungsmittel- und
zollrechtlichen Bestimmungen gebeten, da sich bestimmte, hier nicht zu er-
läuternde – den Beteiligten aber bekannte – nicht gesetzes- und richtlinien-
konforme Vorgehens- und Verhaltensweisen aufgrund verschärfter und teils
allerstrengster Grenzkontrollen in der Regel als nicht mehr praxistauglich erweisen.

3.2   BUB-Richtlinien

Die vom Bundesausschuss der Ärzte und Krankenkassen beschlossenen Richtlinien über die Bewertung ärztlicher Untersuchungs- und Behandlungsmaßnahmen, die in der Praxis als BUB-Richtlinien bekannt sind,
regeln ausschließlich die Kostenübernahme zulasten der gesetzlichen Krankenkassen. Eine Ablehnung der Kostenübernahme durch die gesetzlichen
Krankenkassen ist in keinem Fall gleichbedeutend mit einer generellen Un-
rechtmäßigkeit der Substitutionsbehandlung beim beantragten Fall. Im Fall
der Kostenübernahme der Substitutionsbehandlung durch die Sozialhilfeträger stellen wir in der Praxis fest, dass diese sich zunehmend auch an den
BUB-Richtlinien orientieren. Keine Anwendung finden die BUB-Richtlinien in
Fällen von privatversicherten Patienten bzw. Patienten, die ihre Behandlung
als sogenannte Selbstzahler finanzieren.

Verglichen mit den grundlegenden Aussagen und Bestimmungen der BtMVV
gehen die BUB-Richtlinien insbesondere in Bezug auf die Indikationen, für
die eine Kostenübernahme gewährt wird, hinter diese zurück. Die gesetzlichen Krankenversicherer haben Heroinabhängigkeit nicht per se als Indikati-

on für Substitutionsbehandlungen akzeptiert, wie es vom Gesetzgeber gewünscht war. Gemäß der §§ 3 und 3a der BUB-Richtlinien sind Substitutionsbehandlungen zulasten der gesetzlichen Krankenkassen dann möglich (in der
Regel befristet), wenn folgende Kriterien erfüllt werden:

---

§ 3 Indikationsstellung

1. Indikationen für eine **unbefristete** Substitution sind:
    1. Opiatabhängigkeit bei malignen Tumoren,
    2. Opiatabhängigkeit bei HIV-Infektion,
    3. Opiatabhängigkeit bei chronischer Hepatitis (B + C).
2. Indikationen für eine zunächst bis zu 12 Monate **befristete** Substitution sind:
    1. Opiatabhängigkeit bei rezidivierender Abszesserkrankung,
    2. Opiatabhängigkeit bei wiederholten (Broncho-)Pneumonien,
    3. Opiatabhängigkeit bei behandlungsbedürftiger Tuberkulose,
    4. Opiatabhängigkeit bei vergleichbar schweren behandlungsbedürf-
    tigen Suchtbegleit- oder Suchtfolgeerkrankungen (auch psychiatri-
    sche Erkrankungen),
    5. Opiatabhängigkeit in der Schwangerschaft und bis zu sechs Mo-
    naten nach der Geburt.
3. Indikationen für eine bis zu sechs Monaten **befristete** Substitution
sind:
    1. Herstellung einer stationären Behandlungsfähigkeit bei Opiatab-
    hängigkeit,
    2. Überbrückung (auch nach stationärer Behandlung unter Substitu-
    tion) bei zugesagtem Therapieplatz zur Entgiftung und anschlie-
    ßender Entwöhnung bei Opiatabhängigkeit.

---

§ 3a Weitergehende Zulässigkeit der Substitutionsbehandlung

(1) Über die in § 3 geregelten Indikationen hinaus ist eine Substitutionsbehandlung auch dann zulässig, wenn
    1. eine drogenfreie Therapie aus medizinischen Gründen nicht durch-
    geführt werden kann, und
    2. Aussichten bestehen, dass
        a) durch die Behandlung eine Stabilisierung und Besserung des
        Gesundheitszustandes sowie
        b) durch allmähliches Herunterdosieren schrittweise eine Drogen-
        freiheit
    erreicht werden kann.
(2) Die medizinischen Gründe i.S. von Abs. 1 Nr. 1 sind vom Vertragsarzt
zu dokumentieren. Die Substitution ist zunächst für einen Zeitraum
bis zu zwölf Monaten zu befristen.

Alle Ärzte, die zulasten der gesetzlichen Krankenkassen (Vertragsärzte) Substitutionsbehandlungen bei opiatabhängigen Patienten durchführen möchten,
bedürfen hierfür einer Genehmigung (unabhängig vom Fall, an die Person

des Arztes gebunden) ihrer zuständigen Kassenärztlichen Vereinigung (KV).
Sie müssen einen Nachweis darüber führen, dass sie über eine ausreichende
suchttherapeutische Qualifikation verfügen, die sie z.B. durch Teilnahme an
speziellen Weiterbildungskursen erwerben können. Als suchttherapeutische
Qualifikation gilt in jedem Fall die Fachkunde »Suchtmedizinische Grundversorgung«.

Die Ärzte müssen für jeden einzelnen Substitutionspatienten bei einer Kommission, die regional unterschiedliche Bezeichnungen aufweist, z.B. BUB-, KV-
, Methadon- oder Substitutionskommission, eine Genehmigung für den Einzelfall beantragen, und zwar bevor sie mit einer vertragsärztlichen Behandlung
beginnen können. Ohne Genehmigung wird eine Behandlung auch bei eindeutiger Indikation nicht zulasten der GKV abgerechnet. Eine teilweise aufwendige und zeitraubende Antrags- und Bearbeitungsprozedur muss vollzogen werden, die viele Vertragsärzte vor der Behandlung Drogenabhängiger zurück-
schrecken lässt. Die zuständige Kommission berät über jeden einzelnen Antrag und entscheidet dann über dessen Genehmigung oder Ablehnung. Die
Kommissionen setzen sich aus drei von der KV benannten Ärzten (von denen
zwei in der Suchtbehandlung erfahren sein müssen) und drei Vertretern der
gesetzlichen Krankenversicherungen zusammen. Im ungünstigsten Fall setzt
sich eine solche Kommission demnach aus zwei in der Suchtbehandlung erfahrenen Ärzten und vier Verwaltungskräften zusammen. Die Kommissionen
tagen regelmäßig, gewöhnlich alle drei bis vier Wochen. Dennoch dauert es in
der Regel mindestens vier, häufig aber auch acht Wochen, bis eine Kommission über einen Antrag entschieden hat. Behandlungs- und Medikamentenkos-
ten werden nicht eher von einer Krankenkasse übernommen, bis ein Antrag
positiv beschieden worden ist. Bei Ablehnung kann/muss ein erneuter Antrag
gestellt werden bzw. bei Ablehnung kann ein Antrag ähnlich großen Umfangs
an den örtlichen Sozialhilfeträger folgen, der natürlich auch eine entsprechend lange Bearbeitungszeit benötigt. Es gibt die Möglichkeit von Eilanträ-
gen bei Notfällen. Bei Notfall-/Eilanträgen gibt es Bearbeitungszeiten von bis
zu acht Tagen. Die begonnene »Eil-Substitution« wird in der Regel aber mit
Eingang des Antrages als vorläufig genehmigt eingestuft oder als rückwirken-
de Kassenleistung übernommen (RHEINBERGER/SANDER 2000).

Substituierende Ärzte sind gemäß BtMVV verpflichtet, Beigebrauchskontrollen bei ihren Patienten vorzunehmen. In welcher Form dies stattfindet, hat
der Gesetzgeber nicht vorgegeben. Die Beigebrauchskontrollen finden in der
Regel in Form von Urinkontrollen statt. Es gibt keine gesetzliche Regelung
oder Richtlinie über die Häufigkeit der durchzuführenden Urinscreenings. In
der Praxis werden während der ersten Behandlungswochen Urinproben einmal wöchentlich entnommen, wobei der Hinweis nicht fehlen darf, dass Drogenscreenings nur für bis zu 20 Parameter pro Quartal und Patient vergütet
werden, unabhängig davon, ob sich Patienten in der Initialphase der Behandlung befinden, »beigebrauchsanfällig« oder stabil sind!

In der Regel dürfen Ärzte nicht mehr als zwanzig opiatabhängige Patienten
gleichzeitig zulasten der GKV (gemäß BUB-Richtlinien) substituieren. Die

Kassenärztliche Vereinigung kann aber den Genehmigungsumfang in geeigneten Fällen zur Sicherstellung der Versorgung in einer Region, auf Antrag des Arztes, erweitern. Die BtMVV sieht keine Begrenzung der Patientenzahl in einer Arztpraxis vor. Dies bedeutet, dass Ärzte, die über eine KV-Genehmigung zur Behandlung von 20 Substitutionspatienten verfügen, weitere Patienten substituieren dürfen, deren Behandlung entweder durch den Sozialhilfeträger oder als Selbstzahler finanziert werden.

Ärzte, die Substitutionspatienten gemäß BUB-Richtlinien behandeln, müssen selbstverständlich die Bestimmungen der BtMVV einhalten. Die BtMVV ist die Grundlage für jede Substitutionsbehandlung Opiatabhängiger und völlig unabhängig vom jeweiligen Kostenträger zu beachten. Seit dem 1.7.2002 müssen alle substituierten Patienten unabhängig vom Kostenträger der Behandlung durch den behandelnden Arzt beim Bundesinstitut für Arzneimittel und Medizinprodukte (BfArM) gemeldet werden. Im Gegensatz zur BtMVV sehen die BUB-Richtlinien vor, dass eine Substitutionsbehandlung zulasten der GKV erst dann möglich ist, wenn die Dauer der Opiatabhängigkeit mindestens zwei Jahre beträgt. Bezüglich des Mindestalters des Patienten, der substituiert werden will, gibt es keine festgelegten Richtlinien.

4   Aktuelle Situation der Substitutionsbehandlung in Deutschland

Die Gesamtzahl aller in Substitutionsbehandlung befindlicher Patienten, unabhängig vom Substitutionsmittel und der Finanzierung, kann nur geschätzt werden. Eine Meldepflicht gegenüber dem Bundesinstitut für Arzneimittel und Medizinprodukte ist am 1.7.2002 in Kraft getreten. Die Gesamtzahl aller mit Methadon/Levomethadon substituierten Patienten stieg von ca. 1.000 im Jahr 1991 auf geschätzte 40.000 bis 45.000 in 2001. Darüber hinaus gibt es geschätzte 4.000 Patienten, die mit Codein-/Dihydrocodein, und etwa weitere 7.000 Patienten, die mit Buprenorphin substituiert werden. Die Zahl der zulasten der gesetzlichen Krankenkassen substituierten Patienten stieg von ca. 1000 im April 1992 auf ca. 32.000 bis 33.000 Patienten im Jahr 2000. Die Bundesregierung schätzt, dass sich 30% bis 50% aller Heroingebraucher in einer Behandlung befinden. Etwa 10.000 Abhängige befinden sich pro Jahr in drogenfreien ambulanten oder stationären Therapieeinrichtungen (DIE DROGENBEAUFTRAGTE DER BUNDESREGIERUNG 2001).

Etwa 90% aller Substitutionsbehandlungen werden von niedergelassenen Ärzten durchgeführt. Nach Erkenntnissen der Beauftragten der Bundesregierung für Drogenfragen, Frau Caspers-Merk, substituiert jeder Arzt mit einer entsprechenden KV-Genehmigung im Durchschnitt 22 Patienten (CASPERS-MERK 2001). Bundesweit hatten im Jahr 2000 mehr als 2.600 Ärzte eine Genehmigung zur vertragsärztlichen Substitutionsbehandlung (RHEINBERGER/SANDER 2000), von denen nach eigener Schätzung ca. 60% bis 70% auch tatsächlich Substitutionsbehandlungen (bei mehr als drei Patienten) durchführen. In größeren Städten sowie einigen ländlichen Regionen gibt es auch spezialisierte Schwerpunktpraxen und so genannte Substitutionsambulanzen, die teilweise weit mehr als 100 Patienten substituieren.

Die Vergabe des Substitutionsmittels findet in der Regel in der Arztpraxis statt. Seit 1998 sind Apotheken per Gesetz (BtMVV) zur Vergabe von Substitutionsmitteln an Patienten berechtigt. Die Vergabe von Substitutionsmitteln in Apotheken wird auch von deren Dachorganisation, der Bundesvereinigung Deutscher Apothekerverbände (ABDA) gestützt. In Hamburg waren allerdings die örtlichen Apotheker aufgrund einer landesspezifischen Richtlinie seit Beginn der Methadonbehandlung im Jahre 1988 in die Vergabe eingebunden. Gemäß einer im Jahre 1996 durchgeführten Studie erhielten in diesem Jahr 80% aller Hamburger Methadonpatienten ihr Medikament in einer in Nähe ihres Wohnsitzes gelegenen Apotheke (KALKE 1997b). Diese Hamburger Studie ist bis heute die einzige Untersuchung zur Substitutionsmittelvergabe in Apotheken.

Zur konkreten Anzahl der Substitutionspatienten in deutschen Justizvollzugsanstalten gibt es keine gesicherten Informationen. Nur sechs von 16 Bundesländern stellen Angebote zur Substitutionsbehandlung in Justizvollzugsanstalten bereit (Hamburg, Bremen, Berlin, Hessen, Niedersachsen und Nordrhein-Westfalen). Die Aufnahmebedingungen variieren zwischen den Bundesländern. Außerdem ist eine Substitutionsbehandlung nicht in jeder Justizvollzugsanstalt eines der genannten Länder möglich (KEPPLER 2000; STÖVER 2001).

4.1   Psychosoziale Betreuungsmaßnahmen (PSB)

Mit Selbstverständlichkeit wird von der überwiegenden Mehrzahl der sogenannten Drogenexperten in Deutschland an der Forderung nach einer obligatorischen Teilnahme aller substituierten opiatabhängigen Menschen an psychosozialen Betreuungs- und/oder Therapiemaßnahmen als integralem Bestandteil einer Substitutionstherapie festgehalten, obwohl deren generelle Notwendigkeit empirisch nicht belegt ist. Auch die BtMVV schreibt Begleitmaßnahmen nicht verpflichtend vor. Dort heißt es: »[...] erforderliche psychiatrische, psychotherapeutische oder psychosoziale Behandlungs- und Betreuungsmaßnahmen«. Es obliegt folglich dem behandelnden Arzt, zu entscheiden, ob und welche psychosozialen Unterstützungsformen »erforderlich« sind. Diese Bestimmung wird aber offensichtlich z.B. durch die BUB-Richtlinien dann doch zur Verpflichtung; Hier wird nämlich in § 7 gefordert: »Darüber hinaus ist in der Dokumentation anzugeben, durch welche Stelle die begleitende psychosoziale Betreuung durchgeführt wird.« Aus der Praxis ist auch bekannt, dass einige Kassenärztliche Vereinigungen die Angabe der PSB-Stelle im Antrag zur Verpflichtung machen. Wird keine solche Stelle angegeben, wird die Kostenübernahme – auch bei klarer medizinischer Indikation – u.U. abgelehnt.

Bundesweit gibt es keine einheitliche Organisation und Angebotsstruktur psychosozialer Betreuungsmaßnahmen. Umfang und Inhalt psychosozialer Betreuung variieren zwischen Bundesländern und Kommunen, und es gibt große Unterschiede sowohl in der Betreuungsqualität als auch in der Finanzierung von psychosozialen Maßnahmen.

Psychosoziale Begleitbetreuung ist ein Sammelbegriff für eine Vielzahl möglicher Maßnahmen. Diese können z.B. Krisenintervention, Schuldner- und Rechtsberatung, Hilfe bei Arbeitsplatz- und Wohnraumbeschaffung, Unterstützung bei der Aufnahme schulischer und beruflicher Qualifizierungsmaßnahmen, Freizeitgestaltung, Beratung bei Partnerproblemen, Safer-Use- und Safer-Sex-Beratung oder (psychotherapeutische) Gruppensitzungen umfassen (MÜHL 2000a; MÜHL 2000b). In Bezug auf Arbeitsplatzvermittlung muss konstatiert werden, dass es aufgrund einer allgemein hohen Arbeitslosenquote (9,2% im Juli 2001 = 3,8 Millionen Arbeitslose) und negativer Einstellungen und Vorurteile aufseiten vieler Arbeitgeber nicht leicht ist, substituierte Patienten in die Berufswelt zu integrieren. Darüber hinaus sind die Chancen zur Arbeitsplatzvermittlung auch aufgrund soziodemographischer und biografischer Patientencharakteristika, z.B. niedrige Schulabschlüsse und Berufsqualifikationen sowie Vorstrafen, stark limitiert. Obwohl in einer Reihe von Städten Bildungsangebote und berufsqualifizierende Projekte für substituierte Klienten existieren, bestehen im Bereich psychosozialer Betreuungsmaßnahmen bezüglich Arbeit und Schulbildung teils gravierende Angebotslücken, die es in enger Zusammenarbeit mit Arbeitsämtern, Industrie- und Handelskammern und Bildungs- sowie Berufsförderungsprojekten dringend zu schließen gilt.

Die Bereitstellung und Durchführung von psychosozialen Hilfeleistungen im Rahmen von Substitutionsbehandlungen zeigt zwar für viele Patienten positive Entwicklungen im Hinblick auf den Behandlungsverlauf und -erfolg. »Viel zu doktrinär aber ist es, generell bei jeder Substitution eine psychosoziale Begleitung zu fordern. Dies wäre vergleichbar zum Beispiel mit einer genauso unsinnigen Forderung an Ärzte, allein stehende 80-jährige Patienten grundsätzlich nur mit psychosozialer Begleitung zu behandeln« (ULMER 1994, S. 1107). Eine obligatorische Teilnahme aller Substitutionspatienten an psychosozialen Betreuungs- und Therapiemaßnahmen ist aber auch deshalb abzulehnen, da die Gefahr besteht, dass ein solcher Verpflichtungsmechanismus kontraproduktive Effekte hervorrufen und in einer widerwilligen und damit therapeutisch wertlosen Zwangsübung für die Betroffenen resultieren kann: Unter Zwangsbedingungen lässt sich aus unserer Sicht ein offenes Vertrauensverhältnis zwischen Betreuer/Therapeut und Klient nur schwer etablieren.

Die Praxis lehrt uns zudem, dass innerhalb der Population der substituierten Patienten Subgruppen existieren, die keinerlei psychosozialer Unterstützung bedürfen. Hierunter sind etwa Drogenabhängige zu subsumieren, die noch weitgehend ein gesellschaftlich integriertes Leben führen (Familie, Beruf) und durch die reine Substanzmedikation vor einem möglichen sozialen Abstieg und gesundheitlicher Verelendung bewahrt werden. Ferner gibt es Drogenabhängige, die allein durch die medikamentöse Therapie befähigt werden, ihre Alltagsanforderungen adäquat zu bewältigen.

Dies soll allerdings nicht darüber hinwegtäuschen, dass für einen Großteil der Substituierten die Substanzvergabe zwar eine Überlebenshilfe bedeutet, allein aber häufig noch keine gesellschaftliche Reintegration ermöglicht. Das Angebot an psychosozialen Unterstützungsmaßnahmen muss daher gesichert werden, sollte allerdings nicht – wie bereits angedeutet – an Vorbedingungen gegenüber den Patienten geknüpft sein. Die Teilnahme muss intrinsisch motiviert sein, d.h. eigenmotiviert, und auf freiwilliger Basis einleitbar (vgl. zur konzeptionellen Umsetzung ausführlich: INDRO E.V. 1996; AKZEPT 1995) – Ausnahme: schweres psychiatrisches Krankheitsbild mit Selbst- und/oder Fremdgefährdung. Es ist ferner ausdrücklich darauf hinzuweisen, »dass eine psychosoziale Überbetreuung durchaus auch schädlich sein kann, weil sie nämlich den Entwicklungsprozess hin zur Selbstverantwortung für die Lebensführung stören könnte« (BSCHOR 1990, S. 7) und somit Empowerment-Bestrebungen (SCHNEIDER 1998) blockiert – nebenbei gesagt: Ein übereifriger helfender Aktionismus (»Helfersyndrom«) und eine emotionale »Betroffenheitsduselei« seitens der »Helfenden« sind weder für sie selbst noch für die Patienten besonders hilfreich. Sie fördern zudem eine übersteigerte Erwartungs- und Anspruchshaltung auf Klientenseite, über die sich Betreuer/Therapeuten dann allerdings auch gern – zwar zu Recht, aber leider wenig realitätsadäquat und ursachenorientiert reflektierend – beklagen.

4.2   Abstinenzziel

Sowohl die BtMVV als auch die BUB-Richtlinien schreiben ein primäres Abstinenzziel der Behandlung vor (BtMVV: »Schrittweise Wiederherstellung der Betäubungsmittelabstinenz«; BUB-Richtlinien: »Oberstes Ziel der Behandlung ist die Suchtmittelfreiheit«).

Mittlerweile ist umfangreich dokumentiert, dass zeitlich befristete Substitutionsbehandlungen in aller Regel zum Rückfall in den Heroingebrauch und zu erneuter Instabilität und Verelendung der Patienten führen – was im Übrigen auch für die große Mehrzahl von Teilnehmern an stationären Abstinenztherapien der Fall ist (ULLMANN 2001). Ein übergeordnetes Abstinenzziel ist im Übrigen auch in einer Untersuchung von GERLACH/CAPLEHORN (1999) dokumentiert, in deren Einstellungsstudie 67% der befragten Ärzte Abstinenz als Primärziel der Behandlung angaben. Es zeigte sich eine eindeutige Dominanz einer Abstinenzorientierung in der Behandlung gegenüber präventivmedizinischen Zielen (wie etwa die Vermeidung von HIV und Hepatitis) und der Überlebenssicherung der Patienten.

Weltweit konnte jedoch gezeigt werden, dass ein günstiges Ergebnis während der Behandlung z.B. mit Methadon über viele Jahre, ja selbst über Jahrzehnte konstant bleibt und dass die Dauermedikation mit Methadon keinerlei gesundheitliche Schädigungen bewirkt (vgl. etwa: NOVICK et al. 1993; NEWMAN 1997; KREEK 1996). Die Substitutionsbehandlung mit Methadon, aber auch mit anderen Substitutionssubstanzen, muss folglich in der Regel als Langzeitbehandlung eingesetzt werden.

Unabhängig davon, ob Patienten während einer Substitutionsbehandlung nur moderate Fortschritte machen oder sich glänzend stabilisiert und integriert haben, bei vorrangiger Abstinenzorientierung von Gesetzgeber, Leistungsträgern (befristete Substitutionsgenehmigungen), Therapeuten und psychosozialen Betreuern schwebt immer auch das Damoklesschwert der fremdbestimmten Entgiftung über den Köpfen der Patienten. Damit kann eine enorme psychische Belastung für die Patienten/Klienten entstehen, besteht doch die Gefahr, dass sie in die Position gedrängt werden, entweder abstinent oder als Therapieversager abgestempelt zu werden. TRETTER (2000, S. 161) formuliert daher zu Recht: »Auch langjährige Substitutionsbehandlungen sind aus suchtmedizinischer Sicht allerdings vertretbar, ohne den Patient unter Druck zu setzen.«

Auch heute überwiegt noch die Vorstellung, dass ein Heroinabhängiger erst »geheilt« ist, wenn er einen Abstinenzstatus erreicht hat. Selbst, wenn er den gängigen Normen entsprechend sozial und/oder beruflich integriert lebt, »geheilt« ist er erst nach dem Absetzen des Substitutionsmittels. Und diese Einstellung ist genau das Gegenteil dessen, was Dole und Nyswander intendiert hatten (vgl. DOLE, zit. nach GREEN 1998, S. 5). Wir sollten endlich akzeptieren, dass Abstinenz »nicht unbedingt Voraussetzung für körperliches, seelisches und soziales Wohlbefinden sein muss« (AKZEPT E.V. 1995, S. 3). Zudem müssen wir uns vor Augen führen, welch einmaliger Bewertungsmaßstab hinsichtlich der Drogentherapie anlegt wird: »Tatsächlich ist es doch so, mit Ausnahme von einigen Antibiotika, dass man lange und intensiv überlegen muss, um ein Beispiel für eine medizinische Behandlung zu finden, die eine Heilung anstrebt oder gar auf eine Heilung hoffen läßt« NEWMAN (2001, S. 7–8). Es gibt nicht einen einzigen Beleg dafür, dass Heroinabhängigkeit durch Abstinenztherapien »geheilt« werden kann (ULLMANN 2001), was von Politikern und Leistungsträgern aber scheinbar unterstellt wird. Ebenso wenig gibt es einen solchen Beleg für andere Ansätze in der Therapie von Abhängigkeitserkrankungen, inklusive Substitutionsbehandlungen. »Wer verkündet, dass ein Individuum ›geheilt‹ ist, ist ein Narr oder Scharlatan« NEWMAN (2001, S. 8).

Wie dokumentiert, orientiert sich die Gesetzgebung bezüglich Substitutionsbehandlungen eher an Abstinenz als an Erhaltungstherapie (maintenance treatment), obwohl Forschung und praktische Erfahrung zeigen, dass eine Begrenzung der Dauer der Behandlungsteilnahme sich für die Mehrzahl der Patienten als nicht erfolgreich erweisen (GERLACH 2001b). Das Erreichen einer lebenslangen Opiatabstinenz bei allen Behandlungsteilnehmern, und zwar unabhängig von spezifischen Therapiesettings (stationäre oder ambulante Abstinenz- oder Substitutionstherapie), scheint auch nach aktuellem Forschungsstand ein unrealistisches Ziel darzustellen (HSER et al. 2001).

5   Abschließende Bemerkungen

Nach einer in Deutschland annähernd 20 Jahre währenden Dominanz drogenfreier Therapieangebote wurde in den frühen 90er Jahren die Substitutionstherapie Opiatabhängiger mittels Levomethadon/Methadon in das Angebotsspektrum des Drogenhilfesystems integriert und gesetzlich abgesichert (während dann Anfang 2000 Buprenorphin als Substitutionsmittel mit gleichem rechtlichen Status wie Methadon eingeführt wurde, grenzte man per Gesetz das Einsatzfeld von Codein oder Dihydrocodein in 1998 drastisch ein). Dies geschah im Wesentlichen als Reaktion auf die einsetzende HIV-/AIDS-Epidemie und deren kausalen Zusammenhang mit intravenösem Drogengebrauch oder, anders formuliert: »Die Substitutionsbehandlung ist eingeführt worden, weil mit Repression und Abstinenztherapien das Problem der Heroinabhängigkeit individuell und gesundheitspolitisch nicht beherrscht werden konnte.« (ULLMANN 2001, S. 1376.)

Im zurückliegenden Jahrzehnt gab es einen raschen Anstieg der Zahl an Substitutionspatienten, wobei Methadon weiterhin das am häufigsten in der Substitutionstherapie angewendete Medikament ist. Die gesetzlichen Krankenversicherungen lehnen aber weiterhin hartnäckig die Opiatabhängigkeit allein als ausreichende Indikation zur Behandlung mit Substitutionsmitteln ab. Des Weiteren führen die restriktiven Regelungen der BUB-Richtlinien nicht nur zu einer Überbürokratisierung der Behandlungsmethode und damit zu einem erheblichen Aufwand für die behandelnden Ärzte, sondern auch zu einer Verunsicherung der Patienten. Auch die Annahme, das durch ein restriktives Formal- und Regelwerk die Qualität von Substitutionsbehandlungen Opiatabhängiger gesichert oder gesteigert wird, lässt sich nicht belegen. Richtig ist aber, dass eine kontinuierliche Qualitätsentwicklung und -verbesserung der Behandlungsmethode notwendig und sinnvoll und unter aktiver Beteiligung von Praktikern zu etablieren ist. Hierzu hat die Ärztekammer Westfalen-Lippe bereits 1999 ein konkretes Entwicklungsprojekt vorgestellt (FLENKER/FOLLMANN 1999), durchgeführt und im Jahr 2001 abgeschlossen (ÄRZTEKAMMER WESTFALEN-LIPPE 2001).

Die aktuelle Bundesregierung hat eine Reihe von Schritten unternommen, Hilfe und Therapie vor Strafverfolgung zu stellen, einschließlich der Legalisierung von Drogenkonsumräumen und der Durchführung eines Heroinvergabe-Projektes (HÖLZMANN 2000). Während diese gesetzlichen Schritte u.a. angesichts steigender Drogentodesfälle und immer offensichtlicher werdender Verelendungstendenzen innerhalb der kriminalisierten Population der Heroingebraucher dringend erforderlich sind (Todesfälle 1997: 1.501; 1998: 1.674; 1999: 1.812; 2000: 2.023; 2001:1.835), darf es die Regierung aber keinesfalls versäumen, weiterhin den Bundesausschuss der Ärzte und Krankenkassen zu bewegen, durch Änderungen oder möglicherweise auch Wegfall der BUB-Richtlinien zum einen den Zugang für die Patienten zu einer kassenfinanziertern Substitutionsbehandlung zu erleichtern und zum anderen den behandelnden Ärzten durch Wegfall bürokratischer Hürden mehr Zeit für ihre Patienten zu verschaffen. Eine sicher diagnostizierte Opiatabhängigkeit muss endlich als medizinische Indikation von den Krankenversicherern akzeptiert werden.

Literatur/Websites

Aus »Platzmangel« können wir hier nur einige wenige Internetadressen dokumentieren. Wir verweisen auf die jeweiligen Linksammlungen der einzelnen aufgelisteten Websites sowie auf einschlägige Internet-Suchmaschinen wie z.B. http://www.google.de

Ärztekammer Westfalen-Lippe (Hrsg.) 2001: Handbuch zur Qualitätssicherung in der ambulanten Substitutionstherapie Opiatabhängiger – ASTO Handbuch. Münster, Eigenverlag Ärztekammer Westfalen-Lippe.

Akzept e.V. (1995): Leitlinien für die psychosoziale Begleitung im Rahmen einer Substitutionsbehandlung. Berlin.

Bossong, H./Stöver, H. (1992): Zur Praxis der Substitutionsbehandlung in der Bundesrepublik Deutschland. In: H. Bossong/H. Stöver (Hrsg.): Methadonbehandlung. Frankfurt am Main/New York, Campus, S. 43–67.

Bschor, F. (1990): Gutachten. Zu Fragen der Substitutionsbehandlung Drogenabhängiger erstellt in der Verwaltungsstreitsache Dr. Fritz Güllich, Dr. Beck und Dr. Vucelic. Bundesrepublik Deutschland wegen Substitutionsbehandlung (Levomethadon) vor dem Verwaltungsgericht Berlin am 28.6.1990 durch Prof. Dr. med. Friedrich Bschor. Berlin.

Caspers-Merk, M. (2001): Rede der Drogenbeauftragten Frau Caspers-Merk im Bundesministerium für Gesundheit anlässlich der Fachtagung »Mehr als abhängig? Substitution zwischen Leben und Sterben« in Berlin am 18.5.2001. Berlin.

Degkwitz, P./Chorzelski, G./Krausz, M. (1993): Five Years of Methadone Prescription in Germany. In: M. Reisinger (Hrsg.): Aids and Drug Addiction in the European Community. Proceedings of a Seminar on AIDS and Drug Addiction in the Twelve European Communities Member States. Brussels July 1–2, 1993. European Monitoring Centre for Drugs and Drug Addiction (EMCDDA), S. 81–89.

Die Drogenbeauftragte der Bundesregierung (2001): Sucht- und Drogenbericht 2000. Berlin.

Dole, V.P./Nyswander, M.E. (1966) : Rehabilitation of Heroin Addicts After Blockade with Methadone. New York State Journal of Medicine 55 (15), S. 2011–2017.

European Monitoring Centre for Drugs and Drug Addiction (Hrsg.) (2000): Reviewing current practice in drugsubstitution treatment in the European Union. Lissabon, EMCDDA.

Flenker, I./Follmann, A. (1999): Projekt Qualitätssicherung in der ambulanten Substitutionstherapie. Westfälisches Ärzteblatt, August 1999.

Follmann, A. (2000): Rahmenbedingungen der Substitutionsbehandlung Opiatabhängiger. In: T. Poehlke et al. (Hrsg.): Suchtmedizinische Versorgung. Drogen. Band 2. Berlin, Heidelberg, New York, Springer-Verlag.

Gastpar, M. (1995): Methadone substitution: Results of a trial in the German state of North Rhine-Westphalia. In: C. Stefanis/H. Hippius in collaboration with D. Naber (Hrsg.): Research in Addiction. Volume 2, S. 105–115.

Gastpar, M./Heinz, W./Poehlke, T./Raschke, P. (1998): Glossar: Substitutionstherapie bei Drogenabhängigkeit. Berlin, Heidelberg, Springer-Verlag.

Gerlach, R. (2001a): Internationale Koordinations- und Informationsstelle für Auslandsreisen von Methadonpatienten. Jahresbericht 2000. INDRO e.V., Münster.

Gerlach, R. (2001b): »Elend« Methadon-Substitution (?). In: W. Schneider (Hrsg.): Illegalisierte Drogen. Berlin, Verlag für Wissenschaft und Bildung, S. 59–92.

Gerlach, R./Caplehorn, J.R.M. (1999): Attitudes and beliefs of doctors prescribing methadone to addicts in the Westfalen-Lippe region of Germany. Drug and Alcohol Review 18, S. 163–170.

Gerlach, R./Kemmesies, U.E. (1990): Resubjektivierung und Normalisierung: Für ein »AKZEPTANZPARADIGMA« als Handlungsmaxime der Drogenarbeit. Wiener Zeitschrift für Suchtforschung 13 (3–4), S. 29–34.

Gerlach, R./Schneider, W. (1994): Methadon- und Codeinsubstitution. Berlin, Verlag für Wissenschaft und Bildung.

Glahn, M. von (2001): Substitutionstherapie – Rechtliche Konsequenzen. In: W. Schneider, R. Buschkamp, A. Follmann (Hrsg.): Grenzerfahrungen: Medizin, Drogenhilfe und Recht. Berlin, Verlag für Wissenschaft und Bildung. Berlin, S. 57–63.

Green, O. (1998): An Interview With Dr. Dole (Part I). Methadone Today 2 (2), S. 1 und 5.

Grimm, G. (1992): Drogen gegen Drogen. Kiel, Veris.

Hölzmann, C. (2000): Ärztliche Verschreibung von Heroin und die sozialpädagogische Begleitung. Berlin, Verlag für Wissenschaft und Bildung.

Hser, Y./Hoffman, V./Grella, C.E./Anglin, M.D. (2001): A 33-Year Follow-up of Narcotics Addicts. Archives of General Psychiatry 58. S. 503–508.

INDRO e.V. – Drogenberatungsstelle der Stadt Münster (1996): KONZEPTION »EPU« – Entwicklungsbegleitende psychosoziale Unterstützung (kurz: EPU) von substituierten Mitbürgerinnen und Mitbürgern in Münster. INDRO e.V., Münster.

Kalke, J. (1997a): Methadonpolitik in der Bundesrepublik Deutschland – Rückblick und Perspektiven. In: Akzept e.V. (Hrsg.): DrogenVisionen. Berlin, Verlag für Wissenschaft und Bildung, S. 289–300.

Kalke, J. (1997b): Die Vergabe von Methadon durch Apotheken – der Hamburger Weg. Gesundheitswesen 59 (3), S. 181–185.

Keppler, K.H. (2000): Methadonsubstitution im Gefängnis. In: H. Jäger (Hrsg.): AIDS. Landsberg, Verlag moderne industrie, S. 530–534.

Köhler, H./Poehlke, T. (2000): Pharmakologie II Substitutionsmedikamente und Opioidantagonisten. In: T. Poehlke et al. (Hrsg.): Suchtmedizinische Versorgung. Drogen. Band 2. Berlin, Heidelberg, New York, Springer-Verlag.

Krach, C. et al. (1978): Ambulantes Therapieprogramm mit Methadon. Aus dem Jugend- und Drogenberatungszentrum Hannover – 2 Jahre danach. Niedersächsisches Ärzteblatt 51 (9), S. 289–292.

Kreek, M.J. (1996): Opiates, opioids and addiction. Molecular Psychiatry 1, S. 232–254.

Michels, I.-I. (1993): Critical Analysis of the Drug Treatment Policy in Germany. In: M. Reisinger (Hrsg.): Aids and Drug Addiction in the European Community. Proceedings of a Seminar on AIDS and Drug Addiction in the Twelve European Communities Member States. Brussels July 1–2, 1993. European Monitoring Centre for Drugs and Drug Addiction (EMCDDA), S. 90–102.

Mühl, J. (2000a): Der psychosoziale Aspekt. In: T. Poehlke et al. (Hrsg.): Suchtmedizinische Versorgung. Drogen. Band 2. Berlin, Heidelberg, New York, Springer-Verlag.

Mühl, J. (2000b): Psychosoziale Betreuung inkl. Kooperationsansätze und -modelle. In: T. Poehlke et al. (Hrsg.): Suchtmedizinische Versorgung. Grundlagen der Behandlung. Band 1. Berlin, Heidelberg, New York, Springer-Verlag.

Newman, R.G. (1988): Is there a Role for Methadone in Germany? AIDS & Public Policy Journal 3 (2), S. 23–29.

Newman, R.G. (1995): Another Wall That Crumbled – Methadone Maintenance Treatment in Germany. American Journal of Drug & Alcohol Abuse 21 (1), S. 27–35.

Newman, R.G. (1997): Einige Fragen und Antworten aus einer über 20jährigen Erfahrung mit der Methadontherapie. In: W. Schneider (Hrsg.): Brennpunkte akzeptanzorientierter Drogenarbeit. Berlin, Verlag für Wissenschaft und Bildung, S. 93–98.

Newman, R. (2001): Marie Nyswanders Beitrag: Der Drogenabhängige Patient. Vortragsmanuskript zum 10. Suchtmedizinischen Kongress der Deutschen Gesellschaft für Suchtmedizin am 9.11.2001 in Berlin. Berlin, New York.

Novick, D.M. et al. (1993): The medical status of methadone maintenance patients in treatment for 11–18 years. Drug and Alcohol Dependence 33 (3), S. 235–245.

Poehlke, T. (2001): Differenzierte Substitutionstherapie Opioidabhängiger. In: J. Zerdick (Hrsg.): Suchtmedizin im Dialog. Berlin, Verlag für Wissenschaft und Bildung, S. 45–54.

Reker, M./Follmann, A./Budde, P. (2000): Rechtliche Grundlagen in der Versorgung von Suchtkranken – Typische Situationen aus der täglichen Praxis. In: T. Poehlke et al. (Hrsg.): Suchtmedizinische Versorgung. Grundlagen der Behandlung. Band 1. Berlin, Heidelberg, New York, Springer-Verlag.

Rheinberger, P./Sander, G. (2000): Methadon-Substitution. Steigende Akzeptanz. Deutsches Ärzteblatt 97 (36), S. 1733–1734.

Schneider, W. (1989): Das deutsche Abstinenzparadigma am Scheideweg. Drogalkohol 13, S. 104–116.

Schneider, W. (1998): Akzeptierende Drogenarbeit, Harm-Reduction und Empowerment. In: R. Lochmann (Hrsg.): Überlebenshilfen in der Drogenarbeit. Esslingen, FH Esslingen – Hochschule für Sozialwesen, S. 35–51.

Seidenberg, A./Honegger U. (1998): Methadon, Heroin und andere Opioide. Bern, Göttingen, Toronto, Seattle, Verlag Hans Huber.

Stöver, H. (2001): An overview study: Assistance to Drug Users in European Union Prisons. Lissabon, European Monitoring Centre for Drugs and Drug Addiction.

Stöver, H./Herwig-Lempp, J. (1988): Die Notwendigkeit akzeptierender Drogenarbeit. Sozialmagazin 9, S. 38–49.

Tretter, F. (2000): Suchtmedizin. Stuttgart, New York, Schattauer.

Ullmann, R. (2001): Medikamentöse Behandlung immer mehr erschwert. Deutsches Ärzteblatt 98 (21), S. 1374–1377.

Ulmer, A. (1994): Ärztliche Behandlung von Drogenabhängigen. Deutsches Ärzteblatt 91 (16), S. 1104–1107.
Ulmer, A. (1997): Die Dihydrocodein-Substitution. Stuttgart, New York, Thieme.
Verthein, U./Raschke, P./Kalke, J. (1995): Methadone Therapy in Hamburg. European Addiction Research 1, S. 99–105.

http://www.indro-online.de
INDRO e.V. Website. Internationale Koordinations- und Informationsstelle für Auslandsreisen von Substitutionspatienten, weltweite Reisebestimmungen für Substitutionspatienten (Weiterbehandlungsmöglichkeiten, Mitnahme des Substitutionsmittels), nationale Richtlinien, Fachbeiträge, Bibliographien, Links.
http://www.bas-muenchen.de/
Bayerische Akademie für Suchtfragen in Forschung und Praxis BAS e.V. Infomaterialien (Diskussionspapiere, Tagungsdokumentationen, Broschüren), Fortbildungsangebote, Links.
http://www.q4q.nl/methwork/home2.htm
Euro-Methwork. Europäische Richtlinien zur Methadonsubstitution, Methadone Assistance Point (Weiterbehandlungsmöglichkeiten von Methadonpatienten in Europa), Newsletter.
http://www.dgsuchtmedizin.de
Deutsche Gesellschaft für Drogen- und Suchtmedizin (DGS). Leitlinien, Veröffentlichungen, Diskussionsforen, Veranstaltungskalender, Links.
http://www.bfarm.de/de_ver/betaebungsm/
Bundesopiumstelle. Betäubungsmittelgesetz und andere betäubungsmittelrechtliche Vorschriften, Formulare.
http://www.bmgesundheit.de
Bundesministerium für Gesundheit. Rechtsvorschriften, Reden, Presseartikel, Drogenbericht.
http://www.aidshilfe.de/
Deutsche AIDS-Hilfe e.V. Infos zur Substitutionsbehandlung (allgemein, Ernährung, Reise, Haft).
http://www.kvnb.de/neu/welcome.htm?faq/methadon.htm~hauptframe
Kassenärztliche Vereinigung Nordbaden. Antworten auf häufig gestellte Fragen zu Methadon.
http://www.seidenberg.ch/
André Seidenberg. Vielfältige Infos zur Substitutionsbehandlung, Links.
http://www.archido.de/
ARCHIDO – Archiv für Drogenliteratur der Universität Bremen. Literatur zum Thema Substitution: Datenbanksuche, Bibliographien, Rezensionen, elektronische Dokumente, Literaturrecherche, Links.
http://www.opiateaddictionrx.info/
The International Center for Advancement of Addiction Treatment. Vielfältige Informationen für substituierende Ärzte weltweit (interessant auch für andere Berufsgruppen): Fach- und Forschungsinformationen, Diskussionsforum, Newsletter, Links.

XV **Heroingestützte Behandlung**
Von Ingo Ilja Michels

1 **Zur Diskussion um eine Originalstoffvergabe
in den letzten zehn Jahren**

Nachdem die im Herbst 1998 gebildete Regierungskoalition aus SPD und Bündnis 90/Die Grünen eine Unterstützung von Heroinerprobungsvorhaben auch in Deutschland angekündigt hat, ist die Umsetzung dieses Projektes im Frühjahr 1999 mit der Einrichtung einer Koordinierungsgruppe von interessierten Städten, Ländern und dem Bundesministerium für Gesundheit begonnen worden. Vorausgegangen war ein jahrelanger Diskussionsprozess in der Fachöffentlichkeit und Politik.

Zuletzt hatten sich die Bundesärztekammer, etliche Polizeipräsidenten großer deutscher Städte (s. TAGESZEITUNG 1998), verschiedene Fachverbände (DHS, akzept, FDR) und viele ExpertInnen für Erprobungsverfahren einer heroingestützten Behandlung, zunächst noch als kontrollierte Heroinabgabe bezeichnet, ausgesprochen.
Die Diskussion findet nicht nur in Deutschland, sondern auch in den europäischen Nachbarländern, aber auch in Kanada (FISCHER/REHM 1997; REHM/FISCHER 2000, FISCHER 1999) oder den USA und Australien (BAMMER et al. 1995; BAMMER 1997) statt.

Die Fachdiskussion über eine Heroinabgabe erfolgte im Wesentlichen entlang des seit den 20er Jahren praktizierten, aber wenig erforschten und dokumentierten »British System« der ärztlichen Verschreibung von Drogen an Abhängige (MARKS 1992; BSCHOR 1980; KRAUSZ et al. 1999). Bereits 1926 hatte das Rolleston Committee festgeschrieben,

»Heroin und andere Drogen nur noch Drogenabhängigen zu verschreiben, wenn der Patient nicht ohne gravierende Entzugssymptome entgiftet werden konnte, wenn der Patient eine allmähliche auch noch so langsame Entziehungskur durchmachte oder wenn der Patient die Droge brauchte, um ein nützliches und normales Lebens zu führen. Dieser letzte Grund ermöglichte eine liberale Interpretation des Systems.« (MÜHLHAUSEN 1998, S. 33.)

Die britische Verschreibungspraxis entsprach den Prinzipien der »Harm Reduction« und zeigte sich im Engagement der Ärzte in diesem Feld und in ihrem Pragmatismus. Das Behandlungsziel Abstinenz wurde erweitert um das Ziel der Reduzierung der schädlichen Konsequenzen des Konsumverhaltens sowohl für die Abhängigen selbst als auch für ihre nähere Umgebung und die Gesellschaft als Ganzes. Harm Reduction inklusive einer Heroinverschreibung meint jedoch auch:

»Die Einrichtungen der Sucht- und Drogenhilfe müssen benutzerfreundlich sein, um Kontaktaufnahmen überhaupt zu ermöglichen. Über erste Kontaktaufnahmen werden dann eventuell Verhaltensänderungen möglich. Erreichbarkeit, Vertraulichkeit, Unkompliziertheit und benutzerorientierte Dienstleistungen müssen gewährleistet sein.« (MÜHLHAUSEN 1998, S. 21.)

Die Frage ist, ob die ärztliche Vergabe von Originalstoffen, d.h. Diamorphin bzw. Heroin, ein geeigneter und ergänzender Weg in der Behandlung Drogenabhängiger ist und damit einen weiteren Baustein zur Differenzierung des Suchtkrankenhilfesystems darstellt. Die grundsätzliche Debatte über eine medikamentöse Behandlung Drogenabhängiger fand stellvertretend bereits in den 80er Jahren am Modell der Substitutionsbehandlung mit Methadon statt. Diese Debatte – oft wurde sie als »Glaubenskrieg« bezeichnet – ist vorläufig beendet: Die Substitutionsbehandlung kann heute als die Behandlungsform in Deutschland bezeichnet werden, die auf die größte Reichweite verweisen und erhebliche Erfolge in der gesundheitlichen und sozialen Stabilisierung der PatientInnen vorweisen kann. Der Damm gegen medikamentengestützte Behandlungsformen scheint gebrochen (GASTPAR et al. 1999; KÜFNER et al. 1999; BAS 1999; ZERDICK 1999).

Darüber hinaus hat die Substitutionsbehandlung auch dazu geführt, dass die Ärzte endlich in der Behandlung Drogenabhängiger Verantwortung übernommen haben: Sie haben das mit dem Schwerpunkt psychosozialer Hilfen organisierte Suchtkrankenhilfesystem durch medizinische Basisbehandlungen ergänzt. Zwar sind es immer noch zu wenig Ärzte, die Erfahrungen in der medikamentengestützten Behandlung Drogenabhängiger haben, doch das Sucht- und Drogenfachwissen vieler Ärzte hat sich über die Substitutionsbehandlung erheblich verbessert. Viele Suchtmediziner haben sich in der »Deutschen Gesellschaft für Suchtmedizin« (DGS 2000) zusammengeschlossen und es gibt mittlerweile eine ganze Reihe von Standardwerken der Suchtmedizin (GÖLZ 1995; GÖLZ 1998; BACKMUND 1999; POEHLKE et al. 2000), und die Bundesärztekammer hat ein Curriculum für eine »Fachkunde Sucht« (BÄK 1999) entwickelt. Zudem sieht das am 1.4.2000 in Kraft getretene DRITTE BTMG-ÄNDG (2000, S. 303) vor, dass

»das Verschreiben von Substitutionsmitteln für Drogenabhängige von der Erfüllung von Mindestanforderungen an die Qualifikation von verschreibenden Ärzten abhängig gemacht und die Festlegung der Mindestanforderungen den Ärztekammern übertragen«

wird. Insofern hat sich auch eine infrastrukturelle Grundlage für eine heroingestützte Behandlung entwickelt.
Aber auch die somatische Medizin beginnt, ihre Grenzen zu erkennen und ihr Berufsfeld um psychosoziale Aspekte zu erweitern. Sozialarbeit kann zum integralen Bestandteil sozialmedizinischer Hilfe werden. Diese neue Situation

muss aber im eigentlichen Sinn kein Novum sein, weil es zum Handwerkszeug der (Drogen-)Sozialarbeit gehört, Klienten zu begleiten und bei der Wiedererlangung von Selbsthilferessourcen und der Ablösung vom Angewiesensein auf Hilfe von außen zu unterstützen. Insofern ist die »Erweiterung« der Substitutionspalette um den sog. »Originalstoff« eigentlich keine neue Herausforderung. Sie besteht eher in der sicherlich nicht abschließend gelösten Frage nach den Zielsetzungen einer Behandlung der Opiatabhängigkeit.

Weil dies so ist, wird es auch keine negativen Auswirkungen auf die Botschaften der Prävention geben, denn Prävention zielt – wenn sie realistisch und glaubwürdig sein will – auf die Minimierung von gesundheitlichen und sozialen Schädigungen durch den Missbrauch von psychotropen Substanzen, und in dieser Hinsicht ist das Modellprojekt zur heroingestützten Behandlung kein Widerspruch in diesem Konzept.

1.1   Schweizer Heroinabgabepraxis

Inzwischen liegen Abschlussergebnisse einer umfangreichen wissenschaftlichen Studie über die Schweizer Heroinabgabepraxis der Jahre 1994–1996 vor. Die Ergebnisse seien hier kurz skizziert:
- Erreichbarkeit der Zielgruppe mit dem Angebot der Heroinverschreibung,
- eine Verbesserung des Gesundheitszustandes sowohl in der körperlichen als auch der psychischen Gesundheit,
- Veränderung des Suchtverhaltens hin zu einem Rückgang des illegalen Heroin- und Kokainkonsums,
- soziale Integration in Bezug auf Arbeiten, Wohnen, Schuldenabbau,
- drastische Reduktion der Delinquenz,
- überdurchschnittliche hohe Haltequote im Vergleich zu anderen Behandlungsprogrammen für Heroinabhängige,
- volkswirtschaftlicher Nutzen dank Reduktion der Kosten von Strafverfolgung und Strafvollzug sowie von Krankenbehandlungen (vgl. UCHTENHAGEN 1998, S. 75 ff.; MÜHLHAUSEN 1998, S. 175 ff.; RIHS-MIDDEL 1999; BAG 2000).

Die Forscher empfehlen eine Weiterführung der heroingestützten Behandlungsform, ihr Stellenwert wird jedoch eingeschränkt:

»Die [...] positiven Ergebnisse bedeuten nicht, dass die heroingestützte Behandlungsform sich nun als primäre Therapie der Wahl empfiehlt. Vielmehr bildet sie eine Ergänzung der Behandlungspalette, die nach wie vor die abstinenzorientierten Therapien und die Substitutionsbehandlung mit oralem Methadon umfassen muss.« (UCHTENHAGEN et al. 1998, S. 81.)

Eine Ergänzung der bisherigen therapeutischen Palette – nicht mehr, aber auch nicht weniger (s. auch UCHTENHAGEN 1994; UCHTENHAGEN et al. 1999).

1.2   **Ärztliche Verschreibung von Heroin in den Niederlanden**

In den Niederlanden gibt es eine stabile, älter werdende Population von Heroinabhängigen mit langer Abhängigkeitsentwicklung, die trotz des umfassenden und leicht zugänglichen Behandlungssystems diese Angebote nicht oder nur unzureichend wahrnehmen. Diese Gruppe wird auf rund 15.000 geschätzt. Deshalb wurde Mitte der 90er Jahre – auch aufgrund der Schweizer Erfahrungen – über ein zusätzliches Angebot einer heroingestützten Behandlung nachgedacht. 1996 wurde das Zentrale Kommittee für die Behandlung von Heroinabhängigen (CCBH) eingerichtet, die ein Studienprotokoll für eine wissenschaftliche Untersuchung und ein Studiendesign für 750 Klienten entwickelte und dieses Ende 1997 dem zuständigen Gesundheitsministerium vorlegte. Ende 1997 wurde eine Pilotphase in Amsterdam und Rotterdam für 185 Patienten, 50 davon sollen Heroin erhalten, beschlossen. Ziel der Studie ist es, die nützlichen und schädlichen Auswirkungen einer Behandlung mit oralem Methadon und zusätzlich verschriebenem Heroin zu untersuchen. Dabei geht es nicht um eine anhaltende Abstinenz, sondern um Verbesserungen der körperlichen und psychischen Gesundheit und der sozialen Integration der teilnehmenden Patienten (vgl. auch VAN BRUSSEL 1999).

Seit dem Beginn der Rekrutierung im Juli 1998 wurden 370 Patienten für das Injektionsprojekt und 160 für das Inhalationsprojekt gewonnen. Bislang gab es keine schwerwiegende Negativeffekte und auch keine größeren Schwierigkeiten bei den Patienten, die von Heroin- wieder auf eine Methadonverschreibung eingestuft wurden. Abschließende Ergebnisse vom Februar 2002 stehen unter http://www.ccbh.nl.

Die Eingangskriterien:

- Mindestalter 20 Jahre (in den Niederlanden 25 Jahre),
- Dauer der Heroinabhängigkeit mindestens fünf Jahre,
- Scheitern anderer Behandlungsversuche (bisherige Methadonbehandlung erfolglos, die Patienten müssen mindestens 50 Kontakte in einem Methadonprogramm gehabt haben),
- gesundheitliche und/oder soziale Schädigungen usw. (VAN DEN BRINK 2000).

2   **Zur Kritik an der heroingestützten Behandlung**

Die KritikerInnen der heroingestützten Behandlung argumentieren im Grunde ähnlich wie bei der Substitutionsbehandlung z.B. mit Methadon: »Suchtverlängerung«, »Kapitulation vor der Sucht«, »Dealer in Weiß«, oder wie es noch 1997 in einem Beitrag zum Schweizer Projekt im Deutschen Ärzteblatt unter dem Titel »Kaum Abstinenz« ausführte: »Nur wenige Klienten sind suchtstofffrei geworden.« (BUMM 1997, S. B-2208.) Dies macht die Überfrachtung mit Erwartungen deutlich – ähnlich wie in der Substitutionsbehandlung: Von einem Programm für die am stärksten verelendeten, älteren

Drogenabhängigen mit langen Suchtkarrieren werden in relativ kurzer Zeit maximale Erfolge verlangt. Der Gedanke der Schadensminimierung wird hier völlig missachtet. Hohe Erwartungen werden auch an die möglichen sozialen Auswirkungen solcher Programme gerichtet. Die Lehre aus der Substitutionsbehandlung ist: Methadon ist zwar ein Katalysator für Lebenslagenverbesserungen, Fortschritte konnten aber hauptsächlich oder schneller durch ambulante psychosoziale Unterstützungen und Förderung von Eigenkompetenz erreicht werden. Der Abschied von der pharmakologischen Omnipotenz äußert sich mehr und mehr in einer realitätsgerechten Wahrnehmung des Drogenproblems.

3   Parallelen zur Substitutionsbehandlung

Ähnlich der Substitutionsbehandlung in ihren Anfängen in Deutschland (vgl. HÜSGEN 1989) wurden für die Originalstoffabgabe in der Schweiz und noch schärfer in dem 1998 angelaufenen Heroin-Verschreibungsprogramm in den Niederlanden (vgl. VLOEMANS 1998) rigide Zulassungskriterien für die PatientInnen entwickelt. Die vielfach geäußerte Kritik an dieser hochschwelligen Vergabe ist nachvollziehbar: Zu viele Heroin- und MischkonsumentInnen werden von einer möglicherweise für sie passenden Behandlungsform ausgeschlossen. Auch unter den unter 20-jährigen DrogenkonsumentInnen gibt es gesundheitlich und sozial hochbelastete DrogenkonsumentInnen, für die eine Substitutionsbehandlung nicht ausreichend ist.
Trotz aller Kritik wird es in der Fachöffentlichkeit und auch in der Öffentlichkeit gegenwärtig kaum durchsetzbar sein, die Kriterien zu lockern und eine Heroinbehandlung all jenen DrogenkonsumentInnen anzubieten, die meinen, davon profitieren zu können. Parallelen zur Einführung der Substitutionsbehandlung Ende der 80er Jahre sind offensichtlich: Eine vorsichtige und behutsame Politik und Praxis hat in der bundesweiten Kontroverse um die Einführung medikamentengestützter Behandlungsformen zu einer zwar (zu) langsamen, aber basisorientierten Verankerung dieser Behandlungsform geführt, wobei sie mit anderen Angeboten verknüpft wurde. Dieser Prozess ist aber immer noch nicht abgeschlossen und weist zudem starke regionale Unterschiede auf.

4   Enttabuisierung

Unzweifelhaft wird mit einer Originalstoffvergabe eine Enttabuisierung vollzogen: Heroin – als Symbol für gesundheitliche und soziale Gefährlichkeit – wird durch dessen ärztliche Verschreibbarkeit zu einer Substanz mit therapeutischem Wert. Ärzte können diese Substanz als Medikament verschreiben, sie wäre verkehrsfähig. Damit wird eine Droge mit hedonistischer Bedeutung zu einem Medikament im Rahmen einer Krankenbehandlung umgewertet. Von den NutzerInnen wird ein grundsätzlicher Perspektivwechsel verlangt: Gehörte Heroinkonsum für sie zum Lebensstil, so verstehen sie sich nunmehr als Patienten. Mit dieser öffentlich sichtbaren Ambivalenz des Heroins könnte möglicherweise eine Versachlichung der Debatte um die Einreihung der illegalen in die legalen Drogen stattfinden, letztlich eine Debatte um die Ambivalenz der Wirkung aller Drogen. COHEN (1998, S. 19) beschreibt die Fortschrittsdynamik so:

> »Eine moderne, humane und intelligente Drogenpolitik muss zwar die Symbolik der Drogen anerkennen, darf sie aber nicht länger zum entscheidenden Faktor machen. Eine solche moderne Drogenpolitik muss es schlicht und einfach ermöglichen, dass Ärzte und Abhängige gemeinsam herausfinden, welche Substanzen in welchen Situationen angewandt werden müssen.«

Diese Definition moderner Drogenpolitik verlangt natürlich auch eine Position zu anderen bisher illegalen Substanzen. Auch für Konsumenten von Kokain, sowohl als eigenständige wie als häufige Beigebrauchsdroge Substituierter, und auch für EcstasykonsumentInnen könnten neue Zugangsformen für Hilfe und Behandlung gefunden werden. Allerdings bleibt hier das Behandlungsparadigma aufrechterhalten, der hedonistische Konsum weiterhin als unerwünscht definiert.

5   Soziale Arbeit in den Projekten der Originalstoffvergabe

Soziale Arbeit in der Heroinverschreibung (vgl. ARNOLD et al. 1996; KLEIBER/PANT 1999) wird sich nicht wesentlich unterscheiden von der psychosozialen Begleitung, wie sie in der Substitutionsbehandlung angeboten oder verordnet wird. Ähnlich der Substitutionsbehandlung kann es Sozialer Arbeit gelingen, auf der Basis eines »gesicherten Heroinzugangs«, ohne Beschaffungsdruck, persönliche und soziale Konflikte zu bearbeiten und verschüttete Potenziale und Selbsthilferessourcen zu identifizieren und zu entwickeln. Es ist die Basis letztlich für eine weitergehende Wiedereingliederung und Normalisierung der Klientinnen. Dabei sind ähnliche Phänomene wie bei der Substitutionsbehandlung zu beobachten:

> »Zuerst besteht eine gewisse Euphorie, wenn die Verschreibung der Droge gesichert ist. Dann tauchen plötzlich Depressionen auf, die Teilnehmer werden mit Trauer, Scham und Versagensgefühlen konfrontiert.« (Vgl. BERTHEL 2001.)

Während eine zum Teil erhebliche gesundheitliche Verbesserung oft in sehr kurzer Zeit erreicht werden kann, wird eine Ordnung der sozialen Belange und psychische Stabilisierung längere Zeit in Anspruch nehmen und erfordert ein interdisziplinäres Zusammenarbeiten. Dabei wird die Heroinwirkung so charakterisiert:

»Seelische Verwirrungen, Angstzustände oder Depressionen werden vom Heroin gemildert, und das Leben wird erträglicher.« (BERTHEL, ebda.)

Für Deutschland ist die Einbindung eines psychosozialen Behandlungssettings ausdrücklich vorgesehen, wobei es innerhalb des Modellprojektes darum gehen soll, wissenschaftlich abgesicherte Indikationskriterien dafür zu entwickeln, welche Form zusätzlicher psychosozialer Begleitung als förderlich für ein Behandlungskonzept angesehen werden können.

Diese konzeptionelle Einbindung ist zurückzuführen auf die Ergebnisse des Externen Gutachtergremiums der WHO zu den Schweizer »Versuchen für eine ärztliche Verschreibung von Betäubungsmitteln an Drogenabhängige«, in denen es u.a. heißt:

»These changes represent, within the limitations of the study design, overall meaningful improvements in health status. Those prescribed heroin (alone or in combination with methadone and other medications) evidenced significant improvements in their physical and mental health over 18 months. However, in the absence of data from an appropriate control group it is not possible to conclude that these improvements were caused or enhanced by the prescription of opioids, the provision of ancillary services, or by the combination of these interventions.« (ALI et al. 1999, S. 165.)

Aus diesem Grund, also um gegenüber dem Schweizer Projekt einen wissenschaftlichen Mehrwert zu erzielen, werden in Deutschland verschiedene Kontrollgruppen gebildet, in denen einmal standardmäßig als Interventionsstrategie in diesem Kontext Case Management erprobt wird, zum anderen werden Psychoedukationprogramme für die Gruppe der Opiatabhängigen eingesetzt und in ihren unterschiedlichen Effekten evaluiert. Gerade im Suchtbereich sind psychotherapeutische und psychosoziale Interventionen kaum wissenschaftlich untersucht worden (vgl. GRAWE et al. 1993, LADEWIG 1997).

Bezüglich des Case Managements kann auf die Erfahrungen des Bundesmodellprojektes zu dieser Interventionsstrategie (OLIVA et al. 2000) zurückgegriffen werden, die zeigen, dass chronisch mehrfach beeinträchtigte langjährige Drogenabhängige, die nur marginal vom Drogenhilfesystem erreicht wurden, profitieren konnten, um Ressourcen zur Veränderung der Lebenssituation zu erntwickeln.

Bezüglich von Psychoedukationprogrammen gibt es positive Erfahrungen in der Therapie chronischer Erkrankungen im psychiatrischen Bereich. Das strukturierte Verfahren erlaubt es, in überschaubarer Zeit (ca. 12 bis 15 Sitzungen) bestimmte Themenbereiche zu behandeln, in denen es ebenfalls um Stärkung eigener, verschütteter Ressourcen geht, z.B. beim Risiko- und Rückfallmanagement, bei Suizidalität und Depression, bei Förderung der Kommunikationskompetenz, bei der Stärkung des familiären und sozialen Netzes und Strategien zur Erhöhung der Lebensqualität und der Gesundheit (KRAUSZ/FARNBACHER 2000).

Man muss aber davon ausgehen, dass Veränderungen im psychosozialen Bereich (Aufbau neuer, drogenfreier Kontakte oder Stabilisierung von Partnerschaften, Übergang von kompulsiven zu kontrollierten Konsummustern) in dieser Zielgruppe Zeit benötigen.

Die bundesdeutsche Studie wäre im Ländervergleich die erste, die Ergebnisse der heroingestützten Behandlung in verschiedenen Settings untersucht.

6   **Wird die Heroinverschreibung das Problem existenziell bedrohlicher Infektionskrankheiten (HIV, Hepatitiden) unter DrogenkonsumentInnen positiv beeinflussen können?**

Eine zentrale Erwartung darf an die Heroinverschreibung – über einen Modellprojektrahmen hinaus – gestellt werden: Sie sollte zu einer erhöhten Erreichbarkeit von HeroinkonsumentInnen beitragen, sodass mehr Abhängige einen stabilen Kontakt zu Einrichtungen des Gesundheitsvorsorgesystems aufbauen bzw. halten können. Dabei kann die Gruppe der bereits marginalisierten Abhängigen nur eine von mehreren Zielgruppen bilden: HARTNOLL (1993) sieht vor dem Hintergrund der von AIDS bestimmten Ära weitere schwer zugänglichen Gruppen: jüngere Konsumenten und mehr kontrollierte, weniger auffällige Konsumenten, deren Drogenkonsum und Lebensstil relativ stabil ist. Diese beiden Gruppen werden in der gegenwärtigen Diskussion jedoch kaum angesprochen, obwohl es gerade hier nötig wäre, attraktive Angebote für einen Kontakt zu machen, die existenzielle Gesundheitsschäden vermeiden helfen. Wenn Heroinverschreibungsprogramme HIV/AIDS-präventiv wirken sollen, dann müssen die Zugangsvoraussetzungen erheblich abgesenkt werden, wie Hartnoll vorschlägt. Solche Programme sind natürlich noch schwieriger: Man muss Heroin öfter konsumieren als Methadon, man wird es lieber injizieren. Deshalb soll der traditionelle britische Weg gewählt werden: Mitgabe der Heroindosis oder Abgabe durch ortsnahe Apotheken und Mitgabe von genügend Spritzbesteck. Ein gewisser Schwarzmarkt muss dabei in Kauf genommen werden.

7   **Medizinalisierung versus Anti-Prohibition**

Ein spannender und interessanter Diskurs ist im Zusammenhang mit den Heroinverschreibungsprojekten in der Schweiz zu beobachten gewesen und wird sich wohl auch in Deutschland wiederholen. Heroinverschreibungsprojekte werden als ärztlich kontrollierte Vergabemodelle eingeführt. Damit wird Heroinabgabe zwangsläufig »medizinalisiert«; sie wird Bestandteil medizinisch-psychiatrischer und psychosozialer Behandlungsformen, die zumindest (Drogen-)Sozialarbeit subsidiär mit einbeziehen, aber weder den »Genussaspekt« des Konsums zulassen und auch nicht die aktive Partizipation von Selbsthilfe bzw. Betroffenenkompetenz (vgl. HÖLZMANN 2000). Diese

Spannbreite im Verständnis von Heroinabgabe ist nicht neu. Schon BAUER/
BOSSONG (1992) haben die medizinalisierte Form der Heroinabgabe als die
offensichtlich einzig realistisch umsetzbare definiert, während Vertreter von
Selbsthilfeinitiativen und Usergruppen an hedonistischen Entwürfen festhiel-
ten (WINTERNITZ 1993). BAUER/BOSSONG schrieben:

> »Angesichts der hohen Risiken beim intravenösen Drogengebrauch erscheint es
> begründbar, niedrigprozentige und nicht-injizierbare Stoffe auf den Markt zu ge-
> ben, hochprozentige und spritzbare Substanzen hingegen der ärztlichen Ver-
> schreibung vorzubehalten. [...] Es sollte möglichst rasch der Versuch unternom-
> men werden, mittels einer wissenschaftlichen Erprobung zur Maintenance-Be-
> handlung mit Heroin an langjährige Abhängige herauszufinden, ob mit solchen
> Erhaltungsprogrammen Erfolge in Hinsicht auf die gesundheitliche und psycho-
> soziale Verfassung der Abhängigen erzielt werden können. Derartige Programme
> wären ein erster sinnvoller Zwischenschritt auf dem Weg zur Legalisierung.«
> (Bauer/Bossong 1992, S. 87 bzw. S. 91.)

In der Debatte um die Schweizerische »DroLeg«-Initiative, die eine umfassende Entkriminalisierung des Drogenumgangs und der staatlichen Drogenabgabe vorsah, haben all diese Positionen ihre Zuspitzungen erfahren. Sie
sollen hier kurz skizziert werden:

Ein »kontrolliertes Legalisierungsmodell« soll den Zugang zur medizinisch-
therapeutischen Verwendung von bislang unter das Betäubungsmittelgesetz
fallenden Substanzen erleichtern; es sollen genaue Regelungen für Produktion, Handel und Verkauf für jetzt als Freizeitdrogen genutzte Substanzen (wie
Kokain, Heroin, LSD, MDMA, Cannabis, psilocybinhaltige Pilze u.a.) entwickelt werden; diese Substanzen sollen in speziell lizenzierten Geschäften
(Hanfläden, Coffeeshops u.Ä.) unter Jugendschutzauflagen und unter Werbe-
verbot verkauft werden oder in Apotheken; dazu soll speziell geschultes Personal ausgebildet werden unter Einbeziehung der fachlichen Kompetenzen
der Drogenberatungsstellen, mit einem persönlichen Chipkartensystem und
unter Vermittlung risikoarmer Konsumformen (MAURER 1998, S. 3 ff.). Gegner dieses Vorstoßes – die gleichwohl die kontrollierte Abgabe von Heroin unter ärztlicher Aufsicht befürworten – wollen die Betäubungsmittelabgabe
nicht rezeptfrei außerhalb der Ärzteschaft und von Apotheken zulassen: Es
bestehe das Risiko, dass dies zu einer Ausweitung des Konsums führe – mit
den damit verbundenen sozialen und gesundheitlichen sowie psychischen
Folgeschädigungen. (GUTZWILLER 1998, S. 9 ff.).
Es gibt keine Gesellschaft ohne Risiko, aber eine solidarische Gesellschaft
muss bereit sein, Menschen, die sich gesundheitlich schaden, zu helfen. Das
niederländische Modell – innerhalb bestehender Verbote flexibel gesundheitspolitisch schadensminimierend orientiert zu sein – sei angemessener als
ein »radikalerer« Weg einer Freigabe (KILLIAS 1998, S. 14 ff.). Die DroLeg-Initiative beruhe auf einer Modellvorstellung von selbstbestimmtem Konsum

und verdrängt die Wirklichkeit einer verelendeten Fixerszene. Die Gefahr bestehe darin, dass die behandlungsbedürftigen Erkrankungen (psychischer
wie psychiatrischer Natur) nicht mehr angemessen im medizinischen System
behandelt würden, wenn es seine Zuständigkeit zur Abgabe von Opioiden
aufgibt. Das gilt insbesondere auch für eine angemessene Behandlung einer
HIV/AIDS-Erkrankung (SEIDENBERG 1998, S. 27 ff.; vgl. auch LICHTI 1998,
S. 32 ff.; PFISTER-AUF DER MAUR 1998, S. 35 f.; GORGÉ 1998, S. 37 f.).

Diese Kontroverse macht deutlich, dass auch unter Befürwortern der Abgabe
von Heroin sowohl in der Indikationsfrage als auch in den Abgabemodalitä-
ten weitreichende Unterschiede existieren: Abgabe nur an sog. »Schwerstabhängige« vs. Abgabe an (auch kurzzeitige) Heroinabhängige, die bisher keine
gravierenden gesundheitlichen, psychischen oder sozialen Folgeschäden er-
litten hatten; Abgabe nur unter Sicht vs. Mitgabe des Präparates; Abgabe nur
mit psychosozialer Begleitung und ohne Beikonsum mit Abstinenzdruck vs.
Maintenance-Behandlung ohne »Heilungsanspruch«. Darüber hinaus bleibt
aber auch die noch weiterreichendere Differenz bestehen: Soll die Heroinabgabe lediglich die ärztlich begründete Krankenbehandlung von Heroinge-
braucherInnen erweitern, die als abhängig definiert werden? Oder ist sie der
erste Schritt zur schrittweisen, aber letztlich vollständigen Legalisierung von
Heroin, also der Streichung von Heroin aus dem Betäubungsmittelgesetz mit
all seinen (repressiven) Implikationen?

8   Zur aktuellen Umsetzung eines heroingestützten Behandlungskonzeptes im Rahmen eines Modellprojektes

Das Forschungsziel des bundesdeutschen Modellprojektes zur heroingestützten Behandlung wird darin bestehen, zu untersuchen, ob und wie
und in welchem Umfang es gelingt, Opiatabhängige, die durch die bisherigen
Angebote der Drogenhilfe nur unzureichend oder gar nicht erfolgversprechend erreicht werden konnten, durch eine heroingestützte Behandlung verbindlich ins Hilfesystem zu integrieren, im Hilfesystem zu halten und zur Aufnahme einer weiterführenden Hilfe und Therapie zu motivieren (vgl. auch
DEGKWITZ et al. 1999).

Das bundesdeutsche Modellprojekt zur heroingestützten Behandlung (MI-
CHELS 1999) folgt dem Verfahren einer klinischen Arzneimittelprüfung. Allerdings mit einer dort nicht immer üblichen Erweiterung der Forschungsfragen
um sozialwissenschaftliche und kriminalpolitische Aspekte. Es geht also weit
über die Effekte eines Pharmakons hinaus auch um die Auswirkungen auf
das soziale und psychische Umfeld derjenigen, die an diesem Versuch teilnehmen. Schließlich sind die sozialen, politischen und ökonomischen Dimensionen, die dieses Modellprojekt für das gesamte Suchtkrankenhilfesystem
haben könnte, von Bedeutung.

Eine klinische Arzneimittelprüfung ist notwendig, weil die wissenschaftliche Erforschung der pharmakologischen als auch der versorgungspolitischen Effekte einer heroingestützten Behandlung mit einer Substanz erfolgen soll, die noch nicht arzneimittelrechtlich zugelassen ist. Ferner wurde das Projekt mit dem International Drug Control Board (INCB), das auf Grund internationaler Verträge und Abkommen für die Überwachung des internationalen Betäubungsmittelverkehrs zuständig ist, abgestimmt.

8.1   Das Modell als Teil einer klinischen Arzneimittelprüfung

Die Regelungen des Arzneimittelgesetzes sehen in den allgemeinen Voraussetzungen vor, dass eine klinische Prüfung beim Menschen nur durchgeführt werden darf, wenn und solange die Risiken im Hinblick auf die voraussichtliche Bedeutung des Arzneimittel ärztlich vertretbar sind, die Personen durch einen Arzt über Wesen, Bedeutung und Tragweite aufgeklärt worden sind und ihre Einwilligung erteilt haben, und zugleich erklärt haben, dass sie mit der Aufzeichnung von Krankheitsdaten und ihrer Weitergabe zur Überprüfung an den Auftraggeber und die zuständige Überwachungsbehörde einverstanden sind. Sodann muss eine solche klinische Studie von einem Arzt geleitet werden, der eine mindestens zweijährige Erfahrung in der klinischen Arzneimittelprüfung hat und eine nach dem jeweiligen Stand der wissenschaftlichen Erkenntnisse entsprechende pharmakologisch-toxikologische Prüfung durchgeführt hat. Der Prüfplan, mit Angabe von Prüfern und Prüforten, muss den jeweiligen zuständigen Ethikkommissionen vorgelegt werden. Eine solche klinische Prüfung soll so durchgeführt werden, dass bezüglich der Wirksamkeit und der Unbedenklichkeit Erkenntnisse gewonnen werden können, die über einen einzelnen Anwendungsfall hinausgehen. In der Regel werden solche Prüfungen nach den internationalen Leitlinien zur guten klinischen Praxis (Good Clinical Practice – GCP) (BÄK 1997) durchgeführt. Diese Planung einer klinischen Prüfung legt die Zielsetzungen fest, definiert die Zielpopulation, begründet zulässige und unzulässige Begleittherapien, validiert die Messverfahren, überprüft die Compliance, randomisiert die Zuteilung der Patienten und der Kontrollgruppen und enthält letztlich auch Aussagen zur Bewertung der Ergebnisse und natürlich der Dokumentation.
Im klassischen Sinn werden solche Prüfungen von denjenigen Firmen finanziert, die an der Zulassung eines bestimmten Stoffes als Arzneimittel interessiert sind, und im klassischen Sinn im Rahmen eines sog. goldenen Standards stellt eine solche Prüfung eine randomisierte doppelt-blinde, placebo-kontrollierte Studie dar. Und sie soll auch den Kriterien der sog. Deklaration von Helsinki entsprechen, die auf der 18. Generalversammlung des Weltärztebundes 1964 zuerst in Helsinki beschlossen und dann auf verschiedenen weiteren Konferenzen revidiert und verändert wurde. Sie verpflichtet den Arzt, der eine solche Prüfung durchführt, vor allem darauf, das Wohl des Patienten

allen anderen Überlegungen voranzustellen und weist darauf hin, dass diagnostische, therapeutische und prophylaktische Verfahren mit Risiken verbunden sind; dass es darum geht, das Verhältnis vom Nutzen zum Risiko bei der Wahrung der Unversehrtheit der Personen, die an einer solchen Studie teilnehmen, zu untersuchen, und dass die Teilnahme auf einer freiwilligen Zustimmung basieren muss.

An einen Prüfplan sind umfangreiche Voraussetzungen gebunden. Er muss von der Zustimmungsbehörde, in diesem Fall dem Bundesinstitut für Arzneimittel und Medizinprodukte (BfArM) in Bonn, genehmigt werden. Das BfArM hat dem Prüplan ebenso zugestimmt wie die zuständige Ethikkommission in Hamburg.

8.2   Zielsetzungen des Modells

Mit der Heroinverschreibung bieten sich Möglichkeiten, gesundheitliche Risiken langjährig opiatabhängiger Menschen zu reduzieren und in der Konsequenz therapeutisch-medizinische Behandlungen einzuleiten oder psychosoziale Interventionen anzubieten, um individuelles Leid zu mindern.
Aber dieses Projekt ist auch eingebettet in Rahmenbedingungen, die mit einer klassischen Arzneimittelprüfung nicht vergleichbar sind. Wir haben es mit einer Probandengruppe zu tun, die in erster Linie das Opiat nicht als Medikament nutzt, sondern wegen ihrer Abhängigkeit gezwungen ist, auf einem illegalen Markt unter illegalen Bedingungen eine Substanz zu erwerben, die keinerlei Produktkontrolle unterworfen ist, deren Zusammensetzung nicht bekannt ist, deren Wirksamkeit sich je nach Bemengungen sehr stark verändern kann, die zu weit überteuerten Preisen auf einem illegalen Schwarzmarkt erworben werden muss, die also eine Beschaffungskriminalität quasi bedingt. Diese Gruppe ist ständigem Strafverfolgungsdruck ausgesetzt. Wir haben es mit einem gesellschaftlich geächteten, unter illegalen Bedingungen stattfindenden Konsummuster zu tun, das in der Regel oder zum größtmöglichen sichtbaren Ausmaß auch zu einer schnellen psychischen und physischen Abhängigkeitsentwicklung führt. Diese hat letztlich Krankheitswert – jedenfalls nach der Definition der Weltgesundheitsorganisation (WHO) – und ist damit gekennzeichnet durch eine Kombination von Krankheit und Kriminalisierung.
Das jetzt geplante und vorbereitete wissenschaftliche Modellprojekt zu einer heroingestützten Behandlung Opiatabhängiger ist Ergebnis der Konsequenzen, die zu erheblichen sozialen, gesundheits- und sicherheitsrelevanten Problemen geführt haben, insbesondere zu sog. offenen Drogenszenen. Diese zum Teil im Wesentlichen ordnungspolitischen Problemstellungen und die Verquickung mit zunehmenden Risiken von HIV und Hepatitisinfektionen haben erst dazu geführt, dass diese Behandlungsmöglichkeit gesellschaftlich, aber auch fachlich weitgehend akzeptiert wird.

8.3   **Mögliche wissenschaftliche Fragestellungen**

Dabei kristallisieren sich folgende Fragestellungen heraus:
- Was sind die substanzbezogenen Wirkungen und Nebenwirkungen von Heroin und welche Unterschiede gibt es durch unterschiedliche Applikationsformen?
- Wie kann die Mortalität reduziert werden?
- Wie kann die Verbesserung der somatischen und psychischen Gesundheit erreicht werden?
- Wie kann die Verminderung von Risikoverhalten unterstützt werden?
- Wie kann die soziale und berufliche Integration auf der Basis einer solchen Behandlung in Angriff genommen werden?
- Wie kann schließlich noch mittel- bis langfristig die Abstinenz von Opiatkonsum, zumindest die Konsumreduktion erreicht werden?
- Und welche versorgungspolitischen Effekte hat ein solches Projekt auf die Reichweite, die Haltekraft, die Wirksamkeit eines Hilfesystems?
- Schließlich, welche gesellschaftspolitischen Implikationen wirft ein solches Modell auf – in Bezug auf die Kosten-Nutzen-Berechnung, in Bezug auf die Auswirkungen auf die Prävention bei Jugendlichen oder auch auf das Therapiesystem als Ganzes? (vgl. auch RIHS-MIDDEL et al. 1999)

8.4   **Beteiligung der Städte und Länder am Modell**

Es ist an diesem Modell wichtig, dass diese Fragestellungen im Dialog von beteiligten Städten sowie Ländern und dem Bund, aber auch mit Wissenschaftlern erarbeitet wurden. Aber ebenso wichtig ist, dass auch der Dialog hierüber mit den im Drogenhilfesystem Tätigen und mit Vertretern der Selbsthilfe stattfindet. Er sollte sich nicht beeinflussen lassen von ideologischen Vorstellungen und Erwartungen an die Erfolge oder eventuellen Nicht-Erfolge eines solchen Modells. Die Konzeptionen eines solchen Angebotes vor Ort sind in unterschiedlicher Intensität in den beteiligten Städten erarbeitet worden, und man konnte dabei von den in der Schweiz und den Niederlanden praktizierten Modellen lernen (vgl. LINDLAHR 2000). Dabei müssen Restriktionen in Kauf genommen werden, die ein solches Konzept in sich birgt, denn es handelt sich um eine medizinische Verschreibung von Heroin, nicht etwa darum, genussorientierten Konsum zu fördern. Es ist auch nachvollziehbar, dass nur dort Modellstandorte sein können, wo ein differenziertes und strukturiertes Hilfesystem vorhanden ist: wo die Möglichkeit z.B. zu einer niedrigschwelligen und zu einer methadongestützten Hilfe gegeben ist.

Das Bundesministerium für Gesundheit, die beteiligten Städte (Hamburg, Hannover, Frankfurt am Main, Köln, Bonn, Karlsruhe, München) und die beteiligten Bundesländer (Hamburg, Niedersachsen, Nordrhein-Westfalen, Hessen) berieten seit dem Frühjahr 1999 die Struktur und Finanzierung eines heroingestützten Behandlungsprojekts. Ende 1999 schied die Stadt Düsseldorf aus dem Projekt aus, nachdem die neue Stadtratsmehrheitsfraktion der

CDU unter Zuhilfenahme des REP-Abgeordneten den Ausstieg entschieden hatte. Auch die Stadt Essen schied im Oktober 2000 mit Mehrheitsbeschluss von CDU und FDP aus dem Projekt. Die Stadt Bonn dagegen beschloss Anfang November 2000, sich an dem Projekt zu beteiligen.

Die Städte sind dabei, die Infrakstruktur für das Projekt bereitzustellen (Einrichtung und Umbau von Behandlungseinrichtungen mit entsprechenden Sicherheitsstandards, Einstellung und Qualifizierung von Personal wie Prüfärzten, Krankenschwestern und -pflegern, Sozialarbeitern). Sie betreiben auch in Kooperation mit den Ländern und dem Bund die Koordinierung der Tätigkeit vor Ort und die Öffentlichkeitsarbeit.

8.5   Grundzüge des Studiendesgin

Verschiedene Forschungsinstitute erarbeiteten bis Anfang 2000 Rahmenpläne für ein Forschungsdesign. Im September 2000 wurde das Hamburger »Zentrum für Interdisziplinäre Suchtforschung« an der Universitätsklinik Hamburg-Eppendorf unter Leitung von Prof. Michael Krausz mit der Durchführung des Projektes beauftragt. Dabei geht es um zentrale Fragen der Suchtkrankenhilfe. Das Projekt berührt die Kernfragen der Paradigmen der Suchttherapie. Notwendig ist – gerade auf dem Hintergrund der ideologisch kontrovers geführten Diskussion – eine große Akzeptanz des Projektes. Das Studienprotokoll umfasst Angaben zum Forschungsziel (Heroinvergabe als weiteres Hilfeangebot oder Optimierung der bestehenden Therapien), zur allgemeine Methodik und zur Wissenschaftlichkeit des Erprobungsvorhabens als Voraussetzung dafür, dass bei einem Erfolg Heroin auch verschreibbar (aus Anl. I in Anl. III des BtMG) sein kann (s. auch http://www.heroinstudie.de). Das Projekt soll auf ca. drei Jahre angelegt sein. Die Heroinabgabe erfolgt nicht bei niedergelassenen Ärzten, sondern in

■ Gesundheitsämtern,
■ (Methadon-)Ambulanzen,
■ (psychiatrischen) Kliniken.
■ Die Indikationskriterien für das Design sollen u.a. sein:
■ nachgewiesene Opiat-/Heroinabhängigkeit,
■ Freiwilligkeit
■ Mindestalter von 23 Jahren
■ somatische, psychische, soziale Defizite (nicht unbedingt »Schwerstabhängigkeit«).
■ Es sollen zudem mehrere Gruppen miteinander verglichen werden:
■ alle in das Programm Aufgenommenen,
■ die Kontrollgruppe (Methadon),
■ die Abgelehnten.
■ Rekrutiert werden sollen die Teilnehmer aus folgenden Gruppen:
■ aus Methadonprogrammen, deren Behandlung dort nicht erfolgreich verläuft,

- aus langjährigen Opiatabhängigen, die nicht durch das Hilfesystem erreicht werden bzw. nur in sehr niedrigschwelligen Angeboten, wie Drogenkonsumräumen und Kontaktläden.

Vom Ablauf her ist das Projekt so geplant, dass in einem mehrmonatigen Rekrutierungsprozess eine entsprechende Indikationsstellung von teilnahmewilligen KlientInnen erfolgt; zuvor werden die niedrigschwelligen Einrichtungen über die Teilnahmebedingungen informiert und gebeten, geeignete Klienten anzusprechen und gegebenenfalls zu motivieren. Die Entscheidung über die Teilnahme wird durch die Prüfärzte vor Ort erfolgen. Es wird ein Randomisierungsverfahren für die verschiedenen Behandlungsgruppen durchgeführt. Um die Haltekraft der Kontrollbehandlung (orales Methadon) zu erhöhen, ist die Option vorgesehen, eine heroingestützte Behandlung bei frei werdenden Plätzen vorzusehen. Es werden verschiedene medizinische und psychiatrische Untersuchungen durchgeführt und es werden die unterschiedlichen medizinischen und psychosozialen Leistungen und deren Effekte dokumentiert und evaluiert. Im Rahmen des Case Managements ist vorgesehen, einen regelmäßigen Kontakt herzustellen, um individuelle Hilfepläne zur Stärkung personaler Ressourcen zu erstellen; darüber hinaus werden in einer Kontrollgruppe die Effekte einer psychoedukativen Behandlung erprobt.

Zielsetzungen des Projektes sind u.a. die Reduktion illegalen Drogenkonsums, die Verbesserung des gesundheitlichen und psychischen Zustandes und die soziale Stabilisierung. Es geht im Gesamtkontext der Studie zudem um die Machbarkeit und Akzeptanz, die Untersuchung der Haltequote, der Pharmakokinetik des Heroins und die Auswirkungen auf das Hilfesystem insgesamt.

Das Projekt kann ein wichtiger Schritt zu einem rationaleren Umgang mit dem Drogenproblem in unserer Gesellschaft sein.

Literatur/Websites

Ali, R. et al. (1999): Report of the External Panel on the Evaluation of the Swiss Scientific Studies of Medically Prescribed Narcotics to Drug Addicts. In: Sucht 3, S. 160–170.

Akzept (1997): Leitlinien akzeptierender Drogenarbeit. Berlin/Münster.

Arnold, B. et al. (1996): Soziale Arbeit in den Verschreibungsprojekten. In: Drogenmagazin 22, Heft 6, S. 33 ff.

Backmund, M. (Hrsg.) (1999): Suchttherapie. Grundlagen, Klinik, Standards. Leitfaden für die Praxis. Landsberg.

BÄK – Bundesärztekammer (Hrsg.) (1997): Klinische Arzneimittelprüfung in der Praxis des niedergelassenen Arztes. Texte und Materialien der Bundesärztekammer zur Fortbildung und Weiterbildung. Bd. 16.

BÄK – Bundesärztekammer (1998): In: Deutsches Ärzteblatt 95. Heft 12 vom 20.03.1998, S. B-529.

BÄK – Bundesärztekammer (Hrsg.) (1999): Curriculum Suchtmedizinische Grundversorgung. Kursweiterbildung (50 Stunden). Texte und Materialien der Bundesärztekammer zur Fortbildung und Weiterbildung. Bd. 20.

BAG – Bundesamt für Gesundheit (2000): Handbuch Heroingestützte Behandlung. Richtlinien, Empfehlungen, Information. Bern.

Bammer, G. (1997): The ACT heroin trial: Intellectual, practical and political challenges. In: Drug and Alcohol Review Nr. 16, S. 287–296.

Bammer, G./Crawford, D./Dance, P./Ostioni, R./Stevens, A. (1995): A controlled heroin avalabilty in Australia? How and to what end? In: Inernational Journal of Addictions Nr. 30, S. 991–1007.

BAS – Bayerische Akademie für Suchtfragen (1999): Leitfaden für Ärzte zur substitutionsgestützten Behandlung Opiatabhängiger. München.

Bauer, Ch./Bossong, H. (1992): Zwischen Markt und Mafia. Modelle einer effektiven Drogenkontrolle. In: J. Neumeyer/G. Schaich-Walch (Hrsg.): Zwischen Legalisierung und Normalisierung. Ausstiegsszenarien aus einer repressiven Drogenpolitik. Marburg.

Berthel, T. (2000): Scheitern des Substitutionsansatzes oder Mitagieren im Theater der Süchtigkeit. In: Ch. Jellinek/B. Westermann/G. Bellmann (Hrsg): »Beigebrauch«. Offene Grenzen der Substitution. Beltz Verlag, Weinheim.

Berthel, T. (2001): Der Körper in der Therapie Schwerstsüchtigen. Tabu? – Reinszenierung? – Retraumatisierung? In: B. Westermann/Ch. Jellinek/G. Bellmann (Hrsg): Substitution: zwischen Leben und Sterben. Beltz Verlag, Weinheim.

Brink, W. van den/Hendriks, V.M./Ree, J.M. van (2000): Ärztliche Verschreibung von Heroin an chronisch, therapierestistente Methadonpatienten in den Niederlanden. In: Suchttherapie Nr. 1, S. 71–82.

Brussel, G. van (1999): Heroinvergabe in Amsterdam. Praxis und/oder Wissenschaft? In: B. Westermann/G. Bellmann/C. Jellinek (Hrsg.): Heroinverschreibung – Wirkungen und Nebenwirkungen. Weinheim, S. 114–123.

Bschor, F. (1980): Strategien der Behandlung Drogenabhängiger in Großbritannien. In: Die Berliner Ärztekammer 17. Heft 10 vom 3.10.1980, S. 465 ff.

Bumm, H.-W. (1997): Kaum Abstinenz: Schweizer Heroinmodell. In: Deutsches Ärzteblatt 94. Heft 42 vom 17.10.1997, S. B-2208

Cohen, P. (1998): Heroin vom Staat: Ein kleiner Schritt in die gute Richtung. In: Binad-Info 11. April – Juni, S. 17 ff.

Degkwitz, P./Krausz, M./Verthein, U. (1999): Prämissen und Varianten einer heroingestützten Behandlung in Deutschland. In: B. Westermann/G. Bellmann/C. Jellinek (Hrsg.): Heroinverschreibung – Wirkungen und Nebenwirkungen. Weinheim, S. 54–64.

DGS – Deutsche Gesellschaft für Suchtmedizin (2000): 1991 – zunächst als Deutsche Gesellschaft für Drogen- und Suchtmedizin – gegründeter Verband von substituierenden ÄrztInnen, später auch Suchtforschern. Er setzt sich vor allem ein für die Integration der Suchtmedizin in Ausbildung und Praxis der Medizin und für Reformvorhaben in der Drogenpolitik. Infos erhältlich unter: http://www.dgsuchtmedizin.de

Drittes BtMG-ÄndG (2000): Drittes Gesetz zur Änderung des Betäubungsmittelgesetzes vom 28.3.2000; Bundesgesetzblatt Teil I Nr. 13 vom 31.3.2000, S. 302–304.

Fischer, B./Rehm, J. (1997): The Case for a Heroin Substitution Treatment Trial in Canada. In: Canadian Journal of Public Health. Nov.-Dec. 1997, S. 367 ff.

Fischer, B. (1999): Heroinabhängigkeit, -behandlung und -politik in Kanda: Geschichte, Gegenwart und Perspektiven für einen Heroin-Verschreibungsversuch. In: B. Westermann/G. Bellmann/C. Jellinek (Hrsg.): Heroinverschreibung – Wirkungen und Nebenwirkungen. Weinheim; S. 35–46.

Gastpar, M./Heinz, W./Poehlke, Th./Raschke, P. (1999): Glossar: Substitutionstherapie bei Drogenabhängigkeit. Berlin-Heidelberg-New York.

Gorgé, V. (1998): Die Folgen der Drogenprohibition sind unmenschlich. In: SuchtMagazin 5/1998, S. 37 f.

Gölz, J. (Hrsg.) (1995): Der drogenabhängige Patient. München-Wien-Baltimore.

Gölz, J. (Hrsg.) (1998): Moderne Suchtmedizin. Diagnostik und Therapie der somatischen, psychischen und sozialen Syndrome. Stuttgart.

Grawe, K. et al. (1993): Psychotherapie – von der Konfession zur Profession? Weinheim.

Gutzwiller, F. (1998): Nein zur DroLeg-Initiative. In: SuchtMagazin 5/1998, S. 9 ff.

Hartnoll, R. (1993): Prescribing Heroin and other Injectable Drugs to Addicts. A British Perspective. In: The International Journal of Drug Policy 4, No. 1, S. 36–41.

Hölzmann, Ch. (2000): Ärztliche Verschreibung von Heroin und die sozialpädagogische Begleitung. Studien zur qualitativen Drogenforschung und akzeptierenden Drogenarbeit. Bd. 28. Berlin.

Hüsgen, H.-A. (1989): Was lernt Deutschland von der Schweiz? – Die Heroinverschreibung im Schweizer Testversuch in der Beurteilung des nordrheinwestfälischen Drogenbeauftragten. In: Binad-Info 11. April – Juni, S. 9 ff.

Killias, M. (1998): Ein Ausweg aus einer ausweglosen Situation. In: SuchtMagazin Nr. 5, S. 14 ff.

Kleiber, D./Pant. A. (1999): Die Rolle psychosozialer Indikatoren im Rahmen von Modellprojekten zur medizinisch kontrollierten Heroinvergabe; In: B. Westermann/G. Bellmann/C. Jellinek (Hrsg.): Heroinverschreibung – Wirkungen und Nebenwirkungen. Weinheim, S. 47–53.

Krausz, M./Uchtenhagen. A./Brink, W. van den (1999): Medizinisch indizierte Heroinverschreibung in der Behandlung Drogenabhängiger. Klinische Versuche und Stand der Forschung in Europa. In: Sucht Nr. 3, S. 171–186.

Krausz, M./Farnbacher, G. (2000): Psychoedukation als psychosoziale Intervention in der Drogentherapie. In: Suchttherapie Nr. 1, S. 83–88.

Küfner, H./Vogt, M./Weiler, D. (1999): Medizinische Rehabilitation und Methadon-Substitution. Hohengehren.

Ladewig, D. (1997): BMBF-Förderschwerpunkt Suchtforschung: Bericht über das Startusseminar am 27./28.11.1997 in Bad Honneff. In: Sucht 43, S. 143–162.

Lichti, U. (1998): DroLeg als lang ersehntes Mittel zum Zweck? In: SuchtMagazin 5/1998, S. 32 ff.

Lindlahr, P. (2000): Das geplante bundesdeutsche Eroprobungsvorhaben zur heroingestützten Behandlung aus Sicht der teilnehmenden Städte. In: Suchttherapie Nr. 1, S. 68–70.

Marks, J. (1992): Heroinvergabe. Das englische System in Widnes, Merseyside. In: J. Neumeyer/G. Schaich-Walch (Hrsg.): Zwischen Legalisierung und Normalisierung. Marburg, S. 57–64.

Maurer, R. (1998): Kontrollierte Legalisierung – für eine vernünftige Drogenpolitik! In: SuchtMagazin 5/1998, S. 3 ff.

Michels, I.I. (1999): Konzeptionelle Vorstellungen zur Organisation der heroingestützten Behandlung in einem deutschen Experiment und ihrer Einbindung in die jeweiligen Hilfesysteme. In: B. Westermann/G. Bellmann/C. Jellinek (Hrsg.): Heroinverschreibung – Wirkungen und Nebenwirkungen. Weinheim, S. 124–132.

Mühlheim, B. (1998): Koda – 1. Kontrollierte Drogenverschreibung und Drogenabgabe. In: R. Lochmann (Hrsg.): Überlebenshilfen in der Drogenarbeit. Dokumentation zum Fachtag für Soziale Arbeit 21.11.1997. FH Esslingen, S. 175–178.

Mühlhausen, A. (1998): »Diversifizierte Drogenverschreibung und -abgabe in England – am Beispiel Liverpool. In: Binad-Info 11. April – Juni, S. 21 ff.

Oliva, H. et al. (2000): Kooperationsmodell nachgehende Sozialarbeit. Dritter Zwischenbericht des FOGS. Köln.

Poehlke, Th./Flenker, I./Schlüter, H.-J./Busch, H. (Hrsg.) (1999): Suchtmedizinische Versorgung: Drogen. Orientierung am Weiterbildungs-Curriculum der Bundesärztekammer. Berlin, Heidelberg, New York.

Pfister-Auf der Maur, Th. (1998): NAS unterstützt die Vier-Säulen-Politik. In: SuchtMagazin 5/1998, S. 35 f.

Rehm, J./Fischer, B. (2000): Heroingestützte Therapie für Opiatabhängige – weder Allheilmitel noch Teufelswerk. In: Suchttherapie Nr. 1. September, S. 57–62.

Rihs-Middel, M./Lotti, H./Stamm, R./Clerc, J. (1996): Ärztliche Verschreibung von Betäubungsmitteln. Wissenschaftliche Grundlagen und praktische Erfahrungen. Bern.

Rihs-Middel (1999): Heroinverschreibung im Spannungsfeld von Forschung und Praxis. In: B. Westermann/G. Bellmann/C. Jellinek (Hrsg.): Heroinverschreibung – Wirkungen und Nebenwirkungen. Weinheim. S. 77–113.

Seidenberg, A. (1998): DroLeg für Selbstgerechte, Siechtum für Junkies. In: SuchtMagazin 5/1998, S. 27 ff.

Stirnimann, P. (1998): Mehr Schaden durch den globalen Drogenkrieg als durch die Drogen. In: SuchtMagazin 5/1998, S. 11 ff.

tageszeitung (1998): Wir fordern Heroin vom Staat. Tageszeitung vom 16.6.1998, S. 1 und 3.

Uchtenhagen, A. (1998): Die Bedeutung der Schweizer Versuche zur Opiatvergabe. In: R. Lochmann (Hrsg.): Überlebenshilfen in der Drogenarbeit. Dokumentation zum Fachtag für Soziale Arbeit 21.11.1997. FH Esslingen, S. 71–82.

Uchtenhagen, A./Dobler-Mikola, A./Steffen, T./Gutzwiller, F./Blättler, R./ Pfeiffer S. (1999): Prescription of Narcotics for Heoin Addicts. Main Results of the Swiss National Cohort Study. Basel.

Uchtenhagen, A./Gutzwiller, F./Dopbler-Mikola, A. (1994): Versuche für eine ärztliche Verschreibung von Betäubungsmitteln: Studienprotokoll der Begleitevaluation. Zürich.

Vloemans, A.A.M. (1998): Heroinvergabe in den Niederlanden: Eine kurze Beschreibung. In: Binad-Info 11. April – Juni, S. 13 ff.

Westermann, B./Bellmann, G./Jellinek, C. (Hrsg.): Heroinverschreibung – Wirkungen und Nebenwirkungen. Weinheim.

Winternitz, U. (1993): Aus Schaden wird man klug – so lasst uns doch endlich klug werden! In: Akzept e.V. (Hrsg): Menschenwürde in der Drogenpolitik. Ohne Legalisierung geht es nicht! Hamburg, Seite 168 ff.

Zerdick, J. (Hrsg.) (1999): Entwicklungen in der Suchtmedizin. 7. Suchtmedizinischer Kongress. Berlin.

XVI   **Grenzübergreifende Drogenhilfe**
Von Rüdiger Klebeck, Mechthild Neuer

1   **Einleitung**

Grenzübergreifende Drogenhilfe geht von der Mobilität der Klientel aus. Menschen waren immer mobil, überquerten Grenzen zwischen Regionen und Ländern: z.B. während der Zeit der Völkerwanderungen, der Auswanderungen nach Amerika, ins gelobte Land; Menschen werden als Flüchtlinge, Emigranten, Asylbewerber oder (nur) als Touristen bezeichnet. Sie sind auf der Suche nach besseren Lebensbedingungen, nach Erholung und Abwechslung, sie verlassen ihre Heimat, suchen sich eine neue Umgebung, ob vorübergehend oder für immer.

Mit der in den 60er und 70er Jahren des 20. Jahrhunderts aufkommenden so genannten Drogenwelle waren es vermehrt Drogenkonsumenten und/oder Drogenabhängige, die Grenzen überquerten. Dabei lassen sich zwei Gruppen unterscheiden. Erstens die so genannten Drogentouristen, die ihre Drogen im Ausland kaufen und/oder konsumieren und sich nur ein paar Stunden oder Tage dort aufhalten. Die zweite Gruppe sind Drogenabhängige, die sich länger – Wochen, Monate oder auch Jahre – im Ausland aufhalten. Motive können z.B. sein: die Flucht vor der Justiz des eigenen Landes oder die Hoffnung, von den Hilfsangeboten des anderen Landes zu profitieren – oder einfach der Wunsch, in Amsterdam, London, Paris oder wo auch sonst zu sein.

Nicht selten sind bald ordnungspolitische und evt. auch strafrechtliche Probleme im Gastland eine Folge. Insbesondere die zweite Gruppe, zu der häufig Schwerstabhängige zählen, verursacht zusätzliche Kosten im Gesundheitsbereich. Reaktion auf diese Entwicklung sind in der Regel verschärfte ordnungspolitische und strafrechliche Maßnahmen, auch Hilfsangebote diese aber nur begrenzt. Es gibt Beispiele für die Mobilität des Hilfesystems als Reaktion auf diese Entwicklung. Grenzübergreifende Drogenhilfe ist hier das Stichwort, das sich auf unterschiedliche Art und Weise begreifen lässt. Die Institutionen der Drogenhilfe bewegen sich in diesen Fällen grenzübergreifend aufeinander zu, lernen voneinander und/oder versuchen gemeinsam neue Wege der Hilfe zu beschreiten.

Parallel dazu entwickelte sich der europäische Gedanke, die Erkenntnis über den Nutzen von Zusammenarbeit und Synergieeffekten. So konnten Grenzen zunehmend durchlässig werden und an Bedeutung verlieren, auch wenn sie nicht wirklich gefallen sind.

Im Folgenden wird aus nordrhein-westfälischer Sicht und mit dem damit verbundenen Erfahrungshintergrund die Entwicklung der grenzübergreifenden Drogenhilfe betrachtet.

2   **Grenzübergreifende deutsch-niederländische Zusammenarbeit**

2.1   **Die Entwicklung in Amsterdam als Impulsgeber?**

Die Niederlande, vor allen Dingen die Stadt Amsterdam, stellten bis Mitte der 80er Jahre pauschal das »Drogenmekka Europas« dar – zumindest aus Sicht von Drogenkonsumenten, abenteuerlustigen Jugendlichen und gewiss auch aus Sicht der Medien, die in Amsterdam lange Zeit die Verkörperung des »Drogenelends« und der Folgen einer zu freizügigen Drogenpolitik sahen.

Erst kamen die »Hippies« als friedliche Haschischkonsumenten, um die Atmosphäre der Stadt zu genießen. Sehr bald stellten deutsche Drogenkonsumenten und -abhängige die größte Gruppe ausländischer Drogengebraucher dar. Rasch wurde der Deutsche Hilfsverein/das Amsterdams Oecumenisch Centrum (DHV/AMOC) zur wichtigsten Anlaufstelle für Drogenabhängige: Der DHV als etablierte Einrichtung, die unabhängig von der Zielgruppe Drogenkonsumenten seit dem Ende des 19. Jahrhunderts bestand, AMOC als Ende der 70er Jahren für ausländische Drogenabhängige gegründete Hilfseinrichtung. Beide Stiftungen arbeiten bis heute als eine Einrichtung zusammen.

Als repressive Antwort auf den großen Zulauf deutscher Drogenabhängiger wurde Mitte der 80er Jahre in Amsterdam die Entmutigungspolitik mit der Beschränkung der Methadonvergabe an deutsche Drogenabhängige sowie vielfältigen verschärften ordnungspolitischen Maßnahmen (personelle Aufstockung und verstärkter Einsatz der Polizei, Versammlungsverbot auf der Szene u.a.m.) beschlossen.

Reaktion von deutscher Seite war die im Sommer 1987 erfolgte Einrichtung der »Rückkehrhilfe für deutsche Drogenabhängige aus den Niederlanden (Amsterdam)« in Trägerschaft des Landschaftsverbandes Westfalen-Lippe (LWL), Münster.

2.2   **Rückkehrhilfe 1987 bis 1995**

Die Rückkehrhilfe, die sich aus einem NRW- und einem Bundesprojekt zusammensetzte, hatte die Rückführung von rückkehrwilligen, hochproblematischen Drogenabhängigen zum Ziel. Rund zwei Drittel dieser Klientel hatten strafrechtliche Probleme in Deutschland, also galt es zunächst, die Festnahme an der Grenze zu verhindern, um den Zugang in das Hilfesystem zu ermöglichen. Diese Menschen waren gekennzeichnet durch eine zum Teil extrem beeinträchtigte Verfassung und die Ermangelung jedweder Perspektiven. Mit den Anforderungen, die diese Drogenabhängigen an das deutsche Hilfesystem stellten, konnten ab 1988 wesentliche Veränderungen in den Angeboten begründet und forciert werden (medikamentengestützte Entzugsbehandlung, die Auffangeinrichtung KESH »Kontakt, Essen, Schlafen, Hygiene« in Hamm u.a.). Notwendige Veränderungen der Drogenhilfelandschaft in Nordrhein-Westfalen und auch darüber hinaus waren eingeleitet, mit der zunehmenden Differenzierung konnte das Hilfesystem den gestellten Anforderungen mehr und mehr gerecht werden. Die insgesamt durch die Projektaktivitäten erfolgten knapp 500 Rückführungen stellten in dem sich fortsetzenden Veränderungsprozess einen wesentlichen Faktor dar, die mit unterschiedlicher Intensität sowohl von niederländischer als auch von deutscher Seite formulierte Forderung nach Veränderung in Deutschland zu unterstützen.

2.3   **Das »Arnheim-Projekt« 1991 bis 1993 –
der Einstieg in die institutionalisierte Zusammenarbeit NRW/NL**

In der Zeit von September 1991 bis Oktober 1993 wurde mit Mitteln der Gesundheitsministerien Düsseldorf und Den Haag das »Arnheim-Projekt« durchgeführt, womit das Augenmerk auf die Grenzregion zwischen NRW und den Niederlanden gerichtet wurde. Zunächst noch in Anlehnung an die Rückkehrhilfe Amsterdam als einzelfallorientiertes Projekt geplant, sollten die in Arnheim anzutreffenden deutschen Drogenkonsumenten und -abhängigen zurückgeführt bzw. zur Rückkehr nach NRW motiviert werden.
Beklagt worden war in Arnheim, dass zahlreiche Deutsche vor dem Hintergrund der Drogenbeschaffung und des -konsums zunehmende Ordnungsprobleme hervorriefen, es sollte von deutscher Seite Abhilfe geschaffen werden. Schnell erwies sich, dass es sich fast ausschließlich um »Drogentouristen« vornehmlich aus dem Rhein-Ruhr-Gebiet handelte, bei denen der auf Einzelfallhilfe ausgerichtete Ansatz der Rückkehrhilfe nicht wirksam sein konnte, da sie ohnehin in der Regel am gleichen Tag zurückfuhren. Handlungsbedarf lag gleichwohl vor, allerdings gerichtet auf die strukturellen Unterschiede dies- und jenseits der Grenze. So waren die in Arnheim gesammelten Erfahrungen ein weiterer Impuls für die auf notwendige Veränderungen gerichteten Teile des Drogenhilfesystemes wie auch die Drogenpolitik in NRW, die konstruktive Auseinandersetzung mit dem »niederländischen Weg« zu intensivieren. In jedem Fall wurde mit den Erfahrungen des »Arnheim-Projektes« der Grundstein für die jetzt arbeitende »Fachstelle grenzübergreifende Zusammenarbeit – BINAD« gelegt.

2.4   **Institutionalisierte grenzübergreifende
Zusammenarbeit NRW/NL seit 1995**

2.4.1   **Binationale Drogenfachstelle grenzübergreifende
Deutsch-Niederländische Zusammenarbeit – BINAD**
(Oktober 1995 bis März 1997)

Intensive Beratungen mit dem damaligen MAGS NW (jetzt MFJFG) und der Kommission der Europäischen Gemeinschaften, Generaldirektion V, über das vorgelegte Konzept einer »Binationalen Drogenfachstelle« führten

im Jahr 1995 zur Beantragung und schließlich auch Bewilligung dieser Fachstelle, die im Oktober 1995 als EU/NRW-mischfinanziertes Projekt die Arbeit
aufnehmen konnte.

Zwei Säulen wurden umgesetzt:

■ Maßnahmen mit übergeordneter Orientierung zur Netzwerk- und Strukturentwicklung sowie

■ kommunal orientierte Maßnahmen zur Einzelfallhilfe.

Auf diese Weise konnte dem Bedürfnis nach struktureller, auf Weiterentwicklung der Hilfesysteme ausgerichteten Zusammenarbeit ebenso Rechnung getragen werden wie dem Bedürfnis nach Fortführung der Rückkehrhilfe, Letzteres allerdings unter modifizierten Bedingungen.

Inhalte dieser beiden Säulen:

■ Für die Netzwerk- und Strukturentwicklung wurden die Inhalte festgelegt
im Aufbau eines Informationssystemes (was mit dem zweisprachigen Periodi-
kum BINAD-INFO umgesetzt wurde), der Bildung und Unterstützung von regionalen Arbeitsgruppen, der Initiierung bzw. Unterstützung von Kooperationsprojekten sowie der Planung und Durchführung von Arbeits- und Fachtagungen. Schließlich galt es, entsprechende Finanzierungsperspektiven zur
Weiterführung der Einzelfallhilfe nach dem Auslaufen der auf 18 Monate festgelegten Förderung zu entwickeln.

■ Im Bereich Einzelfallhilfe ging es in Fortsetzung der Rückkehrhilfe um die
»Repatriierung« von deutschen Drogenabhängigen. Gleichzeitig wurde das
Netzwerk zur Betreuung dieser Menschen weiter ausgebaut und gefestigt.
Darüber hinaus wurden auf niederländischer Seite ergänzend zu der vorran-
gigen Partnereinrichtung AMOC/DHV, Amsterdam, weitere Partner gewonnen, die mit den Netzwerkstrukturen auf deutscher Seite vertraut gemacht
wurden. Es mussten die Vorraussetzungen geschaffen werden, mithilfe einer
in dieser Zeit entwickelten zweisprachigen Arbeitshilfe (Handbuch Repatriierung) Rückführungen ohne personelle Unterstützung von deutscher Seite
»abzuwickeln«.

Zum Ende der EU-Mischfinanzierung konnte mit dem NRW-Gesundheitsmini-
sterium die Fortführung der Fachstelle über die 18-monatige Projektphase
hinaus verhandelt werden. Dabei wurde der Bereich 2 »Einzelfallhilfe« allerdings ausgenommen.

2.4.2   Fachstelle grenzübergreifende Zusammenarbeit – BINAD
(seit April 1997)

Seit April 1997 führt der Landschaftsverband Westfalen-Lippe die
Fachstelle in der jetzigen Form, wie auch schon zuvor die Rückkehrhilfe und
das EU-Projekt. Das Einsatzgebiet ist nach wie vor primär die Grenzregion zwischen NRW und den Niederlanden, der Wirkungskreis hat sich jedoch entsprechend der Bedürfnisse in der Praxis ausgeweitet: Kontakte bestehen nach Belgien (vornehmlich Deutschsprachige Gemeinschaft Ostbelgien, Region Südlim-

burg), in die Grenzregion Niedersachsens mit den Niederlanden sowie darüber hinaus insgesamt in das europäische Ausland (Informationsrecherche, europäische Zusammenarbeit → S. 316). Primäres Ziel der BINAD-Arbeit ist der Informationstransfer sowie die Förderung von Begegnung und Austausch. Wesentliches Instrument ist das dreimal jährlich erscheinende zweisprachige BINAD-INFO, mit dem disziplinübergreifend Beiträge aus dem Sucht- und Drogensektor präsentiert werden. Zusätzlich werden Sonderpublikationen herausgegeben, wie z.B. »Have a look on the other side – Projekte der Suchtprävention – Beispiele aus fünf Ländern« oder »Der Entzugsprozess – Eine Spirale nach oben«, die deutsche Übersetzung eines in den Niederlanden entwickelten Leitfadens zum Ausstieg aus dem Konsum bzw. zum Erlernen eines moderaten Konsumes.

BINAD vermittelt auf Anfrage Kontakte, berät in Zusammenhang mit Fragen zur Sucht- und Drogenhilfe sowie zur Drogenpolitik des Nachbarlandes und unterstützt bei der Entwicklung von Kooperationsprojekten und themenbezogenen Veranstaltungen. Neben dem Büro der Fachstelle in Münster wird seit April 1999 ein niederländisches Büro bei der Suchthilfeorganisation TACTUS, Enschede, geführt (Finanzierung durch das niederländische Gesundheitsministerium). Die Aufgaben gestalten sich entsprechend wie auf deutscher Seite. Damit ist BINAD nicht nur durch die Aufgabe, sondern auch organisatorisch binational ausgerichtet.

3   Grenzübergreifende Kooperation in den Grenzregionen zwischen Deutschland, den Niederlanden und Belgien

Entlang der EU-Binnengrenzen existieren die »Euregien« als Zusammenschlüsse der Gemeinden, Städte und Kreise mit dem Ziel der wirtschaftlichen Zusammenarbeit sowie der Entwicklung von kultureller, verkehrstechnischer und schließlich auch sozialer Zusammenarbeit. Innerhalb der Euregien hat sich – unabhängig von der EU-geförderten Zielsetzung – eine recht große Zahl von Initiativen der Zusammenarbeit im Drogenhilfebereich entwickelt. Die folgende Darstellung bezieht sich auf die Gebiete der Euregien, da sich Strukturen der grenzübergreifenden Drogenhilfe weitgehend mit diesen Gebieten decken.

3.1   Zusammenarbeit in der Ems-Dollart-Region (EDR)

Seit 1999 gibt es eine enge Zusammenarbeit zwischen den in dieser Region angesiedelten Träger Diakonisches Werk Emsland-Bentheim, AVG Groningen, CAD Drenthe und BINAD Münster/Enschede. Wichtigstes Ergebnis war der Aufbau der »Fachstelle für Suchtprävention und -information – FSI EDR«, Papenburg. Diese arbeitete als Projekt mit EU-Unterstützung im Rahmen des Interreg-II-Programmes in der Zeit von September 1999 bis August

2000 in enger Kooperation mit BINAD. Die Zielsetzung war vergleichbar mit
der von BINAD: Förderung von Austausch, Begegnung und Zusammenarbeit
der deutschen und niederländischen Sucht- und Drogenhilfe und Schaffung einer Infrastruktur zur effektiven grenzübergreifenden Zusammenarbeit.
Die in dieser Zeit entstandenen Kooperationsstrukturen zwischen BINAD und
den Partnern in der EDR werden derzeit genutzt, um das aus dem Projekt erwachsene Bedürfnis nach institutionalisierter Zusammenarbeit in Zukunft
umsetzen zu können; Ziel ist es, personelle Ressourcen für die Weiterführung
der FSI-Arbeit zu schaffen.

3.2   Euregio Enschede – Gronau

Die niederländische Sucht- und Drogenberatungsstelle CAD Twente
(inzwischen umbenannt in TACTUS, Instelling voor Verslavingszorg), als Träger von ambulanten und stationären Angeboten der Suchthilfe, pflegt seit vielen Jahren die grenzübergreifende Kooperation. Ein wichtiger lokaler Partner
war und ist die Drogenberatung in Gronau: Kleine konkrete grenzübergreifende Projekte wie z.B. Begegnungen der MitarbeiterInnen zum themenbezogenen Fachaustausch wurden umgesetzt.
Aber auch regional und überregional wurde und wird mit dem Landschaftsverband Westfalen-Lippe seit vielen Jahren vor allem im Bereich der Prävention zusammengearbeitet, etwa im Rahmen der Europäischen Wochen der
Suchtprävention.
Durch die Installation von BINAD NL bei TACTUS konnte die auch zuvor bereits erfolgreiche Kooperation weiter ausgebaut werden.
Derzeit wird das Konzept für ein gemeinsames Projekt zwischen dem Caritasverband für die Diözese Osnabrück e.V., dem Kreuzbund Diözesanverband
Osnabrück e.V. sowie TACTUS und BINAD erarbeitet. Vorgesehen ist die Einrichtung von Selbsthilfegruppen nach dem Vorbild des Kreuzbundes auf niederländischer Seite, im Gegenzug möchte die deutsche Seite von den Erfahrungen mit der Arbeit in »gemischten Gruppen« (Alkohol, Medikamente, Drogen) lernen und diese sowohl in Selbsthilfegruppen als auch im professionellen Bereich erproben.

3.3   Euregio Rhein – Waal

Auch im Gebiet dieser Euregio gibt es eine Tradition der Zusammenarbeit zwischen dem Träger der Suchtkrankenhilfe auf niederländischer
Seite (»De Grift/Gelders Centrum voor Verslavingszorg – GCV) und vor allem
dem Caritas-Verband Kreis Kleve mit mehreren Beratungsstellen sowie dem
Elternkreis Emmerich.
Erweitert wurde diese Tradition durch die Kooperation mit dem Landschaftsverband Westfalen-Lippe im Rahmen des »Arnheim-Projektes« (→ S. 307).

Eine Besonderheit der Region sind niederländische Familien, die seit Generationen auf deutscher Seite leben: Aus einigen sind drogenabhängige Kinder hervorgegangen, die auf Grund der Folgen ihrer Drogenabhängigkeit von Ausweisung bedroht waren. Diese Situation erforderte bald ein gemeinsames Handeln. Fehlende soziale Kontakte in den Niederlanden sowie fehlende Sprachkenntnisse erforderten Hilfe bei der Arbeits- und Wohnungssuche wie auch bei der Behandlung der Abhängigkeitsproblematik. Zwischen De Grift und der Beratungsstelle für Suchtkranke in Kleve, Emmerich und Kevelaer wurde ein Handlungskonzept verabredet.

Seit 1996 besteht ein Arbeitskreis, in dem als kontinuierliche Partner Vertreter/innen der Beratungsstelle für Suchtkranke Kleve, De Grift und BINAD kooperieren. Verschiedene Aktivitäten der Annäherung, der gegenseitigen Information, des gemeinsamen Handelns und der Problembewältigung wurden umgesetzt: Begegnung und Fachaustausch zwischen den Mitarbeitern, Aktivitäten zur Installation eines Spritzenautomates in Nijmegen für deutsche Drogenabhängige, Konzeptentwicklung für ein Arbeitsprojekt, das im Rahmen von INTEGRA beantragt wurde usw. Mehrere Veranstaltungen für unterschiedliche Zielgruppen (Politiker und Verwaltung, Sucht- und Drogenhilfe) wurden durchgeführt.

Im Frühjahr 2001 wurde, aufbauend auf zurückliegenden Planungen und Aktivitäten, das Konzept für ein grenzübergreifendes Projekt zur Sekundärprävention entwickelt: Zielgruppe sind die in dieser überwiegend ländlich strukturierten Grenzregion auch im Freizeitbereich sehr mobilen Jugendlichen und jungen Heranwachsenden. Ein grenzübergreifender Freizeit- und Party-Tourismus hat sich entwickelt, der vom Konsum unterschiedlichster legaler wie illegalisierter Drogen gekennzeichnet ist. Daraus ergibt sich ein entsprechend hohes Risikopotenzial im Straßenverkehr (führende Position des Kreises Kleve in der Statistik tödlich verunglückter »junger Fahranfänger«). Das Projekt wird Anfang 2002 beantragt und sieht entsprechende Präventionsmaßnahmen für die Zielgruppe sowie infrage kommende Multiplikatoren vor. Ziel ist die Senkung des Risikoverhaltens einerseits sowie die Entwicklung auch in andere Grenzregionen übertragbarer Maßnahmen und Materialien.

3.4   **Euregio Rhein – Maas – Nord**

Große Bedeutung hat in dieser Region die niederländische Stadt Venlo. Sie verbucht täglich nicht nur eine schwer zu schätzende Zahl an Kaffee, Käse, Kleidung ... interessierter einkaufsfreudiger Touristen aus Deutschland, sondern auch mehrere hundert Drogentouristen, meist Cannabiskonsumenten/innen. Die Bewohner der Stadt fühlen sich durch die damit verbundene »Overlast« im Straßenbild belästigt. Bereits seit Jahren wiederkehrend auf der Tagesordnung, ist dieses Thema derzeit wieder hochaktuell.

Anlässlich der »3. Grenzlandkonferenz« (Arnheim 1994) wurder der Impuls zur »gemeinsamen Verantwortung und instituionalisierten Abstimmung« gegeben, was 1995 zur Gründung der »Grenzkonferenz Sucht« mit Vertretern des Suchthilfesystemes, der Politik, der Verwaltung, der örtlichen Polizei sowie des Bundesgrenzschutzes und des Zolls führte. Nach wie vor finden ein- bis zweimal im Jahr Sitzungen statt. Ein daraus hervorgegangenes Koordinationsteam berät die Umsetzung von konkreten Handlungsmöglichkeiten. Ergebnis war u.a. ein gemeinsames Streetwork-Projekt zur Kontaktaufnahme mit den deutschen Drogenkonsumenten. Nach einer vorübergehenden Entspannung steht zurzeit die Overlastproblematik wieder im Vordergrund, daher plant die Gemeinde Venlo im Rahmen ihres strategischen Konzeptes »Hektor« u.a. die Reduzierung der Anzahl der Coffeeshops in der Innenstadt auf fünf, mit der Maßgabe, ein bis zwei weitere außerhalb der Stadt anzusiedeln, um die deutschen Cannabiskonsumenten aus dem Stadtgebiet fernzuhalten.

Die parallel dazu intensivierten Beziehungen zwischen dem CAD Venlo und der Drogenberatung Viersen führten darüber hinaus zu einem Präventions-Fachaustausch sowie zur Planung des europäischen Projektes »Sucht als Überlebensform für Frauen mit Gewalterfahrung«, das im Rahmen des EU-Programmes »Daphne« finanziert wird und am 1.12.2001 mit weiteren Partnern auf deutscher, österreichischer und irischer Seite begann.

3.5   Euregio Maas – Rhein

In dieser drei-Länder-Region bemühen sich Deutsche, Niederländer und Belgier um grenzübergreifende Kooperation. In Belgien münden die dortigen wallonischen und flämischen Landesteile in diese Region, ebenso die Deutschsprachige Gemeinschaft. Diese sprachliche, kulturelle, soziale und wirtschaftliche Vielfältigkeit stellt eine besondere Herausforderung dar.

Der grenzübergreifende Drogentourismus (»Drogenpendler«), der sich seit Jahren vor allem von belgischer und deutscher Seite in die niederländische Provinz Limburg bewegt, war ein Thema, auf das die Suchthilfe der Region zu reagieren hatte. Das Projekt »Boules de Neige Euregio« (1993 bis 1996, Befragung von 1760 Gebrauchern harter Drogen) führte mit seinen Resultaten zur Installation des Projektes »Deltaplan« Suchthilfe Euregio Maas – Rhein, durchgeführt 1996 bis 2000. Mithilfe des Deltaplanes sollten niedrigschwellige Drogenhilfeangebote für diese zu über 50% bislang nicht vom Hilfesystem erreichten Drogenpendler erschlossen werden und der Zugang zu weitergehenden Angeboten ermöglicht werden. Dies sollte im Sinne einer integralen, euregionalen Drogenpolitik erfolgen. Elemente waren neun Streetworker aus den beteiligten Regionen, grenzübergreifende Konferenzen, lokale »runde Tische« und insgesamt die disziplinübergreifende Zusammenarbeit (Suchthilfe, Polizei, Justiz, Verwaltungen).

Die Erfahrungen der Streetworker wurden auch zu einem »Zwischenprojekt« genutzt: Mit »Open mind« wurden Präventionsmaterialien in den drei Sprachen jeweils über Cannabis, biogene Drogen und XTC erarbeitet und für die Drogentouristen eingesetzt.

In der Folge des Deltaplanes steht derzeit ein Projekte vor der Beantragung, bei dem die Förderung der Arbeitsfähigkeit von Drogenabhängigen und Substituierten sowie der Aufbau von entsprechenden bedarfsgerechten Angeboten und Strukturen im Mittelpunkt stehen.

4   Grenzübergreifende Kooperation in anderen Regionen

Zweifellos haben sich zahlreiche Modelle regionaler oder vielleicht auch »nur« örtlicher Zusammenarbeit über nationalstaatliche Grenzen hinweg entwickelt, über die kein vollständiger Überblick vorliegt. Exemplarisch sollen hier einige Beispiele aufgeführt werden, die jeweils einen sehr unterschiedlichen Stand haben.

4.1   EURO-AST – Deutsch-Französische Zusammenarbeit

Wohl eine der ersten grenznahen Initiativen, die sich mit grenzübergreifender Arbeit beschäftigt haben, ist die in Forbach (Frankreich) beheimatete Organisation EURO-AST, die eng mit dem Drogenhilfezentrum in Saarbrücken zusammenarbeitet. In dieser Region hat sich der Grenzverlauf in der Geschichte immer wieder geändert, zudem ergibt sich durch die Nähe zu Luxemburg eine Drei-Länder-Konstellation; EURO-AST bietet Hilfe und Orientierung für Drogenabhängige und deren Familien in der Region Saar – Lothringen – Luxemburg, wobei vorhandene Strukturen genutzt und evaluiert, neue Trends beobachtet und analysiert und die spezifischen Bedingungen jedes Landes respektiert werden. EURO-AST ist Partner im EU-Projekt AC COMPANY (→ S. 316).

4.2   »Drehscheibe« – Deutsch-Französisch-Schweizerische Zusammenarbeit

Die im Dreiländereck Schweiz/Deutschland/Frankreich bis 1999 aktive Oberrhein-Konferenz mit der daraus hervorgegangenen Arbeitsgruppe Drogen (mittlererweile übergegangen in die Arbeitsgruppe Gesundheitspolitik) hatte, bezogen auf den Drogenbereich, einen bis heute erhaltenen Erfolg: das Projekt »Drehscheibe«, entstanden 1996 als Modell der grenzübergreifenden Drogenhilfe in der Region Basel/Lörrach/Mühlhausen. Hintergrund war die große Zahl von deutschen, aber auch französischen Drogenabhängigen, die in Basel die »Gassenstuben« anliefen und dort mehr und mehr zu einer Belastung wurden. Mit Streetwork in Basel und einer Anlaufstelle in Lörrach sollten entsprechende Angebote für diese Zielgruppe gemacht werden. Im Jahr 1998 konnte der Kontaktladen in Lörrach eingerichtet werden; inzwischen ist die Modellphase ausgelaufen und die »Drehscheibe« ist zu einem Regelangebot geworden.

In nach wie vor enger Zusammenarbeit zwischen dem Badischen Landesverband gegen die Suchtgefahren, dem Arbeitskreis Rauschmittel Lörrach, dem Baseler Drogenstab und französischen KollegInnen wird nach wie vor 14-tägig Kontaktarbeit in Basel geleistet. Die Lage in der Region hat sich beruhigt, dennoch kommt es gelegentlich zu Anfragen aus schweizerischen Einrichtungen mit der Bitte um Rückführung von dort aufgenommenen deutschen Drogenabhängigen. Jährlich findet eine Beiratssitzung mit allen beteiligten Partnern statt; zu der auf französischer Seite geplanten Einrichtung eines Kontaktladens kam es allerdings nicht.

4.3   Deutsch-Dänische Zusammenarbeit in der Region Nordschleswig/Sonderjylland

Seit dem Jahr 2000 gibt es eine Initiative zur Installation von grenzübergreifender Zusammenarbeit für den Sucht- und Drogenbereich in dieser Region. In zwei Konferenzen (März und Juni 2001) wurde mit Entscheidungsträgern und Praktikern aus dieser Grenzregion über Gemeinsamkeiten, Unterschiede und Voraussetzungen als Grundlage für Zusammenarbeit beraten. Über mögliche Perspektiven und Ziele konnte bis zum Redaktionsschluss noch keine Aussage gemacht werden. Deutscher Partner in dieser Initiative ist die Beratungs- und Behandlungsstelle für Suchtkranke, Husum.

5   Grenzübergreifende kommunale Kooperation/Städtepartnerschaften

Grenzübergreifende Zusammenarbeit findet nicht nur in Grenzregionen statt. Es gibt Beispiele für die Zusammenarbeit auf kommunaler Ebene, für die als gelungene Umsetzung im Folgenden exemplarisch zwei genannt werden sollen.

5.1   Erfahrungsaustausch Amsterdam – Frankfurt

Grenzübergreifende Drogenhilfe lässt sich nicht nur als individuelle Hilfe im Einzelfall, sondern auch auf der Ebene der Entwicklung von Strategien im Umgang mit der allgemeinen Dimension des Drogenproblems und seinen Folgen begreifen. Insbesondere aus Sicht einer Kommune, in der Verantwortung für die öffentliche Gesundheit und Ordnung, hat das Drogenproblem eine nicht unerhebliche Bedeutung. Die Politik der Gemeinde Amsterdam, die mit der Differenzierung der Hilfe für Drogenabhängige, der Entmutigungspolitik, dem repressiven Vorgehen und städtebaulichen Veränderungen reagierte, wurde als erfolgreich eingestuft, da sie der Reduzierung der innerstädtischen Drogenszene und der Verelendungsproblematik gewidmet war und damit das Stadtgebiet für seine Bewohner wieder attraktiver und sicherer werden ließ.

Die Stadt Frankfurt am Main, die insbesondere im Innenstadtbereich mit den Folgen der offenen Drogenszene zu kämpfen hatte, zeigte großes Interesse an dem Amsterdamer Ansatz, lud ihre Vertreter ein und organisierte einen regelmäßigen Erfahrungsaustausch. Einige niederländische Instrumente des Handelns wurden in der Folge übernommen und auf Frankfurter Verhältnisse übertragen.

5.2   3CP – 3-cities-project Amsterdam, Hamburg, Manchester

Im Jahr 1996 konnte dieses EU-Projekt, mit dessen Namen Assoziationen zu einer (fiktiven) synthetischen Droge geweckt werden, die Arbeit aufnehmen. Partner waren in Amsterdam das Modellprojekt »Unity« des Jellinek-Centrums, in Hamburg das »ecstasy-project« der Hamburgischen Landesstelle gegen die Suchtgefahren und in Manchester die Einrichtung »Lifeline« (ohne eigenen Projektnamen). Ziele waren der Aufbau von Peergruppen, der Aufbau erster Elemente eines gemeinsamen Frühwarnsystemes über Konsumtrends bei Jugendlichen sowie die Erstellung von zielgruppenspezifischen Präventionsmaterialien.

Diese Städtekooperation hat zu einem gut funktionierenden und tragfähigen Netzwerk geführt, das sich schwerpunktmäßig mit den Konsumenten von synthetischen Drogen befasst. Dabei steht die Peer Arbeit und der geschlechtsspezifische Ansatz im Mittelpunkt. Das Netzwerk arbeitet nach wie vor und ist eine wichtige Ergänzung zu anderen Beobachtungs- und Registrierungssystemen für Drogentrends (wie etwa dem europäischen REITOX-Netzwerk).

6   Modelle europäischer Kooperation

Grenzübergreifende Zusammenarbeit im Sinne europäischer Projekte hat seit Anfang/Mitte der 90er Jahre des 20. Jahrhunderts im Sucht- und Drogenbereich einen regelrechten Boom erlebt. Zahlreiche europäische Netzwerke sind entstanden, deren Förderung für die EU im Vordergrund steht. Mit der Öffnung nach Osten hat sich ein neues Tätigkeitsfeld ergeben, bei dem es vor allem um die Unterstützung beim Aufbau von notwendiger Infrastruktur geht. Partnerschaften mit Regionen in Osteuropäischen Ländern haben sich gebildet, sie bringen auch den westlichen Partnern viele nutzbringende Erfahrungen.

Auch in diesem Zusammenhang kann und soll es nicht darum gehen, einen qualitativ wertenden und auch nur annähernd vollständigen Überblick zu geben, es können lediglich Beispiele aufgeführt werden.

6.1   AC Company – Europäisches Netzwerk
für die Zielgruppe mobiler Drogengebraucher

In Trägerschaft von AMOC/DHV, Amsterdam, wird seit April 1998 an der Entwicklung eines Netzwerkes für mobile Drogengebraucher in den Mitgliedsländern der EU gearbeitet. Bereits in der Ende 2001 ausgelaufen zweiten Förderperiode konnte das Netzwerk alle EU-Länder sowie einige Osteuropäische Länder einbeziehen, ab 2002 kann durch eine erneute Förderzusage an folgenden Aufgaben weitergearbeitet werden:
■ Entwicklung von Präventions-, Betreuungs- und Repatriierungsmodellen, Überprüfung der Übertragbarkeit auf andere Länder;
■ Vergleich und Dokumentation der gesetzlichen und sozialpolitischen Situation im Drogenbereich der angeschlossenen Länder;
■ Unterstützung und Beratung für illegal und unversichert im Ausland lebende Drogengebraucher einschließlich der Vermittlung von Behandlungsplätzen im Heimatland und der Organisation der Rückkehr;
■ Aufbau und Stärkung des Netzwerkes von Einrichtungen der AIDS- und Drogenhilfe zur effektiven grenzüberschreitenden Kooperation.

AC COMPANY setzt sich zum Ziel, die soziale Integration von mobilen Drogengebrauchern in Europa zu verbessern und eine pragmatische, an den Bedürfnissen der Betroffenen ausgerichteten Drogenpolitik in Europa zu fördern. Dabei wird das Selbstbestimmungsrecht der Drogengebraucher zugrunde gelegt (vgl. http://www.ac-company.org; Kontakt über Eberhard Schatz: eschatz@amoc.demon.nl).

6.2   »euronet« – Europäisches Netzwerk für
praxisorientierte Suchtprävention

Hervorgegangen aus dem Vorläuferprojekt »europeers«, in dem in neun beteiligten Ländern Curricula für Präventionsmaßnahmen nach dem »Peer«-Ansatz entwickelt wurden, entstand »euronet« als europäisches Präventionsnetzwerk mit folgenden Zielsetzungen:
■ weiterer Ausbau und Stabilisierung des Netzwerkes auf Basis konkreter Projektarbeit;
■ Förderung des Austausches von Ideen und Erfahrungen;
■ Förderung der fachlichen Verständigung über zentrale Aspekte der Suchtprävention in Europa;
■ Gemeinsame Entwicklung und Implementierung von innovativen Präventionskonzepten und -strategien, Förderung und Weiterentwicklung fundierter Suchtprävention und ihrer Methoden (wie der »Peer Arbeit«);
■ Gemeinsame Evaluation der Projekte und Produkte;
■ Harmonisches Wachstum des Netzwerkes mit sukzessiver Ausweitung auf andere EU-Regionen sowie weiteren Teilen Europas.

Beteiligt am Netzwerk sind inzwischen Partner in Belgien, Dänemark, Deutschland, Finnland, Frankreich, Irland, Italien, Niederlande, Österreich, Spanien und assoziiert in Lettland sowie der Schweiz. Inhaltlich geht es in der 2002 beginnenden dritten Phase um die Praxiserprobung der »Peer«-Projekte »Suchtprävention in der außerschulischen Jugendarbeit« sowie »Suchtprävention in der Elternarbeit«.

6.3 search – Suchtprävention für Flüchtlinge und Asylbewerber

Ausgehend von einer Arbeitsgruppe, die sich in Münster unter Federführung des Landschaftsverbandes Westfalen-Lippe gebildet hatte, um sich mit dem Verhältnis von Suchtforschung und -praxis zu befassen, ist die Idee entstanden, ein Verfahren zur wissenschaftsgeleiteten Schnellerfassung praxisrelevanter Daten zu erproben. Als Methode ausgewählt wurde das »Rapid Situation Assessment« (RSA, jetzt RAR – Rapid Assessment and Response), als Zielgruppe Flüchtlinge und Asylsuchende und als Fragestellung deren Suchtbelastung. Ziel des in der Folge bei der EU beantragten Projektes ist die Entwicklung von Handlungsvorschlägen für die Suchtprävention in dieser Zielgruppe.
Partnerländer sind Belgien, Deutschland, Italien, die Niederlande, Österreich und Spanien, die wissenschaftliche Begleitung wird durchgeführt vom Trimbos-Institut, Utrecht.
An den Standorten in den beteiligten Ländern (Merelbeke, Soest, Turin, Enschede, Wien und Barcelona) werden nun seit Oktober 2000 (Laufzeit bis März 2002) bei ausgewählten Zielgruppen aus dem Asylbewerber- und Flüchtlingsbereich Daten erhoben, um dann im nächsten Schritt spezifische, »passgenaue« Präventionsmaterialien zu entwickeln.
Im Ergebnis wird ein RAR-Leitfaden erstellt und ein Manual zu Präventionsaktivitäten herausgegeben werden.

7 Grundsätzliches zu grenzübergreifender Zusammenarbeit

Unabhängig davon, über welche Grenze hinweg Kontakte bestehen und auf welches Land die Bedürfnisse oder auch Erfordernisse der Zusammenarbeit gerichtet sind, scheinen doch bestimmte Fragestellungen und Grundlagen eine zentrale Rolle zu spielen. Diese sollen im letzten Kapitel zum Stichwort »grenzübergreifende Zusammenarbeit« aufgegriffen werden.

7.1 Voraussetzungen grenzübergreifender Zusammenarbeit

Sowohl in 1) der Situation, die zu grenzübergreifender Zusammenarbeit führt, als auch in 2) der Person, die sie ausführt und selbstverständlich auch in der dann 3) stattfindenden Begegnung liegen jeweils Voraussetzungen für das Gelingen oder auch Scheitern der Zusammenarbeit. Tatsächlich beziehen sich viele der hier zu berücksichtigenden Faktoren auf jede Art der Zusammenarbeit, wir sind auf sie nicht erst im Rahmen von grenzübergreifenden Kontakten gestoßen – allerdings sind dadurch einige weitere dazu gekommen.

Zu 1: Die Interessenlage, sowohl Gemeinsamkeiten im positiven Sinne als auch Probleme (eventuell auch auf nur einer Seite) betreffend, ist abzuklären: Was ist mit den Unterschieden der politischen Systeme, denen der Hilfesysteme, des Strafrechts, der sozialen Sicherung und was sonst noch von Bedeutung ist? Welche Besonderheiten der jeweiligen Region sind zu beachten, welche Rolle spielen kulturelle Unterschiede?

Zu 2: An der Person liegt es, die Gleichwertigkeit aller Partner vorauszusetzen, das Sprachproblem zu akzeptieren und mit Flexibilität und Kompromissbereitschaft vorzugehen. Offenheit, Toleranz, Kritikfähigkeit und Lernbereitschaft gehören genauso zu den Voraussetzungen wie Klarheit, gerade vor dem Hintergrund des Sprachproblemes.

Zu 3: Das Herstellen und Halten persönlicher Kontakte auf der Ebene einer möglichst gemeinsamen Sprache, die Klärung der Interessenlage sowie der Standpunkte, also die gemeinsame Klärung von Verbindendem und Trennendem, gehört in der Begegnung genauso zu den Voraussetzungen wie die Benennung des Themas, die Festlegung der Ziele und die Planung der Umsetzung. Die Begegnung muss für die Partner einen Gewinn bringen, der sich stark unterscheiden kann von dem, der selbst erwartet wird. Eine regelmäßige Reflektion der (Zwischen-)Ziele und Überprüfung der Erwartungen ist selbstverständlich.

7.2   Hemmnisse bei der Umsetzung grenzübergreifender Zusammenarbeit

Eine Reihe von Faktoren können hemmend auf Prozesse der grenzübergreifenden Zusammenarbeit bzw. auf deren Initiierung wirken. So kann es strukturelle Unterschiede in staatlichen und nichtstaatlichen Organisationsformen geben, Funktionen, Ansprechpartner und Aufgaben gliedern sich u.U. anders. Politische, rechtliche und ideologische Unterschiede können zu Spannungen führen, bedeuten gegebenenfalls eine unterschiedliche Basis für die Zusammenarbeit und wirken sich mehr oder weniger massiv aus. Beispiele aus dem deutsch-niederländischen Miteinander: Opportunitätsprinzip versus Legalitätsprinzip; Pragmatismus versus Sicherheitsbedürfnis usw. Sprachliche Probleme können die Kommunikation erheblich stören, sorgen für Missverständnisse, erschweren die Feinabstimmung und sorgen bestenfalls lediglich für erhöhte Kosten (Übersetzungsbedarf). Prägende Nationalstereotype können ein weiteres Hemmnis bedeuten und in der Zusammenarbeit u.U. vorhersehbare Probleme aufwerfen, über die man sich bewusst sein sollte; wiederum deutsch-niederländische Beispiele: Liberalität versus Gründlichkeit, Flexibilität versus Gradlinigkeit usw.

Auch kulturelle Unterschiede sind zu realisieren und ernst zu nehmen. So können die Umgangsregeln gleicher oder vergleichbarer Berufsgruppen in beteiligten Ländern durchaus unterschiedlich sein, gleiche Begriffe können unterschiedlich verwandt werden, die Rahmenbedingungen etwa von Arbeitssitzungen können voneinander abweichen und manches mehr.

7.3   Chancen grenzübergreifender Zusammenarbeit

Natürlich, um der Frage nach dem Sinn von grenzübergreifender Zusammenarbeit zuvorzukommen, macht es Sinn, über die Grenze(n) zu blicken, sei es, um sich zu informieren, sich auszutauschen oder tatsächliche Zusammenarbeit zu initiieren. Gerade die in der Regel gegebene Unterschiedlichkeit der Entwicklungen oder der Reaktionen auf ein Problem – oder neutraler, eine Aufgabe, ein Thema – bringt die positiven und nutzbaren Effekte. Unter der Voraussetzung, dass die Beteiligten ihre Erwartungen nicht zu hoch schrauben, dass sie sich nicht zu stark von Stereotypen lenken lassen und offen für die Meinung und Position der anderen sind, kann grenzübergreifende Zusammenarbeit zu einer wirklichen Bereicherung werden und den eigenen Horizont erweitern.

Der damit verbundene Lernprozess hilft, die Anderen anders sein zu lassen und sich in einem Netzwerk unterschiedlich verankerter Menschen zu bewegen. Gerade die Vielfältigkeit der Entwicklungen macht den Reiz grenzübergreifender Zusammenarbeit aus. Harmonisierung darf nicht zu einer Nivellierung auf der Ebene des kleinsten gemeinsamen Nenners werden.

Anmerkung: Weitergehende Informationen und Kontaktmöglichkeiten zu den zahlreichen genannten Projekten und Maßnahmen sind verfügbar und können bei Bedarf über BINAD angefordert bzw. durch BINAD vermittelt werden. Darüber hinaus können bei Bedarf weitere Aktivitäten und Projekte genannt werden, die hier nicht aufgeführt werden konnten.

Adressen

■ Tactus
Burovoorgrensoveerschrijdende
Samenwerking
BINAD
Hans von Ommen
Postbus 417
7500 AK Enschede
☎ +31 (0)53 4 33 14 14
h.vanommen.binad@tactus.nl

■ Landschaftsverband
Westfalen-Lippe
Fachstelle grenzübergreifende
Zusammenarbeit – BINAD
48133 Münster
☎ (02 51) 5 91-32 68/-31 54
binad@lwl.org
http://www.lwl.org/ksdf

C   **METHODIK/EVALUATION UND DOKUMENTATION**

I   **Zur Qualitätssicherungsdebatte**
Von Benedict Lütkens

     In den letzten Jahren haben zahllose Artikel und Monografien zum Thema »Qualitätssicherung« den Markt überschwemmt. Probieren Sie doch einmal, im Internet mittels einer Suchmaschine Informationen über »Qualitätssicherung« zu erhalten. Sage und schreibe über 120.000 Einträge werden dort angeboten, Tendenz steigend. Das Thema scheint also in aller Munde zu sein. Aber verstehen auch alle das Gleiche? Diese Frage muss mit einem klaren »nein« beantwortet werden. Es verdeutlicht geradezu das Dilemma der aktuellen Diskussion.

Nähert man sich dem Thema, stößt man schnell auf ein Labyrinth von Begriffen[1] und Definitionen, die sich nicht selten kontrovers zueinander verhalten. Widmet man sich dem Begriff »Qualität« so erhält man auch hier eine Sammlung von Definitionen. Wir kommen also nicht darum herum, uns gleich zu Beginn diesem Begriff zuzuwenden. Machen Sie doch spaßeshalber ein kleines Experiment und versuchen Sie, sich dem Begriff »Qualität« auf Ihre Weise zu nähern, indem Sie sich Ihre Assoziationen vor Augen führen.

1   **Der Qualitätsbegriff**

     Der Begriff »Qualität« leitet sich vom Lateinischen »Qualitas« ab und wird im Deutschen meist mit »Eigenschaft« oder »Beschaffenheit« wiedergegeben. Qualität im Definitionssinne der DIN bezeichnet »die Gesamtheit von Eigenschaften und Merkmalen eines Produktes oder einer Dienstleistung, die sich auf deren Eignung zur Erfüllung festgelegter oder vorausgesetzter Erfordernisse beziehen« (die entsprechenden Erfordernisse sind durch das Ziel der Versorgungsleistung bestimmt und leiten sich aus den Bedürfnissen der Klienten, Kunden, Patienten ab).

Eine neuere Definition bietet DIN ISO 9000 2000. Hier heißt es: »Vermögen einer Gesamtheit inhärenter (anhaftender) Merkmale eines Produktes, Systems oder Prozesses zur Erfüllung von Forderungen von Kunden und anderen inter-

---

[1]   Auswahl von Begriffen, die häufig zum Thema genannt werden:
Qualitätsbeobachtung (quality monitoring); Qualitätskontrolle (quality control); Qualitätssicherung (quality assurance); Qualitätssicherungssystem (quality assurance system); Qualitätssicherungsprogramm (quality assurance program); Qualitätsmanagement (quality management); Qualitätsmanagementsystem (quality management system); Qualitätsentwicklung (quality development); Qualitätsverbesserung (quality improvement).

essierten Parteien.« Das Kernprinzip der ISO-Reihe liegt in der Beherrschung aller Prozesse in einer Organisation, um qualitätsfähig zu werden (www.din.de; Beuth Verlag: www.beuth.de). In einer sehr viel einfacheren, aber prägnanten Formulierung heißt es: »Qualität ist Kundenzufriedenheit«.

Darüber hinaus sind noch weitere Auslegungen möglich: Zum Beispiel ließe sich Qualität auch als »Güte« oder hoher »Wert« bezeichnen. Hier kommt bereits ein subjektiver Aspekt der Qualität mit ins Spiel, der durch die Befriedigung bestimmter (subjektiver) Bedürfnisse geprägt ist – im Gegensatz zu einer objektiven Qualität, wo ein Ding unabhängig von der subjektiven, menschlichen Wahrnehmung zu dem wird, was es ist und dadurch unterscheidbar von anderen Dingen wird. Doch auch dieser kleine Abstecher macht nur zu deutlich, dass wir es mit einem komplexen Thema zu tun haben.

2   Der Kundenbegriff

Aus dem oben beschriebenen Text wird ein Adressat einer Leistung, nämlich der »Kunde« erkennbar. Auch dieser Begriff hat zu nicht enden wollenden und verwirrenden Diskussionen geführt, denn im Allgemeinen versteht man darunter den Kunden, der in einen Laden geht, um eine bestimmte Ware zu erwerben. »Kundenorientierung«, »Kundenzufriedenheit« oder gar der Slogan »bei uns ist der Kunde König« impliziert bereits eine bestimmte Richtung, durch die eine missverständliche Begriffsübertragung vorprogrammiert ist. Ursache für Missverständnisse liegen vor allem in der unreflektierten Übernahme von Erfahrungen beim Aufbau eines Qualitätsmanagements aus der industriellen Produktion. Was ist nun also mit »Kunde« bzw. »Kundenorientierung« gemeint? Als Anbieter einer Dienstleistung hat man wohl üblicherweise einen Klienten oder Patienten vor Augen. Es ist hier also der Kunde gemeint, der die Leistung erhält, die den eigentlichen Zweck der Einrichtung darstellt. Generell umfasst der Kundenbegriff aber alle Abnehmer eines Produktes oder einer Dienstleistung. So gesehen ist quasi jede Person innerhalb und außerhalb (interner/externer Kunde) einer Organisation ein potenzieller Kunde bzw. Empfänger einer Dienstleistung. Hierzu gehören als weitere die so genannten Systempartner, also alle die Personen und Organisationen, die zum Bestehen einer Einrichtung beitragen, wie beispielsweise Kostenträger, Angehörige, Lieferanten usw. Eine weitere Gruppe stellen die internen Adressaten innerhalb einer Einrichtung dar.

Um den Kundenbegriff noch durch ein paar Gemeinsamkeiten zu verdeutlichen, sei auf folgende Merkmale hingewiesen: So müssen beispielsweise alle für die Inanspruchnahme einer Leistung direkt oder indirekt bezahlen, das heißt, dass hierfür ein entsprechender Gegenwert verlangt wird, der an eine mehr oder weniger hohe Erwartungshaltung geknüpft ist. Außerdem hat der Kunde die Möglichkeit, bei einer fehlerhaften Ware oder mangelhaften Dienstleistung den Anbieter zu wechseln oder Schadensersatz zu fordern. Und schließlich muss der Bedarf für die geforderte Leistung vorhanden sein.

Um Begriffsunsicherheiten zu vermeiden, sei an dieser Stelle noch auf die Definition des Wortes »Dienstleistung« hingewiesen. Der Begriff »Dienstleistung« wird nach DIN ISO 9004 wie folgt definiert: »Die durch Tätigkeiten an der Schnittstelle zwischen Lieferant und Kunde sowie durch den Lieferanten intern erbrachten Ergebnisse zur Erfüllung der Erfordernisse des Kunden«.

Auf den ersten Blick klingen diese Charakteristika vielleicht zu ökonomisch orientiert, bei genauerem hinsehen kommt hier eine wesentliche Dimension des (umfassenden) Qualitätsmanagements zum Ausdruck, die anhand einer weiteren Norm erklärt werden soll.

In der Definition der DIN-EN-ISO-Norm 8402 heißt es zu »umfassendes Qualitätsmanagement«: »Auf die Mitwirkung aller ihrer Mitglieder gestützte Managementmethode einer Organisation, die Qualität in den Mittelpunkt stellt und durch Zufriedenstellung der Kunden auf langfristigen Geschäftserfolg sowie auf Nutzen für die Mitglieder der Organisation und für die Gesellschaft zielt«.

3   Ökonomisierungsdruck und Kundenorientierung

Wir können also feststellen, dass zwei Richtungen die gegenwärtige Diskussion bestimmt: Zum einen gibt es seit den 90er Jahren einen zunehmenden Ökonomisierungsdruck im sozialen Dienstleistungsbereich, zum anderen wird das Selbstverständnis der sozial Tätigen durch die Forderung nach stärkerer Kundenorientierung auf den Prüfstand gestellt. Beide Richtungen stehen sich gewissermaßen diametral gegenüber. Die erste bewegt sich auf einer übergeordneten gesellschaftlich/politischen Ebene, die danach fragt, was eine soziale Tätigkeit/Leistung die Gesellschaft kosten darf.

Die zweite Richtung, in der »Kunde-Lieferant-Beziehung«, kommt dagegen das Prozesshafte einer Dienstleistung wie z.B. die eigentliche Betreuung des Klienten (Kunden) zum Ausdruck. Die eigentliche Qualität der erbrachten Leistung, deren Prozessgestaltung und vor allem das Ergebnis (Outcome) der Leitung stehen im hier im Vordergrund.

4   Verpflichtung zur Qualitätssicherung

Die Frage, ob Qualitätssicherung in medizinischen oder psychosozialen Einrichtungen eingeführt werden soll, stellt sich im Grunde nicht mehr. Vielmehr muss sich jede Einrichtung dieser Tage überlegen, wie sie den gesetzlichen Verpflichtungen nachkommen will.

Im SGB V wurden beispielsweise seit 1989 die Regelungen zur Qualitätssicherung festgeschrieben und erweitert. Hier heißt es im § 135a:

»Die Leistungserbringer sind zur Sicherung und Weiterentwicklung der Qualität der von ihnen erbrachten Leistungen verpflichtet. Die Leistungen müssen dem jeweiligen Stand der wissenschaftlichen Erkenntnisse entsprechen und in der fachlich gebotenen Qualität erbracht werden. [...] Erbringer von Versorgungsleistungen [...] sind verpflichtet, sich an einrichtungsübergreifenden Maßnahmen der Qualitätssicherung zu beteiligen, die insbesondere zum Ziel haben, die Ergebnisqualität zu verbessern. Zugelassene Krankenhäuser, stationäre Versorgungseinrichtungen und stationäre Rehabilitationseinrichtungen sind verpflichtet, einrichtungsintern ein Qualitätsmanagement einzuführen und weiterzuentwickeln.« (Gesellschaft für Qualitätsmanagement in der Gesundheitsversorgung – GQMG; www.gqmg.de)

Andere Leistungsgesetze (z.B. § 80 SGB XI, § 93 BSHG) machen da keine Ausnahme, alle geben Qualitätssicherung und -entwicklung vor.
Zwei ebenfalls diskutierte Richtungen in der Qualitätsentwicklung bzw. -politik besteht in dem Top-down-Prinzip und in dem Bottom-up-Prinzip. Hierunter sind zwei sehr unterschiedliche Ansätze der Qualitätsförderung zu verstehen. Das Top-down-Prinzip (Gipfel-Basis-Prinzip) zielt in erster Linie darauf ab, aus einer übergeordneten Ebene (z.B. Ministerien, Fachgesellschaften, Kostenträger usw.) die Qualitätsentwicklung in Form von Gesetzen und Richtlinien an die Praxisteams weiterzuleiten. Das Bottom-Up-Prinzip (Basis-Gipfel-Prinzip) verfolgt genau die entgegengesetzte Richtung, nämlich die Beeinflussung der Entscheidungen der Verwaltungsorgane und Ministerien auf regionaler und überregionaler Ebene durch die Basis. Hierunter sind ebenso die Kunden, Klienten, Patientenvertretungen oder -vereine sowie Praxismitarbeiter, Qualitätszirkel und ganze Einrichtungen, wie beispielsweise Krankenhäuser, Facheinrichtungen usw. gemeint.
Aus dem oben genannten Text gehen zwei Aspekte bei der Verpflichtung zur Qualitätssicherung hervor, nämlich der Aspekt der externen und der internen Qualitätssicherung.

5 Externe und interne Qualitätssicherung

■ Externe Qualitätssicherung zielt darauf ab, unterschiedliche Einrichtungen miteinander zu vergleichen. Hierzu bedarf es allerdings vergleichbarer Messgrößen. Eine Qualitätsfeststellung bzw. -beurteilung kommt dabei durch extern gewonnene Maßstäbe zustande. Die meisten von Ihnen kennen vermutlich die Stiftung »Warentest« oder haben bereits eine Kaufentscheidung von deren Testergebnissen abhängig gemacht. Ein positives Testergebnis ist gewissermaßen ein Gütesiegel. Ähnliche Entwicklungen zeichnen sich auch in sozialen Einrichtungen ab.
Hilfesuchende sind heute besser informiert oder können sich aus einer Auswahl von Einrichtungen und Hilfsangeboten diejenigen heraussuchen, die am ehesten ihre Vorstellungen und Bedürfnisse erfüllt.
Die öffentlichen Träger verfolgen hier noch andere Interessen. Sie wollen verständlicherweise wissen, wofür – bei knapper werdenden Ressourcen – das

Geld ausgegeben werden soll oder wird und was das Ergebnis der Dienstleistung ist und wie es nachgewiesen werden kann. Als positiver Aspekt muss allerdings hervorgehoben werden, dass die Vergleichbarkeit von Dienstleistungen für Klienten und Träger bzw. Finanziers eine Bewertungsmöglichkeit bezüglich der Struktur-, Prozess- und Ergebnisqualität bietet und Aufschluss darüber geben kann, zu welchem Preis eine Dienstleistung tatsächlich erbracht wird.

Die Befürchtung, dass abweichend vom Prinzip der Qualitätssicherungslehre am Ende nur noch der billigste Anbieter einer Dienstleistung, eines Angebotes oder eines Behandlungs- bzw. Beratungskonzeptes sich am Markt durchsetzt und vom Kostenträger finanziert wird, konnte dabei bislang nicht ausgeräumt werden.

Als eine Variante der externen Qualitätssicherung gewinnt das Benchmarking eine zunehmende Bedeutung. Orientiert an dem jeweils Besten wird gezielt die interne Optimierung von Prozessen geplant und wiederum gemeinsam mit anderen Einrichtungen verglichen. Dieser Zyklus kann dann zu einem kontinuierlichen Verbesserungsprozess führen. Leider führt der zunehmende Konkurrenzdruck zu einer Zurückhaltung bei der Offenlegung eigener Strategien. Externe Qualitätssicherung bewirkt allerdings noch keine Qualitätsverbesserung, sondern ist eher als Dienstleistung zu verstehen, die dazu führen kann, dass intern Verbesserungsinitiativen ergriffen werden.

Das Prinzip der externen Qualitätssicherung lässt sich auch auf größere Organisationen mit mehreren kleineren Einheiten übertragen. So können die dort gewonnenen Daten für interne Verbesserungsprozesse genutzt werden. Ein erheblicher Nachteil der externen Qualitätssicherung ist, dass hierfür ein großer bürokratischer Aufwand mit hohen Kosten und geringer Akzeptanz verbunden ist.

■ Anders verhält es sich mit der internen Qualitätssicherung. Auch sie ist selbstverständlich nicht zum Nulltarif zu bekommen, kann aber eine völlig andere Dynamik entfalten.

Unter interner Qualitätssicherung versteht man, dass die Qualitätsfeststellung oder -beurteilung innerhalb einer Institution, Abteilung, Praxis o.Ä. anhand eigener Daten vorgenommen wird. Die Maßstäbe hierfür werden intern durch die Mitarbeiter einer Einrichtung selbst bestimmt. Die Betroffenen ergreifen eigenständig Maßnahmen zur Qualitätssteigerung. Bekannteste Beispiele für interne Qualitätssicherung sind die »Qualitätszirkel«. Ein Grundprinzip der internen Qualitätssicherung besteht in der ständigen Selbstbewertung: »Achte darauf was du tust, lerne daraus und ändere es, wenn erforderlich«.

An dieser Stelle wird ein Schlüsselaspekt der Qualitätssicherung deutlich, denn will man eine systematische und kontinuierliche Qualitätsverbesserung bzw. -entwicklung voranbringen, so betrifft dies jeden einzelnen Mitarbeiter und alle Hierarchiestufen einer Institution, kurz: »Qualitätssicherung beginnt im Kopf jedes Einzelnen.«

Das Interesse an Qualitätssicherung und das erfolgreiche Umsetzen von qualitätssichernden Maßnahmen hängt entscheidend davon ab, inwieweit es gelingt, die Mitarbeiter für eine aktive Beteiligung an einer Selbstprüfung, Problemanalyse und der Suche nach Problemlösungen zu motivieren. Wird diese Sichtweise zu einem zentralen Handlungsprinzip, welches sich durch alle Bereiche einer Einrichtung zieht und zu kontinuierlichen Verbesserungsprozessen führt, spricht man von einem »umfassenden Qualitätsmanagement« (European Foundation for Quality Management – EFQM; www.efqm.org).

Dies setzt allerdings die Implementierung eines Qualitätssicherungssystems voraus. Die Verantwortung hierfür geht von der Leitungsebene aus und muss von ihr gewollt und unterstützt werden. Konkret bedeutet dies, dass entsprechende Ressourcen zur Verfügung gestellt werden, Verantwortlichkeiten, Verfahren und die Organisationsstruktur geregelt und gesichert sind (Joint Commission on Accreditation of Healthcare Organisation – JCAHO; www.jcaho.org).

6   Struktur-, Prozess-, Ergebnisqualität

Um Qualitätsmanagement mess- und fassbar zu machen, orientiert es sich nach Donabedian, einem Mentor der Qualitätslehre, an den drei inzwischen schon als klassisch zu bezeichnenden Kategorien der Qualitätssicherung. Sie werden bezeichnet als: Strukturqualität, Prozessqualität und Ergebnisqualität.

■ Unter Strukturqualität wird die Ausstattung einer Einrichtung verstanden. Hierzu gehören sowohl die Ausbildung bzw. Qualifikation der Mitarbeiter als auch die Organisation und Infrastruktur, kurz: Welche Ressourcen stehen der Einrichtung zur Erbringung ihrer Leitungen zur Verfügung?

■ Unter Prozessqualität sind wiederkehrende (messbare) Handlungen, die in einer definierten Reihenfolge aufeinander abgestimmt sind, zu verstehen. Die Prozessqualität bezieht sich auf alle Geschäftsprozesse einer Einrichtung. Ziel ist es hier, einen möglichst effizienten und effektiven Ablauf zu organisieren und zu gewährleisten. Unterschieden werden kann zwischen Kernprozessen, wie die eigentliche Therapie oder Beratung, und Hilfsprozessen, wie Verwaltungsaufgaben. Hierzu gehört z.B. das Controlling im weitesten Sinne (Bildungscontrolling, Budget- und Leistungscontrolling). Voraussetzung für die Beschreibung von Prozessqualität ist das Vorhandensein von entsprechenden Konzepten bezüglich der therapeutischen sowie arbeitsorganisatorischen Ausrichtung. In der Qualitätsmanagementsprache spricht man hier von Standard Operated Procedures (SOP), Verfahrensanweisungen bzw. -beschreibungen, in einer anderen Darstellungsweise auch als Flowcharts (Ablaufdiagramm) bezeichnet. Der Prozessqualität kommt durch die Möglichkeit der direkten Veränderungsmöglichkeit im Sinne einer Prozessoptimierung eine hervorgehobene Bedeutung zu. Eine unmittelbare Einflussnahme auf die Strukturqualität ist dagegen eher begrenzt und nur durch erheblichen Aufwand zu erreichen (Baumaßnahmen, Budgetverhandlungen usw.).

Festzuhalten bleibt an dieser Stelle, dass eine gute Struktur- oder Prozessqualität nicht gleichbedeutend mit einem guten Ergebnis der Behandlung sein muss.

■ Die Ergebnisqualität nimmt die wichtigste Dimension und zugleich die am schwersten messbare in der Trias nach Donabedian ein. Grund hierfür sind die unterschiedlichen Perspektiven, aus denen heraus die Ergebnisqualität bewertet werden kann. So kann beispielsweise ein Klient, obwohl er in einer gut erreichbaren, gut ausgestatteten, mit gut ausgebildeten Mitarbeitern bestückten Einrichtung eine fundierte Beratung erhalten hat, bezüglich seiner Lebensqualität aber zu einer negativen Bewertung kommen kann. So ist die Beratung zwar selbst Ergebnis eines Prozesses, erlaubt aber keine ausreichende Beurteilung der klientenseitigen Ergebnisqualität. Zusammenfassend kann man sagen, dass die Ergebniskategorie eine wichtige Basis für die Bewertung der erbrachten Leistung einer Einrichtung darstellt. Durch sie kann aus objektiver Sicht die Veränderung eines Zustandes und aus subjektiver Sicht die Zufriedenheit gemessen werden.

Zu erwähnen bleibt an dieser Stelle, dass die Separierung von Struktur-, Prozess- und Ergebnisqualität eher von theoretischer Bedeutung ist. In der Realität wird schnell deutlich, dass alle Dimensionen unmittelbar und ohne klare Grenzen miteinander zusammenhängen. Die Struktur und die Ressourcen haben unmittelbar Einfluss auf die Prozesse und diese wiederum auf das Ergebnis. Qualitätsmanagement hat daher die Aufgabe, die oben genannten Einflussfaktoren in Richtung optimaler Qualität zu beeinflussen.

Damit haben wir im Ansatz eines der grundlegenden Instrumente der Qualitätssicherung angesprochen und zumindest schon einmal den Rahmen abgesteckt, in dem wir uns bewegen (Institut für angewandte Qualitätsförderung und Forschung im Gesundheitswesen – AQUA; www.aqua-institut.de).

7   PDCA-Zyklus

Um einen kontinuierlichen Verbesserungsprozess methodisch und inhaltlich zu gestalten, müssen wir uns noch dem so genannten Qualitätskreislauf – um die Kontinuität deutlicher hervorzuheben, wird häufig auch von einer Qualitätsspirale gesprochen – zuwenden. Vorstellen kann man sich das folgendermaßen: Entlang einer Zeitachse wird im Idealfall ein bestimmter Prozess immer wieder durchlaufen. Dabei werden die einzelnen zuvor definierten Kriterien beispielsweise auf deren Umsetzung bzw. Erreichungsgrad geprüft.

In der klassischen Form spricht man vom PDCA-Zyclus (nach Deming), oft auch als PDSA-Zyklus bezeichnet. Grundlegende Aussage von Deming zu dieser Systematik ist:

> »Suche ständig nach Fehlerursachen, um alle Systeme für Produktion und Dienstleistungen sowie alle anderen im Unternehmen vorkommenden Tätigkeiten auf Dauer zu verbessern.«

P steht für »plan«; D für »do«, C für »check« (S für »study«) und A für »act«, also planen, ausführen, prüfen (studieren) und handeln.

■ Innerhalb dieser Systematik beginnt man im ersten Schritt dieses Qualitätskreislaufes mit der Wahl eines Themas. Dieses kann zuvor durch einen Qualitätszirkel ermittelt worden sein. Oft passiert dies durch ein Brainstorming, in dem jeder Beteiligte die aus seiner Sicht zu verbessernden betrieblichen Abläufe benennt. Andere Formen sind sich ergebende Themen aus Kundenzufriedenheitsbefragungen bzw. aus Beschwerden durch Kunden oder regelmäßig wiederkehrende Themen während der Arbeitsbesprechungen (es lohnt sich hier, einmal die alten Protokolle, so vorhanden, einmal durchzuschauen) oder Probleme in der Kooperation mit anderen usw.

■ Nach einer gründlichen Analyse der Themas (auch hierfür stehen verschiedene Instrumente zur Verfügung) wird meist das Niveau beschrieben, mit dem eine zu erbringende Leistung erbracht werden soll. Es wird hier häufig auch von Leitlinien oder einer Wertebestimmung als Maßstab für das eigene Handeln gesprochen. Grundlage können hier etwa Empfehlungen von Fachgesellschaften sein, ebenso wie ethische Aspekte. Weiter gehören professionelle Aspekte (state of the art) und nicht zuletzt auch wissenschaftliche Erkenntnisse und Entwicklungen bei der Bestimmung der eigenen Leitlinien und Werte eine wesentliche Rolle. Am Ende dieses Prozesses steht dann die Beschreibung eines angestrebten Idealablaufes, die Soll-Beschreibung, auch Standard genannt (Leitlinien der wissenschaftlichen Fachgesellschaften in Deutschland – AWMF; www.awmf-leitlinien.de).

■ In Laufe der Qualitätsspirale wird im folgenden Schritt anhand der aufgestellten Kriterien geprüft, inwieweit der tatsächliche Ablauf mit dem Idealablauf übereinstimmt. Auf diese Weise können Schwachstellen identifiziert und analysiert werden (Soll-Ist-Vergleich). Oft stellt sich dabei heraus, dass ein Prozess durch eine nur sehr kleine Störung in einem erheblichen Maße gestört wird, nach dem Prinzip: kleine Ursache, große Wirkung.

■ Nach der Problemanalyse werden Lösungsvorschläge erarbeitet und für eine geeignete Umsetzung in die Praxis gesorgt. Anschließend beginnt der Zyklus von neuem. Die Umsetzung einer solchen Systematik sollte jedoch koordiniert sein, und die Verantwortung für die Aufrechterhaltung des Kreislaufes sollte vorher gut geregelt werden.

Zusammenfassung

Schritt 1   Themenwahl
Schritt 2   Beschreibung und Festlegung des Prozesses (Versorgungsniveau)
Schritt 3   Beschreibung des »Standards und dessen Kriterien« Soll-Beschreibung
Schritt 4   Soll-Ist-Vergleich
Schritt 5   Problemanalyse und Entwurf einer Problemlösung
Schritt 6   Durchführung eines Änderungsplans

Abschließend soll an dieser Stelle noch darauf hingewiesen werden, dass die oben genannten Bereiche aus dem Themenkomplex Qualitätssicherung nur einen kleinen Ausschnitt darstellen und nur einen groben Überblick geben können. Sollten Sie neugierig auf mehr geworden sein, eröffnet sich Ihnen ein

Fundus an weiteren Informationsquellen zum Beispiel im Internet. Es bleibt noch zu erwähnen, dass neben der Verpflichtung zur Qualitätssicherung die Auseinandersetzung mit dieser Thematik und vor allem die Anwendung der verschiedenen Instrumente oder Werkzeuge des Qualitätsmanagements – sinnvoll genutzt – einen echten Gewinn für die Fortentwicklung der eigenen Arbeit und deren Selbstbewertung darstellen. Auf der gesellschaftlichen bzw. gesundheitspolitischen Ebene wird sich der Nutzen der verschiedenen Bestrebungen auf diesem Sektor in den nächsten Jahren noch zeigen müssen.

II Elektronische Dokumentationssysteme für die Sucht- und Drogenhilfe
Von Jens Kalke

1 Entwicklung

Die Verbreitung EDV-gestützter Dokumentationssysteme in der bundesdeutschen Sucht- und Drogenhilfe schreitet unaufhaltsam voran. Die Dokumentation von Klienten- und Tätigkeitsdaten mithilfe des PC ist inzwischen in vielen Hilfeeinrichtungen zum Alltag geworden. Diese rasante Entwicklung steht vor allem im Zusammenhang mit:

■ den gestiegenen Anforderungen an das interne und externe Qualitätsmanagement,
■ der verstärkten »Suchtberichterstattung« von Kommunen, Bundesländern und Bund über epidemiologische Basisinformationen und Grunddaten zu erbrachten Tätigkeiten und Behandlungsergebnissen,
■ der Verbesserung des Berichtswesens und
■ der Einführung von Leistungsverträgen.

Politische Initiativen auf der Länderebene – z.B. in Hamburg, Schleswig-Holstein, Hessen und Nordrhein-Westfalen –, haben diese Entwicklung im Suchthilfebereich gefördert. Dies geschah nicht immer ohne Widerstand der Einrichtungen, die die EDV-Dokumentation häufig als ein Instrument der Sparpolitik ansahen. Inzwischen unterstützen auch die meisten Träger und Einrichtungen die EDV-gestützte Dokumentation, betonen ihre vielfältigen Möglichkeiten und haben sich aktiv in den Prozess der Entwicklung von Dokumentationsstandards eingeschaltet.

Vor diesem Hintergrund hat es seit Mitte der 90er Jahre einen »Boom« bei Softwareprogrammen für die Sucht- und Drogenhilfe gegeben. Entstanden sind dabei eine Reihe von technisch anspruchsvollen EDV-Lösungen, die im Folgenden vorgestellt werden sollen: EBIS, HORIZONT, Moonlight, Patfak und SOlogic. Dieses sind vorwiegend Dokumentationssysteme für den ambulanten Bereich, auf den sich diese Übersicht konzentrieren wird.

Die meisten dieser EDV-Lösungen sind als umfassendes Arbeitsinstrument mit einem breiten Spektrum funktionaler Eigenschaften konzipiert: In der Regel können mit ihnen Klienten- und Tätigkeitsdaten erfasst, Behandlungsverläufe dargestellt, eine Terminplanung vorgenommen und Dokumente erstellt werden. Unterschiede bestehen jedoch bei der Anzahl von Spezialmodulen und bei der Erfassungslogik. Beispielsweise erfolgt bei einigen EDV-Programmen eine chronologische Dokumentation von biografischen Daten, bei anderen wird nur die aktuelle Situation erfasst.

2   Anforderungen

Die technische Entwicklung der verschiedenen Softwareprogramme ist noch nicht abgeschlossen. Nach wie vor werden Verbesserungswünsche aus der Praxis formuliert. Aufgrund der bisherigen Erfahrungen sowie der Ergebnisse einer Befragung von MitarbeiterInnen der Suchtkrankenhilfe lassen sich die folgenden Anforderungen an elektronische Dokumentationssysteme formulieren (RASCHKE et al. 2000):

■ Das Dokumentationssystem muss gewährleisten, dass gespeicherte Informationen leicht wieder auffindbar sind und übersichtlich sowie informativ auf den Bildschirm (oder auf den Ausdruck) gebracht werden können.
■ Das eingesetzte Dokumentationssystem muss viele Serviceelemente anbieten (Terminkalender, Erstellung von Dokumenten usw.).
■ Es muss vermieden werden, dass gleiche Informationen doppelt erfasst werden müssen.
■ Es muss gewährleistet sein, dass erfasste Klienten- und Tätigkeitsdaten direkt in zu erstellende Dokumente (z.B. Sozialbericht) kopiert werden können.
■ Es müssen freie Textfelder für eigene, nicht standardisierte Eintragungen vorhanden sein.
■ Es ist gut, wenn ein Dokumentationssystem die Option besitzt, sowohl pauschal als auch differenziert Informationen zu erfassen.
■ Ebenso ist es wünschenswert, dass eine chronologische Dokumentation biografischer Informationen möglich ist. So kann der Verlauf von Drogenkarrieren nachgezeichnet und mögliche Zusammenhänge mit nachgefragten Hilfen hergestellt werden.
■ Es sollte ein problemloser Im- und Export von Daten anderer Formate (Datensätze, Datenbanken, Textverarbeitung) möglich sein.
■ Die Programmgröße sollte die vorhandene Hardware-Ausstattung in den Einrichtungen berücksichtigen.

Darüber hinaus müssen immer die Belange des Datenschutzes berücksichtigt werden. Bei der Entscheidung, welches Softwareprogramm angeschafft werden soll, sollte es transparente Diskussionsprozesse geben und alle wichtigen Akteure sollten eingebunden werden.

3   Systeme

3.1   EBIS

EBIS steht für EinrichtungsBezogenes InformationsSystem. Es ist ein Dokumentationssystem für ambulante, stationäre und teilstationäre Einrichtungen der Suchtkrankenhilfe, Wohnungslosen- und Straffälligenhilfe. Alle Varianten des Programms besitzen einen Kern- und Fachdatensatz und bilden im Suchtbereich den europäischen und deutschen Kerndatensatz ab.

EBIS ist das älteste Dokumentationssystem für die Suchtkrankenhilfe in Deutschland. Es wurde 1980 in einer manuellen Version in etwa 200 Beratungsstellen gestartet. Seit 1989 gibt es die EDV-gestützte Fassung, die seitdem kontinuierlich weiterentwickelt worden ist.

EBIS ist gleichzeitig auch ein Auswertungssystem, das jährlich ausgewählte Daten zum Versorgungsangebot und zur betreuten Klientel aus mehreren hundert Einrichtungen verarbeitet. Der Begriff »einrichtungsbezogen« meint in diesem Zusammenhang, dass als Grunddaten nicht die individuellen Angaben einzelner Klienten, sondern die zusammengefassten Daten einzelner Einrichtungen ausgewertet werden.

Kennzeichnend für das EBIS-System ist eine gemeinsame Verantwortung für Erhebung, Auswertung und wissenschaftliche Bewertung der in der EBIS-Arbeitsgemeinschaft zusammengeschlossenen (Fach-)Verbände und des Instituts für Therapieforschung (IFT) als durchführende Institution.[1] Das EBIS-System stellt im Bereich der Suchtkrankenhilfe die Basis für die Berichte über die deutsche Drogen- und Suchtsituation an die Europäische Beobachtungsstelle für Drogen und Drogensucht (EBDD) dar.

EBIS a ist die Programmversion für die ambulanten Einrichtungen der Suchtkrankenhilfe. Im Jahr 1999 beteiligten sich insgesamt 567 ambulante Einrichtungen an der jährlichen EBIS-Auswertung (TÜRK/WELSCH 2000), die neben der Förderung durch das Bundesministerium für Gesundheit (BMG) seit 2001 durch eine Lizenzgebühr der teilnehmenden Einrichtungen finanziert wird. An der Auswertung beteiligen sich inzwischen auch einige Einrichtungen, die andere Dokumentationssysteme benutzen, aber die mit dem deutschen Kerndatensatz Sucht kompatiblen Daten für eine deutsche Suchthilfestatistik zur Verfügung stellen.

Anfang des Jahres 2001 ist die Programmversion 7.0 herausgekommen, die eine grundlegende Neuprogrammierung darstellt. Sie enthält u.a. folgende Dokumentationsbereiche:

---

[1] Als Verbände sind in der EBIS-Arbeitsgemeinschaft der Deutsche Caritasverband (DCV), der Gesamtverband für Suchtkrankenhilfe in den Diakonischen Werken (GVS), der Bundesverband stationärer Einrichtungen in der Suchtkrankenhilfe (buss), der Fachverband Sucht (FVS), der Deutsche Orden Suchthilfe (DOS) sowie die Deutsche Hauptstelle gegen die Suchtgefahren (DHS) als Repräsentanten für alle anderen Einrichtungen vertreten.

- Stammdaten,
- Anamnese und Diagnostik,
- soziale Situation des Klienten,
- Terminkalender,
- Hilfeplanung,
- Leistungen,
- Betreuungsverlauf,
- Katamnese,
- integrierte Dokumentenverwaltung.

Daneben gibt es eine weitere Variante EBIS s – ein Informationssystem für die stationären Einrichtungen der Suchtkrankenhilfe. Es wurde 1994 entwickelt und hieß früher SEDOS. Zur Zeit sind diesem System bundesweit ca. 110 Einrichtungen von verschiedenen Trägern angeschlossen (Adresse → S. 336).

3.2 HORIZONT

HORIZONT ist eine Softwarelösung für den Bereich der Sozialen Arbeit. Die Programmidee entwickelten zwei Mitarbeiter einer Kieler Drogenhilfeeinrichtung Mitte der 90er Jahre. Seit 1997 wird das Dokumentationssystem von der Firma Ohltec vertrieben. Bisher wird es in den Bereichen Wohnungslosenhilfe, Aidshilfe, Betriebssozialarbeit, Frühförderung, Sozialpädiatrie, Behindertenhilfe und Jugendberufshilfe eingesetzt. Am verbreitetsten ist es jedoch in der ambulanten Suchtkrankenhilfe. So wird es in den Bundesländern Schleswig-Holstein, Hessen, Nordrhein-Westfalen und Bremen beinahe flächendeckend genutzt. Teilweise laufen hier auch wissenschaftlich begleitete Modellversuche (RASCHKE et al. 2000).

HORIZONT ist ein Dokumentations- und Verwaltungssystem, das kontinuierlich weiterentwickelt worden ist (von der Version 1.5 zur Version 2.1). Es beinhaltet eine Leistungs- und Verlaufsdokumentation und ermöglicht Abrechnungen und Auswertungen. Eine Besonderheit des Programms ist es, dass biografische Informationen chronologisch erfasst werden können.

Die wichtigsten Bestandteile des Programms sind:

- Stammdatenmaske,
- Biografieziffernkatalog,
- Leistungsziffernkatalog,
- Behandlungsmaske,
- Terminplaner,
- Auswertungsprogramm (Reptil),
- Abrechnungs-Modul (Faktura),
- Hilfeplanung,
- Beurteilungen (Scores).

Das Programm kann darüber hinaus Textverarbeitungs- und Tabellenkalkulationsprogramme einbinden. Seit kurzer Zeit ist es auch möglich, mithilfe des Moduls »Datex« Auswertungsdatenbanken zu erstellen, mit denen selbst definierte Auswertungen möglich sind, die auch für externe wissenschaftliche Auswertungen genutzt werden können (Adresse → S. 336).

3.3   Moonlight

Moonlight ist ein EDV-Programm, das die Arbeit von Mitarbeiterinnen und Mitarbeitern in der Suchthilfe und Aidshilfe unterstützt. Anfang der 90er Jahre wurde es in enger Zusammenarbeit mit einer Hamburger Drogenhilfeeinrichtung von der Firma STONE Datensysteme GmbH konzipiert. Seit 1992 ist Moonlight auf dem Markt und wurde seitdem zu einem umfangreichen Werkzeug weiterentwickelt. Das Programm wird in über 100 Einrichtungen eingesetzt, sowohl im stationären als auch im ambulanten Bereich (Stand März 2001).
Neben den normalen Office-Funktionen wie Textverarbeitung usw. kann mit Moonlight die Betreuung und Begleitung Suchtkranker und Hilfesuchender organisiert werden. Das Softwareprogramm bietet umfangreiche Möglichkeiten für statistische Auswertungen. So kann der Anwender beispielsweise Verläufe von »Suchtkarrieren« im Einzelnen als auch im Gesamten nachzeichnen. Die mit Moonlight erfassten Daten werden neben der internen Statistik auch für flächendeckende Dokumentationen genutzt, z.B. für die Basisdaten-Dokumentation in Hamburg (SCHMID et al. 2000).

Die wichtigsten Funktionen von Moonlight sind:
- Adressenverwaltung,
- Klientendaten und -verwaltung (elektronische Aktenführung),
- Einrichtungsdaten,
- Leistungsabrechnung (ambulant und stationär),
- Behandlungsübersicht,
- Dokumentensystem (z.B. Sozialbericht),
- Terminkalender,
- Mailingsystem (intern, StoneNet und Internet),
- PLZ-System, Landkartenarchiv,
- Kasse, Fakturierung und Schnittstelle zur Finanzbuchhaltung,
- Literatur- und Gesetzestextverwaltung.

Ferner können mit Moonlight Daten anderer Formate (Datenbanken, Textverarbeitung) problemlos im- und exportiert werden (Adresse → S. 336.)

3.4   Patfak-Light

Patfak wird von der Firma Redline Data GmbH vertrieben. Die Softwarelösung wird seit Ende der 80er Jahre in der stationären Suchtkrankenhilfe eingesetzt. Das Programm läuft in über 100 stationären Einrichtungen in ganz Deutschland. Es hat sich im Laufe der Zeit von einem Verwaltungs- und Abrechnungsprogramm zu einem umfassenden Klienten-Informationssystem entwickelt.

Seit 2000 ist auch eine Lösung für ambulante Beratungsstellen auf dem Markt. Dieses Programm ist die sogenannte »Light-Variante«.

Sie umfasst:

- Klientendatenverwaltung,
- Terminverwaltung,
- Dokumentenverwaltung,
- Dokumentationsmodule für den EBIS-Datensatz,
- benutzerdefinierte Fragebögen; Standard-Kataloge können mitgeliefert werden, z.B. der Kerndatensatz, DESTAS,
- Zusatzmodule, z.B. Reha-Entlassungsbericht, Einzelleistungs-Abrechnung.

Das Programm verfügt über Schnittstellen zu MS-Word und Excel. Ebenso können erfasste Daten exportiert werden. Einige zusätzliche Module, z.B. zur Implementierung des DESTAS-Datensatzes oder zum Anfertigen klientenbezogener Notizen, befinden sich in der Entwicklung.

Das Basis-Programm steht als kostenloser Download auf der Internetseite zur Verfügung (Adresse → S. 336).

3.5 SOlogic

SOlogic wird von der Firma ROGLER Softwarelösungen aus Wien vertrieben, die seit 1997 im Bereich Sozialer Dienste arbeitet. Im Jahr 2000 brachte sie das EDV-Programm auf den Markt. Es handelt sich um ein Dokumentations- und Abrechnungssystem für den sozialen Bereich, das derzeit in vier ambulanten Suchtpräventionsstellen in Bayern zum Einsatz kommt.

SOlogic besitzt ein flexibles Konzept: Es kann sowohl im stationären als auch im mobilen und ambulanten Bereich eingesetzt werden. Das Abrechnungswesen, die Diagnostik und der Leistungskatalog sind frei konfigurierbar. Das Programm ist so gestaltet, dass es Qualitätsmanagementkonzepte unterstützen kann.

SOlogic umfasst u.a. die folgenden Leistungsbereiche:

- Stammdaten,
- Behandlungsplan,
- Terminplanung: elektronische Plantafel,
- frei definierbarer Leistungskatalog,
- frei definierbare Diagnostik,
- Abrechnung mit den Leistungsträgern,
- Verwaltung,
- Auswertungen, Berichtswesen, Formulare.

Von jeder Stelle des Programms ist ein direkter Zugriff auf die einzelnen Module möglich. In das Softwareprogramm ist darüber hinaus MS-Office integriert (Adresse → S. 336).

4   **Auswertung**

Mit der Einführung und Ausbreitung der EDV-gestützten Dokumentation haben sich die Möglichkeiten statistischer und wissenschaftlicher Auswertungen verbessert. In der bundesdeutschen Sucht- und Drogenhilfe gibt es eine Diskussion darüber, was in welcher Form von wem ausgewertet werden soll. Dabei sind die verschiedenen »Nachfrager« von Auswertungen auseinander zu halten: Das können die Einrichtungen selbst oder ihre Trägerverbände sein, die für ihr internes Qualitätsmanagement Informationen zu bestimmten Kennziffern benötigen. Das können aber auch die Kostenträger sein, die Leistungsnachweise fordern. Ferner kommt es vor, dass epidemiologische Basisinformationen für das Land, den Bund oder die EBDD erfasst werden sollen. Da also die beteiligten Akteure unterschiedliche Daten nachfragen, sollte nicht abstrakt über Dokumentationssysteme, ihre Kataloge und Module diskutiert werden, sondern immer die Frage im Vordergrund stehen, welche Softwarelösung und welche Erfassungskategorien benötigt werden, um diese oder jene Auswertung vornehmen zu können.

Beispielsweise macht es einen Unterschied, ob mit einem Dokumentationssystem der übersichtliche bundesdeutsche Kerndatensatz (DHS 2000) bzw. der etwas umfangreichere EBIS-Datensatz (s. oben) abgebildet werden kann oder ob komplexe Auswertungen hinsichtlich Klientendaten, Behandlungsverläufen oder erbrachten Leistungen vorgenommen werden sollen (RASCHKE et al. 2000). Es muss nicht immer die technisch anspruchsvollste EDV-Lösung sein, wenn eine Einrichtung nur begrenzte Auswertungswünsche hat. Gleichzeitig sollte allerdings bedacht werden, dass mögliche Erkenntnischancen verspielt werden, wenn sich Dokumentation und Auswertung nur auf das Nötigste beschränken.

Eine Teilmenge des Deutschen Kerndatensatzes (KDS) ist Grundlage der Aggregatdaten, welche die Deutsche Referenzstelle für die Europäische Beobachtungsstelle (DBDD) sammelt und an die EBDD für den Europäischen Kerndatensatz weitergibt (»Treatment Demand Indicator«). Dieser deutsche Datensatz wurde bislang vorwiegend aus den EBIS-Auswertungen gezogen.

Die auf dem Markt erhältlichen Dokumentationssysteme können in der Regel die Erfassungskategorien des deutschen Kerndatensatz abbilden. Bislang wurden für nationale Statistiken vor allem Daten verwendet, die mit dem EBIS-Auswertungssystem erfasst worden sind (→ S. 330).[1] In Zukunft sollen aber auch verstärkt die Daten von Einrichtungen, die mit anderen Dokumentationssystemen wie HORIZONT oder Patfak arbeiten, mit einfließen. Zu diesem Thema gibt es Gespräche zwischen dem Bund und den Ländern, die das

---

[1]   Der EBIS-Datensatz und der bundesdeutsche Kerndatensatz sind nicht hundertprozentig identisch. Der EBIS-Datensatz umfasst zusätzliche Variablen.

Ziel haben, die Beteiligung der Einrichtungen zu erhöhen und auf eine kontinuierliche Grundlage zu stellen, um eine fundierte nationale Suchthilfestatistik führen und gegenüber der europäischen Ebene ein möglichst vollständiges Bild der deutschen Situation zeichnen zu können.

Neben dem EBIS-Datensatz gibt es auch noch den DESTAS-Datensatz, der
ebenfalls die Kategorien des Kerndatensatzes enthält. Er wird in etwa 100
Einrichtungen mithilfe von HORIZONT erfasst. Er ist für die alltägliche Arbeit
der Anwender gedacht und wird meistens von den Einrichtungen selbst ausgewertet. Eine zentrale Auswertung ist möglich, wird aber meistens nicht
wahrgenommen.

Die Diskussion um Dokumentation und Auswertung sollte nicht auf den Kerndatensatz verengt werden, weil es sich bei ihm um einen Katalog mit einer
begrenzten Anzahl von Variablen handelt. Viele Auswertungen, die eine hohe
Praxisrelevanz besitzen, sind aber nur möglich, wenn umfangreichere Informationen zu den KlientInnen, erbrachten Tätigkeiten und Behandlungsverläufen erfasst werden, möglichst in chronologischer Form. Das betrifft beispielsweise Analysen zum Inanspruchnahmeverhalten der Klientel. Diesen
Sachverhalt verdeutlicht die folgende Tabelle, die die wissenschaftlichen Auswertungsmöglichkeiten des deutschen Kerndatensatzes im Vergleich zum
schleswig-holsteinischen HORIZONT-Katalog demonstriert.

**Auswertungsmöglichkeiten von »Kerndatensatz«
und »Katalog Schleswig-Holstein« im Vergleich**

	Kerndatensatz	Katalog
Beschreibung Klientel	Ja	Ja, umfassender
Beschreibung Tätigkeiten	Stark eingeschränkt	Ja
Analysen Inanspruchnahme	Nein	Ja
Wirkungsanalysen	Nein	Ja
Interventionsanalysen	Nein	Ja
Verlaufsanalysen	Stark eingeschränkt	Ja
Netzwerkanalysen	Eingeschränkt	Ja

Prinzipiell sollte bei allen statistischen Auswertungen EDV-erfasster Daten
von dem Verständnis ausgegangen werden, dass solche Analysen und Interpretationen nicht fertige oder gar endgültige Antworten liefern können. Sie
können aber wichtige Hinweise geben, um in fundierter Weise über die eigene Klientel und Tätigkeit, einrichtungsbezogene Konzepte oder die landespo-
litische Politikgestaltung reflektieren zu können. Diese Hinweise können
dann gegebenenfalls durch weitere Informationen und Untersuchungen vertieft werden.

Adressen

■ EBIS
c/o Institut für Therapieforschung
Herr Michael Strobl
Parzivalstraße 25
80804 München
☎ (0 89) 36 08 04–65
ebis@ift.de
http://www.ebis-ift.de

■ Ohltec AG
Preußerstraße 1–9
24105 Kiel
☎ (04 31) 7 75 55 00
horizont@ohltec.de
http://www.sozialinformatik.de

■ Redline Data GmbH
Plöner Str. 57
23623 Ahrensbök
☎ (0 45 25) 4 97 00
Info@redline-data.de
http://www.redline-data.de

■ ROGLER Softwarelösungen & Beratung OEG
Chorherrenplatz 5
A-2103 Langenzersdorf bei Wien
Österreich
☎ +43 (0)2244 26 33–0
rogler@rogler.at
http://www.rogler.at

■ STONE Datensysteme GmbH
Hanshäger Str. 1a Haus 18
18374 Ostseebad Zingst
☎ (038232) 1 67 00
stone@stonedata.de
http://www.stonedata.de

Literatur

DHS – Deutsche Hauptstelle gegen die Suchtgefahren (2000): Deutscher Kerndatensatz zur Dokumentation im Bereich der Suchtkrankenhilfe. Definitionen und Erläuterungen zum Gebrauch. Hamm.
Raschke, P./Kalke, J./Degkwitz, P. (2000): Moderne Dokumentation in der ambulanten Suchtkrankenhilfe. Kiel.
Schmid, M.,/Simmedinger, R./Vogt, I. (2000): Ambulante Suchthilfe in Hamburg. Statusbericht 1999 zur Hamburger Basisdatendokumentation im ambulanten Suchthilfesystem. Frankfurt am Main.
Türk, D./Welsch, K. (2000): EBIS-Jahresstatistik 1999 der ambulanten Beratungs- und Behandlungsstellen für Suchtkranke in Deutschland. In: Sucht. 46. Jg. Sonderheft 1/2000, S. 7–52.

III   **Motivierende Beratung (Motivational Interviewing)**
Von Irmgard Vogt, Martin Schmid

Das Konzept von »Motivational Interviewing« (Motivierende Beratung, Motivierende Gesprächsführung) wurde von William R. Miller und Stephan Rollnick in den 80er Jahren zunächst für die Behandlung von Alkoholabhängigen entwickelt und erfolgreich eingesetzt (MILLER/ROLLNICK 1991, 1999).

Wie sich schnell zeigte, eignet sich dieser Beratungsansatz auch bei Problemen mit anderen Drogen sowie bei Menschen mit ganz anderen gesundheitlichen Beschwerden wie etwa Diabetes. In Deutschland wurde das Konzept zunächst ebenfalls in der Behandlung von Alkoholabhängigen erprobt (JOHN 1989; JOHN et al. 1994). Darüber hinaus findet es langsam Eingang in den gesamten Bereich der Drogenhilfe. Zurzeit wird die Motivierende Beratung im Modellversuch zur heroingestützten Behandlung Opiatabhängiger angewandt und auf ihre Wirksamkeit als Interventionsmethode untersucht.

1 Theoretischer Hintergrund

Das Konzept der Motivierenden Beratung beschreibt einerseits eine therapeutisch-beraterische Grundhaltung, in deren Mittelpunkt die Empathie mit der Klientel steht. Sehr verkürzt gesagt geht es darum, auf der Grundlage einer helfenden Beziehung zwischen den Beratenden und der Klientel deren Erwartung an die eigene Selbstwirksamkeit zu stärken und darüber hinaus ihre Motivation zur Verhaltensveränderung zu fördern. Dazu dient ein Set an Methoden und Techniken für die Gesprächsführung, mit denen entsprechende Effekte erzielt werden sollen.

Bei der Entwicklung des Motivational Interviewings lassen sich drei Quellen unterscheiden. Zum einen basiert das Konzept von MILLER/ROLLNICK (1991) auf Positionen der humanistischen Psychologie mit ihrem Modell der therapeutisch-beraterischen Beziehung (vgl. ROGERS 1973; SACHSE 1999). Im Unterschied zur klassischen Gesprächspsychotherapie ist das Motivational Interviewing aber aktiver und direktiver angelegt. Es nimmt damit, zweitens, Ansätze der kognitiven Verhaltenstherapie auf, die im Beratungsprozess umgesetzt werden (vgl. BECK et al. 1997). Und zum dritten greift es auf neuere theoretische Ansätze der Mitarbeits- und Veränderungsmotivation auf (PETRY 1993; PROCHASKA/DICLEMENTE 1984; KELLER et al. 1999).

Der Begriff der Motivation hat in der Drogenhilfe eine wechselhafte Entwicklung erlebt. Wohl hat man frühzeitig die Bedeutung von Motivation für erfolgreiche Veränderungsprozesse erkannt, daraus aber für die Beratung und Behandlung wenig hilfreiche Konsequenzen abgeleitet. Prägend für die deutsche Diskussion war das Krankheitsmodell der Anonymen Alkoholiker, das postuliert, dass Motivation zur Verhaltensänderung am Tiefpunkt einer persönlichen Suchtkarriere entsteht, wenn der Leidensdruck also am höchsten ist. In enger Auslegung des Modells folgerte man, dass Behandlungsbemühungen erst dann fruchten, wenn dieser Zustand erreicht ist – und verweigerte vor allem Drogenabhängigen frühzeitig einsetzende Interventionen. In loser Anlehnung an psychoanalytische Vorstellungen interpretierte man weiterhin fehlende Motivation als Ausdruck von Widerstand oder von einer Persönlichkeitsstörung – und schloss daraus, dass der Widerstand mit massiven Eingriffen zu brechen, die »Suchtpersönlichkeit« zu zerstören sei. Vor diesem Hintergrund entwickelten sich die grob gestricken und zum Teil geradezu zynisch anmutenden Behandlungsverfahren in den Anfangsjahren der Drogenhilfe mit ihren oft menschenverachtenden Initiationsriten und Konfrontationstechniken.

Ein ganz anderes Verständnis von Motivation entwickelten PROCHASKA/DICLEMENTE (1984) mit ihrem transtheoretischen Stadienmodell, mit dem sie zunächst Veränderungsprozesse beschrieben haben. In weiteren Studien wurde das Modell empirisch überprüft, wobei die Ergebnisse nicht durchweg überzeugend sind (HEIDENREICH/HOYER 1999).

Von zentraler Bedeutung für das Modell von Prochaska und DiClemente ist die Vorstellung, dass bei der Veränderung z.B. von problematischem Verhalten typischerweise verschiedene Stadien der Motivation durchlaufen werden. Am Anfang steht dabei das Stadium der Absichtslosigkeit (precontemplation), an das sich das Stadium der Absichtsbildung oder Nachdenklichkeit (contemplation) anschließt. Hierauf folgt das Vorbereitungsstadium (preparation). Im Handlungsstadium schließlich stehen konkrete Maßnahmen zur Problemüberwindung im Mittelpunkt. Das Stadium der Aufrechterhaltung (maintenance) dient der Stabilisierung der erreichten Fortschritte. Rückfälle in die alten Verhaltensweisen werden nicht als Beendigung des Veränderungsprozesses begriffen, sondern als weiteres Stadium, sodass sich insgesamt ein spiralförmiges Modell ergibt.

Motivation wird demnach nicht als eine Eigenschaft begriffen, die Abhängige haben oder nicht haben, sondern als komplexer Prozess, in dem Ressourcen freigesetzt werden. Je nach dem Stadium, in dem sich ein Klient befindet, sind mehr oder weniger Ressourcen vorhanden, die Veränderungen erleichtern und damit wahrscheinlicher machen bzw. – wenn Ressourcen fehlen – erschweren. Der Ansatz basiert darauf, dass ambivalente Einstellungen zu Drogenkonsum und problematischen Lebensweisen ernst genommen und in den Prozess der Motivierenden Beratung einbezogen werden. Zu den Aufgaben der Beratenden gehört es also, angemessen auf diese Ambivalenzen zu reagieren, die Motivation zur Verhaltensänderung zu stärken und den Übergang in weiterführende Stadien zu unterstützen.

Voraussetzung dafür ist der Aufbau einer warmen, stabilen, tragfähigen, kurz einer professionellen Beziehung zwischen Beratenden und ihren Klientinnen und Klienten, die geprägt ist vom Respekt vor der anderen Person und ihrer Lebensweise, von Empathie und Akzeptanz, wie von ROGERS (1973) beschrieben. Zur Professionalität gehören neben Zuwendung und Wärme auch Abgrenzung und Distanz, insbesondere im Hinblick auf Werte und Normen und den damit verknüpften Lebensweisen. Je nach Situation kann es sinnvoll sein, die Differenzen zwischen unterschiedlichen Wertvorstellungen und Lebensweisen herauszuarbeiten, jedoch auf der Basis von Respekt und Empathie.

Von der kognitiven Verhaltenstherapie übernehmen Miller und Rollnick zentrale Elemente, die sich auf die Selbstwahrnehmung der Klientel sowie auf deren Zukunftvorstellungen beziehen (BECK et al. 1997). Ziel ist es, die gedanklichen Muster der Klientinnen und Klienten so zu verändern, dass sie sich Veränderungen nicht nur passiv wünschen, sondern aktiv suchen. Dazu dienen u.a. Interventionen, mit denen Ambivalenzen verstärkt werden, womit der psychische Druck auf Veränderung zunimmt. Zugleich geht es darum, den Glauben an die Fähigkeit zur Veränderung aufzubauen und aufrechtzuerhalten, den gerade Substanzabhängige im Verlauf ihrer Karriere verlieren. Klientinnen und Klienten sind in diesem Prozess aktive Partner der Beratenden; sie verbindet eine gemeinsame Aufgabe, die sie in der Interaktion miteinander bzw. unter Einbeziehung Dritter bearbeiten bzw. lösen.

2   Praxis der Motiverenden Beratung

Um diese theoretischen Überlegungen in Handlungsanleitungen für die Beratungspraxis in der Drogen- und Suchthilfe überzuleiten, haben Miller/ Rollnick fünf Grundprinzipien der Motivierenden Beratung herausgearbeitet.

■ Ausdrücken von Empathie und Akzeptanz
Damit wird die Stärkung des Selbstwertgefühls und der Selbstachtung angestrebt. Eine empathische, respektvolle und akzeptierende Grundhaltung der Beratenden und ein positives Selbstwertgefühl der Klientinnen und Klienten sind entscheidende Wirkungsfaktoren für Veränderungsprozesse. Wichtig hierzu sind für die Beraterinnen und Berater aktives Zuhören und Verständnis für die subjektiven Sichtweisen der Klientinnen und Klienten. Zum aktiven Zuhören gehören aufmerksames Hören und Rückspiegeln des Verstandenden mit den Worten der Beratenden bzw. Zusammenfassungen des Gehörten. Empathie, Akzeptanz und aktives Zuhören kann erlernt werden und gehört zu den Schlüsselkompetenzen für Motivierende Beratung. Zu den Techniken des aktiven Zuhörens gehört z.B. das Stellen von offenen Fragen.

■ Entwickeln von Diskrepanzen
Motivation zur Verhaltensänderung entsteht, wenn Diskrepanzen zwischen dem tatsächlichen aktuellen Lebensstil und den erwünschten Lebensweisen wahrgenommen werden. Ziel der Motivierenden Gesprächsführung ist es, solche Diskrepanzen erkennbar zu machen und für den Beratungsprozess zu nutzen. Die Technik der Kosten-Nutzen-Waage ermöglicht z.B. eine individuelle Abwägung bei solchen Widersprüchen und ambivalenten Einstellungen. Wichtig ist, dass sich die Diskrepanzen aus den Werten und Zielen des jeweiligen Klienten ergeben und diese selbst aus den Widersprüchen zwischen Zielen und Realität die Argumente für Verhaltensänderungen ableiten. Die Gründe für Verhaltensänderungen sollten von denen, die sich ändern wollen, selbst benannt werden.

■ Vermeiden von Konfrontationen mit Beweisführungen
Vermieden werden sollen Gesprächssituationen, in denen die Beratenden für Verhaltensänderung und die Klientinnen und Klienten dagegen argumentieren. Je nachhaltiger die Beratenden die Notwendigkeit von Veränderungen

beweisen, umso mehr drängen sie die Klientinnen und Klienten in die Gegenposition. Solche Beweisführungen sollen unterbleiben, da sie sich kontraproduktiv auf die Entwicklung von Motivation auswirken. Dies gilt auch für Etikettierungen und andere Zuschreibungen wie »abhängig«, »süchtig« oder »krank«. Die Klientinnen und Klienten sollen durchaus zu einer realistischen Selbstwahrnehmung bewegt werden, nicht aber um den Preis aufgezwungener Zuschreibungen. Dies wäre vor allem dann unerwünscht, wenn dadurch das Vertrauen in die eigene Fähigkeit, sich zu verändern, sinkt.

■ Der Umgang mit Widerstand
In der Motivierenden Beratung wird Widerstand nicht als Problem der Klientel, sondern eher als Herausforderung an die Beratenden verstanden. Aufgabe der Beratenden ist es, andere Ideen zu entwickeln statt auf Beweisführung zu setzen und Recht behalten zu wollen. Klientinnen und Klienten sind keine Gegner, die besiegt werden müssen, sondern zu respektierende Individuen mit ihren eigenen, oft ambivalenten Sichtweisen. Oft hilft es, die Perspektive zu wechseln, eine neue Sichtweise zu suchen, in die Reflexionen kleine Verschiebungen einzubauen oder mit der Methode des Reframings neue Deutungen anzubieten. Letztlich müssen die Ratsuchenden selbst die Gründe für Veränderungen finden. Durch einen spielerischen Umgang mit Widerstand können ihnen die Beratenden hierzu immer wieder neue Angebote machen.

■ Förderung der Selbstwirksamkeit
Auch wenn der Begriff »Selbstwirksamkeit« in der Praxis eher sperrig klingt, so ist doch in der Therapieforschung seit langem bekannt, dass positive Selbstwirksamkeit und positive Selbstwirksamkeitserwartung – also der Glaube an die eigene Fähigkeit zur Veränderung – von entscheidender Bedeutung für die Entwicklung der Motivation und das Ergebnis von Veränderungsprozessen sind. Wer nicht daran glaubt, sich verändern zu können, der wird wenig motiviert sein, es zu probieren und hat tatsächlich auch geringe Chancen, seine Lebensweise entscheidend zu ändern. Aufgabe der Beratenden ist deshalb die Stärkung von Selbstwirksamkeit und Selbstwirksamkeitserwartung. Dazu müssen sie zunächst einmal selbst an die Möglichkeit von Verhaltenänderungen glauben. Drogenberater, die sich Veränderungen bei »ihrer« Klientel kaum mehr vorstellen können, geraten hier leicht in die Situation, die Selbstwirksamkeit ihrer Klienten sogar noch zu vermindern.

In methodischer Hinsicht weist die Motivierende Beratung mehrere Gemeinsamkeiten mit modernen Formen der Kurzintervention auf, die insbesondere in den USA in den letzten Jahren erprobt wurden. All diesen Ansätzen gemeinsam ist die Anlehnung an den FRAMES-Ansatz. In dem FRAMES-Akronym sind – in englischer Sprache – wichtige Elemente zusammengefasst. Dabei geht es zunächst um ein persönliches Feedback, das in nichtkonfrontierender, konstruktiver Art stattfinden soll. Die Verantwortung (Responsibility) bleibt während des ganzen Beratungsprozesses bei den Klientinnen und Klienten. Die positiven Effekte von Kurzinterventionen mit Ratschlägen (Advice) wurden in den USA in mehren Studien nachgewiesen. Dabei kommt es wiederum darauf an, wie die Ratschläge gegeben werden: Es macht einen Unterschied, ob die Beraterinnen und Berater einen Rat anbieten oder ob sie ihn aufzwingen. Auch hier gilt es, den Klientinnen und Klienten den aktiveren Part zuzugestehen. Deshalb ist es auch sehr wichtig, Wahlmöglichkeiten für selbstbestimmte Veränderungsoptionen anzubieten (Menues of self-directed change options). Solche Wahlmöglichkeiten verringern Beratungsabbrüche und Widerstand und erhöhen die Wirksamkeit der Beratung. Wer sich bewusst für eine Veränderungsoption entschieden hat, für den ist diese Option auch viel verpflichtender. Hinzu kommen wiederum ein empathischer Beratungsstil (Empathic counseling) und Selbstwirksamkeit (Self-efficacy).

Je nach individuellem Stadium der Motivation sollen die Beraterinnen und Berater die jeweils passenden Gesprächstechniken auswählen. Dabei ist zu berücksichtigen, dass nicht alle Klientinnen und Klienten die einzelnen Stadien nach demselben Schema und mit derselben Geschwindigkeit durchlaufen, sondern vielmehr individuelle Pfade mit Vor- und Rückwärtsbewegungen durch das Stadienmodell wählen. Von den Beraterinnen und Beratern wird deshalb eine flexible, an der jeweiligen Situation der Klientinnen und Klienten orientierte Vorgehensweise erwartet.

3   Bisherige Erfahrungen

In den USA ist das Motivational Interviewing inzwischen zu einer Standardberatungsmethode bei Menschen mit Alkohol- und Drogenproblemen geworden. Motivierende Beratung wurde und wird dort als Kurzintervention und im Rahmen von längeren Beratungsprozessen allein oder in Kombination mit anderen Methoden eingesetzt. Inzwischen liegen methodisch anspruchsvolle Studien mit Kontrollgruppenvergleichen vor, die die Wirksamkeit dieses Ansatzes belegen. So konnte etwa im Rahmen des aufwendigen Match-Projektes gezeigt werden, dass zur Reduktion des Alkoholkonsums – bei zufälliger Verteilung der Studienteilnehmerinnen und -teilnehmer auf die einzelnen Behandlungsformen – wenige Sitzungen mit Motivierender Beratung ebenso erfolgreich waren wie aufwendige verhaltenstherapeutische Programme und die Teilnahme am Zwölf-Schritte-Programm der AA-Gruppen (PROJECT MATCH RESEARCH GROUP 1998). Umstritten ist derzeit allerdings noch die empirische Relevanz des auf Prochaska und DiClemente zurückgehenden Stadienmodells der Motivation (vgl. SUTTON 2001).

In Deutschland wurde die Motivierende Beratung zunächst zögerlich aufgenommen. Schließlich passte sie weder zum Beratungsstil der 70er und 80er Jahre noch zum Glauben an die Notwendigkeit sehr langer (und möglichst stationärer) Behandlungen. Aber auch die in den 90er Jahren entstehende Akzeptierende Drogenhilfe, die unter Drogenabhängigkeit teilweise nur einen alternativen Lebensstil verstand, konnte zunächst wenig mit den direktiven und auf Verhaltensänderung insistierenden Elementen der Motivierenden Beratung anfangen.

Die ersten größeren Erfahrungen mit der Motivierenden Beratung wurden in Deutschland bei der Beratung von Krankenhauspatienten mit Alkoholproblemen gesammelt (JOHN et al. 1996; JOHN et al. 2000). Inzwischen ist auch bei illegalen Drogen das Interesse an diesem Ansatz stark angestiegen. Im Rahmen der Vorbereitung des Modellprojekts zur heroingestützten Behandlung Opiatabhängiger wurde ein Ansatz entwickelt, der Case Management mit integrierter Motivierender Beratung kombiniert (SCHMID/VOGT 2001). Zum Design dieser Studie gehört neben einem Vergleich der Methadonsubstitution mit der Heroinverschreibung auch ein Vergleich der psychosozialen Begleitung in Form des Case Managements mit integrierter Motivierender Beratung mit einem anderen psychosozialen Ansatz (übliche Drogenberatung in Kombination mit Psychoedukationsgruppen; vgl. http://www.heroinstudie.de).

4   Chancen und Grenzen

Eine Stärke der Motivierenden Beratung liegt darin, dass sie mit anderen Methoden kombiniert werden und in unterschiedlichen Settings und Variationen angeboten werden kann. Motivierende Beratung scheint geeignet zu sein, um Kontakt mit neuen Klientinnen und Klienten aufzunehmen und diese gegebenenfalls an weiterführende Hilfen zu vermitteln. Wie auch die deutschen Erfahrungen aus dem Allgemeinkrankenhaus zeigen, passt Motivierende Beratung in sekundärpräventive Konzepte der Beratung für Menschen in frühen Stadien mit Alkohol- oder anderen Drogenproblemen. Im Modellversuch zur heroingestützten Behandlung wird hingegen versucht, diesen Ansatz gerade für Menschen mit eher langen Suchtkarrieren nutzbar zu machen. Bei Menschen mit vielfältigen Problemen und Schädigungen auf mehreren Dimensionen und langjährigen Abhängigkeiten mag die Wirkung eines primär auf Motivation und Selbstwirksamkeit zielenden Ansatzes beschränkt sein. Wenn sich aber die Kombination aus Case Management und Motivierender Beratung als effektiv erweist, dann wäre dieser Ansatz für weite Teile der Drogen- und Suchtkrankenhilfe ein attraktives Angebot.

5   Weitere Informationen

Zur vertiefenden Beschäftigung mit der Motivierenden Beratung bzw. dem Motivational Interviewing empfiehlt sich zunächst das Buch von MILLER/ROLLNICK (im Original 1991, deutsch 1999). In englischer Sprache liegen auch erste Manuale vor (MILLER et al. 1995, MILLER 1999). Für die Entwicklung in Deutschland vgl. JOHN et al. (2000) und SCHMID/VOGT (2001). Weitere Literaturhinweise und Informationen im Internet siehe unten.

Literatur/Websites

Beck, A.T./Wright, F.D./Newman, C.F./Liese, B.S. (1997): Kognitive Therapie der Sucht. Weinheim, Beltz.

Heidenreich, T./Hoyer, J. (1999): Studien der Veränderung in der Psychotherapie. Modelle, Perspektiven, Kritik. In: Verhaltenstherapie und Psychosoziale Praxis 30, S. 381–402.

John, U. (1989): Kognitive Bedingungen des Wandels zur Abstinenz bei Alkoholabhängigen. In: H. Watzl/R. Cohen (Hrsg.): Rückfall und Rückfallprophylaxe. Berlin, Springer.

John, U./Veltrup, C./Driessen, M. (1994): Sekundärprävention der Alkoholabhängigkeit: Motivationsarbeit. In: Zeitschrift für Präventivmedizin und Gesundheitsförderung 6, S. 103–107.

John, U./Hapke, U./Rumpf, H.J. et al. (1996): Prävalenz und Sekundärprävention von Alkoholmißbrauch und -abhängigkeit in der medizinischen Versorgung. Band 71 der Schriftenreihe des Bundesministeriums für Gesundheit. Baden-Baden, Nomos.

John, U./Veltrup, C./Driessen, M. et al. (2000): Motivationsarbeit mit Abhängigen. Freiburg, Lambertus.

Keller, S./Velicer, W.F./Prochaska, J.O. (1999): Das Transtheoretische Modell – Eine Übersicht. In: S. Keller (Hrsg.): Motivation zur Verhaltensänderung. Das Transtheoretische Modell in Forschung und Praxis. Freiburg, Lambertus.

Miller, W.R. (1999): Enhancing Motivation for Change in Substance Abuse Treatment. Treatment Improvement Protocol (TIP) Series 35. Center for Substance Abuse Treatment, Rockville, DHHS Publication.

Miller, W.R./Rollnick, S. (1991): Motivational Interviewing. Preparing People to Change Addictive Behavior. New York, London, The Guilford Press.

Miller, W.R./Rollnick, S. (1999): Motivierende Gesprächsführung. Ein Konzept zur Beratung von Menschen mit Suchtproblemen. Freiburg, Lambertus.

Miller, W.R./Zweben, A./DiClemente, C.C./Rychtarik, R.G. (1995): Motivational Enhancement Therapy Manual: A Clinical Research Guide for Therapists Treating Inidviduals With Alcohol Abuse and Dependence. Project MATCH Monograph Series, Vol. 2. NIH Pub. No. 94-3723. Rockville, MD, National Institute on Alcohol Abuse and Alcoholism.

Petry, J. (1993): Behandlungsmotivation. Weinheim, Beltz.

Prochaska, J.O./DiClemente, C.C. (1984): The transtheoretical approach: Crossing traditional boundaries of change. Homewood, IL, Dorsey Press.

Project MATCH Research Group (1998): Matching alcoholism treatments to client heterogeneity: Project MATCH three-year drinking outcomes. Alcoholism: Clinical and Experimental Research 22, S. 1300–1311.

Rogers, C.R. (1973): Die klientenzentrierte Gesprächstherapie. München, Kindler.

Sachse, R. (1999): Lehrbuch der Gesprächspsychotherapie. Göttingen, Hogrefe.

Schmid, M./Vogt, I. (2001): Case Management und motivierende Beratung. In: Suchttherapie 2, S. 73–79.

Sutton, S. (2001): Back to the drawing board? A review of applications of the transtheoretical model to substance use. In: Addiction 96, S. 175–186.

http://casaa.unm.edu
Center on Alcoholism, Substance Abuse and Addiction (CASAA) der Universität von New Mexico: Literaturhinweise, aktuelle Informationen und (englischsprachige) Instrumente.
http://www.motivationalinterview.org
Weiteres Material und viele Links.

IV Streetwork
Von Werner Steffan, Marco Stürmer

1 Begriffliche Vorklärungen

Die inhaltliche Charakterisierung von Streetwork gelingt nur scheinbar mühelos; schnell verschwimmt die klare Perspektive beim Blick auf die in der Praxis verbreiteten Selbstbezeichnungen oder in der Wissenschaft gebrauchten Termini: Neben dem anglo-amerikanischen Original und seiner Eindeutschung in »Straßensozialarbeit« konkurrieren eine Vielzahl äquivalenter, aber zum Teil auch bedeutungsdifferenter Bezeichnungen wie etwa »aufsuchende Sozialarbeit«, »mobile Beratung«, »Szenearbeit«, »Partyarbeit«, »Milieuarbeit«, »nachgehende Sozialarbeit«, »hinausreichende Drogenarbeit« oder »Outreach Work«. Diese begriffliche Vielfalt mit immanenter Tendenz zum »Wirrwarr« mag als ein Indiz für die nach wie vor eher randständige fachliche Profilierung dieses Arbeitsfeldes gelten. Kaum praxistaugliche Klarheit kann in diesem Zusammenhang der vom European Monitoring Center for Drugs and Drug Addiction (EMCDDA 1999/2000) in jüngster Zeit auf europäischer Ebene unternommene Versuch bringen, übergreifende »linguistische Äquivalente« zu etablieren. Nach dem EMCDDA-Verständnis umfasst »Outreach Work« alle nicht in der originären Einrichtung lokalisierten Tätigkeiten – neben den Aktivitäten in den »natürlichen« angestammten lebensweltlichen Milieus also ferner das hinausreichende Agieren in Schulen, Krankenhäusern, Jugendhilfeeinrichtungen, Psychiatrien, Entzugsstationen usw. Wegen der demnach weiterhin diffusen terminologischen Basis stützen wir uns auf das in der Praxis nach wie vor dominante Wortetikett, nämlich »Streetwork«.

2 Entwicklungslinien

Wenngleich in der Wahrnehmung mancher PraktikerInnen und AutorInnen die historische Perspektive sehr kurz gerät, indem sie die wesentlichen Entwicklungsschwerpunkte von »mobilen aufsuchenden Service- und Hilfsangeboten« in die Dekade zwischen 1990 und 2000 verorten (vgl. etwa

LEICHT 1999, S. 169), hat Streetwork im drogenkonsumorientierten Milieu eine weitaus längere Tradition. Als Initialphase sind zweifellos die Jahre zwischen 1970 und 1980 anzusehen. Inspiriert durch angloamerikanische und skandinavische Pionierprojekte entfalten innovationsorientierte PraktikerInnen in einigen bundesdeutschen Städten (z.B. Hamburg, Berlin) erste nachhaltige und erfolgreiche Initiativen zur Arbeit in Szenemilieus. Mit Verweis auf die besondere Entwicklungsdynamik dieser Dekade lassen sich die 80er Jahre als Kampf- und Durchsetzungsphase bezeichnen. Praktisches Agieren in dieser Zeit findet in einem ausgesprochen fachlichen und drogenpolitischen Spannungsfeld statt, vehemente Auseinandersetzungen an vielen »Fronten« zermürben manche KollegInnen. Rückblickend betrachtet haben diese jedoch zur akzeptanzorientierten Wende der 90er Jahre beigetragen, durchgesetzt wurde die fachliche Anerkennung lebensweltnaher aufsuchender Praxis nicht zuletzt auch vor der damals weit verbreiteten Einsicht in die mangelnde Akzeptanz von ambulanten Drogenhilfeeinrichtungen in der Szene. Während einige der kontrovers diskutierten Themen wie etwa die Auseinandersetzung mit den Folgen der BtMG-Novellierung (z.B. Therapie-statt-Strafe-Regelungen bzw. Kronzeugenparagraf) oder der Streit um die »Therapeutisierung« ambulanter Drogenarbeit weitestgehend aus dem fachlichen Blickfeld verschwanden, sind viele der damals gegen den Widerstand von leidensdruckfixierten ExpertInnen, von Fachverbänden und auch von Arbeitgebern/Trägern erhobenen Forderungen heute als fachliche Standards ambulanter Drogenarbeit anerkannt (wie z.B. Harm Reduction in Form von Spritzenvergabe, Basisversorgung, niedrigschwelliger Entzug, Substitution usw.).

Mit der durch die AIDS-Problematik bedingten breiten Modellförderung lebensweltnaher Handlungskonzepte u.a. in den Bundesmodellprogrammen »AIDS und Streetwork« (vgl. AUFSUCHENDE SOZIALARBEIT 1994) und »Aufsuchende Sozialarbeit für langjährig Drogenabhängige« (vgl. MODELLPROGRAMM 1993) liegt es nahe, von den frühen 90er Jahren als der Phase der Etablierung zu sprechen. Ambivalente Tendenzen offenbaren sich seit Mitte der 90er Jahre: Mit auslaufenden Modellförderungen versiegen innovative Praxisimpulse, manche Projekte sind mit finanziellen Existenzkrisen konfrontiert. Diese Friktionen dauern bis heute an.

Zeitgleich deuten einige Tendenzen auf eine Neuorientierung hin: Angesichts des mit der akzeptanzorientierten Wende verbundenen Ausbaus niedrigschwelliger Einrichtungen stellt sich die Aufgabe, veränderte inhaltliche Profile sowie darauf basierende Arbeitsweisen zu entwickeln. Die Kernfrage lautet: Worin besteht das besondere Leistungsspektrum von Streetwork in einem Drogenhilfesystem, das – anders als zu früheren Zeiten – vielfältigste niedrigschwellige Kontakt- und Unterstützungsangebote bietet? Oder plakativer: Müssen sich DrogenarbeiterInnen denn überhaupt noch in die Szene aufmachen, wenn diese sich in einem Kontaktladen oder in dessen Umfeld lokalisiert bzw. die UserInnen über Substitution oder gar Heroinvergabe in dauerndem Kontakt mit dem Hilfesystem stehen? Denkbare, sinnvolle und notwendige Entwicklungspfade schlägt die Praxis derzeit in mehrfacher Richtung ein (vgl. vertiefend → S. 349):

■ Mit spezifischen lebensweltverankerten Strategien reagiert die Drogenarbeit mancherorts auf das Entstehen von »neuen« Drogenkonsummilieus (wie z.B. die »Partyszene« oder die »Aussiedlerszene«).

■ Den Einbezug lebensweltlicher Kommunikationsnetze und Stützungssysteme versuchen PraktikerInnen durch peerorientierte Ansätze auszubauen.

■ Einen besonderen Handlungsbedarf sehen Praxis und Wissenschaft in der sekundären Prävention. Frühzeitigem Kontaktieren, Begleiten und »Beeinflussen« von Personen und Gruppen mit problematischen Konsumtendenzen in deren alltäglichem Lebenskontext wird ein zukunftsträchtiger Stellenwert zugeschrieben.

3 Arbeitsbereich und Handlungsprofil

3.1 Orte

StreetworkerInnen richten ihre örtliche Präsenz nach den präferierten Aufenthaltsorten ihrer Zielgruppen. Von daher variiert die lokale Verortung mit den jeweils anvisierten Zielgruppenmilieus (wie z.B. offene Opiat-/Multikonsumszenen an (stadtteil-)zentralen Stellen in Großstädten, nur Insidern bekannte Kneipen und Treffpunkte in ländlichen Regionen, Wohnungen von HeroinkonsumentInnen, von MigrantInnen frequentierte Spielhallen und Cafes, bei Jugendlichen beliebte Technoclubs/Raves usw.).
Ausgehend von dem wohl unumstrittenen Grundkonsens, dass Streetwork in das »natürliche« alltägliche Lebensmilieu von DrogenkonsumentInnen eingebunden sein muss, lässt sich der arbeitsfeldtypische räumliche Aktionsradius konkreter definieren: Er geht weit über jenes sozialräumliche Arrangement hinaus, das alltagssprachlich als »Strasse« bezeichnet wird. Er umfasst insbesondere:

■ Den öffentlichen Raum (Straßen/Gehsteige/Unterführungen/Verteilergeschosse, Plätze, informelle Treffpunkte an Straßenecken/in Fußgängerzonen/an Tankstellen/an Imbissbuden usw., Orte mit Zentralitätscharakter wie Bahnhöfe usw., Kneipen, Spielhallen, Cafés usw.).

■ Halböffentliche Räume mit informellen oder formellen »Zugangsschranken« (Diskos/Kneipen mit selektierenden Türstehern, aus Bürgersicht als »verrucht« oder »bedrohlich« definierte »No-go-Areas« usw.).

■ Private Lebenszusammenhänge gewinnen perspektivisch angesichts der fortschreitenden repressiven Auflösung offener Szenen an Bedeutung.

■ Als »neue« Orte mit spezifischen Zugangs-, Kontaktaufnahme- und Kommunikationsstrategien haben sich in den letzten Jahren zentrale jugendkulturelle Events (Techno, Rave-, Goa-Partys) herauskristallisiert.

3.2   Alltagsroutinen und Tätigkeitsschwerpunkte

In den letzten Jahren hat der insbesondere von PraktikerInnen in Selbstorganisationsverbünden (Landesarbeitsgemeinschaften, Bundesarbeitsgemeinschaft Streetwork/Mobile Jugendarbeit) geführte Fachdiskurs eine Reihe konzeptioneller Grundlagen hervorgebracht (vgl. etwa die vielfältigen fachlichen Standards der LAG/BAG in: SMIP-Infopool). Diese bilden die handlungsleitende fachliche Basis für Streetwork. Allerdings sind die darin präzisierten Alltagsaktivitäten und Tätigkeitsschwerpunkte arbeitsfeldübergreifend formuliert, sodass es angebracht scheint, hier nicht eng auf die BAG-/LAG-Grundlagen zu rekurrieren, sondern ein drogenarbeitsspezifisches Aktivitätenprofil zu entwerfen.

Gleichwohl gelten die typischen Basisaktivitäten zunächst arbeitsfeldneutral und allgemeingültig für jegliche Form aufsuchender Arbeit im lebensweltlichen Kontext. Folgende Alltagsroutinen prägen demnach das Verhältnis zwischen StreetworkerInnen und den anvisierten Milieus/Szenen (vgl. hierzu näher die exemplarischen Ausführungen in: STEFFAN 1988; 1989; AUFSUCHENDE SOZIALARBEIT 1994).

■ Annäherung an die Szenen/Milieus in einer ersten Kontaktphase mit der Lebenswelt (u.a. Ortung von Szenestrukturen, Vertrautmachen mit milieudominanten Verhaltensorientierungen und Handlungsmustern),
■ Aufbau eines Kontaktnetzes in die und in der Lebenswelt,
■ Pflege und Erweiterung des Kontaktnetzes.

Auf der Ebene der Interaktion mit einzelnen Personen oder Gruppen lässt sich das Aktionsspektrum von StreetworkerInnen in folgende Aktivitätstypen bündeln:
■ Erstkontakt,
■ Zweit-/Wiederholungskontakt,
■ Kontaktsicherung und Vertrauenserwerb,
■ Aufbau und Erhalt längerfristiger tragfähiger Beziehungen.
Praxisberichte legen die Einschätzung nahe, dass in derartige Kontaktaufbau- und Kontaktpflegeaktivitäten durchaus bis zu 30% und mehr der wöchentlichen Arbeitszeit fließen können.

Die neben den Basisaktivitäten relevanten inhaltlichen Tätigkeitsprofile variieren über die verschiedenen Zielgruppensegmente hinweg (z.B. Opiat-/Multidrug-UserInnen, CrackkonsumentInnen, PartydrogenkonsumentInnen). Je nach konzeptioneller Ausrichtung und/oder lebensweltbedingten bzw. einzelfallbezogenen Handlungserfordernissen konzentrieren sich StreetworkerInnen auf einen bzw. mehrere der folgenden Tätigkeitsinhalte:
■ Einzelfallorientierte psychosoziale Beratung und Unterstützung in Form von
– Basisversorgung (z.B. medizinischer Art),
– Sozialberatung (Beratung bei Alltagsproblemen etwa über Wohn-/Unterkunftsmöglichkeiten, Entzugs-/Therapiemöglichkeiten und Verfahrensablauf, Information über Substitutionsangebote und -modalitäten usw.),

- Beratung und Unterstützung bei der Durchsetzung von BSHG-Ansprüchen, AFG-Ansprüchen, Wohngeldansprüchen, Reha-Leistungen,
- Mediation im privaten Netzwerk bei Beziehungskonflikten mit PartnerInnen, Eltern o.Ä. oder im institutionellen Kontext im Kontakt mit Polizei und Justiz,
- Krisenintervention bei persönlichen Krisen (Beziehungskrisen, Resignationstendenzen mit Konsumintensivierungsrisiko, »Goldener-Schuss-Mentalität«, selbstinitiierter ambulanter Entzug usw.),
- Notfallhilfe (insbesondere bei Überdosen),
- Prozessorientierte Intensivbetreuung (Kontinuierliche Arbeit an persönlichen Problemen, Verhaltensrepertoire, Konsumkontroll-, Reduktions-, Ausstiegs-, Cleanmotivation),
- Substitutionsbegleitung,
- Weiterbetreuung von Streetwork-KlientInnen in Hintergrundeinrichtungen (Entzugsstation usw.) oder in »Zwangseinrichtungen« (U-Haft, Strafhaft, Arrest, Maßregelvollzug).
- Gruppen-/cliquenorientierte Arbeit:
- Kultur-/Erlebnis-/Freizeit-/Sportpädagogik mit DrogenkonsumentInnen.
- Vernetzung, Verbund und Akquisition von Hilfsressourcen:
- Aufbau eines institutionellen Netzes etwa zu Arztpraxen, Schuldnerberatung, Arbeitsamt, AIDS-Hilfe, Arbeitsprojekten, stationären Einrichtung (Therapie, Wohnen usw.) und Weiterverweisen/Weitervermitteln von KlientInnen an diese Einrichtungen/Spezialdienste (evtl. mit anfänglicher Begleitung und weiterlaufender Co-Betreuung).
- Initiierung bzw. Aufbau von problemlagenadäquaten Komplementär-/Hintergrundangeboten wie z.B.
- Wohn-/Arbeitsmöglichkeiten,
- Substitutionsprojekten,
- Einrichtungen niedrigschwelliger sozialer, medizinischer, materieller Grundversorgung.
- Aktivierung von Selbsthilfe und Selbstorganisation,
- z.B. durch Bemühungen zur Gründung eines lokalen »Junkie-Bundes« und Begleitung der Initiative.
- Rekrutierung von Ehrenamtlichen/Laienberatern,
- z.B. zur Betreuung von AIDS-Kranken.
- Rekrutierung, Animation, Schulung und Begleitung von Peers in Peer-Support-/Peer-Education-Projekten (→ S. 378 ff.).
- Stadtteil-/Gemeinwesenarbeit,
- z.B. zur Verhinderung von Ausgrenzung und Stigmatisierung.
- Öffentlichkeitsarbeit/Pressearbeit,
- z.B. zur Verhinderung vorurteilsfördernder, diskriminierender, sensationsheischender Berichterstattung.
- Interessenvertretung,
- z.B. an kommunalen »Runden Tischen« mit Ordnungsbehörden, Polizei/Staatsanwaltschaft/Justiz, AnwohnerInnen usw.

■ Einmischung/Lobbyarbeit auf (sozial-/drogen-)politischer Ebene,
– z.B. zur angemessenen Umgestaltung des Hilfssystems und zur Veränderung von Rahmenbedingungen (etwa von Substitutionskriterien).
■ Prävention: Beeinflussung von Einstellungen, Verhaltensdispositionen und konkretem Verhalten z.B. in den Bereichen Risk Reduction und Risikomanagement, Safer Use und Safer Sex durch
– personalkommunikative (Gespräche, Fortbildung usw.) und/oder
– massenkommunikative (Folder, Broschüre usw.) Maßnahmen bzw.
– virtuellkommunikative Methoden (Webpräsenz, Online-Beratung usw.).

4 Trends und Entwicklungspotenziale und Handlungsnotwendigkeiten

Bei der Skizzierung der historischen Entwicklungslinien wurden einige zukunftsträchtige konzeptionelle Handlungsperspektiven angedeutet, die in den folgenden Ausführungen vertieft werden sollen.

4.1 »Neue« Szene – »neue« Herausforderung: Die Party-Kultur

Mit der zentralen Jugendkultur der 90er Jahre, nämlich der Techno-Partyszene, hat sich in den letzten zehn Jahren der Konsum von Partydrogen etabliert. In deutlicher Abgrenzung zur »traditionellen« heroin- oder mischkonsumfixierten offenen oder privaten Drogenszene entstanden damit neue »Konsumkontexte (Freizeitkultur, Party-Setting), Konsumpopulationen (Partygänger) und Konsummuster (Multiple Drug Trend, rekreativer Drogengebrauch)« (SCHROERS 2001, S. 126). Zu diesen lebensweltlichen Bezügen konnten weder die einrichtungsgebundene Drogenhilfe noch die herkömmliche im Heroin- oder Multikonsum-Milieu verankerte Streetwork Zugang finden. Es galt von daher, neue bzw. modifizierte Formen aufsuchender Szenenarbeit zu entwickeln mit dem Ziel des Kontaktaufbaus zu KonsumentInnen direkt in ihrer partiell segregierten »Parallelwelt« (JANKE/NIEHUS 1995, S. 140).
Handlungsleitend kann in diesem Sektor nach wie vor die Adaption englischer, niederländischer oder in den letzten Jahren auch österreichisch-schweizerischer Praxisansätze sein (Safer House Campaign, Drugchecking, Online-Präsenz und Beratung usw.). Progressiver Motor waren und sind in Deutschland nach wie vor überwiegend Selbstorganisationen aus der Szene (eve&rave Berlin). Mittlerweile haben sich daneben produktive Formen der Kooperation von »Selbstorganisation« und »etablierten« Trägern (wie z.B. Busprojekt Alice: Safe Party People e.V. und Drogennotruf e.V. Frankfurt am Main) entwickelt. Originär aus dem etablierten Drogenhilfesystem bildeten sich bisher nur vereinzelt Initiativen (z.B. Drobs Hannover; enterprise-pdp, mudra e.V. Nürnberg).
Der breite und rege Fachdiskurs der letzten Jahre hat mittlerweile zu mehr oder weniger breit konsensualisierten Leitideen für die lebensweltorientierte

Praxis geführt. Als »Standards« der Informationsarbeit im Party-Setting können beispielsweise gelten: Eventkopplung (d.h. Vorortpräsenz und Kooperationen mit Veranstaltern), sachgerechte Substanzaufklärung, Risk Reduction
(Safer Use), szenespezifische Beratungsangebote und Kriseninterventionen
(Talk Down). Neben personalkommunikativen (Beratung, Peer Support) und
massenkommunikativen Aktivitätsschwerpunkten (Info-Flyer, »Pillenwarnun-
gen«) sollen materielle Mittel (frisches Obst, isotonische Getränke, Trauben-
zucker, Kondome) die gesundheitsprophylaktischen Aktivitäten unterstützen.
Die ästhetisch-kommunikativen Elemente (Infomaterialen, Infostände, Chill-
Out-Räume, Webseiten, evtl. die Fahrzeuge bei Busprojekten usw.) orientieren sich dabei im »Design« an den ausgeprägten szenetypischen Stillinien.
Als kommunikative Brücke in lebensweltliche Bezüge gewinnt das Internet
zunehmend Bedeutung für milieunahe Drogenhilfe in der Partyszene. Standards setzt hier z.B. die Internetpräsenz des Projektes ChEckiT! Wien (vgl.
SCHROERS → S. 133 ff.).
Es zeigt sich jedoch, dass es zur Ergänzung und Weiterführung lebenswelt-
zentrierter und virtualisierter Informations-, Kommunikations- und Bera-
tungsbeziehungen durchaus real existierender spezialisierter »Background-
Einrichtungen« bedarf. Ein real räumliches kommunikatives Setting ermöglicht die Vertiefung virtuell angebahnter Erstkontakte. Es eröffnet Kontakt-
chancen für jene Personen, die eine persönliche Begegnung der Anonymität
des Internets vorziehen und ist zudem nutzbar, um in Party-Settings geknüpf-
te Erstkontakte außerhalb dieser »Nische« zu festigen. Erfahrungen mit einrichtungsgebundenen Anlaufstellen deuten auf die Sinnhaftigkeit derartiger
»Real-Office«-Strukturen hin (z.B. pdp-enterprise Nürnberg).

Perspektivisch plädieren szenenahe Praktiker im Party-Setting für die Durchführung quantitativer und qualitativer Substanzanalysen (Drugchecking), ein
in Deutschland nach wie vor fachlich kontrovers diskutiertes Thema mit juristischer Brisanz. Trotz positiver Praxiserfahrungen im Ausland (DIMS, Trimbos Institut, Utrecht; Pilot E, Stiftung Contact Bern; ChEckiT!, Wien, vgl. hierzu insbesondere TECHNO-NETZWERK 2000; EMCDDA 2001) bietet momentan in
Deutschland lediglich die Drobs Hannover eine qualitative Inhaltsbestim-
mung (sog. Reagenztest) mit anschließendem Listenabgleich an. Der Haupt-
grund für die verbreitete Zurückhaltung liegt in der derzeit mangelnden
Rechtsicherheit für derartige Programme.

4.2   Sekundärprävention

Die Fachöffentlichkeit fordert zunehmend eine Paradigmenerweite-
rung vom konzeptionellen und arbeitspraktischen »Monopol« primärpräventiver Strategien weg zur stärkeren Integration sekundärpräventiver Hand-
lungsansätze mit dem Focus auf Zielgruppen bereits konsumierender Jugendlicher. Mit Ausnahme des Handlungsfeldes Prävention in Partydrogenmi-

lieus haben vorliegende theoretische Leitideen (vgl. z.B. SCHMIDT 1998) allerdings bisher nur punktuell zu ersten Realisierungsanstrengungen geführt. Als unumstrittener Grundansatz hierbei gilt, dass eine »Früherkennung« von Jugendlichen mit potenziell problematischem Konsum sowie eine »Frühintervention« zur Beeinflussung riskanter Konsummuster institutionell nicht primär in einrichtungsgebundenen Settings angesiedelt sein kann. Mag es bei vorwiegend primärpräventiver Ausrichtung angebracht sein, sich auf Aktivitäten in institutionellen Settings wie z.B. der Schule oder Einrichtungen der offenen Jugendarbeit zu konzentrieren, trägt eine solche Lokalisierung bei sekundärpräventiver Zielrichtung kaum. Trotz aller Bemühungen um »Niedrigschwelligkeit« bestehen insbesondere bei Jugendlichen mit Probier- oder Problemkonsummustern nach wie vor oft ausgesprochene Vorbehalte gegen institutionelle Beratungs- und Betreuungssettings. Schon weil sie sich nicht als abhängig definieren, würden sie von sich aus nicht den Weg zu einer Einrichtung der Drogenhilfe suchen (dort wüsste man mit ihnen meist wohl auch wenig anzufangen). Weiterhin dominieren z.B. aus eigenen Erfahrungen oder dem verbreiteten Image heraus vielfach negative Einschätzungen über Einrichtungen und Angebote der Jugendhilfe. In dem Arbeitsfeld der einzelfall- und szenenbezogener Sekundärprävention liegt – darauf sei abschließend hingewiesen – übrigens eine bisher in der Praxis noch kaum ausgebaute Schnittstelle zwischen im Drogenhilfesystem verankerten »StreetworkerInnen« und im Jugendhilfesystem verorteten »mobilen JugendarbeiterInnen«.

4.3 Peerorientierte Ansätze

Peerorientierte Ansätze finden – außer in primärpräventiv ausgerichteten Konzepten oder im stationären Therapiesektor – in der bundesdeutschen Drogenhilfe bisher nur selten Resonanz. Die Idee, aufsuchende niedrigschwellige Dienste durch gezieltes Rekrutieren, »Fortbilden« und »Coachen« ausgewählter UserInnen mit Szenekommunikationsstrukturen zu vernetzten, ist zwar nicht neu, bietet für lebensweltorientierte aufsuchende Arbeitsformen allerdings nach wie vor hinreichend inhaltliches Potenzial, risikominimierende, gesundheitsfördernde oder notfallbezogene Konzepte mit selbsthilfeorientierter Ausrichtung weiterzuqualifizieren (vgl. z.B. die methodisch-konzeptionellen Empfehlungen von BARENDREGT/TRAUTMANN 1994; 1996). Als Grundformen des Peer Involvements lassen sich Peer Education und Peer Support unterscheiden. Im Vergleich handelt es sich bei Peer Support um ein breiter angelegtes Konzept, das mehr die Gleichberechtigung und Gemeinsamkeiten zwischen DrogenberaterInnen und -gebraucherInnen betont und weniger die Unterschiede in den Rollen als »Lehrer« und »Lernender« in den Vordergrund stellt (vgl. → S. 378 ff.). Mit durchdachten Peer-Involvement-Konzepten arbeiten bisher erst vergleichsweise wenige Institutionen (z.B. eclipse/Berlin in der Techno-Partyszene und Fixpunkt/Berlin in der naloxongestützten Drogennotfall-Intervention).

4.4   **Arbeit in privaten Szenen**

Der zunehmende repressionsbedingte Rückzug öffentlicher Drogenszenen in halböffentliche und private Räume erfordert von lebensweltzentrierten PraktikerInnen Veränderungen im strategisch-konzeptionellen Vorgehen. Aus dem angloamerikanischen Raum kommen einige Anregungen zu Arbeitsweisen, die unter Stützung auf Szenelokalitäten, szenetypische Verhaltensweisen und interne Kommunikationswege dazu beitragen können, die Reichweite der Drogenhilfe ins private Milieu hinein auszudehnen:

■ »Tupperpartys«: Die an die bekannte Form des Tupperwarenverkaufs angelehnte Idee hat in den USA bereits im Rahmen der Förderung des Aids-Risiko-Bewusstseins ihre Tragfähigkeit bewiesen, wenn es darum gehen soll, professionellen »Fachkräfte« den Kontakt zu privatisierten subkulturellen Netzwerken zu ermöglichen. Konkret »rekrutieren« SzenearbeiterInnen dabei Schlüsselpersonen aus der Szene, die quasi als GastgeberInnen fungieren, indem sie Freunde und Bekannte zu Treffen einladen, an denen auch DrogenarbeiterInnen teilnehmen. Auf diese Weise kann beispielsweise ein Forum zum Transport präventiver und gesundheitsfördernder Botschaften oder auch zum Erstkontakt bzw. zu problembezogener Kommunikation entstehen.

■ Szenenakzeptierte Giveaways: Die Grundidee besteht darin, durch die Herstellung, das Labeln und Bereitstellen/Verteilen spezifischer szenerelevanter Produkte im alltäglichen Ablauf in entscheidenden Momenten auslösende Impulse zu geben, die in den Schlüsselsituationen Bewusstseins- und Verhaltensänderungen befördern sollen. Zwei diesbezüglich in England realisierte Produktideen aus der Fülle denkbarer Vorgehensweisen (vgl. etwa SOUTHWELL 1997):
- »Wraps« (d.h. Papierverpackungen für den Verkauf pulverisierter Drogen) werden mit Safer-Use-Informationen gelabelt und an Dealer verteilt. Diese konsequente Fortführung der Idee des Verbreitens von Safer-Use-Botschaften auf Spritzenverpackungen bietet die Möglichkeit, UserInnen auch im Moment des Konsums mit präventionswirksamen Hinweisen zu erreichen (realisiert beispielsweise von: Drug advice and Information Service, Brighton).
- Die Entwicklung eines Feuerzeuges – speziell zugeschnitten auf die Bedürfnisse des Heroinrauchens – versehen mit dem Logo einer szenenah arbeitenden Initiative zielt zum einen darauf ab, den Bekanntheitsgrad der Einrichtung zu fördern, andererseits aber auch das Ansehen und die Akzeptanz des weniger riskanten Heroinrauchens in der Szene zu steigern (HOT, Health Opinion Team, London).

Adressen

■ ALICE – Busprojekt
The Drug- and Culture-Project
Safe Party People + Drogennotruf
Musikantenweg 22
60316 Frankfurt am Main
☎ (0 69) 48 00 49 50
contact@alice-project.de
http://www.alice-project.de

■ Crack-Street-Projekt
La Strada
Mainzer Landstr. 93
60329 Frankfurt
☎ (0 69) 23 10 20
lastrada@frankfurt.aidshilfe.de
http://frankfurt.aidshilfe.de/

■ DROBS – Jugend- und Drogenberatungszentrum Hannover
Bereich Prävention
Odeonstr. 14
30159 Hannover
☎ (05 11) 70 14 60
praeventionsteam@step-hannover.de
http://www.step-hannover.de

■ Drogenotdienst Berlin e.V.
Ansbacherstr. 11
10787 Berlin
☎ (0 30) 1 92 37
info@drogenotdienst.org
http://www.drogennotdienst.org

■ DRUG SCOUTS
Suchtzentrum Leipzig e.V.
Eutritzscher Strasse 9
04105 Leipzig
☎ (03 41) 2 11 20 22
drugscouts@drugscouts.de
http://www.drugscouts.de

■ eclipse e.V.
A. Reich
Göhrener Str. 7
10437 Berlin
☎ (0 30) 44 35 65 61
info@eclipse-online.de
http://www.eclipse-online.de

■ Fixpunkt – Verein für suchtbegleitende Hilfen e.V. – Projekt Mobilix
Boppstr. 7
10967 Berlin
☎ (0 30) 6 93 22 60
mobilix@fixpunkt.org
http://www.fixpunkt-berlin.de

■ Krisenhilfe Essen
Hoffnungstr. 24
45127 Essen
☎ (02 01) 8 60 30
KriseEssen@aol.com
http://members.aol.com/
kriseessen/mainmenu.htm

■ Eve & Rave e.V. Berlin
Büroadresse
Postfach 44 05 19
12005 Berlin
berlin@eve-rave.net
http://www.eve-rave.net

■ mudra-Drogenhilfe Nürnberg e.V.
enterprise-partydrugsproject
Ludwigstr. 61
90402 Nürnberg
☎ (09 11) 20 30 33
home@enterprise-pdp.de
http://www.mudra-online.de

■ S.C.H.I.R.M.-Projekt
Rudolf-Ernst-Weise-Str. 8
06112 Halle
☎ (03 45) 5 17 03 67

■ Verein Wiener Sozialprojekte
Projekt ChEckiT!
Rotenmühlgasse 26
A-1120 Wien
☎ +4 (0)3018 10 13 01 – 501/503
checkit@vws.or.at
http://www.checkyourdrugs.at

■ Walk Man
Niddastr. 49
60329 Frankfurt am Main
☎ (0 69) 73 68 90

Literatur/Websites

Aufsuchende Sozialarbeit in der AIDS-Prävention (1994): Das Streetworker-Modell. Baden-Baden (Schriftenreihe des Bundesministeriums für Gesundheit, Bd. 21).

Barendregt, C./Trautmann, F. (1994): Europäisches Peer-Support-Handbuch. Utrecht (NIAD – National Institute for Alcohol and Drugs).

Barendregt, C./Trautmann, F. (1996): With a little help from my friends. NIAD – National Institute for Alcohol and Drugs. Utrecht.

EMCDDA (1999): Outreach-Work Among Drug Users in Europe. Lissabon (online im SMIP-Infopool).

EMCDDA (2000): Guidelines for the evaluation of outreach work – A manual for outreach practitioners. Lissabon (online im SMIP-Infopool).

EMCDDA (2001): An inventory of on-site pill-testing interventions in the EU. Lissabon (online im SMIP-Infopool).

Janke, K./Niehus, St. (1995): Echt abgedreht. Die Jugend der 90er Jahre. München.

Leicht, A. (1999): Mobile suchtbegleitende schadensvermindernde Angebote für DrogenkonsumentInnen in Berlin. In: H. Stöver (Hrsg.): Akzeptierende Drogenarbeit. Freiburg, S. 169–178.

Modellprogramm Aufsuchende Sozialarbeit für langjährig Drogenabhängige (1993): Baden-Baden.

Schmidt, B. (1998): Suchtprävention bei konsumierenden Jugendlichen. Sekundärpräventive Ansätze in der geschlechtsbezogenen Drogenarbeit. Weinheim, München.

Schroers, A. (2001): Monitoring & Drug-Checking. in: W. Schneider (Hrsg.). Illegalisierte Drogen. Alte Mythen – Neue Akzeptanz. Studien zur qualitativen Drogenforschung und akzeptierenden Drogenarbeit. Bd. 30. Berlin, S. 125–170.

SMIP-Infopool: http://www.soziales-netz.de/streetwork/

Southwell, M. (1997): Streetwork/Outreachwork – Die englische Praxis. In: A. Klose/W. Steffan (Hrsg.): Mobile Jugendarbeit und Streetwork in Europa. Münster.

Steffan, W. (1988): Streetwork in der Drogenszene. Freiburg.

Steffan, W. (1989) (Hrsg.): Straßensozialarbeit. Weinheim.

techno-netzwerk (2000): Drug-Checking-Konzept für die Bundesrepublik Deutschland. Expertise für das Bundesministerium für Gesundheit. Berlin (online im SMIP-Infopool).

V   Case Management in der Suchtkranken- und Drogenhilfe
Von Martina Schu

Case Management ist ein Prozess der Unterstützung für Menschen mit komplexen Problemlagen, die verschiedene Hilfen benötigen. Dabei übernimmt Case Management zum einen die Organisation und Koordination eines Hilfe-Netzwerkes und zum anderen Teile der direkten Betreuung von Klienten. Case Management zielt auf eine Stärkung der Fähigkeit und Bereitschaft, Hilfe in Anspruch zu nehmen und unterstützt Klienten bei der Nutzung von Angeboten und der Inanspruchnahme von Rechten. Case Management ist keine gänzlich neue Methode, es basiert vielmehr auf Traditionen der Sozialarbeit und integriert vorhandene Methoden. Neu ist jedoch die Art der Verknüpfung und die Systematisierung der Hilfeleistung, bei der die Sicherung von Klientenrechten untrennbar verknüpft ist mit der Gewährleistung von Qualität.

Unter Case Management werden in der Fachdiskussion z.T. deutlich voneinander abweichende Arbeitsansätze subsumiert. Doch ist allen Ansätzen gemeinsam, dass sie Case Management nicht im Sinne einer therapeutischen Methode verstehen, sondern als ein Handlungsschema, eine Ablauforganisation mit bestimmten Kernaufgaben/Arbeitsschritten. Wesentlich ist die Verknüpfungsaufgabe: Klienten mit ihren individuellen Hilfebedarfen (Nachfrageseite) und verfügbare Hilfe-Ressourcen (Angebotsseite) sollen systematisch unterstützt zusammenkommen (WENDT 1997). Dabei sind aus Mitarbeitersicht vor allem zwei wichtige Rollenklärungen relevant: Zum einen müssen Klient und Case Manager miteinander einen Modus aushandeln, der sich i.d.R. von anderen Helfer-Klient-Beziehungen durch die Klientenzentrierung, die hohe Beteiligung und Verantwortung des Klienten für den Prozess sowie seine unbedingte Definitions- bzw. Auftragshoheit unterscheidet. Zum anderen muss sich ein Case Manager hinsichtlich der Übernahme von Koordinations- und Fallführungsfunktionen mit anderen Unterstützungsstellen und -systemen verständigen.

Case Management erbringt – im Unterschied zu klassischer Einzelfallhilfe – die nötigen Hilfen weniger selbst, als sie vielmehr zu organisieren. Allerdings ist bei der Betreuung von Abhängigen mit vielfachen Problemlagen der Aufbau einer vertrauensvollen Beziehung und eine z.T. direkte Betreuung des Klienten erforderlich.

Ein zentrales Prinzip von Case Management ist die Nutzerorientierung, d.h. Art und Umfang der Hilfeerbringung werden nicht durch ein Einrichtungskonzept vorgegeben, sondern durch den Bedarf des Klienten.

1   Wer braucht Case Management?

Nicht alle Abhängigen brauchen Case Management. Doch ist ein Teil der Menschen mit Suchtproblemen durch weitere, z.T. vielfache und schwere Probleme belastet und braucht Unterstützung von verschiedenen Stellen. Dabei können sich Bereiche überschneiden und Zuständigkeitsprobleme auftreten. Hilfeleistungen können in verschiedene Richtungen zielen, unterschiedlichen Philosophien folgen und sich widersprechende Ziele verfolgen.

Zudem haben manche Abhängige, insbesondere unter den Alkoholabhängigen, größere Schwierigkeiten, Hilfe in Anspruch zu nehmen bzw. Hilfe effektiv zu nutzen. Diese Klienten kennen vielleicht weder Hilfemöglichkeiten noch ihre Ansprüche an sozialstaatliche Unterstützung. Sie sind möglicherweise gar nicht motiviert, Hilfe zu nutzen, zweifeln den Sinn von Maßnahmen an oder sind aufgrund mangelnden Selbstwertgefühls, psychischer Störungen usw. gar nicht in der Lage, ein Angebot in Anspruch zu nehmen. Schließlich kann es auch sein, dass passende Angebote fehlen, Angebote zu hochschwellig oder inadäquat gestaltet sind.

Case Management ist die ideale Methode, wenn mehrere Probleme gleichzeitig vorliegen und Klienten nicht fähig sind, selbständig die notwendigen Hilfen in Anspruch zu nehmen.

2 Wie geht Case Management?

Case Management läuft idealtypisch als geregelter Prozess ab, der einen strukturierten und überprüfbaren Weg darstellt, um Klienten mit komplexen Problemlagen effektiv durch das Hilfe- und Unterstützungsnetz zu führen (vgl. z.B. MOXLEY 1989; BALLEW/MINK 1995; RAIFF/SHORE 1997; WENDT 1997).

Ablaufmodell Case Management

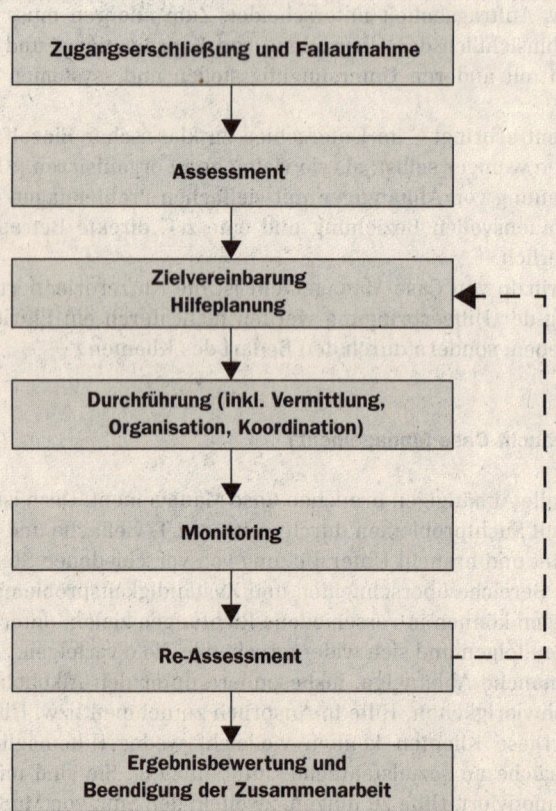

Zugangserschließung und Fallaufnahme

Assessment

Zielvereinbarung
Hilfeplanung

Durchführung (inkl. Vermittlung,
Organisation, Koordination)

Monitoring

Re-Assessment

Ergebnisbewertung und
Beendigung der Zusammenarbeit

Mit der Abfolge Hilfeplanung – Monitoring – Re-Assesment ist zudem eine Qualitätsschleife eingebaut, die geeignet ist, Anforderungen moderner Qualitätssicherung zu erfüllen.

■ 1. Schritt: Zugangserschließung und Fallaufnahme
Nicht alle hilfebedürftigen Menschen finden – trotz einer Vielzahl von Hilfeangeboten – Zugang zu Unterstützungsmöglichkeiten. Besonders problematisch ist, dass die Inanspruchnahme von Hilfeangeboten mit zunehmender Schwere der Beeinträchtigung, also gerade bei chronisch mehrfachbeeinträchtigt Abhängigen, abnimmt (vgl. WENDT 1997; WIENBERG 1992).
Die traditionelle Suchtkranken- und Drogenhilfe muss sich dabei fragen lassen, ob sie nicht aktiv Schwellen zwischen sich und den Abhängigen errichtet bzw. wie sie Erreichbarkeit, Bedarfs- und Nutzerorientierung verbessern kann. An erster Stelle ist die Zugänglichkeit des Hilfeangebots selbst zu überprüfen:
– Wie sind die Öffnungszeiten gestaltet?
– Ermöglichen sie Besuche am Abend, am Wochenende?
– Wird aufsuchende Arbeit durchgeführt (genau dort, wo die »schwierigen« Klienten sind)?
– Ist das Angebot dort bekannt, wo die Hilfe gebraucht wird?
Zu Case Management gehört das aktive Bemühen, die stark Hilfebedürftigen zu erreichen und zur Annahme von Hilfe zu motivieren (aufsuchende Arbeit). Im Kontakt mit potenziellen Klienten muss dann die Methode vorgestellt und geprüft werden, ob Case Management einzusetzen ist.

■ 2. Schritt: Assessment
Professionelles Handeln beginnt mit einer systematisierten Bedarfsanalyse. Im Case Management geht diese Einschätzung (Assessment) deutlich über eine Anamnese im herkömmlichen Sinne hinaus. Angestrebt wird ein umfassendes Bild über biografische, psychologische, soziale und medizinische Aspekte, die Funktion des Suchtmittelkonsums, die Lebensgeschichte und die Lebensperspektiven. Um ein möglichst umfassendes Bild zur Lage des Klienten zu erhalten, sollten auch Angehörige und gegebenenfalls andere professionelle Helfer, Ärzte befragt sowie auf Aktenmaterial zurückgegriffen werden.
Die Einschätzung sollte über Probleme und Bedarfe hinaus auch Stärken, Fähigkeiten und Ressourcen des Klienten bzw. in seinem Umfeld erfassen. Eine Bewertung der Situation geschieht grundsätzlich gemeinsam mit dem Klienten. Dabei ist es wichtig, herauszufinden, wie der Klient seine Probleme, aber auch seine Ressourcen sieht sowie welche Hindernisse bestehen, dass der Klient Hilfemöglichkeiten nicht allein bzw. erfolgreich nutzt.
Es kann sein, dass das Assessment schrittweise und über mehrere Gespräche erfolgt. Es muss außerdem kontinuierlich wiederholt werden (Re-Assessment). In der Praxis hat es sich als günstig erwiesen, die Einschätzung entlang einer vorbereiteten Struktur vorzunehmen, um »blinde Flecken« zu minimieren, sie strukturiert zu dokumentieren und dabei Aussagen des Klienten auch im Wortlaut aufzunehmen.

Nach dem Einschätzen der Situation sind die Probleme zu ordnen und Prioritäten zu setzen. Der Hilfebedarf ergibt sich dabei aus vom Klienten angemeldeten Bedürfnissen, der Einschätzung des Case Managers sowie den in der Region vorhandenen Angeboten.

■ 3. und 4. Schritt: Zielvereinbarung, Hilfeplanung und Durchführung
Für das weitere Vorgehen sind nun gemeinsam Ziele zu überlegen und zu vereinbaren. Sie müssen realistisch sein und konkrete Planungsgrundlagen liefern. Nur mit Blick auf diese Ziele ist später eine Beurteilung der Qualität von Unterstützung und Vermittlung möglich. Entsprechend der ganzheitlichen Ausrichtung von Case Management kann es dabei nicht nur um Konsumveränderung oder gar Abstinenz gehen. Die systematische Planung des Unterstützungsprozesses beinhaltet des Weiteren die Identifizierung benötigter und geeigneter Hilfeangebote, Vereinbarungen über das konkrete Vorgehen und die Festlegung von Zuständigkeiten. Im Idealfall findet dazu eine Hilfeplankonferenz statt, an der neben Case Manager und Klient weitere Versorgungsbeteiligte sowie gegebenenfalls Bezugspersonen teilnehmen.
Sowohl die Komplexität des Vorgehens bei der Hilfeplanung als auch die weiteren Schritte in der Ablauforganisation von Case Management verlangen ein geregeltes und transparentes Dokumentations- und Informationsverfahren. Die Niederschrift kann dem Case Manager zudem helfen, Wesentliches zu erfassen und die Arbeit darauf zu konzentrieren. Außerdem erhöht eine schriftliche Vereinbarung zwischen Klient, Case Manager und professionellen oder privaten Dritten (mit Unterschrift) die Verbindlichkeit.
Schließlich initiiert der Case Manager die vereinbarten Maßnahmen, schafft Verbindungen zwischen Hilfesuchenden und informellen bzw. formellen Hilferessourcen, begleitet die Klienten und unterstützt sie bei der Inanspruchnahme. Praxiserfahrungen zeigen, dass Case Management mit Abhängigen, insbesondere chronisch mehrfachbeeinträchtigt Abhängigen, sich jedoch nicht auf managende Funktionen beschränken kann, sondern einen Teil der zu erbringenden Hilfe auch selbst übernehmen muss. Der Case Manager ist dafür verantwortlich, dass der Kontakt zum Klienten bestehen bleibt (Kontaktverantwortung). D.h., bei Kontaktabbrüchen durch Klienten, die von Abhängigen z.T. inszeniert werden, um das Engagement des Case Managers zu testen, die jedoch auch in Krisen, Rückfällen usw. begründet liegen können, geht der Case Manager nach und bietet gegebenenfalls erneut seine Unterstützung an. Die Qualität der Beziehung ist (auch) im Case Management mit Abhängigen ein Dreh- und Angelpunkt der Arbeit und dafür, Klienten zu Veränderungen und mehr Eigeninitiative zu motivieren und ihnen bei der erfolgreichen Nutzung von Angeboten zu helfen.

■ 5. und 6. Schritt: Monitoring und Re-Assessment
Der Case Manager ist i.d.R. nur zum Teil mit direkter Leistungserbringung beschäftigt. Zu seinen Aufgaben gehört jedoch, die vereinbarte Versorgung zu überwachen: Erhält der Klient alle vereinbarten Hilfen, in der besproche-

nen Art und in angemessenem Umfang? Brauchen die anderen Helfer Unterstützung? Er hat aber auch zu beobachten, ob der Klient Vereinbarungen einhält. Das Monitoring sichert im Case Management also sowohl die Einhaltung der Vereinbarungen durch den Klienten als auch dessen Unterstützung, wenn Einrichtungen oder Dienste ihren übernommenen Verpflichtungen nicht nachkommen. Monitoring beinhaltet auch die kritische Überprüfung der eigenen Vermittlungsentscheidung.

Möglicherweise nehmen andere Leistungsanbieter das als Einmischung wahr. Tatsächlich wird der Case Manager im Interesse des Klienten die Durchführung kontrollieren, gegebenenfalls umsteuern und notfalls die Interessen des Klienten wahren, für ihn fürsprechen (advocacy). Dem Case Manager kommt hierbei generell die Aufgabe zu, seinen Klienten »anwaltlich« zu vertreten, Interventionen zu seinen Gunsten zu veranlassen (z.B. das Hinzuziehen psychiatrischer Kompetenz) bzw. zu verhindern (z.B. eine disziplinarische Entlassung) usw.

Dieser Arbeitsschritt berührt am deutlichsten und empfindlichsten das Verhältnis von Case Management zu anderen Diensten. Vielfältige Problemlagen (Konkurrenz um öffentliche Mittel, Angst vor dem Verlust organisatorischer Selbständigkeit, ideologische und Statuskonflikte, Rivalität zwischen Berufsgruppen usw.) können zu einer Beeinträchtigung der gemeinsamen Betreuung von Klienten führen. Als strukturelle Stützung der Zusammenarbeit sind verbindliche Kooperationsverträge sinnvoll, die derzeit jedoch eine Ausnahme sind (vgl. OLIVA et al. 2001a).

Im Verlauf des Unterstützungsprozesses muss die Situation des Klienten regelmäßig neu bewertet werden, um z.B. bei geänderten Rahmenbedingungen eine Anpassung von Zielen bzw. eine Veränderung von Hilfeplanung und weiterem Vorgehen vornehmen zu können. Diesem Re-Assessment kommt eine wesentliche qualitätssichernde Bedeutung zu, hier werden (Zwischen-)Ergebnisse überprüft und Ziele sowie weiteres Vorgehen je adäquat angepasst.

■ 7. Schritt: Ergebnisbewertung und Beendigung der Zusammenarbeit
Die Beendigung des Hilfeprozesses wird i.d.R. gemeinsam von Case Manager und Klient beschlossen und bezüglich Zeitpunkt, Art und Weise des Abschlusses begründet. Es ist wichtig, den Prozess regelhaft abzuschließen und gegebenenfalls Anschlussbetreuungen zu organisieren usw. Denn auch wenn Case Management betont sachlich vorgeht, entsteht eine Beziehung zwischen Klient und Case Manager, die nicht einfach aufhört, sondern angemessen beendet werden sollte. Gegebenenfalls wird aus dem geplanten Abschluss allerdings ein (erneutes) Re-Assessment oder es führt zur Vereinbarung einer veränderten Form von (z.B. weniger intensiver Nachsorge-)Betreuung.

Kommt der Unterstützungsprozess zu seinem Ende, wird eine ausführliche Ergebnisevaluation durchgeführt, die auf Hilfeplan und Aktenführung sowie – am besten – auch auf eine Erhebung zur Nutzerzufriedenheit zurückgreift. Dabei sind Zielerreichung sowie Maßnahmen- und Mitteleinsatz, gegebenenfalls auch Ursachen von Misserfolgen zu beurteilen.

3   Wo sollte Case Management angeboten werden?

Entsprechend der verschiedenen Ansätze sind auch die Aussagen zu strukturellen Rahmenbedingungen unterschiedlich. Für die Betreuung von Abhängigen im deutschen Versorgungssystem erscheint es am günstigsten, wenn Case Management nicht als spezielles Angebot vorgehalten wird, sondern eine Funktion/Arbeitsweise von Einrichtungen ist.
Case Management kann durch freie und öffentliche Träger vorgehalten werden. Zu denken ist vor allem an ambulante Hilfen, z.B. Sucht- oder Drogenberatungsstellen, sozialpsychiatrische Dienste, Substitutionsbetreuung. Möglich ist Case Management darüber hinaus aber auch in (teil-)stationären Settings sowie – eher als Übergangsbegleitung – in klinischen Bereichen. Wichtig ist, dass Träger sich grundsätzlich für die Anwendung dieser Methode entscheiden, da hiermit organisatorische und fachliche Anforderungen einhergehen und Case Management zudem erhebliche zeitliche Kapazitäten bindet.
Es ist hilfreich, wenn Case Management in interdisziplinären Teams verankert wird. In Teams können Krisen besser aufgefangen werden, dort sind mehr Informationen über Ressourcen in der Region vorhanden, Mitarbeiter können sich vertreten und unterstützen usw. (vgl. z.B. RAIFF/SHORE 1997). Wichtig ist, für jeden Klienten einen »Bezugs-Case-Manager« zu benennen, der eine stabile Bindung zum Klienten aufbauen und pflegen kann sowie Betreuungskontinuität sicherstellt.

4   Was braucht ein Case Manager?

Die Aufgabe, ein am individuellen Hilfebedarf ausgerichtetes zielgerichtetes System von Kooperation zu organisieren und zu kontrollieren – unter Beteiligung der betroffenen Abhängigen (einer durch multiple Problemlagen gekennzeichneten Klientel) erfordert Fähigkeiten, die derzeit Ausbildungen und Studiengänge nur begrenzt vermitteln. Wenngleich Sozialarbeit/Sozialpädagogik sicherlich am ehesten für Case Management qualifiziert, sind doch weitere Fähigkeiten erforderlich. Neben grundständigen Ausbildungen kommt einer langjährigen Berufserfahrung im Einsatzfeld eine hohe Bedeutung zu, sie kann für die Auswahl von Mitarbeitern sogar vorrangig sein.
Case Management verlangt eine neue Haltung gegenüber den Klienten: Er steht im Mittelpunkt des Handelns und ist Maß aller Hilfen (Personenzentrierung), Akzeptanz und Respekt sind Voraussetzung für die Arbeit. Case Manager müssen fähig sein, Fallgeschichten als Ganzes wahrzunehmen, um die Sichtweisen und Lebensentwürfe der Abhängigen nachvollziehen und entscheidend in den Hilfeprozess einbeziehen zu können. Zudem muss ein Case Manager – oft ohne schützendes Einrichtungs-Setting in der Umgebung der Klienten – mit klientenseitigen Wünschen nach grenzenloser Zuwendung und Versorgung, aber auch mit Abgrenzung und Aggression umgehen, schnell, ei-

genständig und flexibel handeln. Case Manager sollten auch ohne Anmeldung Zeit für ihre Klienten haben (können). Sie haben die Verantwortung dafür, den Kontakt mit dem Klienten nicht abreißen zu lassen, was u.U. aktiv nachgehendes Arbeiten erfordert. Ferner müssen sie sich im Netzwerk der Helfer bewegen. Sie sollen ein positives Kommunikationsklima pflegen, Abstimmungsprozesse organisieren, Fachkräfte anderer Stellen zur Beteiligung motivieren und Verbindlichkeit herstellen.

Neben zwischenmenschlichen Kompetenzen (Kommunikationsfähigkeit, Gesprächsführung, Empathie, Verlässlichkeit, Geduld usw.) sind gute Kenntnisse des Versorgungssystems und Sozialrechts, Vertrautheit mit fachlichen Vorgehensweisen und Behandlungsmethoden (Ressourcen- und Lösungsorientiertheit, Motivationsstrategien usw.) sowie die Fähigkeit, systematisch und eigenständig zu arbeiten, erforderlich. Für managend-koordinierende Arbeitsanteile sind zudem Moderations- und Steuerungsfunktionen, Organisationstalent und Dokumentationsroutine wichtig.

Die Anforderungen sind nicht allein von den Mitarbeitern zu erfüllen, vielmehr muss der Träger die nötigen Rahmenbedingungen sicherstellen, z.B. flexible Arbeitszeitgestaltung, ausreichende Gelegenheit zu Fallgesprächen, kollegialer Beratung und (externer) Supervision sowie zu spezifischen Fortbildungen.

5   Was erreicht Case Management?

Case Management wird in verschiedenen sozialen Feldern, darunter auch in der Suchtkranken- und Drogenhilfe erfolgreich eingesetzt. In zwei Bundesmodellprojekten konnte nachgewiesen werden, dass chronisch mehrfachbeeinträchtigt Abhängige von legalen wie illegalen Substanzen, die gewöhnlich »durch alle Maschen fallen«, mit Case Management erreicht und in Betreuung gehalten werden konnten. Die Case Manager konnten mit den Klienten ein bedarfsgerechtes Unterstützungsnetz organisieren und förderten eine zunehmend selbständige Nutzung verschiedener Hilfen und Rechte. Die Situation der Klienten entwickelte sich in vielen Bereichen positiv, gesundheitliche Belastungen konnten reduziert bzw. einer Behandlung zugeführt und z.B. die Verweildauer im Krankenhaus massiv verkürzt werden. Bei den meisten Klienten konnte die Suchtproblematik gebessert oder gar behoben werden (ENGLER/SCHLANSTEDT 1998; OLIVA et al. 2001b). In einer amerikanischen Kontrollgruppenstudie zu Case Management für Drogenabhängige mit vielfältigen Problemlagen zeigte sich, dass die Klienten von Case Management mehr profitierten als von »treatment as usual«: stärkere Reduzierung des Suchtmittelkonsums und häufigere, schnellere, länger andauernde Nutzung weiterführender Behandlungen (vgl. MEJTA u.a. 1997).

Außerdem trägt Case Management zu Weiterentwicklungen in der Versorgung Abhängiger bei, fördert konzeptionelle Umorientierungen der Sucht-

kranken- und Drogenhilfe, z.B. Senkung von Zugangshürden, verbessert (fall-
bezogene) Kommunikation der regionalen Versorgungsbeteiligten usw. Auf
dem Weg von der institutions- zur personenzentrierten Versorgung ist Case
Management die Methode fallbezogener Steuerung von Komplexleistungen.

Literatur/Websites

Ballew, J.R./Mink, G. (1995): Was ist Case Management? In: w.R. Wendt
(Hrsg.): Unterstützung fallweise – Case Management in der Sozialarbeit. Freiburg.
CMSA – Case Management Society of America (1995): The Standards of Practice for Case Management. Little Rock, USA.
Engler, U./Schlanstedt, G. (1998): »Ambulante Versorgung chronisch mehr-
fachgeschädigter Abhängigkeitskranker in einem städtischen Versorgungssektor« in: U. Engler/H. Oliva/G. Schlanstedt: Abschlussbericht der Projektgruppe
»Weiterentwicklung von Hilfen für Alkoholkranke und Menschen mit Alkoholpro-
blemen«. Band 106 der Schriftenreihe des Bundesministeriums für Gesund-
heit. Baden-Baden.
Mejta, C.L./Bokos, P.J./Maslar, E.M. et al. (1997): The Effectiveness of
Case Management in Working with Intravenous Drug Users. In: F.A. Tims/J.A.
Inciardi/B.W. Fletcher: The Effectiveness of Innovative Approaches in the Tre-
atment of Drug Abuse. Westport, USA, S. 101–114.
Moxley, D. (1989): The Practice of Case Management. Newbury Park.
NASW – National Association of Social Workers (1992): Standards for Soci-
al Work Case Management. Washington, USA.
Oliva, H./Görgen, W./Schlanstedt, G. et al. (2001a): Vernetzung, Planung und
Steuerung der Hilfen für Suchtkranke – Zur Arbeit regionaler Suchthilfekoordi-
natoren. Ergebnisse des Kooperationsmodells nachgehende Sozialarbeit. Abschlussbericht der wissenschaftlichen Begleitung zum Modellbestandteil Koordination. Band 135 der Schriftenreihe des Bundesministeriums für Gesundheit. Baden-Baden.
Oliva, H./Görgen, W./Schlanstedt, G. et al. (2001b): Kooperationsmodell nachgehende Sozialarbeit – Modellbestandteil Case Management. Abschlussbericht
der wissenschaftlichen Begleitung. Manuskript. Köln.
Raiff, N.R./Shore, B.K. (1997): Fortschritte im Case Management. Freiburg.
Schleuning, G./Welschehold, M./Stockdreher, P. et al. (2000): Modellprojekt
Psychiatrisches Case Management. Sektorbezogene Untersuchung einer Gruppe
von psychisch schwer und chronisch Kranken unter den Bedingungen einer koor-
dinierten Betreuung und Behandlung im außerstationären Bereich. Band 133
der Schriftenreihe des Bundesministeriums für Gesundheit. Baden-Baden.
Siegal, H.A. et al. (1998): Comprehensive Case Management for Substance
Abuse Treatment. Treatment Improvement Protocol (TIP) Series 27. Sub-
stance Abuse and Mental Health Services Administration – Center for Sub-
stance Abuse Treatment. Rockville. DHHS Publication No (SMA) 98–3222.
Wendt, W.R. (1997): Case Management im Sozial- und Gesundheitswesen.
Eine Einführung. Freiburg.
Wienberg, G. (Hrsg.) (1992): Die vergessene Mehrheit – Zur Realität der
Versorgung alkohol- und medikamentenabhängiger Menschen. Bonn.

http://cmsa.org
Case Management Society of America.
http://naswdc.org
National Association of Social Workers.
http://dbsh.de
Deutscher Berufsverband für Sozialarbeit, Sozialpädagogik und Heilpädagogik e.V.
http://case-manager.de
Fortbildungsangebot der katholischen Fachhochschule Mainz.

VI   Online-Drogenberatung
Von Sandra Brüning

1   Soziale Beratung im Internet

Ein Militärinstrument erobert die Drogenhilfe. Das Internet, das seine Ursprünge angeblich im amerikanischen Verteidigungsministerium hat, soll heute der neue Weg in der Drogenhilfe sein? Im Zusammenhang mit dem aktuellen Drogenbericht 2000 spricht die Bundesdrogenbeauftragte von Internetangeboten als alternative Wege zur klassischen Beratungsstelle. Wie kann das funktionieren?

Die Drogenhilfe hat das Internet für sich entdeckt. Die Anzahl der Sites, auf denen sich Einrichtungen der Drogenhilfe vorstellen, nimmt ständig zu, die Datenbanken zum Thema wachsen, und regelmäßige Informationsdienste und Mailinglisten füllen den Posteingang.

Parallel dazu entwickelt sich das Internet zunehmend von einem Medium für eine spezielle Gruppe zu einem Alltagsmedium der Gesamtbevölkerung. Mittlerweile nutzen in Deutschland etwa 30% der Erwachsenen über 14 Jahren zumindest gelegentlich das Internet. 76% der Internet-Nutzer haben privat die Möglichkeit, auf Internet-Angebote zurückzugreifen (vgl. EIMEREN et al. 2000, S. 341–342).

Neben der reinen Information unter Fachkollegen bekommen die interaktiven und kommunikativen Elemente des Internets in Zusammenhang mit dem privaten Gebrauch einen höheren Stellenwert.

Dieses Kapitel beschäftigt sich mit den Fragen:
■ Wie funktioniert »virtuelle Kommunikation«?
■ Welche Möglichkeiten bietet das Internet für die Drogenhilfe und welche Grenzen setzt es?
■ Welche Angebote im Internet gibt es bereits und wie funktionieren sie?

In diesem Zusammenhang kann an dieser Stelle keine grundlegende Einführung in das Internet oder in technische Details gegeben werden. Für grundlegende Informationen wird der interessierte Leser auf den Artikel von GERLACH et al. (2000) oder auf die umfangreiche Fachliteratur verwiesen.

1.1   Kommunikation im Internet

1.1.1   Formen der Kommunikation

Wie kommuniziert man im Internet? In erster Linie ist – insbesondere im privaten Bereich – die E-Mail-Funktion zu nennen. Bei Jugendlichen spielen die spielerisch-interaktiven Möglichkeiten des Internets die Hauptrollen (z.B. Leute kennen lernen in so genannten Chatrooms) (vgl. EIMEREN et al. 2000, S. 341–342). Diese beiden Elemente (E-Mail und Chat) spielen auch für die Beratung im Internet die größte Rolle und sollen kurz erklärt werden.

■ E-Mail
»(elektronische Post) [...] erlaubt die persönliche Übermittlung von Nachrichten und Dateien von einem Sender an einen Empfänger. Wer an diesem Dienst teilnehmen will, braucht folglich eine eigene E-Mail-Adresse.« (MÜNZ et al. 2001.)

■ Chat
ist ein virtueller Raum, in dem mehrere Menschen die Möglichkeit haben, miteinander zu kommunizieren. Der Dialog findet schriftlich auf dem Bildschirm statt. In vielen Chats entwickelt sich eine Chattergemeinschaft aus Personen, die sich regelmäßig online treffen.

Für beide Formen der Kommunikation benötigt man einen Online-Zugang mithilfe eines Computers, eines Telefonanschlusses und eines Modems bzw. eines ISDN-Zugangs. Mithilfe eines E-Mail-Programms, bzw. eines Browsers (Explorer/Netscape) können die Dienste genutzt werden. Für den Nutzer entstehen Telefonkosten und – je nach Anbieter – Online-Gebühren.
Die Kommunikation im Internet teilt sich in zwei Formen auf:

■ zeitversetzte (asynchrone) Kommunikation
Die Kommunikation via E-Mail ist die weitverbreiteste Form der zeitversetzten Kommunikation (vor Diskussionsforen u.Ä.). Jemand versendet eine E-Mail, die Nachricht wird in kürzester Zeit übermittelt, und der Empfänger ruft diese Mail (evtl. erst Tage später) von seinem Server ab.

■ zeitgleiche (synchrone) Kommunikation
Im Chat findet man die zeitgleiche Kommunikation. Zwei oder mehrere Personen befinden sich zeitgleich online und treffen sich in einem virtuellen Raum. Der Text wird in ein Eingabefeld geschrieben und »abgeschickt«. Der Inhalt erscheint direkt für alle »Anwesenden« sichtbar auf dem Bildschirm.

1.1.2   Merkmale der Kommunikation im Internet

Die Kommunikation im Internet unterscheidet sich grundlegend von der alltäglichen Kommunikation, im so genannten »RealLife« (RL). An dieser Stelle kann lediglich eine kleine Übersicht gegeben werden. Für Personen, die planen, eine Form der Online-Beratung anzubieten, ist es notwendig, sich mit den Besonderheiten der Kommunikation und Regeln, die im Internet gelten, vertraut zu machen. Hilfreich für die Regeln im Internet sind so genannte Chatiketten (Regeln im Chat) und Netiketten (Verhaltensregeln im Internet). Die wichtigsten Besonderheiten der Kommunikation im Internet werden zumeist in der Schriftform und der Anonymität gesehen (vgl. SCHRAMM 1999). Beide Merkmale bringen für die Beratung im Internet Vor- und Nachteile mit sich.

■ Die Schriftform
- Schreiben ist vielen Personen durch Briefwechsel bereits vertraut. Im E-Mail-Kontakt und im Chat erhält diese altbewährte Form neue Akzente.
- Kurz ist wichtig! Im Chat und in E-Mails werden kurze Mitteilungen ausgetauscht.
- Rechtschreibung? Im Chat spielt die richtige Schreibweise eine eher untergeordnete Rolle. Die hohe Hemmschwelle, die durch die Schriftform entstehen könnte, ist nicht festzustellen.
- Abkürzungen! Alles was abgekürzt werden kann, wird abgekürzt (insbesondere im Chat), z.B. cu = see you (tschüs), 2l8 = too late (zu spät).
- Non-verbale Kommunikation, die in dieser Form vom Gesprächspartner nicht wahrgenommen werden kann, wird in vielen Fällen durch Smileys, bzw. Emoticons (z.B. ;-) = zwinkern, ☹ = traurig) oder Akronyme (z.B. lol = laugh out loud) ergänzt (vgl. SCHRAMM 1999).
- Geschwindigkeit; durch die schnellen Reaktionen im Chat wirken die Dialoge für Ungeübte unübersichtlich, für regelmäßige Chatter erhalten sie dadurch eher den Charakter eines Gespräches. Unterstützt wird dieser Eindruck, da die Chatter häufig schreiben, wie gesprochen wird (dadurch sind zum Teil sogar ausländische Dialekte erkennbar).

■ Die Anonymität
- Im E-Mail-Kontakt wählen User häufig E-Mail-Adressen, die keinen Rückschluss auf ihre Identität zulassen (Abkürzung des eigenen Namens oder Pseudonyme).
- Im Chat ist es üblich, ein Pseudonym (Nickname) zu wählen, unter dem man auf dem Bildschirm erscheint. Der eigene Name oder persönliche Angaben werden zumeist nur an Personen weitergegeben, mit denen man bereits »vertrauter« ist.

1.2 Online-Angebote der Drogenhilfe

1.2.1 Nutzen für die Drogenarbeit

Warum muss man jetzt auch noch im Internet beraten? Der Frage nach dem Nutzen des Internets für die Drogenhilfe kommt eine zentrale Bedeutung zu. Angebote im Internet binden, wie Offline-Angebote, Arbeitszeit und personelle Kapazitäten. Die Nutzen-Kosten-Abwägung muss in jedem

Fall in Bezug auf die Konzeption der jeweiligen Institution getroffen werden.
Insgesamt kann gesagt werden:
Das Internet
- ermöglicht es, eine breite Öffentlichkeit zu informieren,
- ermöglicht die Erreichbarkeit per E-Mail rund um die Uhr,
- ermöglicht die Erreichbarkeit von Zielgruppen, die aus verschiedenen
Gründen keine Drogenberatung aufsuchen,
- als aktuelles Medium sollte auch von der Drogenhilfe genutzt werden.
Online-Angebote können sich – richtig angewendet – als sinnvolle Ergänzung
der täglichen Arbeit erweisen.

1.2.2   Grundsätze

Geschwindigkeit, Unverbindlichkeit und Anonymität sind nur drei
Begriffe, die regelmäßig im Zusammenhang mit dem Internet genannt wer-
den. Ungeachtet dieser Eigenschaften, die das Netz mit sich bringt, gelten für
Institutionen, die ein seriöses Angebot einrichten wollen, andere Regeln:
- Qualität und Aktualität
Wie im »Offline-Leben« gilt, dass schlechte Öffentlichkeitsarbeit auch Öffent-
lichkeitsarbeit ist.
- Kontinuität
Institutionen, die sich für ein Online-Angebot entscheiden, müssen es als ein
neues Angebot in ihr Konzept aufnehmen, Sprechstunden dürfen auch im
Netz nicht einfach ausfallen, und auch ein Angebot im Internet braucht seine
Zeit, um sich zu etablieren.
- Verbindlichkeit
Anfragen, die über das Netz gestellt werden, sind ebenso verbindlich wie te-
lefonische Anfragen – auch wenn diese Anfragen nicht aus dem Zuständig-
keitsbereich kommen (man nutzt ein Weltmedium).
- Erkennbarkeit
Anonymität gilt für die Besucher; bei Angeboten von Institutionen muss es
verpflichtend sein, dass die verantwortliche Institution erkennbar ist.

1.2.3   Risiken durch Angebote im Internet

Angebote im Internet sind im Gespräch und bieten die Grundlage
für eine Reihe neuer Möglichkeiten. Allerdings ist das Internet nicht die einfache Lösung aller Probleme, die man bei der Arbeit hat, sondern bringen
zum Teil neue Schwierigkeiten mit sich.
Das Internet ist neu, in den Medien wird darüber berichtet und man spricht
über das Netz der Netze. Ein soziales Angebot im Internet sollte eine Ergänzung zu bestehenden Angeboten bilden und in das Konzept der jeweiligen Institution passen. Es sollte nicht eingerichtet werden, weil es modern ist.

■ Eine bestimmte Zielgruppe zu erreichen, die keine Drogenberatung in Anspruch nimmt, kann durch das Netz ermöglicht werden. Das jeweilige Angebot muss auch im Internet zielgruppenspezifisch gestaltet werden, um Erfolg zu erzielen.

■ Das Internet ist durch die unzähligen Informationen unübersichtlich geworden. Ein Angebot im Internet erfordert ebenso Öffentlichkeitsarbeit und Werbung wie andere Projekte. Im Vorfeld sollte sich eine Institution überlegen, wie bekannt sie in diesem weltweiten Medium werden will.

■ Insbesondere der Chat wird von Jugendlichen, wie oben erwähnt, spielerisch genutzt. Man nutzt sozusagen ein Spaßmedium für ein Beratungsangebot. Daher kann es vorkommen, dass Jugendliche nicht glauben, dass die Drogenberatung online ist, oder das Angebot nicht ernst nehmen.

In der Praxis zeigen sich die Punkte, an denen es schwierig ist, ein Konzept im Internet umzusetzen. Da nicht alle Aspekte im Vorfeld bedacht werden können, muss ein Online-Angebot regelmäßig auf den Nutzen hin überprüft werden.

1.2.4 Datenschutz

Datenschutz könnte eigentlich auch unter dem Punkt »Risiken« aufgeführt werden, soll jedoch besondere Erwähnung finden. Die Beratung im Internet wird an vielen Stellen als anonym beschrieben. Sicher kann jede Person in E-Mails oder im Chat einen frei gewählten Namen annehmen und ist somit nicht direkt für die Beratungsstelle zu erkennen. »E-Mails gehören allerdings zu den unsichersten Formen der elektronischen Kommunikation.« (LANDESBEAUFTRAGTER FÜR DATENSCHUTZ NRW 1999, S. 1.)
Im Internet durchlaufen die virtuellen Informationen unterschiedliche Stellen. Daher sollte man sich, wenn man das Internet als Beratungsmedium nutzt, mit der Sicherheit im Netz beschäftigen. Die Landesbeauftragten für Datenschutz bieten ausführliche Informationen zum Thema. Insbesondere im E-Mail-Kontakt wird in der Regel die sogenannte PGP-Verschlüsselung (Pretty Good Privacy) empfohlen. Damit kann eine E-Mail nur von einem bestimmten Empfänger gelesen werden.
Im Chat ist es sinnvoll, sich zu erkundigen, auf welche Informationen der Anbieter eines Chats Zugriff hat und wie er diese nutzt.

1.3 Online-Beratung

Beratung im Internet, Kommunikation im virtuellen Bereich: Wen kann man dort beraten? Wie kann man dort beraten?
An dieser Stelle soll ein kleiner Einblick gegeben werden, welche Angebote es im Netz gibt, welche Ziele mit diesem Angebot verfolgt werden und mit wel-

chem Ergebnis. Im Anschluss wird das Projekt des Arbeitskreises Jugend- und Drogenberatung im Kreis Warendorf e.V. »Einfach mal fragen« skizziert.

1.3.1   Angebotsformen im Internet

Es ist schwer, von der Online-Beratung im Internet zu sprechen. Die Zahl der Angebote spiegelt im Augenblick die Anzahl der unterschiedlichen Angebotsformen und Konzepte wider.

Aufgenommen wurden an dieser Stelle ausschließlich Angebote, die kostenlos zu nutzen sind. Jede aufgeführte Institution, die E-Mail-Beratung anbietet, informiert die Besucher auf ihrer Seite über Sicherheitsaspekte und stellt die PGP-Verschlüsselung zur Verfügung.

In der nachfolgenden Tabelle sollen die Angebote kurz in Stichpunkten vorgestellt werden.

- Anbieter: Welche Institution steckt dahinter?
- Idee: Wer soll erreicht werden und wer sind die Berater?
- Angebot: Wo im Internet wird der Chat angeboten?
- Zeitraum: Wie häufig ist die Beratung online erreichbar?

E-Mail-Beratung – falls vorhanden – ist grundsätzlich rund um die Uhr erreichbar.

Diese Angebote verstehen sich in erster Linie als niedrigschwellige Angebote. Bis auf das Modell in Moers bieten alle Chatangebote regelmäßige Sprechzeiten. Die Telefonseelsorge und Boa e.V. bieten darüber hinaus noch feste Termine in Beratungsgesprächen, die im Vorfeld verabredet werden können, und schließen damit an die Strukturen in Beratungsstellen an. Aus Gesprächen mit den einzelnen Anbietern geht hervor, dass je verbindlicher ein Angebot im Netz ist (Terminabsprache), desto geringer ist die Besucherzahl.

An den Beispielen Moers, Frankfurt am Main und Kreis Warendorf lassen sich drei Modelle unterscheiden, wie ein Chat-Angebot organisiert sein kann.

- Moers bindet den Chat im Inter Relay Chat (IRC) an. Der IRC ist der verbreitetste internationale Chat mit unzähligen Channels. Für Projekte ist der Chat gut geeignet. Für regelmäßige Sprechstunden hat er sich in anderen Modellen als zu groß und unübersichtlich erwiesen. Für den IRC, der in Englisch angeboten wird, benötigt der Besucher ein zusätzliches Programm.

- Frankfurt am Main hat einen eigenen Chat auf der Homepage. Diese Form des Angebotes ist für ein Beratungsangebot sehr zu empfehlen, da den Personen im Chat bewusst ist, dass sie ein Angebot der Drogenberatung aufgesucht haben. Für dieses Angebot ist es notwendig, eine umfangreiche, begleitende Öffentlichkeitsarbeit zu leisten, denn ein Angebot im Chat ohne Besucher ist wenig sinnvoll.

Anbieter	Idee	Angebot	Zeitraum
www.boa-ev.de Drogenberatung Boa e.V. Jugend- und Suchthilfe, Berlin	Drogenberatung im Gespräch mit Konsumenten	Chat mit zwölf anderen Beratungseinrichtungen (das-berlin.de) Kommerzieller Chat-Anbieter	Terminabsprache über die Seite möglich Offener Chat Dienstag 16.00–19.00 Uhr
www.das-beratungsnetz.de Telefon-Seelsorge im Internet (16 TS-Stellen in Kooperation)	Haupt- und Ehrenamtler beantworten Fragen, helfen bei persönlichen Problemen	Chat in www.das-beratungsnetz.de Kommerzieller Chat-Anbieter Derzeit Schwerpunkt auf E-Mail-Beratung – Antwortgarantie in 48 Stunden über beratung@telefonseelsorge.de	Termine im Chat Montag ab 20.00 und Mittwoch ab 18.00 Uhr drei Termine à 45 Minuten
www.drobs-online.de Drogenberatung & Fachstelle für Suchtvorbeugung	Personen aus dem Kreis Warendorf im Gespräch mit der Beratung und Prävention – regional	Chat über eigene Homepage, Kommerzieller Chat-Anbieter	Montags von 16.30–18.30 Uhr
www.drogenberatung-jj.de Jugendberatung und Jugendhilfe e.V. Frankfurt	Drogenberatung in Gespräch mit Konsumenten (Kokain, synth. Drogen)	Chat über eigene Homepage	E-Mail-Beratung – Antwortgarantie innerhalb einer Woche Montags bis Donnerstags jeweils von 15.00–18.00 Uhr
www.chatrausch.de Projekt der Universität Dresden	Konsumenten miteinander im Gespräch Studentische Moderation	Chat über diese Homepage; Diskussion jeweils mit vorgegebenem Thema	Mittwochs von 17.00–19.00 Uhr
www.drogenhilfe-moers.de Drogenberatung, Moers	Drogenberatung trifft Schule	Chat als Projekt in Kooperation mit Schulen im IRC	Nach Absprache
www.café-balance.de Drogenberatung, Mainz	Mitarbeiter geben Antworten per E-Mail	Kein Chat – E-Mail-Beratung über die eigene Homepage – Antwort in 48 Stunden	E-Mail-Beratung 24 Stunden täglich erreichbar

Stand: April 2001

■ Im Kreis Warendorf hat die Jugend- und Drogenberatung den Zugang eines bestehenden Chats auf die eigene Seite gezogen. Wer über die Homepage den Chat betritt, befindet sich im Channel Teens@WAF, in dem die regelmäßigen Sprechzeiten stattfinden. Durch diese Form ist eine gleichmäßige Besucherzahl gewährleistet, da der Chat die gesamte Woche über zahlreiche Besucher hat. Jedoch sind nicht alle Besucher im Channel, weil sie Fragen zum Thema »Drogen« haben. Da es sich um einen kommerziellen Anbieter handelt, wird Werbung im Rahmen gezeigt.

Jedes dieser Modelle hat Vor- und Nachteile, und die Wahl des Chats sollte sich nach der Zielsetzung des Angebotes richten.

In den Berichten der einzelnen Angebote wird als Aufgabe der Online-Beratung in erster Linie die Kontaktaufnahme, die Information, die Gespräche zu Drogenthemen und die Vermittlung an weiterführende Einrichtungen gesehen. Die Grenzen der Online-Beratung richten sich auch nach der Angebotsform. In einem stark frequentierten Channel, in dem nicht jeder das Thema Drogen mitbringt (wie im Kreis Warendorf), sind weit weniger intensive Gesprächsinhalte möglich als in einem separatem Raum (Boa e.V. oder Telefonseelsorge).

Sobald eine Homepage eine E-Mail-Funktion hat, können von den Besuchern Anfragen kommen. E-Mail-Beratung in Form von einmaliger Informationsvermittlung bieten daher bereits viele Beratungsstellen im Internet. Die oben angegebenen Institutionen geben E-Mail-Beratung als ein festes Angebot an und verbinden damit auch einen feste Zeitangabe, in der auf jeden Fall eine Antwort erfolgt. Die Telefonseelsorge zum Beispiel gibt an, dass die erste Antwort innerhalb von 48 Stunden erfolgt, und dass ca. 40% der Personen, die per E-Mail anfragen, einen längeren Kontakt pflegen (vgl. WELL o.J., S. 6).

Das Thema Internet-Beratung ist durch die Formen der E-Mail und der Chat-Beratung noch nicht endgültig diskutiert. Das Internet bietet bei entsprechendem Personaleinsatz noch verschiedenste Möglichkeiten. Das Projekt der Universität Dresden ist ein interessantes Beispiel. Denkbar wären sicher auch »virtuelle Streetworker« in unterschiedlichen Chats oder Anbindungen an »virtuelle Jugendzentren«.

1.3.2 »Einfach mal fragen«

»Einfach mal fragen« ist ein Projekt des Arbeitskreises Jugend- und Drogenberatung im Kreis Warendorf e.V. Das Angebot der Jugend- und Drogenberatung im Kreis Warendorf existiert seit 1999.

Im Kreis Warendorf – mit dreizehn Gemeinden – erschweren die regionalen Strukturen (Verkehrsanbindung usw.) in einigen Fällen die persönliche Kontaktaufnahme zur Drogenberatung. Daher hat der Arbeitskreis die bestehenden aufsuchenden und niedrigschwelligen Angebote durch ein virtuelles Angebot ergänzt. Über das Internet soll eine Informations- und Beratungsmöglichkeit geboten werden, die unabhängig von langfristigen Kontakten und von Veranstaltungen in Großgruppen (Klassen-, Multiplikatorenveranstaltungen u.Ä.) genutzt werden kann.

■ Regionale Ausrichtung

Die Homepage der Drogenberatung hat keinen eigenen Chat, sondern hat über ein sogenanntes »Chatnapping«[1] lediglich den Zugang eines bestehenden Chats auf die eigene Seite gezogen. Der Anbieter vom RegioChat hat seinen Sitz im Kreis Warendorf und ist durch seine Werbung im Kreis präsent.

Das Internet ist ein weltweites Medium und kann auch so genutzt werden. Durch die begleitende Öffentlichkeitsarbeit sollen in erster Linie Bürger aus dem Kreis Warendorf erreicht werden. Der Arbeitskreis Jugend- und Drogenberatung ist für diese Region zuständig, und die geographische Nähe kann die konkrete Hilfestellung erleichtern.

Mit dem Titel »Einfach mal fragen« wird eine breite Zielgruppe angesprochen (Konsumenten, Angehörige, Multiplikatoren).

■ Inhalt und Methoden

Der Chat ist ein Bestandteil der Internetpräsenz durch die Jugend- und Drogenberatung, der in Kooperation von Beratung und Prävention begleitet wird. Die Mitarbeiter sind kontinuierlich einmal in der Woche zwei Stunden online, beantworten Fragen und führen Gespräche. Die Besucher können unter einem Nickname Kontakt mit den Mitarbeitern aufnehmen.

Für die Arbeit im Chat haben die Mitarbeiter des Arbeitskreises Regeln entwickelt, die während der zwei Stunden einen Rahmen bilden.

– Jeder Besucher wird begrüßt, wenn er in den Channel kommt;
– die Mitarbeiter sind unter festen Namen im Chat;
– Anonymität gilt für die Besucher, jeder Besucher erfährt direkt, dass er mit einem Mitarbeiter der Jugend- und Drogenberatung Ahlen spricht und mit welchem Mitarbeiter;
– jede Anfrage wird im Channel ernst genommen – Testanfragen sind üblich;
– Störungen werden möglichst während der Online-Zeit vermieden (z.B. Anrufe).

■ Erfahrungen

Durch den Anschluss an einen bestehenden Chat ist die Besucherzahl relativ konstant (acht bis elf Besucher in den zwei Stunden). Durch die regionale Anbindung des Chatbetreibers und durch die Öffentlichkeitsarbeit kommen ca. 40% der Personen (bei denen der Wohnort bekannt ist), die den Channel besuchen, aus dem Kreis Warendorf. Die Erfahrungen der zwei Jahre zeigen, dass die meisten Besucher unter 25 Jahre alt sind.

In den Gesprächen ohne Bezug zu Drogen spielen Jugendthemen wie Schulstress, Familienprobleme und Ausbildung die Hauptrolle. Im Zusammenhang

---

[1] Wortspiel aus Chat und Kidnapping. Der Zugang zu einem Chat wird auf eine Homepage gelegt. Kommerzielle Chats bieten das privaten Personen an.

mit Drogen handelt es sich meist um Gespräch zu den legalen Drogen und Cannabis. Die Gesprächsinhalte variieren von Unsicherheiten, Führerscheinproblemen bis hin zu Problemen mit alkoholabhängigen Eltern.

Der größte Teil der persönlichen Gespräche erfolgt »flüsternd«. Durch einen bestimmten Befehl kann die Botschaft auf dem Bildschirm nur von einer Person im Chat gelesen werden.

■ Fazit

Ein Angebot im Internet erfordert Zeit, Personal und ein Konzept. Ein Angebot ist nicht nur deshalb effektiv, weil es im Internet steht. Und eine bestimmte Zielgruppe entwickelt keinen Beratungsbedarf, nur weil es Online-Angebote gibt.

Für den Arbeitskreis Jugend- und Drogenberatung erweist sich der oben beschriebene Ansatz als sinnvoll, um mit Menschen aus dem Kreis Warendorf ins Gespräch zu kommen.

Die Jugend- und Drogenberatung hat auf ihrer Homepage E-Mail-Funktionen eingebaut, und ohne dass auf die Möglichkeit der E-Mail-Beratung hingewiesen wird, fragen Schüler zu Drogenthemen, Eltern zu Drogentests, Auszubildende zu Drogenscreenings in Vorstellungsgesprächen usw.

Das Angebot der Jugend- und Drogenberatung ist nicht zeitlich befristet und wird, solange es sich als effektiv erweist, auch ein Aspekt in der Palette unterschiedlichster Angebote bleiben.

Literatur/Websites

Arbeitskreis Jugend- und Drogenberatung Ahlen e.V. (2000): Jahresbericht 1999/2000. Online-Beratung – ein neues Angebot im Kreis Warendorf. Ahlen.

Arbeitskreis Jugend- und Drogenberatung im Kreis Warendorf e.V. (2001): drobs-online.de »Einfach mal fragen«. In: Landschaftsverband Westfalen-Lippe: BINAD-Info »Have a Look on the other Side«. Münster.

Eimeren, B. van et al. (2000): ARD/ZDF Online-Studien 2000. In: Media Perspektiven Sonderdruck aus MP 8, Stuttgart, Mainz, S. 338–349.

Gerlach, R. et al. (2000): Das Internet – Nutzen und Chancen für die Drogenarbeit und Drogenforschung In: Risiko mindern beim Drogengebrauch: J.-H. Heudtlass et al. (Hrsg.), Fachhochschulverlag. Frankfurt am Main, S. 381–414.

Grajczyk, A. et al. (2000): Nichtnutzer von Online. In: Media Perspektiven Sonderdruck aus MP 8. Stuttgart, Mainz, S. 350–358.

Jugendberatung und Jugendhilfe e.V. (o.J.): Drogenberatung Online. Frankfurt am Main.

Landesbeauftragter für Datenschutz NRW (1999): E-Mails sichern – warum? Download-Dokument: http://www.lfd.nrw.de/fachbereichfach_7_3_2_zusammensetzen.html

Münz, S. et al. (2001): Selfhtml aktuell Internet-Dokument http://www.teamone.de/selfaktuell/

Schramm, K. (1999): Sozialpädagogische Beratung im Internet – Exemplarische Analyse. Magisterarbeit an der Technischen Universität Dresden.

Voss, A. (Hrsg.) (2001): Das große PC-Lexikon. Düsseldorf.
Well, F. van (o.J.): Seelsorge und Beratung der Telefonseelsorge im Internet. Köln.

http://www.datenschutz.de
http://www.pgp.com
http://www.drobs-online.de
http://www.drugcom.de

VII   Telefonische Drogenberatung
Von Hans-Volker Happel

1   Historisches

Mit der telefonischen Drogenberatung begann die Systematisierung und der Ausbau des gesamten Drogenhilfesystems. Mitte der 60er Jahre etablierte sich eine Reihe unterschiedlicher regionaler Initiativen, die Telefonangebote im Drogenbereich machten. Insbesondere Releasegruppen beschäftigten sich zur damaligen Zeit mit einem kontinuierlichen telefonischen Drogenhilfeangebot. Die Anonymität des Telefons bot optimale Möglichkeiten, um insbesondere Rechtsberatung, Substanzinformationen und Adressenvermittlungen zu organisieren.

Der Stellenwert telefonischer Drogenberatung nahm nach der Einrichtung (Mitte der 70er Jahre) ambulanter (Jugend- und Drogenberatungsstellen) und stationärer Einrichtungen – im Gegensatz zu anderen europäischen Ländern wie z.B. Großbritannien, Frankreich, Italien – rapide ab. Das Telefon hatte allenfalls noch die Funktion, einen Termin für eine Face-to-Face-Beratung mit der jeweiligen Institution abzusprechen. Wie auch immer geartete Beratung über das Telefon wurde verweigert und dabei noch konzeptionell verbrämt nach dem Motto »Wer wirklich etwas gegen sein Drogenproblem tun will, kommt in die Beratungsstelle und geht nicht einfach nur den leichten Weg übers Telefon« (quasi ein Motivationstest zur Prüfung der Änderungsbereitschaft). Mithin verschwand Mitte der 70er Jahre die telefonische Drogenberatung aus dem Angebotsspektrum.

Die positiven Erfahrungen, die mit den AIDS-Telefonen bei der Bewältigung der öffentlichen Panik und Problematik Mitte der 80er bis Ende der 80er Jahre gemacht wurden, führten zu einer neuen Diskussion um die Angemessenheit telefonischer Hilfestellungen. So beklagten TeilnehmerInnen der Frankfurter Selbstheilerstudie, dass sie im Rahmen ihres selbstorganisierten Ausstiegs aus der Sucht nicht die hohen Anforderungen der damaligen Drogenhilfe erfüllen wollten. Sie hätten z.B. telefonische Möglichkeiten vermisst, die einen geringeren Grad an zeitlicher, räumlicher und persönlicher Bindung und Abhängigkeit gefordert hätten.

In einigen Städten (München, Berlin, Köln, Bremen, Frankfurt) wurden Anfang der 90er Jahre telefonische Drogenberatungen eingerichtet. Die Bundeszentrale für gesundheitliche Aufklärung in Köln richtete 1994 ein bundesweites Informationstelefon zur Suchtvorbeugung ein. Der Fachverband Drogen- und Rauschmittel e.V. in Hannover versuchte eine bundesweite einheitliche Telefonnummer für die Drogenberatung zu installieren. Da jedoch nur eine Handvoll Beratungsstellen den zeitlichen und personellen Erfordernissen entsprechen konnte (u.a. Öffnungszeiten bis 20.00 Uhr usw.) hat sich diese Nummer nicht – etwa analog zu den Notrufnummern 110, 112 – durchsetzen können (lediglich in Berlin bedient der Drogennotdienst mit der Nummer 1 92 37 rund um die Uhr Ratsuchende).

2   Konzepte, Funktionen und Zielsetzungen

Mittlerweile hat sich bundesweit ein eigenständiges, vielfältiges, unterschiedliche Zielgruppen ansprechendes System von elektronisch-kommunikativen Informations- und Drogenberatungseinrichtungen entwickelt. Die Variationen technischer Möglichkeiten – über Telefonieren, Chatten, http://www.info, Handy, SMS, Homepages usw. – korrespondiert mit konzeptionellen Ausrichtungen und unterschiedlichen Zielsetzungen. Dabei geht es nicht nur um Verfügbarkeit während der Verschlusszeiten der Jugend- und Drogenberatungsstellen, sondern, je nach Selbstverständnis, werden die unterschiedlichsten Angebote gemacht:

- Clearingstelle zur ersten Problemanalyse;
- Informationen über das regional bestehende Hilfesystem, inklusive Weitergabe von Telefonnummern, Adressen und Bezugspersonen;
- Unterstützung bei der Entwicklung von Änderungsabsichten im Sinne von Motivationsarbeit;
- Krisenintervention bei akuten Problemlagen;
- emotionale Unterstützung bei subjektiven Angst- und Bedrohungsgefühlen;
- Begleitung bei längerfristigen Veränderungsprozessen;
- Beratung für MultiplikatorInnen.

Die telefonische Drogenberatung bietet einen einfachen und selbstbestimmten Zugang zu einer Beratungsinstitution. Außerdem hat der/die Anrufer/in ein hohes Maß an Kontrolle über die Situation, die es ihm/ihr jederzeit gestattet, den Kontakt auch wieder zu beenden. Anrufer bleiben anonym, was insbesondere bei kritischen, tabuisierten und durch Illegalität bedrohten Themen wichtig ist.
Folgende methodische Grundprinzipien haben sich in der telefonischen Drogenberatung herausgebildet (s. auch FESAT 2000):

- Situations-, problem- und personenadäquates Handling der Anrufe;
- gemeinsam mit dem/der Anrufer/in versuchen herauszufinden, über welche praktischen oder emotionalen Probleme er/sie sprechen möchte;

- dem Anrufer alle erwünschten Informationen zur Verfügung stellen;
- den Anrufer selbst überlegen und wählen lassen, was dieser tun möchte oder welche Schritte folgen sollen (ebda., S. 2).

Die personelle Ausstattung der telefonischen Beratungseinrichtungen ist höchst unterschiedlich und bunt. Während die Teams des Drogennotdienstes in Berlin und der österreichischen Hotline ausschließlich von sozialwissenschaftlich und medizinisch ausgebildeten Professionellen betrieben werden, wird das Münchner Suchtberatungsstelefon vorwiegend von speziell dafür ausgebildeten Ehrenamtlichen organisiert. Im Frankfurter Drogennotruf arbeiten Professionelle, Ex-User und Substituierte zusammen.

Exemplarisch für die unterschiedlichen Zielgruppen, Substanzarten und inhaltlichen Aspekte werden die Anrufe beim Suchttelefon der Bundeszentrale für gesundheitliche Aufklärung (BZgA) dargestellt. Fast 60% der insgesamt 7.144 Anrufe beziehen sich auf legale Drogen wie Nikotin, Alkohol und/oder auch stoffungebundene Abhängigkeiten (Essstörungen, Glücksspiel). Der Anteil der AnruferInnen mit einer persönlichen Abhängigkeitsproblematik bei illegalen Drogen liegt bei etwa 10%.

Die nachfolgende Tabelle dokumentiert die angesprochenen Zusammenhänge.

Anrufe beim Suchttelefon der BZgA im Jahr 2000
Inanspruchnahme, Zielgruppen, Substanzformen

Substanz-formen	Anrufe		Zielgruppen		
	Anzahl	in %	Persönliche Abhängigkeits problematik	Angehörige	Multiplika-toren
Alkohol	885	12,4 %	38,1%	35,1 %	12,9 %
Nikotin	1.865	26,1%	69,8%	6,9 %	17,4 %
Cannabis	526	7,4 %	5,3%	56,5 %	18,1 %
Ecstasy	208	2,9 %	7,7%	22,6 %	43,3 %
andere Drogen	460	6,4 %	24,4%	41,2 %	24,7 %
andere Süchte	1.463	20,5 %	Keine Angaben	Keine Angaben	Keine Angaben
Allgemeine Prävention	1.737	24,3 %	–	20,7 %	79,3 %

(Zusammengestellt aus BRANDT 2001.)

Im Gegensatz dazu steht der Frankfurter Drogennotruf: 80% der Anrufe betreffen illegale Drogen; 40% der AnruferInnen haben eigene Probleme im Umgang mit Heroin, Kokain bzw. synthetischen Opiaten.

Die Vergleiche der unterschiedlichen Rubriken zeigen, wie die Bedürfnislage je nach Droge und je nach Zielgruppe differieren. Während z.B. von den insgesamt 526 »Cannabis-AnruferInnen« nur 5,3% eine persönliche Beratung zu ihrer eigenen Problematik wollten, sind es insbesondere Angehörige (56,5%) von CannabiskonsumentInnen, die das Beratungstelefon nutzen. Ein weiteres interessantes Datum der Tabelle verbirgt sich hinter den Zahlen zum Thema Ecstasy. Während nur 2,9% aller Anrufer sich diesem Thema widmen, sind es vorwiegend die Multiplikatoren – möglicherweise aufgeschreckt durch entsprechende Medienberichte – die hier das Suchttelefon der BZgA in Anspruch nehmen.

Die Zahlen der Tabelle dokumentieren einmal mehr, dass bei einer sachgemäßen Dokumentation spezifische gesellschaftspolitische Grundhaltungen, Medieneinflüsse und generelle Auffassungen zum Drogenproblem deutlich werden. Insofern ist zu fordern, dass in Zukunft die telefonischen Drogenberatungseinrichtungen stärker in die Evaluations- und Monotoringforschung einbezogen werden sollten.

3   Ausblick

Das Angebot der telefonischen Drogenberatung ist effektiv, weil es direkt, anonym, mit geringem Aufwand verbundene, vertrauliche und kompetente Beratungs- und Vermittlungsarbeit in einem gesamten Drogenhilfekonzept realisieren kann. Eine telefonische Drogenberatung muss dabei ihr Selbstverständnis und ihre Zielsetzungen klar und deutlich formulieren. Letztlich stehen die telefonischen Drogenberatungsstellen vor dem gleichen Dilemma, dass auch innerhalb der traditionellen Drogenhilfe immer wieder diskutiert und kontrovers behandelt wird: Die Frage, ob Drogenkonsum ein Warnzeichen für eine Problemeskalation darstellt, oder ob Drogenkonsum bei Jugendlichen eine normale Entwicklungsaufgabe und Ausdruck jugendlichen Risikoverhaltens ist. Entsprechend unterschiedlich werden sich danach auch Informationen und Beratungskonzepte strukturieren.

■ Was sind objektive Informationen über Drogen?
■ Berate ich in Richtung Drogenverzicht oder risikoarmem Umgang mit Drogen?
■ Vermittle ich abstinenz- oder akzeptanzorientierte Botschaften?
■ Wie ernst nehme ich die Bedürfnislage der AnruferInnen?

Mittlerweile wird diskutiert, inwieweit der Begriff Drogennotruf noch angemessen für die unterschiedlichen Angebote ist. Es geht bei der telefonischen Drogenberatung nicht nur um die Bewältigung von Notsituationen, sondern durchaus auch um Konzepte schadensminimierender Beratung, Suchtprävention und Suchtbegleitung.

Gerade die verschiedenen Hotlines zu neuen Drogen (Techno-, Party-, Designdrogen) gehen sowohl in technischer (Nutzung von Internet usw.) als auch in konzeptioneller Hinsicht (Infobörse von GebraucherInnen, Professionellen, ProbiererInnen, MultiplikatorInnen usw.) neue Wege (exemplarisch s. das Alice-Project der Safe Party People in Frankfurt).

Drogennotrufadressen und Telefonnummern

■ Alice-Project Frankfurt
☎ (0 69) 48 00 49 50
contact@alice-project.de
http://www.alice-project.de

■ Anton-Procksch-Institut
Frau Gabriele Gottwald-Nathaniell
Rodetzkystr. 31/6
A-1030 Wien
☎ +43 (0) 17 12 46 70
Drogenhotline +43 (0) 6 60 88 77
api.treffpunkt@aon.at

■ Beratungs- und Therapiezentrum
für Suchtgefährdete und
Abhängige
Herr Christoph Teich
Frau Annelie Thielen
Thal 19
80331 München
☎ (0 89) 24 20 80–0

■ Drogennotdienst Berlin
Herr Schaffraneck
Ansbacher Str. 11
10787 Berlin
☎ (0 30) 1 92 37
info@drogennotdienst.de
http://www.drogennotdienst.org

■ Drogennotruf Frankfurt e.V.
Herr Ulrich Gottschalk
Musikantenweg 22 H
60316 Frankfurt
☎ (0 69) 62 34 51
drogennotruf@t-online.de
http://www.drogennotruf.de

■ Europäisches Netzwerk der
telefonischen Drogenberatung
Permanent Office FESAT
19 Rue du Marteau
B-1000 Bruxelles
☎ +32 (0)2 2 19 28 87
FESATbureau@csi.com
http://www.fesat.org

■ Suchtnotruf Köln e.V.
Sülzgürtel 47
50930 Köln
Notruf (02 21) 1 97 00
☎ (02 21) 4 30 27 40

■ Suchttelefon Luxembourg
Frau Therese Michaelis
Frau Astrid Modaff
Centre de prevention
des toxicomanies
3 rue du Fort Wallis
L-2714 Luxembourg
Notruf +352 49 60 99
☎ +352 (0) 49 77 77
cept@ongl.lu

■ Telefon-Notruf NRW
Frau Heide Lamers
Am Korstick 22
45239 Essen
Notruf (02 01) 40 38 40

Literatur

Brandt, M. (2001): Drogenprävention durch telefonische Beratung und Informationsvermittlung. Vortrag. 2. Europäischer Kongress der telefonischen Drogenberatung. März 2001. Berlin.
Brandt, M. (2001): Bundeszentrale für gesundheitliche Aufklärung (BZgA).
FESAT (2000): Telefonnotrufe. Richtlinien für eine erfolgreiche Arbeit. Brüssel.

VIII   **Peer Support als methodische Strategie des**
        Einbezugs von Betroffenenkompetenz in die Drogenhilfe
        Von Heino Stöver

Durch das Fehlen eines öffentlichen und nicht moral-/ideologiebe-
setzten Diskurses über die Wirkungen und Nebenwirkungen von legalen und
illegalen Drogen haben insbesondere Neueinsteiger keinen Zugang zu sachgerechten Informationen und sind zunächst auf konsumerfahrene Freunde
oder Drogenverkäufer angewiesen. Zielgruppenangepasste, lebensweltnahe
und wertneutrale Information zu liefern und Auseinandersetzungen zu initiieren, ist deshalb wichtig, weil insbesondere Neueinsteiger oftmals Unver-
letzlichkeitsphantasien hegen, die durch die schwarze Abschreckungspäd-
agogik herrschender Präventionsbroschüren beibehalten und gepflegt werden können. Zu weit entfernt von der Lebensrealität sind die Informationen,
zu weit entfernt von möglichen Schädigungen empfinden sich die Jugendlichen. Wie aber kann man eine Brücke schlagen zu denen, die sich für unver-
wundbar halten? Nur wirklichkeitsnahe Aufklärungskonzepte über Chancen
und Risiken eines Drogenkonsums haben überhaupt Aussicht darauf, wahrgenommen zu werden. Und selbst rationale, wohlabgewogene Gesundheits-
förderungskonzepte müssen nicht immer in einen Lebensstil passen, der auf
Grenzgängerei und Angst- und Risikolust aus ist – auch damit muss sich Aufklärungsarbeit abfinden. Dann ist es nicht nur problematisch, was, sondern
auch wer die Gesundheitsbotschaften transportiert und wie sie im Einzelnen
vermittelt werden. Deshalb ist ein Einbezug von Peers (»Peer Involvement«)
von immer größer werdender Bedeutung für die Präventions- und Gesund-
heitsförderungsarbeit.

1   **Was ist Peer Support?**

Drogengebrauch vollzieht sich mit einem bestimmten Set von Erfahrungen, Regeln, Normen, übermitteltem Alltagswissen und technischem Know-
how, das von anderen DrogengebraucherInnen erlernt und durch eigene Erfahrungen, aber in beständiger Kommunikation mit dem Umfeld (Werbung, Eltern, Schule), erweitert und verändert wird. In der Kommunikation der DrogenkonsumentInnen untereinander werden wichtige und handlungsleitende
Vorsichtsmaßregeln, Tipps, schadensminimierende Ratschläge, die Drogenwirkung intensivierende Hinweise, aber auch Warnungen, Bewertungen und Mythen ausgesprochen oder im Modelllernen anderweitig transportiert und für
den eigenen Alltag übernommen oder abgewandelt bzw. zurückgewiesen. Diese Interaktion und alltagspraktische Unterstützung Gleichgestellter/Gleichge-
sinnter/Gleichaltriger, d.h. von Menschen in ähnlicher psychosozialer Lebenslage, wird im Folgenden mit dem Begriff »Peer Support« bezeichnet.
Diese Kommunikation von Gleich-zu-Gleich ist für KonsumentInnen illegaler
Drogen doppelt wichtig: Sie bewegen sich in illegalen Lebensbereichen (Er-

werb, Handel, Einfuhr illegalisierter Drogen, kriminelle Aktivitäten zur Beschaffung und Finanzierung von Drogen, Prostitution usw.). Vertrauen, Nähe, Übersichtlichkeit, Identitätsstiftung entsteht und besteht nur noch in kleineren, engen sozialen Beziehungen, die für das Alltagsmanagement eine zentrale Rolle einnehmen können.

Der Drogenkonsum wird in sozialen Bezügen erstmalig aufgenommen, erlernt, weiterentwickelt. Dabei entsteht in der Peergroup das Wissen über Drogenwirkungen: Gefahrenbewertung und (Misch-)Wirkungen des Konsums (bestimmter Pillen, Aufkochen von Opiaten, Rauchen von Crack, Mischung eines Cocktails usw.) und die technischen Fähigkeiten und Fertigkeiten (Pfeifenwahl bei Crack, Abbinden, Venensuche, Einstichwinkel bei der Injektion, Spritzenwahl usw.). Diese gegenseitige Informierung und Beeinflussung ist von entscheidender Bedeutung für die Bildung eines Risikobewusstseins und eines daraufhin entwickelten Risikomanagements. Dieser Wissenstransport ist nicht institutionalisiert, sondern spielt sich im Alltagsleben von Drogekonsumenten »von selbst« ab, ist informeller Bestandteil von Alltagshandeln und nicht von »offizieller Seite« zu erwarten. Wie die Ergebnisse der Evaluation der Spritzenvergabe beispielsweise ergeben hat, wählen die Gefangenen vornehmlich andere Gefangene als relevante Kommunikationspartner in Bezug auf Drogenkonsum und Infektionsgefahren.

Das bedeutet jedoch nicht, dass alle Informationen richtig sind, die auf diesem Wege transportiert werden: Mythen, Verklärungen, »Ideologien«, unbegründbare Behauptungen und Falschinformationen sind hier genauso vorhanden wie in anderen kommunikativen und sozialen Zusammenhängen. Denn es handelt sich im Bereich des intravenösen Konsums verschiedenster Substanzen durchaus um ein komplexes »Wissensgebiet« mit mehreren Bereichen, in denen alltagstaugliche Kenntnisse zwar gefordert, aber nicht immer vorhanden sind:

■ Hygiene: Desinfektionsmethoden der Spritze, sterile Injektionsutensilien, Desinfektion der Einstichstelle usw.;
■ Medizin: Wo verlaufen Venen, die benutzt werden können, welche Gefahren bergen gewisse Injektionsorte, was kann man gegen einen Shake machen usw.;
■ Pharmakologie: Wirkungen und Nebenwirkungen unterschiedlicher Drogen, Mischkonsum, Abhängigkeitspotentiale usw.;
■ Recht: Verhalten gegenüber der Polizei (Durchsuchungsbefehl), vor Gericht, Zusammenhänge, »Wie kann ich den 35er anschieben«, Sozialrecht usw.

»Hidden Risks« bestehen also und werden von DrogenkonsumentInnen nicht durchgängig erkannt und deshalb in der Peergroup tradiert. Als Beispiele seien hier nur genannt: mangelnde Hygiene und Infektionsrisiken beim Drogentausch, gemeinsame Verwendung von Spritzutensilien, Spritzentausch aufgrund vermeintlicher Sicherheit durch ein negatives HIV-Antikörper-Testergebnis (Übertragungsgefahren von Hepatitis B und C).

Das Wissen der DrogenkonsumentInnen kann und muss aus gesundheitsför-dernder Sicht von professioneller Seite ergänzt werden durch den Transport von Informationen, die alltagsrelevant, d.h. auf die Lebens- und Konsumbe-dingungen Betroffener abgestimmt sind. Transporteure in diesem Prozess können Betroffene, Gleichgestellte selbst sein, die mit einer überzeugenden Authenzität ausgestattet, mindestens jedoch zielgruppenerfahrene Personen sind, die glaubwürdig peergrouprelevante Inhalte vermitteln können. Dieser Übermittlungsprozess wird mit dem Begriff »Peer Education«, die Einbezie-hung der Betroffenen als »Peer Involvement« beschrieben. Ein Abgrenzungs-begriff macht die besondere Qualität und den Charakter von »Peer Educati-on« deutlich: Unter dem Begriff »Drogenerziehung« (MARZAHN 1994, S. 20) wird die bewusste und planmäßige pädagogische Einwirkung auf Kinder und Jugendliche in Sachen Drogen verstanden. Der pädagogische Impetus wird in entsprechenden Aufklärungsbüchern, Leitfäden, Unterrichtseinheiten, Fil-men zu drogenbezogenen Themen besonders deutlich, weil er sich zumeist auf die Beendigung eines Verhaltens (Abstinenz) bezieht, das die Zielgruppe jedoch in der Regeln nicht bereit ist, ohne weiteres zu beenden, sondern das in ihrer entwicklungspsychologisch wichtigen Sozialisationsphase bestimmte Bedeutungen, Symbolunterlegungen und Funktionen erhält. Von der inhaltli-chen Schwerpunktsetzung und ehemaligen Mainstream-Orientierung der Ab-stinenzdominanz abgesehen, muss festgehalten werden, dass es formal, di-daktisch keinen Dualismus zwischen traditionellen Konzepten der Erwachse-nenpädagogik und Konzepten von Peer Involvement gibt: »Klar ist, dass sich Erwachsenenpädagogik (also wo Erwachsene Kinder und Jugendliche erzie-hen) und Peer-Involvement-Konzepte in jedem seriösen Konzept durchdrin-gen (BAUCH 1997, S. 35).
Und weil die positiven Wirkungen der Peer-Einflüsse auf die Internalisierung und Verstärkung von Lerninhalten immer deutlicher werden (ohne allerdings traditionelle Erwachsenenpädagogik und -bildung ersetzen zu können), sind sowohl formal-didaktisch als auch inhaltlich in vielen Drogenberatungsset-tings seit einigen Jahren Veränderungen in Ziel- und Mittelwahl vorgenom-men worden: Es geht um die gemeinsame Suche nach individuellen Förde-rungen und Verbesserungen der Lebenslage durch Informationen, durch In-anspruchnahme berechtigter sozialer und gesundheitlicher Hilfen. Die kon-kreten Konsumbedingungen blieben jedoch weitgehend ausgespart, teils weil man das »Expertenwissen« der Betroffenen als vollständig und »richtig«, je-denfalls nicht von professioneller Seite erweiterbar, voraussetzte, teils, weil es deutliche Berührungsängste mit diesem Thema gab, sowohl aus Gründen der Uninformiertheit Professioneller, als auch aus Gründen der professionel-len Identität, die eine Auseinandersetzung mit dem Verhalten, das gerade Ge-genstand der Bewältigung war, verbot.
Es fehlte lange vor allem an ethnographisch orientiertem Vorgehen, d.h. eine mit Betroffenen gemeinsam erarbeitete, regional bezogene Grundlage des-sen, was an Wissen vorhanden ist, das wie von wem, wann und unter wel-chen Umständen in die Praxis einfließt: Was wissen wir tatsächlich darüber,

über welche Themen sich DrogenkonsumentInnen untereinander austauschen, wie der Konsumeinstieg erfolgt, wie alternative Techniken (wie chinesen, sniefen) probiert, erlernt werden, wie Risiken untereinander benannt und erörtert werden. Fragen schließen sich aber auch für den sexuellen Bereich an: Wann werden Kondome in partnerschaftlichen und beruflichen Sexualkontakten eingesetzt und wann nicht, welche Techniken können erlernt werden, um Kondome gegenüber Freiern durchzusetzen, welcher Schutz besteht vor ungewollten Praktiken?

Peer Support in unserem Zusammenhang meint also die vielfältige Unterstützung von DrogengebraucherInnen durch DrogengebraucherInnen, die in vielfältiger Weise voneinander lernen: Für die DrogengebraucherInnen sind andere DrogengebraucherInnen die zentrale Bezugsgruppe in allen Fragen des Drogenumgangs. Dies wird in einer Beschreibung der Drogenszenen als unsolidarischer Gemeinschaften häufig übersehen: Sicherlich gibt es allein aufgrund von Schwarzmarkt und Kriminalisierung ausgeprägte Egoismen und fehlendes Kollektivhandeln. Gleichwohl existiert eine alltagsgestaltende Kommunikation über Injektionstechniken, Vermeidung bestimmter Applikationen, Prüfung von Stoffqualitäten usw., sodass ein beständiges Risikomanagement stattfindet und dabei ständig wichtige, »nächstbeste Lösungen« entwickelt werden.

Peer Support bedeutet mit diesem Verständnis eine Weiterentwicklung der niedrigschwelligen Drogenarbeit mit den Qualitäten:
- ergänzende Strategie der Schadensminimierung;
- lebensweltorientierter Ansatz;
- betroffenennahes Vorgehen.

Peer Support stellt eine Erweiterung der Handlungs- und Unterstützungsmöglichkeiten von Betroffenen dar und muss im Spannungsfeld von professioneller Hilfe und Selbsthilfe diskutiert werden. Voraussetzung einer Integration dieses Ansatzes sind die wissenschaftlich untermauerten Erkenntnisse, dass
- es im Sinne einer Authenzität von entscheidender Bedeutung ist, wer mit welchem Erfahrungshintergrund zu Verhaltensänderung aufruft;
- Drogenabhängige gesundheitsriskantes Verhalten ändern können und wollen und bei der Bereitstellung äußerer materieller und instrumenteller Bedingungen dazu auch in der Lage sind.

2   Praktische Peer-Support-Arbeit

Praktisch arbeitende Peer-Support-Projekte sind zuerst aus dem europäischen Ausland (Niederlande, Belgien) bekannt geworden. Zwar hat es in Deutschland immer eine Beteiligung ehemaliger DrogenkonsumentInnen an der Drogenhilfe gegeben, doch handelte es sich hier vor allem um den drogenfreien Bereich der Drogenhilfe. Auch hier war Authenzität von großer

Bedeutung für den Ausstieg aus der Drogenkarriere, die Bewältigung von Rückfällen usw. Das Wissen und den besonderen Zugang von bezahlten (ehemaligen oder Noch-) DrogenkonsumentInnen als Schlüsselpersonen zu DrogenkonsumentInnen zu nutzen, scheiterte oftmals an Fragen der Nähe und der mangelnden Distanzierbarkeit. Gleichwohl sind diese Strategien erfolgreich machbar: sowohl im Safer-Use-Bereich, als auch im Safer-Sex-Bereich für SexarbeiterInnen.

In den letzten Jahren hat sich auch die niedrigschwellige Drogenarbeit mit personal-kommunikativen und instrumentellen Strategien (Erstellung von für die Betroffenen relevanten Print- und audio/visuellen Medien, vgl. insgesamt: HEUDTLASS/STÖVER 2000) jedoch zunehmend den Konsumbedingungen vor allem von Opiat- und KokainbenutzerInnen zugewandt. Deutlich wird jedoch zugleich auch, dass der zweite wesentliche Transmissionsweg für Infektionskrankheiten über ungeschützte Sexualkontakte innerhalb der Drogenhilfe nicht annähernd so offensiv und praxisorientiert angegangen wurde. Zwar existieren auch dafür Printmedien (»Safer Work«) aber es fehlt an personal-kommunikativen Strategien (»Safer-Sex«-Trainings). Dieses Defizit ist erklärbar aus der Tatsache, dass es wenig professionelle Vermittlung und Unterstützung gibt: Die Huren-Selbsthilfe-Bewegung fokussiert vor allem auf Professionelle, andere infrage kommende Verbände haben oft Berührungsängste im Umgang mit drogenabhängigen Prostituierten. Drogenberatungsstellen fühlen sich oftmals nicht zuständig für diesen Bereich.

3   »Peer Support in der schulischen Suchtprävention«

»Peers tragen, indem sie ganz beiläufig Orientierung vermitteln und zur Stabilität des Einzelnen beitragen und emotionale Geborgenheit vermitteln, zur Identitätsbildung von Jugendlichen bei« (KLEIBER 1999).
EHLERT/HEIDERMANN (2001) berichten von einer schülerbezogener Multiplikatorenarbeit am Beispiel des »peer-to-peer-Projekts Lübeck«. Dieses Projekt bietet seit 1997 Schülerinnen und Schülern ab dem 8. Jahrgang die Möglichkeit, an ihren Schulen suchtpräventiv tätig zu werden. »Die hierfür ausgebildeten Jugendlichen haben nicht die Aufgabe, ihre Schulen drogenfrei zu machen, sondern ihre Mitschülerinnen und Mitschüler zur Auseinandersetzung mit dem Thema ›Gesellschaft, Sucht und Drogen‹ anzuregen. Zehn Lübecker Schulen nehmen gegenwärtig an dem Projekt teil.« Der Ansatz nutzt die Erkenntnis, »dass Jugendliche Fachleute in ihrer Lebenswelt sind und damit multiplikatorisch in ihren Bezugsgruppen und -systemen wirken können.« (a.a.O., S. 313).
Die AutorInnen bestätigen ein Ergebnis der Shell-Studie von 1997, wonach Jugendliche eher bereit zum gesellschaftlichen Engagement sind, wenn sie Tätigkeiten mitbestimmen und ihre besonderen Fähigkeiten und Kenntnisse mit in ihre Arbeit einbringen können. »Für das Projekt hieß dies, die Jugendlichen müssen über attraktive motivationale Haltungen angesprochen wer-

den, die über das Projekt aktiviert und befriedigt werden. Die konzeptionelle Ausrichtung des Projekts berücksichtigt diese Erfordernisse. Bei dem Punkt Evaluation wird dies deutlich werden. Das Projekt ist so angelegt, dass die Lebens- und Gesundheitsvorstellungen der professionellen Gesundheitsarbeiter und Pädagogen den Peers nicht untergeschoben werden können, wie Kritiker des Peer-Support-Ansatzes dies befürchten.« (a.a.O., S. 313.)

Das Ziel des peer-to-peer-Projektes besteht darin, dass die Peers befähigt werden, in ihren Bezugsgruppen zum Thema Sucht zu informieren und sich als Ansprechpartner sowohl für gefährdete Gleichaltrige, aber auch für vertrauenswürdige Personen und Hilfeeinrichtungen zur Verfügung zu stellen.

4   **Schlussbemerkung**

Es muss niedrigschwelliger Drogenarbeit vermehrt darum gehen, Form und Inhalte dieser Betroffenen-Kommunikation und Handlungen zu analysieren: Welche Regeln und Rituale haben einen regulierenden Einfluss auf das Drogenkonsumverhalten? Wie können die Ergebnisse als Grundlage verstärkter Peer-Support-Orientierung und lebensweltnaher Präventionsstrategien dienen? Ganz besonderer Schwerpunkt muss dabei auf vier Bereiche gelegt werden:

■ Beziehung Professionelle und Selbsthilfe/-organisation
Peer-Support stellt eine Erweiterung der Handlungs- und Unterstützungsmöglichkeiten von Betroffenen dar und muss im Spannungsfeld von professioneller Hilfe und Selbsthilfe diskutiert werden. Für beide Seiten bietet dieser Ansatz Kommunikations- und Entwicklungsmöglichkeiten.

■ Crackkonsum
Es wird zunehmend wichtig, auch DrogengebraucherInnen mit Crackkonsum, Vertreter der Szenen stärker in fachliche Debatten und praktische Arbeit, in Präventionskampagnen mit einzubeziehen. Ihr Wissen, ihre Expertise und Kompetenz kann für eine Ansprache und eine Vermittlung von Botschaften genutzt werden: sowohl bei den (noch) Nur-KonsumentInnen von Crack als auch bei den MischkonsumentInnen. Es ist eine Methode, den subjektiven Sinn, die Funktion des Crackkonsums und die gesundheitlichen Bedürfnisse bestimmter Zielgruppen in ihren Lebenswelten wahrzunehmen oder zu verstehen.

Für die Präventionsebene und aus einer professionellen Perspektive bedeutet das, die Entwicklung von Peer-Involvement-Strategien, die einen Einbezug von CrackkonsumentInnen zulassen, voranzutreiben, um die »Risikokompetenz« der DrogennutzerInnen anzusprechen und die Beratungskompetenz der professionellen HelferInnen zu stärken.

Bislang ist kein Praxismodell bekannt, wo ehemalige CrackkonsumentInnen in die Drogenszenen gehen, um Aufklärungs- und Kontaktarbeit zu leisten. Da es sich oftmals um schwer zugängliche Populationen handelt, scheint diese Arbeitsweise jedoch durchaus erwägenswert. Insbesondere weil man mit Peer-Involvement-Strategien glaubwürdige Botschaften unter alters-, geschlechts- und kulturspezifischen Gesichtspunkten vermitteln kann (vgl. zu Crack insgesamt: http://www.archido.de/index1.htm).

■ Frauenspezifische Aspekte
Bei Frauen bestehen durch Prostitution, sowohl in Bezug auf HIV als auch in Bezug auf die Hepatitiden, erhöhte Infektionsrisiken: Frauen sollen befragt werden über ihre Formen der Bewältigung der Prostitutionsanforderungen und damit einhergehenden infektionsrelevanten Risiken.

■ InsassInnen von Strafvollzugsanstalten
Aufgrund des Fehlens von Infektionsschutzmöglichkeiten für drogenabhängige Gefangene entstehen besondere Risikosituationen, die in besonderer Weise bewältigt werden müssen. Nicht alle Drogenabhängigen sind mit abstinenzorientierten Angeboten zu jedem Zeitpunkt ihres Haftaufenthaltes zu erreichen. Trotz der vorhandenen Abhängigkeit muss Selbsthilfe zur Vermeidung zusätzlicher Schäden unterstützt und durch das Zurverfügungstellen entsprechender institutioneller Ressourcen gestärkt werden.
Kommunikation und Austausch finden zwischen »erfahreneren« und erstmaligen KonsumentInnen statt, zwischen erfahrenen DrogenkonsumentInnen und jenen, bei denen sich eine haftbedingte Sucht entwickelt hat, sowie zwischen Gefangenen verschiedener Nationalitäten. Diese Beziehungen bergen erhebliche Infektionsrisiken, ohne dass sich die Beteiligten deren bewusst sind. Zur Bewältigung der Risiken beim klandestinen Drogengebrauch kommt es auf einen Austausch von Wissen an. Dabei mischt sich »richtiges« und »falsches« Wissen mit »gesundem Menschenverstand« und »Mythen« (»Der ist sauber«) und anderen Faktoren, wie z.B. ökonomischen Abhängigkeiten der Gefangenen voneinander, sexuellen oder Liebesbeziehungen usw. »Nächstbeste« Lösungen sind an der Tagesordnung, doch bilden sich auch gewisse risikomindernde Regeln heraus wie z.B. »HIV-Positive drücken als letzte«. Die Erkenntnis, dass in diesem Prozess auch »Alltagstheorien« und »Alltagspraktiken« in der Risikoabschätzung entwickelt und etabliert werden, die jenseits wissenschaftlicher Aufarbeitung ihre Berechtigung haben, dient als Anknüpfungspunkt einer themenzentrierten Interaktion im Rahmen von »Peer Education«.

Aber nicht nur die mangelnde oder fehlerbehaftete Informiertheit führt zu Risiken, sondern auch die besonderen Bedingungen des dreifachen Verbots von Drogenkonsum:
1. Die Drogen sind verboten;
2. der Konsum ist verboten (positive Ergebnisse von Urinkontrollen haben die Rücknahme von Lockerungen zur Folge);
3. ein geeigneter Ort für den Konsum fehlt (die Zelle, oder die Gemeinschaftszelle ist kein unbeaufsichtigter oder intimer Ort).

Diese Verbotsbedingungen führen zu Streß, Hektik in der Konsumvorberei-
tung und im Konsumablauf selbst.
Ähnliche Risiken bestehen bei der Sexualität hinter Gittern, die insbesondere
unter männlichen Gefangenen tabuisiert ist. Ebenso wie der Vollzug kein drogenfreier Raum ist, so ist er auch keine sexualfreie Zone: Sexualkontakte finden in verschiedensten Formen unter den Inhaftierten statt, ohne dass sie
thematisierbar wären. Kondome sind als Infektionsschutz zwar grundsätzlich
in den Anstalten erwerbbar oder sogar kostenlos erhältlich, in der Praxis
aber tatsächlich oft schwer beschaffbar (über den Kaufmann eine Woche vorher zu bestellen, beim Arzt – d.h., es muss ein Arztbesuch vereinbart werden,
beim Sozialdienst – d.h. eingeschränkte Öffnungszeiten usw.).
Im Bereich des Drogenkonsums und der Sexualität besteht ein gering ausgeprägtes Problembewusstsein – umso notwendiger erscheint der Peer Support.
Mehrere aufeinander aufbauende Trainingseinheiten versprechen mehr Erfolg als draußen, wo Angehörige der Drogenszene(n) nur schwer kontinuierlich erreichbar sind. Im Gefängnis kann ein dauerhafter Dialog mit Betroffenen geführt werden. Dieser Dialog kann als Forum dienen, um
– gesundheitsrelevante Informationen immer wieder zu transportieren;
– bereits vermittelte Lerninhalte wieder aufzufrischen.

Schließlich ist als Vorteil von Peer-Ansätzen im Strafvollzug zu nennen, dass
es sich dabei um kostengünstige Prävention handelt. Dies ist angesichts
knapper Ressourcen von großer Bedeutung (STÖVER/TRAUTMANN 2001).
Allerdings besteht eine grundsätzliche Schwierigkeit der Organisation von
Peer Support in Strafvollzugsanstalten: Das Bekenntnis zum Drogenkonsum
bedeutet für bislang unerkannte DrogenkonsumentInnen ein Offenlegen, das
unter ungünstigen Anstaltsbedingungen negative Konsequenzen haben kann
(verstärkte Kontrollen, Urinkontrollen usw.). Interessierte, bislang unauffälli-
ge drogenabhängige Gefangene können sich kaum zu solchen »Safer-Use«-
Trainings anmelden, weil sie fürchten müssen, dass ihr Name erstmalig oder
überhaupt mit Drogenkonsum in Verbindung gebracht wird. Anders ist die
Situation der Gefangenen, die meinen, nichts mehr zu verlieren zu haben. Bei
den »Safer-Sex«-Trainings kann ein Interesse vor allem im Männerstraf-
vollzug als »problembeladen im sexuellen Bereich« von Mitgefangenen gedeutet werden. Die Teilnahmebereitschaft ist also immer Ausdruck für das
jeweilige Vertrauens-, Akzeptanz- und Kontrollklima in den Anstalten.
Zusammengefasst bleiben folgende Probleme und Chancen des Peer-Support-
Ansatzes festzuhalten:

■ Probleme von Peer Support
– Akzeptanz durch die Zielgruppe;
– Akzeptanz durch die Professionellen;
– Nachhaltigkeit: wie herzustellen, wie messbar?
– Schnelles Herauswachsen aus multiplikatorischen Bezugsgruppen (z.B.
  SchülerInnen).

■ Chancen von Peer Support für die Drogenhilfe
- Multiplikatoren ausbilden, die »wissen, wovon sie reden« (Fachleute ihrer Lebenswelt);
- passende Erweiterung eines akzeptierenden Arbeitsansatzes;
- Wertschätzung und Einbeziehung von Betroffenenkompetenz;
- gegenseitiges Lernen und Weiterentwicklung;
- (gezielte) Verknüpfung von Betroffenen und Professionellen;
- Erhöhung der Reichweite von Drogenhilfe;
- kosteneffektiv.

Will man Peer Support als Methode in die Drogenarbeit einführen, dann verlangt dies mit Blick auf eine Nachhaltigkeit besondere Förderungsstrukturen. Ein Teil der Fördergelder (etwa für Prävention usw.) müsste mit Betroffenengruppen oder zumindest mit Beteiligung sowohl der Professionellen als auch der Betroffenengruppen verhandelt werden.

Literatur

Bauch, J. (1997): Peer-Education and Peer-Involvement – Ein neuer Königsweg in der Gesundheitsförderung? In: Prävention 20. Heft 2/97, S. 35–37.
Ehlert/Heidermann (2001): Peer-Support in der schulischen Suchtprävention. In: akzept (Hrsg.): Gesellschaft mit Drogen – Akzeptanz im Wandel. Berlin, VWB, S. 313–322.
Heudtlass, J.-H./Stöver, H. (Hrsg.) (2000): Risiko mindern beim Drogengebrauch. Frankfurt am Main, Fachhochschulverlag.
Kleiber, D. (1999): Pro Jugend 99.
Marzahn, Chr. (1994): Plädoyer für eine gemeine Drogenkultur. In: Chr. Marzahn: Bene tibi – Über Genuß und Geist. Bremen.
Stöver, H./Trautmann, F. (Hrsg.) (2001): Risk Reduction for Drug Users in European Prisons. Utrecht, Trimbos-Institute.

IX Psychoedukation als Methode in der Drogenhilfe
Von Georg Farnbacher, Raphaela Basdekis-Jozsa, Michael Krausz

1 Aktuelle Hintergründe zur Diskussion um die Psychoedukation

1.1 Psychosoziale Interventionen in der Behandlung Drogenabhängiger

Eine zeitgemäße Therapie drogenabhängiger Menschen sollte pharmakologische, psychotherapeutische, pädagogische und sozialtherapeutische Interventionen personenspezifisch berücksichtigen. Sowohl in den vorliegenden Standards zur Methadonsubstitution (BÜHRINGER et al. 1995; APA

1995; AKZEPT 1995) wie auch aus den Ergebnissen der Therapieforschung (CRITS-CHRISTOPH et al. 1999; MCLELLAN et al. 1993; LOWINSON et al. 1997; WOO-DY et al. 1990) ergibt sich die Notwendigkeit einer qualifizierten Bereitstellung psychosozialer Therapien als integrierter Bestandteil der Suchttherapie in ihren verschiedenen Settings.

Im Rahmen der Suchttherapie sind viele der eingesetzten therapeutischen Verfahren bisher nur unzureichend untersucht worden, methodisch anspruchsvolle Studien zu diesem Bereich liegen kaum vor (GRAWE et al. 1993; STRAIN 1999).

Der Stand der Therapieforschung bezüglich der Anwendung störungsspezifischer Interventionen ist trotz ihrer klinischen Relevanz und Verbreitung unbefriedigend. Aus dem deutschsprachigen Raum wurden in den letzten Jahren kaum Studien publiziert, die hohen methodischen Standards folgten und auf der Grundlage einer Randomisierung und in Kontrollgruppendesigns durchgeführt wurden (LADEWIG et al. 1997).

1.2   Psychoedukation als Interventionsform

Die Entwicklung, die Adaptation und der klinische Einsatz von Psychoeduktionsprogrammen erfolgt nunmehr in der Behandlung chronischer Erkrankungen seit etwa 30 Jahren (LIBERMANN et al. 1986). Als Verfahren ist es sowohl in der Psychiatrie, der medizinischen Psychologie, wie in anderen Bereichen der Medizin und Gesundheitserziehung etabliert. Der Begriff der Psychoedukation hat seine Basis teilweise in der Lernpsychologie, gleichermaßen signalisiert er eine Nähe zur Pädagogik und zur Verhaltenstherapie (LOWINSON et al. 1997; HORNUNG 1998).

In der psychiatrischen Behandlung stellt die Psychoedukation ein etabliertes Angebot dar, insbesondere in der Therapie psychotischer Störungen (HORNUNG 2000). Für dieses therapeutische Feld liegen sowohl methodisch anspruchsvolle Therapiestudien als auch elaborierte Manuale für die klinische Durchführung im deutschsprachigen Raum vor (WIENBERG 1995). Zwar gibt es sehr spezifische Anforderungen an die Psychoedukation in der Therapie schizophrener Psychosen (HORNUNG 2000), dennoch lassen eine Reihe Analogien und Gemeinsamkeiten mit Abhängigkeitserkrankungen den Schluss zu, dass diese Behandlungsform auch auf Suchterkrankungen anwendbar ist. Handelt es sich doch bei beiden Störungsbildern um rezidivierende bzw. chronische Prozesse, und ein relevanter Teil der Klienten ist nicht in das bestehende Hilfesystem integriert. Über die Pharmakotherapien hinaus spielen psychosoziale Interventionen eine Schlüsselrolle für den Erfolg der Gesamttherapie bei allen psychiatrischen Erkrankungen, und diese Erkenntnis weitet sich allmählich auch in die somatischen Fächer der Medizin aus (KRAUSZ/NABER 2000). Wesentliches Anliegen moderner Programme der Psychoedukation und deren besondere Stärke ist die Förderung von Autonomie und Eigenverantwortlichkeit, vorhandenen Ressourcen und Lebensqualität (AMERING 1998). Der Forschungsstand zur Psychoedukation in der Drogentherapie im engeren Sinne, beschränkt man die Referenz auf den Kernbereich der Psychoedukation, ist unbefriedigend (LIESE o.J.; WETZLER et al. 1997). Nimmt man die speziellen bzw. spezialisierten Beratungsansätze, wie das Group Counceling hinzu (CRITS-CHRISTOPH et al. 1999) oder betrachtet auch die Angebote im Übergangsbereich von Selbsthilfe(gruppen) und Beratung werden Ähnlichkeiten mit der Psychoedukation sichtbar, die eine gute Integration des Angebotes erwarten lassen.

1.3 Begründung des Einsatzes von Psychoedukation in der Behandlung von Drogenkonsumenten

Im Rahmen der Behandlung von chronischen Erkrankungen wie der Schizophrenie hat sich die psychoedukative Therapie als Intervention bewährt: Sie trägt zur Minderung psychiatrischer Symptome bei, erhöht die soziale Kompetenz und Integration, verbessert die Lebensqualität der Patienten und hilft ihnen bei der Bewältigung von mit der Krankheit zusammenhängenden Anforderungen und dem Lösen daraus sich ergebender Probleme. Außerdem erhöht sie die Behandlungscompliance (HORNUNG 1999). Insgesamt lassen sich für 47 verschiedene Problembereiche bzw. Klientengruppen manualisierte Konzepte von Psychoedukation finden (FIEDLER 1995), u.a. bei Alkoholabhängigkeit (PETRY 1993), Angststörungen (WITTCHEN et al. 1993) und affektiven Störungen (KÜHNER et al. 1994; GOLDSTEIN 1992; VAN GENT/ ZWAART 1993; PEET/HARVEY 1991).

Vor dem Hintergrund dieser Erfahrungen in der Behandlung schizophrener Psychosen empfiehlt sich die Psychoedukation auch im Bereich der Therapie Heroinabhängiger mit den vielen gemeinsamen Problembereichen. Auch hier ist eine Erhöhung der sozialen Kompetenz und eine Verbesserung der Integration sowie der gesamten Lebensqualität von großer Bedeutung; die Problemlösung und die subjektive Bewältigung von mit der Sucht assoziierten Belangen sind für eine umfassende Behandlung im Rahmen einer chronischen Erkrankung sehr wichtig.

Zur psychosozialen Begleitung von Drogenbehandlungen existiert bereits ein weites Spektrum von Therapien – sowohl in Form von Einzel- als auch Gruppentherapie. Die wissenschaftliche Diskussion beschränkte sich allerdings bis jetzt darauf, den Beweis anzutreten, dass eine begleitende Psychotherapie bei einer Drogenbehandlung in jedem Fall einen positiven Effekt hat und somit die damit verbundenen vermehrten Kosten gerechtfertigt sind (MCLELLAN et al. 1996). Die Effekte lassen sich jedoch hier nicht auf eine Reduktion oder eine Beendigung des Substanzkonsums reduzieren. Eine begleitende Psychotherapie hatte in allen Fällen eine deutliche Verbesserung bezüglich des Risikoverhaltens – im Sinne von eigener Gesundheitsfürsorge – und der sozialen Kompetenz zur Folge.

Bisher gibt es keine Untersuchung, die die Effektivität der verschiedenen psychosozialen Therapieverfahren miteinander vergleicht, wie es im Heroinmodellprojekt geschehen soll. Die Psychoedukation ist für die Einbeziehung in einen solchen Vergleich aus mehreren Gründen gut geeignet.

So wird durch die Manualisierung der Psychoedukation ein hoher Standardisierungsgrad erreicht, der für die wissenschaftliche Begleitung die notwendige Vergleichbarkeit gewährleistet. Auch für die Durchführenden hat das Verfahren deutliche Vorteile: Die zeitlich begrenzte und überschaubare Struktur erlaubt eine unproblematische Einarbeitung der Leiter, die sich somit einer erprobten Methode bedienen können, ohne hierfür eine langwierige Psychotherapieausbildung vorweisen zu müssen. Das stellt eine breite Verfügbarkeit und breite Effekte auf die Versorgungsqualität in Aussicht. Außerdem macht die Strukturierung psychoedukativer Behandlungskonzepte für solche Teilnehmer eine Wiederholung der Maßnahme möglich, die aus unterschiedlichen Gründen dem ersten Durchlauf nicht gewachsen waren, und stellt die Rahmenbedingungen für die Adaptation an spezifische Bedingungen der Klienten wie z.B. an eine vorhandene Komorbidität dar.

Die meisten bisher konzipierten psychoedukativen Therapien sind für das Gruppensetting erstellt worden. Dies lässt sich folgendermaßen erklären: Zum einen kann die Erfahrung, nicht allein zu sein mit seinem Problem, Angst mindern und Hoffnung machen. Die Mitglieder der Gruppe nehmen gegenseitig Modellfunktionen wahr, was ein wesentlicher Beitrag zur Entwicklung und dem Erlernen von Bewältigungsstrategien ist (SAUPE et al. 1991). Mithilfe der Gruppe kann eine krankheitsbedingte Isolation aufgebrochen werden (STARK 1992). Durch das Miteinander in der Gruppe wird es dem Einzelnen ermöglicht, ungünstige Rollenmuster zu erkennen und durch Interaktion mit den anderen zu verändern. Ebenso können negative Erfahrungen zwischen Professionellen und Betroffenen durch Erlernen eines neuen Umgangs überwunden werden. Nicht zuletzt lassen die Gruppentherapien auch einen günstigeren Kosten-Nutzen-Effekt erwarten im Gegensatz zu vergleichbaren Einzeltherapien.

Generell ist es sinnvoll, eine psychoedukative Gruppentherapie bei Patienten mit einer Suchterkrankung einzusetzen, weil viele dieser Patientinnen und Patienten große Schwierigkeiten haben, enge und befriedigende Beziehungen zu anderen herzustellen und/oder aufrechtzuerhalten. Da sie nur wenige oder deutlich gestörte interpersonelle Verhaltensmuster zur Verfügung haben, stellt die Beziehung zu einem einzelnen Berater für manche Patienten eine Überforderung dar. Die Gruppe kann hier ein wichtiges ergänzendes Lernfeld sein, das gerade durch die Gruppenprozesse die gegenseitige Kompetenzförderung, den Lernprozess unter Betroffenen, ermöglicht (YALOM/VINOGRADOV 1989).

Der Mangel an sozialer Kompetenz wird in jeder Form der Gruppentherapie, so auch in der Psychoedukation, aufgegriffen. Da weder eine hohes Maß an Kommunikationsfähigkeit noch eine deutliche Bereitschaft zur sozialen Interaktion oder eine starke Introspektionsfähigkeit vorausgesetzt werden, können die Teilnehmer hier lernen, sich frei von Angst in einer Gruppe zu bewegen. Sie lernen, es in einer Gruppe »auszuhalten«. Auch die zeitliche Begrenzung und die Transparenz des psychoedukativen Programms wirken hier erleichternd.

Die Psychoedukation schafft den Patienten Raum und Möglichkeiten, Verhalten zu beobachten und damit auch – wenn nötig – zu verändern: Da die Beziehungsebene in der Psychotherapie eine wichtige Rolle spielt und es eine ihrer Aufgaben ist, die Beziehungsfähigkeit zu fördern, liegt es nahe, dies bei Suchtpatienten im Rahmen eines Gruppensettings zu versuchen. In der Gruppensituation erleben die Patienten bisher gewohnte Stile der Beziehungsaufnahme neu. So haben sie die Möglichkeit, diese Art der Beziehungsgestaltung zu verändern. Sie können die für bestimmte Verhaltensweisen verantwortlichen Ereignisse, erwartete Reaktionen, tatsächliche Wirkungen und Reaktionen der anderen Gruppenmitglieder analysieren und thematisieren und so therapeutisch nutzen. Die Klienten lernen auf diese Weise direkt aus Erfahrungen und können neue Verhaltensweisen in der Gruppe ausprobieren. Mit anderen Worten: Es ergibt sich für die Patienten die Möglichkeit einer Realitätsprüfung in einem geschützten Rahmen. Des Weiteren bietet ein solches Gruppensetting aber auch herausfordernde und Angst besetzte interpersonale Konfrontationen, an denen die Patienten, die in solchen Situationen oft gescheitert sind, wachsen können.

Die Struktur des speziell auf die Teilnehmer am Modellversuch zugeschnittenen Psychoedukationsprogrammes ermöglicht ein hohes Maß an Praxisorientierung. Dazu gehört auch die Vorbereitung auf die Selbsthilfegruppen. Diese sind in aller Regel ähnlich aufgebaut: In ihnen begegnet sich eine Gruppe von Menschen in einer vergleichbaren Lebenssituation, die sich nach klaren und eindeutigen Regeln versammeln. Übergeordnetes Ziel der psychoedukativen Therapie ist es, den Patienten eine aktive Hilfe zur Selbsthilfe anzubieten. Damit muss die praktischen Kompetenz des Therapeuten für eine entsprechende Navigation im Hilfesystem verbunden sein. Das heißt, dass der Patient sowohl auf der Problembewältigungsebene als auch auf der Beziehungsebene dahingehend geschult wird, dass er sich anschließend in konkreten Situationen entweder selbst helfen kann oder weiß, wo er die entsprechende Hilfe anfordern kann.

1.4   Zielvorstellungen von Psychoedukation in der Behandlung Drogenabhängiger

Auf die konkreten Ziele der Psychoedukation soll im Folgenden detailliert eingegangen werden. Vorab ist festzuhalten: primäres Ziel aller psychoedukativen Verfahren, die bisher angewandt werden, ist die Verbesserung des Krankheitsverlaufes, welche eine Verringerung der Rezidive und damit der Rehospitalisierungen beinhaltet (HORNUNG 1999). Diese Zielvorstellung ist so auch auf die Behandlung von Drogenabhängigen übertragbar. Auch hier steht im Vordergrund, den Klienten auf ein eventuelles Risikoverhalten aufmerksam zu machen, mit ihm ein entsprechendes Verhalten in krisenhaften Situationen zu üben und ihm die Informationen zukommen zu lassen, die es ihm ermöglichen, sich selbständig die geeignete Hilfe zu suchen. Die psychoedukativen Verfahren betonen die gesunden Anteile des Patienten, die gestützt und gefördert werden sollen (GOLDMAN 1988). Bei der Therapie von Drogenabhängigen sind außerdem eine Verbesserung der sozialen Integration und eine gute Kooperation mit dem Hilfesystem von Bedeutung. Die wichtigsten Bestandteile psychoedukativer Verfahren sind hierbei die Wissensvermittlung und der gegenseitige Austausch der Konzepte zwischen Klient und Therapeut, eine kognitive Umorientierung, eine emotionale Entlastung und eine gezielte Hilfe zur Veränderung von Verhaltensweisen (HORNUNG/BUCHKREMER 1991). STERN (1993) formulierte u.a. folgende allgemeine Zielsetzungen für Psychoedukation (nach WIENBERG 1994):

■ eine umfassende Aufklärung,
■ Förderung der Compliance,
■ Reduktion von Ängsten,
■ Erkennen und Fördern von Ressourcen.

Geht man bei der Entstehung von Suchterkrankungen von dem Vulnerabilitäts-Stress-Modell nach ZUBIN/SPRING (1977) bzw. in Modifikation nach CIOMPI (1984a; 1984b; 1988; vgl. Abb. unten) aus, so kommt der Verbesserung der Coping-Strategien des Klienten eine herausragende Stellung im Rahmen der Psychoedukation in der Suchtbehandlung zu (vgl. auch GOLDSTEIN et al. 1978; GLICK et al. 1985). Der Klient lernt, mit für ihn schwierigen Situationen so umzugehen, dass für ihn nicht die Gefahr eines Rückfalls entsteht. Er lernt, die Balance zwischen Be- und Entlastung, zwischen Stress und Ressourcen zu halten.

Der Klient erfährt durch den Austausch in der Gruppe, dass er mit seiner Problematik nicht allein ist. Innerhalb der Gruppe werden verschiedene Lösungsmöglichkeiten diskutiert, kein Weg wird vorgeschrieben. Die Klienten entscheiden selbständig anhand des ihnen vermittelten Wissens, dadurch werden sie in ihrer Eigenverantwortlichkeit gestärkt.
Ein weiterer wichtiger Punkt, der in bezug auf die psychoedukative Intervention in der Schizophrenietherapie immer wieder hervorgehoben wird, ist die Compliance des Patienten bzw. Klienten, hier bezogen auf die Medikation. Dies ist natürlich in der Suchttherapie, in der ja ein verantwortlicher Umgang mit Substanzen erst neu gelernt werden muss, ebenfalls sehr wichtig.

Die übergreifenden Ziele liegen in den Themenbereichen:

■ Umgang mit der Störung,
■ Suchtmodell, Komorbidität, Risikoprävention u.a.,
■ Rekonstruktion des sozialen Netzes (Kontakte außerhalb der Szene, Familie u.a.),
■ Förderung von Ressourcen und sozialer Reintegration (Arbeit u.a.).

Modell der Entwicklung von Drogenabhängigkeit
(nach dem Vulnerabilitäts-Stress-Modell von Ciompi, Zubin und Spring)

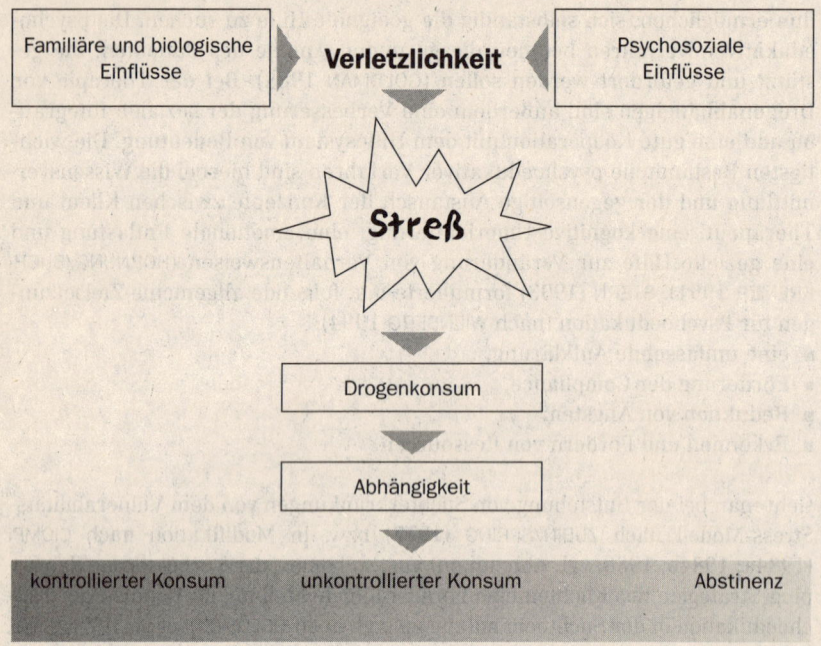

1.5   Definition

Entstanden ist die Psychoedukation vor etwa 30 Jahren als psychosoziale Therapie zur Behandlung chronischer, somatischer Erkrankungen wie z.B. Diabetes mellitus (LIEBERMANN et al. 1966; STERN 1993; FENNER et al. 1995). Sie wurde entwickelt, um den Patienten über seine Erkrankung aufzuklären, ihn mit der Wirkungsweise und den Nebenwirkungen seiner medikamentösen Therapie vertraut zu machen sowie ihn über die Folgen seines Verhaltens aufzuklären. So erhält er Informationen über die Konsequenzen von Einnahmefehlern oder gar dem abrupten Absetzen der Medikation ebenso wie über die verordnete Diät, körperliches Training usw. Das Ziel der Psychoedukation besteht darin, den Patienten zum »Manager« seiner eigenen Erkrankung zu machen. Er soll die An- und Verordnungen seines behandelnden Arztes dadurch besser verstehen können und ihm so als ebenbürtiger Partner gegenüberstehen.
Der Begriff der »Psychoedukation« stammt teilweise aus der Lernpsychologie, aber in Teilen auch aus der Pädagogik und der Verhaltenstherapie. Wichtig ist, dass der Begriff »Edukation« in diesem Kontext von dem englischen Wort »education« abgeleitet wurde. Der Schwerpunkt liegt daher we-

niger auf Erziehung als vielmehr auf Bildung, Schulung bzw. Unterrichtung. Es geht also in erster Linie um die Weitergabe und Vermittlung von Wissen – die Betonung liegt auf dem informativen, dem didaktischen Aspekt. Der Betroffene wird mit seinen Wünschen nach Information ernst genommen, und es wird versucht, ihn so aktiv wie möglich in die Behandlung einzubeziehen. Die Psychoedukation entwickelte sich in Verbindung mit der Verhaltenstherapie; deren Geschichte wird in drei Phasen aufgeteilt: eine erste in den 50er und 60er Jahren, die die Basis für die weitere Entwicklung lieferten, nämlich die klassische und operante Konditionierung, Beobachtungs- und Modelllernen; die zweite in den 70er Jahren mit einer Umkehr zu kognitiven und sozialpsychologischen Inhalten und einer Erweiterung der individual-therapeutischen Perspektive um gruppen-, paar- und familientherapeutische Elemente. Die dritte Phase in den 80er Jahren leitete die Entwicklung der psychoedukativen Verhaltentherapie ein. Von FIEDLER (1995) wurden solche Gruppentherapieformen auch als »psychopädagogische Verhaltenstherapie in Gruppen« oder als »problemorientierte Arbeitsgruppen« bezeichnet. Es soll aber betont werden, dass es hier nicht um das Lernen und Üben eng umschriebener Fertigkeiten und Verhaltensweisen geht (wie z.B. Social-Scills-Training). Psychoedukative Therapiegruppen zeichnen sich dadurch aus, dass hier mehrere Personen mit einer ähnlichen Problematik (homogene Gruppe) ein spezifisches, auf ihre Problematik hin ausgearbeitetes Therapieprogramm durchlaufen und dabei – im Gegensatz zu den Trainingsgruppen – aktiv an der Zieldefinition und Durchführung der einzelnen Schritte beteiligt sind; dies basiert auf einer problemspezifischen Informationsvermittlung, inklusive der Diskussion um Krankheitsentstehung und Therapiekonzepte.

Festzuhalten bleibt: Psychoedukative Konzepte legen ihren Schwerpunkt auf den kognitiven, informationsvermittelnden Aspekt. Interaktionell wichtig ist zum einen, dass der Gruppenleiter die Patienten in ihrer jeweiligen Situation wahr- und annimmt und die Teilnehmer entsprechend der allgemeinen gruppentherapeutischen Prinzipien fördert; zum anderen sollen verhaltentherapeutische, handlungsorientierte Elemente wie z.B. ein Problemlösungstraining (FALLOON et al. 1982), soziales Kompetenztraining u.a. konkrete Strategien und Handlungskonsequenzen erproben. Dies soll die Patienten bei der Bewältigung von Alltagsproblemen und krankheitsbezogenen Schwierigkeiten unterstützen. Im Sinne der Ressourcenförderung als bedeutsamen therapeutischen Faktor integrieren moderne Konzepte auch die Unterstützung bei der Normalisierung, integrieren Maßnahmen zur Erhöhung der Lebensqualität. Psychoedukation hat Wurzeln in der Pädagogik und Lernpsychologie, der Verhaltenstherapie und humanistischen Therapieansätzen. Heute wird sie wie folgt charakterisiert:

»Psychoedukation [...] beinhaltet [...] eine auf den individuellen Erfahrungen des Adressaten aufbauende Vermittlung von Wissensinhalten über die zugrundeliegende (psychiatrische) Erkrankung sowie ein systematisches, meist lerntheoretisch fundiertes psychotherapeutisches Vorgehen zur Verhaltensmodifikation.« (HORNUNG 1999.)

1.6   Psychodukation im Schizophrenie- und Alkoholbehandlungsbereich

In diesen beiden Bereichen liegen, wie bereits dargestellt, umfangreiche und erprobte psychoedukative Programme und Manuale vor. Zwei sollen an dieser Stelle erwähnt werden: PEGASUS nach WIENBERG (1995) und PEGPAK nach WESSEL/WESTERMANN (o.J.).

Unter PEGASUS verstehen wir psychoedkuative Gruppenarbeit mit schizophrenen und schizoaffektiv erkrankten Menschen. Wienberg stellt dabei schlagwortartig das Motto »verhandeln statt behandeln« in den Vordergrund. Das PEGASUS-Konzept wird als einer von verschiedenen notwendigen Beiträgen auf dem Weg zu einer »Verhandlungs-Partnerschaft« verstanden, ein Versuch, der Perspektiven, Interessen und Erfahrungen von Betroffenen und Professionellen nicht verleugnet, sondern sie fruchtbar zu machen versucht.

Es stehen drei inhaltliche Blöcke der Durchführung im Vordergrund: das Krankheitskonzept, die Medikamentenbehandlung und die Rückfallvorbeugung und Krisenbewältigung. Die geplante Arbeitsgröße umfasst 14 Sitzungen bei maximal sieben Teilnehmern. Methodisch ist es nach Wienberg vor allem von Bedeutung, dass die Gruppenteilnehmer als Gesprächspartner wahrgenommen werden.

Dabei verstehen sich die PEGASUS-Gruppen als komplementäres Element eines umfassenden Behandlungssettings, und nicht als Ersatz für eine andere Behandlung. Die Kooperation mit anderen Bausteinen und die Einbeziehung der Angehörigen sind elementar für das Grundverständnis.

PEGPAK hingegen setzt sich mit einer anderen Zielgruppe auseinander: Es handelt sich um ein psychoedukatives Gruppenprogramm bei problematischen Alkoholkonsumgewohnheiten. Dieses von Wessel und Westermann konziperte Programm findet hauptsächlich in Bielefeld seine Anwendung.

Dieses psychoedukative Behandlungsprogramm beabsichtigt, sachlich über die Problematik eines riskanten Suchtmittelkonsums, schwerpunktmäßig über Alkohol, zu informieren und Informationen über Abhängigkeitsproblemstellungen infolge von Suchtmittelkonsum zu geben. Die Entwicklung selbstkontrollierter Handlungsmöglichkeiten der Einflussnahme auf problematischen Suchtmittelkonsum ist Kernbestandteil.

Die Teilnehmer erhalten in dem psychoedukativen Behandlungsprogramm nicht nur gezielte Informationen und Hinweise, ihren problematischen Suchtmittelkonsum zu verändern, sondern darüber hinaus ist beabsichtigt, dass Selbstmanagementstrategien entwickelt werden, auf selbst gesteckte Ziele positiv Einfluss zu nehmen und diese zu erreichen.

Die einzelnen Sitzungen bauen wie folgt aufeinander auf:

- Reflexion des problematischen Alkoholkonsums,
- Selbstmanagement des problematischen Alkoholkonsums,
- Selbstmanagement eines veränderten postitiven Konsumsmusters,
- Training von Risikoverhalten bezogen auf Nebenerkrankungen und auf den Alltag,
- allgemeines Selbstmanagement in Risikosituationen.

Die einzelnen aufeinander folgenden Sequenzen ermöglichen es den Teilnehmern, sowohl allgemein die Krankheit und ihre Auswirkungen zu reflektieren wie auch gleichzeitig sich individuelle Umgangsformen damit anzueignen.

1.7 Psychoedukation in der Drogenhilfe

Mittlerweile ist die Psychoedukation auch in der Substitutionsbehandlung kein Neuland mehr. An dieser Stelle kann besonders auf einen Behandlungsansatz einer Methadongruppe im Psychiatrischen Zentrum Wetzikon (FUCHS/WIDLER 2000) und auf die Psychoedukation im ambulanten Entzug einer Tagesklinik in Augsburg (BERNHARD 2001) hingewiesen werden.

Viele der vorgenannten Ansätze und Themen finden sich in der Zielbeschreibung für eine psychoedukative Maßnahme im Rahmen der heroingestützten Behandlung opiatabhängiger Menschen wieder, eine besondere Bedeutung haben insbesondere folgende Punkte:

■ Navigation im Hilfesystem
Typisch für viele Drogenabhängige ist es, dass sie vorhandene Angebote im Hilfesystem entweder nicht kennen oder nicht konsequent nutzen. Ein Ziel der psychoedukativen Intervention besteht nun darin, dass sich die Teilnehmer über die verschiedenen Möglichkeiten im Hilfesystem informieren, ergänzende therapeutische Maßnahmen aufnehmen und über diese Erfahrungen in der Gruppe berichten.

■ Komorbidität
Viele der Teilnehmer des Modellversuchs haben zusätzliche psychiatrische bzw. somatische Erkrankungen, die häufig nicht diagnostiziert und unzureichend behandelt sind. Ziele sind hier:
– Erwerb von Wissen über die mögliche eigene Komorbidität,
– Ausarbeitung eines Krisen- und Hilfeplanes,
– Vermittlung von Diagnostik,
– Aufnahme einer ergänzenden Behandlung.

■ Risikoprävention
Riskante Injektionsgewohnheiten, polyvalenter Konsum u.a. sind wesentliche Ursachen der Multimorbidität und oft lebensverkürzend. Über diese Risiken informiert zu sein und sie vermeiden zu lernen, ist wichtiger Bestandteil der Therapie.

■ Ressourcenförderung
Das Erleben eigener Kompetenz und die Unterstützung von vorhandenen Ressourcen sind für die weitere Entwicklung ebenfalls essenziell. Ziele für die Teilnehmer sind:
– Reflexion der eigenen Kompetenzen,
– Durchführung von ressourcenorientierter Übung in der Gruppe (für ein anderes Gruppenmitglied etwas erledigen, machen, regeln),
– Mehrung der eigenen Ressourcen (Weiterbildung).

■ Erhöhung der Problemlösekompetenz (soziales Kompetenztraining)

In der Gruppe werden gemeinsam Problembereiche definiert und in eine für den Klienten sinnvolle Rangfolge gebracht. Gleichzeitig mit der Benennung der Problembereiche werden Lösungsstrategien entwickelt. Dies geschieht auf unterschiedliche Art und Weise, so z.B. indem reale Konfliktbewältigungs-strategien systematisch geübt werden.

■ Gruppenverhalten

Das Gruppensetting der Psychoedukation ermöglicht es den Teilnehmern, Gruppenprozesse wahrzunehmen. Des Weiteren wird sein Verhalten durch die anderen sowie durch den Gruppenleiter eingeschätzt; er erhält so die Möglichkeit, sein Verhalten anhand der Reaktionen der anderen zu reflektieren und gegebenenfalls zu verändern.

Die Gruppenmitglieder sind hier Fachleute, die aus einer eigenen Betroffenheit heraus suchtförderndes Verhalten als auch Ressourcen und den Umgang mit neuen Verhaltensmodellen erkennen und in die permanent stattfindende Diskussion einbringen können.

1.8   Allgemeines zum Setting und den Methoden

»Psychoedukative Behandlungsansätze sind so zahlreich wie die Rahmenbedingungen unterschiedlich sind« (HORNUNG 1999) – so kann man psychoedukative Settings stationär (GLICK et al. 1985; PILSECKER 1981) wie ambulant (HOGARTY et al. 1986; BUCHKREMER/FIEDLER 1987) anwenden. Sie können in der Wohnung der Patienten (FALLOON et al. 1982), in der Klinik (BÄUML et al. 1991) oder in anderen Institutionen praktiziert werden. Grundsätzlich handelt es sich bei psychoedukativen Behandlungsprogrammen um Gruppensettings, es ist aber durchaus möglich, psychoedukative Inhalte in Einzelsitzungen zu vermitteln.

Vorlage für die Psychoedukation sind detailliert ausgearbeitete Manuale (z.B. WIENBERG 1994). Der Umfang der Interventionen ist unterschiedlich und reicht von einer bzw. wenigen Stunden (BOZCKOWSKI et al. 1985) bis zu 40 bis 50 Treffen (FALLOON et al. 1982). Sie werden als Tages- (SELTZER et al. 1982), Wochen- (GOLDSTEIN et al. 1978), Monats- (BUCHKREMER 1990) oder Jahresprogramme (FALLOON et al. 1982; HOGARTY et al. 1986) angeboten.

Die Leitung der Gruppen wird ebenfalls unterschiedlich gehandhabt. Es ist jedoch von Vorteil, wenn eine Gruppe von zwei Therapeuten geleitet wird. Außerdem ist wünschenswert, dass sie zwei verschiedenen Fachrichtungen angehören (z.B. Psychologie und Sozialpädagogik), um sich in ihrem Wissen gegenseitig zu ergänzen.

Es ist in solch einem Fall erforderlich, dass zwischen dem Leiter und dem Co-Leiter differenziert wird und dies auch den Gruppenteilnehmern gegenüber transparent gemacht wird, um ein gegenseitiges Abwechseln und Vertretungen zu ermöglichen. Vorausgesetzt wird von den Gruppenleitern, dass sie Erfahrung und Kompetenz in Bezug auf Gruppenarbeit haben und über ein fundiertes Wissen über Suchterkrankungen verfügen.

1.9 Die Psychoedukationsgruppen im Modellprojekt heroingestützte Behandlung

Im Rahmen des Modellprojektes gilt für die Psychoedukation und die einzelnen Gruppen:

■ Es handelt sich bei diesem Modell um eine geschlossene Gruppe von acht bis zwölf Teilnehmern. Alle Teilnehmer sind angemessen auf ihre spezifische Heroin- bzw. Methadondosis eingestellt.

■ Die Psychoedukation sollte nach Möglichkeit in den Räumen der durchführenden Institution des Modellprojektes stattfinden. Für die Sitzungen ist ein heller, freundlicher Raum wünschenswert.

■ Das Personal soll über eine pädagogische oder psychologische Grundausbildung verfügen und an einer Schulungs- bzw. Fortbildungsmaßnahme zur Psychoedukation teilgenommen haben.

■ Sehr empfohlen wird der Einsatz verschiedener Medien. Neben schriftlichen Kursunterlagen für die Leiter und die Teilnehmer kommen mündliche Vorträge zum Einsatz. Es wird vorgeschlagen, außerdem Overheadprojektoren, Flipcharts, Videogeräte/TV, Computer, Musikwiedergabegeräte, Wandzeitungen usw. zu nutzen. Auch Materialien zur Gestaltung wie Metaplan usw. sind sinnvoll.

■ Insgesamt beinhaltet die Psychoedukation zwölf plus vier, also 16 Sitzungen, die einmal wöchentlich stattfinden. Der Einführungssitzung und der Abschlusssitzung kommt dabei ein besonderer Charakter zu. Die Auffrischungssitzungen sollten nach einer Unterbrechung von vier bis sechs Wochen folgen.

1.10 Methoden

Alle Sitzungen dieser Gruppentherapie beinhalten problemorientierte, ressourcenorientierte und kommunikationsorientierte Elemente. Der Rahmen sollte motivierend im Sinne einer angenehmen und empathischen Atmosphäre sein.

Ein Handbuch soll dazu dienen, durch die Gruppe zu navigieren und Stundeninhalte, Aufgaben u.a. zu dokumentieren. Es soll möglich sein, zwischen den einzelnen Stunden und Bereichen je nach Bezug hin- und herzuwechseln. Dafür ist die Struktur eines Manuals am besten geeignet.

Die folgenden Punkte beschreiben jeweils einzelne Aspekte der Struktur des Psychoedukationsprogramms.

■ Struktur der Stunden

Die Stunden sollen verschiedene Elemente und Erfolgskontrollen enthalten und nach einem konstanten Schema ablaufen. Es sollte allerdings für den Gruppenleiter und die Gruppe möglich sein, sich auf akute Probleme einzulassen und im Rahmen dieser Struktur auf die Bedürfnisse der einzelnen Teilnehmer einzugehen. Bestimmte übergreifende Elemente sollen im Verlaufe der Psychoedukationssitzung eins bis zwölf für jeden Einzelnen erarbeitet werden.

Es soll möglich sein, im Rahmen des Psychoedukationsprogrammes für die Gruppenleiter je nach deren individuellen Fähigkeiten weitere Elemente zu integrieren, wenn dadurch der thematische und der Zielrahmen nicht gesprengt werden.

■ Strukturelemente der Sitzungen

Alle Sitzungen sollten folgende Strukturelemente beinhalten: Input, Darstellung eines Themas, auch in schriftlicher oder beispielhafter Form und Interventionen die, welche die Aktivität der Teilnehmer, die Interaktion in der Gruppe fördern und Übungscharakter haben. Die Übungen können auch aus der Stunde nach außen verlagert und in der Stunde geplant und ausgewertet werden. Dokumentation durch jeden Teilnehmer im Patientenmanual. Dokumentation, Auswertung und Bewertung der Erfahrungen.

■ Grundelemente in der Durchführung der Sitzungen

In der Durchführung der einzelnen Sitzungen, die sich in ihren thematischen Schwerpunkten unterscheiden, sollen drei Aspekte implizit zum Tragen kommen:

– Problemorientierung:
  die Thematisierung von Problembereichen und die gemeinsame Entwicklung möglicher Lösungsstrategien;
– Ressourcenorientierung:
  die Reflektion vorhandener Potenziale und Bewältigungsstrategien und deren Stabilisierung und Förderung;
– Kommunikation:
  Wahrnehmung von Kommunikationshindernissen, Vermittlung von Konflikt- und Problemlösungsstrategien, Kommunikationstraining.

■ Themenbereiche und ihre Aufteilung

Die folgenden Themen/Module dienen als Rahmen und sind vorläufig; sie sollen in den nächsten Schritten präzisiert und ausgearbeitet werden.

– Modul: Einführung, Kennenlernen, Warm-up, Arbeitsprinzipien in der Gruppe, Vorstellung des Verfahrens, Austausch über allgemeine und individuelle Ziele. Diskussion bisheriger Therapieerfahrungen. Sammlung von möglicherweise interessanten Themen aus Sicht der Gruppe.
– Modul: Suchtverständnis, Verschiedene Suchtmodelle (Sucht: Krankheit, Verhaltensvariante oder Bewältigungsstrategie), Komorbidität, Funktionalität-Disfunktionalität, Behandlung und Lebensqualität, Was könnte Lebens-

qualität verbessern? Gründe für die Therapie körperlicher und psychischer Folgen des Konsums oder sonst bestehender Krankheiten, was kann man selbst tun? Was kann Therapie?

– Modul: Drogen- Wirkung und Nebenwirkungen, Wechselwirkungen verschiedener Substanzen, Applikation, Managing, Risiken, Drogennotfälle.
– Genuss ohne Stoff? Möglichkeiten der Freizeitgestaltung und des Genusses ohne Heroin.
– Modul: Körperliche Gesundheit, Körperwahrnehmung, Risiken des intravenösen Konsums (Infektionen, Zahnstatus, Abszesse, Thrombosen usw.), (Sekundär) Prävention.
– Alternative Körpertherapien, Möglichkeiten zum Wohfühlen?
– Modul: Familie, Familiengeschichte, Beziehungen zu Familie; was tun, wenn nichts mehr geht, Bedeutung heute; meine Eltern, meine Kinder; Möglichkeiten, darüber zu sprechen, Kommunikationstraining.
– Modul: Psychische Gesundheit, Depression, Psychose, Essstörung, Selbstmord, was sind psychische Krankheiten, muss das so sein? Möglichkeiten zur Hilfe? An wen kann ich mich wenden? Mögliche Einflussfaktoren auf die Psyche? Was erhöht mein Wohlbefinden im Alltag? Befinden und Drogen.
– Modul: Sexualität, Partnerschaft, Kennenlernen, Attraktivität, Drogen in der Partnerschaft, Prostitution, Sexualität und Gewalt, Verhütung, Kinder und Drogen, Kontakte außerhalb der Szene.
– Modul: Hilfesystem, Überblick, Wege und Strukturen (Formen der Beratung und Therapien, Fachdienste, »Wo und wie erfahre ich persönlich die beste Form der Unterstützung?«), positive Erfahrungen im Hilfesystem, Zusammenarbeit mit der Drogenberatung.
– Modul: Selbstbild und Suchtverständnis, positive Eigenschaften, persönliche Ressourcen und wie man sie nutzen und verstärken kann.
– Modul: Risikosituationen, Problemlösungsstrategien, Krisenplan, Hilfe in der Not, Helfer in der Not.
– Modul: Gründe zur Veränderung, Schritte zur Veränderung, Hilfe zur Selbsthilfe, Auswertung, Reflexion, Feedback.

Durch die Erfahrung mit psychoedukativen Konzepten in der Schizophrenietherapie wurde deutlich, dass für viele Patienten ein Zyklus nicht ausreichend war, um diese komplexen Informationen zu begreifen und zu verrinnerlichen. Es hat sich als hilfreich erwiesen, diesen Patienten einen zweiten Zyklus bzw. vertiefende Sitzungen zu bestimmten Themen anzubieten.
Diese Auffrischung ist geplant als vierstündiges Curriculum. Die Auswahl der Themen richtet sich nach ihrer Komplexizität und Wichtigkeit für die Teilnehmer. Die Themen werden vor Beginn des Curriculums festgelegt und dann anhand der Vorgaben des Manuals behandelt.
Die Sequenz von Auffrischungssitzungen ist vier bis sechs Wochen nach Abschluss der Kernmaßnahme vorgesehen. Sie lehnt sich dabei an die drei bearbeiteten Themenkomplexe süchtiges Verhalten, Alltagsbewältigung und Risikominimierung an.

Literatur/Websites

Akzept (Hrsg.) (1995): Leitlinien für die psycho-soziale Begleitung im Rahmen einer Substitutionsbehandlung.

Amering (1998): Abstract. Kongressband. »Die subjektive Seite der Schizophrenie«. Hamburg 1999.

APA – American Psychiatric Association (1995): Practice guideline for the treatment of patients with substance use disorders: alcohol, cocaine, opioids. Am J Psychiatry 152 (suppl), S. 5–59.

Bäuml, J./Kissling, W./Meurer, C. et al. (1991): Informationszentrierte Angehörigengruppen zur Complianceverbesserung bei schizophrenen Patienten. Psychiatr Prax 18, S. 48–54.

Bernhard, R. (2001): Psycho-Edukation oder Gesundheitsförderung im ambulanten Entzug in der Tagesklinik. Augsburg. Manuskript.

Bozckowski, J.A./Zeichner, A./DeSanto (1985): neuroleptic compliance among schizophrenic outpatients. An intervention outcome report. J Consult Clin Psychol 53, S. 666–671.

Buchkremer, G. (1990): Kombination von psychoedukativem Medikamententraining, kognitiver Psychotherapie und Bezugspersonenberatung zur Rezidivprophylaxe bei schizophrenen Patienten. In: Projektträgerschaft »Forschung im Dienste der Gesundheit« (eds) Klinische Studien in der Psychiatrie. Therapie und Rückfallprophylaxe psychischer Erkrankungen im Erwachsenenalter. Bonn, Wirtschaftsverlag NW, S. 91–93.

Buchkremer, G./Fiedler, P. (1987): Kognitive versus handlungsorientierte Therapie. Vergleich zweier psychotherapeutischer Methoden zur Rezuduvprophylaxe bei schizophrenen Patienten. Nervenarzt 58, S. 481–488.

Bühringer, G./Gastpar, M./Heinz, W. et al. (1995): Methadon-Standards. Vorschläge zur Qualitätssicherung bei der Methadon-Substitution im Rahmen der Behandlung von Drogenabhängigen. Stuttgart, Enke.

Ciompi, L. (1984a): Effect of social factors on the long-term course of schizophrenia. Schweiz Arch Neurol Neurochir Psychiatr 135(1), S. 101–113.

Ciompi, L. (1984b): Model concepts of interaction of biological and psychosocial factors in schizophrenia. Fortschr Neurol Psychiatr 52(6), S. 200–206.

Ciompi, L. (1988): Learning from outcome studies. Toward a comprehensive biological-psychosocial understanding of schizophrenia. Schizophr Bull 1(6), S. 373–384.

Crits-Christoph, P./Siqueland, L./Blaine et al. (1999): Psychosocial treatments for cocaine dependence. National Institute on Drug Abuse Collaborative Cocaine Treatment Study (see comments). Archives Of General Psychiatry 56(6), S. 493–502.

Falloon, I.R.H./Boyd, J.L./McGill, C.W. et al. (1982): Family management in the prevention of exacerbations of schizophrenia. A controlled study. N Engl J Med 306, S. 1437–1440.

Fenner, D./Heiner, S./Rickertsen, M./Thorbecke, R. (1995): Informationsgruppen mit Patienten für Epilepsie in der Klinik. Psych 21, S. 22–28.

Fiedler, P. (1995): Psychoedukative Verhaltenstherapie in Gruppen. Verhaltensmod Verhaltensmed 1, S. 35–53.

Fuchs, W.J./Widler, C. (2000): Psychoedukation im Suchtbereich. Vortrag. Hamburg.

Gent, E.M. van/Zwaart, F.M. (1993): Ultrashort versus short group therapy in addition to Lithium. Pat Educ Couns 21, S. 135–141.

Glick, I.D./Clarkin, J.F./Spencer, J.M. et al. (1985): A controlled evaluation of inpatient family intervention. I. Preliminary results of the six-month follow-up. Arch Gen Psychiatry 42, s. 882–886.

Goldman, C.H.R. (1988): Toward a definition od psychoeducation. Hosp Comm Psychiatry 39, S. 666–668.

Goldstein, M.J. (1992): Psychosocial strategies for maximizing the effects of psychotropic medications for schizophrenia and mood disorder. Psychopharm Bull 28, S. 237–240.

Goldstein, M.J./Rodnick, E.H./Evans, J.R. et al. (1978): Drug and family therapy in the aftercare treatment of acute schizophrenia. Arch Gen Psychiatry 35, S. 169–177.

Grawe, K./Donati, R./Bernauer F. (1993): Psychotherapie – Von der Konfession zur Profession? Weinheim, Beltz.

Hogarty, G.E./Anderson, C.M./Reiss, D.J. et al. (1986): Family psychoeducation, social skills training, and maintenance chemotherapy in the aftercare treatment of schizophrenia. I. One-year effects of a controlled study on relapse and expressed emotions. Arch Gen Psychiatry 43, S. 633–642.

Hornung, W.P. (1998): Psychoedukation und Psychopharmakotherapie. Zur Kooperation schizophrener Patienten. Stuttgart, Schattauer.

Hornung, W.P. (1999): Psychoedukative Interventionen. In: m. Krausz/D. Naber (Hrsg.): Integrative Schizophrenietherapie. Basel, Karger, S. 113–147.

Hornung, W.P. (2000): Psychoedukative Interventionen. In: M. Krausz/D. Naber (Hrsg.): Integrative Schizophrenietherapie. Basel, Karger, S. 113–147.

Hornung, W.P./Buchkremer, G. (1991): Kombination von psychoedukativem Medikamententraining, kognitiver Psychotherapie und Bezugspersonenberatung zur Rezidivprophylaxe bei schizophrenen Patienten. In: H. Heimann/D. Hartmann-Lange (Hrsg.): Psychische Erkrankungen im Erwachsenenalter. Forschung zu Therapie und Rückfallprophylaxe. Stuttgart, Fischer 1995, S. 117–118.

Krausz, M./Naber, D. (Hrsg.) (2000): Integrative Schizophrenietherapie. Behandlungsphilosophie und Interventionen. Basel, Karger.

Kühner, C./Angermeyer, M.C./Veiel, H.O.F. (1994): Zur Wirksamkeit eines kognitiv-verhaltenstherapeutischen Gruppenprogramms bei der Rückfallprophylaxe depressiver Erkrankungen. Verhaltensther 4, S. 4–12.

Ladewig, D./Battegay, I./Stohler, R. et al. (1997): A randomised trial with methadone, morphine and heroin in the treatment of opiate dependence.

Liberman/Mueser, K./Wallace, C.J. et al. (1986): Training skills in the severely psychiatrically disabled: learning coping and competence, Schizophrenia Bulletin 12, S. 631–641.

Lieberman, M.A./Meyer, G.G./McFarland, R. (1966): Group psychotherapy. Prog Neurol Psychiatry 21, S. 579–585.

Liese, B.S. (o.J.): Brief Therapy, crisis intervention, and the cognitive therapy of substance abuse. Crisis Intervention and Time limited Treatment 19941, S. 11–29.

Lowinson J.H., Ruiz, P., Millmann, RB, Langrod, J.G. (1997): Substance Abuse. A Comprehensive Textbook. 3rd Ed. Baltimore, Williams and Wilkins.

McLellan, A.T./Arndt, I.O./Metzger, D.S. et al. (1993): The effects of psychosocial services in substance abuse treatment. Journal of the American Medical Association 269, S. 1953–1959.

McLellan, A.T./Woody, G.E.,/Metzger, D. et al. (1996): Evaluating the Effectivness of addiction treatments: reasonable expectations, appropriate comparisons. Milbank Quaterly 74(1), S. 51–85.

Peet, M./Harvey, N.S. (1991): Lithium maintenance. 1. A standard education program for patients. Brit J Psychiatry 158, S. 197–200.

Petry, J. (1993): Alkoholismustherapie. 2. Aufl. Psychologie Verlags Union, Weinheim.

Pilsecker, C. (1981): On educating schizophrenics about schizophrenia. Schizophr Bull 7, S. 379–382.

Saupe, R./Englert, J.S./Gebhardt, R./Stieglitz, R.D. (1991): Schizophrenie und Coping: Bisherige Befunde und verhaltenstherapeutische Überlegungen. Verhaltensther 1, S. 130–138.

Seltzer A./Roncaril/Garfinkel, P. (1980): Effect of patient education on medication compliance. Can J Psychiatry 25, S. 638–645.

Stark, F.M. (1992): Strukturierte Information über Vulnerabilität und Belastungsmanagement für schizophrene Patienten. Verhaltensther 2, S. 40–47.

Stern, M.J. (1993): Group therapy with medically il patients. In: A. Alaonso/H.L. Swiller (Hrsg.): Group therapy in clinical practice. American Psychiatric Press, Washington.

Strain, E.C. (1999): Psychosocial Treatments for Cocaine Dependance. Arch Gen Psychiatry 56 (6), S. 503–504.

Wessel, T./Westermann, H. (o.J.): Psychoedukatives Gruppenprogramm bei problematischen Alkoholkonsumgewohnheiten. Bielefeld, Manuskript.

Wetzler, S./Schwarzt, B.J./Sanderson, W./Karasu, T.B. (1997): Academic psychiatry and managed care. A case study. Psychiatr Serv 48(8), . 1019–1026.

Wienberg, G. (1994): Schizophrenie zum Thema machen. Psychoedukative Gruppenarbeit für schizophren und schizoaffektiv erkrankte Menschen. Bonn, Psychiatrie-Verlag.

Wienberg, G. (1995): Schizophrenie zum Thema machen. Bonn, Psychiatrie Verlag.

Wittchen, H.U./Bullinger-Naber, M./Hand, I. et al. (1993): Patientenseminar Angst. Wie informiere ich meine Patienten über Angst? Karger, Basel-Freiburg.

Woody, G.E./McLellan, A./Luborsky, L./O'Brien, C.P. (1990): Psychotherapy and counseling for methadone-maintained opiate addicts. Results of research studies. Nida Res Monogr Ser. 104, S. 9–23.

Yalom, I.D./Vinogradov, S. (1989): Concise guide to group psychotherapy. American Psychiatric Press. 1. Aufl.. Washington, D.C.

Zubin, J./Spring, B. (1977): Vulnerability – a new view of schizophrenia. J Abnorm Psychol 86, S. 103–126.

http://www.heroinstudie.de
http://www.zis-hamburg.de

X   Akupunktur in der Drogenentzugsbehandlung
Von Ronald Bernhard

1   Grundlagen

Zufällig entdeckte der Neurochirurg Wen in Hongkong Ende der 60er Jahre, dass opiatabhängige Patienten, die prä- oder postoperativ Akupunktur erhalten hatten, nur über wenig Entzugssymptome klagten und der Opiathunger deutlich nachgelassen hatte. 1973 veröffentlichte Wen seine systematisierten Untersuchungen. M.O. Smith, der ärztliche Leiter der New Yorker Lincoln »Detox Clinic«, und seine Mitarbeiter griffen diese Methode Mitte der siebziger Jahre auf. Bei den heute noch gebräuchlichen fünf Ohrakupunkturpunkten war die Wirkung so überzeugend, dass sie fortan auf Methadon als Substitutionsmittel im Entzug verzichteten. Weiterhin wurde festgestellt, dass diese Methode stoffunspezifisch wirkte, das heißt, dass bei Kokain und dessen Derivaten, für die es bis dahin nur ungenügende Behandlungsmethoden gab, die Ohrakupunktur auch wirkte. Diese überzeugende und kostengünstige Methode hat sich fest in das amerikanische Drogenhilfesystem integriert. Bereits 1973 begann auch in Deutschland H.G. Marx, damaliger Leiter der Bernhard-Salzmann-Klinik in Gütersloh, Akupunktur beim Entzug verschiedener Substanzen einzusetzen. Seit 1991 wurde in der Reha-Klinik Agethorst, heute Reha-Klinik Bokholt, unter der Leitung von K. Strauß eine weit über das NADA-Protokoll hinausgehende Form der Suchtakupunktur erfolgreich entwickelt. Mittlerweile wird in vielen Kliniken der Entzug durch Suchtakupunktur adjuvant unterstützt, aber auch in Therapieeinrichtungen sowie im niedrigschwelligen Bereich des Drogenhilfesystems kommt die Suchtakupunktur immer mehr zum Einsatz (RABEN 1999).

2   Rechtliche Grundlagen

In Deutschland gibt es keine einheitliche Gesetzgebung, die den Zugang zur Akupunkturbehandlung regelt. Klar ist lediglich: Wer »Heilkunde« ausüben will, ohne als Arzt bestallt zu sein, muss staatlich anerkannter Heilpraktiker sein und bedarf der Erlaubnis. Akupunktur ist Heilkunde und unterfällt somit dem Heilpraktikergesetz. Bevor Akupunktur angewendet werden darf, muss eine ärztlich-diagnostische Abklärung vorausgegangen sein, um sicherzustellen, dass ein Patient durch eine evtl. Unterlassung keinen Schaden erleidet. Das bedeutet, dass nur Ärzte und Heilpraktiker Akupunktur ausüben dürfen. Im Delegationsverfahren, wenn der Arzt den Patienten vorher gesehen und die Indikation für die Akupunktur gestellt hat, können auch andere medizinische Berufe, z.B. Krankenschwestern und -pfleger die Akupunktur ausüben.

Im Einzelfall kann eine Drogenberatungsstelle, ein Kontaktladen o.Ä. die Akupunkturerlaubnis für qualifizierte MitarbeiterInnen beim zuständigen Gesundheitsamt beantragen. Dies ist ein langwieriger Weg, da das Gesundheitsamt sich meist mit dem zuständigen Sozialministerium in Verbindung setzt, von dem dann letztendlich die Genehmigung für die Durchführung der Akupunktur kommt oder auch nicht. Kommt es zu einem Zwischenfall oder einer Komplikation während der Behandlung, findet sich die Hilfsperson auf jeden Fall in einer juristischen Grauzone wieder, die sie im ungünstigsten Fall die Existenz kosten kann (SCHAARSCHMIDT 1999).

3   Voraussetzungen

Damit ein Mitarbeiter beispielsweise einer Drogenberatungsstelle eigenverantwortlich akupunktieren darf, bedarf er grundsätzlich der Heilpraktikererlaubnis. Diese Erlaubnis wird nicht gebraucht, wenn lediglich medizinische Hilfstätigkeiten vorgenommen werden. Dabei ist kennzeichnend für die Hilfstätigkeit, dass ein Subordinationsverhältnis zwischen Heil- und Hilfspersonen besteht. Dazu kommt es, wenn geschulte Hilfspersonen der Heilperson zur Hand gehen. Tätigkeiten, die von der Ausbildung der Hilfsperson umfasst sind, können auch auf die Hilfspersonen delegiert werden, sodass diese in diesem Rahmen sogar eigenverantwortlich bzw. selbstständig handeln können.

Im Klartext: Hat ein Mitarbeiter einer Drogenberatungsstelle eine ausreichend qualifizierte Ausbildung in Suchtakupunktur absolviert, kann die Durchführung der Akupunktur von einem Arzt auf einen qualifizierten Mitarbeiter delegiert werden. Dabei muss gewährleistet sein, dass der Arzt die Diagnose durchgeführt hat und eine regelmäßige Kontrolle durch diesen Arzt stattfindet (SCHAARSCHMIDT 1999).

4   Kosten

Suchtakupunktur wird im Moment nicht durch die Krankenkassen finanziert. In vielen Einrichtungen werden die Kosten (zwischen 1,50 € und 10 €) deswegen an die Patienten weitergegeben.

5   Was kann Akupunktur?

Die Akupunktur ist weitgehend frei von Nebenwirkungen (Kontraindikationen → S. 406). Sie wirkt nicht immer hundertprozentig, aber sie kann:

- innere Unruhe mildern,
- Drogenhunger reduzieren,
- Schmerzen lindern,

- Schlafstörungen verringern,
- depressive Verstimmungen regulieren.

Bevorzugt wird die Akupunktur während des Entzuges, aber auch in einer anschließenden Entwöhnung eingesetzt. Da die Ohrakupunktur stoffunspezifisch wirkt, lässt sich bei den Patienten auch eine Beigebrauchsreduktion oder -entgiftung leichter realisieren. Der Drogenhunger wird durch die Akupunktur in erheblichem Maße reduziert, dadurch dient Akupunktur auch als eine wirkungsvolle Rückfallprophylaxe. Die körpereigene Endorphinproduktion wird wieder angeregt, die durch den ständigen Opiatkonsum reduziert oder nur noch in eingeschränktem Maß vorhanden ist. Da die Suchtakupunktur eine nonverbale Behandlungsform darstellt, wirkt sie auch schon dort, wo Worte noch keinen Einfluss auf die Patienten haben.

6 Mechanismus

Die Wirkung der Ohrakupunktur und die Mechanismen sind in der Wissenschaft schon oft beschrieben und vielfältig untersucht worden. Besonders in der Schmerzbehandlung hat sich eindeutig erwiesen, dass durch die Nadelung in morphologisch genau bezeichnete Punkte, in bestimmten Hirnarealen Endorphine ausgeschüttet werden. Das erklärt, weshalb die Wirkung einer Schmerzakupunktur durch Naloxon antagonisierbar ist. Auch die Produktion von Enkephalinen wird durch die Nadelung angeregt. Beim Entzug ist der Körper arm an endogenen Opioiden. Die Ohrakupunktur stimuliert die Produktion von Endorphinen und Enkephalinen und kann so Entzugssymptome abfangen oder mildern. Der gesamte Drogenentzug kann durch die Ohrakupunktur verkürzt werden.

7 Komplikationen

Obwohl die Nadelung der fünf Punkte sehr einfach und sicher ist, können doch – sehr selten – Komplikationen auftreten.

- Bluterguss

Beim Ziehen der Nadel kann es zu einer minimalen Blutung kommen, die als sogenannter »Mikroaderlass« zu verstehen ist. Der Patient, der über die Möglichkeit dieser Komplikation beim Aufklärungsgespräch informiert wurde, drückt sich einen bereitgelegten Tupfer auf diese Stelle. In einen Bluterguss sollte nicht weiter genadelt werden.

- Schmerzen während der Behandlung

Handelt es sich um während der Behandlung auftretende Kopfschmerzen, kann man meist eine rasche Besserung durch die Entfernung der Nadel »Vegetativum« erreichen. Ansonsten gilt, dass die Nadel auf jeden Fall entfernt wird. Ob erneut gestochen wird, sollte individuell entschieden werden.

■ Kreislaufkollaps

Sehr selten kommt es vor, dass es zu Beginn einer Akupunkturbehandlung als Reaktion auf das Setzen der Nadeln, unabhängig von der Lokalisation des Akupunkturpunktes, zu einem Kreislaufkollaps kommen kann. Deshalb sollte der Patient zumindest bei den ersten Sitzungen in einer stabilen Position genadelt werden.

8   Kontraindikationen

Für die Ohrakupunktur nach dem NADA-Protokoll gibt es eigentlich keine Beschränkungen. Von einigen Akupunkteuren wird empfohlen, bei einer Schwangerschaft den Ohrpunkt 51 (Vegetativum) wegzulassen. Für die anderen vier Ohrpunkte gibt es keine Kontraindikation. Bei einer eventuellen bestehenden Schwangerschaft sollte kein Punkt unterhalb des Nabels gestochen werden.

Bei Entzündungen sollte nicht in das betroffene Gebiet genadelt werden. Die Ohrpunkte, an denen sich kleine Hämatome gebildet haben, sollten bis zum völligen Verschwinden der Blutergüsse ausgelassen werden.

Eine weitere relative Kontraindikation besteht bei Patienten, die gerinnungshemmende Mittel bekommen. Es kann hier zu einer kleinen Blutung nach dem Ziehen der Nadeln kommen, obwohl die Nadeln sehr fein sind.

9   Die Nadel

Meist werden für die Suchtakupunktur Einmalnadeln aus reinem Stahl verwendet. Die Nadeln sind zwischen 7 mm und 15 mm lang und nur ca. 0,2 mm dünn. Der Nadelgriff ist aus Kunststoff, Stahl oder Kupfer und etwa 2 cm bis 3 cm lang. Zehn Stahleinwegnadeln kosten zwischen 0,35 € und 1,15 €.

10   Behandlungssetting

Bevor die erste Nadel gesetzt wird, hat eine Aufklärung bezüglich des Procedere stattgefunden, in dem auch die letzten Fragen beantwortet wurden. Die Behandlung findet am besten in einem Gruppensetting statt. Ängstliche Patienten können sich, zunächst ohne genadelt zu werden, in die Gruppe setzten, um einfach nur dabei zu sein. Nach einer gründlichen Ohrdesinfektion nimmt der Patient in einem Behandlungsstuhl (am besten ein Hochlehner, um eine entspannende Sitzposition zu gewährleisten) Platz. Die Akupunktursitzung sollte nach Möglichkeit immer zur gleichen Zeit erfolgen.

11   Akupunkturpunkte

In unserer Klinik gehören zur Basisakupunktur noch vier weitere Punkte dazu, die nach unserer Beobachtung und der Meinung unseres Ausbilders, K. Strauß, das Behandlungsergebnis noch verbessern. Bei dem in Deutschland üblichen, multiplen Substanzgebrauch erscheinen uns die fünf Ohrpunkte als nicht ausreichend.

■ Die Ohrakupunkturpunkte
- Vegetativum, Ohrpunkt 51
- Shenmen, Ohrpunkt 55
- Niere, Ohrpunkt 95
- Leber, Ohrpunkt 97
- Lunge, Ohrpunkt 101

■ Die Körperpunkte
- Yingtang (Extrapunkt 1)
- Du Mai 20
- Psychotherapiepunkt nach Bourdiol
- Extrapunkt 6

Die eigentliche Ohrakupunktur besteht aus der Nadelung von fünf spezifischen Ohrpunkten. Beide Ohren werden mit sterilen Einmalnadeln genadelt. Danach bleiben die Ohrnadeln ca. 45 Minuten im Ohr. Sobald anhand der Opiatentzugsskala eine Stabilisierung des Patienten festzustellen ist, wird die Anzahl der Sitzungen reduziert oder die Akupunktur gänzlich eingestellt.

Um sich beim Nadeln nicht selbst zu behindern, sollte die Ohrakupunktur in folgender Reihenfolge durchgeführt werden:

1. Vegetativum, Ohrpunkt 51
2. Shenmen, Ohrpunkt 55
3. Niere, Ohrpunkt 95
4. Leber, Ohrpunkt 97
5. Lunge, Ohrpunkt 101

12   Einverständniserklärung

Auf der folgenden Seite ist ein Beispiel für eine Einverständniserklärung aufgeführt, die jeder Patient nach vorhergehender Aufklärung durch den Arzt vor der ersten Akupunktursitzung unterschreiben muss.

Einverständniserklärung

Name   ....

Vorname   ....

Geburtsdatum ....

Straße   ....

PLZ / Wohnort ....

Ich bestätige durch meine untenstehende Unterschrift, dass ich umfassend über die Risiken und Nebenwirkungen der Akupunkturbehandlung aufgeklärt worden bin. Mir wurde außerdem mitgeteilt, dass es sich bei der Akupunktur um eine »nicht-schulmedizinische Behandlung« handelt und mir Gelegenheit gegeben wurde, offene Fragen zur Akupunkturbehandlung zu klären.

Augsburg, den ....

....

Unterschrift Patient   Unterschrift Arzt

Adressen

■ NADA Deutsche Sektion
Geschäftsstelle
Amandastraße 60 (5. Etage)
20357 Hamburg
☎ (0 40) 4 32 54 51-5
wweidig@t-online.de
http://www.nada-akupunktur.de

■ Strauß & Partner
Institut für Suchtmedizin
Petersberg 4
24340 Eckernförde
☎ (0 43 51) 87 92 35
info@suchtakupunktur.de
http://www.suchtakupunktur.de

Literatur/Websites

Bahr, F.R. (1996): Einführung in die wissenschaftliche Akupunktur. 8. Auflage. MMV Medizin Verlag.
Raben, R. (1999): Einführung in die Ohrakupunktur nach dem NADA-Protokoll. In: R. Baudis (Hrsg.): Punkte der Wandlung. Rudersberg, Verlag für Psychologie, Sozialarbeit und Sucht, S. 16–35.
Schaarschmidt, U. (1999): In: K. Strauß/W. Weidig (Hrsg.): Akupunktur in der Suchtmedizin. 2., überarb. und erw. Auflage. Stuttgart, Hippokrates-Verlag, S. 163–186.

http://www.akupunktur-aktuell.de
http://www.nada-akupunktur.de
http://www.suchtakupunktur.de
http://www.suchtmedizin.de

XI   **Antigewalt- und Deeskalationstraining für MitarbeiterInnen**
     in Einrichtungen der Suchtkrankenhilfe
     Von Wilfried Wilkens

1   **Neue Problemstellungen im pädagogischen**
     Arbeitsalltag der Drogenhilfe

Phänomene von Gewalt in der Drogenszene, zusätzlich zum Verfolgungsdruck durch die Strafverfolgungsbehörden vor dem Hintergrund von gesundheitlichen und sozialen Verelendungsprozessen bereiten den KonsumentInnen und den MitarbeiterInnen vor allem der niedrigschwelligen Drogenhilfe erhebliche Probleme. Was hat sich verändert?
■ Der Druck auf die und in den offenen Szenen hat sich in den meisten Städten in den letzten Jahren erhöht!
■ Die Akzeptanz der Bevölkerung und der staatlichen Organe (Polizei und Justiz) gegenüber DrogenkonsumentInnen hat eher abgenommen.
■ Die handelnden Personen in den Szenen werden immer jünger und sind zum Teil sehr unerfahren.
■ Die Konsummuster haben sich nachhaltig verändert. Es gibt »Altkonsumenten«, »Jungkonsumenten«, »Opiatkonsumenten«, »Aufputschmittelkonsumenten«, »Pillenkonsumenten«, »Alkoholkonsumenten«. Vor allem aber gibt es Mischkonsumenten. Kaum jemand, der/die heute nicht mehrere Stoffe gleichzeitig, nacheinander oder abwechselnd (polytoxikoman) konsumiert (vgl. WILKENS et al. 1997, S. 12 ff.; HIDA 2000, S. 3 ff.).

2   **Andere Drogen – neue Probleme?**

Auch die Konsumregelmäßigkeiten und die Konsumformen sind sehr unterschiedlich und weniger eindeutig beschreibbar als noch vor zehn Jahren. Was aber deutlich zu beobachten ist, sind zwei Entwicklungen:
■ Immer mehr Menschen werden substituiert, ein erheblicher Teil konsumiert zusätzlich auch noch andere Drogen (Kokain/Crack, Alkohol, Benzodiazepine).
■ NeueinsteigerInnen (z.T. auch QuereinsteigerInnen) konsumieren primär Aufputschmittel (Kokain/Crack, Speed) in wellenartigen Schüben.

Dadurch verändern sich die (Über-)Lebens- und Arbeitsbedingungen für alle handelnden Personen in diesem Gefüge enorm. Die Entwicklungen führen u.a. zu aggressiveren Verhaltensweisen der KonsumentInnen untereinander und damit auch verstärkt zu eskalierenden Situationen in den Einrichtungen der sozialen Arbeit, die sie aufsuchen.
Als erstes hat die »szenenahe Jugendarbeit« diese Veränderungen in den Verhaltensweisen ihrer BesucherInnen bemerkt. Bereits vor mehr als fünf

Jahren wurde von gesteigerten Aggressionen und erhöhter Gewaltbereitschaft unter den Jugendlichen berichtet. Die damals noch recht unbekannte
Droge »Crack« wurde mit dieser Entwicklung in Zusammenhang gebracht.
Inzwischen ist dieses »Kokainderivat« über Frankfurt am Main und Hamburg
hinaus auch in einigen anderen Städten präsent. Die hohe Suchtpotenz und
pharmakologische Dynamik von Crack, die desolate körperliche und psychische Lage der KonsumentInnen und der Kriminalisierungsdruck sind die Ursachen für zum Teil hochaggressive Verhaltensweisen der KonsumentInnen
untereinander: » ... die stechen sich für 'nen 10er oder 'nen Stein an ...!« (Zi-
tat Klient aus Hamburg.)
Auch der ungeduldiger und aggressiver werdende Ton in Beratungs- und Anlaufstellen, Gesundheitsräumen oder Behandlungseinrichtungen wird inzwischen zu einem großen Anteil den speziellen Wirkungen dieser Droge zugeschrieben. Nicht selten kommt es inzwischen zu handgreiflichen Auseinandersetzungen zwischen Mitarbeitern und Besuchern in Einrichtungen (vgl.
WILKENS et al. 1997, S. 13 ff.).

3   **Pädagogische Herausforderung: Drogen und Gewalt**

Es ist deutlich zu beobachten, dass das pädagogische Personal in
den Einrichtungen auf derartige Abforderungen nicht vorbereitet ist. Der
professionelle Umgang mit Aggressionen und Gewalt muss also erst noch erlernt und erarbeitet werden. Wir können nicht auf Dauer potenzielle Aggres-
soren in unserer Unsicherheit des Hauses verweisen und diesen Verweis notfalls mit körperlichen Zwangsmitteln durchsetzen; wir können unsere Einrichtungen nicht dauerhaft für bestimmte Klientengruppen schließen, wenn
die Situation mal wieder unerträglich geworden ist oder soviel MitarbeiterInnen bei Auseinandersetzungen verletzt wurden, sodass ein Dienstbetrieb
nicht mehr aufrechterhalten werden kann.
Zudem gehört das »Verhindern« oder »Verlernen« von Gewalt zu den zentralen Aufgaben der Pädagogik, die auch vor unserem »gewaltbeladenen« Arbeitsfeld nicht »Halt« macht. Gewalt erzeugt Macht und Ohnmacht, Gewinner
und Verlierer, Peiniger und Verletzte. Gewalt begrenzt und normiert. Pädagogische Intervention versucht diese durch Gewalt gesetzten Normierungen
zu verhindern. In gewalttätigen Verhältnissen werden wesentliche Grund-
und Menschenrechte außer Kraft gesetzt und verletzt. Politische, gesellschaftliche und pädagogische Aktivitäten gegen Gewalt sind zentrale Voraussetzung für das Überleben einer humanen und zivilisierten Gesellschaft. Gewalt entsteht niemals isoliert, ist immer abhängig von der Umfeldsituation
und deren Reaktion. Zum Gewaltgeschehen gehört immer ein »Kreis« – auch
wir stehen in diesem Kreis und verhalten uns darin (KORN/MÜCKE 1993,
S. 12 ff.).
Bei aller Unsicherheit und Hilflosigkeit, die eine Zunahme von Gewaltbereitschaft bei uns erzeugt, stellen sich folgende Fragen:

- Wie können wir durch rechtzeitiges Intervenieren Gewalt verhindern?
- Welche konstruktiven Umgangsmöglichkeiten mit entstandenen Konflikten haben wir?
- Welche pädagogischen Handlungsprinzipien sind vorhanden, um der Entstehung von Gewalt vorzubeugen?
- Wie können wir in unserer Arbeit Gewaltopfer schützen, unterstützen und stärken?

Wir müssen beginnen, unsere bisherigen Erfahrungen mit gewalttätigen Situationen konstruktiv aufzuarbeiten, um damit die Handlungsmöglichkeiten in zukünftigen »heißen Situationen« auszudehnen. Ein sinnvolles Instrument, sich dieser Thematik zu nähern, kann ein Antigewalt- und Deeskalationstrainings sein. Beispielhaft skizziere ich hier den Ablauf eines zweitägigen Deeskalationstrainings, wie es derzeit vom Hamburger Fortbildungs-Institut Drogen und AIDS (HIDA) durchgeführt wird.

4   Was sind Deeskalationstrainings und wie laufen sie ab?

Um es gleich vorweg zu sagen: Deeskalationstrainings liefern kein Patentrezept für den Umgang mit Gewaltausbrüchen, sie liefern jedoch viele Anregungen, bieten Handlungsalternativen und schaffen Verhaltenssicherheit durch Erfahrungsaustausch sowie Vergegenwärtigung und Aufarbeitung erlebter Gewaltsituationen. Gleichzeitig schärfen sie die Einsicht, dass es eskalierende Situationen gibt, in denen es nichts mehr zu deeskalieren gibt. Auch diese Situationen müssen als solche erkannt werden und auch dabei gilt es, angemessen zu handeln.
Ein gutes Deeskalationstraining ist immer eine »praxislastige« Veranstaltung, in der die unverzichtbaren theoretischen Grundkenntnisse vermittelt und wo ausschließlich an praktischen Beispielen Interventionsmöglichkeiten zur Deeskalation erarbeitet werden.

5   Was ist Gewalt?

Zunächst wird der Begriff »Gewalt« definiert, differenziert und abgegrenzt. Dabei wird zurückgegriffen auf die Gewaltbegriffe, wie sie bei BRÜNDEL/HURRELMANN (1994) und HEITMEYER (1992) beschrieben wurden. Heitmeyer definiert dabei Gewalt »als Ausdruck sozialer Prozesse, in denen strukturelle Bedingungen und individuelles Handeln zusammenwirken« (HEITMEYER 1992, S. 110). Dabei sind drei Aspekte zu beachten:
- Gewalt ist ein interaktives Produkt (Konflikte und Widersprüche in bestimmten Situationen);
- Gewalt ist ein Produkt von Prozessverläufen (Gewaltbereitschaft und Gewaltbilligung gelten als Bestimmungsfaktoren sozialen Lernens);

■ Gewalt ist ein sinngebundenes Produkt (aus Sicht des Gewalthandelnden ist die Anwendung von Gewalt sinnvoll und erfolgversprechend).

BRÜNDEL/HURRELMANN (1994) unterscheiden verschiedene Formen und Ausdrucksweisen von Gewalt, von denen für uns insbesondere drei von Bedeutung sind:
■ Physische Gewalt,
■ psychische Gewalt,
■ verbale Gewalt.

Schließlich ist eine Abgrenzung des Gewaltbegriffs von dem der Aggression nötig, um nicht jedes »tatkräftige Verhalten« als Aggression und jede Aggression als Gewalt zu bewerten. Deshalb beschreiben Korn und Mücke, Gewalt als »destruktives Aggressionsverhalten mit der Absicht, einem anderen Menschen Schaden zuzufügen« (KORN/MÜCKE 1993, S. 12).

Nachdem diese Begriffe geklärt sind, werden verschiedene alltagpraktische Beispiele vor dem Hintergrund diskutiert, ob sie Gewalt darstellen bzw. ob sie Gewalt beinhalten.

In einer ersten Gruppenarbeit werden im unmittelbaren Anschluss an diese Diskussion geschlechtsspezifische Ausdruckdrucksformen und Zielsetzungen gewalttätiger Handlungen erarbeitet. Darüber hinaus werden mögliche Ursachen für unterschiedliche Ausdrucksformen und Ziele zwischen Frauen und Männern herausgearbeitet.

6   Der Begriff »Gewaltakzeptanz«

Nachdem die Auswertung der Arbeitsgruppen abgeschlossen ist, erleben die SeminarteilnehmerInnen bei der Diskussion um die gestellte These »Gewalt ist attraktiv, weil ...!« meist einen ersten Höhepunkt bezüglich der Streitkultur in der Seminargruppe. Die hierbei entfachte Diskussion und die Art und Weise, wie diese geführt wird, lässt mithin tiefe Blicke in die Gewaltakzeptanz einzelner SeminarteilnehmerInnen oder TeilnehmerInnengruppen zu. Die Diskussion um Gewalt als erfolgreiches und schnelles Modell der Konfliktregelung wird in der Regel engagiert und heftig geführt. Sensibilisiert wird in dieser Diskussion dafür, das Gewaltakzeptanz in erster Linie darüber hergestellt wird, dass Gewalt als erfolgreiches Modell der Konfliktregulierung erlebt wird. Vor allem, wenn Menschen in einem sozialen Umfeld aufwachsen und leben, wo alltägliche Konflikte mit Gewalt gelöst und prosoziale Verhaltensweisen weder vorgelebt noch erlernt werden, erscheint sie häufig als einzig erfolgversprechende Verhaltensweise. Mit der Gewaltakzeptanz ist eine erste – von drei – Voraussetzungen geschaffen, die ein gewalttätiger Prozessverlauf benötigt.

7   **Gewaltbereitschaft**

Um ein Gefühl für die eigene Gewaltbereitschaft zu entwickeln, wird als nächstes eine Anomiesituation (Phantasiereise) hergestellt. Die TeilnehmerInnen werden aufgefordert, sich vorzustellen, ihren rechten Nachbarn so lange ins Gesicht zu schlagen, bis das Gesicht blutig ist und die Zähne auf dem Boden liegen. Nach sehr kurzer Zeit wird diese Phantasiereise abgebrochen, um keine wirklichen Aggressionen oder negativen Gefühle hochkochen zu lassen. In der Auswertung wird dann herausgearbeitet, unter welchen Umständen sich die TeilnehmerInnen diese Situation konkret vorstellen konnten bzw. warum sie sich diese Situation nicht vorstellen konnten. Vielfaches Ergebnis dabei ist es, dass die TeilnehmerInnen es sich unter gewissen Drucksituationen sehr wohl vorstellen können, selbst gewalttätig zu werden. Damit wäre die zweite Voraussetzung, die vorhandene Gewaltbereitschaft, geschaffen, um gewalttätige Handlungen zu ermöglichen.

8   **Die Gewalthandlung**

Um es schließlich zur Gewalthandlung als solche kommen zu lassen, bedarf es vier weiterer Voraussetzungen, die im Wesentlichen an die Gewalthandlung geknüpft sind. Diese Voraussetzungen werden aus Zeitgründen in einem Unterrichtsgespräch erarbeitet.

■ Sinnhaftigkeit

Gewalt macht Sinn, weil sie Eindeutigkeit in der Situation schafft; sie verschafft momentane Machtgefühle und drängt alltägliche Ohnmachtsgefühle zurück; sie garantiert die Fremdwahrnehmung; sie hat sich als erfolgreiches Handlungsmodell bewährt.

■ Legitimation

Rechtfertigung oder Legitimation können sein: Das Opfer ist selbst schuld oder hat es nicht anders verdient; das Unrecht der Gewalttat wird verleugnet; man ist hilflos in die Situation hineingetrieben worden; Täter beruft sich auf höhere Instanzen bzw. Autoritäten, die ihn legitimieren.

■ Neutralisierung

Die Folgen der Gewalt werden ausgeblendet, um die Gewaltanwendung emotional aushaltbar zu machen; die Sichtweise und Wahrnehmung des Opfers wird ausgeblendet; eine emotionale Distanz zum Opfer wird durch Rechtfertigungsgründe, Drogeneinnahme oder »Cool-sein-Techniken« aufgebaut.

■ Situativer Kontext

Das Umfeld bietet immer gewaltverstärkenden oder -reduzierenden Einfluss auf die eskalierende Situation. Reize können dabei örtliche Gegebenheiten, Reaktionen des Umfeldes, aktuelles Hintergrundgeschehen, Lautstärken usw. sein.

Sind diese vier Voraussetzungen für eine Gewalthandlung gegeben, dann ist die Wahrscheinlichkeit, dass ein gewaltakzeptierender und gewaltbereiter Mensch eine Gewalthandlung vornimmt, sehr groß.

9   **Interventionsstrategien**

Mit dem Wissen, dass eine erfolgreiche Intervention bei eskalierenden Situationen immer an diesen vier Voraussetzungen der Gewalthandlung
ansetzen sollte, werden die TeilnehmerInnen mit Arbeitsaufträgen versehen
und in eine erste ca. 90-minütige Intensivarbeitsgruppe entlassen.
Die drei oder vier Gruppen haben jeweils die Aufgabe, eine Konfliktsituation
aus dem Arbeitsbereich der Gruppenmitglieder auszuwählen. Dieser Fall
wird in der Arbeitsgruppe anhand eines vorgegebenen Fragenkataloges bearbeitet. Anschließend wird der Fall der Gesamtgruppe präsentiert. Die
Gruppe kann zwischen mündlicher Vorstellung, Präsentation als Skizze oder
Darstellung im Rollenspiel bzw. Aufbau eines Standbildes wählen.
In der Auswertungsrunde werden alle Fälle bezüglich der Wahrnehmung,
der Eingebundenheit, der Gefühlslage des Mitarbeiters/der Mitarbeiterin, der
Ziele, der vorgenommenen Schritte, der Reaktionen der Streitparteien, der
Reaktionen des Umfeldes, der Gefühlslage nach dem Konflikt, der Zufriedenheit mit dem Ausgang der Situation und den Reflektionen bzw. der Aufberei-
tung der Situation im Nachhinein besprochen. Dabei sollen vor allem die
Stärken und Fähigkeiten des Mitarbeiters/der Mitarbeiterin in der Situation
thematisiert werden. Außerdem war es Aufgabe, zu jedem Fall auch sinnvolle alternative Handlungsmöglichkeiten zu ergänzen.
Darüber hinaus werden immer weitere praktische Beispiele mit vergleichbaren Verläufen oder Hintergründen geschildert und lösungsorientiert besprochen.
Anschließend werden dann in einem Kurzvortrag weitere Rahmenbedingungen für das Eingreifen bei Konfliktsituationen vorgestellt. So wird z.B. auf die
verschiedenen Phasen einer Eskalation und die unterschiedlichen Ansatzpunkte des Eingreifens eingegangen.

10   **Zu welchem Konfliktverhaltenstypus neige ich?**

Entscheidenden Einfluss auf die Interventionsmöglichkeiten hat der
Konfliktverhaltenstyp der intervenierenden Person selbst. Je nachdem, ob er
eher ein Kampftypus, Fluchttypus, Schrecktypus, kreativer oder kommunika-
tiver Typus ist, fallen verschiedene Interventionsstrategien unterschiedlich
authentisch aus und sind damit auch in ihrer Wirkung auf die Konfliktpartei-
en sehr verschieden (vgl. GALLEN/NEIDHARDT 1994).
Nachdem die verschiedenen Typen präsentiert und Nachfragen intensiv besprochen wurden, ordnen sich die TeilnehmerInnen einem der fünf Typen zu.
Anschließend wird eine Konfliktsituation im Standbild aufgebaut, die die
Gruppen mit den »typusspeziellen« Ressourcen aufzulösen haben. Es gibt
zehn Minuten Zeit, ein Lösungsmodell zu entwickeln und es dann der Gruppe
vorzustellen. Bei der Auswertung werden weitere Einflussfaktoren auf die In-
terventionshandlung besprochen, wie etwa:

■ die Konfliktintensität: Waffen, Kontrollverlust, Konfliktdauer;
■ die Konfliktart: Gruppen- oder dyalischer Konflikt, spontane oder geplante Gewalt;
■ die Konflikt- und Interventionssituation: Team oder allein, Erfahrungswerte, Interventionsberechtigung, Umfeldsituation.

11   Interventionsberechtigung und Interventionsfähigkeit prägen das Konfliktverhalten von Pädagogen und Institutionen im Arbeitsalltag

Die Interventionsberechtigung müssen sich Pädagogen ständig neu erarbeiten. Es ist ein Prozess, der von Konfliktbeteiligten ständig erneuert oder bei Missbrauch auch entzogen wird. Handelnde Personen benötigen dazu das Vertrauen der Konfliktpersonen und müssen für diese glaubwürdig sein. Beides erreichen pädagogische Kräfte nur, indem sie eine eindeutige Haltung zur Frage der Konfliktregelung durch Gewalt an den Tag legen.
Die vorhandene Interventionsberechtigung ist dann eine entscheidende Voraussetzung dafür, in einer Konfliktsituation auch handlungsfähig zu sein. Weiter gehören dazu: eine Bereitschaft den Konflikt aufzugreifen; eine reale Einschätzung der Situation (ist der Konflikt noch deeskalierbar?) und schließlich die Frage: Ist der Pädagoge in der aktuellen Situation auch konflikt- und handlungsfähig? (Tagesform?)
Abgeschlossen wird der praktische Teil des Seminars mit einer Gruppenarbeit zur Auflösung einer oder mehrerer gespielter, aber realer Konfliktsituationen. Dabei sollen möglichst viele der erlernten Einflussfaktoren bei der Lösung eines alltäglichen Gewaltvorfalls berücksichtigt werden. Die Interventionsmuster richten sich nach den vielen verschiedenen Einflussfaktoren:
■ »Geringe oder große Eingriffsberechtigung«;
■ Einzel- oder »Gruppenkonflikte«;
■ bin ich allein oder habe ich ein Umfeld, das ich einsetzen kann?
■ Auf welcher Stufe befindet sich der Konflikt?
■ Wie wirkt der »Fluchttypus« bei offensiven Interventionsstrategien? Usw.

12   Nachbereitung oder dritte Phase der Eskalation

Der letzte fachliche Teil der Veranstaltung ist die »Nachbereitung« einer jeden aufgetretenen Konfliktsituation im Team. Ausgehend von der These, dass es für eskalierende Situationen keine allgemeingültige Handlungsstrategie zu deren Lösung gibt, wird Handlungssicherheit und eine hohe Akzeptanz beim Klientel nur erreicht, wenn jeder Einzelvorfall im Team aufbereitet wird. Nur durch eine immer wiederkehrende Aufarbeitung und Verarbeitung kann das hochgradig »bauchgesteuerte Handeln« in Konfliktsituationen zunehmend rationaler und damit auch strategischer und sicherer werden. Darüber hinaus werden Wiederholungsmuster weitgehend vermieden.

Innerhalb einer kurzen Zeit gewinnt jedes Team in eskalierenden Situationen ein großes Repertoire an alternativen Eingriffs- und Handlungsmöglichkeiten. Diese Verhaltens- und Handlungssicherheit verleiht einem Team Stabilität, Vertrauen, Sicherheit und Verlässlichkeit. Die für eine konsequente Auf- und Nachbereitung verwandte Arbeitszeit kann sich bereits bei der Bewältigung der nächsten Konfliktsituation in der Einrichtung amortisieren; und die kommt bestimmt!

Literatur

Bründel, H./Hurrelmann, K. (1994): Gewalt macht Schule. München.

Gallen/Neidhardt (1994): Das Enneagramm unserer Beziehungen. Reinbek.

Galtung, J. (1975): Strukturelle Gewalt. Reinbek.

Heitmeyer, W. (1992): Desintegration und Gewalt. In: Deutsche Jugend 3/92. Weinheim.

Heitmeyer, W. et al. (1995): Gewalt. Weinheim und München.

HIDA (Hrsg.) (1996): Thiel/Friedrich/Wiese: Interviews mit 323 drogenabhängigen Personen der offenen Hamburger Hauptbahnhofszene. Hamburg.

HIDA (2000): Wilkens/Klerings, Schmaal: Crack, Steine, Splitter usw. – Alles dasselbe? Hamburg.

Ihle, Stephan (1994): Erlebnis- und verhaltensorientierte Aspekte der Konfrontation mit Gewalt, Berlin (unveröffentlichtes Seminarmaterial)

Korte, J. (1993): Faustrecht auf dem Schulhof. Weinheim und Basel.

Korn, J./Mücke, Th. (1993): Umgang mit Gewalt. Berlin (unveröffentlichtes Manuskript).

Krauslach/Düwer/Fellberg (1990): Aggressive Jugendliche. Jugendarbeit zwischen Kneipe und Knast. München.

Spreiter, M. (Hrsg.) (1993): Waffenstillstand im Klassenzimmer. Weinheim und Basel.

Wilkens, W. (1997): Designer Drogen – Eine Himmelfahrt zur Hölle? 3. überarb. und erw. Auflage. Hamburg.

Wilkens, W. et al. (1997): Ecstasy – Illegal oder (L)egal. Hamburg.

XII   **Langzeitentwöhnungstherapie mit Drogenabhängigen aus dem türkisch-arabischen Sprach- und Kulturraum**
Von Dogan Kaya-Heinlein

> Wie ein Vogel aussehen muss.
> Eines Tages fand Nasredin Hoca auf seiner Fensterbank einen erschöpften Falken sitzen. Er hatte noch nie so einen Vogel gesehen. »Du armer Kerl« sagt er, »Wie war es nur möglich, dass du in einen solchen Zustand gekommen bist?« Er kürzte dem Falken die Krallen, schnitt den Schnabel zurecht und stutzte die Flügel. »Nun siehst du schon eher wie ein Vogel aus«, sagte Nasredin.

Der Leiter des Ethno-Medizinischen Zentrums Hannover, SALMAN, schreibt im Handbuchbuch interkulturelle Suchthilfe (1999): »Suchthilfe kann als interkulturell bezeichnet werden, wenn regelhaft in ihren Angeboten Sprache, kulturelle und migrationspezifische Aspekte berücksichtigt werden.«
Migration ist nicht nur ein Wechsel von einem Ort zum anderen, sondern auch ein Wechsel von einer Kultur und einer Gesellschaft in eine andere mit vielfältigen sozialen und psychischen Auswirkungen.
In diesem Artikel möchte ich kurz darauf eingehen, wie weit in der Beratung und Behandlung von drogenabhängigen Migranten türkischer oder arabischer Herkunft oder Abstammung in Deutschland ihre spezifischen Bedürfnisse berücksichtigt werden.

1   **Rahmenbedingungen – Behandlung im Spannungsfeld zwischen Bleiberecht und Abschiebung**

Die Verschärfung der Ausländergesetzgebung hat in mehrfacher Hinsicht unser Arbeit mit drogenkonsumierenden Migranten aus dem türkisch-arabischen Sprach und Kulturraum beeinträchtigt. Die Bewerbungen straffällig gewordener Migranten um einen Behandlungsplatz sind rückläufig. Die Gründe hierfür liegen unter anderem in höheren Haftstrafen, sodass der § 35 BtMG (»Therapie statt Strafe«) weniger häufig zur Anwendung kommen kann, darüber hinaus werden Straftäter vermehrt abgeschoben.
Eine Abschiebung ist besonders dramatisch für die Klienten, die hier geboren und aufgewachsen sind, und wird häufig als Trauma erlebt. Von einer Abschiebung in das Heimatland kann bei ihnen unseres Erachtens nicht gesprochen werden. Im Grunde könnten diese Klienten auch in ein anderes Land abgeschoben werden, dessen Sprache sie kennen oder in dem sie einmal im Urlaub waren.
Für die therapeutische Arbeit ist eine Mitteilung über die Einleitung der Abschiebung besonders gravierend, da die betroffenen Klienten oft resignieren

und ihre Motivation verlieren, eine neue Lebensperspektive für sich zu erarbeiten. Da wir eine Abschiebung auch bei erfolgreichem Therapieverlauf nicht ausschließen können, kommt es innerhalb der Behandlung zu einer Verschiebung der Ziele.

Eine zusätzliche Problematik ergibt sich aus der auch datenschutzrechtlich bedenklichen Praxis des Informationsaustausches zwischen Landratsämtern und Landesversicherungsanstalten als hauptsächlichem Kostenträger der Rehabilitation. In bisher zwei Fällen konnte deshalb eine Behandlung nicht begonnen bzw. fortgeführt werden. Eine Ablehnung der Kostenübernahme erfolgte beispielsweise, da die Ausländerbehörde keine positive Prognose zum Verbleib im Bundesgebiet stellen kann und deshalb lediglich eine Verlängerung der Aufenthaltserlaubnis von drei Monaten erteilt. Diese Entscheidung erging, ohne dass die gerichtliche Situation entschieden war.

Während die Verbindung von Strafhaft und Abschiebung bisher einer doppelten Bestrafung der Klienten gleichkam, müssen wir hier von einer dreifachen Bestrafung sprechen, da dem berechtigten Anspruch auf eine Behandlung der Abhängigkeitserkrankung von vornherein widersprochen wurde.

Die Ablehnung von Migranten erfolgt auf der politischen, sozialen, individuellen und strafrechtlichen Ebene.

Das Bild von Ausländern als einer besonderen Gefahr für die Sicherheit und Ordnung wird durch Veröffentlichungen staatlicher Stellen unterstrichen. In einer Pressemitteilung der Bayerischen Staatsregierung vom 11.12.1998 (BAYERISCHE LANDESSTELLE FÜR STATISTIK 1998) wird nach der Überschrift »52.000 Ausländer von bayerischen Gerichten rechtskräftig verurteilt – Starker Anstieg bei Diebstahl, Betrug und Rauschgiftdelikten« betont, dass im Jahr 1997 »fast jeder Dritte von einem bayerischen Gericht für schuldig befundene Straftäter ein Ausländer« gewesen sei. Erst bei genauer Betrachtung wird übrigens deutlich das 98,6% der genannten Straftaten von Ausländern Verstöße gegen das Asylverfahrensgesetz waren. Die Tendenz zu einer klischeehaft-vereinfachenden oder gezielt undifferenzierten öffentlichen Diskussion der »Ausländerproblematik« hat sich verstärkt. Wir beobachten eine zunehmende »Ethnisierung« von z.B. Arbeitslosigkeit oder Kriminalität.

Einen kurzen und guten Überblick über die verschiedenen Möglichkeiten zur Beendigung des Aufenthaltsrechtes von EU-Ausländern und Nicht-EU-Ausländern geben STRICKER 1997 und KRICK 2000.

2   Kulturelle Hintergründe

2.1   Die andere Mentalität

In einer Vergleichsstudie untersuchte ÖZELSEL (1994) die unterschiedlichen Krankheitsmodelle und -bewältigungsmechanismen bei Türken und Deutschen. Hierbei zeigt sich, dass kulturbedingte Unterschiede der Faktoren Stressreagibilität, Normierungstendenz, Kausal- und Kontrollattribuierung sowie Bewältigungsstrategien bestehen. Die Berücksichtigung dieser Faktoren ermöglicht einen besseren Zugang zu Migranten und vermindert beraterische und therapeutische Fehlinterpretationen.

Von zentraler Bedeutung sind darüber hinaus kulturbedingte Unterschiede im Umgang miteinander. Der Umgang mit Autoritäten (Väter, TherapeutInnen, Vorgesetzte), die Körpersprache und die Erwartungen an MitarbeiterInnen sind in vieler Hinsicht anders als bei deutschen Klienten (vgl. ATABAY 1994, KAYA 1999a und KRICK 2000). Dies trifft auch auf Aussiedler und Kontingentflüchtlinge zu (→ S. 425).

2.2 (Generations-)Konflikte aufgrund von Rollenwechseln in der Familie

Die Väter in Migrantenfamilien erleiden in Deutschland häufig einen Autoritätsverlust. Aufgrund ihrer mangelnden Sprachkenntnisse fühlen sie sich den Kindern, die lesen, schreiben und dolmetschen können, unterlegen. Sie werden gering geachtet, weil sie oft einfache Arbeiter sind und über ein geringe Einkommen verfügen. Die Situation verschlimmert sich, wenn sie arbeitslos werden. Ihr Durchsetzungsvermögen leidet. Der Vater, der in einer traditionellen Erziehung die Rolle des Bestrafenden hat, erlebt sich als wertlos, wenn Kinder keine Angst mehr vor seinen Sanktionen haben (zur besonderen Rolle der Väter und Söhne siehe auch ATABAY 1999). Viele Eltern sehen sich den Kindern nicht mehr gewachsen und drohen Ihren Kindern damit, sie in die Türkei zurück zu schicken, wenn sie nicht gehorchen. Bei unseren Klienten gibt es kaum jemanden, der nicht von seinen Eltern gegen seinen Willen für die Dauer von drei bis sechs Monaten in die Türkei geschickt wurde.

Die Mütter, die hier arbeiten und den finanziellen Etat der Familie aufbessern, erfahren eine Aufwertung. Gleichzeitig fühlen sich viele Männer entmachtet, da sie nicht die alleinigen Verdiener sind.

Die Orientierung der Kinder nach außen zum deutschen individualistischem System macht den Eltern und allen Verwandten besondere Schwierigkeiten (KRICK 2000). Sie fühlen sich dadurch abgelehnt und abgewertet. In diesem Dilemma sind sowohl die Jugendlichen als auch die Eltern nicht in der Lage, aufeinander zuzugehen, um sich auszutauschen. Jede der Parteien bleibt auf ihren Sorgen sitzen und fühlt sich vernachlässigt und unverstanden. Die meisten Jugendlichen leben nicht mehr nach den ursprünglichen Wertvorstellungen ihrer Eltern. Sie fühlen sich von dem deutschen Wertesystem angesprochen und leben nicht nach dem Motto: »Geld verdienen und sparen, um irgendwann in der Türkei reich und angesehen zu sein.«

**3   Angebote für Drogenabhängige türkischer oder
          arabischer Herkunft oder Abstammung in Deutschland**

3.1   Muttersprachliche Mitarbeiter in Drogenberatungsstellen

Der Einsatz eines muttersprachliche Beraters in einer Beratungsstelle ist schon einmal ein guter Anfang, um beispielsweise der aufgrund ihres hohen Bevölkerungsanteiles großen Gruppe türkischstämmiger Drogenkonsumenten ein gezieltes Angebot machen zu können. Allerdings ist ihre
Zahl gering: Vor sechs Jahren waren im gesamten Bundesgebiet nur fünf
türkischsprachige Berater in Beratungsstellen beschäftigt, gegenwärtig sind
es unseres Wissens dreizehn. Ihnen stehen etwa 20.000 bis 30.000 türkisch-
stämmige Drogenabhängige gegenüber.

**3.2   Die mudra (Nürnberg) und ihr Angebot
          für drogenabhängige Migranten**

Die alternative Jugend- und Drogenhilfe mudra arbeitet seit 1980
erfolgreich in verschiedenen Bereichen der Drogenarbeit (Beratung und Betreuung, Streetwork und aufsuchende Arbeit, Arbeitsprojekte, Nachsorge
und Entwöhnungstherapie). In die mudra-Drogenhilfe ist bereits seit 1987
ein Arbeitsbereich eingebunden, der MigrantInnen und ihren Nachkommen
der zweiten und dritten Generation Angebote in den Bereichen Prävention,
Information, Beratung, Ämterbegleitung, Streetwork, aufsuchende Arbeit in
JVA und Kliniken sowie Therapievermittlung anbietet. Um in diesen Bereichen effektive Arbeit leisten zu können und um leichter das Vertrauen der
Zielgruppe zu gewinnen, sind bei mudra drei Mitarbeiter tätig, die selbst Erfahrungen mit Migration haben.

**Drogenabhängige Migranten in der
Beratungsstelle der mudra, Nürnberg**

Jahr	Prozentsatz	Jahr	Prozentsatz
1989	7,6 %	1995	16,7 %
1990	7,4 %	1996	16,6 %
1991	8,3 %	1997	18,8 %
1992	10,8 %	1998	20,2 %
1993	15,1 %	1999	23,9 %
1994	18,1 %		

Unter den Drogenkonsumenten ist bundesweit ein Migrantenanteil zu verzeichnen, der ihrem Bevölkerungsanteil entspricht. Dies ist auch in Nürnberg
so. Durch ein spezialisiertes Angebot konnte die Attraktivität des Beratungs-

angebotes gesteigert werden; der Anteil der ausländischen Klienten in der Beratungsstelle der mudra stieg in den Jahren 1989 bis 1999 nahezu kontinuierlich an.

1996 waren bis zu 60% der Migranten, die die Beratungsstelle der mudra aufsuchten, türkischer Abstammung (YILDIS 1996). Wir nehmen an, dass diese hohe Quote türkischstämmiger Drogenabhängiger insbesondere auf die Aktivitäten türkischer Mitarbeiter in der Beratungsstelle zurückzuführen war.

Den Anstieg des Anteils der Migranten in der Beratungsstelle von 18,8% (1997) auf 23,9% (1999) führen wir auf die Einstellung eines Mitarbeiters im Jahr 1997 zurück, der aufgrund seiner Sprachkenntnisse gezielte Angebote für Drogenabhängige aus den GUS-Staaten anbietet. Bis dahin hatten diese Klienten die Angebote der Beratungsstelle aufgrund von Verständigungsproblemen als Zugangsbarriere nur in Einzelfällen wahrgenommen (→ auch S. 425).

3.3   Gruppen für Abhängige und Angehörige

Schon Mitte der 80er Jahre versuchte die mudra mit einem Kontaktzentrum in einem Stadtteil mit hohem Migrantenanteil auf die besonderen Probleme türkischer Drogenkonsumenten einzugehen. Dieses Projekt fand wenig Zuspruch, weil dieses Büro zu nah an dem Wohngebiet der Konsumenten lag. Allerdings war der erste Kontakt hergestellt. Das ist schwieriger als bei deutschen Konsumenten, weil türkische Drogenabhängige viel länger in ihren Familien integriert bleiben und ihre Drogen häufiger im »privaten« Umfeld beziehen und konsumieren. Auch achten sie mehr auf ihr Äußeres und fallen den Sozialdiensten erst in einem späteren Stadium der Abhängigkeit auf.

Mittlerweile ist dieses Angebot in der Beratungsstelle integriert.

3.4   odak e.V., Berlin

Der Trägerverein odak e.V. wurde 1988 von Migranten in Berlin-Kreuzberg gegründet und wendet sich mit einem multikulturellen Angebot an arabische und türkische Migranten – Drogenabhängige, Gefährdete oder Angehörige. Hier arbeiten Deutsche und Migranten miteinander. Dies gilt für alle Projekte (vgl. AKBIYIK 1999). Odak e.V. bietet folgende Angebote für drogenabhängige Migranten:

- durak: Drogenberatungsstelle;
- kalem: psychosoziale Betreuung für Substituierte;
- günes: außenorientierte Wohngruppe als Nachsorge;
- nokta: interkulturelle Sozialtherapieeinrichtung für Drogenabhängige aus dem türkischen und arabischen Kulturraum;
- orya: drogenfreies Kulturcafé und Begegnungsstätte (Selbsthilfeprojekt);
- ska: Streetwork-Koordination-Akzeptanz.

Auf Initiative von odak e.V. entstand 1997 zusätzlich eine Selbsthilfegruppe für Angehörige drogenabhängiger Migranten, die durch die Beratungsstelle unterstützt wird.

3.5   Stationäre Langzeittherapieeinrichtungen mit muttersprachlichen Angeboten?

Die Deutsche Hauptstelle gegen die Suchtgefahren listet in ihrem Einrichtungsverzeichnis (DHS 1998) 28 stationäre Therapieeinrichtungen mit muttersprachlichem Angebot auf. Gerade für die stärkste Migrantengruppe, nämlich die türkischsprachigen Klienten gibt es lediglich eine Einrichtung. Die beiden einzigen sozio-kulturell spezialisierten muttersprachlichen Einrichtungen in Deutschland (DÖNÜS, Nürnberg und nokta, Berlin) sind in dieser Liste allerdings nicht genannt. Englisch hingegen wird in zehn Suchttherapieeinrichtungen angeboten.

3.6   Therapieeinrichtung DÖNÜS, Nürnberg

Die Erfahrungen aus der ambulanten Arbeit der mudra mit drogenabhängigen Migranten hatte gezeigt, dass diese die Hilfsangebote seltener annahmen und z.B. stationäre Entwöhnunngsbehandlungen häufiger und rascher abbrachen. 1995 entstand deshalb die bisher einzige von Rentenversicherungsträgern und Krankenkassen anerkannte Rehabilitationseinrichtung für dogenabhängige Männer türkischer oder arabischer Herkunft.

Der türkische Name der Einrichtung bedeutet im Deutschen soviel wie Wende oder Umkehr und kam dadurch zu Stande, dass 1995 85% unserer Klientel türkischer Abstammung waren. Die Drogenabhängigen lernen in einem geschützten Rahmen unter ihresgleichen, persönliche Stärken zu erkennen und weiterzuentwickeln, ihre Fähigkeiten einzuschätzen, sich über ihre sozio-kulturelle Identität klar zu werden und realistische Ziele zu entwickeln.

Insbesondere der Einbeziehung von Angehörigen, die der deutschen Sprache nicht mächtig sind, können wir Rechnung tragen. Dies bedeutet, dass wir die Angehörigen und die Ehefrauen unserer Klienten in deren Muttersprache betreuen und dabei ihren Migrationshintergrund würdigen. Muttersprachliche Mitarbeiter, denen Einstellungen, Gewohnheiten und prägende Wertvorstellungen vertraut sind, können Tabuthemen und Abwehrmechanismen erkennen und kulturelle Umgangsformen benutzen, um mit diesen Blockaden umzugehen. Mittlerweile gibt es in Nürnberg eine Selbsthilfegruppe für ehemalige Klienten unserer Einrichtung und eine Selbsthilfegruppe für Angehörige.

Zur Türkisch-islamischen Grundhaltung und ihre Auswirkungen auf das Drogenhilfesystem vgl. auch YÜKSEL (1999) sowie KAYA (1999a; 2001). Zum Einsatz von muttersprachlichen MitarbeiterInnen und der Benutzung der Muttersprache im therapeutischen Kontext s. ATABAY 1994; SALMAN 1999; TUNA 1999 und KAYA (1999a).

Die Bedeutung der Sprachschwierigkeiten unterstreicht folgende Beobachtung: Zur Erfassung der schulischen und beruflichen Situation der nichtdeutschen Drogenkonsumenten in Bayerns Therapieeinrichtungen haben wir eine eigene orientierende Erhebung gemacht. Aus den untenstehenden Tabellen ist zu erkennen, dass die nichtdeutschen Klienten sowohl bei der schulischen als auch bei der beruflichen Situation deutlich schlechter abschneiden. Noch einmal geringer ist der Ausbildungsgrad bei den Klienten unserer muttersprachlichen Einrichtung. Dies ist wahrscheinlich auf die Selektion von Klienten mit besonderen Sprach- und Integrationsproblemen zurückzuführen.

Schulbildung von drogenabhängigen Klienten in Dönüs im Vergleich mit 564 Klienten anderer bayerischer Entwöhnungseinrichtungen

Schulbildung	Deutsche Klinenten		Nichtdeutsche Klienten		DÖNÜS-Klienten
	m	w	m	w	
Keine/ohne	8 %	1 %	5 %	40 %	52 %
Sonderschule	3 %	1 %	1 %	–	2 %
Hauptschulabschluss	66 %	51 %	83 %	50 %	42 %
Mittlere Reife	20 %	38 %	6 %	10 %	2 %
FOS/Abitur	1 %	5 %	2 %	–	2 %
Hochschule oder Fachhochschulreife	2 %	4 %	1 %	–	–

Berufsausbildung drogenabhängiger Klienten in Dönüs im Vergleich mit 623 Klienten anderer bayerischer Entwöhnungseinrichtungen

Berufsausbildung	Deutsche Klinenten		Nichtdeutsche Klienten		DÖNÜS-Klienten
	m	w	m	w	
Nie begonnen	10 %	16 %	27 %	10 %	35 %
Abgebrochen	50 %	27 %	48 %	80 %	50 %
Abgeschlossen	37 %	30 %	24 %	10 %	15 %
Für Therapie unterbrochen	3 %	27 %	1 %	–	–

3.7 nokta

Die sozialtherapeutische Wohngemeinschaft nokta nimmt seit 1980 drogenabhängige Migranten aus dem islamischen Kulturkreis auf. Die Klienten müssen nicht islamischen Glaubens sein, wichtig ist der kulturelle Hintergrund, und dass der Bewerber in Berlin ansässig ist.

Literatur

Akbiyik, O. (1999): Zur Notwendigkeit interkultureller Suchthilfedienste für Migranten. In: R. Salman (Hrsg.): Handbuch interkulturelle Suchthilfe. Psychosozial-Verlag, S. 158–169.

Atabay, I. (1994): Ist dies mein Land? Identitätsentwicklung türkischer Migrantenkinder und -jugendlicher in der Bundesrepublik. Pfaffenweiler, Centaurus-Verlagsgesellschaft.

Atabay, I. (1999): Väter und Söhne. In Fachtagung Interkulturelle Jugendarbeit. Herausgeber: Stadtjugendamt München.

Bayerische Landesstelle für Statistik (1998): Pressemitteilung 177/1998/66.

DHS – Deutsche Hauptstelle gegen die Suchtgefahren (Hrsg.) (1998): Sucht in unserer multikulturellen Gesellschaft, S. 254–260.

Kaya, D. (1996): Stationäre Therapie für drogenabhängige junge Männer ausländischer Herkunft oder Abstammung. In: Wegehaupt/Wieland (Hrsg.). Kinder- Drogen- Jugendliche-Pädagogen. In Kontakt bleiben. Münster, Votum-Verlag, S. 249–254.

Kaya, D. (1997): Ein Haus für ausländische Drogenabhängige. Die Mudra und Ihr therapeutisches Konzept. Zeitschrift für Migration und soziale Arbeit. IZA 3–4, S. 95–87.

Kaya, D. (1998): Dönüs – eine stationäre Einrichtung für junge Menschen nicht deutscher Abstammung. In: Rundbrief 1/98 der Deutsch-Türkischen Gesellschaft für Psychiatrie, Psychotherapie und Psychosoziale Gesundheit.

Kaya, D. (1999a): Ansätze und Erfahrungen einer Langzeittherapieeinrichtung für Drogenabhängige junge Männer ausländischer Herkunft. In R. Salman et al.: Handbuch interkulturelle Suchthilfe. Psychosozial-Verlag.

Kaya, D. (1999b): Stationäre Drogentherapie für Migranten. In: Handbuch Migration für AIDS-Hilfe, AIDS-Fachkräfte und andere im AIDS-Bereich Tätigen. (Hrsg.) Deutsche AIDS-Hilfe. 2. korr. Auflage, Berlin, S. 412–421.

Kaya, D. (2000): Interkulturelle Aspekte von Drogenkonsumenten und Therapie. In: Landeshauptstadt München – Sozialreferat (Hrsg): Interkulturelle Verständigung – Dokumentation der Fachtagung »Mir geht's doch gut« – Jugend, Kultur und Salutogenese.

Krick, E. (2000): Fünf Jahre Therapieeinrichtung Dönüs – Eine Einrichtung für »spezielle« Klienten mit speziellen Problemen. In: Mudra Jahresbericht 1999, S. 92–103.

Özelsel, M.M. (1994): Die andere Mentalität. In: Verhaltenstherapie und psychosoziale Praxis 4/1994, Tübingen DGVT.

Salman, R. (1999): Stand und Perspektiven interkultureller Suchthilfe. In: R. Salman (Hrsg.): Handbuch interkulturelle Suchthilfe. Psychosozial-Verlag, S. 11–28.

Stricker, H. (1997): Therapie statt Strafe – auch bei Ausländern? In: Sucht und Migration. S. 65–74. Eigenverlag der Landesstelle gegen die Suchtgefahren in Baden-Württemberg.

Taner, Y. (1999): Der kulturelle Aspekt in der Suchthilfe – Türkisch-islamische Grundhaltungen und ihre Auswirkungen auf das Drogenhilfesystem. In: R. Salman (Hrsg.): Handbuch interkulturelle Suchthilfe. Psychosozial-Verlag, S. 30–45.

Tuna, S. (1999): Die Bedeutung der Sprache in der Interkulturellen Suchtkrankenhilfe. In: Salman, R. (Hrsg.) Handbuch interkulturelle sSuchthilfe. Psychosozial-Verlag, S. 46–55.

Yildis, M. (1996): Arbeitsansatz für nichtdeutsche Drogenabhängige am Beispiel MUDRA, Nürnberg. In: Wegehaupt/Wieland (Hrsg.): Kinder- Drogen- Jugendliche-Pädagogen: In Kontakt bleiben. Münster, Votum-Verlag, S. 243–248.

XIII   **Arbeit mit illegale Suchtmittel konsumierenden MigrantInnen aus der GUS am Beispiel der mudra Drogenhilfe Nürnberg**
Von Kay Osterloh

1   **Der Schritt von der klassischen AussiedlerInnenarbeit hin zu migrationsspezifischen Ansätzen – kurzer Exkurs zu den politischen und sozialen Hintergründen des konzeptionellen Herangehens in der mudra Drogenhilfe**

Seit Beginn der 90er Jahre kommt es verstärkt zu einer Zuwanderung von Menschen aus den Nachfolgestaaten der ehemaligen Sowjetunion. Zur Zeit wird von ca. drei Millionen russischsprachigen MigrantInnen in der Bundesrepublik ausgegangen. Davon sind etwa 500.000 Kinder und Jugendliche.
In Nürnberg waren zum Stichtag 31.12.1997 ca. 6.000 Aussiedlerjugendliche im Alter zwischen 10 und 18 Jahren, weitere ca. 5.000 im Alter zwischen 18 und 27 Jahren registriert (Jugendamt der Stadt Nürnberg 1999).
Jugendliche MigrantInnen aus der GUS gelten als eine Zuwanderungsgruppe, die sowohl individuell als auch strukturell benachteiligt ist. Dabei kommt insbesondere auch der mangelnden Kenntnis der deutschen Sprache Bedeutung zu, was deutliche Probleme bei der Integration in Schule, Beruf und im sozialen Umfeld nach sich zieht.
Die Zahlenangaben schwanken stark, da die MigrantInnenpopulation aus der GUS meist nicht in ihrer Gesamtheit wahrgenommen wird, sondern einzelne Gruppen herausgegriffen werden. Besonderes Augenmerk richtet sich dabei auf die so genannten Spätaussiedler. Diese gesteigerte Aufmerksamkeit erklärt sich nicht nur über ihre numerische Präsenz von 1,88 Millionen seit 1950 (BMI 2001), sondern auch über ihren Status als Deutsche.
Die Deutsche Vereinigung der Jugendgerichte und Jugendgerichtshilfen bringt deren Situation satirisch überspitzt auf den Punkt: »Viele Aussiedlerjugendli-

che scheinen bei ihrer Einreise das große Los gezogen zu haben: Sie sind Sprach-Los, Heimat-Los und Chancen-Los!«

Die spiegelbildlich appellative Erklärung von Aussiedlern zu Nichteinwanderern ist heute nicht nur hinter der gesellschaftlichen Wirklichkeit verblasst, sondern hat auch ihre Differenzierungs- und Schutzfunktion gegenüber den Aussiedlern eingebüßt (BADE/BOMMES 2000). Erfreulicherweise setzt sich in der sozialen Arbeit immer mehr die Erkenntnis durch, dass deutschstämmige Zuwanderer aus der GUS gleichfalls MigrantInnen sind, wie Menschen, die aus anderen Teilen der Welt zu uns kommen. Weiterhin ist zu berücksichtigen, dass uns in der sozialen Arbeit nicht nur AussiedlerInnen begegnen, sondern das ganze Spektrum der verschiedenen MigrantInnen aus der GUS:

- SpätaussiedlerInnen (deutschstämmige MigrantInnen); in der Regel aus den asiatischen Nachfolgestaaten der SU (z.B. Kasachstan) und Sibirien;
- Kontingentflüchtlinge (jüdischstämmige MigrantInnen) aus der Ukraine, Moldawien, Weißrussland, Russland;
- AsylbewerberInnen, z.B. Deserteure der sowjetrussischen Armee;
- ArbeitsmigrantInnen mit legalem Aufenthaltsstatus;
- »Illegale«, z.B. SexarbeiterInnen.

Für unsere Arbeit ist die Gleichstellung dieser Menschen eine wichtige Grundlage. Probleme, die im Zusammenhang mit Suchtmitteln entstehen, wie Abhängigkeit, soziale Randständigkeit bis hin zur tödlichen Überdosis, machen bekanntermaßen nicht vor verschiedenen aufenthaltsrechtlichen Maßgaben halt. Oftmals sind es gerade die restriktiven Aufenthaltsbedingungen, die das Leben der MigrantInnen zusätzlich belasten.

Dieser Paradigmenwechsel ermöglicht darüber hinaus auch den Rückgriff auf die Erfahrungen und Lösungsansätze aus der Migrationsforschung.

2   Spezifische gesundheitliche Lage und Belastungen von MigrantInnen

- Fragliche Zukunftsorientierungen, aktuelle Orientierungslosigkeit,
- Ohnmachts-Anomie-Lebensgefühle, Hilflosigkeit,
- eingeschränktes politisches Mitbestimmungsrecht (z.B. Wahlrecht),
- Identitätskrisen, Rollenverluste und -diffusionen,
- Entwurzelungs-, Trennungs- und Enttäuschungsgefühle,
- Generationskonflikte, innerfamiläre Zerreißproben,
- erzwungene Remigration oder Remigrationsdruck bzw. Ausweisungsdrohung,
- unsichere, toxische oder gefährliche Arbeitsbedingungen,
- Diskriminierung und Gewaltandrohungen,
- finanzielle Krisen,
- problematische Wohnsituationen,
- Behördenwillkür,
- Verständigungsprobleme sprachlicher und kultureller Art (SALMAN 1998).

Aufgrund dieser Belastungen verwundert es nicht, dass MigrantInnen über-
durchschnittlich häufiger an psychosomatischen oder Suchterkrankungen
leiden.

3   **Die Zusammensetzung der russischsprachigen**
         Klientel in der mudra Drogenhilfe

Im Jahr 2000 wurden in den verschiedenen Projekten der mudra
über 100 drogenabhängige MigrantInnen aus der GUS betreut. Die größte
Gruppe sind Spätaussiedler, gefolgt von jüdischstämmigen Kontingentflüchtlingen und drei abgelehnten Asylbewerbern, die Anfang der 90er aus der so-
wjetischen/russischen Armee in den neuen Bundesländern desertierten.
Der überwiegende Teil der Betreuten setzt sich aus Jugendlichen und Heranwachsenden zusammen (15 bis 25 Jahre). Vereinzelt sind auch Ältere anzutreffen. In der Regel handelt es sich um männliche Drogenkonsumenten, Frau-
en sind eher die Ausnahme. Die weiblichen KonsumentInnen sind dabei meist
sehr jung und fallen durch einen äußerst desperaten Umgang mit Suchtmitteln
auf. Sie sind meist die Lebensgefährtinnen oder Schwestern von Konsumenten, die entweder zum Konsum verleitet werden, oder selbst neugierig geworden sind und probieren. Allen gemeinsam ist der Konsum von Opiaten.

Eine alarmierende Dimension bekommt dieses Thema speziell in Nürnberg
durch die Drogentotenstatistik des Jahres 2000. Von 34 Drogentoten waren
zwölf MigrantInnen aus der GUS. Diese Zahl übersteigt bei weitem den Bevölkerungsanteil dieser Gruppe. Hier liegt die Vermutung nahe, dass es sich um
ein Integrationsproblem handelt.

4   **Situation der Jugendlichen und jungen Erwachsenen**
         aus der GUS nach der Übersiedlung in die BRD

Mit der Übersiedlung in die Bundesrepublik verändert sich das Nor-
men- und Wertesystem grundlegend. In der GUS hatte sich eine Not- und So-
lidargemeinschaft etabliert. Beziehungen und Korruption sorgten dafür, dass
die Probleme des Alltags bewältigt werden konnten. Diese Bewältigungsstrategien funktionieren in der BRD nicht mehr. Neue müssen sich erst herausbil-
den. Die kapitalistische Warengesellschaft bietet zwar vordergründig alle An-
nehmlichkeiten, durch die begrenzten finanziellen Möglichkeiten der Neuan-
kömmlinge bleiben sie von einer Partizipation anfänglich aber weitgehend
ausgeschlossen.
Beengte Wohnverhältnisse in Übergangslagern und Sozialwohnungen schaffen Spannungen und Konflikte in den Familienverbänden.
Die Übersiedlung stellt einen radikalen Einschnitt in die jugendliche Biografie
dar. Selten wurden die Jugendlichen von den Eltern in den Entscheidungs-

prozess zur Übersiedlung einbezogen (»Mitgenommene Generation«). Dazu fällt der Zeitpunkt der Migration für die Jugendlichen häufig in die Entwicklungsphase der Ablösung vom Elternhaus und der Ausbildung einer eigenen Identität in der Geborgenheit der Gleichaltrigengruppe. Die Ausreise unterbricht diesen Prozess, und die Jugendlichen erleben einen Rückschritt in ihrer Entwicklung. Beide Elternteile wissen zumeist sehr wenig über die bundesdeutsche Gesellschaft. Das Schulsystem und die Alltagsprobleme, mit denen ihre Kinder »draußen« konfrontiert werden, sind ihnen weitgehend fremd. Eine Orientierung über gültige Normen und Werte kann von den Eltern nur bedingt vermittelt werden, da die Familienstrukturen durch Integrationsprobleme, Arbeitslosigkeit und mangelnde Perspektiven häufig gestört sind. Hinzu kommt, dass die Jugendlichen durch den Schulbesuch schneller deutsch lernen und so in eine Art Koordinationsfunktion in der Familie gedrängt werden. Dies führt zu innerfamiliären Rollendiffusionen und Autoritätskonflikten.

Die Gruppe der (einheimischen) Gleichaltrigen, die in dieser Entwicklungsphase eine besonders wichtige Rolle spielt, bringt ihnen oft Ablehnung entgegen. Sie werden als Fremde wahrgenommen, erleben häufig den alltäglichen Rassismus. Aussiedlerjugendliche werden nicht selten von der einheimischen Bevölkerung trotz ihrer deutschen Staatsangehörigkeit als »Russen« bezeichnet, ein Stigma, das sie in ihren Herkunftsländern genau entgegengesetzt erleben mussten. Gerade bei der so genannten »Postperestroika-Generation«, die sich mit dem Deutschtum der älteren Generation kaum noch identifizieren kann, kommt nun das Wechselspiel von Ethnisierung und Selbstethnisierung zum Tragen. Sie bezeichnen sich jetzt stolz selbst als »Russen«. Ein Phänomen, dass aus dem afroamerikanischen Ghettos mit dem Selflabeling als »Nigger« bekannt ist. Spannungen und Rivalitäten treten auch im Umgang mit anderen MigrantInnengruppen auf, die teilweise schon länger in der Bundesrepublik leben oder hier geboren sind.

Das Schul- und Ausbildungssystem in der Bundesrepublik ist geprägt von Eigeninitiative, Leistungsdruck und kreativem Denken, was in ihren Herkunftsländern kaum gelernt wurde. Anpassung und Lernen auf Anweisung stand dort im Mittelpunkt. Erschwerend kommt hinzu, dass viele junge Migrantinnen an ihre mitgebrachte Schulbildung nicht mehr anknüpfen können, oder es ihnen nicht gelingt, ihre Berufsausbildung umzusetzen bzw. ihre Bildungsabschlüsse nicht anerkannt werden. Zum weiteren Nachteil wird, dass ihre alltäglichen Handlungs- und Partizipationsmöglichkeiten vor allem auch aufgrund ihrer sprachlichen Defizite eingeschränkt sind. Die angespannte Situation benachteiligter Jugendlicher auf dem Ausbildungsstellenmarkt wird sich in den nächsten Jahren weiter gravierend auf die Ausbildungsmöglichkeiten für junge AussiedlerInnen auswirken.

Die beschriebenen Integrationsprobleme werden von den Jugendlichen kollektiv wahrgenommen. Alle machen ähnliche Erfahrungen und definieren sich so als Gruppe und Schicksalsgemeinschaft. Neben der verbindenden Muttersprache bietet die »Clique« bzw. die »Gang« Schutz gegen die als fremd empfundene Außenwelt. Die Folge dieser Ausgrenzung ist eine immer gravierendere Isolation und gesellschaftliche Randständigkeit (vgl. DIETZ 1996; GRAUDENZ/RÖMHILD 1996).

5   MigrantInnen aus der GUS und Drogen – eine neue Szene entsteht

Die Bereitschaft vieler junger russischsprachiger MigrantInnen, in einer solchen Situation Drogen und Rauschmittel zu konsumieren, ist groß. Einrichtungen, die mit diesen Jugendlichen befasst sind, melden übereinstimmend, dass der Alkohol- und Drogenkonsum bei dieser Klientel stetig zunimmt. Das Problem wird dadurch verschärft, dass die Jugendlichen merken, dass durch den Handel mit illegalen Drogen relativ leicht viel Geld verdient werden kann. Fehlende legale Einkünfte bewirken, dass der eine oder andere auch mit dem Dealen beginnt. Meist geht es dabei um die Finanzierung des eigenen Drogenkonsums. Anzumerken ist, dass es sich hierbei nur um einen Bruchteil der russischsprachigen Community handelt. Die überwiegende Mehrzahl der MigrantInnen ist sozial eher unauffällig, auch wenn reißerische und stigmatisierende Medienbeiträge uns oft vom Gegenteil überzeugen wollen.

Damit entstand in den letzten Jahren eine neue, weitere Drogenszene, die sich nicht oder nur sporadisch mit der vorgefundenen deutschen Szene vermischt. Aufgrund dieser weitgehenden Abschottung existieren nur wenig Erkenntnisse über die Dimension des Drogenproblems in dieser Gruppe. Unsere KlientInnen berichten immer wieder, dass ihr Umfeld zum größten Teil Heroin konsumiert. Es ist deshalb von einer erheblichen Dunkelziffer auszugehen. Allerdings beobachten wir bei mudra nach etwa dreijähriger Arbeit mit dieser Gruppe, dass es speziell in unserem Kontaktcafé mehr und mehr zu Kontakten zwischen den Szenen kommt. Die »Russen« werden akzeptiert und es bilden sich vereinzelte Freundschaften oder auch »Geschäftsbeziehungen«. Dies deckt sich z.B. mit Erfahrungen von KollegInnen aus Saarbrücken. Im Rahmen einer Studie »schildern die anderen Drogenabhängigen die russisch Sprechenden als ›gut, zuverlässig und freundlich‹; sie hätten immer den besseren Stoff, den sie auch auf Kredit verkauften; sie seien allerdings hart und brutal, wenn die Drogenschulden nicht bezahlt werden würden; auch gegenüber nicht geduldeten Konkurrenten im Drogenhandel seien sie nicht zimperlich.« (MIRETSKI/SCHMIDT 2000, S. 2.)

6   Gruppendruck und Solidarität als suchtfördernde Komponenten

Spezifisch für die russischsprachige Szene ist ein sehr ausgeprägtes Gruppenverhalten, eine starke Solidarität untereinander und absolute Verschwiegenheit nach außen (z.B. keine Aussagen bei Polizei und Justiz). Die Ursachen dieses Verhaltens sind sicherlich in den Erfahrungen der Verfol-

gung als Volksgruppe, aber auch im allgemein stark auf das Kollektiv abge-
stellten Lebensgefühl in der ehemaligen Sowjetunion zu suchen. Materielle
Güter, aber auch Drogen werden geteilt und kollektiv konsumiert. Der Konsum in der Gruppe hat auch eine Entlastungsfunktion für den/die Einzelnen,
Schuld oder Verantwortung wird so weniger individualisiert, sondern kollektiv erlebt. Es existiert ein starker Gruppendruck und Ehrenkodex. Nach unserer Einschätzung kommen hier Strategien zum Tragen, die sich über viele
Jahrzehnte in sowjetischen Straflagern entwickelt haben und bis heute die
Normen und Werte einer breiten Unterschicht bestimmen. »Verrat« wird
hart sanktioniert, das reicht von körperlichen Strafen bis hin zum Ausschluss
aus der Gruppe.

Auch in den Jugendhaftanstalten wird dies zu einem immer gravierenderen
Problem. Dort bilden sich feste russische Gruppen, die hierarchische Strukturen etablieren. Auch hier steht sicherlich die Schutzfunktion der Gruppe im
Vordergrund, nach der Devise »Russe sein oder nicht sein«. Die Erfahrungen
aus der externen Suchtberatung in der JVA Nürnberg bestätigen dies. Manche unserer Klienten haben weniger Angst vor dem Knast an sich, als vor
diesen Strukturen, denen sie sich kaum entziehen können. Ähnliche Phänomene werden auch aus den Therapieeinrichtungen berichtet. Gruppenrück-
fälle und Regelverstöße führen immer wieder zu disziplinarischen Entlassun-
gen. Viele Einrichtungen versuchen deshalb, die russischsprachigen Patient-
Innengruppen möglichst klein zu halten. Dies kann aber nur eine Notlösung
darstellen. Die Sozialarbeit sollte hier Strategien entwickeln, die dieses ausgeprägte Solidarverhalten als Ressource begreift und entsprechend kanali-
siert.

7   Heroin als Hauptdroge

Junge russischsprachige DrogenkonsumentInnen beginnen ihre
Drogenkarriere häufig mit Heroin. Alkohol- und Cannabiskonsum ist natürlich ebenfalls weit verbreitet, hat aber in unserer Arbeit nur einen unterge-
ordneten Problemcharakter. Der überwiegende Teil der Betroffenen beginnt
dabei erst in Deutschland mit dem Konsum illegaler Drogen, nur einige Ältere hatten bereits Erfahrungen mit Opiaten in ihren Herkunftsländern. Es ist
allerdings davon auszugehen, dass sich dies in absehbarer Zeit ändern wird.
In den Ländern der GUS ist eine rasante Verschlechterung der politischen
und sozialen Verhältnisse zu verzeichnen. Der Drogenkonsum hat dort in der
Folge drastisch zugenommen. Deshalb kann davon ausgegangen werden,
dass ein Teil der neuen Zuwanderer bereits mit einem Suchtproblem in der
Bundesrepublik eintreffen wird.

8   Gefährliches Drogenkonsumverhalten

Von den bisherigen DrogenkonsumentInnen, die der Drogenhilfe in der alltäglichen Arbeit begegnen, unterscheidet sich die Gruppe der Russischsprachigen vor allem auch durch ihr Konsumverhalten. Illegale Suchtmittel werden ähnlich exzessiv konsumiert, wie dies im Herkunftsland vielfach mit Alkohol geschah. Der Konsum illegaler Drogen, allen voran Heroin, ist für diese Klientel eine relativ neue und unbekannte Erfahrung, der kaum ein angemessenes Problembewusstsein gegenübersteht. So geht der Umgang mit harten Drogen bei dieser KonsumentInnengruppe mit einem hohen Risiko einher. Die Gefahren sind den Jugendlichen i.d.R. nicht bewusst und die Dosierungen extrem hoch. Es kommt immer wieder zu massivem Beigebrauch anderer Rauschmittel, Spritzen werden vielfach mehrfach verwendet und getauscht, Safer-Use-Strategien sind weitgehend unbekannt.

Die beschriebenen Konsummuster sind nicht starr, sondern unterliegen einem langsamen Wandel. Dies erklärt sich mit einer zaghaften Vermischung der russischsprachigen Szene mit derjenigen vor Ort und entsprechenden »Lerneffekten«. KollegInnen aus Hannover (Café Connection/Drobs) oder Münster (Indro) berichten z.B. von einem Wechsel zu Kokain/Heroincocktails. Auch in Nürnberg erleben wir einen langsam zunehmenden Mischkonsum unter den jungen russischsprachigen KonsumentInnen. Drogenersatzstoffe, wie Codein oder Benzodiazepine sowie Methadon vom Schwarzmarkt ergänzen oder ersetzen in »Notzeiten« das sonst vorherrschende Heroin. Dabei herrscht über die Risiken solcher Drogenapplikationen weitgehende Unkenntnis.

Auch die legale Substitution wird in dieser KlientInnengruppe immer mehr ein Thema. Hierbei ist zu beobachten, dass Methadon/Polamidon als »Medizin« gesehen wird. Immer wieder erleben wir KlientInnen, die sich als nicht mehr drogenabhängig bezeichnen, da sie jetzt »nur« noch Medikamente vom Arzt bekommen. Dass sie lediglich ein illegales gegen ein legales Suchtmittel getauscht haben und die Opiatabhängigkeit weiterbesteht, ist dabei den wenigsten bewusst. Zu diesem Thema besteht ein akuter Aufklärungsbedarf. Zu empfehlen ist dabei die Broschüre »Das Substitutionshandbuch«, das zwischenzeitlich auch in russischer Übersetzung vorliegt (FIXPUNKT/MOBILIX 2000; LOHNER JUGENDTREFF 1999).

9   Abschottung verhindert Erfahrungsaustausch

Die oben beschriebene weitegehende Isolation und Abschottung bringen mit sich, dass russischsprachige DrogenkonsumentenInnen kaum Kontakte zu einheimischen DrogengebraucherInnen haben und damit auch nicht von deren oft jahrelangen Erfahrungen im Umgang mit Drogen profitieren können. Das Vermitteln von Wissen hinsichtlich »Safer-Use-Praktiken« (z.B. Verwendung von sterilen Einwegspritzen, kein Spritzentausch untereinander, vorsichtiges Antesten des Stoffes usw.) im Rahmen des »Peer Support« kann so nicht oder nur äußerst eingeschränkt geleistet werden. Die Zahl der Drogentoten unter jungen Russlanddeutschen steigt besorgniserregend an. Ein weiteres Indiz ist die Tatsache, dass viele sehr junge Drogenkonsumenten dieser Gruppe mit dem Hepatitis-C-Virus infiziert und bis zum Zeitpunkt der Diagnose noch nichts über diese Krankheit, Infizierungswege, Verlauf usw. gewusst haben.

10   Drogenhilfesystem findet schwer Zugang

Russischsprachige DrogenkonsumentInnen nehmen die Angebote der Drogenhilfe bisher kaum wahr und sind insbesondere auch durch die beschriebene Isolation für die Drogenhilfe nur äußerst schwer erreichbar. In ihren Herkunftsländern wurde Drogenkonsum totgeschwiegen, da dieser als typisch westliches Phänomen galt. Drogenabhängige wurden als »Asoziale« inhaftiert oder in Psychiatrien verwahrt. Ein sich vergleichbar dem in der Bundesrepublik in den letzten Jahrzehnten entwickeltes Sucht- oder Drogenhilfesystem existiert in diesen Länder nicht. Drogenberatungsstellen, Entzugsstationen, Therapieeinrichtungen sind den Betroffenen gänzlich unbekannt, das Hilfesystem ist für sie fremd und undurchschaubar, es wird mit Behörden und Ämtern gleichgesetzt, das Misstrauen ist groß. Allgemein gültige Standards für eine (westliche) Drogenhilfeeinrichtung wie die Möglichkeit einer anonymen und kostenfreien Beratung, Schweigepflicht der MitarbeiterInnen, Zeugnisverweigerungsrecht usw. sind den Betroffenen i.d.R. nicht bekannt. Mangelnde Sprachkenntnisse erschweren die Kontaktaufnahme zusätzlich.
Der Erstkontakt zu einer Drogenhilfeeinrichtung kommt selten »freiwillig« zustande, vielmehr ist dafür institutioneller (z.B. Polizei, Justiz) und/oder familiärer Druck verantwortlich. Nicht selten werden Abhängige von ihren Angehörigen gezwungen, etwas gegen ihren Drogenkonsum zu unternehmen.

In Familien ist häufig ein völlig irrationales und kontraproduktives Verhalten im Umgang mit dem Drogenabhängigen anzutreffen. Insbesondere Mütter tendieren zu einem ausgeprägten co-abhängigen Verhalten, indem sie ihre konsumierende Kinder bis an das Ende der eigenen Kräfte und der verfügbaren finanziellen Mittel der Familie unterstützen. Erst wenn diese ausgeschöpft sind, wird der schwere und mit vielen Ängsten und Scham behaftete Gang in eine Beratungsstelle angetreten.
Durch die Einleitung von Ermittlungsverfahren nimmt der Druck auf die Betroffenen weiter zu, sich an eine Drogenberatungsstelle zu wenden. Dies gilt insbesondere für inhaftierte russischsprachige DrogenkonsumentInnen.

Da sich die meisten jungen MigrantInnen in Sprachkursen, Arbeits- und Beschäftigungsmaßnahmen oder Umschulungen, in Schulen und Ausbildungsstätten befinden, sind die dortigen MitarbeiterInnen und Bezugspersonen ebenfalls eng mit der Drogenproblematik konfrontiert. Bei Hinweisen auf eine eventuell vorliegende Drogenabhängigkeit werden die Betroffenen an Drogenhilfeeinrichtungen weitervermittelt. Ähnliches gilt auch für die Freizeitheime und Jugendhilfeeinrichtungen in Nürnberg.

11   Unterschiedliche Zielvorstellungen

Unterschiedliche Vorstellungen über die zu erreichenden Ziele und die dafür erforderlichen Schritte zwischen Drogenhilfe und russischsprachiger Klientel sind immer wieder festzustellen und erschweren eine Kontaktaufnahme bzw. die Arbeit zusätzlich. So kommt es häufig vor, dass die Erwartungshaltung eines Ratsuchenden an die Drogenhilfe der Realität nicht entspricht und die Verantwortung für das (Nicht-)Erreichen der gesetzten Ziele voll und ganz auf den/die Drogenberater/in übertragen wird. Die Tatsache, dass Drogenabhängigkeit im Allgemeinen und die Heroinabhängigkeit im Speziellen eine sehr komplexe Symptomatik darstellt, die nicht von heute auf morgen behoben ist, wird von den meisten KlientInnen nicht akzeptiert. Vielmehr existiert ein quasi mechanisches »Reparaturdenken« vor. Therapien werden als kurze Krankenhausepisoden angesehen, die in höchstens drei Monaten abgeschlossen sein sollten. Dass eine erfolgreiche Entwöhnungsmaßnahme sehr viel mit Lernen und Überprüfen der eigenen Problembewältigungs- und Verhaltensmuster zu tun hat, wird in der Regel nicht akzeptiert.
Werden diese Erwartungen nicht erfüllt, reagiert der/die Klient/in mit Unverständnis, der Kontakt wird einer erneuten Belastungsprobe unterzogen bis hin zum Abbruch des Beratungskontaktes.

12   Herangehensweise der mudra-Drogenhilfe in der Praxis

12.1   Grundsätze

Aufklärung, Information, Beratung und Betreuung sollten sich am Erfahrungshintergrund, den Wertvorstellungen und am aktuellen Wissensstand der Hilfesuchenden orientieren. Dabei haben sich in unserer Arbeit neben bereits Genanntem folgende spezifischen Besonderheiten der Zielgruppe herauskristallisiert, die es grundsätzlich zu berücksichtigen gilt: Das Thema Drogen und Sucht war in den Herkunftsländern tabuisiert und ist mit massiven Ängsten besetzt.

Es existieren sehr unklare Vorstellungen, was sich hinter Begriffen unseres Sozialsystems, z.B. »Beratungsstelle«, »Therapie«, »Sozialstaat« usw. verbirgt, und viele davon sind mit Ängsten verbunden; für einige Begriffe gibt es zudem keine Entsprechung im Russischen. Im Deutschen entwickelte Informationen dürfen daher nicht nur übersetzt werden, sondern sie bedürfen zum besseren Verständnis näherer Erläuterung und Erklärung für die Zielgruppe.

12.2   Präventive Maßnahmen

Präventive Maßnahmen werden zum einen in Schulen und Jugend- und Freizeitheimen, zum anderen für Eltern, Angehörige und Multiplikatoren angeboten. Informationsveranstaltungen in Schulen und Jugend- und Freizeiteinrichtungen dienen der sachlichen Aufklärung über Wirkungsweisen und Gefahren der verschiedenen Suchtmittel sowie der Vorstellung des Drogenhilfesystems. Unsere Erfahrungen zeigen, dass wir davon ausgehen müssen, dass der Informationsstand zum Thema Drogen bei Schülern und Jugendlichen aus russischsprachigen Migrantenfamilien geringer ist als bei einheimischen und ein diesbezüglicher Austausch zwischen deutschsprachigen und russischsprachigen Gruppen kaum stattfindet.

Ergänzend ist es unbedingt notwendig, Personen und Gruppen, die als Multiplikatoren Informationen weitergeben können, aufzuklären und ihnen eine gewisse Basis an spezifischem Wissen zu vermitteln. Hierzu zählen Eltern, Angehörige, Lehrer, Vereine usw. Vorstellbar wäre aber auch die gezielte Schulung von Personen, die innerhalb der russischsprachigen Gemeinschaft großen Respekt genießen.

12.3   Beratung und Betreuung

Menschen, die bereits Drogen konsumieren oder abhängig sind, benötigen Informationen und Hilfsangebote, die eine Verschlechterung ihrer Lage verhindern, Problembewusstsein für die eigene Situation schaffen und Rat und Hilfe bei der Suche nach Lösungswegen vermitteln. Hierzu zählen Beratungsangebote, Vermittlungen in andere Einrichtungen, niedrigschwellige Hilfen, aufsuchende Arbeit, Betreuung in der JVA sowie unterstützende Maßnahmen für Eltern und Angehörige.

Im Vordergrund der Beratung und Betreuung in der Beratungsstelle steht die persönliche Beziehung zwischen KlientIn und BeraterIn, welche die Möglichkeit bietet, psychosoziale Problemstellungen zu bearbeiten und Rat und Hilfe zur Bewältigung zu geben. Die Beratung erfordert viel Einfühlungsvermögen und nimmt in der Regel mehr Zeit in Anspruch als mit unserer herkömmlichen Klientel.

Zwei deutsch-russische mudra-Informationsbroschüren, die Lebens- und Suchtproblematik aus der Perspektive der Betroffenen betrachten und Informationen nach deren Wissensstand vermitteln, stellen für uns dabei eine wichtige Unterstützung dar. Die eine Broschüre mit dem Titel »Drogenabhängig? – Was dagegen tun?« beschäftigt sich mit den Themen Abhängigkeit und dem Drogenhilfesystem mit Bezugnahme auf die Angebote der mudra (MUDRA 1999). Die zweite Broschüre, »Heroinabhängig? – Was muss ich wissen?«, enhält Infos zu Heroin, drogentypischen Erkrankungen und Safer-Use-Strategien (MUDRA 2001).

Wir legen großen Wert darauf, dass auch Menschen zu uns kommen können, die noch keinen konkreten Beratungs- oder Ausstiegswunsch haben, sondern sich erst einmal orientieren und umschauen möchten, unsere niedrigschwelligen Angebote wie Waschmaschine, Trockner, Essen, Spritzenvergabe usw. nutzen wollen oder für einen Kontaktaufbau einfach mehr Zeit brauchen.
Neben Beratung, Betreuung und niedrigschwelligen Angeboten ist es unbedingt notwendig, russischsprachige Jugendliche über aufsuchende Arbeit und Streetwork zu erreichen. Die Hürde, von sich aus unsere Beratungsstelle oder das Info- und Kontaktzentrum aufzusuchen, ist bisher hoch. Dem kann entgegengewirkt werden, indem DrogenberaterInnen dorthin gehen, wo sich die Betroffenen aufhalten. Eine besonders wichtige Rolle spielen hier die Freizeiteinrichtungen verschiedener Träger, da sich viele Jugendlichen, begünstigt durch geringe Entfaltungsmöglichkeiten in den meist räumlich beengten Wohnungen und einem traditionell eher autoritären Erziehungsstil, sehr häufig dort aufhalten. In Nürnberg existieren einige solche Einrichtungen, die fast ausschließlich von Aussiedlerjugendlichen und Kontingentflüchtlingen frequentiert werden. Allein das persönliche Auftreten von MitarbeiterInnen der Drogenhilfe kann schon Vorurteile und Ängste gegenüber einer Beratungsstelle abbauen. Aus einer anonymen Institution wird plötzlich ein greifbarer Ansprechpartner; dies erhöht die Chance einer Kontaktaufnahme in einer eventuellen Krisensituation. Unsere bisherige Erfahrung hat gezeigt, dass dann gezielt Kontakt zu schon bekannten BeraterInnen, bzw. zu von Bekannten empfohlenen MitarbeiterInnen gesucht wird.
Aus den oben genannten Angeboten entwickeln sich häufig konkrete Hilfen, wobei der Vermittlung in Entgiftungsbehandlungen und der Suche nach einer geeigneten Therapieeinrichtung große Bedeutung zukommen. Dabei zeigt unsere bisherige Erfahrung, dass der Vermittlungsvorgang von vielen russischsprachigen DrogengebraucherInnen nicht richtig verstanden wird. Sie erkennen nicht die Notwendigkeit der aktiven Mitarbeit und verhalten sich daher häufig sehr passiv. Erschwerend kommt hinzu, dass das Angebot an muttersprachlichen Therapieangeboten völlig unzureichend ist. Derzeit steht im gesamten Bundesgebiet lediglich eine Einrichtung mit einer geringen Platzzahl zur Verfügung, die ihr Therapiekonzept auf die spezielle Suchtproblematik dieser Klientel ausgerichtet hat (Fachklinik Hohenrodt). Einige weitere Einrichtungen bemühen sich zwar, die spezifische Problematik in ihrem therapeutischen Konzept zu berücksichtigen, können das aber nicht in ausreichendem Maße tun. Damit ist der Bedarf bei weitem nicht gedeckt.

Allen Einrichtungen ist gemein, dass sehr lange Wartezeiten bestehen und der überwiegende Teil der Hilfesuchenden in herkömmliche Einrichtungen vermittelt werden muss. Dort haben sie es oft schwer, dem Therapiekonzept folgen zu können, die Besonderheiten dieser Klientel findet kaum Berücksichtigung. Nicht selten sind Frustration und Therapieabbruch die Folge.

Die Kostenträger reagieren auf derartige »Sonderwünsche« oft ungehalten, zumal die Landesversicherungsanstalten (LVA) der so genannten »Landeskinderregelung« unterliegen und deshalb hauptsächlich Entwöhnungseinrichtungen im jeweiligen Bundesland belegen. Deshalb sollte die Maßgabe berücksichtigt werden: »Soviel Regelbehandlung wie möglich und soviel Sonderbehandlung wie nötig.« Es kann nicht im Interesse der Drogenhilfe liegen, russischsprachige »Therapieghettos« zu schaffen. Deshalb gilt es, ein breiteres Spektrum an verschiedenen Einrichtungstypen zu schaffen, die den jeweiligen Artikulationsmöglichkeiten der PatientInnen entsprechen. Denn eine gelungene Integration in das System Therapie ist sicherlich ein nicht zu vernachlässigender Schutzfaktor gegen etwaige Rückfälle.

Nachdem auch immer mehr suchtmittelabhängige Spätaussiedler/innen mit dem Betäubungsmittelgesetz in Konflikt geraten, befinden sich auch immer mehr in den Justizvollzugsanstalten. Von hier aus nehmen sie Kontakt mit uns auf; wir beraten und betreuen sie dann in den Anstalten und leiten konkrete Hilfsmaßnahmen ein.

In Folge der Zunahme der Inhaftierungen kommt es verstärkt zu Therapieauflagen seitens der Justiz. Uns ist es aber durch die beschriebene Situation immer weniger möglich, diese Menschen in eine geeignete Einrichtung zu vermitteln, die ihnen eine wirkliche Chance eröffnet, ihre Lebens- und Suchtproblematik konstruktiv und dauerhaft zu bearbeiten.

Zu uns kommen ebenfalls viele Eltern, deren Söhne und Töchter Drogen konsumieren. Insbesondere Mütter sind hier auf der Suche nach Unterstützung, fühlen sich zum überwiegenden Teil mit ihren Problemen, ihren Ängsten und Sorgen allein gelassen und bringen eine große Hilflosigkeit zum Ausdruck. Mit einer ersten Eltern- und Angehörigengruppe haben wir Schritte in diese Richtung unternommen, wobei der Bedarf momentan unsere Kapazitäten bei weitem übersteigt.

12.4   Öffentlichkeitsarbeit

Gewalt, Kriminalität und Drogenkonsum sind in der Öffentlichkeit ein ständiges Thema, zunehmend auch in Zusammenhang mit jugendlichen MigrantInnen aus der GUS. Die Darstellung ist oft widersprüchlich und »reißerisch«, allein das Schlagwort »Russenmafia« genügt, um zahllose negative Assoziationen zu wecken. Vor diesem Hintergrund gewinnt eine aufklärende und sachliche Medien- und Öffentlichkeitsarbeit zunehmend an Bedeutung. Einerseits sollten Informationen verbreitet werden, die zu mehr Toleranz und Verständnis für die Problemlagen dieser Menschen führen, andererseits kann dadurch auch die russischsprachige Gemeinschaft erreicht und Informationsdefizite abgebaut werden.

12.5   **Vernetzung**

Im Sinne einer kooperationsorientierten Arbeit ist es sinnvoll, sich mit Einrichtungen zu vernetzen, die originär mit MigrantInnen aus der GUS befasst sind und sich in entsprechenden Arbeitskreisen auszutauschen. Dies gilt nicht nur vor Ort, sondern auch überregional. Angesichts der Tatsache, dass diese Arbeit sozusagen noch in ihren »Kinderschuhen« steckt, ist ein ständiger Austausch zwingend notwendig.

12.6   **Was tun?**

Wie können wir die Arbeit für diese Gruppe effektiver gestalten?
■ Lobbyarbeit
– Über den »Tellerrand« der eigenen Arbeit hinausschauen, politisch aktiv werden – Sozialarbeit nicht in erster Linie als »Feuerwehr der Gesellschaft« ansehen, sondern auch gestalterisch tätig werden.

■ Öffentlichkeitsarbeit
– Pressebeiträge, Interviews, Teilnahme an und Gestaltung von Fachtagungen, Veranstaltungen in Schulen zur MigrantInnenproblematik, z.B. zum aktuellen Thema »Deutsche Leitkultur« bzw. Rassismus in der Gesellschaft;
– Erhebung von Daten über Umfang und Ausmaß der Abhängigkeit bei AussiedlerInnen und MigrantInnen (Unterstützung von entsprechenden Forschungen).

■ Forderungen an die potenziellen Kostenträger
– Schaffung von mehr geeigneten Therapieeinrichtungen, Ausbau ambulanter Behandlungsangebote;
– mehr Gelder für Stellen in der interkulturellen Arbeit Anstellung von MigrantInnen;
– Ausbildung entsprechender Fachkräfte (Stipendien).

■ Politische Forderungen nach tatsächlicher Integration
– Die Migration von SpätaussiedlerInnen war die erste gesteuerte und gewollte, dauerhafte Zuwanderung in die BRD – daraus erwächst eine Verpflichtung für die Politik;
– schlechte Integrationschancen (Sprache, Schule, Beruf, Gesellschaft usw.) sind ein Grund für soziale Probleme, insbesondere Sucht. Gute Sprachkenntnisse, berufliche Chancen und gesellschaftliche »Normalität« sind der beste Schutz gegen Drogenmissbrauch. An Integrationsmaßnahmen darf deshalb nicht gekürzt werden, sie sind vielmehr weiter auszubauen.

Adressen

■ Fixpunkt e.V.
Boppstr. 7
10967 Berlin
☎ (0 30) 6 93 22 60

■ Lohner Jugendtreff e.V.
Bakumerstr. 2
49393 Lohne
☎ (0 44 42) 22 36

■ Mudra Alternative Jugend- und Drogenhilfe e.V.
Ludwigstr. 61
90402 Nürnberg
☎ (09 11) 1 92 37

Literatur

Bade, J./Bommes, M. (2000): Migration und politische Kultur im »Nicht-Ein-
wanderungsland«. In: Migrationsreport 2000, Frankfurt am Main, New York,
S. 183.
BMI – Bundesministerium des Inneren (2001): , Info-Dienst Deutsche Aus-
siedler. Nr. 110. Januar 2001, S. 13.
Dietz, B. (1996): Rückwanderung in eine fremde Gesellschaft. In: I. Grau-
denz/R. Römhild (Hrsg.), Forschungsfeld Aussiedler. Frankfurt am Main,
S. 123–138.
Fixpunkt e.V./Mobilix (Hrsg.) (2000): Das Substitutionshandbuch.
Giest-Warsewa, R. (2000): Junge Spätaussiedler – ihre Lebenswelt und ihre
Sichtweise. In: Deutsche Vereinigung für Jugendgerichte und Jugendgerichts-
hilfen Erlangen (Hrsg.), Gefährdete Jugend zwischen Konflikt und Integration,
Erlangen, S. 93.
Graudenz, I./Römhild, R. (1996): Grenzerfahrungen. Deutschstämmige Migran-
ten aus Polen und der ehemaligen Sowjetunion im Vergleich. In: I. Graudenz/R.
Römhild (Hrsg.): Forschungsfeld Aussiedler. Frankfurt am Main, S. 29–68.
Haus der Heimat (1998): Konzeption für das Haus der Heimat in Nürnberg, S. 4.
Jugendamt der Stadt Nürnberg (1999): Jugendliche Aussiedler und Suchtpro-
bleme. Bericht des Jugendamtes der Stadt Nürnberg zur Sitzung des JA am
20.5.1999.
Lohner Jugendtreff e.V. (Hrsg.) (1999): Das Substitutionshandbuch (Russi-
sche Version).
Miretski, B./Schmidt, L. (2000): Unveröffentlichter Manuskriptteil zum Bei-
trag. Eine andere Mentalität, Deutsches Ärzteblatt, Heft 38.
Mudra Alternative Jugend- und Drogenhilfe e.V. (Hrsg.) (1999): Drogenab-
hängig? – Was dagegen tun?
Mudra Alternative Jugend- und Drogenhilfe e.V. (Hrsg.) (2001): Heroinabhängig? – Was muss ich wissen?
Salman, R. (1998): Spezifische gesundheitliche Lage und Belastungen der
Migranten. In: D. Czycholl (Hrsg.): Sucht und Migration. Berlin, S. 31–38.

D DROGENPOLITIK

I Alternative Drogenkontrollmodelle
Von Henning Schmidt-Semisch

Die Grundannahme heutiger Drogenpolitik ist es, dass von den für steuerungsbedürftig gehaltenen Substanzen potenzielle oder manifeste Gefahren für Individuum oder Gesellschaft ausgehen (können). Um diese angenommenen Gefahren unter Kontrolle zu bringen, kennt die Geschichte der Drogenpolitik grundsätzlich vier idealtypische Bewertungskategorien von Drogenkonsum, die jeweils mit bestimmten Maßnahmen bzw. Reaktionen assoziiert und verknüpft sind. Drogenkonsum kann so gesehen verstanden werden als:
■ kulturell reguliertes bzw. zu regulierendes Phänomen, das allgemein akzeptiert und in bestimmten Situationen sogar erwünscht ist (Kultivierung),
■ unerwünschtes Verhalten, das aber gleichwohl in der Verantwortung des Individuums steht (Akzeptanz),
■ Krankheit, die behandelt werden kann oder muss (Pathologisierung), und
■ Verbrechen, das es mit Freiheitsstrafen (Gefängnis) oder Geldstrafen zu ahnden gilt (Kriminalisierung).

Die aktuelle deutsche Drogenpolitik folgt nicht eindeutig einem dieser Konzepte, sondern stellt sich vielmehr als ein mehr oder weniger geordnetes Mischmasch dar. Während man etwa die Substanzen Alkohol und Nikotin mit lebensmittelrechtlichen Bestimmungen reguliert und die Wirtschaft diese Produkte sogar bewerben darf, sind Substanzen wie etwa Heroin, Kokain oder Cannabis grundsätzlich verboten. Dieses Verbot wiederum ist bis vor wenigen Jahren zudem konsequent verschärft worden, allerdings mit einem erkennbar schlechten rechtsstaatlichen Gewissen: So konnte es im Kontext eines sich als liberal verstehenden Strafrechts zu einer Situation kommen, in der der Konsum illegaler Drogen gesetzlich zwar nicht verboten ist, zugleich aber das rechtlich fixierte Verbot des Besitzes von Rauschgiften zwangsläufig auch den Konsum kriminalisiert, weil praktisch niemand konsumieren kann, ohne die jeweilige Substanz zumindest kurz in Besitz gehabt zu haben.

Und diese Uneindeutigkeit, die man auch als Halbherzigkeit bezeichnen könnte, spiegelt sich auch in den aktuellen drogenpolitischen Maßnahmen: Wenn man z.B. einen Fixerraum nach den (nun rechtlichen) Gepflogenheiten (vgl. Stöver → S. 174 in diesem Band) einrichtet, dann bleibt die Droge (also Heroin) gleichwohl weiterhin illegal, sie bleibt sogar weder verkehrs- noch verschreibungsfähig, und ebenso bleiben ihr Besitz und alle sonstigen Handlungen in ihrem Zusammenhang verboten. Es ändert sich im Grunde lediglich, dass die Gesellschaft einen Teil ihres öffentlichen Raums abtrennt, ihn als »Ort der Unmoral«, also als Fixerraum deklariert und an diesem Ort –

aber auch nur hier – auf die Verfolgung der verbotenen Handlung »Besitz« verzichtet (denn Erwerb und Handel sind ja auch an diesen Orten verboten und sollen geahndet werden). Obwohl man also Fixerräume einerseits als »Schutzraum« interpretieren kann (im Sinne eines risikoverminderten Gebrauchs), so ist dieser Schutzraum doch arg begrenzt und hat mit – den in diesem Zusammenhang gern zur Dramatisierung benutzten Begriffen von – Entkriminalisierung oder Legalisierung[1] nichts zu tun. Viel eher kann er – aufgrund seiner räumlichen Konzentrierung der Konsumenten – als Kontrollraum bezeichnet werden (vgl. ausführlicher SCHMIDT-SEMISCH 1999). Ähnlich verhält es sich mit der sog. »Originalstoffvergabe« (vgl. Michels → S. 287), also der staatlich-kontrollierten Heroinabgabe, die in den Medien ebenfalls stets als Freigabe oder gar Legalisierung geführt wird, die aber ebenso mit diesen Begriffen nichts zu tun hat. Denn konzipiert sind solche Modelle in aller Regel für eine klar umgrenzte, meist stark verelendete Guppe von sog. »Schwerstabhängigen«, was weder eine Entkriminalisierung der übrigen Konsumenten meint noch eine Legalisierung der Substanz. Es ändert sich nur etwas für die kleine Gruppe der Programmteilnehmer, die allerdings durch ihre Teilnahme auch einer erheblich erweiterten Kontrolle (durch regelmäßige Kontakte, Erfassung ihrer Personenen- und Krankendaten, Urinkontrollen usw.) unterworfen werden.

Die skizzierten Beispiele des Fixerraums und der Originalstoffvergabe sind also keineswegs als umfassende Modelle einer alternativen Drogenkontrolle zu verstehen, sondern stellen lediglich den äußerst begrenzten, auf bestimmte Orte (Fixerräume) oder Gruppen (Teilnehmer am Heroinprogramm) beschränkten Verzicht des Staates auf Bestrafung dar – wobei der Strafanspruch grundsätzlich freilich fortbesteht.

Umfassendere alternative Drogenkontrollmodelle mit Chance auf eine politische Implementierung lassen sich daher zur Zeit lediglich im Cannabisbereich erkennen, was einerseits mit den Vorstellungen vom Cannabis als »weicher Droge« und mit seiner weiten Verbreitung zusammenhängen mag, an-

---

[1] An dieser Stelle lohnt eine kurze Klärung der Begriffe Legalisierung und Entkriminalisierung: Legalisieren kann ich nur Drogen, nicht Menschen bzw. Konsumenten. Personen kann ich wiederum dem Prozess der Kriminalisierung entziehen, nicht aber Drogen, denn eine Droge kann nicht »kriminell« sein. Personen aber entziehe ich der Kriminalisierung, indem ich ihre Handlungen, die bislang mit Kriminalstrafe bedroht werden, entkriminalisiere, d.h. nicht mehr als kriminell definiere, indem ich sie aus dem Strafrecht bzw. dem BtMG streiche (»ersatzlose Entkriminalisierung«) oder aber der weiterbestehenden Strafnorm keine Geltung mehr (durch Strafverfolgung) verschaffe (»faktische Entkriminalisierung«). Insofern handelt es sich beim Fixerraum um eine zwar faktische Entkriminalisierung der Besitzhandlung – aber eben nur in den engen Grenzen des jeweiligen Fixerraums – sobald ich über die Türschwelle ins Freie trete, ist die im Inneren geltende Straflosigkeit hinfällig.

dererseits aber vielleicht auch mit der in der Regel guten Qualität der illegalen Cannabisprodukte und nicht zuletzt mit der sozialen Vertrautheit seiner Applikationsformen (Rauchen oder Essen assoziieren wir eben viel leichter mit Genuss als eine Injektion).

Wie dem auch sein mag, unübersehbar ist, dass sich im Bereich von Cannabis ein deutlicher Bedeutungswandel abzeichnet und hier deshalb auch von staatlicher Seite umfassendere Modelle einer alternativen Drogenkontrolle entwickelt und ausprobiert werden, die im Falle ihrer politischen Implementierung symbolische und Vorreiterfunktionen für eine alternative Drogenpolitik übernehmen könnten.[1] Im Folgenden sollen daher drei alternative Kontrollmodelle für Cannabis kritisch referiert werden, um im Anschluss daran eine Perspektive aufzuzeigen, wie eine allgemeine Zielvorstellung alternativer Drogenkontrolle ausehen könnte.

1   Das holländische Modell der Coffeeshops

Die holländischen Coffeeshops gibt es seit nunmehr knapp 20 Jahren. Man sagt, dass sie jährlich zwischen 30 und 90 Tonnen Cannabis verkaufen und einen Umsatz zwischen schäztungsweise 360 Mio. und eine Milliarde Gulden erwirtschaften. Insgesamt dürfen in diesen Läden Cannabisprodukte bis zu einer Menge von fünf Gramm (früher 30 g) straflos abgegeben werden, der Besitz von Cannabis bleibt aber bis zu einer Menge von 30 g in der Regel straflos.

Diese Straflosigkeit bedeutet allerdings nicht, dass Cannabis legal wäre, vielmehr reicht der Strafrahmen bei Handlungen im Zusammenhang mit Cannabis durchaus bis zu vier Jahren Gefängnis. In der Praxis kommt es allerdings recht selten zu solchen Strafen, weil die Polizei durch amtliche Richtlinien dazu angehalten wurde, der Verfolgung von Cannabisdelikten (zumindest im Zusammenhang mit kleineren Mengen) die geringste Priorität einzuräumen. Dies ist möglich, weil die holländischen Strafverfolgungsbehörden die Möglichkeit haben, nach dem sog. Opportunitätsprinzip zu verfahren, ein Prinzip, welches lediglich die Möglichkeit, nicht aber die Pflicht einer Strafverfolgung begründet (ausführlicher REEG 1989, S. 32 ff., RÜTER 1988).

---

[1] Wobei man freilich auf der Hut sein sollte, dass die Vorreiterfunktion nicht in einer verschärften Polarisierung zwischen guten (weil vermeintlich »weichen«) und (neuen) bösen (weil vermeintlich »harten«) Drogen mündet. Eine solche Politik wäre m.E. drogenpolitisch verheerend, weil sich letzlich nur die Auswahl der verbotenen und verteufelten Substanzen verändert, nicht aber das grundsätzliche Denken. Denn wenn Kiffer kiffen dürfen, dann ändert sich am (drogenpolitischen) Elend der Junkies, an ihrer Vertreibung aus den Innenstädten, an ihren Verurteilungen zu Gefängnistrafen, an ihrer sozialen und gesellschaftlichen Ausgrenzung, an der Unreinheit ihrer Drogen und an der Ungerechtigkeit der Aufteilung in gute und böse Drogen noch lange nichts.

Was für die Coffeeshops gilt, galt bereits zuvor auch schon für die sog. Haus-dealer in Jugendzentren, die unbehelligt bleiben, solange sie das Vertrauen des Vorstandes des Jugendzentrums besitzen und ausschließlich Cannabis in geringen Mengen an Stammgäste (nicht unter einem Alter von 18 Jahren) des Jugendzentrums verkaufen, ohne dies öffentlich bekanntzugeben oder sonst-wie Aufmerksamkeit zu erregen (vgl. ausführlicher SCHEERER 1996a, S. 188 f.; 1996b, S. 160 ff.).

Die Effekte dieser holländischen Politik sind einerseits, dass es zu keiner Zu-nahme (eher einer Abnahme) der holländischen jugendlichen Cannabiskon-sumenten gekommen ist, andererseits, dass die Märkte der sog. harten und weichen Drogen getrennt werden konnten. Für die Konsumenten selbst be-deuten diese Coffeeshops eine nomalisierte Kaufgelegenheit, vor allem aber verschaffen »sie ihnen im wahrsten Sinne einen sozialen Ort, einen eigenen Platz in der Gesellschaft. Die Angst vor dem Erwischtwerden, die hierzulande immer noch den öffentlichen Status und das Selbstwertgefühl der Kiffer be-einträchtigt, gehört in Holland der Vergangenheit an. Cannabiskonsumenten leiden kaum noch unter Diskriminierungen und verkürzten Bürgerrechten« (SCHEERER 1996a, S. 188).

Das große Problem der niederländischen Cannabispolitik besteht aber darin, dass zwar die »Vordertür« (also die Seite der Nachfrager) der Coffeeshops weitgehend und pragmatisch reguliert und gelöst zu sein scheint. Dies aller-dings gilt bis heute nicht für die »Hintertür« (die Produzenten und Lieferan-ten, also die Anbieter). Nach wie vor werden immer wieder Cannabishändler und -produzenten strafrechtlich verfolgt und bestraft sowie ihre Produkte be-schlagnahmt, und das betrifft auch jene, die ihre Ware in Holland produzieren (in den Coffeeshops wird zu weit über 50% einheimisches Cannabis – das sog. »Nedderweed« – verkauft). Eine Regelung des Angebots wird von den hollän-dischen Politikern immer wieder mit Verweis auf internationale Übereinkom-men zurückgewiesen (vgl. hierzu auch SCHEERER 1996b, S. 162 f.). Dies ist zwar umso erstaunlicher, als auch die Coffeeshop-Regelungen selbst keines-wegs mit den internationalen Ansichten und Übereinkommen korrelieren, aber gleichwohl scheiterte vor einiger Zeit wiederum eine Initiative einiger holländischer Gemeinden an diesem Argument (des niederländischen Justiz-ministers): Die Gemeinden hatten darauf verwiesen, dass in ihrer Region gutes Marihuana in ausreichender Menge produziert werde. Die Gemeinden wollten diese Ware aufkaufen und dann ihrerseits an die Coffeeshops verkaufen – so wäre die latente Kriminalisierung der Produzenten in eine sinnvolle Regulie-rung zu überführen gewesen. Wie gesagt, scheiterte diese Initiative.

Bei aller Sympathie für den holländischen Pragmatismus sollte uns diese In-konsistenz der niederländischen Politik nicht unbedingt als Vorbild dienen – ganz abgesehen davon, dass sie mit den Grundsätzen, insbesondere dem Le-galitätsprinzip des deutschen Rechtssystems, das eine Pflicht zur Strafverfol-gung zwingend festschreibt, gar nicht vereinbar wäre.

2   Überlegungen zur Cannabisreformpolitik in der Schweiz

In der Schweiz ist Cannabis zurzeit den anderen illegalen Drogen gleichgestellt, was bedeutet, dass sowohl Konsum, Besitz und Erwerb verboten sind. Eine Besonderheit des schweizerischen Rechts bildet allerdings die Tatsache, dass der Anbau von Hanf grundsätzlich frei und nicht bewilligungspflichtig ist: »Unerlaubt wird er erst dann, wenn angenommen werden muss, dass er zur Gewinnung von Betäubungsmitteln dient. Es ist daher durchaus möglich, Hanf mit hohem THC-Gehalt anzubauen, solange plausibel gemacht werden kann, dass dies für andere Zwecke (zum Beispiel für die Herstellung von Duftkissen) erfolgt« (VAN DER LINDE 2000, S. 2) – eine Situation, die durchaus zu einiger Rechtunsicherheit geführt hat.

Nicht nur aufgrund dieses Sachverhalts, sondern (u.a.) insbesondere auch wegen des enormen Bedeutungswandels des Cannabiskonsums in den letzten Jahren beschloss der schweizerische Bundesrat eine grundsätzliche Revidierung des Betäubungsmittelgesetzes und verlangte von der Eidgenössischen Kommission für Drogenfragen die Erstellung eines Cannabisberichts (http://www.bag.admin.ch/sucht/politik/drogen/d/revbetmg/cannabisd.htm), der verschiedene mögliche Szenarien für den zukünftigen Umgang mit Hanfprodukten aufzeigen sollte.

Dieser Bericht kam zu dem Ergebnis, dass Cannabis – eben aufgrund des genannten Bedeutungswandels – eine Sonderstellung unter den sonstigen illegalen Drogen zukommen müsse, wobei als übergeordnetes Ziel (gleichwohl) »die Schaffung geeigneter Rahmenbedingen, die unerwünschte Auswirkungen des Cannabis-Gebrauchs für den Konsumenten wie für die Gesellschaft verhindern«, angegeben wurde. Obwohl für die Realisierung diese Sonderstellung des Cannabis im Bericht der Eidgenössischen Kommission verschiedene Vorschläge bis hin zur Legalisierung unterbreitet werden, ist nach VAN DER LINDE (2000, S. 5 f.) davon auszugehen, dass der Bundesrat einen Gesetzentwurf ausarbeiten wird, der vor allem Erwerb und Besitz von Cannabis straflos stellt und Anbau, Fabrikation und Handel verbietet.

Der hieraus resultierende – im Übrigen den meisten Drogengesetzen immanente – Widerspruch (erlaubter Konsum vs. verbotener Anbau und Handel) wird voraussichtlich in Anlehnung an das niederländische Opportunitätsprinzip »gelöst« werden. Da dieses Prinzip im schweizerischen Strafrecht nicht verankert ist und – wie in der Bundesrepublik – das Legalitätsprinzip gilt, wird man, so VAN DER LINDE (2000, S. 6), folgendermaßen vorgehen, »dass in einer auf das neue Betäubungsmittelgesetz abgestützten Verordnung Ausnahmen von der Pflicht zur Strafverfolgung formuliert werden, die nur für den Betäubungsmittelbereich Gültigkeit haben werden. Mit einer Regelung dieser Art könnte beispielsweise der Eigenanbau von Cannabis sowie ein gewisses Maß an Kleinhandel für Eigengebrauch toleriert werden [...]. Wie ein Modell dieser Art im Einzelnen aussehen wird, ist zurzeit noch offen.«

Wie man erkennen kann, deuten sich – bei allem guten Willen der beteiligten
Akteure – auch für die skizzierte mögliche Neuregelung in der Schweiz ähnliche Probleme an, wie sie oben für die niederländische Drogenpolitik beschrieben wurden: Der Widerspruch der unterschiedlichen Bewertung von
Konsum und Distribution bleibt im Grunde erhalten, und auch die Einführung eines nur für Cannabis geltenden Opportunitätsprinzips deutet eher auf
das oben bereits konstatierte schlechte Gewissen von Drogenpolitik hin, als
dass es den Hintergrund für ein umfassendes alternatives Drogenkontrollmo-
dell liefern könnte.

3   Das schleswig-holsteinische Apotheken-Modell

Nachdem in Deutschland 1992 ins BtMG (in § 31a) aufgenommen
worden war, dass bei »geringen Mengen« schon vonseiten der Staatsanwaltschaft von einer Strafverfolgung abgesehen werden könne, kam es in der Folge zu recht unterschiedlichen Ausführungsbestimmungen durch die einzelnen Bundesländer. Eine geringe Menge Cannabis waren danach etwa in
Schleswig-Holstein noch 30 g, während in Bayern bereits über fünf Gramm
nicht mehr von einer geringen Menge gesprochen wurde (vgl. detaillierter
RASCHKE/KALKE 1997, S. 34 f.). Und dieser Zustand gilt noch heute: Obwohl
das Bundesverfassungsgericht bereits 1994 eine bundeseinheitliche Regelung
für die Anwendung des § 31a forderte, konnten sich die Justizminister der
Länder diesbezüglich bis heute nicht einigen.
In diesem Kontext sprach sich 1994 die Sozialministerin von Schleswig-Hol-
stein, Heide Moser (SPD), für eine Entkriminalisierung von Cannabis aus.
»Gestützt auf die Gesundheitsministerkonferenz der Länder (GMK) vom November 1994, die mit großer Mehrheit unter Bezugnahme auf das Urteil des
Bundesverfassungsgerichts vom März 1994 eine Neubewertung von weichen
Drogen und die Prüfung von Modellversuchen zur Trennung der Märkte forderte [...], hatte sie zunächst das niederländische ›Coffee-Shop‹-Modell ins
Gespräch gebracht« (RASCHKE/KALKE 1997, S. 26). Ein Jahr später forderte
die GMK Schleswig-Holstein auf, Vorschläge für einen Modellversuch zu erarbeiten, der aber nicht dem niederländischen Vorbild der Coffee-Shops folgen, sondern über die Ausnahmeregelungen des § 3 BtMG (also eine Genehmigung aufgrund wissenschaftlicher oder sonstiger – im öffentlichen Interesse liegender – Gründe) realisiert werden sollte. Die Abgabeorte sollten Apotheken sein.
Das Modellprojekt, das bislang allerdings noch nicht implementiert wurde,
stellt sich in dem diesbezüglichen Gutachten von RASCHKE/KALKE (1997,
S. 54 ff.) folgendermaßen dar: Über einen Zeitraum von fünf Jahren sollen
zunächst in drei Regionen Schleswig-Holsteins (Phase I) und dann landesweit
(Phase II) Cannabisprodukte (Marihuana und Haschisch) in Apotheken verkauft werden. Insgesamt dürfen bei einem einzelnen Einkauf vom jeweiligen
Käufer max. fünf Gramm erworben werden. Jede Verpackungseinheit enthält

0,5 g. Auf der Verpackung ist der Wirkstoffgehalt abgedruckt, inliegend befindet sich zudem eine »Raucherinformation«. Der sog. »Legalitätsschutz« (also Sicherheit vor polizeilicher Beschlagnahme und Ermittlung) bezieht sich – wiederum nur für die Teilnehmer am Modellprojekt – auf max. fünf Gramm originalverpacktes Cannabis innerhalb von Schleswig-Holstein. Jede sonstige Form von Cannabis sowie der Besitz, Erwerb oder Handel hinsichtlich dieser Substanz bleibt – wie bisher – verboten.

Der Apothekenpreis soll grundsätzlich über dem Schwarzmarktpreis liegen, damit weder Dealer »legal einkaufen« können, noch sich ein Drogentourismus nach Schleswig-Holstein entwickeln kann. Hierfür wird eigens eine »Preisbildungskommission« eingerichtet, die aus Polizei und Drogenhilfe rekrutiert werden soll.

Teilnehmen können alle Personen ab 16 Jahre. Die Teilnehmer erhalten eine Bezugskarte, die lediglich eine Teilnahmenummer enthält, die aber keine Identifizierung ermöglicht. Diese Karte muss beim Kauf vorgelegt werden. In den Apotheken werden die gekaufte Menge und das Datum registriert.

Das alles wird wissenschaftlich ausgewertet und ergänzt durch repräsentative Bevölkerungsbefragungen, repräsentative Schülerbefragungen, eine Spezialanalyse der Polizeilichen Kriminalstatistik und Stichtagsbefragungen von Cannabiskonsumenten in den Apotheken.

Als Begründung für die Legitimität der Durchführung des Modellversuchs wird darauf verwiesen, dass

■ die physischen und psychischen Risiken des Konsums von Haschisch oder Marihuana eher als gering einzuschätzen seien;

■ der Erstkonsum nicht durch das Modellprojekt provoziert werde, sondern sich in der Regel im Freundes- und Bekanntenkreis abspiele;

■ die Einstiegsthese unhaltbar sei;

■ ausländische Erfahrungen zeigten, dass eine Entkriminalisierung keineswegs zu einem Ansteigen des Konsums führen müssten;

■ Cannabis – trotz des Verbots – bereits eine erhebliche Verbreitung aufweise und

■ sich durch die »Legalität« erhöhte präventive Chancen (offenere, angstfreie Kommunikation, Attraktivitätsverlust usw.) ergeben könnten.

Wie gesagt, ist dieses Modell bislang nicht implementiert worden. Es ist dementsprechend schwer einzuschätzen, wie attraktiv es für die Konsumenten wäre. Für kritisierbar halte ich aber auf jeden Fall die – oben bereits angesprochene – Polarisierung zwischen dem angeblichen weichen Cannabis und den anderen harten Drogen, die in diesem Modell auch noch durch eine Differenzierung in legales und illegales Cannabis und damit legales und illegales Besitzen und letztlich auch Konsumieren ergänzt wird. Und dieses legale Cannabis ist dann nicht einmal wirklich legal, sondern die Legalität wird spätestens an der schleswig-holsteinischen Landesgrenze prekär, wenn sie nicht schon vorher durch ein fahrlässiges Entfernen der Originalverpackung hinfällig geworden ist. Man fragt sich zudem, was die Teilnahmekarten sollen, wenn jeder sie bekommen kann und sie im Grunde keinen Aufschluss über die Person geben. Und nicht zuletzt würden die Begründungen für das Modellprojekt natürlich auch für eine umfassende Freigabe sprechen, zumal sie sich auch noch umfänglich auf ausländische Erfahrungen berufen. Auch wenn die politische Situation solche Modellprojekte und ihre symbolischen und progressiven Aspekte erforderlich macht, und sich ohne diese kleinen Schritte möglicherweise nie etwas ändern wird, so erscheinen sie doch in ihrer konkreten Ausarbeitung gleichsam als Schildbürgereien – als ein aufgesetzter Kontroll- und Begleitforschungswasserkopf, an den die Kontrolleure und Forscher im Grunde selbst nicht zu glauben scheinen.

4   Das Genussmittel-Modell

Die drei dargestellten Modelle gehen den politischen »Weg der weichen Droge«, d.h., sie werben für eine Veränderung der Drogenpolitik, die die realen Entwicklungen eigentlich nur noch nachvollzieht, denn dass Cannabis schon in großen Bereichen der Gesellschaft als akzeptabel gilt und nur noch wenig Empörung hervorruft, dass mithin das Verbot gesellschaftlich weitgehend gekippt ist, ist wohl unbestritten (vgl. etwa SCHMIDT-SEMISCH 2000). Gleichwohl sollte man m.E. nicht beim Cannabis stehen bleiben, weshalb mein eigenes Modell (ausführlich SCHMIDT-SEMISCH 1994), indem es zugleich für ein grundsätzlich neues Drogenverständnis plädiert, ein ganzes Stück weitergeht. Dieses Verständnis unterscheidet Drogen nicht in harte und weiche, gefährliche und weniger gefährliche, in Alltagsdrogen und Rauschgifte, sondern setzt an den Konsummustern bzw. Konsummotiven an. In diesem Kontext werden Drogen zunächst als neutrale Substanzen betrachtet, die ihre Bedeutung erst in dem Moment erhalten, in dem Menschen sie auf die eine oder andere Art benutzen. Im Grunde gibt es drei Formen der Benutzung von psychoaktiven Substanzen bzw. drei Funktionen, die sie für den Menschen erfüllen. Sie sollen

- Lust und angenehme Gefühle erzeugen,
- Unlust und unangenehme Gefühle vermeiden oder
- uns helfen, (routiniert) unseren Alltag zu bewältigen.

Drogenkonsum ist also veranlasst durch eine Mischung aus vielerlei Motiven und Zwecken, die wir an die jeweiligen Substanzen herantragen und die uns über kurz oder lang bestimmte Präferenzen ausbilden lässt, die unseren Bedürfnissen besser gerecht werden als andere. Gleichzeitig ist es aber der Gesellschaft und dem Gesetzgeber zumindest im Bereich der legalen Drogen ziemlich egal, mit welchen Motiven wir diese Substanzen jeweils zu uns nehmen: Ob wir regelmäßig oder unregelmäßig viel oder wenig Alkohol trinken, ob wir es genießen, sturzbetrunken zu sein oder diesen Zustand lieber vermeiden möchten, interessiert nicht. Ebenso ist es dem Gesetzgeber egal, ob wir Aspirin als Schmerzmittel oder Katervertreibungsmittel einsetzen, ob wir uns Psychopharmaka redlich oder unter Vortäuschung falscher Tatsachen vom Arzt verschreiben lassen usw. Für den Gesetzgeber ist der Alkohol ein Genussmittel, weil er vorrangig dem Genuss (wie auch immer dieser aussehen mag) dient, und Aspirin ein Arzneimittel, weil es meistens so eingesetzt wird. Diese generalisierte Sicht bestimmt die Zweckbestimmung der Substanz, was sich auch in den entsprechenden Gesetzen widerspiegelt. So bestimmt das Arzneimittelgesetz (AMG) in § 2:

> »Arzneimittel sind Stoffe und Zubereitungen aus Stoffen, die dazu bestimmt sind, durch Anwendung am oder im menschlichen oder tierischen Körper
> 1. Krankheiten, Leiden, Körperschäden oder krankhafte Beschwerden zu heilen, zu lindern, zu verhüten oder zu erkennen
> [...]
> 5. die Beschaffenheit, den Zustand oder die Funktionen des Körpers oder seelische Zustände zu beeinflussen.«

Die Definition in § 1 Lebensmittel- und Bedarfsgegenstände-Gesetz (LMBG) lautet:

> »Lebensmittel im Sinne dieses Gesetzes sind Stoffe, die dazu bestimmt sind, in unverändertem, zubereitetem oder verarbeitetem Zustand vom Menschen verzehrt zu werden, ausgenommen sind Stoffe, die dazu bestimmt sind, zu anderen Zwecken als zur Ernährung oder zum Genuss verzehrt zu werden.«

Dagegen wirkt die Definition des § 1 des Betäubungsmittelgesetzes relativ hilflos, um nicht zu sagen willkürlich – alles kann Betäubungsmittel sein oder werden, wenn der Gesetzgeber es nur verbieten will:

> »Betäubungsmittel im Sinne dieses Gesetzes sind die in den Anlagen I bis III aufgeführten Stoffe und Zubereitungen.«

Abgesehen vom Betäubungsmittelgesetz werden Substanzen also stets über ihren als regelhaft angenommenen Verwendungszweck gesetzlich erfasst. Genussmittel werden, wie wir gesehen haben, explizit im Lebensmittelrecht geregelt, wobei man sich ihrer psychoaktiven Wirkungen durchaus bewusst ist. So gelten als Genussmittel auch und gerade solche Stoffe, die nicht wegen ihres Nährwertes eingenommen bzw. verzehrt werden (Alkohol, Tabak, koffeinhaltige Erfrischungsgetränke usw.), von denen aber anregende Wirkungen auf körperliche Funktionen ausgehen, so z.B. auf die Magen- und Darmtätigkeit, auf Gehirn, Kreislauf oder Herz (vgl. LIPS/MARR 1990, S. 51–57).

Das oben skizzierte Drogenverständnis impliziert aber nun, dass es, wie eben auch beim Alkohol, der regelhafte Zweck auch des Opiat-, Cannabis-, Kokain- oder Ecstasygebrauchs ist, in erster Linie positive oder besser: als positiv erlebte Gefühls- oder Bewusstseinzustände zu erlangen; niemand nimmt illegale Drogen, weil er hofft, dass es ihm danach schlecht geht. Im Fordergund der Motivation zum Drogenkonsum steht immer die Hoffnung auf das positive Erlebnis, den Genuss oder den Rausch – oder eben die Vermeidung von unguten Gefühlen.

Wenn man aber Drogen auf diese Weise definiert, dann macht es wenig Sinn, sie in harte und weiche, gefährliche und weniger gefährliche zu unterteilen. Vielmehr kann man daraus die Grundlagen eines allgemeinen Verständnisses von Drogen ableiten, dass wiederum in einer einheitlichen Drogenpolitik münden könnte, die der künstlichen Unterscheidung in gute und böse Substanzen nicht mehr bedarf, und die ein Recht auf Genuss und Rausch mit einem Recht auf (selbstbestimmte) Hilfe verbinden kann.

Dies bedeutet keinen grundsätzlichen Verzicht auf (auch staatliche) Kontrolle, sondern ändert vor allem ihre Blickrichtung: Der Kontrollblick schwenkt von den Konsumenten auf die Substanzen selbst und ihre regulierte Distribution über.

Die folgenden neun Punkte zeigen exemplarisch, wie sich »Drogenkontrolle« über das Lebensmittelrecht realisieren ließe (vgl. ausführlicher SCHMIDT-SEMISCH 1994, S. 180–218):

■ Man kann die Orte des Drogenverkaufs auf bestimmte Örtlichkeiten einschränken (z.B. Drug-Stores, Drogenkneipen, kein Automatenverkauf usw.).

■ Es ist möglich, über Lizenzen die Anzahl und vor allem die Kompetenzen der Drogenhändler zu bestimmen und zu überprüfen.

■ Unter Zuhilfenahme z.B. der Jugendschutzgesetze oder der Straßenverkehrsordnung lassen sich – wie für Alkohol und Tabak – bestimmte Einschränkungen der Konsumfreiheit (zumindest symbolisch) definieren.

■ Es lassen sich Drogensteuern erheben, die z.B. zweckgebunden in ein Drogenhilfesystem zurückfließen könnten.

■ Vermarktungsorientierte Werbung kann verboten werden bei gleichzeitiger Zulassung von Aufklärungsmaterial.

■ Den Drogenherstellern kann auferlegt werden, die Drogenverpackungen mit speziellen Gebrauchsanweisungen (detaillierte Beipackzettel), mechanischen Sicherheitsvorkehrungen (Kindersicherung) oder auch mit Warnhinweisen (etwa nach dem Vorbild von Zigarettenpackungen) zu versehen.

■ Die Lebensmittelüberwachung übernimmt die Qualitätsüberwachung der hergestellten Drogen.

■ Die übliche Produkthaftung tritt für Schäden ein, die durch fehlerhaft hergestellte Produkte entstehen.

■ Alle sonstigen Schädigungen der Konsumenten werden, wie bei den Konsumenten von Alkohol und Tabak, über die Krankenkassen abgerechnet.

Die Vorteile einer solchen Handhabung der heute illegalen Drogen sind folgende :

■ Man erhält – im Gegensatz zur heutigen Situation – eine weitestgehende (Qualitäts-)Kontrolle über die verkauften Substanzen.

■ Man erhält – was in der Illegalität erfahrungsgemäß unmöglich ist – eine umfassende Kontrolle über die Hersteller, Vertreiber und Händler von Drogen sowie in gewissem Maße auch über den Preis der Substanzen.

■ Man sichert die Autonomie der Konsumenten sowohl im Hinblick auf die Entscheidung, welche Drogen konsumiert werden, als auch im Hinblick auf die Entscheidung einer vom Konsumenten für sinnvoll erachteten Beratung, Behandlung oder Therapie durch einen Arzt oder eine Hilfsinstitution.

■ Die Gesellschaft als Ganze profitiert von der erfolgten Legalisierung in Form von Einsparungen im Strafverfolgungs- und Strafvollstreckungsbereich sowie der Tatsache, dass die Konsumenten und Abhängigen nicht mehr dazu gezwungen sind, sich die finanziellen Mittel mithilfe von Beschaffungskriminalität zu sichern.

■ Durch den Verzicht auf repressive Maßnahmen eröffnet man zugleich die Möglichkeit zu einer offenen Kommunikation über Drogenkonsum der unterschiedlichsten Art, über Genuss, Rausch und Sucht – und schafft damit eine Situation, in der sich eine autonome erfahrungsgeleitete Drogenkontrolle im Sinne einer Drogenkultur (MAHRZAHN 1983) überhaupt erst entwicklen kann.

Natürlich liegt eine solche Legalisierungsperspektive immer noch quer zum zeitgenössischen Drogenpolitik- und Drogenkontroll-Diskurs, aber sie ist mit einiger Sicherheit vernünftiger und stringenter als eine Drogenpolitik, die von der Notwendigkeit der Akzeptanz des Drogengebrauchs spricht, aber den Stoff der Konsumenten von der Polizei beschlagnahmen lässt; die Fixer-, Druck- und Gesundheitsräume zum sterilen Fixen anbietet, aber die Gebraucher ihre verunreinigten, unkalkulierbaren Substanzen mitbringen und injizieren lässt; die in Heroinprogrammen Originalstoffe verteilt, aber nur an Konsumenten, die einen hinreichenden Verelendungsgrad aufweisen; die den Drogensumpf trockenlegen will und dabei mit der Faust auf den (biergetränkten und rauchumwaberten Stamm-) Tisch schlägt.

Es muss also bei einem rationalen Drogenkontroll-Diskurs – entgegen aller populären Kriegs- und Unkenrufe – vor allem auch um die Frage der in Holland (und perspektisch auch in der Schweiz) noch ungeklärten »Hintertür« gehen, also darum, gerade auch die Anbieter (die Dealer und Produzenten) in eine umfassende alternative Drogenkontrollpolitik einzubeziehen. Das könnte bedeuten, den Dealern den Verkauf legal zu ermöglichen und damit – ähnlich wie mit den Coffee-Shops oder der Institution des Hausdealers in den Niederlanden – einen Drogenfachhandel zu etablieren, in dem nicht nur die Drogen selbst in kontrollierter Qualität, sondern auch Information und Wissen von kundigen Drogenexperten erworben werden könnten.

Zumindest könnte eine solche Institution verhindern, dass aus den illegalen Substanzen – wie es heute regelmäßig der Fall ist – nur allzu häufig allein deswegen Gift wird, weil weder Dealer noch Konsument wirklich wissen (können), wer die gehandelte Ware wo, wie und mit welchem Reinheitsgrad produziert oder gestreckt hat. Wer es also mit Entkriminalisierung, Drogenfreigabe, Akzeptanz, kurz: mit der Notwendigkeit einer alternativen Drogenkontrolle ernst meint, der denkt zu kurz, wenn er Konsum, Genuss und Rausch als Recht der Nachfrager einklagt und denen, die diese Nachfrage befriedigen, jedes Recht abspricht. Wenn die Rede von alternativer Drogenkontrolle irgendeinen Sinn machen soll, dann nur, wenn sich auch ein (legaler) Fachhandel für diese Substanzen etablieren kann: mit allen Rechten und Pflichten, die etwa auch die Brauer, Winzer und Brenner, die Bier-, Wein- und Schnapsdealer für sich in Anspruch nehmen.

Literatur

Linde, F. van der (2000): Cannabis im Spannungsfeld der Gesundheitspolitik: Modelle, Realität und Gesetzesrevision in der Schweiz. Unv. Manuskript. St. Gallen.

Lips, P./Marr, F. (1990): Wegweiser durch das Lebensmittelrecht. 3., neubearb. Aufl. München.

Mahrzahn, C. (1983): Pädoyer für eine gemeine Drogenkultur. In: J. Beck et al. (Hrsg.): Das Recht auf Ungezogenheit. Reinbek, S. 105–134.

Raschke, P./Kalke, J. (1997): Cannabis in Apotheken. Kontrollierte Abgabe als Heroinprävention. Freiburg i.B., S. 26.

Reeg, A. (1989): Strafrecht in der Drogenpolitik: Was hilft – more of the same oder radikales Umdenken? In: Neue Kriminalpolitik, Heft 2, S. 30–35.

Rüter, C.F. (1988): Die strafrechtliche Drogenbekämpfung in den Niederlanden. In: Zeitschrift für die gesamte Strafrechtswissenschaft. Jg. 100, S. 385–404.

Scheerer, S. (1996a): Cannabis als Genussmittel. In: Zeitschrift für Rechtspolitik. Jg. 29, S. 187–191.

Scheerer, S. (1996b): Coffeeshops in Deutschland. In: J. Neumeyer (Hrsg.): Cannabis. München, S. 160–176.

Schmidt-Semisch, H. (1994): Die Prekäre Grenze der Legalität. München.

Schmidt-Semisch, H. (1999): Palaise des Drogues oder: Psychedelische Dienstleistungen aller Art. In: A. Legnaro/A. Schmieder (Hrsg.), Jahrbuch Sucht, Bd. 1: Suchtwirtschaft, Münster/Hamburg, S. 133–142.

Schmidt-Semisch, H. (2000): Cannabis-Legalisierungsmodelle. In: W. Schneider et al. (Hrsg.): Cannabis – eine Pflanze mit vielen Facetten. Berlin, S. 93–108.

E   **DROGENRECHT**

I   **Das (noch herrschende) Recht von Abstinenz und Prohibition I:**
    Strafrecht und Betäubungsmittelrecht
    Von Lorenz Böllinger

Was strafbar ist, ist im Prinzip im StGB geregelt. Viele Gesetze, die
alle möglichen öffentlichen Belange regeln, enthalten Ordnungswidrigkeiten-
vorschriften, teilweise aber auch Strafbestimmungen für Verstöße gegen diese Gesetze, das sog. Nebenstrafrecht. Ein solches verwaltungsrechtliches Gesetz ist auch das BtMG (Gesetzestexte: http://www.staat-modern.de). Es macht
jeglichen Verkehr und Umgang mit Betäubungsmitteln (BtM) von einer Erlaubnis des Bundesamtes für Arzneimittel und Medizinprodukte (BAfArM) abhängig (§ 3). Die davon betroffenen Substanzen sind in den Anlagen 1–3 zu
§ 1 Abs. 1 BtMG aufgelistet, die durch nachträgliche Verordnungen aktualisiert werden, in dringenden Fällen sogar ohne die sonst erforderliche Zustimmung des Bundesrates (§ 1 Abs. 3 und 4 BtMG).
Die durch jeweilige Betäubungsmittel-Änderungsverordnungen (zuletzt 15.
BtMÄndVO vom 19.6.2001) ergänzten Listen weisen erhebliche Mängel und
Widersprüche auf. Dazu informiert laufend: http://www.eve-rave.net.

Strafbar macht sich nach §§ 29–30b, wer ohne entsprechende Erlaubnis mit
BtM umgeht. Dabei modulieren sog. Strafzumessungsregeln die Strafhöhe bei
»besonders schweren Fällen« (z.B. § 29 Abs. 3) oder »minder schweren Fällen« (z.B. § 29a Abs. 2 BtMG). § 29 Abs. 1 BtMG ist sozusagen der »normale«
Vergehenstatbestand, der für fast alle nur erdenklichen Umgangsweisen mit
illegalen Drogen Strafen von bis zu fünf Jahren androht (→ S. 454 ff.).
§§ 29a–30a BtMG sind sog. Verbrechenstatbestände, welche »besonders gefährliche« Begehungsweisen zum Gegenstand haben und Strafen ab einem,
zwei oder gar von fünf bis zu 15 Jahren androhen (→ S. 466 ff.).
Nach § 29 Abs. 5 BtMG kann das Gericht unter bestimmten Umständen von
Strafe absehen, nach § 31a BtMG können Staatsanwaltschaft oder Gericht das
Ermittlungs- bzw. Strafverfahren einstellen (→ S. 488). § 32 BtMG definiert die
als weniger gravierend eingestuften Verstöße gegen das BtMG als Ordnungs-
widrigkeiten, die mit Bußgeld belegt werden. §§ 35 ff. BtMG schließlich regeln
die Modalitäten des Prinzips »Therapie statt Strafe« (→ S. 552).

Die Strafvorschriften und wichtige andere Gesetzes- und Verordnungswerke
sind im Internet zu finden unter http://www.staat-modern.de und http://
www.bmgesundheit.de. Im Folgenden erläutern wir, wie die Straftatbestände
des BtMG rechtsdogmatisch ausgelegt und in der Praxis angewandt werden.
Wir weisen nur dort auf die Auslegung hin, wo der Sinn des Gesetzes nicht
ohne weiteres verständlich erscheint.

Wir wenden uns damit nur an den strafjuristischen Laien, um ihm in Umrissen verständlich zu machen, wie die Strafverfolgung konkret abläuft.

Für die präzise Klärung von Rechtsfragen ist das Nachschauen in Gesetzeskommentaren, Rechtsprechung und sonstiger Fachliteratur unerlässlich. Aktuelle Infos findet man unter http://www.cannabislegal.de, http://www. gruene-hilfe.de, http://www.hasch-hotline.de.

Wie werden die Strafvorschriften angewandt?

Die Gesetzesformulierungen, die sog. Straftatbestände, sind nicht so ohne weiteres – quasi automatisch – auf den Einzelfall anwendbar, sondern bedürfen der kunstgerechten Auslegung und Subsumption, wie sie der Jurist im Studium lernt. Damit ist gemeint, dass die Gesetzesbegriffe – wiederum nach bestimmten Auslegungsregeln – abstrakt erläutert werden, um dann das angeblich strafbare Geschehen unter sie einzuordnen und zu schauen, ob es passt, ob es nicht ausnahmsweise gerechtfertigt ist (z.B. durch Notwehr), und ob der Täter »schuldhaft« gehandelt hat (ob er z.B. aufgrund von Krankheit nicht anders handeln konnte). Das nennt man »subsumieren«.

Zwar gibt es zum Teil große Auslegungsspielräume. Praktisch kommt es aber letztlich auf diejenige Auslegung an, die sich durchgesetzt hat, nämlich die der obersten Gerichte: Bundesgerichtshof (BGH), Oberlandesgerichte (OLG). Diese jeweils »herrschende Meinung« (h.M.) entnimmt man unmittelbar den Urteilssammlungen (z.B. BGH in Strafsachen) oder einem der gängigen Gesetzeskommentare.

Sehr empfehlenswert, weil der aktuellste, bei weitem informativste, für die Rechtsprechung trotz seiner drogenpolitischen Tendenz pro Entkriminalisierung und Harm Reduction nach wie vor bedeutendste Kommentar ist die 5. Auflage von KÖRNER (2001). Gleichfalls empfehlenswert ist EBERTH/MÜLLER (1993). Wenig empfehlenswert sind dagegen die recht oberflächlichen und rechts-positivistischen, deutlich konservativen, teilweise explizit gegen Körner gestarteten übrigen Kommentare: FRANKE/WIENROEDER (2001). WEBER (1999), JOACHIMSKI (1996), HÜGEL/JUNGE (2000), ERBS/KOHLHAAS/PELCHEN (2000). Eine aktuelle Sammlung aller BtM-Rechtsmaterien, z.B. der neuesten Verordnungen, enthält LUNDT/SCHIWY (2002). Wichtige Urteile, Urteilskommentierungen und regelmäßige Rechtsprechungsübersichten finden sich in den monatlich erscheinenden Zeitschriften »Strafverteidiger« und »Neue Strafrechtszeitschrift« (jährlich auch auf CD). Ferner: BIFOS = BtM-Info-System des BMJ. Im Internet kann man sich auf folgenden Seiten informieren: http://www.jura.uni-sb.de, http://www.jura.uni-bremen.de.

Was für den Laien noch schwerer verständlich ist: Viel wesentlicher als diese relativ präzise und kalkulierbar erscheinende Auslegung und Subsumption ist das, was ihnen zugrunde gelegt wird: der Sachverhalt. Dieser gibt nämlich nicht unbedingt objektiv die Wirklichkeit wieder, sondern nur dasjenige, was die Beweisaufnahme in der Hauptverhandlung bzw. die richterliche Überzeugung daraus gemacht haben. Wir nennen das eine soziale, d.h. von Herrschaftsverhältnissen mitbedingte (Re-)Konstruktion von Wirklichkeit. Deshalb, und weil dieser Sachverhalt zudem – anders als in der »Berufung« – in der höchstrichterlichen Instanz (Revision) nur noch im Hinblick auf Lücken und Widersprüche in Begründung und Darstellung geprüft wird, kommt es sehr maßgeblich auf die Qualität der Strafverteidigung an. Innerhalb der weiten gesetzlichen Strafrahmen hat der Richter schließlich einen großen Ermessensspielraum hinsichtlich der sog. Strafzumessung (dazu regelm. MÖSL in NStZ). Im Hinblick auf diese Rechtsfolgenentscheidung, die ja auch anderes umfassen kann als Strafe (→ S. 502), haben wiederum der Strafverteidiger, aber auch Bewährungs- und Drogenhelfer und sonstige Zeugen sowie eventuell Sachverständige eine wichtige Funktion.

1   Das Strafkonzept des BtMG

Das eigentlich als Verwaltungsgesetz konzipierte BtMG hat sich zum repressivsten Strafgesetz überhaupt entwickelt: Gemessen an dem unter Strafrechtswissenschaftlern einhellig als äußerst diffus und inhaltsleer angesehenen Rechtsgut »Volksgesundheit« sind die Strafdrohungen mit bis zu fünf Jahren für den einfachen Umgang mit Drogen und bis zu 15 Jahren z.B. für das Handeltreiben mit einer »nicht geringen Menge« (s. § 29a Abs. 2 BtMG) exorbitant hoch – verglichen z.B. mit der gleich hohen Strafbarkeit für Totschlag oder der Höchststrafe von fünf Jahren bei einem »minder schweren Fall« des Totschlags oder einer Vergewaltigung. Begründet wird solche Strafintensität mit der Notwendigkeit, die Volksgesundheit und die drogenfreie Entwicklung der Jugend zu schützen.

Neuerdings – in der Cannabis-Entscheidung vom 9.3.1994 – will das Bundesverfassungsgericht sogar das »ungestörte soziale Zusammenleben« der Bürger durch das BtMG geschützt sehen. Mit dieser Begründung könnte man auch Zucker strafrechtlich verbieten: Ist er doch gesundheitsschädlich, macht abhängig und beeinträchtigt die Entwicklung der Jugend.

Trotz der Abstraktheit und Inhaltsleere dieser angeblich durch Strafrecht zu schützenden »Rechtsgüter« ist die Strafbarkeit im Vergleich zum sonstigen Strafrecht nicht nur extrem hoch, sondern auch noch weit in den Bereich sog. Rechtsgutgefährdung und Straftatvorbereitung vorverlagert, der in unserem sog. Tatstrafrecht sonst straffrei bleibt: Man kann sich straflos ein Messer kaufen, mit dem man jemanden umbringen will – solange man nicht dazu ansetzt, es zu tun. Und man wird überhaupt nicht strafrechtlich belangt, wenn man jemandem ein Messer oder Zyankali überlässt oder verkauft, mit dem derjenige sich dann umbringt.

Dass der Besitz von illegalen Drogen zum ausschließlichen Eigengebrauch, erst recht aber die Abgabe und der Verkauf gleichwohl strafbar sind, wird jetzt auch vom BVerfG so begründet: Das Weitergeben solcher Substanzen und das schlichte Ansichtigwerden durch andere üben eine derartige Verführungskraft aus, dass die drohende – von den Juristen wohl als infektiös-epidemisch phantasierte – Massenhaftigkeit des Konsums zu allgemeiner Abhängigkeit und Verelendung führe. Daran ändere nichts, dass Cannabiskonsum erwiesenermaßen nicht schädlich sei, führe er doch die Jugendlichen »an die Welt der Drogen« und damit an das Unheil heran! Solche Weltfremdheit fördert nicht gerade die Glaubwürdigkeit des Staates und der Justiz bei Jugendlichen.

Immerhin hat das BVerfG 1994 auch angeregt, dass die Annahmen des Gesetzgebers weiterhin überprüfungsbedürftig sind. Es mehren sich die Stimmen im Drogenhilfesystem und in der Gesellschaft, die eine solche Überprüfung – z.B. in Form einer parlamentarischen Enquete-Kommission – und gegebenenfalls eine Gesetzesreform fordern. Auch die Kritik aus der Strafrechtswissenschaft wird heftiger: Zunehmend moniert werden insbesondere:

■ die unangemessene und unausgewogene, dem verfassungsrechtlichen Verhältnismäßigkeitsprinzip widersprechenden Annahmen und Hochstilisierungen hinsichtlich von Rechtsgutsgefährdungen durch BtM: Schädigung der Volksgesundheit, der individuellen Gesundheit aller Drogenkonsumenten, des sozialen Zusammenlebens, der Familie, der internationalen Beziehungen der BRD usw.;

■ die faktische Aushebelung des unantastbaren Freiheitsrechts auf Drogenkonsum – gleich ob dieser »selbstschädigend« ist oder nicht – durch Strafbarkeit jeglichen nur denkbaren Drogenumgangs;

■ die massive Vorverlagerung und Intensivierung der »Gefährdungs«-Strafbarkeit von ansonsten im Strafrecht nicht oder weniger »strafwürdigen« Vorbereitungs- und Teilnahmeverhaltensweisen. Die Anwendbarkeit von Strafvorschriften wird dadurch teilweise schier uferlos, weil eine strafbare Handlung dessen, der die behauptete Rechtsgutsgefährdung durch Drogenumgang unmittelbar verwirklicht, anders als bei der ansonsten im Strafrecht gebräuchlichen Teilnahmestrafbarkeit nicht Bedingung ist (Wegfall der sog. Akzessorietät).

1.1   Vergehenstatbestände des § 29 BtMG

1.1.1   Jedweder direkte unerlaubte Umgang – außer durch Ärzte und Apotheker
§ 29 Abs. 1 Nr. 1, 3 und 5 BtMG

In den hier aufgelisteten Grundtatbeständen geht es um Täterschaft in dem Sinne, dass jedwede nicht nach § 3 BtMG erlaubte Form des Umgangs mit den in Anlagen I – III aufgelisteten Substanzen lückenlose strafrechtlich erfasst werden soll – mit Ausnahme des Konsums. Wie noch zu zeigen sein wird, ist es aber kaum möglich, zu konsumieren ohne sich – jedenfalls theoretisch – strafbar zu machen. Ob man auch praktisch strafverfolgt wird, ist eine andere Frage (→ S. 488). Wegen des zunehmenden Eigenanbaus und des florierenden Hanfsamenhandels werden seit 1998 (10. BtMÄndV) jedoch Cannabissamen wie illegale Drogen eingestuft, obwohl sie kein THC, also keinen psychotropen Wirkstoff enthalten.

■ »Anbauen« (Nr. 1, 1. Alternative) wird ausgelegt als »Erzielen pflanzlichen Wachstums durch gärtnerische Bemühungen«. Der Blumentopf vor dem Fenster genügt, auch wenn nicht beabsichtigt ist, das Erntegut zu konsumieren. Seit 1996 (7. BtMÄndV) darf – nur in der Landwirtschaft – ausnahmsweise Nutzhanf mit EU-zertifiziertem Saatgut oder einem THC-Gehalt von höchstens 0,3% ohne Erlaubnis angebaut werden. Der Anbau muss allerdings der Bundesanstalt für Landwirtschaft und Ernährung angezeigt werden (§ 19 Abs. 3 BtMG). Vermieter können nicht wegen Unterlassens belangt werden, wenn sie den ihnen bekannten Cannabisanbau auf ihrem Grundeigentum nicht unterbinden – es sei denn, sie haben ein eigenes Interesse daran. Umgang und Handel mit Anbauzubehör sind dann wegen Beihilfe (§ 27 StGB) strafbar, wenn es explizit um illegalen Hanfanbau geht. Das unmittelbare Ansetzen zu gärtnerischen Aktivitäten kann als strafbarer Versuch geahndet werden (§ 29 Abs. 2).

■ »Herstellen« (Nr. 1, 2. Alt.) umfasst jede Form von »Gewinnen, Anfertigen, Zubereiten, Be- oder Verarbeiten, Reinigen und Umwandeln« (§ 2 Z. 4 BtMG) und hat in Deutschland insbesondere mit Blick auf die synthetischen Drogen große Bedeutung erlangt. Das Abstreifen der wirkstoffhaltigen Blätter einer Cannabispflanze, die Zubereitung eines Opium-Tees, das Strecken von Heroin reichen z.B. dafür aus. Auch hier sind Versuch, Anstiftung und Beihilfe – z.B. die Anlieferung von Grundstoffen – strafbar.

■ »Handeltreiben« (Nr. 1, 3. Alt.) ist der umfassendste und in der Justizpraxis bzw. für die Kriminalstatistik bedeutsamste Straftatbestand. Es wird trotz heftiger Kritik aus der Strafrechtswissenschaft vom BGH weiterhin extrem weit und vage definiert als »jede eigennützige, auf Umsatz gerichtete Tätigkeit, auch die nur gelegentliche oder nur einmalige, auch die bloß vermittelnde Tätigkeit« (BGHSt 6, S. 246; BGH, NStZ 2000, S. 207). Besitz und Übergabe von Stoffen werden als »Bewertungseinheit« dem Handeltreiben zugeschlagen, sind jedoch nicht Voraussetzung. Die Vorverlagerung der Strafbarkeit und die Erfassung von unwichtigen Randfiguren als »Täter eines schwerwiegenden Delikts« ist schier grenzenlos: Schon das telefonische Verhandeln und Anbieten ebenso wie Kaufbemühungen zwecks Weiterverkauf genügen, auch wenn der Stoff noch gar nicht vorhanden ist und es zum eigentlichen Geschäft nicht kommt (KÖRNER 2001, Rn. 199 ff.). Ebenso genügt das Bereitstellen von Geld und anderen Ressourcen für einen Deal. Darüber hinaus kann der Umgang mit Geld in diesem Zusammenhang auch als »Geldwäsche« nach § 261 StGB strafbar sein (dazu KÖRNER 2001, § 29 Rn. 1820).

Auch Cannabissamen werden als BtM angesehen. Mit der absurden Begründung, dass zukünftig unendlich viel Pflanzengenerationen daraus hervorgehen, hat die Rspr. hier sogar einen »schweren Fall« konstruiert (→ S. 463). Zu all diesen Begehungsweisen kann schließlich Versuchs- und Teilnahmestrafbarkeit hinzutreten. »Eigennützigkeit« setzt nicht Gewerbsmäßigkeit voraus, sondern eine besondere Form der Bereicherungsabsicht (BGH, StV 1999, S. 428). Das könnte bei gutem Willen zugunsten eines Täters auch enger ausgelegt werden: »Eigennützigkeit« dann nicht, wenn der Wunsch im Vordergrund steht, an das BtM zu kommen. Damit könnte man die zahllosen Fälle des Dealens zur Deckung des Eigenbedarfs entkriminalisieren und die Strafverfolgung auf die vom Gesetzgeber eigentlich gemeinten Großdealer konzentrieren.

■ »Ein- und Ausfuhr« ist das Verbringen des Stoffes aus einem anderen Hoheitsgebiet in den Geltungsbereich des BtMG bzw. umgekehrt. Zum Hoheitsgebiet der Bundesrepublik Deutschland zählt auch ein Zollfreigebiet. Der Einführende muss im Inland über den eingeführten Stoff verfügen können, sonst handelt es sich nur um Durchfuhr (Nr. 5) bzw. Besitz (Nr. 3).
Der strafbare Versuch der »Einfuhr« beginnt z.B. mit dem Einchecken des Reisegepäcks zum Flug nach Deutschland. Die Einfuhrvorschrift trifft mit aller Härte auch diejenigen, die eigentlich entkriminalisiert werden sollen: die Eigenverbraucher, die eben mal jenseits der Grenze eingekauft haben. Extrem trifft sie auch die Kuriere, zumeist »arme Schweine«, die sich für wenig Geld totalem Risiko aussetzen und kaum etwas mit den wirklichen Hintermännern zu tun haben. Im Unterschied dazu betrifft »Durchfuhr« (Nr. 5) die Fälle, in denen im Inland keine Verfügungsgewalt über die illegale Substanz besteht.

■ »Veräußern« (Nr. 1, 6. Alt.) ist die »rechtsgeschäftliche, gegen Entgelt oder sonstige geldwerte Gegenleistung erfolgende Übereignung eines BtM unter Einräumung der Verfügungsgewalt« (KÖRNER 2001, Rn. 919). Das ist praktisch ein Auffangtatbestand, wenn »Eigennützigkeit« beim Handel nicht nachgewiesen werden kann.

■ »Abgabe« (Nr. 1, 7. Alt.) ist die rein tatsächliche, also nicht irgendwie geschäftliche Übertragung von Verfügungsgewalt auf einen anderen: Typischerweise das Verschenken oder Aufteilen eines Drogenvorrats. Das gilt nicht bei Überlassung zum unmittelbaren Verbrauch (dazu Nr. 6b).

■ »Sonst in den Verkehr bringen« (Nr. 1, 8. Alt.) dient als Auffangtatbestand, um jede erdenkliche Lücke in der absoluten Weitergabesperre zu schließen.

■ »Erwerben« (Nr. 1, 9. Alt.) bedingt die Erlangung der eigenen tatsächlichen Verfügungsgewalt im einverständlichen bzw. rechtsgeschäftlichen Zusammenwirken mit dem Vorbesitzer (BGH, NStZ 1993, S. 191). Nicht darunter fällt z.B. das Sich-injizieren-Lassen ohne eigene vorherige Verfügungsgewalt am Heroin.

■ »Sich in sonstiger Weise verschaffen« (Nr. 1, 10. Alt.) schließlich setzt Begründung von Eigenbesitz voraus und dient als Auffangtatbestand für jegliche illegale Erlangung. Hierunter fällt z.B. der Diebstahl von Drogen.

Nach § 29 Abs. 6 fallen übrigens, wenn es um Handel, Abgabe und Veräußern geht, auch nur vermeintliche BtM-Nachahmungen unter die Strafbewehrung der Nr. 1. Skurril mutet an, dass man sich damit z.B. auch strafbar macht, wenn man Kuhmist als Haschisch anbietet. Als derartige Pseudodrogen werden im Übrigen auch Lösungs- und Streckmittel gewertet.
»Besitz« (Nr. 3) ist ein besonders problematischer Auffangtatbestand, weil dadurch die verfassungsrechtlich gewährleistete Grundfreiheit, Drogen zu konsumieren, gleichsam unterlaufen wird: Drogen zu konsumieren, ohne irgendwie zu besitzen, ist kaum denkbar. Als absolut straflos wird lediglich das

kurze Mitziehen an einer vom Drogenbesitzer gerauchten Haschischpfeife bei anschließender Rückgabe angesehen. Sobald mehrfach gezogen wird, gilt der Gebraucher als strafbarer Mitbesitzer.

Es zählt das bewusste tatsächliche Innehaben bzw. Herrschaftsverhältnis, gleich wie erlangt (z.B. ererbt). Das kurze Ansichnehmen ohne Herrschaftswille genügt nicht (z.B. bekommt man in der Freundesrunde den Joint angeboten und zieht daran: Auch wenn man ihn eine Minute in der Hand hält, ist dies kein Besitz). Bei nur mittelbarem Besitz müssen sicherer Zugang und freie Verfügung über das BtM gewährleistet sein (was z.B. im Transit auf dem Flughafen regelmäßig der Fall ist). Wenn man aber das BtM für jemanden transportiert, kann das Beihilfe zum Handel sein, auch wenn an der Abwicklung des Geschäfts kein Anteil besteht.

Auch Schließfachaufbewahrung ist Besitz. Konsumieren allein (essen, trinken, schnupfen, rauchen, injizieren) erfüllt weder den Tatbestand des »Erwerbens« noch den des »Besitzens«. Nicht verwertbare Anhaftungen an BtM-Utensilien aus vorangegangenem Gebrauch sind kein Besitz. Besitz zum Eigenkonsum ist aber strafbar. Als Auffangtatbestand wird »Besitz« von »Handeltreiben« und »Erwerb« verdrängt.

»Erschleichen« (Nr. 9): Täuschung des behandelnden Arztes durch verbale oder gestische Angabe bzw. Vorspielen falscher Tatsachen, nicht bloßer Wertungen: z.B. durch Atropin geweitete Pupillen, simulierte Schweißausbrüche usw.

1.1.2 Verschreibung, Verabreichung, Verbrauchsüberlassung – Strafrecht und Substitutionsbehandlung
§ 29 Abs. 1 Nr. 6, 7 BtMG

Nach Nr. 6 macht sich theoretisch jeder strafbar, der ohne Befugnis und Begründetheit nach § 13 Abs. 1 BtMG eine der hier beschriebenen Tathandlungen begeht. So kann z.B. das Weiterreichen eines Joints in der Raucherrunde gewertet werden. Und nach Nr. 7 ist natürlich ein Apotheker strafbar, wenn er jegliches BtM ohne ordnungsmäßes Rezept abgibt. Faktisch trifft die Norm hauptsächlich Ärzte und Apotheker im Kontext von Substitutionsbehandlung.

Die Bundesärztekammer hatte jahrelang stur auf dem Dogma beharrt, eine wie auch immer geartete Substitutionsbehandlung verstoße – außer in ganz eng umschriebenen Ausnahmefällen – gegen die Regeln ärztlicher Kunst und sei mithin sowohl nach § 29 Abs. 1 Nr. 6 BtMG als auch wegen Körperverletzung nach § 223 StGB strafbar. Rechtswissenschaft und Rechtsprechung hatten entgegen dieser Anmaßung von Richtlinienkompetenz schon frühzeitig klargestellt, dass Ärztinnen und Ärzte sowie Patienten kraft Grundgesetzes Therapiefreiheit haben und den Patienten nach ärztlichem Ermessen und im Rahmen von dessen Einwilligung behandeln dürfen (BVerfGE 76, S. 171). Dabei müssen allerdings die allgemeinen ärztlichen Sorgfaltspflichten eingehalten

werden, d.h. angemessene Untersuchungs- und Behandlungsmethoden angewandt werden (BGHSt 1979, 29, S. 6). Der BGH stellte insbesondere klar, dass
auch eine sozialmedizinische Indikation, also die Verbesserung der sozialen
Erreichbarkeit des Patienten für Behandlung einen wichtigen Gesichtspunkt
darstellt (BGHSt 1991, 37, S. 383). Als Sinn und Zweck von § 29 Abs. 1 Nr. 6
BtMG wird nunmehr angesehen, dass verschreibungsfähige BtM im Rahmen
eines ärztlichen Heilverfahrens nur im Falle unumgänglicher Notwendigkeit
zum Zwecke der Heilung, zur Schmerzlinderung oder zur Lebenserhaltung
verschrieben, verabreicht und zum Verbrauch überlassen werden. Es soll nicht
möglich sein, Patienten BtM zur freien Verfügung abzugeben.

Vor diesem Hintergrund hat sich die Substitutionsbehandlung für Heroinabhängige – wenn auch im Vergleich zu den USA und vielen anderen Ländern
sehr spät – in der BRD durchgesetzt. Gleichwohl stehen behandelnde Ärztinnen
weiterhin sowohl in einem berufsständischen Spannungsfeld als auch in einem
komplexen Normgeflecht aus Zivil-, Straf-, Sozial und Standesrecht. Auch in
staatlichen Admiministrationen, Justiz und Rechtswissenschaft herrscht trotz
geklärter Rechtslage immer noch Verwirrung, welche professionelles Handeln
erschwert. Eine umfassende und systematische Klärung der gültigen Rechtslage bei Substitutionsbehandlung → S. 568.

1.1.3   Werben und öffentlich auffordern
§ 29 Abs. 1 Nr. 8 und 12 BtMG

Durch **Nr. 8** werden die in § 14 Abs. 5 BtMG festgelegten Werbeverbote strafrechtlch abgesichert. »Werben« wird definiert als auf Absatzförde-
rung zielender Hinweis des Werbenden auf die Bereitschaft, BtM zu liefern.
Einmal mehr wird hier ein sonst im Strafrecht weniger schwerwiegend be-
wertetes Anstiftungsverhalten als hart zu bestrafende Täterschaft eingestuft.
Zudem besteht die Gefahr, dass durch eine extensive Auslegung des Begriffs –
z.B. die richterliche Möglichkeit, ein allgemeines »Lob der Droge« als ver-
kaufsorientierte Anpreisung zu werten – das Strafbarkeitsrisiko für Antipro-
hibitionisten ausgeweitet wird. Das Versenden von Angebotslisten über verschiedene Haschischsorten oder Samen gilt jedenfalls als strafbares Werben.
Aussichtsreich argumentieren lässt sich aber z.B. gegen die Strafbarkeit der
Demonstrationsparole »Koksen Sie mit!«
Letztere Aufforderung könnte aber nach **Nr. 12** strafbar sein, wonach als
»auffordern« in Versammlungen oder Schriften angesehen werden kann,
wenn dadurch zum BtM-Konsum »aufgestachelt oder verleitet« wird. Die
Grenze zwischen strafloser Mitteilung bzw. Information einerseits und straf-
barem Hervorrufen eines Konsumentschlusses andererseits ist oft schwer zu
ziehen. Jedenfalls wird hier die Strafbarkeit schärfer eingestuft als bei § 111
StGB, wonach das öffentliche Auffordern zu jeglicher Straftat lediglich mit
der milderungsfähigen Anstiftungsstrafbarkeit (§ 26 StBG) belegt ist.

Voraussetzung für die Strafbarkeit ist, dass die Aufforderung öffentlich, auf einer Versammlung oder durch Verbreitung von Schriften erfolgt. Darunter fallen nicht »Hanfparaden« oder Demonstrationen sowie Medienaufrufe für die Legalisierung von Drogen, es sei denn, dort wird z.B. zum »massenhaften Konsum von Cannabis« aufgerufen. Die schlichte Duldung von Drogenkonsum, z.B. bei »Loveparades«, Raves oder Musikverranstaltungen, erfüllt nicht den Tatbestand, es sei denn, dass von den Veranstaltern gezielt zum Drogenkonsum aufgerufen wird. Auch Cannabis-Kochbücher oder Popsongs mögen vielleicht den Konsum positiv bewerten, stacheln dadurch aber nicht auf.

1.1.4 Gelegenheit zu Erwerb, Abgabe und Verleiten zum Verbrauch
§ 29 Abs. 1 Nr. 10 BtMG

Die komplizierte Vorschrift wurde zuletzt durch das 3. BtM-ÄndG vom 28.3.2000 unter Aufspaltung in Nr. 10 und 11 dahingehend geändert, dass nun unter bestimmten Bedingungen die Einrichtung von Fixerräumen möglich ist. Ursprünglich war sie als Auffangtatbestand vor allem gegen Gastwirte und andere Dienstleister gedacht, denen man zuschrieb, ohne den Tatbestand des Handeltreibens zu erfüllen, profitable BtM-Umschlagplätze zu betreiben. Auch »Anstifter zum BtM-Konsum«, die sonst mangels Strafbarkeit des Eigenkonsums nicht strafbar gewesen wären, wollte man treffen. Die ursprünglich ziemlich vage, d.h. potenziell alles und jeden treffende Strafbarkeit ermöglichende Vorschrift wurde durch einschränkende Auslegung und Gesetzesänderung allmählich immerhin so verändert, dass nunmehr gewisse niedrigschwellige Maßnahmen der Harm Reduction rechtlich zulässig sind. So wurde 1992 der § 29 Abs. 1 Satz 2 eingefügt, der die Straflosigkeit, also die Legalität der Einmalspritzenvergabe sowie der Substitutionsbehandlung klarstellte. Auch wenn im Jahre 2000 die Bedingungen für die Substitutionsbehandlung wieder verschärft worden sind (→ S. 568), kann doch gehofft werden, dass dieser Prozess rechtlicher Akzeptanz für Harm Reduction weitergeht. Abgesehen von der Verbesserungswürdigkeit der Regelungen zu Substitution und Fixerräumen sind – solange es überhaupt bei der irrationalen strafrechtlichen Prohibition bleibt – jetzt noch folgende wichtige Harm-Reduction-Elemente strittig und regelungsbedürftig:

■ die Straflosigkeit von Drugchecking, also die Analyse von Substanzgehalt im Interesse der User;
■ die Straflosigkeit von fachkundiger Hilfe beim intravenösen Gebrauch bzw. von fachkundiger Beratung beim sonstigen Gebrauch;
■ die Straflosigkeit der Einrichtung von Notfall- und Schlafräumen, wo Drogenkonsum nicht völlig zu unterbinden ist;
■ die Straflosigkeit ärztlicher Verschreibung oder Verabreichung von Cannabis, Heroin und Ecstasy als Medizin.

Nach **Nr. 10** sind zunächst auch weiterhin die öffentliche oder eigennützige Mitteilung sowie die Verschaffung oder Gewährung einer Gelegenheit zu Erwerb oder Abgabe strafbar. Als öffentliche Mitteilung wird jede Art von Bekanntgabe interpretiert, die von einer unbestimmten Anzahl von nicht durch persönliche Beziehungen verbundenen Personen wahrnehmbar ist. Außerdem muss sich der Täter Vorteile ausrechnen, die nicht unbedingt geldwert sein müssen. Als Gelegenheit angesehen werden konkrete günstige äußere Bedingungen, um an Stoff zu kommen oder ihn abzusetzen. Die Information über eine »Quelle« oder einen geheimen »Coffee-Shop« genügt. Wenn eine solche Gelegenheit allgemein bekannt ist, reicht das aber nicht für eine Strafbarkeit. Die Juristen streiten noch, ob Gelegenheit mit Möglichkeit gleichzusetzen ist – dann wäre jede auch beiläufige Information über Orte des Drogenkonsums strafbar –, oder ob hier im Hinblick auf die Zunahme der Akzeptanz eine »einschränkende Auslegung« angemessen ist (so KÖRNER 2001, Rn. 1375). Wenn sich jedoch ein Informant nur taktisch distanziert (»Wir wollen niemanden zum Drogenkonsum ermutigen!«), ändert das nichts an seiner Strafbarkeit.

Verleiten zum Verbrauch setzt voraus, dass ein noch nicht zum Konsum Entschlossener durch Überredung, Verführung oder Drohung zum Konsum bewegt wird. Geklärt ist jetzt, dass dies nicht allein durch das Betreiben eines Konsumraums geschieht (KÖRNER 2001, Rn. 1414).

1.1.5 Gelegenheit zu Verbrauch – Fixerräume und Strafrecht
§ 29 Abs. 1 Nr. 10 und 11 BtMG

Die Legalisierung von Drogenkonsumräumen (umgangssprachlich: Fixerräume) enthält seit 2000 die neue Nr. 11. Danach ist das Verschaffen oder Gewähren der Gelegenheit zum Verbrauch nur dann strafbar, wenn dafür keine Betriebserlaubnis nach dem neuen § 10a BtMG erteilt wurde. Für die Erlaubniserteilung sind nach Abs. 1 die obersten Landesbehörden (Landesgesundheitsamt) zuständig. Als politisches Zugeständnis an die Südländer wird diese rechtliche Möglichkeit zudem von Verordnungen der Landesregierungen abhängig gemacht. Diese kommen nur schleppend in Gang (bereits existent in Hessen, Hamburg; in Vorber.: NRW, Niedersachsen). Bayern und Baden-Württemberg schließen solche Entwicklungen derzeit aus. In § 10a Abs. 2 sind sachliche und konzeptionelle Bedingungen des Betreibens eines Konsumraums, in Abs. 3 das Erlaubnisverfahren genauestens geregelt. Die Voraussetzungen der Betriebserlaubnis (»Die zehn Gebote«) werden unten (→ S. 594) genau beschrieben.

Die Regelung stellt zwar einen Fortschritt dar, ist aber äußerst kritikwürdig: So verbietet § 10a Abs. 4 BtMG ausdrücklich die fachkundige Hilfe des Konsumraumpersonals durch Substanzanalyse oder sonstige aktive Hilfe beim Drogengebrauch. Dies widerspricht eklatant der gewandelten drogenpolitischen Linie, Prävention und Harm Reduction zumindest nicht zu verhindern.

Eigentlich grenzt dieses gesetzgeberische Verhalten an die nach § 323c StGB strafbare unterlassene Hilfeleistung oder gar an durch Unterlassen begangene schwere Körperverletzung – § 224 Abs. 1 Nr. 1 StGB. Im Übrigen ist – auch aus rein juristischer Perspektive – nicht einzusehen, warum ein nach allen Kunst- und Sorgfaltsregeln im Sinne sozialmedizinischer Hilfe betriebener Drogenkonsumraum Strafbarkeit begründen soll, nur weil eine Landesverordnung nicht besteht oder die Behörden die Einrichtung aus politischen Gründen verweigern (so auch KÖRNER 2001, § 29 Rn. 1420). Das ist unmenschlicher Formalismus, weil eine Gefährdung von Rechtsgütern, insbesondere durch die Erschließung neuer Drogenquellen oder die Erweiterung des Konsumentenkreises, dadurch nicht bewirkt wird.

Strafbar machen können sich nach Nr. 11:
■ die Betreiber, z.B. Vorstandsmitglieder von Trägervereinen, z.B. wenn ein Konsumraum ohne Erlaubnis betrieben wird oder die Einhaltung der zehn Betriebserlaubnisgebote nicht überwacht wird;
■ die Mitarbeiter eines unerlaubten Konsumraumes;
■ die Mitarbeiter eines erlaubten Konsumraumes, wenn sie die »zehn Gebote« nicht einhalten oder im Sinne von § 10a Abs. 4 BtMG aktive Hilfe leisten.

Im Einzelnen schafft der unklare Rechtsbegriff »Gelegenheit verschaffen« auch hier (s. oben) große Anwendungsspielräume und damit Willkürgefahren.

Die h.M. sieht nach nunmehr geltendem Recht paradoxerweise auch Eltern, Vermieter, Lehrer, Sozialarbeiter und andere Berufsgruppen als strafbar an, wenn sie Heroinkonsumenten in hygienische, stressfreie und risikonmindernde Konsumgegebenheiten schicken, z.B. ein sauberes Badezimmer statt Keller, zugigem Hausflur, Gosse oder Kinderspielplatz (so KÖRNER 2001, § 29 Rn. 1469). Hier könnte ein allmählicher Meinungswandel bei der Gesetzesauslegung Abhilfe schaffen (BÖLLINGER 1991a). Nach Sinn und Zweck von Nr. 11 ist die Regelung nur für spezielle Einrichtungen gedacht, die sich an eine unbekannte Vielzahl von Drogenkonsumenten richten und deshalb ähnlich sonstigen klinischen Einrichtungen bestimmte Maßgaben erfüllen müssen. Das kann nicht für alle Fälle schlicht menschlich oder familiär motivierter Hilfe im Einzelfall gelten. Nach Nr. 11 machen sich allerdings diejenigen Mitarbeiter strafbar, welche
■ aktive Hilfe leisten, z.B. bei der Injektion – eine absurde Folge, denn gerade hierdurch könnten Risiken weiter gemindert werden;
■ Erst- und Gelegenheitskonsumenten zulassen – was allerdings schwerlich überprüfbar und deshalb auch kaum nachweisbar sein dürfte;
■ Unbefugte zulassen, z.B. Minderjährige oder Konsumenten anderer Drogen als Opiate;
■ die Abgabe oder den Erwerb von BtM im Konsumraum dulden. Allerdings kann man sie nur zu regelmäßigen Kontrollen verpflichten, nicht zu körperlichen Durchsuchungen.

Eine unmittelbare Strafbarkeit wegen Verletzung der »zehn Gebote« des § 10a BtMG kommt hingegen nicht in Betracht. Jedoch werden anhaltende »Missstände« zum Widerruf der Erlaubnis führen bzw. zu Strafbarkeit wegen erlaubnislosen Betreibens. § 29 Abs. 1 Nr. 14 erstreckt sich insofern nicht auf Verordnungen nach Nr. 10a. Allerdings können Strafbarkeitsrisiken paradoxerweise dadurch entstehen, dass Personal unsachgemäß handelt, z.B. Körperverletzung wegen Injektion durch einen Nichtarzt oder durch Unterlassen (§§ 223, 230 StGB) oder der Betreiber Personal unsachgemäß auswählt (ausführlich dazu BÖLLINGER 1991a, S. 292 ff.). Praktisch wird dieses Risiko wenig bedeutsam sein.

Entgegen strafrechtlichen Extremmeinungen darf aber die Abgabe von Einmalspritzen, Teelöffeln, Abbindegürteln, Feuerzeugen, Zigarettenfiltern, Zitronen oder Ascorbinsäure, Drogentestflüssigkeiten nicht als Verschaffen einer Gelegenheit zum Drogenkonsum oder auch nur als strafbare Beihilfe (§ 27 StGB) hierzu gewertet werden (so auch KÖRNER 2001, § 29 Rn. 1422). Dies ergibt sich auch aus der seit 1992 gültigen gesetzlichen Klarstellung der Straflosigkeit von Spritzenvergabe und Spritzenaustauschprogrammen (§ 29 Abs. 1 S. 2 BtMG). Nach geltendem Recht kann auch bei Abgabe von Spritzbestecken an Nicht-Abhängige bzw. Erstkonsumenten keine Strafbarkeit hergeleitet werden (so KÖRNER 2001, § 29 Rn. 1444).

Auch Drugchecking (im Einzelnen → S. 474) wird trotz seiner evident der Harm Reduction, ja der Lebensrettung dienenden Funktion teilweise immer noch als strafbares Verschaffen von Gelegenheit gewertet (kritisch dazu KÖRNER 2001, § 29 Rn. 1438). Auch die Entgegennahme und Weiterleitung von Drogenproben wird teilweise als Erwerb, Besitz und Abgabe als strafbar angesehen. Ebenso wird die Bekanntmachung der Ergebnisse (»Drug Monitoring«) von manchen Staatsanwälten als Werbung für und öffentliche Aufforderung zum Konsum gebrandmarkt. Immer mehr Staatsanwälte folgen aber wohl der von Körner und auch hier vertretenen Ansicht, dass ein strafbares Verhalten dann keinesfalls gesehen werden kann, wenn die Konsumprobe nicht an den Einsender zurückgegeben, sondern durch die bzw. nach der Analyse vernichtet wird. Maßgeblich ist hier inzwischen ein die Strafbarkeit verneinender Beschluss des LG Berlin (KÖRNER 2001, § 29 Rn. 1440).

Das Betreiben von Headshops und ähnlichem sowie der Verkauf von Drogen-Paraphernalia (»Grow-«, Produktions-, Schmuggel-, Transport- und Konsumzubehör) sowie einschlägiger Literatur erfüllt jedenfalls nicht den Tatbestand der Nr. 11, kann aber bei konkretem Bezug zu einem BtM-Delikt als strafbare Beihilfe (§ 27 StGB) gewertet werden. Allerdings kann hier auf außerstrafrechtliche Sanktionen zurückgegriffen werden, z.B. die Untersagung der Gewerbeausübung (§ 35 Abs. 1 Gewerbeordnung). Auch der Privatverkauf einschlägiger Waren ist dementsprechend straflos.

Das private Bereitstellen von Räumlichkeiten, die zum Drogenkonsum genutzt werden, ist nur dann als Verschaffen oder Gewähren einer Gelegenheit zu werten, wenn dadurch der Drogenverkehr gefördert wird. Keinesfalls ist ein Vermieter, Hotelwirt oder privater Gastgeber strafbar, der von dem Drogenkonsum des Mieters oder Gastes erfährt und ihn duldet – es sei denn, er tut dies gezielt, um den Drogenkonsum zu fördern. Vermieter haben keine Verpflichtung, Drogenkonsum zu unterbinden. Allerdings ist ein Gastwirt zur Intensivierung der Kontrollen verpflichtet, wenn er Anzeichen für regelmäßigen Drogenhandel in seinen Räumlichkeiten wahrnimmt, sonst riskiert er die Zulassung (sehr ausführlich dazu: KÖRNER 2001, § 29 Rn. 1450 ff.).

Wahrhaft skurril wird die juristische Kunst bei der Bewertung von Raucherrunden und Konsumgemeinschaften: Wenn juristisch gemeinsamer Drogenbesitz konstruiert werden kann, macht sich keiner wegen Verschaffung oder Gewähren von Gelegenheit strafbar, wohl aber, wenn ein Gastgeber nicht drogenbesitzenden Gästen einen Joint oder eine Prise Koks zum »beliebigen Gebrauch« anbietet. Bei »sofortigem Gebrauch« ist er hingegen strafbar nach Nr. 6. Als absolut straflos wird lediglich das kurze Mitziehen an einer vom Drogenbesitzer gerauchten Haschischpfeife bei anschließender Rückgabe angesehen.

1.1.6   Geldmittel verschaffen
§ 29 Abs. 1 Nr. 13 BtMG

Tathandlung ist das Bereitstellen von Geld oder anderen Vermögensgegenständen zum Zweck der dort genannten Umgangsmodalitäten mit illegalen Substanzen. Nicht darunter fallen selbstverständlich normale Geldgeschäfte mit Drogenhändlern, z.B. Mietverträge, Verkauf von Lebensmitteln usw.

1.1.7   »Besonders schwere Fälle«: Gewerbe – Gesundheitsgefährdung
§ 29 Abs. 3 BtMG

Bei Abs. 3 handelt es sich um eine sog. Strafzumessungsregel anhand von Regelbeispielen (S. 2). Deren Vorliegen hat für das Gericht, das seine Entscheidung auf eine Abwägung aller Umstände stützen muss, Indizfunktion. Auch bei ihrem Vorliegen kann das Gericht von der Anwendung von Abs. 3 absehen. Es kann aber auch ohne ihr Vorliegen nach Satz 1 auf eine Strafe von einem bis 15 Jahren erkennen, wenn es allgemein eine erhöhte Strafwürdigkeit des Verhaltens feststellt. Das Gericht hat damit einen kaum zu verantwortenden Beurteilungsspielraum. Regelbeispiele (Satz 2) sind:

Nr. 1: »Gewerbsmäßigkeit« in den Fällen der Nr. 1, 5, 6, 10, 11 oder 13. – Damit sollen insbesondere die illegalen Rauschgifthändler, »Pusher«, getroffen werden. Erforderlich ist die »Absicht, sich durch wiederholte Begehung eine fortlaufende Einnahmequelle von einiger Dauer zu verschaffen; dafür kann u.U. schon einmaliges Handeltreiben ein Hinweis sein« (BGH, StV 1987, S. 345). Gegenüber der mittleren Verteilungsebene im Drogenhandel greift diese Vorschrift faktisch kaum, es trifft – entgegen dem Gesetzeszweck – zumeist selbst abhängige Dealer, die regelmäßig zur Deckung des Eigenbedarfs Handel treiben. Dadurch kommt man schnell in den Bereich dieser extremen Strafandrohung. Man sollte gegen die »h.M.« einschränkend auslegen: »Gewerbsmäßig« setzt voraus, dass der Handel die überwiegende Einnahmequelle darstellt und gewinnorientiert ist. Damit könnte man die Kleindealer aussparen.

Nr. 2: »Gesundheitsgefährdung mehrerer Menschen« durch eine Handlung nach Nr. 1, 6 oder 7. – Nach dieser justizpraktisch kaum anwendbaren Norm muss eine konkrete Gefährdung nachgewiesen sein. Dafür genügt nicht eine vorübergehende Störung des Wohlbefindens; vorliegen muss eine zu befürchtende erhebliche Schädigung von einiger Dauer. Es genügt also nicht, wie von manchen Politikern beabsichtigt, die Herstellung im Laboratorium als Kriterium: Jedes Rauschmittel wäre dann als gesundheitsschädlich zu bewerten. Anzuwenden wäre Nr. 2, wenn z.B. mindestens zwei Menschen durch eine üble Mischung von Heroin (z.B. mit Strychnin) zu Schaden kommen könnten. Bei der Ursachenzuschreibung von Schäden muss klar zwischen der an sich ungefährlichen Wirkung der reinen und richtig dosierten Droge und den eigentlich schädigenden Randbedingungen unterschieden werden, z.B. der vom Käufer eigenverantwortete Beigebrauch von Barbituraten oder der kriminalisierungsbedingte Verelendungszustand.

Trotz formalen Vorliegens eines »besonders schweren Falles« kann – wie bereits erwähnt – in Ausnahmefällen auf das entsprechende Strafmaß verzichtet werden, wenn wesentliche Strafmilderungsgründe gegeben sind und dadurch Unrecht und Schuld des Täters gemindert erscheinen. Es zählen Argumente wie die schwere Drogenabhängigkeit des Angeklagten oder die »extreme psychische Belastungssituation« (Beziehungskonflikt, Berufsprobleme usw.), aber auch dass der Angeklagte Opfer eines Lockspitzeleinsatzes wurde, dass er Aufklärungshilfe leistete (§ 31 BtMG), oder dass eine Bestrafung wegen derselben Tat bereits durch ein ausländisches Gericht erfolgte (KÖRNER 2001, § 29 Anm. 779 ff.).

Umgekehrt kann aber auch in anderen, nicht als Regelbeispiel genannten Fällen ein »besonders schwerer Fall« angenommen werden. So z.B. dann, wenn BtM in besonderen, eigens dafür angefertigten Schmuggelverstecken oder an schwer zugänglichen Stellen verborgen wurden. Darüber hinaus dann, wenn BtM in Krankenhäusern, Justizvollzugsanstalten, Schulen oder Therapieeinrichtungen eingeschmuggelt werden oder dort mit ihnen gehandelt wird, insbesondere, wenn dazu die eigene Berufstätigkeit ausgenutzt wird. Weiter bei der Ausbeutung von Drogensüchtigen oder deren Angehörigen und schließlich auch beim bewaffneten und gewaltsamen Drogenhandel (KÖRNER 2001, § 29 Rn. 1559).

1.1.8 Fahrlässigkeit
§ 29 Abs. 4 BtMG

Fahrlässig handelt im Hinblick auf alle Tatbestände des § 29, wer die Sorgfalt, zu der er nach den Umständen und nach seinen persönlichen Fähigkeiten und Kenntnissen verpflichtet und imstande ist, außer Acht lässt und infolgedessen die Tatbestandsverwirklichung nicht voraussieht. Darunter kann z.B. der Irrtum über die Illegalität einer Droge fallen.

1.1.9 Straflosigkeit bei »geringer Menge zum Eigenverbrauch«
§ 29 Abs. 5 BtMG

Entsprechend dem Verfassungsgrundrecht auf allgemeine Handlungsfreiheit (Art. 2 GG) wird hier zwar die Straflosigkeit der »Selbstschädigung durch Drogengebrauch« klargestellt. Deutlich ist aber, dass die gesamte Gesetzeskonzeption dieses Freiheitsprinzip unterläuft, indem jeglicher nur denkbare Drogenumgang außer Konsum unter Strafe gestellt ist. Im Einzelnen wird auf die praktische Anwendung dieser Vorschrift → S. 488 eingegangen.

1.1.10 »BtM-Imitate«
§ 29 Abs. 6 BtMG

Durch diesen Paragrafen sollen Drogenkonsumenten vor Gesundheitsgefährdungen durch Konsum von Pseudo-BtM geschützt werden. Diese Gesetzesbegründung mutet angesichts der durch die Prohibition erzeugten Gesundheitsrisiken unverhältnismäßig und heuchlerisch an. Strafbar ist also auch, wer nicht-psychotrope oder nicht durch das BtMG illegalisierte Substanzen als illegale Drogen abgibt, veräußert oder verhandelt; z.B. Henna als Haschisch, Backpulver oder Captagon als Heroin. Auch der Erwerber oder Importeur von Pseudo-Drogen entgeht der gerechten Strafe nicht: Ihn erwischt es wegen »untauglichen Versuchs« (§ 29 Abs. 2).
Im Übrigen können bei Medikamenten, Giften und Pseudo-Drogen auch andere Gesetze Anwendung finden, insbesondere das Arzneimittelgesetz (AMG), das Chemikaliengesetz (ChemG) und die darauf beruhende Gefahrstoff-Verordnung sowie das insbesondere auch Alkohol und Tabak regulierende Lebensmittel- und Bedarfsgegenstände-Gesetz (LMBG). Weiter kann die Beibringung eines giftigen oder gesundheitsgefährlichen Stoffes nach § 224 Abs. 1 Nr. 1 StGB strafbar sein. Schließlich wird der unerlaubte Umgang mit für die Herstellung von BtM geeigneten Grundstoffen durch § 29 Grundstoffüberwachungs-Gesetz (GÜG) unter Strafe gestellt (Liste bei KÖRNER 2001, § 29 Rn. 1771).

1.2   Besonders harte Strafen: Verbrechenstatbestände

1.2.1   Jugendschutz(?) – »Nicht geringe Menge«
§ 29a BtMG

Mehr denn je widerspricht die sehr harte, von im Minimum einem Jahr bis zu 15 Jahren reichende Strafandrohung gegen »Jugendverderber«, »Pusher« und »Dealer« eklatant der Wirklichkeit, den praktischen Erfordernissen der akzeptierenden Drogenarbeit und damit dem Verfassungsprinzip der Verhältnismäßigkeit. Denn die eigentlich gemeinten Übeltäter tauchen in der Statistik kaum auf. Strafbar machen sich vor allem die knapp über 21-jährigen, welche BtM an ihre etwas jüngeren Freunde in der Szene »abgeben« oder sie ihnen »zum Verbrauch überlassen«. Als »gefährliche Dealer« strafverfolgt werden angesichts der vom BGH nach wie vor unglaublich niedrig gehaltenen Grenzwerte (dazu unten) hauptsächlich Kleindealer, die damit den Eigenbedarf decken. Die »echten Hintermänner« erwischt man fast nie.

Abs. 1 Nr. 1: Nicht nur der entgegen dramatisierenden Medienberichten in der Wirklichkeit kaum vorkommende »Drogen-Pusher am Schulausgang«, sondern auch Eltern, Freunde, Sozialarbeiter können sich ins Unglück stürzen, wenn sie aus Freundschaft, Mitleid wegen Entzugserscheinungen und Ähnlichem einem unter 18-Jährigen auch nur geringste Mengen von BtM verschaffen. Durch Wertung als »minder schwerer Fall« (Abs. 2) kann die Strafe allerdings bis zu drei Monaten abgemildert werden.

Abs. 1 Nr. 2: Sonderproblem »nicht geringe Menge«. – Handel, Herstellung, Besitz und Abgabe einer »nicht geringen Menge« gelten als besonders »gefährlich für die Volksgesundheit«. Mit dieser Vorschrift sollen vor allem Dealer getroffen und abgeschreckt werden. Die Bestimmung dessen, was als »nicht geringe Menge« gewertet wird, bleibt im Prinzip dem einzelnen Gericht überlassen, welches alle Umstände des Einzelfalles zu berücksichtigen hat. Diese Einzelfallkompetenz betont auch wieder das BVerfG (StV 1994, S. 269). Dadurch entsteht aber die Zwickmühle, dass für den Bürger unvorhersehbar bleibt, wie er sich strafbar macht. Das verstößt gegen Art. 103 Abs. 2 GG. Deshalb kommt es faktisch zur höchstrichterlichen Festlegung von Grenzwerten, welche unten wiedergegeben werden.

Gleichwohl sollten Verteidiger auf die Einzelfallkompetenz der Gerichte bewusst abstellen und sie sich zunutze machen. Es ist der Erinnerung wert, dass bei Reinheit und richtiger Dosierung nicht die Drogen an sich gefährlich sind, sondern die Beimengungen der Substanz, der Kontext ihres Konsums und der persönliche, eventuell durch Kriminalisierung verelendete Zustand des Konsumenten. Gemessen am geschützten Rechtsgut Volksgesundheit bzw. dem angenommenen Gefährlichkeitsgrad der Drogen ist es unsinnig, stereotyp an Markt- oder Wirkstoffmengen anzuknüpfen. Man kann sagen: Je stärker gestreckt, desto gefährlicher der Stoff; je reiner, desto ungefährlicher, wenn der Konsument die Konzentration kennt. Dies sollte man argumentativ immer wieder gegen die Rechtsprechung vorbringen.

Vom Gesetz richterlicher Auslegung überlassen ist also die Abgrenzung der »nicht geringen Menge« einerseits und der »geringen Menge« in § 29 Abs. 5 BtMG andererseits (→ S. 488). Folgende Auslegung mit einer Dreiteilung der Mengen und auf der Basis einer durch Beweiserhebung festzustellenden Wirkstoffkonzentration hat sich höchstrichterlich durchgesetzt (ERBS/KOHLHAAS/PELCHEN 2000, § 29a Anm. 4):

- geringe Menge   §§ 29 Abs. 5, 31   = strafmildernd
- normale Menge   § 29 Abs. 1   = normale Strafe
- nicht geringe Menge   §§ 29a–30a   = straferhöhend

Mindestgrenzwerte bzw. Richtwerte der »nicht geringen Menge« auf der Basis des Wirkstoffgehalts
Die Marktmenge ist unmaßgeblich
Die strafrechtliche Mengenlehre

		Wirkstoff
Cannabis	7,5 g	THC (BGHSt 33, S. 8 = StV 1984, S. 466)
Kokain	5,0 g	Kokainhydrochlorid (BGHSt 33, S. 133 = StV 1985, S. 189)
Heroin	1,5 g	Heroinhydrochlorid (BGHSt 32, S. 162 = StV 1984, S. 27)
Morphin	4,5 g	Morphinhydrochlorid (BGHSt 35, S. 179 = StV 1988, S. 107)
Opium	6,0 g	Morphinhydrochlorid (OLG Köln StV 1995, S. 306)
Methadon	3,0 g	Methadonhydrochlorid (OLG Karlsruhe 1994, S. 547)
Codein	15,0 g	Codeinphosphat (so Körner 2001, § 29a Rn. 67; noch nicht richterlich entschieden)
Amphetamin	10,0 g	Amphetaminbase (BGHSt 33, S. 169 = StV 1985, S. 280)
ICE	10,0 g	Methylaminorex-Base (LG Braunschweig NStZ 1993, S. 444)
MDMA	35,0 g	MDMA, MDA oder MDE (so tendenziell BGH StV 1996, S. 665)
Kath	30,0 g	Cathinon-Wirkstoff (AG Lörrach b. Körner 2001, § 29a Rn. 82)
Psilocybin	3,5 g	Psilocybin-Wirkstoff (AG Borken b. Körner 2001, ebd.)

In einer weiteren rechtspolitischen Pionierentscheidung hat das LG Lübeck 1994 unter Berufung auf Sachverständigengutachten und die (auf einer Lübecker LG-Entscheidung von 1991 beruhende) Cannabis-Entscheidung des BVerfG mehrere Kilogramm Haschisch noch nicht als »nicht geringe Menge« gewertet (StV 1994, S. 659). Es wurde in der Argumentation »Wenn 1 g nicht gefährlich ist, sind auch 1.000 g nicht gefährlich!« vom OLG Schleswig unterstützt (StV 1995, S. 368). Deshalb musste der BGH entscheiden, der stur auf seiner Position beharrte (BGH, StV 1996, S. 95).

Der Wirkstoffgehalt muss im Einzelfall mithilfe von Sachverständigen ermittelt werden oder, falls dies nicht möglich ist, vom Gericht geschätzt werden, wobei der jeweilige Sachverhalt, insbesondere die BtM-Menge, die Umstände des Konsums zugrunde gelegt werden, und der Grundsatz »im Zweifel für den Angeklagten« Anwendung finden muss.

Bei Bewertung als Mittäterschaft ist jedem der Täter die Gesamtmenge zuzurechnen. Beim fortgesetzten, also über längere Zeit sich erstreckenden Erwerb von BtM müssen nach der neuen, verschärften BGH-Rechtsprechung die Einzeldelikte separat nachgewiesen und bewertet werden, wodurch insgesamt ein höheres Strafniveau vorgegeben wird, andererseits aber nicht so leicht der Bereich der »nicht geringen Menge« erreicht wird.

Aber weiterhin gerät auch der zur Finanzierung des Eigenbedarfs dealende Abhängige schnell in den Bereich des »besonders schweren Falles« und damit aus dem Bereich des § 35 BtMG. Gegen diese Sinnwidrigkeit sollte man immer wieder argumentieren (s. oben). Von der »gebunkerten« und deshalb »nicht geringen« Eigenverbrauchsmenge ist in der Vorschrift nicht die Rede. In unnötig weiter Auslegung wird das aber als »ungeschriebener besonders schwerer Fall« eingestuft, wogegen man argumentieren sollte (vgl. KÖRNER 2001, § 29 Rn. 1559).
Abs. 2 setzt die Bestrafung in »minder schweren Fällen« auf drei Monate bis fünf Jahre herab. Als Kriterien kommen in Betracht: Nähe zum Grenzwert; keine Geeignetheit des Verhaltens i.S. einer Weitergabe oder Gefahr für die Volksgesundheit; Eigenbedarfsvorrat usw. Die Gerichte haben also, selbst wenn einer der Tatbestände bejaht wird, im Einzelfall immer noch großen Entscheidungsspielraum.

Als »minder schwerer Fall« kann aufgrund einer »Gesamtbetrachtung aller Tatumstände« z.B. das Dealen zur Finanzierung des Eigenbedarfs gewertet werden (BGH, StV 1982, S. 225), das »Bunkern« von Stoff zur Sicherung des Eigenbedarfs bei Abhängigen oder bei Angestiftet-worden-Sein durch Tatprovokation (KÖRNER 2001, § 29a Rn. 139 ff.). Allerdings hat der BGH einen weiteren Versuch des LG Lübeck (StV 1995, S. 255) gekippt, die Ungefährlichkeit von Cannabis als »minder schweren Fall« einer »nicht geringen Menge« strafmindernd zu berücksichtigen (BGH, NStZ 1998, S. 254).

1.2.2   **Bande – Gewerbe – Todesverursachung durch Abgabe –**
          Einfuhr »nicht geringer Menge«
          § 30 BtMG

Mit der Definition von – als »besonders gefährlich und verabscheu-
ungswürdig« (BTDrucks 8/3551, S. 37) bewerteten – Handlungsweisen als Verbrechen, bei einer angedrohten Mindeststrafe von zwei Jahren und einer
Höchststrafe von 15 Jahren, sollen die besonders »gefährlichen Drogentäter«
abgeschreckt werden. Dabei handelt es sich um eine Norm, die im Vergleich
zu vorsätzlichen bzw. fahrlässigen Körperverletzungs- und Tötungsdelikten
mit unverhältnismäßig hoher Strafe droht und deshalb aus unserer Sicht verfassungswidrig ist. Praktische Bedeutsamkeit hat diese Vorschrift bisher kaum
erlangt: Die Hintermänner und Großdealer erwischt man kaum. Auch hier
kann die Strafe nach den oben erwähnten Kriterien gemildert werden (Abs. 2).

Nr. 1: »Bande«, bezogen lediglich auf Anbau, Herstellen und Handeltreiben.
Der BGH (NJW 92, S. 58) bejaht eine »Bande« bereits bei zwei Mitgliedern
(z.B. Ehepaar); eine »kriminelle Vereinigung« braucht dagegen mindestens
drei Mitglieder. Verbindet mehrere Täter der Wille, vorübergehend, und zwar
von Fall zu Fall in verschiedenen Zusammensetzungen und in Ausnutzung
günstiger Gelegenheiten gemeinsam Straftaten unter der Führung eines Täters zu begehen, so liegt bandenmäßige Begehensweise vor. Ein internationaler Rauschgiftring kann u.U. auch eine »kriminelle Vereinigung« darstellen
(s. § 30b BtMG bzw. § 129 StGB). Erforderlich ist ein entsprechendes subjektives Bewusstsein. Sinnwidrig wäre es, wenn schon das Fixerpärchen, welches sich zur Bedarfsdeckung zusammentut, als Bande gewertet würde.

Nr. 2: »Gewerbsmäßigkeit« bezogen auf die Modalitäten des § 29a Abs. 1
Nr. 1.: Zweck der Vorschrift ist der Jugendschutz. Zur Auslegung → S. 463. Die
gewerbsmäßige Abgabe braucht nicht auf Jugendliche beschränkt zu sein.

Nr. 3: »Leichtfertige Todesverursachung«. – Zunächst muss eine zurechenba-
re Ursächlichkeit zwischen der Abgabe oder Verbrauchsüberlassung und
dem Todeseintritt gegeben sein: der Stoff muss durch die Tathandlung unmittelbar an oder in das Opfer gelangt sein. Die Rechtsprechung ist sich nach
wie vor nicht einig, ob in solchen Fällen § 30 Abs. 1 Nr. 3 BtMG (Strafe: zwei
bis 15 Jahre!) §§ 222, 13 StGB (Höchststrafe: fünf Jahre) oder gar §§ 212, 13
(fünf bis 15 Jahre) angewendet werden sollen (s. im Einzelnen → S. 474).
Grundsätzlich können Strafnormen des BtMG und des StGB zugleich angewandt werden (§ 52 StGB). In zwei Drogen betreffenden Leitentscheidungen
sagt der BGH zwar hinsichtlich der Tötungsdelikte nach StGB: »Eigenverantwortlich gewollte und verwirklichte Selbstgefährdungen unterfallen nicht
dem Tatbestand eines Körperverletzungs- oder Tötungsdelikts, wenn das mit
der Gefährdung bewusst eingegangene Risiko sich realisiert. Wer lediglich eine solche Selbstgefährdung veranlasst, ermöglicht oder fördert, macht sich

nicht [...] strafbar.« (BGH 32, S. 262.) »Wer eine eigenverantwortlich gewollte und verwirklichte Selbstgefährdung vorsätzlich oder fahrlässig unterstützt, ist mangels Haupttat nicht strafbar. Die Strafbarkeit des den Akt der Selbstgefährdenden fördernden Dritten beginnt erst dort, wo er kraft überlegenen Sachwissens das Risiko besser erfasst als der sich selbst Gefährdende.« (NStZ 1985, S. 25). Damit ist eigentlich klar, dass ein drogenbedingter Todesfall demjenigen, der abgibt oder zum Verbrauch überlässt, ausschließlich dann zugerechnet bzw. angelastet werden kann, wenn der Konsument nicht ausreichend informiert war, z.B. hinsichtlich der Zusammensetzung oder Wirkstoffkonzentration des Stoffes usw., oder sich in einem der Schuldunfähigkeit entsprechenden Zustand befand und deshalb die Situation nicht voll erfassen konnte. Gleichwohl sehen der BGH in einer anderen Leitentscheidung und die h.M. jedoch betreffend § 30 Abs. 1 Nr. 3 BtMG, der in diesen Leitentscheidungen gar nicht geprüft wurde, nicht nur Verabreichen, sondern auch Abgabe und Überlassung zum unmittelbaren Verbrauch als kausale Verursachung an: Der Schutzzweck der BtM-Vorschriften verlange »eine Einschränkung des Prinzips der Selbstgefährdung und somit der Grundsätze zur bewussten Selbstgefährdung« (BGH 37, S. 179). Denn hier sei nicht nur das Rechtsgut Leben geschützt, sondern darüberhinaus auch das Rechtsgut Volksgesundheit. Diese Argumentation halten wir unter strafrechtsmethodischen Gesichtspunkten für widersprüchlich und unhaltbar. Auch Beihilfe zum eigenverantwortlichen Suizid ist straflos!

Leichtfertigkeit wird angenommen, wenn der Täter in »grober Achtlosigkeit« nicht erkennt, dass er den Tatbestand verwirklicht, wenn er »unbeachtet lässt, was jedem einleuchten muss«. Dies wird z.B. verneint, wenn der Verkäufer einen Hinweis auf die besonders starke Wirkung des BtM gegeben hat. Einem seit Jahren auf der Szene verkehrenden Fixer wird aus strafrechtlicher Sicht grundsätzlich zugetraut und zugemutet, einen riskanten Verlauf vorauszusehen, wenn er Drogen weitergibt.

Aus medizinischer Sicht erscheint dies teilweise überzogen und zuviel verlangt, denn bei Heroinvergiftungen können die verschiedensten tödlichen Verläufe vorkommen:

- Relative oder absolute Überdosierung führt zu Atemlähmung; Überreaktion eines geschwächten Organismus, allergischer Schock;
- giftige, unverträgliche Heroinmischungen; wirkungssteigernder Beigebrauch von Kokain, Psychopharmaka und v.a. Barbituraten;
- Erbrechen, Verschlucken und Ersticken nach Heroin-Injektion;
- innere Organkomplikationen nach Heroin-Injektion.

Wegen der gleichen Höchststrafe wie bei Totschlag muss das Merkmal »leichtfertig« jedenfalls so eng ausgelegt werden, dass es an den »bedingten Vorsatz« angenähert wird. Bei der Würdigung müssen auch die drogenpolitischen Rahmenbedingungen Berücksichtigung finden, z.B. dass der Todeseintritt häufig verhindert werden könnte, wenn – durch geschützten Konsum in »Fixerräumen« – schnell Hilfe geleistet werden könnte.

Nr. 6: »Einfuhr nicht geringer Mengen«. Die Bundesregierung sieht in dieser Vorschrift »die wichtigste strafrechtliche Maßnahme gegen die Überschwemmung des Bundesgebiets mit Rauschgift« (BTDrucks 8/3551, S. 53). Absurd erscheint, dass dafür die Einfuhr (z.B. von 7,5 g Cannabis-Wirkstoff!) zum Eigenbedarf ausreicht. Dies lässt sich nur über die Annahme eines »minder schweren Falles« nach Abs. 2 korrigieren.

1.2.3 Gegen »Organisierte Kriminalität«
§ 30a und b BtMG

Mit nicht unter fünf Jahren sollen schließlich die mutmaßlich großen und international operierenden Banden, Kartelle, Triaden, Mafias usw. abgeschreckt werden (zur Auslegung des Bandenbegriffs und zur »nicht geringen Menge« → S. 469). Während § 129 StGB normalerweise nur inländische »kriminelle Vereinigungen« erfasst, wird seine Anwendbarkeit durch § 30b BtMG auch auf Angehörige ausländischer Rauschgifthandelsorganisationen ausgeweitet. Im Übrigen werden nach dem sog. Weltrechtsprinzip des § 6 Abs. 5 StGB von dieser Strafbarkeit auch nur in Deutschland strafbare, von Ausländern im Ausland begangene Straftaten erfasst. Diese völkerrechtswidrige Souveränitätsanmaßung wird allerdings dahingehend von der Rechtsprechung korrigiert, dass schutzwürdige Inlandsbelange berührt sein müssen (BGH 34, S. 334).
Abs. 2 Nr. 1 enthält die früher in § 29a enthaltene und nun maßlos auf ein Minimum von fünf Jahren verschärfte Strafdrohung gegen das »Bestimmen« von Jugendlichen zum Handeltreiben. Für die Tathandlung genügt die »Einflussnahme auf den Willen eines anderen«, auch wenn dieser schon allgemein zu derartigen Straftaten bereit ist (BGH, NStZ 1994, S. 29). Nach Abs. 2 Nr. 2 wird schließlich – um die Mafia einzuschüchtern! – extrem bestraft, wer beim Umgang mit »nicht geringen Mengen« eine Waffe bei sich führt.

1.3 Opiatabgabe und -verabreichung als Straftat

Eine weitere Ebene der Drogenrepression wird, wie bereits gezeigt, durch die Anwendung von allgemeinem Strafrecht auf all diejenigen eröffnet, die Drogen privat unter Freunden als kleiner oder professioneller Dealer abgeben, zum Verbrauch überlassen oder verabreichen.

Abgesehen vom hier nicht zu erwägenden Fall, dass jemand Opiate (Morphin, Heroin, Methadon) vorsätzlich als Tötungsgift benutzt, kommt eine »Tötung durch Unterlassen« (§§ 212, 13 StGB) dann in Betracht, wenn der Handelnde gegenüber dem Opiatkonsumenten eine besondere Handlungs- und Fürsorgepflicht (»Garantenstellung«) hat, wie z.B. Verwandte, Lebenspartner, der behandelnde Arzt, aber auch der Partner einer kurzfristigen Gefahrengemeinschaft, wie sie im gemeinsamen Konsum gesehen werden kann. In solchen Konstellationen muss der Verantwortliche die Anwendung des Opiats genau überwachen und dabeibleiben, um im Notfall (→ S. 474) helfend eingreifen zu können. Andernfalls macht er sich einer Tötung durch Unterlassen schuldig, wenn er den Todeseintritt »billigend in Kauf genommen« hat, zumindest aber einer fahrlässigen Tötung durch Unterlassen (§§ 222, 13 StGB). Letzteres hat der BGH (JR 1979, S. 429) zulasten eines Arztes angenommen, der einem drogenabhängigen Patienten bei einer Entziehungstherapie ein Suchtmittel verordnete, welches sich dieser entgegen der ausdrücklichen Anordnung des Arztes intravenös und in Überdosis spritzte: Hier wurde die Eigenverantwortlichkeit des Drogenabhängigen kraft »überlegenen ärztlichen Sachwissens« verneint.

Kritisch ist häufig die Situation, dass ein Drogengebraucher unmittelbar nach dem Erwerb noch im Beisein des Dealers injiziert. Der BGH (StV 1985, S. 56) schreibt die besondere Handlungspflicht in diesem Fall auch dem Heroinlieferanten zu. Wenn der Konsument bewusstlos wird, und der Dealer aus Angst vor der Justiz keinen Krankenwagen ruft, sondern sich davonmacht, erfülle er §§ 222, 13 StGB. Auch nach § 323c StGB – Unterlassene Hilfeleistung – kann der Dealer insofern belangt werden, als er an der Selbstgefährdung seines Abnehmers mitgewirkt hat (so auch KÖRNER 2001, § 30 Anm. 83). Dasselbe gilt für sog. Fixerrunden aufgrund ihrer Gefahrengemeinschaft.

Bei Opiatverabreichung kommt auch noch eine Strafbarkeit aus §§ 223, 223a StGB in Betracht. In manchen Fällen wird man sagen können, dass die verabreichende Person nur Beauftragte oder Hilfsperson dessen ist, der selbst das Opiat konsumieren will: Dann spricht man von strafloser, eigenverantwortlicher Selbstschädigung mittels eines Werkzeuges. Die Hilfsperson erfüllt dann nicht den Tatbestand. Überwiegend wird aber eine tatbestandliche Körperverletzung angenommen, weil es sich bei der Applikation, sei sie intravenös oder peroral, um einen Eingriff in die körperliche und psychische Integrität handele.

Normalerweise ist der ärztliche Heileingriff gerechtfertigt, wenn nach sorgfältiger Untersuchung und Aufklärung der Patient einwilligt. Bei einer ärztlich nicht indizierten Behandlung wird ebenso wie bei einer durch einen Nicht-Arzt vorgenommenen, an sich vielleicht sogar indizierten Behandlung, verschiedentlich angenommen, dass eine Rechtfertigung durch Einwilligung nach § 226a StGB wegen Verstoßes gegen die »guten Sitten« nicht möglich sei (OLG Frankfurt, NStZ 1988, S. 25; vgl. im Einzelnen BÖLLINGER 1989). Dagegen muss nach unserer Ansicht allein auf die Kenntnis des mündigen und eigenverantwortlichen Konsumenten abgestellt werden: Wenn er voll über Modalitäten und Risiken der Verabreichung informiert war, gilt seine Einwilligung, eine Strafbarkeit nach §§ 223, 223a StGB entfällt (s. auch ROXIN, NStZ 1984, S. 412).

1.4 Beschaffungs-, Folge- oder Begleitkriminalität

Oftmals machen sich Drogenabhängige nicht nur durch Verkauf, Erwerb, Besitz usw. von illegalen Drogen strafbar, sondern auch dadurch, dass sie sich Geld für den Stoff mit illegalen Methoden beschaffen (müssen), oder schlicht durch die Berauschung selbst. Auch als Helfer oder Angehöriger ist man in Gefahr. Wie man sich dabei strafbar machen kann, ergibt sich aus dem StGB. Beispielhaft erwähnt seien nur die folgenden Tatbestände des StGB:

- Urkundenfälschung bei Fälschung von BtM-Rezepten (§ 267);
- Diebstahl und schwerer Diebstahl (§§ 242, 243): z.B. Apothekeneinbruch, Diebstähle aus Autos;
- Raub (§ 249): Z.B. wenn man jemandem mit Gewalt Geld oder auch Stoff (z.B. einem Dealer) wegnimmt;
- Begünstigung, Strafvereitelung, Hehlerei (§§ 257–259): Wenn man einem anderen hilft, sich die Vorteile einer Straftat zu sichern oder der Strafverfolgung zu entgehen, z.B. durch Hilfe beim Verstecken der Beute, durch Beherbergung in der Wohnung (außer bei Angehörigen; vgl. → S. 589);
- Geldwäsche (§ 261 StGB): Z.B. wenn man Einnahmen aus Drogengeschäften in irgendeiner Form einwechselt oder dem legalen Wirtschaftskreislauf zuführt;
- kriminelle Vereinigung (§ 129): Gründung einer Vereinigung mit dem Zweck, BtM-Delikte zu begehen. Eine Gruppe zum Zwecke der Verwirklichung alternativen Lebensstils durch Drogenkonsum würde wohl nicht darunter fallen;
- Verletzung der Erziehungspflicht (§ 170d): Als Elternteil bzw. Erziehungsberechtigter kann man sich strafbar machen, wenn man eine/n Jugendliche/n unter 16 Jahren Drogen konsumieren lässt (Begründung: Gefahr der erheblichen Gefährdung der körperlichen oder psychischen Entwicklung);
- Gefährdung einer Entziehungskur (§ 330b): Dafür genügt z.B., jemandem, der gerade in der Psychiatrie ist, Drogen zukommen zu lassen;
- Vollrausch (§ 323a): wenn man im Drogenrausch eine Straftat begeht und deshalb als schuldunfähig gilt.

In den meisten Fällen ist Freiheitsstrafe von maximal fünf Jahren angedroht, bei § 170d maximal drei Jahre, bei § 330b maximal ein Jahr.

1.5 Drogen, Straßenverkehr und Strafrecht

In den letzten Jahren ist der Zusammenhang von Drogen und Straßenverkehrsunfällen in den Medien und von Politikern immer stärker thematisiert worden. Angesichts des statistisch geringen Aufkommens entsprechender Tatsachen (z.B. 11% Mischkonsum von Alkohol und Cannabis bei untersuchten Blutproben; vgl. BINIEK 1994, S. 4 ff. m.w.N.) und der Massenhaftigkeit alkoholbedingter Unfälle mit Toten und Verletzten muss man die weitgehend auf Spekulation beruhende Dramatisierung in den Medien als ei nen von Interessengruppen gesteuerten Versuch interpretieren, von dem wirklich extrem gravierenden Sozialproblem des Alkohols im Straßenverkehr abzulenken.

Gleichwohl müssen wir uns hier mit den möglichen strafrechtlichen Konsequenzen des illegalen Drogengebrauchs befassen. Vorweg sei – unabhängig
von jeglicher strafrechtlichen Abschreckung – empfohlen, nach dem Genuss
von BtM jeglicher Art unbedingt auf Autofahren und Radfahren zu verzichten. Dies gilt nicht für Opiatabhängige, wenn sie auf eine konstante Dosis eingestellt sind (z.B. während der Substitutionstherapie) und keinen irgendwie
gearteten Beigebrauch betreiben. Zwar hat die neuere Forschung, insbesondere eine im Auftrag des staatlichen US-Forschungsinstituts NIDA an der
Universität Maastricht durchgeführte Untersuchung ergeben, dass mäßiger
Cannabiskonsum die Fahrtüchtigkeit nicht beeinträchtigt, soweit nicht Interaktionseffekte mit anderen Drogen hinzukommen. Jedoch raten wir – zwecks
Vermeidung des Führerscheinentzugs – vorläufig noch zu völliger Abstinenz
am Steuer (s. auch → S. 535).

Seit 2000 hat nun die Verfolgungsintensität hinsichtlich »Drogen im Straßenverkehr« enorm zugenommen. Wegen schlichten Cannabisbesitzes und ohne,
dass derjenige unter Drogeneinfluss Auto gefahren ist, wird die Fahrerlaubnis) entzogen. Es genügt sogar, dass ein Nicht-Autobesitzer zu Hause ein paar
zufällig von der Polizei gefundene Krümel herumliegen hat, um ihn mit dem
»Idiotentest« zu drangsalieren. Wegen der gewachsenen Bedeutung dieses
Themas haben wir ihm auf → S. 535 einen eigenen Abschnitt gewidmet.

1.6   Strafbar ist fast alles – auch Drugchecking und Stoff-Analyse

Das folgende Schema macht die Strafandrohungen des BtMG anschaulich:

| 1/4 | 1/2 | 1 | 2 | 3 | 4 | 5 | 15 Jahre |

§ 29 (1)

§ 29 (4)   §§ 29 (3), 29a (1)

§ 29a (2)

§ 30 (1)

§ 30 (2)

§ 30a (1)

§ 30a (2)

Die angesprochenen Straftatbestände sind teilweise ohnehin bereits extrem
überdehnt. Darüber hinaus wird die Strafbarkeit wegen drogenbezogener
Handlungen durch die folgenden allgemeinen strafrechtlichen Vorschriften
vorverlagert und erweitert:

- Begehung durch Unterlassen (§ 13 StGB): Danach kann jedes strafrechtliche Delikt auch durch Nichtstun begangen werden, wenn nämlich kraft einer sog. Garantenstellung (vgl. → S. 469) eine Handlungspflicht besteht und der »Erfolg« einer Rechtsgutsverletzung durch entsprechendes Handeln hätte verhindert werden können. Da die BtM-Straftatbestände als Gefährdungsdelikte ausgestaltet sind (außer § 30 Abs. 1 Nr. 3: erfolgsqualifiziertes Delikt), kommt allerdings die Unterlassungsstrafbarkeit nur bei Verstößen gegen Erfolgsdelikte des StGB zum Tragen.

- Versuch (§§ 22 ff.): Nach § 29 Abs. 1 Nr. 1, 2, 5, 6b, 11 sowie nach §§ 29a – 30a BtMG ist wegen Versuchs strafbar, wer ein entsprechendes Delikt begehen wollte, die Ausführung jedoch nicht vollendet hat. Zum Beispiel beginnt der Versuch der Einfuhr in einem Kfz erst kurz vor Erreichen der Hoheitsgrenze (BGH, StV 89, S. 526). Strafbar ist auch der sog. »untaugliche Versuch«, z.B. der Erwerb von als Heroin deklariertem Gips. Solange die Tat noch nicht aufgedeckt ist, kann man sich allerdings durch »Rücktritt vom Versuch« noch vor der Strafe retten (§ 24 StGB).

- Teilnahme (§§ 26 ff. StGB): Grundsätzlich macht man sich ebenso strafbar, wenn man einen anderen zu den Taten nach §§ 29 ff. BtMG, die eigentlich selbst vielfach Teilnahmecharakter haben, anstiftet (§ 26 StGB) oder Beihilfe leistet (§ 27 StGB).

- Anstiftung setzt voraus, dass ein anderer vorsätzlich zu einer eigenen vorsätzlichen und rechtswidrigen Straftat angestiftet wird. Schuldhaft braucht diese sog. Haupttat dagegen nicht begangen zu sein. Aber ohne rechtswidrige Haupttat keine Strafbarkeit des Anstifters (sog. Akzessorietät).

- Beihilfe bedeutet die vorsätzliche Hilfeleistung zu fremder, vorsätzlicher, rechtswidriger Haupttat. Je nach Einzelfall kann unter Umständen bereits eine intensive moralische Unterstützung als »psychische Beihilfe« ausgelegt werden, erst recht ist natürlich jede Form sachlicher und tätiger Unterstützung als Beihilfe zu werten. Besonders bedeutsam ist in diesem Zusammenhang die Frage, ob die Substanzuntersuchung (Stoffanalyse, Drugchecking z.B. hinsichtlich der Zusammensetzung und des Reinheitsgrades von Straßenheroin) einer illegalen Droge im Auftrag des Konsumenten als i.S. § 27 StGB zu werten ist.

Ein solcher Fall ist gerichtlich nach unserer Kenntnis noch nicht entschieden worden. Zwar könnte ein Staatsanwalt argumentieren, dass die Substanzanalyse *objektiv* eine tätige, zumindest aber psychische Unterstützung des Konsums darstellt. Wir würden dagegenhalten, dass der ohnehin geplante Konsum dadurch nicht gefördert, sondern verzögert oder bei entsprechendem Befund gegebenenfalls sogar unterlassen wird. Durch eine solche Handlung wird objektiv das Rechtsgut Volksgesundheit geschützt, jedenfalls nicht zusätzlich gefährdet. Auch *subjektiv* fehlt es in solchen Fällen regelmäßig am Vorsatz, fremdes Risikoverhalten zu fördern. Umgekehrt ist der Antrieb einer solchen Stoffanalyse das Ziel der Risikominderung. Schließlich ist direkt aus dem BtMG die Straflosigkeit des Drugchecking zu entnehmen, jedenfalls soweit er durch einen Apotheker erfolgt: § 4 Abs. 1 Nr. 1e stellt nämlich den Apotheker von der Erlaubnispflicht frei, wenn er BtM »zur Untersuchung, zur Weiterleitung an eine zur Untersuchung von BtM berechtigte Stelle oder zur Vernichtung entgegennimmt« (ausführlich: BÖLLINGER/BURKHARD 1997).

Um ganz sicher zu gehen, wäre allerdings auszuschließen, dass die untersuchte Substanz an den Konsumenten zurückgegeben wird. So wird dies in Holland praktiziert. Eine minimale Portion genügt für die chemisch-toxikologische Untersuchung. Ein anderes Problem ist, dass sich die Polizei möglicherweise für diesbezügliche Unterlagen des Apothekers interessieren könnte. Ein anonymes Codierungsverfahren wie in Holland funktioniert nur, wenn Staatsanwaltschaft und Polizei auf die potenzielle Zeugenaussage verzichten (vgl. → S. 477). Dies ist in Holland ausdrücklich im Interesse der Risikominimierung abgesprochen.

Zu erwähnen ist noch, dass auch BtM-Taten bestraft werden, die von Deutschen im Ausland begangen werden, allerdings nicht der Erwerb zum dortigen Eigenverbrauch (BGH, StV 1986, S. 473), sondern erst die Einfuhr. Auch besteht insofern kein Hinderungsgrund, bereits im Ausland Bestrafte hier nochmals zu bestrafen, wobei lediglich die dort verbüßte Strafe anzurechnen ist (§ 51 Abs. 3 StGB).

Das Strafrecht ist als repressives Kontrollinstrument größtenteils so konstruiert, dass mit einer Hierarchie von »Auffangtatbeständen« ein fast lückenloses Netz geknüpft ist. Selbst wenn man wegen eines Rauschzustands schuldunfähig (zurechnungsunfähig) ist (§ 20 StGB), also nicht verurteilt, sondern allenfalls in die Psychiatrie oder Entziehung eingewiesen werden kann (vgl. → S. 521), kann man doch belangt werden, wenn nachgewiesen wird, dass man sich absichtlich »vollgepumpt« hat, um bei Tatbegehung schuldunfähig zu sein (sog. Actio libera in causa). Es nützt auch nichts, wenn man von der Strafbarkeit (z.B. des Anbaus illegaler BtM) nichts gewusst hatte. Dieser sogenannte Verbotsirrtum ist nur dann strafbefreiend, wenn er trotz entsprechender Sorgfalt »unvermeidbar« war (§ 17 StGB). Unkenntnis schützt vor Strafe nicht.

2   Wie läuft das Strafverfahren ab?

In diesem Teil wird geschildert, wie das Strafverfahren abläuft. Der Betroffene muss wissen, was ihn erwartet, und der Berater soll ihm helfen können, sich auf den Stress eines Strafverfahrens angemessen vorzubereiten. Die Beratung durch den Verteidiger kann der Leitfaden zum Strafverfahren nicht ersetzen. Aber wenn man sich etwas auskennt, kann man wiederum die Verteidiger besser einschätzen (Näheres dazu: HUND 1998).

2.1   Das Ermittlungsverfahren –
Wie verhält man sich gegenüber der Polizei?

Wenn Anzeige erstattet wird oder die Polizei (z.B. durch einen ihrer verdeckten Fahnder) jemanden erwischt, legt sie eine Akte an, das »Vor- oder Ermittlungsverfahren« hat begonnen (ausführlich zum Verhalten der Polizei im Drogenvermittlungsverfahren s. SCHUSTER/KASECKER 1998; STOCK 1998. Im Umgang mit der Polizei ist Folgendes zu beachten:

2.1.1   Hausdurchsuchung und Personendurchsuchung
§§ 102–110 StPO

Hausdurchsuchung

Hausdurchsuchung ist die Standardermittlungsmethode in Ermittlungsverfahren wegen Drogen. Wenn die Polizei ordnungsgemäß klingelt: Durchsuchungsbefehl zeigen lassen. Durchsuchung darf nur durch den Richter, bei »Gefahr im Verzug« durch Staatsanwalt oder Polizei angeordnet werden, und zwar nur, um beim Verdächtigen in der Wohnung oder an seiner Person Beweismittel zu suchen (§ 102 StPO) oder beim Unverdächtigen erwiesenermaßen vorhandene Beweismittel sicherzustellen (§ 103 StPO). Es müssen Tatsachen vorliegen, aus denen zu schließen ist, dass die gesuchte Person, Spur oder Sache sich dort befindet (zu dem Fall, dass sich die Polizei mithilfe von V-Leuten Zugang zur Wohnung verschafft, → S. 480).
Die Durchsuchung einer Anwaltskanzlei, wodurch die Staatsanwaltschaft Kenntnis von der Verteidigungskonzeption erlangt, begründet kein Verfahrenshindernis, allenfalls ein Beweisverwertungsverbot (BGH, StV 1984, S. 99). Die Durchsuchung einer DROBS mit unzulässiger Beschlagnahme von Klientenakten allerdings findet keine höchstrichterliche Billigung (BVerfGE 44, S. 353). Unzulässigerweise gewonnenes Beweismaterial ist unverwertbar (KG StV 1985, S. 404).
Zwar können formal nur bei Verdacht einer terroristischen Vereinigung ganze Gebäudekomplexe durchsucht werden (§ 103 Abs. 1 S. 2 StPO). Jedoch werden planmäßige überraschende Polizeiaktionen zur Identitätsüberprüfung an sog. gefährlichen Orten, »Razzia«, auch aus Abschreckungsgründen gerade im Drogenbereich zunehmend durchgeführt. Gegen damit verbundene Zwangsmaßnahmen besteht nur das (komplizierte) Rechtsmittel nach §§ 23 ff. EGGVG.
Nachts darf nicht durchsucht werden, außer bei »Gefahr im Verzug«, die natürlich häufig behauptet wird (§ 104 StPO). Also: Begründung unbedingt mitteilen lassen und notieren.
Wenn Hausdurchsuchung ohne Anwesenheit von Richter oder Staatsanwalt erfolgt: Dienstausweis zeigen lassen, Hinzuziehung eines Zeugen verlangen. Die Polizei kann einen Zeugen bestimmen, der aber kein Polizeibeamter sein

darf. Der Inhaber der Wohnung darf die Hausdurchsuchung jedenfalls beobachten. Beschädigungen im Protokoll festhalten lassen. Falls die Polizei die
gestellten Anträge nicht erfüllt:

■ Sämtliche Anträge auf einem Blatt Papier schriftlich niederlegen und dieses
Schriftstück zu den Akten geben. Verweigert die Polizei die Annahme, zusammen mit der Polizei das Haus verlassen und so versperren, dass die Räume
von niemandem mehr betreten werden können. Auf der Dienststelle veranlassen, dass das nicht mitgenommene Schriftstück zu den Akten geholt wird.

■ Bei Beschädigungen Zeugen zur Beweissicherung holen, am besten diejenigen, die als letzte die Wohnung in ordentlichem Zustand gesehen haben;
nur solche Zeugen aussuchen, die bei der Hausdurchsuchung nicht anwesend waren.

■ Fotos machen.

Am Ende der Durchsuchung eine schriftliche Mitteilung verlangen (§ 107
StPO). Widerstand und Gewalt gegen die Beamten sind sinnlos. Man macht
sich nur strafbar (§ 113 StGB).

Hausdurchsuchungen dürfen vom 1.4. bis 30.9. jeweils zwischen 4 Uhr und
21 Uhr, vom 1.10. bis 31.3. zwischen 6 Uhr und 21 Uhr durchgeführt werden,
bei Gefahr im Verzug und Verdacht auf BtM-Handel, Prostitution, Glücksspiel
und Waffenhandel auch sonst (§ 104 StPO).

Personendurchsuchung

■ Nur der Verdächtige darf durchsucht werden (Leibesvisitation). Dies erfolgt auf Anordnung eines Richters, Staatsanwalts oder bei »Gefahr im Verzug« (der häufigste Fall in der Praxis) durch Polizeibeamte, §§ 102, 103, 105
StPO. Die Personendurchsuchung gestattet aber keine körperlichen Eingriffe
(wie Operationen, Magenauspumpen, Blutabnahme usw.), wie sie bei der
körperlichen Untersuchung gegen den Beschuldigten nach § 81a StPO zulässig sind. Die körperliche Untersuchung einer Frau darf nur durch eine Frau
oder einen Arzt erfolgen.

■ Die Personendurchsuchung erstreckt sich auch auf die dem Betroffenen
gehörenden Sachen, § 102 StPO. Man braucht nicht Eigentümer der Sachen
zu sein; es genügt, dass man sie bei sich hat (Kleidung, Tüten, Taschen, Ein-
kaufswagen, Fahrradtaschen usw.). Auf Verlangen des Betroffenen muss ein
Verzeichnis der in Beschlag genommenen Sachen angefertigt werden, §§ 107
Satz 2, 111 Abs. 3 StPO.

■ Personendurchsuchungen lässt man am besten widerstandslos über sich
ergehen. Man soll aber auf jeden Fall den Zweck der Aktion und die Akteure
erfragen. Besonders prekär ist, dass die Polizei gewöhnlich aus dem schlichten Vorhandensein eines Spritzbestecks bereits auf ein Drogenvergehen
schließt. Da inzwischen geregelt ist, dass die Vergabe von Einmalspritzen
straflos bleibt und Spritzbesteck lediglich ein Indiz für den straflosen Eigenkonsum darstellt (s. → S. 459), erzwingt das Legalitätsprinzip keine Intervention. Richtlinien sollten dies den Beamten »an der Front« verdeutlichen.

2.1.2 **Körperliche Untersuchung – Beschlagnahme**
§§ 81a, 94–98 StPO

Körperliche Untersuchungen dürfen gemäß § 81a StPO zur Feststellung von Tatsachen angeordnet werden, die für das Verfahren von Bedeutung sind. Solche nach den Regeln der ärztlichen Kunst vorzunehmenden Eingriffe gewinnen allgemein bei Drogendelikten und besonders im Zusammenhang von Drogenkonsum und Straßenverkehr (→ S. 473) immer größere Bedeutung. Zwar gibt es noch keine erprobte und leicht handhabbare, den Alkotests vergleichbare Methoden, einen Täter auf den Konsum von illegalen Drogen hin zu untersuchen. Die meisten Substanzen sind aber durch Urintests nachweisbar, allerdings nur kurzfristig.

Inzwischen ist man heftig dabei, Methoden zur Aufdeckung länger zurückliegenden Drogenkonsums zu entwickeln; als infamste erscheint uns die noch Monate nach dem Konsum ergebnisträchtige Haaranalyse, für die noch nicht einmal ein ärztlicher Eingriff notwendig ist.

Beschlagnahmen (§§ 94 ff. StPO) finden im Ermittlungsverfahren, ohne die eigentlich notwendige richterliche Anordnung »ausnahmsweise wegen Gefahr im Verzug«, zumeist als Überraschungscoups der Polizei statt. Voraussetzung ist, dass die zu beschlagnahmende Sache als Beweismittel benötigt wird (vgl. das Schema zur Beschlagnahme).

Folgende Grundregeln sollten Betroffene beachten:

■ Nur das herausgeben, was man will. Herausgegeben werden muss allerdings verdächtiges Material, soweit es nicht gemäß § 97 StPO »beschlagnahmefrei« ist, z.B. wenn es von Angehörigen (§ 11 StGB), Verlobten oder Ehegatten stammt oder an diese gerichtet ist. Schriftstücke von Rechtsanwälten, Ärzten, Geistlichen, sonstigen Verteidigern, die ein Zeugnisverweigerungsrecht nach § 53 StPO geltend machen könnten, sind ebenfalls geschützt.

■ In jedem Fall sofort Widerspruch einlegen (§ 98 Abs. 2 StPO): eine Taktik, um leichter Akteneinsicht zu bekommen, die wiederum essenziell für eine angemessene Verteidigung ist. Nach § 107 StPO muss auf Verlangen ein Verzeichnis der mitgenommenen Gegenstände ausgehändigt werden. Am besten, man protokolliert selbst, was beschlagnahmt wird bzw. macht die Herausgabe von Protokollierung und Unterzeichnung des Protokolls durch die Beamten abhängig. Umgekehrt sollte man allerdings der Polizei nichts unterschreiben!

■ Wenn »beschlagnahmefreie Gegenstände« (§ 97 StPO) mitgenommen werden sollen, die nicht verwertet werden dürfen, darauf bestehen, dass alles unter Beobachtung versiegelt wird. In jedem Fall empfiehlt es sich, die Sachen nicht aus den Augen zu lassen und mit den Sachen unter dem Arm freiwillig zum Staatsanwalt mitzugehen, der dann sofort entscheiden muss. Nicht versuchen, noch schnell etwas verschwinden zu lassen. Dies ist besonders verdächtig. Die Chance, dass etwas nicht gefunden wird, ist viel größer.

■ Bei Betäubungsmitteln: In jedem Fall ohne Widerspruch der Beschlagnahme zustimmen (Verweigerung der Zustimmung kann strafbare Begünstigung sein). Man muss nicht angeben, wem das BtM gehört. Wenn offensichtlich ist, wem das BtM gehört (am Körper gefunden), mit formloser Einziehung einverstanden sein.

2.1.3   V-Leute und polizeiliche Aufrüstung – die Falle im Rechtsstaat

Viele vor Jahren rechtsstaatlich noch verpönte Arten und Methoden verdeckter Fahndung der Kriminalpolizei mittels V-Leuten, Informanten, »Under-Cover Agents« (UCAs), Lockspitzeln, Scheinaufkäufern, Scheinfirmen, Scheinwohnungen, Drogenlokalen sowie entsprechend technologische Aufrüstung durch Wanzen, Richtmikrophone, chemische Detektoren usw. gehören inzwischen zum Standardarsenal der Polizei – jedenfalls in BtM-Ermittlungsverfahren (vgl. KÖRNER 2001, § 31 Rn. 103 ff.). Die Zeitschrift »Bürgerrechte und Polizei – CILIP«, Berlin, informiert regelmäßig über den Stand der Aufrüstung.

Ein Indiz, dass man es als Konsument mit V-Leuten zu tun hat, ist übrigens, dass sie häufig danach trachten, einen in immer größere Geschäfte zu verwickeln. Profi-Dealer verkaufen immer die gleiche Menge.

Das Strafrecht wird – entgegen seinem eigentlichen Sinn und sozialen Auftrag, der Sanktionierung bereits begangener Verbrechen – zunehmend zukunftsorientiert, operativ im Vorfeld von Straftaten eingesetzt. Die Kriminalpolizei, die aufklären soll, wird mehr und mehr zu einem geheimdienstähnlichen Instrument sozialer Kontrolle. Dadurch werden Intimität und Würde der betroffenen Verdächtigen und Nicht-Verdächtigen verletzt und Grundstrukturen des demokratischen Rechtsstaats gefährdet (vgl. LÜDERSSEN 1985; man denke an die STASI). Begründet und legitimiert wird der ausufernde Einsatz heimlicher Ermittlungstechniken mit den Sachzwängen des Zielbereichs, vor allem mit den veränderten Kriminalitätsstrukturen und dem hohen Organisationsgrad des internationalen Drogenhandels.

Bisher ist empirisch weder belegbar, dass es diese Sachzwänge wirklich gibt, noch dass die polizeiliche Aufrüstung geeignet, erforderlich und verhältnismäßig ist (BÖLLINGER 1991b). Faktisch ist diese Praxis gesetzeswidrig, und von liberaler Seite wurde deren Einstellung gefordert. Stattdessen wurden Freiheitsreche immer weiter eingeschränkt. So regeln nunmehr §§ 110a – 110e StPO umfassende Befugnisse zum Einsatz von V-Leuten und zu deren Rolle im Strafverfahren sowie das heimliche Fotografieren und Belauschen mit Richtmikrophonen, ja sogar das Abhören von Privatwohnungen (»Großer Lauschangriff«). Immer wieder wird faktisch illegales Handeln der Polizei nachträglich legalisiert. Damit werden diese neuen Fahndungsmethoden trotz Kritik aus der Strafrechtswissenschaft nicht mehr grundsätzlich infrage gestellt, sondern nur noch begrenzt (BVerfG, NStZ 1987, S. 276; BGHSt, StV 1984, S. 406). Die bei der verdeckten Fahndung notwendig begangenen »milieutypischen« BtM-Straftaten werden nach § 4 Abs. 2 BtMG kraft »Erlaubnis« und mangels Vorsatzes hinsichtlich der Verfügungsgewalt über die Drogen für nicht tatbestandsmäßig erklärt. Lediglich das »Bunkern« von Drogen durch Scheinaufkäufer, die Entfaltung eines zu regen eigenen Geschäfts über den angeordneten Rahmen hinaus kann ebenso wie die Begehung von Diebstählen und Waffendelikten im Einzelfall strafbar sein, aber auch nach § 34 StGB wegen übergesetzlichen Notstands »im höheren Staatsinteresse« für gerechtfertigt erklärt werden, z.B., wenn der V-Mann sich unter dem »Vorwand eines BtM-Geschäfts« Zugang zu einer Wohnung verschafft (tatbestandlich Hausfriedensbruch, § 123 Abs. 1 StGB; OLG München, NJW 1972, S. 2275).

Auch die sog. Tatprovokation, wenn ein »Agent Provocateur« einen anderen zum Erwerb oder Verkauf von BtM bestimmt, ist nicht wegen Anstiftung zum Rauschgifthandel strafbar, weil der sog. Vollendungsvorsatz bzw. der Vorsatz der Rechtsgutverletzung fehlt (BGH, KÖRNER 2001 § 31 Rn. 153 ff.; kritisch: KELLER 1989).

Die durch den Lockspitzel provozierten Taten werden gegen viele Stimmen in der Rechtswissenschaft, die sich auf Verfassungsrecht und § 136a StPO berufen, von der Rechtsprechung als strafbar angesehen (LÜDERSSEN 1985). Allerdings wird im Einzelfall der Strafzumessung je nach Tatentschlossenheit des provozierten Täters, nach bestimmten Wertungskriterien wie Verdacht, Art der Tatprovokation abgewogen. Nicht strafbar ist – auch bei bereits einschlägig Aufgefallenen – das originäre, hartnäckige Wecken einer Tatbereitschaft und Steuern des Geschehens, das In-eine-Falle-Locken, die Ausnutzung von Not- und Schwächesituationen, das (z.B. sexuelle) Eindringen in die Intimsphäre, die Nötigung, das arglistige Erschleichen des Vertrauens, das Locken auf fremdes Hoheitsgebiet sowie das Überreden und Verführen unbescholtener Bürger (KELLER 1989). War die Tatprovokation unzulässig, wird ein Verfahrenshindernis oder Strafausschließungsgrund angenommen.

Weitere Fahndungsmethoden

■ Telefonüberwachung (§§ 100a Nr. 4, 100b StPO): Anordnung durch den Richter setzt einen strafrechtlichen Vorwurf nach §§ 29 Abs. 3 Nr. 1, 4 oder 30 Abs. 1 Nr. 4 – außer bei »nicht geringer Menge« – BtMG und spezifischen Grund für die Überwachung voraus. Bei rechtmäßiger Telefonüberwachung dürfen auch andere sich im Rahmen des § 100a bewegende Verdachtsgründe als die der Anordnung zugrunde liegenden verfolgt werden (»Zufallsfunde«, BGH, StV 1983, S. 442). Das Abhören von »Raumgesprächen« über den abgehobenen Telefonhörer ist aber (noch) nicht erlaubt.

■ Nach § 100c StPO sind unter bestimmten Voraussetzungen und mit richterlicher Erlaubnis sher weitgehende geheime Ermittlungen möglilch: Bildaufzeichnungen sowie Abhören von Räumen und sogar Privatwohnungen mittels Richtmikrophonen und »Wanzen«.

■ Die Verwertung von Tagebüchern kann ebenso wie die von heimlichen Tonbandaufnahmen in Fällen schwerer Kriminalität gerechtfertigt sein (BGHSt 19, 325).

2.1.4   **Vernehmungen durch die Polizei**

Leichter als man glaubt, kann man selbst in eine durch Kriminalfilme wohlbekannte Situation geraten: Die Vernehmung als Zeuge oder Beschuldigter durch die Polizei. Man ist ihr allerdings nicht hilflos ausgeliefert, wenn man seine Rechte kennt (zur Vernehmungsfähigkeit → S. 495):

■ Zeugnisverweigerungsrecht aus persönlichen Gründen, § 52 StPO (falls Verwandte bzw. Angehörige betroffen sind);

■ Zeugnisverweigerungsrecht aus beruflichen Gründen, §§ 52, 53a StPO (→ S. 587);

■ Auskunftsverweigerungsrecht, § 55 StPO (falls man sich bei wahrheitsgemäßer Aussage selbst belasten würde).

Man braucht einer Vorladung zur Polizei (aus der man entnehmen kann, ob man als Beschuldigter oder Zeuge aussagen soll) nicht Folge zu leisten, nur zum Richter oder Staatsanwalt muss man letztlich hin, sonst kann man vorgeführt werden (s. unten). Grundsätzlich am besten ist, bei der Polizei keine Aussage zu machen – lediglich Angaben zur Person (d.h. nur die Daten, die im Personalausweis stehen). Denn die Vernehmung wird von der Polizei u.U. sehr ungenau oder einseitig protokolliert.
Vorsicht! Man hat es mit informationshungrigen Spezialisten zu tun.
Nicht auf »freundschaftliche« persönliche Gespräche einlassen. Der vernehmende Beamte kann u.U. in der Hauptverhandlung als Zeuge vernommen werden.

Als Beschuldigter kann man die Aussage generell verweigern (§ 55 StPO). Außerdem kann ein Verteidiger hinzugezogen werden (§ 136 StPO). Kommt es im Verlauf der Ermittlungen zur Ladung und Vernehmung durch die Staatsanwaltschaft oder den Ermittlungsrichter, gilt für den Beschuldigten Folgendes:

■ Die beste Verteidigung ist die Aussageverweigerung.

■ Ist eine Vorführung angedroht, sofort mit Hinweis auf Aussageverweigerung Rechtsmittel dagegen einlegen, und zwar:

■ bei Ladung durch Staatsanwalt: Antrag auf gerichtliche Entscheidung, § 163a Abs. 3 StPO;

■ bei Ladung durch Ermittlungsrichter: Beschwerde nach § 304 StPO.

■ Wird die Androhung der Vorführung für rechtmäßig erklärt, muss man erscheinen, braucht aber auch dann keine Aussage zu machen.

Zeugen müssen bei Ladung erscheinen und aussagen, sofern sie nicht von einem Zeugnisverweigerungsrecht Gebrauch machen wollen, und sie dies dem Ermittlungsrichter oder Staatsanwalt mitteilen (§ 52 StPO): z.B. gegenwärtiges oder früheres Verlobungs-, Ehe- oder Verwandtschafts- bzw. Verschwägerungsverhältnis.

Verbotene Vernehmungsmethoden

Gewisse Methoden sind nach § 136a StPO eindeutig verboten: Misshandlungen, Quälerei, Täuschungen, Drohungen und Versprechungen, nicht jedoch List. Grundsatz: Die Willensentscheidung und Willensbestätigung darf nicht beeinträchtigt werden. Beweise, die durch Verstoß gegen § 136a StPO gewonnen werden, dürfen nicht vor Gericht verwendet werden. Das bisher Genannte gilt auch im Falle der Vernehmung als Beschuldigter. Hier ist die Polizei allerdings verpflichtet, vor der Vernehmung mitzuteilen, was einem zur Last gelegt wird (Belehrung), § 163a IV StPO. Unterbleibt diese »versehentlich«, kann die Aussage gleichwohl verwertet werden (BGH 31, S. 395).
Die Ankündigung von Vorteilen bei wahrheitsgemäßer Aussage hindert nicht die Verwertung, nur die rechtswidrige Zusage der Vorteile des § 31 BtMG durch die Polizei oder Staatsanwaltschaft hindert die prozessuale Verwertung der Aussage. Verboten ist die Vernehmung im akuten Rauschzustand (GLATZEL 1981).

2.1.5   **Festnahmen und Verhaftungen**
        §§ 112 ff. StPO

Die Polizei ist zwecks Gefahrenabwehr und Strafverfolgung wie jeder Bürger zur vorläufigen Festnahme eines Störers bzw. eines z.B. »auf frischer Tat ertappten« Verdächtigen (§ 127 Abs. 1 StPO) berechtigt, sog. »1. polizeilicher Zugriff«. Sie ist erst recht dazu befugt, wenn die Voraussetzungen eines Haft- oder Unterbringungsbefehls vorliegen (§ 129 Abs. 2 StPO).
Voraussetzungen einer Festnahme sind:
- Gefahr im Verzug, sodass ein Haftbefehl nicht mehr zu erwirken ist;
- dringender Tatverdacht einer Straftat;
- Haftgrund (s. unten);
- Verhältnismäßigkeit der Maßnahme in Bezug auf den Anlass.

Bei Drogenabhängigen kann »Gefahr im Verzug« im Zusammenhang mit § 112a StPO (Wiederholungsgefahr) relativ leicht unterstellt werden, auch wenn sich hinterher etwas anderes herausstellen sollte. Man verbringt so u.U. einen scheußlichen Tag in Polizeigewahrsam.

Verhalten bei Festnahme und Verhaftung

- Am besten passiv verhalten, um keine überzogenen Reaktionen der Polizisten (sie sind bewaffnet) oder ein Verfahren wegen Widerstands gegen Vollstreckungsbeamte (§ 113 StPO) heraufzubeschwören (ausführliche Verhaltensvorschläge: RATGEBER FÜR GEFANGENE 1987. Die Polizei sagt manchmal, sie wisse schon alles, dann braucht man auch nichts zu sagen. Ein Geständnis vor der Polizei stellt nicht besser, sondern vergrößert nur das Risiko – z.B. eines Bewährungswiderrufs.

■ Bei Festnahme unbedingt Verteidiger verlangen (§ 137 StPO). Nachts und am Wochende eventuell den örtlichen Rechtsanwalts-Notruf konsultieren (s. Telefonbuch)!

Angaben zur Person müssen immer gemacht werden. Angaben zur Sache können immer verweigert werden, wenn man selbst beschuldigt wird. Als Zeuge muss man nur vor dem Richter oder Staatsanwalt, nicht aber vor der Polizei aussagen. Als Zeuge darf man nicht festgenommen werden, muss aber wahre Aussagen machen. Wenn man als Zeuge aussagt, überlege man genau, ob man sich selbst strafbar gemacht hat. Falls ja, sollte man ebenfalls die Auskunft verweigern (§ 55 StPO).

■ Gegen die erkennungsdienstliche Behandlung – Nehmen von Fingerabdrücken und Fotos – kann man sich nicht wehren. Man sollte der »e.B.« jedoch sofort zu Protokoll widersprechen und Antrag auf Vernichtung der Unterlagen stellen.

■ Als Beschuldigter kann man einen Angehörigen und einen Rechtsanwalt von der Festnahme in Kenntnis setzen. Ein Recht, selbst zu telefonieren, hat man nicht. Zur polizeilichen Vernehmung s. oben. Keinesfalls ein Geständnis machen. Versprechungen, dass man anschließend wieder freigelassen wird, sind unverbindlich, weil rechtlich verboten. Protokolle allenfalls bei Geständnissen unterschreiben! Bei »unverbindlichen Gesprächen«, die nicht protokolliert werden, vorsichtig sein. Ein Gedächtnisprotokoll des Polizeibeamten nach dem Weggang kann zu Beweiszwecken verwendet werden. Auch wenn man auf Entzug ist, gut überlegen, ob man gestehen will. In jedem Fall ins Protokoll schreiben, dass man unter Entzugserscheinungen gelitten hat. Außerdem: Grund der Festnahme und Tatvorwurf genau sagen lassen! Sofort eigenes Gedächtnisprotokoll anfertigen!

■ Spätestens bis zum Ende des auf die Festnahme folgenden Tages muss man einem Richter vorgeführt und von ihm angehört werden (§§ 115, 128 StPO). Man sollte spätestens zu diesem Zeitpunkt die Bestellung eines Pflichtverteidigers beantragen, denn nach der Haftprüfung muss das von Amts wegen ohnehin geschehen (→ S. 486). In der Regel sind die Richter wohlwollend. Wenn es möglicherweise um Schuldunfähigkeit geht, möglichst frühzeitig nach geeigneten Sachverständigen Ausschau halten: Nach Nr. 187 RiStBV sollen Wünsche des Angeklagten berücksichtigt werden.

■ Der Verhaftete kann jederzeit Haftprüfung durch einen Richter verlangen und gegen die die Freilassung ablehnende Entscheidung (Haft-)Beschwerde einlegen (§ 117 StPO). Nach erneuter Ablehnung kann weitere Beschwerde eingereicht werden, §§ 117, 304, 310 StPO. Ansonsten findet Haftprüfung automatisch nach drei Monaten statt. Solche Haftprüfungen sollten aber nur nach gründlicher Vorbesprechung und nicht übereilt, einfach ins Blaue hinein beantragt werden. Wichtig ist die frühzeitige Entwicklung einer Konzeption, z.B. Therapieeinleitung im Sinne § 35 BtMG.

Bei dringendem Tatverdacht, Vorliegen eines Haftgrundes und Verhältnismäßigkeit darf durch den Haftrichter beim Amtsgericht (in Frankfurt am Main z.B. Abt. 933) U-Haft angeordnet werden: Haftbefehl. Haftgründe sind: Flucht,

Fluchtgefahr, Verdunkelungsgefahr (§ 112 StPO) und in bestimmten Fällen und unter bestimmten Voraussetzungen Wiederholungsgefahr, insbesondere: § 29 Abs. 1 Nr. 1, 4, 10; § 29 Abs. 3, § 30 Abs. 1 BtMG (→ S. 453) i.V.m. § 112a StPO.

Auch bei Aufrechterhaltung des Haftbefehls kommt dessen Aussetzung – evtl. gegen Kaution – in Betracht: Haftverschonung (§ 116, § 116a), wenn durch weniger einschneidende Maßnahmen, wie z.B. bestimmte Auflagen (→ S. 487), der Zweck der U-Haft (s. oben Haftgründe) auch erreicht werden kann. Hier kommt insbesondere der frühzeitige Beginn einer ambulanten oder stationären Therapie in Betracht, was gut vorbereitet sein muss. Dadurch entspannt sich das Hauptverfahren, die Chancen für Strafmilderung verbessern sich. Umgekehrt reagieren Richter verständlicherweise negativ, wenn eine Therapie beantragt, dann aber nicht angetreten oder schon vor der Hauptverhandlung wieder abgebrochen wird.

Die U-Haft ist nach § 119 StPO und der U-Haft-Vollzugsordnung (einer Vereinbarung der Landesjustizverwaltungen) sowie den entsprechenden Richtlinien und Runderlassen der Landesjustizverwaltungen zu vollziehen (ausführlich dazu: RATGEBER FÜR GEFANGENE 1987, 2.1). Für die U-Haft-Bedingungen ist der Haftrichter zuständig. An ihn wendet man sich mit Anträgen bzw. Beschwerden. Sie kommen z.B. in Betracht, wenn man in eine Beruhigungszelle gesteckt oder im Einkauf beschränkt wird. Wird der Antrag abgelehnt, kann man gegen die Entscheidung des Haftrichters Beschwerde nach § 304 f. StPO einlegen. Alles, was den ordnungsgemäßen Tagesablauf in der Justizvollzugsanstalt (JVA) regelt, fällt in die Zuständigkeit des Anstaltsleiters. Gegen seine Maßnahmen kann man direkt beim OLG Antrag auf gerichtliche Entscheidung gemäß § 23 f. EGGVG stellen. Im »Ratgeber für Gefangene« finden sich Muster und ein übersichtliches Schema für die Rechtsmittel in der Haft.

Für Drogenabhängige stellt die U-Haft i.d.R. eine besondere Belastung bzw. zusätzliche Schädigung dar (vgl. ADAMS/GERHARDT 1981), die man in Anträgen betonen sollte. Häufig wird behauptet, der »Schock« der Freiheitsentziehung sei für die Therapiemotivation förderlich. Davon ist nach psychologischen Erkenntnissen überhaupt nichts zu halten (→ S. 528). Umgekehrt kann aber die U-Haft für jemanden, der clean bleiben will, eine Entlastung darstellen im Vergleich zum Regelvollzug, wo Drogen gut erhältlich sind.

Die Kosten für einen Besuchsüberwachungsdolmetscher in der U-Haft müssen von der Staatskasse bezahlt werden.

2.1.6   Psychiatrisierung I: Vorläufige Unterbringung

Hat jemand die Tat im Zustand der Schuldunfähigkeit oder verminderten Schuldfähigkeit begangen (→ S. 496), kann er gemäß § 126a StPO unter denselben Voraussetzungen und mit denselben Wirkungen wie bei einem Haftbefehl (s. oben) in einem Psychiatrischen Krankenhaus (PKH) oder einer Entziehungsanstalt untergebracht werden (Unterbringungsbefehl), »wenn die öffentliche Sicherheit es erfordert«. In solchen Fällen ist ein Anwalt unbedingt erforderlich. Zum Vollzug dieser Unterbringung in der Forensischen Psychiatrie → S. 521. Diese kann relativ erträglicher sein als die U-Haft.

2.1.7   Wie besorgt man sich einen Rechtsanwalt?

Wenn das Ermittlungsverfahren läuft oder man sich in U-Haft oder vorläufiger Unterbringung befindet, empfiehlt es sich, so schnell wie möglich einen Verteidiger zu suchen, denn anders ist auf den Gang der Ermittlungen kaum Einfluss zu nehmen (vg. im Einzelnen WEIDER 1998). In der Regel wird von der Staatsanwaltschaft ein Verteidiger der Wahl auch frühzeitig im Vorverfahren bestellt (§ 141 Abs. 3 StPO). Man sollte sich hier nicht scheuen, trotz geringer Gebühren besonders gute und prominente Anwälte zu benennen. Falls der Anwalt nicht von ganz weit herkommt oder politisch missliebig ist, wird i.d.R. auch der zum Pflichtverteidiger bestimmt, den man sich wünscht. Wichtig ist allerdings, dass der Verteidiger in Drogenverfahren erfahren ist (am besten bei einer DROBS erfragen).

Auf jeden Fall sollte man eigene Ermittlungen anstellen, um Entlastungsbeweise zu finden. Auch wenn man an dem Tatvorwurf nicht rütteln kann, ist es wichtig, frühzeitig Argumente und Beweise dafür zu sammeln, dass die »Schuld« gering ist, also die Strafe möglichst niedrig bleibt (zwei Jahre Freiheitsstrafe sind die obere Grenze, bis zu der eine therapeutische Lösung oder eine Bewährungsaussetzung möglich sind). Solche Argumente finden sich meist in Lebensgeschichte und Persönlichkeit unter dem Aspekt: »Hätte man anders handeln können?«

Wichtig ist auch, dass der Verteidiger Anträge im Hinblick auf die bei Drogenabhängigen oft erforderlichen besonderen Behandlungsmaßnahmen stellt (z.B. körperliche Entgiftung und Sanierung, vor allem der Zähne) und im weiteren Verlauf einen Therapieplatz samt Kostenzusage beschaffen hilft. Wichtig ist z.B. der sofortige Kontenklärungsantrag an den Rentenversicherer zwecks Beschleunigung der Kostenübernahme usw.

Manchmal kann man – vor allem bei der ersten Auffälligkeit, aber auch bei Wiederholungstaten – erreichen, dass ein Verfahren bei geringer Menge zum Eigenverbrauch (§ 29 Abs. 5 BtMG) eingestellt wird. Diese Regelung ist deutlich weiter als §§ 153, 153a StPO, die geringe Schuld und öffentliches Interesse voraussetzen und evtl. eine von Drogenabhängigen selten einzuhaltende Auflage beinhalten.

Es kann sein, dass man den Rechtsanwalt erst mit Eröffnung des Hauptverfahrens als Pflichtverteidiger beigeordnet bekommt; aber auch das geschieht nicht immer: Wenn die angeklagte Tat ein Vergehen ist (Mindeststrafdrohung liegt unter einem Jahr, z.B. § 29 BtMG), ist im Prinzip das Amtsgericht (Schöffengericht: ein Berufs- und zwei Laienrichter) zuständig; dann hat man keinen Anspruch auf einen Pflichtverteidiger. Nur in Ausnahmefällen, z.B.

wenn man mindestens drei Monate in einer Anstalt oder in U-Haft war oder wenn es um die Anfertigung eines psychiatrischen Gutachtens geht, muss ein Pflichtverteidiger beigeordnet werden (§ 140 StPO).

In allen Fällen, in denen eine Tat als Verbrechen (Mindeststrafdrohung ein Jahr, z.B. § 30 BtMG) angeklagt ist oder sie aus sonstigen Gründen vor dem Landgericht verhandelt wird (z.B. wegen der »besonderen Bedeutung« oder weil die Unterbringung in einem PKH zu erwarten ist, §§ 24, 74 Abs. 1 GVG), muss ein Pflichtverteidiger bestellt werden, den dann die Staatskasse auch für seine Aktivitäten im Vorverfahren bezahlt. Dasselbe gilt, wenn zu erwarten ist, dass eine LzTh i.S. § 35 BtMG durchgeführt wird (so LG Kleve, StV 1986, S. 246; AG Hannover, StV 1986, S. 52 m.w.N.; → S. 552).

Schließlich muss insbesondere in den »besonders schweren Fällen« nach § 29 Abs. 3 BtMG – nach der Vorschrift des § 142 Abs. 3 StPO – ein Pflichtverteidiger bestellt werden.

Wenn kein Fall der »notwendigen Verteidigung« vorliegt, muss man einen Verteidiger selbst bezahlen. Man kann auch – allerdings mit wenig Aussicht auf Erfolg – versuchen, über das Gesetz über Beratungs- und Prozesskostenhilfe (vgl. → S. 517) einen Anwalt zu bekommen. Vor allem empfiehlt es sich, wenn man auch noch zivilrechtliche Probleme hat (z.B. unangenehme Gläubiger).

Als Beistände im Verfahren müssen übrigens auch Ehegatten und gesetzliche Vertreter (Eltern) zugelassen werden (§ 149 StPO). Nach § 138 Abs. 2 StPO können mit gerichtlicher Genehmigung auch andere Personen als Rechtsbeistände mit den Funktionen eines Verteidigers gewählt werden. Infrage kommt z.B. der Drogenberater. Er kann das dann und wann beantragen, muss aber aufpassen, dass er es nicht zu häufig macht, weil er sonst mit dem Rechtsberatungsgesetz in Konflikt kommt, wonach die »geschäftsmäßige Rechtsberatung« verboten ist. Maßgeblich für die Vorbereitung der Hauptverhandlung ist Akteneinsicht. Sie wird häufig nach § 147 Abs. 2 StPO wegen angeblicher »Gefährdung des Untersuchungszwecks« bis zur Eröffnung des Hauptverfahrens verweigert. Ein Mittel dagegen ist die Ankündigung, dass der Mandant nach Akteneinsicht aussagen werde. Nur im Einzelfall zu entscheiden ist im Übrigen das Problem, ob der Verteidiger sich eventuell auf eine Vereinbarung mit Gericht und Staatsanwaltschaft (StA) einlassen soll, einen »Deal« z.B. der Sorte »Geständnis gegen Strafmilderung«. Wenn überhaupt, nur mit beiden gleichzeitig, denn einseitige Zusagen der StA sind unverbindlich (kritisch und sehr wichtig dazu: WEIDER 1998).

Für ausländische Klienten kann der Pflicht- und Wahlverteidiger untentgeltlich einen Dolmetscher nach Wahl erhalten.

2.1.8 Therapie im Vorfeld der Hauptverhandlung

Es gibt bereits vor der Hauptverhandlung zwei Wege »sanften Zwanges«, eine Therapie herbeizuführen (→ S. 528): Im Falle der Haftverschonung (→ S. 485) kann eine Therapieweisung erfolgen, deren Nichteinhaltung zur

Wiederinkraftsetzung des Haftbefehls führen kann, aber nicht muss. Dies gilt sogar bei schwereren Verstößen gegen das BtMG (ständige Rechtsprechung, vgl. OLG Hamm, StV 1984, S. 123 m.w.N.). Also: Wenn möglich, mit dem Gericht verhandeln!

Rechtsmittel gegen Ablehnung: Beschwerde, §§ 304, 310 StPO. Der andere Weg führt gemäß § 37 BtMG über die Staatsanwaltschaft. Eventuell sollte jeweils der ohnehin bereits bestellte Sachverständige (→ S. 496) dazu gehört werden.

2.1.9   Einstellung des Strafverfahrens
§§ 31a, 29 Abs. 5 BtMG – Das Problem der »geringen Menge«

Einstellung des Ermittlungsverfahrens durch die Staatsanwaltschaft (§ 31a Abs. 1): Als Spezialgesetz gegenüber den sonst bei Bagatelldelikten häufig angewandten §§ 153 ff. StPO bzw. § 45 JGG wurde 1992 § 31a in das BtMG eingefügt. Eine Einstellung des Ermittlungsverfahrens in BtM-Sachen wegen § 29 Abs. 1, 2 oder 4 muss also nach dieser Vorschrift durchgeführt werden und bedarf nicht, wie bei §§ 153 ff. StPO, der Zustimmung des Gerichts (Zur Praxis der Staatsanwaltschaft im Einzelnen: HELLEBRAND 1998). Zweck der Vorschrift ist die Entlastung der StA von der Verfolgung suchtbedingter Kleinkriminalität und Konzentration auf den professionellen Rauschgifthandel (BTDrucks 12/934, S. 5).

In welchem Maße von dieser Möglichkeit Gebrauch gemacht wird, ist noch nicht erforscht. Frühere Erhebungen haben extreme regionale Differenzen in der Einstellungspraxis der StA offenbart (z.B. 5,9% aller BtM-Ermittlungsverfahren in Bayern, 79,6% in Berlin; vgl. BTDrucks 11/4329, Tab. 14–18). Auf diese erschreckende Diskrepanz bezieht sich die Aufforderung des BVerfG in seinem Cannabis-Beschluss (StV 1994, S. 269), hier über bundeseinheitliche Richtlinien zu einer Gleichbehandlung der Beschuldigten zu kommen.

Im Kontext gewandelter und deutlicher akzeptanz-orientierten Drogenpolitik gibt es zwar eine zunehmende Gesamttendenz zur Verfahrenseinstellung – gleich ob nach §§ 29 Abs. 5, 31a BtMG oder nach §§ 153 ff. StPO). Gleichwohl ist die vom BVerfG angemahnte Vereinheitlichung der Einstellungspraxis nach mehreren vergeblichen Einigungsversuchen durch die Länderjustizminister auch sieben Jahre später noch nicht erfolgt. Es fehlt weiterhin an systematischen empirischen Untersuchungen. Jedoch ist bei Polizeidienststellen und -beamten aufgrund zu erwartender Einstellung bei eigenkonsumbezogenen BtM-Delikten eine wesentlich geringere Verfolgungsintensität bzw. die drogenpolitisch erwünschte Schwerpunktverlagerung zur Angebotsseite zu beobachten. Lediglich in manchen Regionen, z.B. in Bayern, scheint es in Gegenbewegung zur BVerfG-Entscheidung zu einer Verfolgungsintensivierung gerade bei den eigenverbrauchsbezogenen BtM-Delikten gekommen zu sein. Jedenfalls herrscht nunmehr Einigkeit, dass eine bundesrechtliche Vereinheilichungsgesetzgebung unerlässlich ist.

Voraussetzung für eine Einstellung ist neben geringer Schuld des Täters und fehlendem öffentlichen Interesse vor allem der rein konsumorientierte Umgang mit einer bestimmten »geringen Menge«, und zwar: anbauen, herstellen, ein-, aus- und durchführen, erwerben, sich in sonstiger Weise verschaffen und besitzen. Was als geringe Schuld eingestuft wird, obliegt dem Gericht im Rahmen seiner Gesamtwürdigung des Einzelfalls. Öffentliches Interesse wird z.B. bejaht, wenn Jugendliche einen Konsumvorgang beobachten konnten.

Problematisch ist wie bei der Bestimmung der »nicht geringen Menge« die normative Klärung des Begriffs der »geringen Menge« (g.M.). Die Rechtsprechung – zuletzt auch das BVerfG – betonen, dass nach dem Zweck der Vorschrift nur der Gelegenheitskonsument entkriminalisiert werden soll. Dies mag zu den ursprünglichen Intentionen des Gesetzgebers gehört haben, geht aber an der Realität des Drogenkonsums und den Erfordernissen der Praxis völlig vorbei. Im Sinne der gesicherten Einsichten in die Strukturen der Drogenszene und Verlaufsformen der Abhängigkeit mit vielfachem Hin und Her zwischen verschiedensten Konsumintensitäten einerseits und angesichts der Beweisschwierigkeiten andererseits sollte diese Einstellungsmöglichkeit für alle Konsumentengruppen offen gehalten werden. Jedenfalls darf auch einschlägig Vorbestraften diese Chance nicht vorenthalten werden (BGH, StV 1987, S. 250; KG Berlin, StV 1997, S. 640). Die Voraussetzung der Eigenverbrauchsorientierung bedeutet, dass der Stoff nicht mit Dritten geteilt oder weitergegeben werden darf.

Zur Bestimmung der geringen Menge verlangt die Rechtsprechung zunächst eine Würdigung aller Umstände des Einzelfalles, stellt aber vor allem auf den Kurzzeitbedarf ab: In der Regel wird der Bedarf von drei Tagen in Form von Konsumeinheiten bestimmt und als Grenze der »geringen Menge« definiert. Dabei kommt es, soweit feststellbar, auf den Reinheitsgehalt und die Anzahl der mit dieser Menge erzeugbaren Rauschzustände an (BGH, NStZ 1982, S. 425). Wegen der Probleme bei der Bestimmung des Reinheitsgrades bei kleinen Mengen muss im Zweifel zugunsten des Angeklagten von einer niedrigen Konzentration ausgegangen werden.

Die Verteidigung sollte besonders beachten, dass es bei der Bestimmung des Wirkstoffgehaltes methodische Probleme gibt und gravierende Fehler passieren können (vgl. TONDORF, StV 93, S. 43 m.w.N. WEIDER 1998). Aus diesen Gründen wird jedenfalls bei der »geringen Menge« auf die Gemischmenge bzw. die Straßensubstanz abgestellt. Die Festlegung der Grenzwerte ist uneinheitlicher als bei der »nicht geringen Menge«, weil sie im Wesentlichen durch die Landesjustizverwaltungen geschieht und es wenig Rechtsprechung dazu gibt.

Entgegen der kriminalpolitischen Entspannungstendenz hat sich die Rechtsprechung betreffend die »geringe Menge« bei den sog. »harten« Drogen in den letzten Jahren eher wieder verschärft. Informell durchgesetzt hat sich als Maßstab: drei durchschnittliche Konsumeinheiten oder Einstiegsdosen. Folgende Werte haben sich herauskristallisiert:

- ■ Cannabis: 10 g Inzwischen generell konsentiert: (BGH, StV 1996, S. 95); Praxis aufgrund von Runderlassen von Generalstaatsanwaltschaften der Länder z.T. abweichend, z.B. 6 g in Bayern, 30 g in Schleswig-Holstein.
- ■ Kokain: 0,3 g Wirkstoff (wegen stark variierender Konzentration; z.B. OLG Stuttgart StV 1998, 479).
- ■ Heroin: 0,03 g Wirkstoff (BGH, BayObLG u.a. bei KÖRNER 2001, § 29 Rn. 1659).
- ■ Amphetamin: 0,15 g Wirkstoff (OLGe bei KÖRNER 2001, § 29 Rn. 1660).

Mit Recht kritisiert KÖRNER (ebd., Rn. 1667) die engstirnige und unpraktische Rechtsprechung des BGH. Denn gerade bei geringen Mengen ist die Wirkstoffanalyse schwierig und kostspielig.

Die Staatsanwaltschaften gehen in der Regel großzügig mit der Bewertung einer Menge als Eigenverbrauchsmenge um. Die Standards haben sich deutlich nach oben verlagert. Wiederholtes Antreffen auf der »Szene« kann allerdings ein Indiz für »fremdgefährdendes Verhalten« sein. Grundsätzlich muss man aber für die Bewertung auch nach mehrfacher Auffälligkeit und Verurteilung die objektiv geringe Gefahr zugrunde legen, welche von einer »geringen Menge« ausgeht. Zum Teil wird darauf abgestellt, ob ein Täter zuvor schon einmal von der Polizei erwischt und belehrt wurde. Andererseits versucht man nach Möglichkeit, wegen einer »geringen Menge« nicht gleich eine Bewährung zu widerrufen, sondern sich mit einem Strafbefehl zu begnügen.

Nach dem Cannabis-Beschluss des Bundesverfassungsgerichts kann man ziemlich sicher – jedenfalls außerhalb Bayerns und Baden-Württembergs – darauf vertrauen, dass einen die Kripo mit kleineren Mengen Cannabis überhaupt in Ruhe lässt – solange man nicht irgendwie mit dem Handel zu tun zu haben scheint. Bei einer fortgesetzten Handlung wurde bisher die gesamte und nicht die jeweils erworbene Menge zugrunde gelegt. Dies ist nach der neuesten Entscheidung des BGH zum Fortsetzungszusammenhang nicht mehr möglich (BHG, StV 1994, S. 306): ausgegangen werden muss von der Einzelmenge, welche Gegenstand des konkreten Ermittlungsverfahrens ist.

Einstellung des Strafverfahrens durch das Gericht (§§ 31a Abs. 2, 29 Abs. 5): Nach § 31a Abs. 2 kann das Gericht das Verfahren mit Zustimmung der StA – ebenso wie nach § 153 Abs. 2 StPO – in jeder Lage des Verfahrens einstellen, wenn die unter Abs. 1 genannten Voraussetzungen erfüllt sind. Damit kollidiert der neue § 31a – wahrscheinlich aufgrund eines schlichten Versehens der Gesetzesmacher – mit dem schon bisher gültigen § 29 Abs. 5, wonach das Gericht das Hauptverfahren ohne Zustimmung der StA – unter ansonsten gleichlautenden Voraussetzungen – jederzeit einstellen kann. Falls es darüber je zum Streit kommen sollte, könnte das Gericht nach § 29 Abs. 5 verfahren und die StA übergehen.

Ein Aushandeln dieser Erledigungsform mittels des Angebots, sich einer Therapie zu unterziehen, scheidet – jedenfalls nach der offiziellen Lesart dieser Norm – aus, wenn man nur Gelegenheitskonsumenten in den Genuss dieser

Privilegierung kommen lassen will. Legt man die Norm, wie hier vertreten, zugunsten aller Konsumenten weit aus, könnte das informelle Verständigungsangebot im Verfahren die Geneigtheit des Gerichts erhöhen. Allerdings ist dies eine delikate Zwickmühle für die Verteidigung..

2.2 Die Hauptverhandlung

2.2.1 Anklageschrift und Eröffnung des Hauptverfahrens

Vor Anberaumung einer Hauptverhandlung muss die Staatsanwaltschaft die öffentliche Klage erhoben haben (vgl. §§ 151 ff. StPO im Einzelnen: HELLEBRAND 1998). Die Anklageschrift muss die Person des Angeschuldigten genau bezeichnen, weiter die Tat, die ihm zur Last gelegt wird, sowie Zeit und Ort der Begehung. Sie muss ausführen, auf welche Weise die gesetzlichen Merkmale (Tatbestand) der Straftat erfüllt sind und muss ferner die anzuwendenden Strafvorschriften, sämtliche Beweismittel und das Gericht, vor dem angeklagt wird, bezeichnen. Falls der Angeschuldigte einen Verteidiger hat, muss auch dieser benannt werden (§ 200 StPO). Die Akte wird dann mit der Anklageschrift an das Gericht geschickt, und das Gericht entscheidet darüber, ob das Hauptverfahren eröffnet wird (§§ 199 ff. StPO).
Das Gericht stellt dem Angeschuldigten die Anklageschrift zu und gibt ihm Gelegenheit, innerhalb einer bestimmten Frist Beweisanträge zu stellen und Einwendungen gegen die Eröffnung des Hauptverfahrens vorzutragen. Nach Ablauf einer Frist wird das Hauptverfahren eröffnet, wenn die Akte belegt, dass der Angeschuldigte der Straftat hinreichend verdächtig erscheint (§ 203 StPO). Sodann wird der Termin zur Hauptverhandlung festgesetzt (vgl. §§ 213 ff. StPO).
Da das eröffnende Gericht auch über die Haftfortdauer beschließen muss, besteht hier nochmals die Möglichkeit, Anträge zu stellen und Informationen (z.B. über eine begonnene Therapie) zu liefern. Von der regelmäßigen Aufforderung, Beweisanträge »spätestens zehn Tage vor Beginn der Hauptverhandlung« zu stellen, sollte man sich nicht schrecken lassen: sie sind rechtlich bis zur Urteilsverkündung möglich.

2.2.2 Gang der Hauptverhandlung
§§ 226 ff. StPO

Zur Hauptverhandlung müssen anwesend sein: das Gericht (beim Schöffengericht ein Berufsrichter und zwei Schöffen, bei der Strafkammer drei Berufsrichter und zwei Schöffen, beim Strafrichter ein Berufsrichter), ein Staatsanwalt und der oder die Angeklagte/n (vgl. §§ 226, 231 StPO). In besonderen Fällen (§ 140 StPO) muss auch ein Verteidiger des Angeklagten anwesend sein.

Wenn der Angeklagte nicht erschienen ist, ohne dass er entschuldigt ist, kann die Hauptverhandlung nicht stattfinden; er wird zum nächsten Termin zwangsweise vorgeführt oder es wird Haftbefehl gegen ihn erlassen (§ 230 StPO). Wie die Hauptverhandlung im Einzelnen abläuft, ergibt sich aus § 243 StPO:

■ Der Vorsitzende des Gerichtes stellt fest, ob der Angeklagte und gegebenenfalls der Verteidiger erschienen sind, ferner ob die geladenen Zeugen und Sachverständigen erschienen sind. Im Allgemeinen werden jetzt bereits sämtliche Zeugen nach § 57 StPO belehrt. Dann verlassen die Zeugen den Sitzungssaal, und der Vorsitzende vernimmt den Angeklagten kurz über seine persönlichen Verhältnisse (in manchen Fällen wird der Angeklagte hier bereits im Wesentlichen seinen Lebenslauf schildern, in anderen Fällen hält es das Gericht für angemessen, zur Identitätsfeststellung lediglich die Personalien zu erörtern und den Angeklagten ausführlich über seinen Lebenslauf erst am Ende der Beweisaufnahme zu befragen, nämlich erst dann, wenn eine Verurteilung möglich bzw. wahrscheinlich erscheint).

Danach verliest der Sitzungsvertreter der Staatsanwaltschaft den Anklagesatz. anschließend wird der Angeklagte darauf hingewiesen, dass es ihm freisteht, sich zur Anklage zu äußern oder aber zu dem Vorwurf zu schweigen. Wenn der Angeklagte aussagen will, wird er dann vernommen. Nach der Vernehmung des Angeklagten erfolgt die restliche Beweisaufnahme (§ 244 StPO).

■ Im Rahmen dieser Beweisaufnahme werden die Zeugen vernommen, die Sachverständigen, Gerichtshelfer, Jugendgerichtshelfer gehört, evtl. Überführungsstücke (z.B. BtM, das zu einem Einbruch benutzte Werkzeug oder Teile der Beute) in Augenschein genommen. Unter Umständen kommt es auch zu einer Ortsbesichtigung. Während der Beweisaufnahme werden auch Urkunden und andere als Beweismittel dienende Schriftstücke verlesen (§§ 249 ff. StPO). Grundsätzlich müssen sämtliche Zeugen persönlich in der Hauptverhandlung vernommen werden (§ 250 StPO); es ist im Allgemeinen nicht ausreichend, wenn Protokolle früherer polizeilicher Vernehmungen verlesen werden. Der Zeuge kann sich auch nicht auf seine früher protokollierte Aussage beziehen, was Zeugen häufig versuchen, da sie nicht einsehen, warum sie wiederholt über denselben Sachverhalt Aussagen machen sollen.

Lediglich zur Unterstützung des Gedächtnisses dürfen die Teile einer früheren Aussage, an die sich der Zeuge nicht mehr erinnert, vorgelesen werden (§ 253 StPO; V-Leute der Polizei als Zeugen → S. 493).

Hat der Angeklagte bereits vor der Hauptverhandlung vor einem Richter ein Geständnis abgelegt, so darf dieses Geständnis, wenn der Angeklagte in der Hauptverhandlung andere Angaben macht, verlesen werden (§ 254 StPO). Im Laufe der Beweisaufnahme hat der Angeklagte stets die Gelegenheit, sich zu den jeweiligen Beweismitteln zu äußern (§ 257 StPO).

■ Nach Schluss der Beweisaufnahme plädiert die Staatsanwaltschaft. In ihrem Plädoyer hat sie die gesamte Beweisaufnahme zu würdigen und auszuführen, ob der Angeklagte wegen der angeklagten Delikte teilweise oder ganz verurteilt werden soll, oder ob teilweise oder ganz Freispruch erfolgen soll. Außerdem enthält das Plädoyer, soweit Verurteilung beantragt wird, Ausführungen zum Strafmaß. Erwähnt werden soll der in Betracht kommende gesetzliche Strafrahmen, sodann sind die nach § 46 StGB relevanten Grundsätze der Strafzumessung am konkreten Fall zu erörtern. Das Plädoyer endet mit dem Strafantrag.

Nach der Staatsanwaltschaft plädiert der Angeklagte oder sein Verteidiger oder beide. Sie erwidern die Ausführungen der Staatsanwaltschaft und stellen das Beweisergebnis aus ihrer Sicht dar. Gelegentlich werden auch noch Beweisanträge gestellt. Besonderes Gewicht sollte die Verteidigung beim Schlussvortrag auf die Strafzumessungsgründe legen. Der Schlussvortrag der Verteidigung oder des Angeklagten muss nicht mit einem konkreten Antrag enden.

Die Staatsanwaltschaft kann dann die Rede des Verteidigers oder des Angeklagten noch einmal erwidern (§ 258 StPO). Davon wird aber in der Praxis sehr selten Gebrauch gemacht. Dem Angeklagten steht immer das letzte Wort zu. Das ist auch dann der Fall, wenn sein Verteidiger bereits für ihn gesprochen hat.

Nach den Schlussvorträgen zieht sich das Gericht zur Beratung zurück. Die Hauptverhandlung schließt mit der Verkündung des Urteils (§ 260 StPO). Das Gesagte gilt auch – mit geringen jugendspezifischen Änderungen – für Jugendliche und Heranwachsende (§ 104 JGG). Andererseits kann das Gericht statt des Urteils, wie zuvor in jedem Verfahrensstadium, auch jetzt noch von Strafe absehen und das Verfahren einstellen (ausführlich dazu → S. 488).

2.2.3   V-Leute: Phantome in der Hauptverhandlung

Oben wurde auf die verdeckte Fahndung und deren kürzliche Legalisierung durch Änderungen der StPO eingegangen (→ S. 480). Die daraus resultierenden beweisrechtlichen Probleme gehen ganz zulasten der Strafverteidigung (ausführlich WEIDER 1998). Nach BGH-Rechtsprechung ist die Polizei nicht verpflichtet, den Namen ihres Informanten preiszugeben, wenn sie diesem Vertraulichkeit zugesichert hat.

Wird allerdings ein V-Mann enttarnt und als Zeuge geladen, muss er i.d.R. aussagen, denn er hat kein Zeugnisverweigerungsrecht wie ein Kripo-Beamter (§ 54 StPO), der kraft Amtsverschwiegenheitspflicht vor Gericht je nach Aussagegenehmigung seiner Behörde nicht oder nur sehr eng beschränkt auszusagen braucht. Allerdings darf die Aussagegenehmigung nur bei Gefährdung des Staatswohls verweigert werden, und zwar durch den Innenminister. In einem solchen Fall braucht der Kripobeamte auch einen V-Mann nicht preiszugeben. Die Teilnahme von V-Leuten an Scheingeschäften muss aber in den Akten vermerkt werden, und sie dürfen auch nicht zum Schein verhaftet

werden (KÖRNER 2001, § 31 Rn. 128 ff.). Man sollte sich in der Hauptverhandlung die Aussagegenehmigung unbedingt in Kopie geben lassen, um die Begründung genau prüfen und eventuell angreifen zu können.

Als Rechtsmittel gegen die Verweigerung der Aussagegenehmigung, das Ge-
heimhalten von Lockspitzeln usw. gibt es neben der Dienstaufsichtsbeschwerde, die erfahrungsgemäß form-, frist- und fruchtlos ist, den Rechtsweg gemäß
§§ 23 ff. EGGVG (s. OLG Stuttgart, NJW 1985, S. 77 ff.) und, wenn durch die
Behörde die Aussagegenehmigung verweigert wird (»Sperrerklärung«), die
Anfechtungsklage vor dem Verwaltungsgericht. Ist ein V-Mann in der Akte
vermerkt, nützt das dem Angeschuldigten u.U. nichts, denn die Staatsanwaltschaft kann gemäß § 147 StPO dem Verteidiger die Akteneinsicht verwehren,
wenn dadurch der Untersuchungszweck gefährdet würde – und wann das der
Fall ist, entscheidet der Staatsanwalt. In der Hauptverhandlung muss dann
das Gericht allerdings einen V-Mann zu ermitteln versuchen und ihn verneh-
men (Aufklärungspflicht). Ein Verstoß dagegen begründet die Revision (KÖR-
NER 2001, § 31 Rn. 223 ff.). Bei der Vernehmung müssen Zeugenschutzvor-
kehrungen getroffen werden, z.B. Vernehmung an geheimem Ort oder unter
Ausschluss der Öffentlichkeit usw. Die früher mögliche optische Abschirmung ist nicht mehr zulässig (BGH-GS, StV 1983, S. 490).

Der Verteidiger hat bei dieser Vernehmung ein Anwesenheitsrecht, er darf
daher auch nicht mit der Begründung der Gefährdung des Untersuchungser-
folges ausgeschlossen werden. Liegt eine solche Gefährdung vor, kann aber
von einer Benachrichtigung des Verteidigers über den Vernehmungstermin
abgesehen werden. Sein Anwesenheitsrecht bleibt jedoch unberührt, falls er
auf anderem Wege von diesem Termin erfährt (BGHSt 31, S. 148).

2.2.4   Der Kronzeuge: Aufklärungsgehilfe nach § 31 BtMG

Zwar ist der Rechtsgedanke »tätiger Reue«, also das Abstand nehmen vom bereits begonnenen Delikt, sein Ungeschehenmachen, im Strafrecht seit langem verankert (z.B. § 24, § 129 Abs. 6, § 83a StGB). Einmalig
und nach US-Muster gestrickt war bei Einführung des § 31 BtMG in unserer
Rechtsordnung die Möglichkeit, auch in gravierenden BtM-Sachen Strafmilderung oder Straffreiheit zu erhalten. Inzwischen gibt es diese inzwischen unbefristete Regelung auch für Terroristen (Kronzeugenregelung vom 9.6.1989,
BGBl I, S. 1059).

Die strafprozessrechtlichen Probleme können wir hier nicht angemessen behandeln (dazu: WEIDER 1998). Daher nur einige Hinweise: Aufgrund vielfältiger Erfahrungen ist von der Wahrnehmung der »Vergünstigung« Strafmilderung aus der Sicht des Beschuldigten dringend abzuraten! Es zeigt sich, dass
die Glaubwürdigkeit des Aufklärungsgehilfen vor allem an seiner Bereitschaft zur Selbstbezichtigung gemessen wird. Je mehr er selbst gesteht, desto
höher das Strafmaß und desto geringer die relative Auswirkung des »Kron-
zeugenrabatts«.

Einigkeit besteht in der Lehre, die Vorschrift wegen ihrer rechtsstaatlichen Problematik sehr zurückhaltend und eng auszulegen (KÖRNER 2001, § 31 Rn. 3). Ausreichend ist die freiwillige Offenbarung eines Wissens gegenüber den Ermittlungsbehörden. Man braucht sich der Justiz nicht als echter Kronzeuge zur Verfügung zu stellen. Ein vollständiges Geständnis über den eigenen Tatbeitrag ist nicht erforderlich, ebensowenig ist es notwendig, dass man selbst noch nicht überführt wurde. Auch eine späte Nennung der Mitwirkenden und Tatbeteiligten, möglicherweise auch erst in der Hauptverhandlung, begründet eine Strafmilderung.

Der Richter kann dann von § 31 Gebrauch machen, wenn er überzeugt ist, dass die Schilderung über die Beteiligung des Mittäters zutreffend ist und dadurch zu einem erfolgreichen Abschluss des Strafverfahrens oder jedenfalls zu einem Aufklärungserfolg beigetragen werde (BGH, StV 93, S. 308). Das bedeutet aber auch, dass sich aus der Offenbarung für die Aufklärung Wesentliches ergeben muss, dass die Sache nicht ohnedies bereits zur Gewißheit feststand. Freiwillig ist die Offenbarung jedenfalls dann, wenn der Täter Angaben macht, obwohl eine Aufdeckung der gesamten Tatumstände aus seiner Sicht nicht zu befürchten stand. Dass er Angst vor Festnahme und Strafe hat, schränkt seine Freiwilligkeit nicht ein (BGH, StV 83, S. 203). Nur das zuständige Gericht kann die Vergünstigung des § 31 BtMG zusagen, nicht die Kripo: Man braucht sich also von polizeilichen Versprechungen nichts zu erhoffen.

2.3   Zum Problem der Vernehmungsfähigkeit

Ein spezielles verteidigungsstrategisches Problem stellt die Vernehmungsfähigkeit beschuldigter Drogenabhängiger dar, gerade weil sie, wie die Erfahrung zeigt, häufig gegenüber Polizei und Staatsanwaltschaft kooperationsbereit sind. Unter Vernehmungsfähigkeit verstehen die Juristen das Vermögen des Beschuldigten, seine Interessen vernünftig wahrzunehmen, die Verteidigung in verständiger und verständlicher Form zu führen sowie Erklärungen abzugeben und entgegenzunehmen. Drogenabhängige sind, besonders während des Entzugs, sehr anfällig für die Vernehmungstricks der Polizei- und Gerichtsbediensteten. Wenn man sich als Beschuldigter schon bei der Polizei nicht rechtzeitig bremsen konnte, sollte man im Prozess versuchen, die Ergebnisse der Vernehmungen dadurch infrage zu stellen, dass man die Vernehmungsfähigkeit zum Zeitpunkt der Vernehmung anzweifelt. Die Frage muss dann unter Hinzuziehung eines Sachverständigen beurteilt werden.

Ein häufiger Irrtum der Vernehmungsbeamten ist, von der Aussagefreudigkeit des Beschuldigten auf seine Vernehmungsfähigkeit zu schließen, während sich bei genauer Nachprüfung die erhöhte Kooperationsbereitschaft gerade als Ausdruck einer schwerwiegenden Befindlichkeitsstörung des Beschuldigten herausstellen kann, die die Vernehmungsfähigkeit ausschließt.

Die Drogenintoxikation kann Vernehmungsfähigkeit ebenso unmittelbar ausschließen wie die Entzugssymptomatik. Auch mittelbare Folgen des Drogenkonsums genügen unter Umständen, wenn sich Wesen und Persönlichkeit des Abhängigen nach langfristigem Missbrauch und durch die Desozialisierung (Kriminalisierung) stark verändert haben. Andererseits kann ein langjährig auf eine bestimmte Dosis eingestellter Drogenabhängiger sich durchaus in einem psychologischen Normalzustand befinden, sodass keine Einschränkung der Vernehmungsfähigkeit angenommen werden kann.

Als Faustregel wird formuliert, dass sich die Frage nach der Vernehmungsfähigkeit umso dringlicher stellt, je kooperationsbereiter sich der Drogenabhängige gegenüber vernehmenden Beamten verhält, je größer seine Aussagebereitschaft – auch unter Missachtung der eigenen Interessen und derjenigen anderer – ist und je schwerer er unter erkennbaren körperlichen Entzugserscheinungen leidet. Gegebenenfalls muss die Vernehmungsfähigkeit in der Hauptverhandlung durch einen Sachverständigen festgestellt werden (BGH, NStZ 1984, S. 174).

In der Begutachtungspraxis wird von der forensischen Schulpsychiatrie schematisch auf folgende Kriterien (»Parameter«) der sogenannte Aussagetüchtigkeit geachtet: Wahrnehmung des Geschehens, Speicherung, Wiedergabefähigkeit, Aussagewahrhaftigkeit, Glaubwürdigkeit (vgl. TÄSCHNER 1993, S. 322; kritisch dazu GLATZEL 1994, S. 46). Man darf aber nicht einfach von der kognitiv-physiologischen Aussagetüchtigkeit auf Vernehmungsfähigkeit schließen, denn dafür spielen – vor allem bei Beschuldigten – psychische Faktoren eine entscheidende Rolle, die unter Drogeneinfluss bzw. bei Abhängigkeit spezifisch im Einzelfall beurteilt werden müssen (vgl. GLATZEL 1994, ebd.).

2.4   Psychiatrisierung II: Die Feststellung der Schuldfähigkeit

2.4.1   Voraussetzungen der Psychiatrisierung

Im Hinblick auf die Frage, ob jemand in eine Strafanstalt oder in eine Entziehungsanstalt kommt, ist manchmal entscheidend, ob er schuldfähig – umgangssprachlich: zurechnungsfähig – ist oder nicht:

---

§ 20 StGB

»Ohne Schuld handelt, wer bei Begehung der Tat wegen einer krankhaften seelischen Störung, wegen einer tiefgreifenden Bewusstseinsstörung oder wegen Schwachsinn oder einer schweren anderen seelischen Abartigkeit unfähig ist, das Unrecht der Tat einzusehen oder nach dieser Einsicht zu handeln.«

Für den Betroffenen und seinen Verteidiger stellt sich immer zunächst die Frage, ob ein Freispruch mangels Schuldfähigkeit und die damit wahrscheinlich verbundene Einweisung in eine Entziehungsanstalt oder die Psychiatrie (vgl. → S. 516) anstrebenswert ist. Angesichts der Verhältnisse in vielen Anstalten kann es nämlich u.U. weniger schlimm sein, sich eine begrenzte Zeit lang im Knast aufzuhalten, als auf unabsehbare Zeit im Maßregelvollzug, sprich Psychiatrie zu landen.

Traditionell erstellen die forensischen (gerichtlichen) Psychiater die meisten Gutachten zur Schuldfähigkeit im Strafverfahren. Zur Beurteilung, ob eine »schwere andere seelische Abartigkeit« vorliegt und wie das Normalverhalten eines Angeklagten einzustufen ist, sind die besser qualifizierten Psychologen und Psychoanalytiker vorzuziehen (vgl. BAUER/THOSS 1983). Die Wertung, ob durch die vom Gutachter festgestellte Krankheit oder sonstige psychopathologische Störungen die Einsichts- und Steuerungsfähigkeit beeinträchtigt ist und deshalb die Schuldfähigkeit auszuschließen oder als vermindert anzusehen ist, steht allein dem Richter zu. Dies wird im Strafprozess meist übersehen, wenn Psychiater z.B. § 20 StGB »bejahen«. Fortschrittliche Psychiater und Psychologen gehen längst davon aus, dass prinzipiell jede Art psychischer Störungen zur Annahme erheblich verminderter Schuldfähigkeit bzw. Schuldunfähigkeit führen kann. Die eigentliche Wertung ist aber eine soziale und juristische, sie muss vom Richter getroffen werden.

Es ist wichtig, sich frühzeitig um einen Sachverständigen zu kümmern, um auf die Auswahl der berufsständisch wie politisch sehr unterschiedlich orientierten Gutachter Einfluss zu nehmen (s. RiStBV Nr. 70, S. 87).

Verteidigungsstrategisch interessant ist der § 21 StGB jedenfalls wegen der daraus sich ergebenden Strafmilderung (§ 49 StGB), die von den Gerichten bei Drogenabhängigen sehr häufig gewährt wird. Meist entscheiden hier die Gerichte ohne Anhörung eines Sachverständigen, das erspart die zusätzliche Entblößung einer Begutachtung (vgl. BGH, StV 1988, S. 198 ff.).

2.4.2 Was hat man vom Gerichtspsychiater oder Gerichtspsychologen zu erwarten?

Die klassischen Psychiater halten sich bei der Erstellung von Gutachten an die juristischen Vorgaben, d.h., sie ziehen nicht in Betracht, dass die staatliche Reaktion bzw. die Kriminalisierung selbst zu einem erheblichen Teil für die Schädigung bzw. Krankheit verantwortlich sind. Bei der Begutachtung gehen sie in erster Linie von Tätertypen, von der Art der Begehung des Delikts und von der konkreten Begehungsweise aus (vgl. TÄSCHNER 1984). Immer mehr setzt sich bei den Gerichten die Erkenntnis durch, dass für die Begutachtung zumindest auch der Psychologe maßgeblich ist, weil der über die Persönlichkeit, d.h. über spezifische Verarbeitungsweisen des Täters – von Umwelt, Droge, Krankheit, Strafe, Therapie usw. – besser Auskunft geben kann.

Wichtig ist, dass der Verteidiger den Klienten gut auf die Begutachtungssituation vorbereitet, ohne dabei den Bereich der Strafvereitelung (§ 258 StGB) zu berühren: Da er bezüglich der gutachtenrelevanten Inhalte und Anknüpfungstatsachen von seiner Schweigepflicht entbunden ist und insofern auch kein

Zeugnisverweigerungsrecht nach § 52 StPO geltend machen kann, darf der Mandant dem Sachverständigen nicht alles erzählen, wenn er sein Auskunftsverweigerungsrecht nach § 55 StPO bewahren will.

Vier Voraussetzungen werden kumulativ oder alternativ für die Annahme erheblich verminderter oder aufgehobener strafrechtlicher Verantwortlichkeit gemacht (BGH, NStZ 2001, S. 82–85):

■ Der Drogenkonsum muss zu körperlicher Abhängigkeit geführt haben;

■ Entzugserscheinungen müssen dem Konsumenten bekannt gewesen sein;

■ eine akute Entzugssituation aufgrund von Drogenmangel muss vorgelegen haben oder unmittelbar zu erwarten gewesen sein;

■ Persönlichkeitsveränderung durch langjährigen Gebrauch.

Weiter kommt es für den Psychiater darauf an, die Art des Delikts in seiner Beziehung zu der bestehenden Sucht zu untersuchen bzw. auszuschließen, dass die Drogenabhängigkeit Motiv der Straftat war. Dabei sind zu berücksichtigen:

■ Psychopathologisches Bild zur Tatzeit und zum Begutachtungszeitpunkt;

■ Art, Menge und Zeitpunkt der letzten Drogeneinnahme vor der Tat, Kombination mit anderen Drogen (Barbiturate, Alkohol);

■ Persönlichkeit des Täters (Persönlichkeitsveränderungen durch Dauerabhängigkeit?);

■ Grad der Abhängigkeit, Entzugserscheinungen, hirnorganische Veränderungen;

■ Schwere und Art von Tat und Tatausführung.

Schuldunfähigkeit kommt für Delikte der direkten Beschaffungskriminalität bei folgenden psychopathologischen Zustandsbildern ohne weiteres infrage:

■ Bei akuter toxischer Bewusstseinsstörung, wie sie etwa akuter Rausch und Delir darstellen;

■ in chronisch intoxiziertem Zustand, wie er bei nachhaltigem Drogenkonsum und fortgeschrittener Drogenkarriere i.d.R. vorliegt;

■ beim Vorliegen oder im Vorstadium körperlicher Entzugserscheinungen;

■ bei schwerem hirnorganischem Abbau oder entsprechend hochgradiger Wesensveränderung nach langjährigem chronischem Suchtmittelmissbrauch.

Ganz in Übereinstimmung mit der herrschenden Psychiatrie-Schule erkennt der BGH bei Drogenabhängigkeit nicht ohne weiteres auf Schuldunfähigkeit oder verminderte Schuldfähigkeit, sondern nur, wenn

■ die Persönlichkeit des Drogenabhängigen infolge der Sucht hochgradig, »schwerst« verändert ist (BGH, Beschluss vom 6.4.1979 – 2StR 29/79; BGH, MDR 1977, S. 982) oder

■ massive Entzugserscheinungen unmittelbar zur Deliktsbegehung geführt haben oder

■ direkt im Rausch gehandelt wurde (BGH, NJW 81, S. 1221).

Bei langjährigem Haschischkonsum z.B. ist die Rechtsprechung uneinheitlich (vgl. BGH, StV 88, S. 198).

Bevor in dieser Weise eventuell die Schuldfähigkeit ausgeschlossen wird, muss geprüft werden, ob der Drogenabhängige nicht bestraft werden kann, weil er sich berauscht hat, nur um im Zustand der Schuldunfähigkeit eine Straftat begehen zu können – oder zumindest hätte wissen können, dass es im Rausch zur Tat kommen werde. Dies wird nur selten nachzuweisen sein.

Weiter wird geprüft, ob man nicht wegen »Vollrauschs« gemäß § 323a StGB bestrafen kann: Dann, wenn sich jemand vorsätzlich oder fahrlässig in einen Rausch versetzt und im Rausch eine Straftat begeht. Wenn überhaupt, so kommt eine Strafbarkeit nur dann infrage, wenn man als Anfänger von der Droge noch voll berauschbar ist. Der Drogenabhängige, der nur konsumiert, um die Entzugserscheinungen zu vermeiden, kommt dafür nicht infrage.
Hauptkritikpunkt gegenüber dieser »klassischen Verfahrensweise« ist das Außer-Acht-Lassen der Entstehung der dissozialen Persönlichkeitsveränderung im psychosozialen Prozess. Das verteidigungsstrategische Dilemma liegt darin, dass der Angeklagte im Interesse der Bestimmung seiner Schuldfähigkeit Angaben zu seinem Drogenkonsum macht, die wiederum Anlass für weitere Ermittlungen sein können, zumindest aber den Grund für die (verschärfte) Verurteilung liefern. Wenn man aber zur Schuldfrage nichts aussagt, setzt man sich der Gefahr einer Höherbewertung der Schuld, mithin einer höheren Strafe aus.

2.4.3   Beobachtungsunterbringung
§§ 81 StPO, 73 JGG

Zur Vorbereitung eines Gutachtens über den psychischen Zustand eines Beschuldigten kann das Gericht nach Anhörung eines Sachverständigen und des Verteidigers bei dringendem Tatverdacht anordnen, dass der Beschuldigte in einem öffentlichen PKH bis zu sechs Wochen beobachtet wird (von dieser sehr einschneidenden Maßnahme wird aber selten Gebrauch gemacht). Der Betroffene kann dagegen Beschwerde einlegen, die aufschiebende Wirkung hat, d.h., die Unterbringung darf vorerst nicht vollzogen werden. In solchen Fällen muss auch ein Pflichtverteidiger beigeordnet werden.

2.4.4   Was machen psychiatrische und psychologische Gutachter – mit welchen Methoden arbeiten und wie beurteilen sie?

Viele Psychiater entsprechen nicht mehr dem Bild vom klassischen forensischen Psychiater, der die Kriminellen mit moralisierenden und abwertenden Begriffen belegt (z.B. »gemütsarm«, »gefühlskalt«, »haltlos«, »psychopathisch«, »selbstsüchtig«, »asozial« usw.). Man kann heute in den PKH bzw. psychiatrischen Abteilungen der Krankenhäuser aufgeklärte und aufgeschlossene Ärzte finden, die auch nicht bedingungslos Psychopharmaka verordnen und den »Psychopathen« ohne Ansehung der Person für schuldfähig erklären. Jedenfalls sollte man, wenn es zu einer Begutachtung kommt, darauf bestehen, dass ein Psychologe hinzugezogen wird oder – noch besser – das Gutachten anfertigt. Der BGH hat eindeutig die Gleichwertigkeit von psychologischen und psychiatrischen Sachverständigen anerkannt (vgl. MAISCH/SCHORSCH 1983). Psychiater sind im Bereich der schweren psychischen Krankheiten, der Psychosen, eindeutig kompetent. Psychologen haben aber in Bezug auf die Diagnose psychischer (»psychogener«) Störungen, bei der Beurteilung der Schweregrade und bei der Einschätzung der persönlichkeitsspezifischen Verarbeitungsweisen von Umwelt, Droge, Krankheit, Strafe, Therapie, Beziehung usw. inzwischen bessere Methoden und Konzepte. Insbesondere arbeiten sie weniger mit subjektiven (Ab-)Wertungen und erschweren es dem Richter dadurch, eine Verurteilung direkt mit dem Gutachten zu begründen.

Für die Frage der Schuldfähigkeit ist nicht entscheidend, ob jemand eine schwere psychische Krankheit hat, sondern lediglich, ob er aufgrund bestimmter psychischer Störungen zur Einsicht und Verhaltenssteuerung unfähig war. Wenn ein Psychiater sich dazu allzu unqualifiziert äußert, sollte man – ähnlich wie bei Sexualstrafverfahren – versuchen, einen weiteren Gutachter zu bestellen mit der Begründung, dass dieser über »überlegene Forschungsmittel« verfügt (§ 244 Abs. 4 StPO).

Auch die Begutachtung durch einen Psychologen ist nicht unproblematisch: Schließlich dienen die diagnostischen Instrumente (psychologische Tests usw.) der Feststellung einer Abweichung von der Norm und damit letztlich auch der sozialen Kontrolle. Insofern ist die Frage schwer zu beantworten, inwieweit man mit einem Gutachter kooperieren sollte. Auch der Gutachter versucht normalerweise, seine Arbeit mit möglichst geringem Aufwand zu bewältigen. Deshalb wird er u.U. auch Mittel des sanften Druckes einsetzen, Vergünstigungen im Falle der Kooperationswilligkeit anbieten bzw. Nachteile für den Fall der Abwehr androhen.

Ein schwerwiegendes Problem ist jedenfalls, dass die über den psychiatrischen Aspekt hinausgehenden Auskünfte, die man dem Gutachter im diagnostischen Gespräch gibt (sog. Nebentatsachen), u.U. vom Gericht auch strafrechtlich verwendet werden können bzw. der Sachverständige dazu als Zeuge gehört werden kann. Nach h.M. gelten Gutachter nicht als behandelnde Ärzte und haben deshalb kein Zeugnisverweigerungsrecht nach § 53 StPO (vgl. LÖWE/ROSENBERG, StPO, § 77 Anm. 2). Nur die juristische Mindermeinung, der wir uns anschließen, erkennt an, dass durch diagnostische Gespräche auch ein Stück therapeutischer Arbeit und Beziehung in die Wege geleitet wird. Daraus muss ein Zeugnisverweigerungsrecht des Sachverständigen für Nebentatsachen folgen, die nicht Befundtatsachen sind (→ S. 568 und → S. 586). Immerhin wird anerkannt, dass Mitteilungen des Untersuchten, die mit dem Gutachten in keinem Zusammenhang stehen und bei denen die Annahme besteht, dass sie unter der Voraussetzung der Geheimhaltung gemacht worden sind, unter das Zeugnisverweigerungsrecht fallen (RGST 61, S. 384; LÖWE/ROSENBERG, a.a.O., Anm. 2).

Ein Gutachter sollte nicht der spätere Therapeut sein. Psychisch belastend und ein ethisches Problem ist, dass die angebahnte therapeutische Beziehung durch die Beschränkung auf den Strafprozess i.d.R. notwendig abgebrochen wird.

Es ist nicht leicht, praktische Ratschläge aus all dem abzuleiten. Grundsätzlich sollte man davon ausgehen, dass ein Gutachter nicht allmächtig und die diagnostischen Verfahren (insbesondere die psychologischen Tests) keine Wundermittel sind. Letztere geben allemal nur vage Hinweise, die erst durch die Interpretation eines ausgebildeten Psychologen psychologische Aussagekraft und juristische Relevanz erhalten können. Gesicherte Aussagen sind nur dann zu erwarten, wenn verschiedene Tests (»Testbatterie«) mit ausführlichen Interviews kombiniert werden. Einzelne Testverfahren sind im RATGEBER FÜR GEFANGENE (1987, Abschnitt 5.7 und 5.8) dargestellt.

Wir meinen, dass es aus verteidigungstaktischen, aber auch das eigene Selbst betreffenden Gründen nicht sinnvoll ist und sogar schädlich sein kann, ein Gespräch mit dem Gutachter völlig zu verweigern. Man wird dann als verstockt angesehen und umso leichter ausgegrenzt. Sinnvoll ist, dem Gutachter in vernünftiger Weise die oben erwähnte Problematik deutlich zu machen, insbesondere dass man sich nicht in strafrechtlicher und psychischer Hinsicht selbst gefährden möchte. Je realistischer man die Lage einschätzt, in der man sich befindet, desto weniger leicht wird es dem Gutachter fallen, einen zu »pathologisieren«, d.h. als krank abzustempeln oder als »Psychopathen« zu etikettieren. Die Paradoxie der letztgenannten Bezeichnung ist, dass Psychopathie zwar von der herrschenden Psychiatrie als »angeborene Persönlichkeitsstörung« angesehen wird, die mit bestimmten Symptomen (Geltungssucht, Aggressivität, Gefühlskälte, Gefühlsarmut usw.) beschrieben wird, gleichwohl aber die Fähigkeit unterstellt wird, die eigenen Handlungen im Sinne der geltenden Gesetze steuern zu können (»Willensfreiheit«).

Wenn man spürt, dass ein Gutachter einen auf diese Schiene bugsieren will, sollte man möglichst ruhig und klar sagen, dass ein Vertrauensverhältnis nicht zustande kommen kann, und dass deshalb die weitere Mitarbeit verweigert wird. Allerdings wird man oft nicht klar erkennen, was der Gutachter verfolgt, und kann sich letztlich nur auf das Gefühl verlassen, ob einem der Gutachter vertrauenswürdig erscheint oder nicht.

Der Drogenabhängige ist in einer besonders schwierigen Situation: Er leidet vielleicht unter dem Entzug und ist auch aus sonstigen Gründen (ungewohntes Strafverfahren usw.) besonders auf menschlichen Kontakt angewiesen. Ein Gutachter scheint diesen oft zu versprechen. In solcher Situation innezuhalten und kritisch zu fragen, mit wem man es zu tun hat, evtl. die Mitarbeit vernünftig zu verweigern, ohne sich verstockt zu verhalten, ist überaus schwierig. Eine Rolle bei der Entscheidung, wie man sich dem Gutachter gegenüber verhält, spielt auch, ob man tatsächlich therapiemotiviert ist und eine bestimmte psychiatrische Einrichtung, die man vielleicht schon kennt, für geeignet und vertrauenswürdig hält. In solchen Fällen lohnt es sich, über den Verteidiger auf die Auswahl des Gutachters Einfluss zu nehmen. Es kann dann u.U. günstig sein, durch die Feststellung der Schuldunfähigkeit oder der verminderten Schuldfähigkeit zu einer Maßregel zu kommen, die dann in der angepeilten psychiatrischen Einrichtung vollzogen wird (→ S. 521) – oder gar zu einer Strafaussetzung zur Bewährung mit Therapieweisung.

Wir betonen: Es gibt in diesem Bereich keine einfachen Lösungen und Handlungsanweisungen z.B. der Art: »Verweigere jedes Gespräch mit dem Gutachter!« Entscheidend ist immer, sich mit jemandem, dem man vertraut, dem Rechtsanwalt, dem Drogenberater, beraten zu können, um nicht von Angst überwältigt zu werden und folgenreiche, lästige Fehler zu machen.

3   Was kommt mit dem Urteil und danach? – »Rechtsfolgen«

»Im Namen des Volkes« – so beginnt der Richter am Schluss der Hauptverhandlung die Urteilsverkündung. Oft kriegt man vor Schrecken gar nicht mehr mit, was da im Einzelnen verhängt wird. Abgesehen vom Freispruch mangels Beweises oder mangels Schuldfähigkeit (→ S. 496) sind als Varianten möglich:

■ Absehen von Strafe (§ 29 Abs. 5 BtMG; § 60 StGB) bzw. Einstellung des Verfahrens durch das Gericht (§ 31a BtMG); ausführlich dazu → S. 488).

■ Vorläufiges Absehen von Klage mit Weisungen und Auflagen gemäß § 153a; der Angeklagte und die Staatsanwaltschaft müssen zustimmen. Ohne Rechtsgrundlage wird hier zuweilen eine Therapieauflage ausgesprochen.

■ Verwarnung mit Strafvorbehalt, wenn eine Geldstrafe bis 180 Tagessätze verwirkt wäre und in den vorangegangenen drei Jahren keine Verwarnung oder Bestrafung erfolgte (§ 59 StGB). Es werden eine Bewährungszeit und Auflagen bzw. Weisungen ausgesprochen (§ 59a StGB; s. unten).

■ Verurteilung zu Geld- oder Freiheitsstrafe (§§ 38 bzw. 40 StGB): Freiheitsstrafen im BtM-Bereich fallen im Vergleich zum Bereich der Gewalttaten unverhältnismäßig hoch aus.

Beispielsweise wurden von den deutschen Gerichten 1991 folgende Strafen ausgeworfen:

– Fahrlässige Körperverletzung im Straßenverkehr in Trunkenheit (8.355 Fälle): 88,7% Geldstrafen, 8,9% Freiheitsstrafen mit Bewährung, und zwar 2,1% unter ein Jahr und 0,3% über ein Jahr.

– Fahrlässige Tötung im Straßenverkehr in Trunkenheit (286 Fälle): 5,2% Geldstrafe, 65% Freiheitsstrafen mit Bewährung, und zwar 9,8% unter ein Jahr und 20,6% über ein Jahr.

– BtMG-Delikte unabhängig von der Schwere, keine Todesfälle (22.896 Fälle): 48,7% Geldstrafe, 31,2% Freiheitsstrafen mit Bewährung, und zwar 6,7% unter ein Jahr und 13,3% über ein Jahr.

Es ist also – in Strafmaß gerechnet – wesentlich »billiger«, jemanden fahrlässig im Straßenverkehr zu verletzen, als illegal mit BtM umzugehen. Und jemanden fahrlässig zu töten ist kaum nennenswert teurer! Zudem gelten Straftaxen, d.h. typische Strafmaße, die ein erhebliches Gefälle von Süden nach Norden bzw. vom Land zur Stadt aufweisen: So kann man z.B. für dasselbe Delikt in Würzburg neun Jahre, in Frankfurt fünf Jahre Freiheitsstrafe bekommen.

Diese justizgeographischen Unterschiede ermöglichen auch Manipulationen durch die Staatsanwaltschaft und die Polizei. So können Strafverfahren zusammengezogen werden oder an andere Staatsanwaltschaften abgegeben werden. Auch die Polizei versucht zu steuern, indem sie z.B. Übergabetermine mit bestimmten V-Leuten an Tatbegehungsorte legt, die im Zuständigkeitsbereich besonders hart urteilender Gerichte liegen.

- Kurze Freiheitsstrafen unter sechs Monaten sollen nur in Ausnahmefällen verhängt werden, wenn es die »Persönlichkeit des Täters« oder die »Verteidigung der Rechtsordnung« erfordert (§ 47 StGB). Gerade im Drogenbereich wird relativ häufig von dieser Ausnahmeregelung Gebrauch gemacht (vgl. HACHMANN/JAUSS 1983). Dies muss man in die Verteidigungsstrategie einbeziehen.
- Strafaussetzung zur Bewährung (§ 56 ff.; ausführlich dazu → S. 505).
- Verurteilung zu Vermögensstrafe (§ 43a StGB i.V.m. § 30c BtMG): Diese neue Strafform soll Hintermänner und Geldgeber treffen, die am illegalen Drogenmarkt verdienen und ihn finanzieren. Faktisch begünstigt sie aber Tauschhandel nach dem Muster Freiheitsstrafe gegen Vermögensstrafe. Es erscheint unrealistisch, dass solche Täter ihre Vermögensverhältnisse offenlegen und die Werte greifbar halten.
- Verhängung eines Fahrverbots bis zu drei Monaten, wenn man wegen einer Straftat verurteilt wird, die man im Zusammenhang mit dem Führen eines Kraftfahrzeuges begangen hat (Nebenstrafe nach § 44 StGB; ausführlich dazu → S. 505).
- Anordnung einer Maßregel der Besserung und Sicherung (MBS) gemäß §§ 61 ff. StGB (vgl. dazu → S. 521). Solche Maßregeln sind zwar offiziell keine Strafe, haben aber oft faktisch dieselbe Funktion oder können den Betroffenen sogar noch schlimmer treffen als eine offizielle Strafe. Sie dienen vor allem dem »Schutz der Allgemeinheit« in den Fällen, in denen die Strafe diesen Schutz nicht ausreichend sichert oder mangels Schuldfähigkeit keine Strafe verhängt werden kann. Dies wird bei Drogenabhängigen relativ oft bejaht. In Betracht kommen zum einen freiheitsentziehende MBS nach §§ 63 und 64 StGB (dazu im Einzelnen → S. 521), zum andern Führungsaufsicht nach §§ 68 ff. StGB i.V.m. § 34 BtMG (→ S. 505), die Entziehung der Fahrerlaubnis (§ 69 StGB, s. ausführlich → S. 535) und schließlich in Extremfällen sogar ein Berufsverbot (§§ 70 ff. StGB).
- Maßnahmen der Einziehung, des Verfalls, der Unbrauchbarmachung gemäß §§ 73 ff. StGB und § 33 BtMG. Das Geld, welches man bei einem Deal »erwirtschaftet« hat, und zwar ohne Rücksicht auf dafür getätigte Aufwendungen (sog. Bruttoprinzip), der Stoff selbst, aber auch Gegenstände, die im Zusammenhang mit Konsum und Handel benutzt worden sind (z.B. Auto)

können von der Justiz einbehalten bzw. eingezogen und vernichtet bzw. verwertet werden. Als besondere, möglicherweise aber grundgesetzwidrige Verschärfung wurde 1992 mit § 73d StGB die Möglichkeit des sog. »erweiterten Verfalls« eingeführt. Das bedeutet i.S. einer Art Beweislastumkehr, dass speziell in Drogenverfahren die begründete Vermutung genügt, dass die dem Verfall unterliegenden Gegenstände aus Straftaten stammen. Für diese Quasi-Strafe gilt danach nicht das Prinzip »im Zweifel für den Angeklagten«.

Was macht man gegen ein Strafurteil?

Gegen eine Verurteilung zu Strafe und/oder Maßregel ist innerhalb einer Woche die Einlegung von Rechtsmitteln möglich, i.d.R. die Berufung beim nächsthöheren Gericht (§§ 312 ff. StPO). Sie muss innerhalb einer weiteren Woche begründet werden. In Fällen des § 30 BtMG, bei denen in erster Instanz das Landgericht zuständig ist, gibt es nur ein Rechtsmittel, die Revision zum BGH, Frist: eine Woche (§§ 333 ff. StPO). Die Revision muss innerhalb eines Monats begründet werden. Im Rechtsmittelverfahren benötigt man einen Strafverteidiger (→ S. 487; zur Prozesskostenhilfe s. unten → S. 517). Keinesfalls sollte man im Überschwang einer milden Strafe oder unter dem Druck des § 35 BtMG voreilig auf Rechtsmittel verzichten. Die Modalitäten des § 35 können auch aufschiebend bedingt festgelegt werden. Jedenfalls sollte man die Wochenfrist nutzen, um sich das in Ruhe zu überlegen. Auch bei Bewährungsaussetzung darf die Aufhebung des Haftbefehls nicht von der Rechtskraft abhängig gemacht werden.

Wie ist das mit dem Etikett »VORBESTRAFT«?

Die Erteilung dieses »Titels« richtet sich nach dem Bundeszentralregistergesetz (BZRG). Im Bundeszentralregister werden alle Verurteilungen wegen Straftaten, Bewährungsaussetzungen, Verbüßungen, aber auch Freisprüche wegen Schuldunfähigkeit, weiterhin Entmündigungen und ausländerrechtliche Verwaltungsentscheidungen eingetragen. Auf Antrag erhält man für sich selbst, z.B. zur Vorlage bei einer Behörde, ein »Führungszeugnis«, in dem nur Strafen von über drei Monaten Freiheitsentzug oder 90 Tagessätzen Geldstrafe bzw. über zwei Jahre Jugendstrafe ausgewiesen werden (§§ 28, 30 BZRG). Insbesondere eine Verurteilung nach BtMG wird nicht mitgeteilt, wenn die Strafe weniger als zwei Jahre betrug und gemäß §§ 35, 37 BtMG oder §§ 56 ff. StGB ausgesetzt wurde (§ 32 Abs. 2 Nr. 6a und b BZRG). In Führungszeugnissen, die direkt von Behörden beantragt werden, sind dagegen in größerem Umfang Informationen preiszugeben. »Unbeschränkte Auskunft« aus dem Register erhalten nur Gerichte, Staatsanwaltschaften und oberste Bundesbehörden.
Innerhalb bestimmter Fristen werden die Eintragungen im BZR »getilgt«: je nach Höhe der Verurteilung betragen diese fünf, zehn (z.B. bei Freiheitsstrafe bis drei Monaten) oder 15 Jahre (z.B. bei Freiheitsstrafe über ein Jahr

ohne Bewährung). Danach dürfen solche Daten in keiner Hinsicht mehr verwendet werden. Als »vorbestraft« braucht man sich nur entsprechend dem Inhalt eines Führungszeugnisses bezeichnen zu lassen. Unabhängig davon braucht man gegenüber dem Arbeitgeber und dergleichen nur solche Vorstrafen anzugeben, die unmittelbar etwas mit der Berufsausübung zu tun haben (z.B. BtM-Delikt bei Bewerbung in DROBS).

Was geschieht nach einer Verurteilung?

Unmittelbar maßgeblich für den Betroffenen ist außer dem Strafmaß einer Freiheitsstrafe, ob er in eine JVA kommt (→ S. 508) oder wegen Einlegung der Berufung, also mangels Rechtskraft, noch auf freiem Fuß bleibt, ob die Strafe zur Bewährung ausgesetzt wird (→ S. 505) oder ob er in den »Genuss« der Drogenkontrollstrategie »Therapie statt Strafe« kommt. Dazu und zu den speziellen Rechtsmitteln dagegen im Folgenden: Gesetzestext, Schaubild, Muster und Kommentar. Im Anschluss daran schildern wir, wie es Drogenabhängigen im Freiheitsentzug geht (→ S. 508).

3.1 Strafaussetzung zur Bewährung mit Therapieweisung §§ 56 ff. StGB

Grundsätzlich ist vor Heranziehung von §§ 35 ff. BtMG darauf hinzuarbeiten, dass die Strafe gemäß § 56 StGB, § 21 JGG durch das Gericht zur Bewährung ausgesetzt wird. Dies ist dann möglich, wenn das Strafmaß ein Jahr, bei »besonderen Umständen« zwei Jahre nicht überschreitet, und »wenn zu erwarten ist, dass der Verurteilte sich schon die Verurteilung zur Warnung dienen lassen und künftig auch ohne die Einwirkung des Strafvollzugs keine Straftaten mehr begehen wird. Dabei sind namentlich die Persönlichkeit des Verurteilten, sein Vorleben, die Umstände seiner Tat, sein Verhalten nach der Tat, seine Lebensverhältnisse und die Wirkungen zu berücksichtigen, die von der Aussetzung für ihn zu erwarten sind«.
Der Richter stützt diese Erwartung im Allgemeinen darauf, dass man einen guten Eindruck macht, dass man konkrete Zukunfts- und Berufsvorstellungen hat, eine solide Partnerschaft besteht; des Weiteren darauf, dass man einer Arbeit nachgeht und in stabilen Wohnverhältnissen lebt. Von großer Bedeutung ist die Möglichkeit, dem verurteilten Drogenabhängigen im Zusammenhang mit der Strafaussetzung die Weisung zu erteilen, sich einer Heil- oder Entziehungsbehandlung zu unterziehen (§ 56c StGB).
Ursprünglich war dafür die Einwilligung des Verurteilten erforderlich. Auf dieses Einwilligungserfordernis wurde durch das »Gesetz zur Bekämpfung von Sexualdelikten und anderen gefährlichen Straftaten vom 26.1.1998 (BGBl I 1998, Nr. 6, S. 160) für psycho- und soziotherapeutische »Heilbehandlungen« verzichtet. Das bedeutet durchaus eine Verstärkung des Drucks, der schon vorher von einer solchen Weisung ausging, zu einem Zwang.

Soweit ersichtlich, gibt es keine Empirie zum Gebrauch von Weisungen durch Tatsacheninstanzen oder Strafvollstreckungskammern, welche in BtM-Fällen Strafen oder Strafreste zur Bewährung aussetzen. Aus informellen Befragungen ist aber bekannt, dass die Gerichte bei Drogenabhängigen die strengeren Kontrollmöglichkeiten der Zurückstellungslösung nach § 35 BtMG präferieren. Lediglich bei Erstauffälligkeit und geringer Dauer und Intensität der Abhängigkeit wird vom Instrument der Weisung Gebrauch gemacht. Eine Verringerung der starken Zwangsmomente, wie sie den anderen Modellen innewohnen, wäre aber im Interesse der gesundheitspolitischen Normalisierung des Drogenproblems, also einer stärkeren Verlagerung der Thematisierung und Interventionsstrategien in den Bereich des öffentlichen Gesundheitswesens.

Bei Therapieabbruch ist der Bewährungswiderruf nicht zwingend und erst nach Anhörung des Probanden durch ein Gericht auszusprechen. Dieses relativ weiche Zwangsmoment der Bewährungsweisung trägt eher der Tatsache Rechnung, dass Drogentherapie und Abstinenz bzw. kontrollierter Konsum sehr häufig in einem allmählichen Wechselspiel von Therapieabbrüchen und -neuanfängen verläuft. Anders als bei Alkoholkranken ist die Intervention bei Drogenabhängigen häufig – wenn auch oft erst nach fünf bis zehn Jahren der Abhängigkeit – letztlich doch erfolgreich, wenn es sich nicht gar um die nach neueren Untersuchungen gar nicht so seltene schlichte Spontanremission handelt. Auch bei erneuter Straffälligkeit steht eine inzwischen erfolgte soziale Integration dem Bewährungswiderruf entgegen (OLG Düsseldorf, StV 94, S. 200). Auch eine nachträgliche Therapieweisung kann den Widerruf erübrigen (OLG Düsseldorf, StV 86, S. 25).

Im Prinzip würde sich also eine verstärkte Nutzung des Instruments der Weisung empfehlen. Sie ermöglicht, z.B. durch eine Abstufung von stationärer und ambulanter Behandlung, eine flexible, einzelfallgerechte Lösung und stigmatisiert den verurteilten Drogentäter weniger. § 56 Abs. 1 StGB ermöglicht auch Weisungen hinsichtlich anderer Maßnahmen der Harm Reduction. Zum Beispiel wäre es ohne weiteres möglich, die Aufnahme einer Substitutionstherapie oder gar die Teilnahme an einem Heroinvergabeprogramm anzuweisen, sinnvollerweise in Kombination mit Psychotherapie. Immerhin entschied ein OLG, dass die schlichte Vermutung, ein substituierter Täter könne durch Beikonsum illegaler Drogen erneut straffällig werden, allein die Versagung der Bewährungsaussetzung nicht rechtfertigt (OLG Braunschweig, StV 98, S. 493). Selbst tatsächliche Rückfälligkeit muss die Bewährungsaussetzung nicht unmöglich machen, wenn eine Drogentherapie bereits läuft (BayObLG, StV 92, S. 15). Die Nichtbefolgung der Weisung kann, muss aber nicht unmittelbar den Bewährungswiderruf zur Folge haben (§ 56 f. StGB); diesem muss in jedem Fall eine Anhörung des Betroffenen und ein Gerichtsbeschluss der Strafvollzugskammer (§ 56e StGB) vorausgegangen sein.

Wenn ein Gericht wirklich völlig uneinsichtig ist, kann man versuchen, sich dem Widerruf durch einen Trick zu entziehen: die gemäß § 56c StGB notwendige Zustimmung zur Bewährungsaussetzung widerrufen. Das bedeutet, dass die Rechtsgrundlage für Bewährungsauflagen und -weisungen entfällt und deshalb nicht widerrufen werden kann. Das sollte man aber nur im äußersten Fall probieren, denn die Gerichte würden bei häufiger Nutzung sicherlich andere Widerrufsgründe finden.

Im Falle der Aussetzung zur Bewährung wird der Verurteilte in der Regel für eine bestimmte Dauer (meist für drei Jahre) der Aufsicht und Leitung eines Bewährungshelfers unterstellt, um ihn von Straftaten abzuhalten (§ 56d StGB). Bewährungshelfer haben einen dieser »unmöglichen« Berufe: Sie sollen sowohl helfen als auch kontrollieren. Es ist lästig, regelmäßig zum Bewährungshelfer gehen zu müssen und dessen Kontrolle ausgesetzt zu sein. Zwar sind viele Bewährungshelfer heute fortschrittlich eingestellt und melden nicht jeden Verstoß gegen die Bewährungsauflagen. Insbesondere neue Straftaten (sprich: Drogenkonsum) veranlassen den zuständigen Richter zum Widerruf der Bewährung, was das Absitzenmüssen der Strafe zur Folge haben kann, falls der Versuch scheitert, den Widerruf dadurch zu vermeiden, dass man über einen Sachverständigen nachweist, dass die »neue Straftat« oder der Therapieabbruch im Zustand der Schuldunfähigkeit oder verminderten Schuldfähigkeit aufgrund der Drogenabhängigkeit begangen wurde. Voraussetzung für den Widerruf ist nämlich, dass man »schuldhaft« gegen Bewährungsauflagen und -weisungen verstoßen hat.

Bewährungshilfe wird meist angeordnet (§ 56d StB). Zwar erhöht solche verstärkte Kontrolle das Risiko, erneut auffällig zu werden. Jedoch sind viele BewährungshelferInnen trotz ihrer Justizzugehörigkeit wichtig für die Stabilisierung in Freiheit.

Nach Verbüßung von zwei Dritteln der Strafe, bei Nicht-Rückfälligen schon nach Halbstrafe, kann der Strafrest gemäß § 57 StGB zur Bewährung ausgesetzt werden. Das geschieht auch meist, wenn man nicht allzuviel Konflikt mit der Vollstreckungsbehörde riskiert. Wenn man die Bewährungszeit übersteht, ohne erneut straffällig geworden zu sein, wird einem die Strafe erlassen.

Führungsaufsicht (§ 68 StGB): Ein ähnliches, wenn auch schärferes »ambulantes« Kontrollmittel als die Bewährungshilfe ist die Maßregel der Führungsaufsicht, die das Gericht gemäß § 34 BtMG in den Fällen der §§ 29 Abs. 3, 29a, 30 und 30a BtMG anordnen kann. Sie bezweckt insbesondere durch die notwendige Beiordnung eines Bewährungshelfers sowie durch stark in das Privatleben eingreifende Weisungen (z.B. betr. Wohnort) eine intensive Überwachung und damit Sicherung der Öffentlichkeit vor weiteren Straftaten. Allerdings wird die Vorschrift in der Justipraxis nicht angewandt (BTDrucks 11/4329). Sie sollte gestrichen werden.

Zur Bewährung ausgesetzt werden können, allerdings unter strengeren Voraussetzungen, auch Straf- und Maßregelreste (§§ 57 Abs. 1, 67d Abs. 2 StGB). Für die Strafrestaussetzung ist zusätzlich erforderlich, dass sie »unter Berücksichtigung des Sicherheitsinteresses der Allgemeinheit verantwortet werden kann«. Bei der Maßregelrestaussetzung (→ S. 521) muss zu erwarten sein, dass der Untergebrachte »keine rechtswidrigen Taten mehr begehen wird«.

3.2   Drogenbenutzer im Strafvollzug: Ein gesellschaftlicher Skandal

Dass heute ca. 80.000 Menschen inhaftiert sind, davon 20.000 un
U-Haft (1970: 33.000) und die Justizvollzugsanstalten (JVA) hoffnungslos und
menschenunwürdig überbelegt sind, ist schlimm genug. Schlimmer ist, dass
der Strafvollzug – wie wissenschaftlich geklärt – nicht das geeignete Mittel
zur »Resozialisierung« ist und trotzdem neue Vollzugsanstalten gebaut werden, von denen dann wiederum ein Sog- und Festhalteeffekt ausgeht. Die
Verschärfung geht zu einem großen Teil auf das Konto der Drogenpolitik.

Dass Drogenabhängige weiterhin zuhauf in die JVA wandern, verschärft die
Probleme und spitzt folgenden Widerspruch zu: Drogenabhängigkeit wird als
Krankheit definiert, gleichwohl werden diese Kranken aufgrund der juristischen Unterstellung ihrer Willensfreiheit inhaftiert – eine verfassungsrechtlich untragbare Sonderbehandlung. Der Skandal wird dadurch komplett,
dass ein wesentlicher Teil des Leidens von Drogenabhängigen erst durch die
Kriminalisierung erzeugt wird. In den meisten Strafanstalten sind heute 10%
bis 20% der Gefangenen drogenabhängig, in Jugendstrafanstalten z.T. 35%
bis 50%. Ungeklärt ist, wie viele erst im Knast »angefixt«, durch die schlim-
men Lebensbedingungen in der Haft zum Drogenkonsum veranlasst und in
die Abhängigkeit getrieben werden.

Die Haftanstalten waren immer ein Eldorado des Drogenkonsums, wenn man
von der juristischen Unterscheidung von legalen und illegalen Drogen einmal absieht. »Standarddrogen« sind allemal Nikotin, Alkohol, Kaffee. Alkohol
kostet pro Dreiviertelliter ungefähr 80 €; er wird häufig aus Fruchtsaft, Brot,
Zucker usw. selbst angesetzt. 80% der Insassen trinken zur Entlastung.

Besonders ausgeprägt ist der Medikamentenmissbrauch, z.T. amtlich verordnet durch Anstaltsärzte, die sich häufig nicht viel Mühe machen und hilflos
suchterzeugende Mittel überdosiert verschreiben. Dadurch wird z.T. das Hor-
ten und der Weiterverkaufen von Tabletten ermöglicht. Verbreitet ist auch der
Konsum von Mischungen aus Tabak und pulverisierten Tabletten.

Schließlich gibt es besondere »Kicks«: Wasser und Nescafé im Verhältnis 1:1
(»Kaffeepeitsche«), Schnüffeln von Klebstoff, der zu »Bastelzwecken« bestellt
wurde. Das »billigste« Suchtmittel besteht darin, eine Sauerstoffverknappung
und damit einhergehende Hyperventilation zu erzeugen. Kein Zweifel, dass
letzteres Mittel an Selbstmordversuche heranreicht. Aber auch die anderen
Praktiken sind eindeutig gesundheitsschädlich. Warum wird hier nicht ebenso rigide mit der »Notwendigkeit des Schutzes des Individuums vor sich
selbst« argumentiert wie bei den illegalen Drogen?

Zwar heißt der »Knast« laut Strafvollzugsgesetz (StVollzG) »Behandlungsvoll-
zug«. Jedoch sind – ganz abgesehen von der Frage, ob Drogenkonsumenten
überhaupt der Behandlung bedürfen – die sachlichen und personellen Gegebenheiten im Strafvollzug für die Behandlung nicht geeignet. Viele potenzielle
Klienten einer wirklichen Behandlung bleiben in Haft, weil sie sich nicht
rechtzeitig um einen LzTh-Platz gekümmert haben – oder über dem ominösen
Zwei-Jahres-Mindestsatz liegen – oder dem offerierten Angebot »Therapie

statt Strafe« gegenüber skeptisch sind – oder weil das Verfahren zu schwerfällig ist (→ S. 512 externe Drogenberatung). Vollzugsbehörden und Personal sind mit dem Problem Drogenabhängigkeit schlichtweg überfordert.

Mancher hochgradig Abhängige kommt ins Gefängnis, ohne dass vorher sachgemäß entzogen worden ist. Er hat die Abhängigkeit aus der berechtigten Sorge verschwiegen, solche Informationen könnten das Strafmaß erhöhen bzw. ihm sonstige Nachteile verschaffen. Dadurch werden seine Beschwerden u.U. verschlimmert.

Bei der ständigen erheblichen Unterbesetzung von Anstaltsarztstellen kommt es nicht schnell genug zu einer Anfangsuntersuchung bzw. sachgemäßen Diagnose. Stets wird Zwangsentzug angeordnet, der häufig nicht sachgerecht durchgeführt wird, entweder aufgrund von Unter- bzw. Überdosierung der Medikamente oder aufgrund falscher Mittel. Überdosiert wird z.B. aus übertriebener Angst vor Entzugserscheinungen oder zur Suizidprophylaxe. Dadurch werden u.U. neue Suchtprobleme erzeugt (Verlagerung zu legalen Drogen).

Die während und nach dem Zwangsentzug häufig depressive Verstimmung der Inhaftierten birgt Suizidgefahren. Daher wird der Drogenabhängige in eine Gemeinschaftszelle gesteckt, sofern er nicht kurzfristig in ein Justiz- oder Landeskrankenhaus verlegt wird. Nachts leidet er unter Unruhe und Schlafstörungen und stört dadurch die Mitgefangenen und die Anstaltsordnung, weil er sich nicht in den regelmäßigen Ablauf einfügen kann. Mehrere Drogenabhängige will man wiederum nicht zusammenlegen, weil die Gefahr des Aufbaus einer Szene in der JVA besteht.

Ein Teufelskreis beginnt: die Abweichungen von der rigiden Haftordnung, Konflikte mit Mitgefangenen, »mangelhafte Hygiene«, Versuche, sich Stoff zu besorgen, Arztgänge mit vorgeschobenen Beschwerden, Nichterkennen von tatsächlichen symptomatischen Beschwerden bzw. Abtun als Simulation durch Wärter und Arzt, schließlich, nach Eingewöhnung in die »Knast-Subkultur« und dem Durchschauen der Abläufe, Kontaktaufnahme zu der allemal vorhandenen Drogenszene. Kontakte und Handel finden statt beim Wäschetausch, beim Baden, Hof-, Kirchgang, in den Freizeitgruppen und im Arztwartezimmer – dem beliebtesten Ort.

Der Markt funktioniert mithilfe von Lazarett-Kalfaktoren, Außenarbeitern, Besuchern, Transportgefangenen und nicht zuletzt korrupten Bediensteten; er bietet i.d.R. eine breite Drogenpalette, Voraussetzung für eine Ausweitung der Mehrfachabhängigkeit. Die Versuche, das alles besser zu kontrollieren, sind zum Scheitern verdammt. Je größer die Anstalt und je schlechter – aufgrund des Vorrangs der Kontrolle – die personellen sozialen Ressourcen, desto weniger hilfreiche Zuwendung kann für den einzelnen Gefangenen aufgebracht werden.

Hinzu kommen die Arbeitsprobleme Drogenabhängiger, die ebenfalls dazu beitragen, sie zu Abweichenden unter den Abweichenden, ihre Gruppe zur Subkultur in der Subkultur zu machen. Oft haben sie noch keine »anständige« Arbeitsanpassung hinter sich oder verweigern sie bewusst, aufgrund einer anderen Klassenherkunft, eines anderen Lebensstils oder einer anderen politischen Einstellung. Aufgrund ihres geschwächten Zustandes sind sie meist auch gar nicht in der Lage, ein normales Arbeitspensum zu erfüllen. Die Folge sind Hausstrafen, die ihre Situation verschlimmern und wiederum für viele Anlass sind, zu Drogen zu greifen, um der miserablen Stimmung und Situation zu entfliehen. Außerdem besteht immer auch die Möglichkeit, dass jemand unter dem Anpassungsdruck der Vollzugsgruppe, eben um so zu sein, wie die anderen, um nicht zu vereinsamen, um akzeptiert zu sein, aber auch, um an der »magischen Lust« teilzuhaben – erstmals Drogen probiert und in der Folge abhängig wird (vgl. LESCHHORN 1981).

Bezeichnenderweise gibt es keine neueren Untersuchungen über Drogenabhängige im Knast. Die offizielle Statistik gibt darüber keine Auskunft. Offizielle Darstellungen spielen das Problem herunter (z.B. KRUMSIEK 1992).

Die Erfassung drogenabhängiger Gefangener ist schwierig. Folgende Verfahren zur Erkennung von Drogenabhängigkeit werden genannt: Beobachtung von Entzugserscheinungen; Feststellen von Injektionsnarben u.ä. körperlichen Anzeichen chronischen Drogenmissbrauchs; Befragung von Drogenabhängigen (Interview oder Fragebogen); Analyse von Urinproben; Beobachtung von auffälligem Verhalten; Auswertung von Strafverfahrensakten. Bei allen veröffentlichten Daten ist Vorsicht geboten, nicht nur weil die wissenschaftliche Zuverlässigkeit und Gültigkeit infrage steht, sondern weil sich in ihnen u.U. ein staatliches Interesse an der Dramatisierung der Entwicklung im Verborgenen hält, um Verschärfungen im Vollzugsbereich besser durchsetzen und legitimieren zu können.

Ein neues, noch schwierigeres Problem ergibt sich aus dem AIDS-Risiko. Die Gefangenen werden z.T. durch Androhung von Absonderung genötigt, sich einem AIDS-Test zu unterziehen, sodass in jedem Fall mit Diskriminierung zu rechnen ist. Immerhin hat der hessische Datenschutzbeauftragte erreicht, dass die Bluttestergebnisse nicht gespeichert werden dürfen. Gefängnispersonal distanziert sich noch mehr von den möglicherweise AIDS-Infizierten. Gleichwohl wird die Ausgabe von Einmalspritzen, die eine wesentliche Risikominderung brächte, weiterhin von den Vollzugsbehörden mit dem Argument abgelehnt, im Vollzug gebe es keine harten Drogen (speziell hierzu: KEPPLER/STÖVER 1998; DAH 2002).

Angesichts der strukturellen und finanziellen Misere des deutschen Strafvollzugs ist unschwer festzustellen, dass von einem umfangreichen Behandlungsprogramm, wie es das StVollzG fordert, wohl in keinem Bundesland die Rede sein kann. Jedoch: Aus dem durch §§ 56 ff. StVollzG begründeten öffentlichrechtlichen Verhältnis bzw. Art. 2 Abs. 2 GG (Schutz der körperlichen Unversehrtheit) erwachsen den Gefangenen nicht nur Mitwirkungspflichten, sondern auch Ansprüche auf Gesundheitsfürsorge nach den Regeln der Kunst und den allgemein gültigen Standards. Drogenabhängige, die sozialrechtlich als suchtkrank gelten, haben Anspruch auf entsprechende suchtbegleitende oder entwöhnende Behandlung. In Abstimmung mit Leistung und Stab der Strafvollzugsanstalt, notfalls auf dem Klagewege, muss versucht werden, diese zu erhalten. Mit gutem Grund kann gefordert werden, eine schon ab der

Hälfte der Strafzeit mögliche Reststrafenaussetzung zur Bewährung zu erhalten (AG Halle, Neue Kriminalpolitik 2000, Heft 1, S. 38 m. Anm. Sonnen). Gegebenenfalls kommt eine Verlegung in eine andere, besser ausgestattete Anstalt in Betracht. Folgende Strategien der Problembewältigung sind erbrobt und bieten sich an.

3.2.1 Harm Reduction und Infektionsprophylaxe für Heroinkonsumenten

Entsprechend den gewandelten Standards »draußen« müssen auch »im Knast« Angebote zur Risikominderung des faktisch nicht zu verhindernden Drogengebrauchs gemacht werden. Dazu gehören für Opiatabhängige insbesondere:
■ Möglichkeiten zur Sterilisierung von Spritzbestecken;
■ Zurverfügungstellung von sterilen Spritzbestecken im Austausch gegen gebrauchte;
■ Substitutionstherapie.
Zu denken ist zukünftig auch an Heroinvergabe im Strafvollzug und »Drugchecking« unter dem Schutz der anstaltsärztlichen Schweigepflicht (§ 182 Abs. 2 Satz 1 StVollzG).
Im Einzelnen wird zur praktischen Information über diesen Bereich verwiesen auf JACOB/STÖVER 1998; KEPPLER/STÖVER 1998; STÖVER 2000.

3.2.2 Wohngruppenvollzug

Es wird angestrebt, die Insassen in den Strafanstalten und im U-Haft-Vollzug für Jugendliche in überschaubaren, familienähnlichen Wohngruppen von sechs bis zwölf Gefangenen zusammenzufassen, um sozialpädagogische Arbeit im Wohngruppenvollzug zu ermöglichen. Schwerpunkte in diesen Behandlungsbereichen sind:
■ die Arbeit, Beratung und Therapie mit drogengefährdeten und suchtabhängigen Gefangenen;
■ Gemeinschaftsaktivitäten und soziales Training;
■ Aufbau und Pflege von Kontakten mit nicht-drogenabhängigen Personen, insbesondere mit Angehörigen (Ehe- und Familien-Gespräche oder -Seminare);
■ verschiedene Formen von Kreativ- und Arbeitstherapie;
■ Einbeziehung von externen Mitarbeitern zur Kompensation der Kontrollfunktion vollzugsinterner Therapeuten.
Problematisch an diesem Ansatz ist, dass Drogenabhängige im Wohngruppenvollzug leicht eine Mini-Subkultur bilden, die dann einer strafvollzugswidrigen Sonderbehandlung (→ S. 514) unterworfen werden »muss«. Die Folge ist eine doppelte Stigmatisierung: Ausschluss aus der Gesellschaft und aus der »normalen« Gefängnissubkultur.
Ein weiteres Problem: In der Praxis wird oft das aggressivste Mitglied zum Anführer, nicht selten der Dealer der Gruppe.

Die Wohngruppengröße variiert je nach Bundesland sehr stark (acht bis 100 Personen), z.T. handelt es sich um schlichte Um-Etikettierungen herkömmlicher Abteilungen. Es scheint allerdings, dass die inzwischen langjährige Erfahrung auch mehr Humanität und Gelassenheit zulässt, welche de-eskalierend wirkt: Lockerungen werden nicht mehr ohne weiteres verweigert. Die unvermeidlichen Rückfälle werden nicht unbedingt strafend geahndet, sondern therapeutisch durchgearbeitet.

3.2.3   Modell der externen Drogenberatung

Diese Alternative ergibt sich aus der wachsenden Einsicht, dass Hilfen unter den genannten Umständen nur darin bestehen können, zum körperlichen Entzug beizutragen und bei den Drogenabhängigen die Bereitschaft zu wecken, sich außerhalb des Vollzugs einer geeigneten Behandlung zu unterziehen. Dazu muss der Drogenabhängige im Justizvollzug über Therapiemöglichkeiten und Behandlungsziele informiert werden. Außerdem sollen in gemeinsamer Arbeit neue Zukunftsperspektiven entwickelt werden. Diese Motivierungsarbeit in den JVA kann durch Suchtkrankenhelfer im Vollzug erfolgen: Vollzugsmitarbeiter (i.d.R. Sozialarbeiter) übernehmen die Funktion eines spezialisierten Helfers für die Drogenabhängigen. Unter den gegebenen Verhältnissen drohen jedoch die Schwierigkeiten in der Institution seine Kräfte aufzuzehren: Er bleibt in den regulären Dienstpflichten (z.B. Dienstbuchführung) zu verstrickt, wird von den Kollegen nicht ernst genommen, als »Minidachdecker« verachtet; ihm fehlt zudem oft die geeignete Aus- und Fortbildung, und er wird oft von den Gefangenen mit dem »Dachdecker« (Psychologen) oder »Himmelskomiker« (Pfarrer) gleichgesetzt.

Daher erfolgt die Motivierung der Drogenabhängigen besser durch einen externen Drogenberater einer regionalen DROBS: Dem Drogenabhängigen wird so Gelegenheit gegeben, seine Probleme in den Beratungsgesprächen offener und mit weniger Rücksicht auf zukünftige Vollzugsentscheidungen zur Sprache zu bringen. Ist der Abhängige therapiewillig, soll seine Bereitschaft durch vorzeitige Entlassung zur Bewährung, durch Gnadenerweis oder – sofern die Voraussetzungen vorliegen – nach den Bestimmungen des BtMG (→ S. 552) zum Antritt einer Therapie genutzt werden. Beratungsarbeit in der U-Haft soll neben der Weckung der grundsätzlichen Therapiebereitschaft auch dazu dienen, dem Richter ein therapieorientiertes Urteil zu ermöglichen. Die Zahl der aus dem Strafvollzug in Therapie vermittelten Strafentlassenen hat sich seit 1982 durch die Aktivitäten der externen Drobs vervielfacht.

Wie sieht diese Beratungsarbeit konkret aus? Der externe Drogenberater versucht auf allen möglichen Wegen, mit dem Klienten in Kontakt zu kommen, z.B. durch

- regelmäßig erscheinende Anzeigen in den »hausamtlichen Mitteilungen«;
- das Angebot, über die anstaltsinterne Postverteilung ein Anliegen an das Postfach des »Drogenberaters« weiterleiten zu können;

- Vermittlung der in der Anstalt tätigen Psychologen, Sozialarbeiter, Pfarrer und den Anstaltsarzt, aber auch durch Bedienstete bzw. Aufsichtsbeamte;
- einen Informationsbrief des Drogenberaters, der in der JVA in möglichst hoher Auflage verteilt wird;
- die Aufforderung zum brieflichen Kontakt mit DROBS.

Der persönliche Erstkontakt mit dem externen Drogenberater kann in Form von regelmäßig stattfindenden Gruppenveranstaltungen erfolgen, um in rationeller Weise zunächst einmal allgemeine Informationen zu vermitteln. Hierzu gehören z.B. Informationen über Erscheinungsformen, Ursachen und Behandlungsmöglichkeiten der Drogenabhängigkeit.

Konkrete Informationen sollen vor allem Angst reduzieren, indem sie Horrorgerüchte aus der Szene oder der JVA entkräften, ohne die therapeutischen Maßnahmen unrealistisch ideal darzustellen. Da in solchen Gruppen immer die Gruppendynamik in Gang kommt, muss vermieden werden, dass aus ihnen Therapie- oder Selbsterfahrungsgruppen werden. Die bewusste Beschränkung der Gruppenveranstaltungen auf Information und Wissensvermittlung muss stets deutlich gemacht und konsequent eingehalten werden, auch bzw. gerade wenn sich der Drogenberater in seinem Anspruch und in seiner Kompetenz unterfordert fühlt.

Im Rahmen solcher Informationstreffen bietet der externe Drogenberater feste Termine für Einzelgespräche an. Im Einzelgespräch soll der Klient möglichst direkt mit seiner Problematik (Drogenabhängigkeit, Kriminalität) sowie seiner momentanen Situation konfrontiert werden, um Aufschluss über seine Ernsthaftigkeit und Therapiebereitschaft zu erhalten. Es kommt wesentlich darauf an, den Klienten nicht abzuschrecken, ihn aber doch realistisch über die Schwierigkeiten und Härten der bevorstehenden Therapie zu informieren, damit er nicht später einen »Schock« erleidet, der zu spontanem Abbruch führen kann. Für die Zeit des Wartens und insbesondere für solche Klienten, die sich noch nicht entscheiden können, sollten die regelmäßigen Gruppensitzungen fortgeführt werden.

Für die Vermittlung aus dem Knast in LzTh müssen folgende formale Voraussetzungen erfüllt sein:
- Bewerbung bei der gewünschten Einrichtung;
- Lebenslauf;
- Freiwilligkeitserklärung;
- ärztliches Gutachten (Anstaltsarzt);
- Sozialbericht;
- Antrag an zuständigen Kostenträger;
- nach der Kostenzusage Antrag beim zuständigen Sozialamt auf Taschengeld, Kleiderbeihilfe usw. während der Therapie;
- Stellungnahme der Strafvollstreckungskammer.

Voraussetzung für eine produktive Arbeit des externen Drogenberaters, der ja zunächst von den Anstaltsmitarbeitern wie ein Fremdkörper misstrauisch beäugt wird, ist eine gute Kooperation mit allen Gruppen der Anstalt. So liegt es einerseits auch im Interesse des Klienten, dass der Sozialdienst, der Psychologe, der Arzt, aber auch das Aufsichtspersonal und der Anstaltsleiter über seine Problematik informiert werden; andererseits wird aber gerade dadurch der externe Drogenberater ebenfalls zum Kontrollorgan. Immerhin haben Drogenberater ein Recht auf Aussageverweigerung im Strafprozess (→ S. 587).

Es erfordert eine starke Persönlichkeit, um nicht zwischen den Fronten zerrieben zu werden. Hinzu kommt, dass der durch die Konzeption nahegelegte Arbeitsaufwand enorm ist: So soll der externe Drogenberater mit allen Gruppen im Strafvollzug ebenso Kontakt halten wie mit Richtern, Staatsanwälten, Verteidigern, dem Justizministerium. Er soll sich um Elternarbeit kümmern und die Behandlungseinrichtungen gut kennen, damit er seinen Klienten spezifische und sachgerechte Empfehlungen geben kann. Dies ist schon rein zeitlich ein großes Problem, wenn er 40 bis 100 Klienten zu betreuen hat. Es braucht viele, häufig lange Wege in und zwischen den Anstalten, Institutionen und Instanzen. Meist dauert es mehrere Wochen, bis die notwendigen Zustimmungen und Genehmigungen vom Gericht und anderen Instanzen eintreffen, die z.B. nach §§ 35 ff. BtMG erforderlich sind.

Die Kostenzusage beansprucht ebenfalls mehr Zeit als bei nichtinhaftierten Drogenabhängigen. Manchmal werden Bescheinigungen des Anstaltsarztes als nicht ausreichend zurückgewiesen, was dem Gefangenen, der keine freie Arztwahl hat, wie Schikane erscheinen muss. Schließlich ist zweifelhaft, ob die gewünschte Einrichtung genehmigt wird. Trotz all dieser Schwierigkeiten gibt es zu dieser Form der Arbeit mit Drogenabhängigen im Strafvollzug bisher keine durchsetzbare bessere Alternative.

3.2.4   Drogenstationen im Justizvollzug – »Drogenknäste« I

Aus den beschriebenen Zuständen im Regelvollzug (→ S. 508) wird von manchen Fachleuten die Forderung der »Entmischung« von Gefangenen abgeleitet, also die Unterbringung von Drogenabhängigen in Sonderanstalten oder -abteilungen. D.h., der Strafvollzug wird in diesen Sondereinrichtungen mit irgendwelchen Formen der Therapie, meist einer Vier-Stufen-Form (Kontakt – Motivation – Therapie – Entlassungsvorbereitung) verknüpft.

Die Behandlungskonzepte sind heute deutlich weniger rigide und durchlässiger für individuelle Ausgestaltungen. Rückfälle werden nicht mehr sofort mit der Ausstoßung aus dem Programm geahndet, sondern nach Möglichkeit konstruktiv in den Behandlungsprozess integriert. Das Personal ist sich bewußt, dass trotz ihrer Bemühungen viel »gelinkt« wird, dass Drogen im Knast sind, dass die Therapeutischen Möglichkeiten sehr gering sind. Umso eher ist eine geringfügige, aber eben doch bedeutsame Humanisierung des Umgangs mit drogenabhängigen Gefangenen möglich.

■ Kritik der Sonderbehandlung

Unter psychologischem Aspekt bleibt zu beanstanden, dass die strikte Regelhaftigkeit und Hierarchie, das Zwangssystem der Haft, die Symptomatik i.S. der primären Ursachen der Drogenabhängigkeit eher noch verstärkt. Die Verhaltensnormen und Handlungszwänge sind viel rigider als im Lebensalltag draußen. Unter juristischem Aspekt ist zu kritisieren, dass unter dem Etikett »Behandlung« Rechte von Strafgefangenen eingeschränkt werden; z.B. werden die Möglichkeiten, Besuch, Post und Urlaub zu erhalten, wegen angeblicher Behandlungsnotwendigkeiten rigide eingeschränkt oder an die Bedingung der Therapiemitarbeit geknüpft. Dies widerspricht den verfassungs- und menschenrechtlich abgesicherten Grundsätzen des StVollzG und der Menschenwürde. In der Regel wird dieses juristische Problem dadurch umgangen, dass dem Drogenabhängigen vor Behandlungsbeginn schriftlich seine Einwilligung zu den Einschränkungen abverlangt wird. Damit begibt er sich unter Druck faktisch der Möglichkeit, später die gegen diese Einschränkungen vorgesehenen Rechtsbehelfe bzw. Beschwerdemittel des StVollzG nutzen zu können.

Die Erfahrung zeigt auch, dass Institutionen wie die therapeutischen Gefängnisse, wenn sie erst einmal in Betrieb sind, zu »Selbstläufern« werden und sich zunehmend auch andere Institutionen an solchen »Modellen« orientieren. Richtern z.B. ist damit ein willkommener Vorwand gegeben, Drogenabhängige ins Gefängnis zu schicken, wo doch jetzt, wie sie mit ruhigem Gewissen sagen können, dort »das Richtige« geschieht. Therapeutische Gefängnisse, ob unter dem Etikett des Strafvollzugs oder des Maßregelvollzugs, entwickeln eine Sogwirkung auf justitielle Entscheidungen.

Problematisch ist auch, dass es zu einer weiteren Spaltung der drogenabhängigen Strafgefangenen kommt: Die »guten« kooperationswilligen wandern in die kleinen therapeutischen Stationen; die »bösen« therapieunwilligen bzw. »therapieresistenten« werden weiter im Regelvollzug verwahrt, wobei man deren schlechte Behandlung jetzt noch zusätzlich mit dem Argument legitimieren kann, sie hätten es ja nicht anders gewollt.

Was also ist angesichts eines solchen Modells zu tun? – Es kann kein Zweifel bestehen: Alle Maßnahmen der Zwangstherapie, ob aufgrund eines »deals« gemäß §§ 35 ff. BtMG oder aufgrund des »sanften« Drucks, sich zu einer Behandlung innerhalb des Vollzugs bereit zu erklären, dienen vor allem dem staatlichen Interesse an gesetzeskonformem Verhalten und weniger dem humanen Anspruch, dem Bürger zur psychischen und physischen Gesundheit zu verhelfen. Aufgrund der Erwägungen zur »Zwangstherapie« (→ S. 528) sehen wir solche Behandlungsangebote allenfalls als geringeres Übel. In der Regel wird man zwar bei »erfolgreichem« Durchlaufen des Programms nach zwei Dritteln der Strafzeit entlassen, wie die meisten anderen Strafgefangenen auch. Die Erfahrung zeigt aber, dass man nicht nennenswert häufiger bereits nach der Hälfte der Strafzeit entlassen wird (→ S. 505). Die Gefahr des Drogenrückfalls ist an sich jedenfalls kein Grund, die Zwei-Drittel-Entlassung oder Lockerungen zu versagen. (FEEST 2001, § 11, Rn. 46 m.w.N.).

3.2.5   **Behandlung im regulären Strafvollzug**

Theoretisch besteht im Übrigen jederzeit die Möglichkeit, im Strafvollzug alle Arten von Einzel- und Gruppenpsychotherapie anzubieten, welche auf die der Drogenabhängigkeit häufig zugrunde liegende psychische Störung abzuzielen geeignet ist. Diese Option scheitert aber zumeist am Ressourcenmangel bzw. am Fehlen geeigneter interner Fachkräfte. Außerdem stellt sich dann das Problem der Doppelrolle Behandler/Kontrolleur. Und, selbst wenn man die Rollen sinnvollerweise systematisch teilt, ist durch die in § 182 StVollzG neuerdings vorgesehene Offenbarungspflicht von Therapeuten im Strafvollzug die Schweigepflicht und damit die Funktionsfähigkeit der Psychotherapie weitgehend ausgehebelt (→ S. 518). Oft fehlt es auch an der Bereitschaft niedergelassener, also externer Psychotherapeuten, die besondere Mühsal der Arbeit im Strafvollzug auf sich zu nehmen.

Externe Psychotherapie scheitert zumeist an zweierlei: Zum einen erhalten drogenabhängige Täter entgegen dem offiziellen Resozialisierungsprogramm des StVollzG systematisch kaum Lockerungen, also Therapie ermöglichende Ausgänge (Nr. 7 Abs. 2a VV zu § 11 StVollzG; ausf. dazu: FEEST 2001, § 11 und DAH 2002). Zum anderen fehlt es am Geld: Kostenträger ist hier die Justizbehörde und nicht der Krankenversicherungsträger oder das Sozialamt.
Der Strafvollzug ist grundsätzlich ein höchst aversives Umfeld für therapeutische Bemühungen und sollte bei psychisch Gestörten – und um solche handelt es sich häufig bei Drogenabhängigen – aus sachlichen und verfassungsrechtlichen Gründen unbedingt vermieden werden.
Im Übrigen kann auch die Untersuchungshaft durch Haftverschonung zum Zwecke der Durchführung einer Drogentherapie unterbrochen werden (OLG Hamm, StV 99, S. 606).

3.3   **Wie setzt man seine Rechte durch? –
Rechte der Drogenabhängigen im Strafvollzug**

»Auch die Grundrechte von Strafgefangenen können nur durch Gesetz oder aufgrund eines Gesetzes eingeschränkt werden.« Diese Verfassungsinterpretation durch das Bundesverfassungsgericht (E 33, S. 1 ff.) besitzt selbst Verfassungsrang. Dementsprechend sind heute die Strafvollstreckung (die formale Seite der Durchführung von Freiheitsentzug) und der Strafvollzug (die inhaltliche Seite, also das »Wie« der Durchführung) durch Gesetze geregelt, die wiederum von bundeseinheitlichen Verwaltungsvorschriften sowie weitgehend übereinstimmenden Länderrichtlinien und -ausführungsbestimmungen (z.B. Hessische Ausführungsbestimmungen zum StVollzG) konkretisiert werden. Bei diesen Verwaltungsvorschriften handelt es sich nicht um Gesetze. Sie müssen richterlicher Nachprüfung nicht unbedingt standhalten. Die Grundrechte von Gefangenen dürfen – wie vom Bundesverfassungsgericht formuliert – nur aufgrund eines ausdrücklichen Gesetzes eingeschränkt werden. Deshalb sollte man immer versuchen, gegen Maßnahmen, die auf die Verwaltungsvorschriften (VV) und auf eine bestimmte parteiliche Interpretation des StVollzG gestützt werden, vorzugehen. Es würde den Rahmen dieses Leitfadens sprengen, hier ausführlich auf alle Rechtsmittel einzugehen, die im Strafvollzug gegeben sind (vgl. im Einzelnen: RATGEBER FÜR GEFANGENE 1987, Abschn. 22–26; FEEST 2001; laufende Beratung: http://www.user.uni-bremen.de/~sva/).

3.3.1 Strafhaft

In der Strafhaft wendet man sich zunächst einmal mit Anträgen, dem »Anliegen«, und Beschwerden an seine Anstaltsleitung (vgl. zur U-Haft → S. 485). Über seine Rechte kann man sich aus dem StVollzG informieren. Bevor man sich an ein Gericht wendet, um gegen die Ablehnung eines Anliegens oder die Maßnahme der Anstaltsleitung vorzugehen, muss man zunächst in den Bundesländern Bremen, Baden-Württemberg, Nordrhein-Westfalen, Schleswig-Holstein Widerspruch bei der Aufsichtsbehörde, also beim Justizministerium, einlegen (im Einzelnen: FEEST 2001, § 109 Rn. 39). In den anderen Bundesländern (Bayern, Berlin, Hessen, Rheinland-Pfalz, Saarland) kann man direkt bei der Strafvollzugskammer Antrag auf gerichtliche Entscheidung stellen. Ein solcher Antrag muss innerhalb von zwei Wochen, nachdem man schriftlich Bescheid von der Anstalt erhalten hat, bei der zuständigen Kammer am Landgericht eingegangen sein (§ 109 ff. StVollzG).

3.3.2 Rechtsmittelkosten, Prozesskostenhilfe und Beratungshilfe (früher Armenrecht)

Bei einigen Verfahren (Anträge gemäß §§ 23 ff. EGGVG, §§ 109 ff. und 114 ff. StVollzG) entstehen Kosten, die vom »Eigengeld« weggenommen werden können, wenn man welches angespart hat (im Einzelnen dazu: FEEST 2001, § 121 Rn. 9ff). Wenn man ein Verfahren gewinnt, kann man Erstattung eigener notwendiger Auslagen beantragen (z.B. Portokosten, Kopierkosten, Anwaltskosten).
Prozesskostenhilfe wird nur dann gewährt, wenn die Rechtsverfolgung einige Aussicht auf Erfolg hat, was vorab geprüft wird. Das bedeutet auch, dass man einige Chancen hat, wenn die Prozesskostenhilfe gewährt wird. Will man einen Rechtsbehelf unabhängig von der Gewährung von Prozesskostenhilfe einlegen, beantragt man Letztere gleich im Rahmen des Rechtsmittels. Ein Armenrechtszeugnis ist heute nicht mehr erforderlich. Es genügt, die finanzielle Situation zu beschreiben, d.h., über Lebensumstände, Einkünfte und Vermögen Auskunft zu geben. Entsprechende Belege können verlangt werden.
Wenn man die Einlegung des Rechtsmittels von der Gewährung von Prozesskostenhilfe abhängig machen will, muss man den Antrag auf Prozesskosten-

hilfe zunächst einmal allein stellen. Da bis zur Gewährung der Prozesskosten-hilfe meistens die Rechtsmittelfrist von zwei Wochen verstrichen sein wird, muss man unter Angabe dieses Hintergrundes gemäß § 112 Abs. 2, 3 StVollzG »Wiedereinsetzung in den vorigen Stand« beantragen. Bis zum Sozialhilfesatz (§ 115 ZPO) wird man von Prozesskosten vollkommen freigestellt.

Wird der Antrag abgelehnt, so sollte man innerhalb von zwei Wochen Be-schwerde bei der nächsthöheren Instanz einlegen.

Liegen die Voraussetzungen der Prozesskostenhilfe vor, so kann der gewählte Anwalt beigeordnet werden. Deshalb sollte schon im Antrag ein Anwalt be-nannt werden. In Sachen ohne Anwaltszwang muss man zur Begründung an-führen, dass die Sache »besonders schwierig« ist oder der Gegner einen An-walt hat. Unter gewissen Bedingungen kann man auch, wenn es noch nicht um einen gerichtlichen Rechtsstreit geht, einen Rechtsanwalt zur Beratung beigeordnet bekommen. Hier werden die Erfolgsaussichten der Rechtsverfol-gung nicht geprüft. Der beratende Anwalt kann 10 € Eigenbeteiligung ver-langen. Auch die Beratungshilfe muss beim Gericht mit denselben Vorausset-zungen wie die Prozesskostenhilfe beantragt werden. Man kann sie aber auch über den bereits konsultierten Anwalt beantragen.

3.3.3 Einzelne Rechtsfragen, die Drogenabhängige im Strafvollzug betreffen

■ Urlaubsprobleme

Besonders relevant für Drogenabhängige ist die VV Nr. 4 zu § 13 StVollzG:

VV Nr. 4 zu § 13 StVollzG

1. Urlaub darf nur gewährt werden, wenn der Gefangene für diese Maßnahme geeignet, insbesondere ein Missbrauch nicht zu be-fürchten ist. Bei der Entscheidung ist zu berücksichtigen, ob der Gefangene durch sein Verhalten im Vollzug die Bereitschaft ge-zeigt hat, an der Erreichung des Vollzugszieles mitzuwirken.

2. Ungeeignet sind i.d.R. namentlich Gefangene,
   a) die sich im geschlossenen Vollzug befinden und gegen die bis zum voraussichtlichen Entlassungszeitpunkt noch mehr als 18 Monate Freiheitsstrafe zu vollziehen sind
   b) die erheblich suchtgefährdet sind.
   [...]

Dieselbe Regelung findet sich in Ziff. 6 der bundeseinheitlichen VV zum Ju-gendstrafvollzug. Die zitierten VV sind wegen der Ungleichbehandlung der Drogenabhängigen sehr umstritten, deshalb sollte man unter Hinweis auf die juristische Kommentarliteratur (z.B. FEEST 2001, § 13) unter allen Umstän-den Urlaub beantragen und die entsprechenden Rechtsmittel einlegen.

■ Besuch von Behördenvertretern

Solche Besuche, insbesondere durch Drogenberater und Bewährungshelfer dürfen von der Anstalt weder verhindert noch überwacht werden (FEEST 2001, § 24).

■ Gesundheitsfürsorge

Die Doppelstigmatisierung als kriminell und suchtkrank führt leicht dazu, dass unter dem alibihaften Motto der Gesundheitsfürsorge bzw. Heilung bei einem Drogenabhängigen Einschränkungen der Rechte vorgenommen werden, die dem normalen Strafgefangenen zustehen. »Im Vollzug der Freiheitsstrafe soll der Gefangene fähig werden, künftig in sozialer Verantwortung ein Leben ohne Straftaten zu führen (Vollzugsziel). Der Vollzug der Freiheitsstrafe dient auch dem Schutz der Allgemeinheit vor weiteren Straftaten« (§ 2 StVollzG). Gegen diesen Missbrauch des »Vollzugsziels« ist mit § 3 StVollzG zu argumentieren:

---

§ 3 StVollzG

Gestaltung des Vollzuges:

1. Das Leben im Vollzug soll den allgemeinen Lebensverhältnissen außerhalb soweit als möglich angeglichen werden.
2. Den schädlichen Folgen des Freiheitsentzuges ist entgegenzuwirken.
3. Der Vollzug ist darauf auszurichten, dass er den Gefangenen hilft, sich in das Leben in Freiheit einzugliedern.

Gemäß § 56 StVollzG ist »für die körperliche und geistige Gesundheit des Gefangenen zu sorgen. Der Gefangene hat die notwendigen Maßnahmen zum Gesundheitsschutz und zur Hygiene zu unterstützen.«

Dies sieht in der Praxis zunächst so aus, dass keine freie Arztwahl besteht, sondern man mit nicht speziell qualifizierten und überlasteten Ärzten zu tun hat. Diese sollen Krankenpflege, also insbesondere ärztliche Behandlung gewährleisten (§ 58) und den Gefangenen gegebenenfalls in ein Anstaltskrankenhaus, eine besser geeignete Vollzugsanstalt oder, wenn diese nicht geeignet sind, in ein Krankenhaus außerhalb des Vollzugs verlegen (§ 65 StVollzG). Echte Krankenpflege mit Heilungsperspektive in einem ganzheitlichen Sinne kann im Strafvollzug kaum stattfinden. Für Drogenabhängige in Haft erschwert § 56 StVollzG u.U. das Problem, indem sie zu kaltem Entzug gezwungen werden. Die Drogenabhängigen erhalten, um die Ordnung aufrecht zu erhalten und um resozialisierende Maßnahmen zu stützen, Schlafmittel und Psychopharmaka – mit der Folge, dass das Suchtverhalten nicht verändert wird, bestenfalls eine Verlagerung zu legalen Drogen und vielleicht später ein Ausstieg stattfindet. Mit Substitutionsbehandlung im Strafvollzug bietet sich aber ein akzeptabler Kompromiss an, von dem zunehmend Gebrauch ge-

macht wird. Der für eine AIDS-Prophylaxe notwendige Spritzentausch wird
jedoch im Strafvollzug weiterhin verweigert (zu Konzepten des Spritzentausches im Strafvollzug s. STÖVER 2000; im Einzelnen → S. 516).

Drogenabhängige Gefangene aufgrund von Krankheit bzw. eines medizinischen Behandlungskonzepts von Resozialisierungsmaßnahmen auszuschlie
ßen, wäre sinn- und gesetzeswidrig. »Die Unterbringung in einem Vollzugskrankenhaus zum Zweck der Suchtbehandlung erscheint ebenfalls nicht sinnvoll, da der Auftrag dieser Einrichtung allein sein kann, während des Vollzugs
auftretende Erkrankungen zu behandeln und die Patienten wieder vollzugstauglich zu machen. Für spezielle ärztliche Leistungsangebote sind diese
Krankenhäuser nicht zuständig. Sie kommen nur infrage für den körperlichen
Entzug.« (Feest 2001, § 56 Rn. 19) Man muss stets im Auge behalten, dass
das Drogenproblem mit den Mitteln der Strafverfolgung und des Strafvollzugs
nicht zu lösen ist. Drogenabhängigen entgegen dieser Einsicht eine Behandlung im Strafvollzug aufzuzwingen, wäre deshalb als unverhältnismäßiger
Eingriff mit dem Grundgesetz nicht vereinbar.

Zwangsmaßnahmen auf dem Gebiet der Gesundheitsfürsorge Nach § 101
StVollzG, einer selbst für Juristen schwer verständlichen Vorschrift (mal nachlesen!), sind Ärzte, solange der Abhängige noch einigermaßen klar denken
kann und noch nicht in Lebensgefahr schwebt, nicht zur Behandlung gezwungen. Wenn jemand bewusstlos ist, z.B. nach einem Selbstmordversuch, ist der
Arzt dagegen zur Behandlung verpflichtet. Das gilt auch, wenn die »natürliche Einsichts- und Urteilsfähigkeit nicht vorhanden ist, um die Bedeutung und
Tragweite ärztlicher Maßnahmen abzuschätzen«. Brauchbarere Maßstäbe
existieren leider noch nicht.

Weiter besteht nach dem Wortlaut des § 101 Abs. 1 Satz 2 eine Pflicht zur
Durchführung von Zwangsmaßnahmen bei akuter Lebensgefahr. Diese Verpflichtung gilt aber nur bei akuter Gefahr für das Leben anderer Personen.
Ist dagegen nur das Leben des Gefangenen in Gefahr, so ist grundsätzlich
sein frei geäußerter Wille zu beachten. Das trifft nicht nur für die Verweigerung einer lebensnotwendigen Operation, sondern auch für den frei gebildeten Selbstmordwillen zu. Nur wenn Zweifel an der freien Willensentscheidung bestehen, ist eine Verpflichtung zum Eingreifen anzuerkennen (vgl.
Feest 2001, § 101 Rn. 15).

Befugnis und Pflicht zu medizinischen Zwangsmaßnahmen entfallen, wenn
diese unzumutbar oder mit erheblichen Gefahren für Leben oder Gesundheit
des Gefangenen verbunden sind. Was unzumutbar ist, ist nicht so leicht zu
entscheiden. Mit erheblicher Gefahr verbunden sind in jedem Fall die Entnahme von Rückenmark- oder Gehirnflüssigkeit sowie alle Eingriffe, die von
einer allgemeinen Betäubung begleitet sind. Bei einem aus freien Stücken begonnenen Hungerstreik ist die Verwaltung jedenfalls zur Zwangsernährung
nicht mehr verpflichtet. Auch die zwangsweise Verabreichung von Beruhigungsmitteln und anderen Psychopharmaka durch einen Arzt ist unzulässig
(a.a.O., Rn. 21). Zu körperlichen Eingriffen, die nur mit der Einwilligung des
Gefangenen erlaubt sind, gehören auch z.B. die Entnahme von natürlichen

Körperbestandteilen wie Blut, Gehirnflüssigkeit, Samen oder Urin. Auch die Abnahme der Kopfhaare, Magenaushebung, Röntgenaufnahmen sind körperliche Eingriffe.

■ Anspruch auf Behandlung

Nach dem Äquivalenzprinzip hat der Gefangene auf Maßnahmen – wie z.B. Psychotherapie – einen Anspruch, wenn es sich um eine indizierte Maßnahme handelt (§ 56 Abs. 1 StVollzG). Man könnte beantragen, gemäß § 65 Abs. 2 StVollzG in ein normales Krankenhaus verlegt zu werden. Als solches gilt auch die Psychiatrie. Das kann aber bedeuten, dass man vom Regen in die Traufe kommt.

Rechtsbehelfe gegen ärztliche Behandlungsmaßnahmen: Ärztliche Behandlungsmaßnahmen können Maßnahmen i.S. des § 23 EGGVG darstellen, deren Anfechtung in Form eines Feststellungsantrages beim OLG zu erfolgen hat.

■ Offenbarungspflicht von Psychotherapeuten

Seit 1.12.1998 sind nach § 182 StVollzG Abs. 2 S. 2 Psychotherapeuten im Strafvollzug verpflichtet, sich gegenüber dem Anstaltsleiter zu offenbaren, »soweit dies für die Aufgabenerfüllung der Vollzugsbehörde oder zur Abwehr von erheblichen Gefahren für Leib oder Leben des Gefangenen oder Dritter erforderlich ist«. Sie müssen also entgegen ihrer sonstigen Schweigepflicht (→ S. 568) Geheimnisse, die ihnen vom gefangenen Patienten anvertraut worden sind, preisgeben. Diese Regelung kann in besonderem Maße Drogenabhängige im Knast belasten, welche sich zur Bewältigung ihrer Probleme, nicht zuletzt aber auch um eine vorzeitige Entlassung zu erreichen, auf Therapieangebote einlassen. Wenn man das weiß, wird man sich als Strafgefangener wohl kaum uneingeschränkt dem Therapeuten anvertrauen. Damit verliert eine wegen faktischen Zwangs ohnehin problematische Form der Psychotherapie erst recht ihren Sinn (→ S. 528).

3.4 Psychiatrisierung III: Drogenabhängige im Maßregelvollzug

3.4.1 Maßregeln der Besserung und Sicherung
§§ 61 ff. StGB

Am Anfang der Entwicklung stationärer Straftäterbehandlung steht das nach jahrzehntelanger Reformdiskussion erst 1933 ins StGB eingeführte strafrechtliche Maßregelrecht. Im Gegensatz zu den heute weltweit überwiegenden »einspurigen« Konzepten im Umgang mit psychisch gestörten oder alkohol- bzw. drogenabhängigen Straftätern präferiert das deutsche Strafrecht nach wie vor die systematische Unterscheidung zweier »Spuren«: Einerseits die tatschuldangemessene, zeitlich begrenzte und in funktionaler Hinsicht vielschichtig mit Spezial- und Generalprävention sowie Sühne und Vergeltung begründete Freiheitsstrafe. Andererseits die ausschließlich an Zweckmäßigkeitsgesichtspunkten orientierten freiheitsentziehenden Maßregeln der Besserung und Sicherung (MBS): zeitlich unbegrenzte Unterbringung im psychiatrischen Krankenhaus (§ 63 StGB), bis zu zweijährige Unterbringung in der Entziehungsanstalt (§ 64) oder bis zu zehnjährige Unterbringung in der Sicherungsverwahrung (§ 66). Offizielle Zielbestimmung der MBS ist die Vermeidung von Gefahren, die von dem Straftäter zukünftig ausgehen könnten. Deshalb kommt es für die Maßregelanordnung entscheidend auf die sog. Gefahrprognose an. Mangels der das Strafmaß begrenzenden normativen Faktoren wie Unrecht und Schuld ist hier in besonderem Maße das oberste verfassungsrechtliche Gebot der Verhältnismäßigkeit von staatlichem Grundrechtseingriff und Anlass zu beachten (§ 62 StGB). Juristisch-dogmatisch wird soll dies durch Prüfung von Geeignetheit, Erforderlichkeit und Proportionalität der Maßnahme umgesetzt werden.

Nach dem Gesetzeswortlaut und der durch das Bundesverfassungsgericht 1994 korrigierten gültigen Auslegung (BVerfGE 91, S. 1 ff.) ist entscheidendes Kriterium für die Anordnung der Entziehungs-Maßregel nach § 64 StGB die Heilungsperspektive. Dem versucht § 64 Abs. 2 dadurch gerecht zu werden, dass er die Anordnung bei eindeutiger Aussichtslosigkeit ausschließt. Folgerichtig ist § 64 insofern vom BVerfG für nichtig erklärt worden, als er die Anordnung unter den Voraussetzungen des Abs. 1 auch dann vorsieht, wenn eine hinreichend konkrete Aussicht Behandlungserfolg nicht besteht. Nichtig ist danach auch die Vorschrift des § 67 Abs. 4 S. 2 StGB, wonach eine Anrechnung der im Maßregelvollzug verbrachten Zeit auf die Strafe unterbleibt, wenn die Behandlung wegen Aussichtslosigkeit abgebrochen wurde. Schließlich ist § 67d Abs. 5 Satz 1 nichtig, soweit er eine Mindestverbüßungszeit von einem Jahr vorsieht. Auf den Streit um die Umsetzung diese Maßgaben wird unten eingegangen.

Der Maßregelvollzug gemäß § 64 StGB in der Entziehungsanstalt – er kommt praktisch nur für Heroinabhängige in Betracht – erweist sich als in vielfacher Hinsicht ungeeignet und kaum je wirklich erforderlich. Die Anordnung dieser Maßregel verstößt bei diesen Straftätern nahezu durchgängig gegen das Prinzip der Verhältnismäßigkeit.

Dafür sprechen zum einen wichtige normative bzw. dogmatische Gesichtspunkte:

■ Materielle Voraussetzung der Unterbringung ist die Gefahr der Begehung weiterer erheblicher Straftaten. Die an sich erforderliche Gesamtwürdigung des Falles zur Ermittlung dieser Gefahr läuft bei Heroinabhängigen ins Leere, weil sie sich jedenfalls durch die den Konsum ermöglichenden Handlungen strafbar machen.

■ § 64 StGB setzt eine Kausalität zwischen der Suchtkrankheit – gesetzlicher Ausdruck ist »Hang« – und dem Delikt voraus. In grundrechtswidriger Weise wird hier zwischen der Abhängigkeit von legalen und derjenigen von illegalen Drogen unterschieden. Die substanzinduzierten, typisch fremdschädigenden Begehungsweisen des Alkoholtäters lassen sich nicht mit den lediglich kriminalisierungsinduzierten Delikten des Heroinabhängigen vergleichen.

■ Unter Verstoß gegen das Prinzip der Einzelfallwürdigung und -gerechtigkeit verlangt die höchstrichterliche Rechtsprechung des BGH »zwingend« die Anordnung der Maßregel, wenn die Voraussetzungen gegeben sind, und zwar vorrangig vor anderen möglichen Optionen wie z.B. § 35 BtMG (BGH, NStZ-RR 99, S. 267; 96, S. 196 und 228). Stattdessen müsste diese Maßnahme subsidiär bleiben (BÖLLINGER 1998, § 62 Anm. 6 ff.). Nicht erforderlich, nicht geeignet und damit unverhältnismäßig ist die Anordnung, wenn dem Stand der Drogen- und Gesundheitsforschung sowie einer veränderten Drogenpolitik gemäße Behandlungsformen effizienter und weniger eingreifend sind, z.B. die Substitutionsbehandlung, Heroinvergabeprogramme, ambulante Psychotherapie, Beratung im Sinne risikomindernden und kontrollierten Gebrauchs. Der so genannte Beikonsum während Substitutionsbehandlung ist eine regelmäßige, mit Dauer der Behandlung jedoch meist abnehmende Entscheidung und begründet keine Unterbringung. Das sieht der BGH leider anders (NStZ 96, S. 274). Auch in Fällen des im Ergebnis der legalen Substitutionsbehandlung gleichkommenden selbstkontrollierten Heroinkonsums ist die intramurale Behandlung trotz definitionsgemäßer Abhängigkeit nicht indiziert. Die Illegalität der Droge darf nicht zum Kriterium für die stationäre Behandlungsbedürftigkeit werden, faktisch ist es aber teilweise doch so. Bei psychischer Abhängigkeit von Kokain, Amphetamin, MDMA und – äußerst selten – Cannabis wäre eine intramurale Entziehungsbehandlung völlig kontraindiziert, trotzdem hält der BGH auch sie zuweilen für angemessen (BGH, NStZ 93, S. 339).

■ Trotz der Entscheidung des Bundesverfassungsgerichts, wonach die Maßregel bei Aussichtslosigkeit nicht angeordnet werden darf, kommt es immer wieder zu derartigen Anordnungen. Dabei beruft sich die Rechtsprechung unzulässigerweise darauf, dass die Behandlungsaussicht zuweilen erst nach einer gewissen Behandlungsdauer feststellbar sei bzw. Behandlungsmotivation erst dann entstehe (BGH, StV 1995, S. 415; BGH, NStZ-RR 1999, S. 267; BÖLLINGER 1998, § 64 Rn. 101 m.w.N.). Selbst wenn dies so wäre, wogegen die im Folgenden auszuführenden empirischen Befunde sprechen, wäre ein so weitgehender Grundrechtseingriff nicht zu legitimieren. Im Übrigen werden Verurteilte dadurch benachteiligt, dass ihnen die im Maßregelvollzug verbrachte Zeit bei einer späteren Beendigung wegen Aussichtslosigkeit nicht angerechnet wird. All dies bedarf unbedingt der gesetzgeberischen Korrektur. Bis dahin muss vor Gericht argumentiert werden, dass schon bei wahrscheinlicher Aussichtslosigkeit die Unterbringung abzulehnen ist und die fehlende Anrechenbarkeit jedenfalls durch frühestmögliche Bewährungsaussetzung der Strafe kompensiert wird. Erst recht darf die auf mangelhaften sachlichen und konzeptionellen Ressourcen der Einrichtung beruhende Aussichtslosigkeit den Verurteilten nicht belasten.

■ Immerhin lässt der BGH neuerdings die Erwägung zu, dass eine Bewährungsaussetzung von Strafe und Absehen von der Maßregel nach § 64 bei langdauernder Substitutionsbehandlung und einem Persönlichkeitswandel in Betracht kommt (BGH, StV 98, S. 541).

Auch empirische Gesichtspunkte sprechen für den Verstoß der Maßregel gegen das Verhältnismäßigkeitsprinzip. Entgegen der gesetzgeberischen Intention Heilung/Besserung sind die meisten Maßregelvollzugsanstalten ungeeignet für eine spezifische Behandlung von Heroinabhängigen. Nach wie vor herrschen teilweise schlechte Zustände und ein antitherapeutisches Klima in den forensisch-psychiatrischen Kliniken, wo auch die Maßregel nach § 64 in der Regel vollstreckt wird (EGG 1999b, S. 408 m.w.N.). Entgegen dem gesetzgeberischen Programm handelt es sich bei der Mehrzahl der Untergebrachten eben nicht um schlicht primär Alkoholabhängige, sondern um Patienten mit Persönlichkeitsstörungen, die sekundär abhängig sind, und für die der Maßregelvollzug erst recht keine adäquate Behandlung bereitstellt (SCHALAST/LEYGRAF 1999; PLATZ 1995; MAIER u.a. 2000).

Lediglich einige wenige Kliniken haben Abteilungen, wo eine konzeptionell einigermaßen stringente, dem Standard von Fachkrankenhäusern oder spezialisierten Drogentherapieeinrichtungen vergleichbare Langzeittherapie durchgeführt wird. Konterkariert wird diese Behandlung aber von den verwaltungs- und strafrechtlichen Sicherungsinteressen, von der Doppelfunktion des Behandlungsstabes und der unvermeidlichen Eigendynamik totaler Institutionen.

Dass die Maßregelvollzugsbehandlung trotz der Entschiedenheit des BGH auch von den Tatsacheninstanzen (LG und OLG) nicht als optimal eingeschätzt wird zeigt die – allerdings noch weitgehend unzureichende – Empirie (vgl. GEBHARDT, Anm. zu BGH, StV 94, S. 76 f.): Nur 400 bis 500 Drogentäter sind nach § 64 untergebracht, während etwa die Hälfte der 4.500 Plätze in freie Drogentherapie im Zuge der Zurückstellungslösung nach § 35 BtMG belegt sind (vgl. EGG/KURZE 1991): Viele von diesen müssten nach der Maßgabe des BGH, dass nämlich die Unterbringung nach § 64 unbedingt Vorrang vor § 35 BtMG.hat, in die Entziehungsanstalt. Offenkundig wird die Bestimmung also von der Strafrechtspraxis unterlaufen (SCHALAST/LEYGRAF 1999, S. 486). Dies kann man zwar begrüßen, würde es sich aber als offenes und offizielles Programm wünschen.

Gemessen an der qualitativen Bedeutung insbesondere des Alkohols im Kontext der Kriminalität wurde und wird die »Unterbringung in der Entziehungsanstalt« auch bei Alkoholtätern nur selten ausgesprochen: Bis 1976 betrug die Zahl der Unterbringungen jährlich stets unter 300, heute liegt die bei 1.700 bis 1.800, davon ca. 90% Alkoholabhängige und 8% bis 10% Frauen. Hinsichtlich der Effektivität der Behandlung gibt es keine kontrollierten Studien. Plausible Befunde gehen von ca. einem Drittel Legalbewährung und lediglich 9% nicht erneut Alkoholauffälligen aus (DESSECKER/EGG 1995, S. 36; PLATZ 1995). Im Verhältnis zur Spontanremissionsrate kann daraus keine Signifikanz der Wirkung entnommen werden.

Mangels adäquater Behandlung handelt es sich bei dieser Maßregel also faktisch um eine rechtsstaatswidrige Doppelbestrafung. Wenn eine Maßregel nicht funktioniert, kann man in den Vollzug einer anderen Maßregel oder unmittelbar in den Strafvollzug überwiesen werden.

Die Unterbringung im PKH (§ 63 StGB) kommt dann infrage, wenn man eine Tat im Zustand der Schuldunfähigkeit (§ 20 StGB; vgl. → S. 496) oder der verminderten Schuldfähigkeit (§ 21 StGB) begangen hat. Voraussetzung ist weiter, dass von dem Täter »infolge seines Zustandes« erhebliche rechtswidrige Taten zu erwarten sind, und er deshalb für die Allgemeinheit gefährlich ist. Konsequenz: Ist jemand wegen seiner Drogenabhängigkeit als vermindert schuldfähig eingestuft worden, hat er aber inzwischen entzogen, so kann eine Unterbringung im PKH darauf nicht mehr gestützt werden.

Verständlicherweise zieht manch einer, der die Psychiatrie kennt, den Aufenthalt im »Knast« dem in der »Klapsmühle« vor. Es liegt in § 63 aber auch die Chance für diejenigen, die aufgrund eines Strafmaßes von über zwei Jahren für eine Therapie nach dem BtMG nicht infrage kommen. In letzter Zeit sind nämlich einige fortschrittliche psychiatrische Abteilungen an Allgemeinkrankenhäusern oder spezielle Drogenstationen in PKH eingerichtet worden, deren Behandlungsangebot anzunehmen sich durchaus lohnen kann. Verteidigungsstrategisch könnte man versuchen, auf eine Maßregel nach § 63 hinzuwirken, um an der Auswahl einer geeigneten Einrichtung mitwirken zu können. Hier wird es also wesentlich auf die Beschaffung von Informationen über derartige psychiatrische Abteilungen ebenso ankommen wie auf informelle Gespräche mit Richtern und Staatsanwälten.

3.4.2 Maßregelvollzugsgesetze

Inzwischen haben fast alle Bundesländer Maßregelvollzugsgesetze erlassen, in denen die Abläufe in der Unterbringung – mit geringen länderspezifischen Unterschieden – einigermaßen rechtsstaatlich geregelt sind. Am Beispiel des HessMaßrVollzG wollen wir die Grundlinien dieser Regelungen skizzieren: Nach einem sog. Vollstreckungsplan (§ 4) sind bestimmte Einrichtungen für die Behandlung zuständig. Wenn »die Behandlung des Untergebrachten oder seine Eingliederung nach der Entlassung« dadurch gefördert werden, ist aber eine Abweichung von diesem Vollstreckungsplan möglich.
Alsbald nach der Aufnahmedurchsuchung ist ein Behandlungs- und Eingliederungsplan aufzustellen (§ 6). Dadurch wird – theoretisch – etwas durchsichtiger, was eigentlich in der Psychiatrie geschieht.
Wichtig ist § 7 Abs. 1: Der Untergebrachte erhält »die zur Erreichung des Vollzugsziels [...] erforderliche ärztliche Behandlung«. Er kann sich gegen operative oder lebensgefährliche Behandlungen wenden, gleiches gilt für psychotherapeutische Maßnahmen. Der Einwilligung bedarf auch eine Behandlung, die die Persönlichkeit des Untergebrachten auf Dauer tiefgreifend verändern würde. Was »lebensgefährlich« und »die Persönlichkeit tiefgreifend verändernd« ist, ist eine Definitionsfrage und soll ausgerechnet von der Landesregierung durch Rechtsverordnung bestimmt werden.

Maßregelvollzugsgesetze der Bundesländer	
Baden-Württemberg	UntGes 3.7.1995 GBl.510
Bayern	UntGes 5.4.1992 GVBl.60
Berlin	PsychKG 8.3.1985 GVBl.586
Brandenburg	PsychKG 8.2.1996 GVBl.26
Bremen	PsychKG 22.12.2000 GBl.471
Hamburg	MrVG 11.4.1995 GVBl.84
Hessen	MrVG 3.12.1981 GVBl.414
Mecklenbg-Vorp.	PsychKG 13.4.2000 GVBl.182
Niedersachsen	MrVG 17.12.1991 GVBl.367
Nordrhein-Westf.	MrVG 15.6.1999 GVBl.402
Rheinland-Pfalz	MrVG 17.11.1995 GVBl.473
Saarland	MrVG 15.7.1992 Abl. 838
Sachsen	PsychKG 16.6.1994 GVBl.1091
Sachsen-Anhalt	MrVG 9.10.1992 GVBl.763
Schleswig-Holst.	MrVG 19.1.2000 GVBl.114
Thüringen	PsychKG 2.2.1994 GVBl.81

MrVG = Maßregelvollzugsgesetz   PsychKG = Psychisch-Kranke-Gesetz
FeG = Freiheitsenziehungsgesetz   UntGes = Unterbringungsgesetz
Kommentierung und sämtliche Gesetzestexte: VOLCKART 1999,
Anhang S. 247 ff.

Zum ersten Mal gesetzlich garantiert sind immerhin auch Vollzugslockerungen entsprechend dem StVollzG (Urlaub, Besuch, Ausgang usw.). Geregelt sind schließlich Aspekte wie Taschengeld (§ 11), persönlicher Besitz (§ 13), Besuchsempfang (§ 17), Briefverkehr (§ 20 ff.), Sicherheit und Ordnung (§ 33 ff.) usw. Inzwischen sind gemäß § 109 StVollzG auch die Rechtsmittel des Straf- und Maßregelvollzugs angeglichen.

3.4.3 Modelle des Maßregelvollzugs – »Drogenknäste« II
Examplarisch die Konzeption der LWV Hessen

■ Entzugsbehandlung
(in allen PKH außer Haina, Herborn, Weilmünster, Meißner) sofortige Aufnahme im Not- und Unterbringungsfall nach HFEG (→ S. 529); bei Freiwilligkeit nach Anmeldung und Beratung durch DROBS, Arzt, PKH umgehende Aufnahme. Die Unterbringung erfolgt in einer Akut- und Aufnahmestation, wenn vorhanden in einer Spezialabteilung für Drogenabhängige, evtl. auch in gruppenweiser Betreuung. Die Behandlung besteht aus umfassender Diagnostik – unter Hinzuziehung der benötigten Fachärzte, der Entgiftungsbehandlung einschließlich therapeutischer Gespräche und der Beratung zur Vorbereitung einer LzTh.

Die regionale Zuständigkeit der PKH ist grundsätzlich durch den Rahmenplan festgelegt (→ S. 529). Nach dem Grundsatz der freien Krankenhauswahl können Drogenabhängige, die sich freiwillig einer Behandlung unterziehen wollen, unabhängig davon aufgenommen werden.

In der Praxis bedeutet dies, dass man sich – am besten nach Kontakt mit der DROBS – an Einrichtungen wenden kann, in denen es besonders kompetente, insbesondere psychotherapeutische Angebote für Drogenabhängige gibt (z.B. Psychiatrische Abteilung im Stadtkrankenhaus Offenbach; Waldkrankenhaus Köppern, Außenstation »Bamberger Hof«, Frankfurt; die Einrichtungen in Offenbach und Frankfurt haben den Vorteil, nicht auf dem flachen Land zu liegen).

■ »Motivationsbereiche«
- zur Vorbereitung der LzTh in speziellen Einrichtungen bilden den Schwerpunkt des Konzepts. Zuständig sind speziell dafür eingerichtete Abteilungen in den PKH Merxhausen und Hadamar sowie in dem im Aufbau befindlichen Drogenbehandlungsbereich der PKH Gießen.
- Ausgestaltung: Geschlossene und sichere Unterbringung der Drogenabhängigen (in Hadamar gewährleistet durch doppelten Natodrahtzaun, Fenstersicherungen, Scheinwerfer sowie Videoüberwachung im Außenbereich sowie spezielles Überwachungspersonal). Abschirmung der Drogenabhängigen während der Eingangs- und ersten Motivationsphase zur Verhinderung der Einschleusung von Suchtstoffen und von Dealeraktivitäten.
- Gewährleistung eines strukturierten Tagesablaufs: Drogenabhängige sollen permanent und in vollem Umfang »therapeutisch gefordert« werden, d.h., mit ihnen sollen die Suchtproblematik bearbeitet, Perspektiven eröffnet, Wege zur Neuorientierung gefunden werden.
- Aufbau eines intensiven und konsequenten verhaltenstherapeutisch orientierten Motivationsprogramms, Dauer: sechs bis neun Monate; es ist nicht als »eigentliche« Therapie beabsichtigt! Für endgültig nicht langzeitmotivierbare Patienten ist an eine reine Verwahr-Lösung gedacht.

■ Behandlungsstufen
- Eingangsstufe: zwei bis zehn Tage ab Neuaufnahme. Entzug; medizinisch-psychologische Diagnostik; Festlegung des weiteren Behandlungsprogramms: Therapieplan, Therapiepass für den Drogenabhängigen.
- Motivationsstufe I: drei Monate. Veränderung des Tages- und Nachtrhythmus mittels durchstrukturierten Tagesplans; Einübung von Selbstverantwortung und Selbstversorgung durch sozialtherapeutische Anleitung: Zimmer selbst aufräumen, Essen selbst machen, Gruppenzusammenhang; am Ende Antrag auf Übernahme in Motivationsphase II.
- Motivationsstufe II: Drei bis sechs Monate. Vorstufe für Langzeittherapie; evtl. therapeutische Angebote auch außerhalb des Unterbringungsbereichs; Beschäftigungs- und Arbeitstherapie; Außenorientierung durch Kontakt zu DROBS, LzTh-Einrichtungen und Justiz.

– Motivationsstufe 0: Bei Unmöglichkeit der angestrebten Betreuung aufgrund des Verhaltens des Drogenabhängigen innerhalb M I oder M II zeitlich befristete Einzelunterbringung im geschlossenen und zusätzlich gesicherten Bereich – bei starker Reduzierung des therapeutischen Angebots.

■ Aufstiegskriterien
Grundlage für die Verlegung innerhalb der Motivationsstufen ist das verhaltenstherapeutische Punkteprogramm. Bei negativer Punktebilanz ist also die Rückstufung wahrscheinlich. ist. Daher arbeiten auch die DROBS im Umkreis wieder mit der Klinik zusammen.

4   Kritik der Zwangsbehandlung

Alle vier Modelle strafrechtlicher Bewirkung einer Behandlung der Drogenabhängigkeit arbeiten, wenn auch in unterschiedlichem Maße, mit Zwang. Zugleich gehen wir davon aus, dass Krankheitseinsicht, Behandlungsmotivation, Selbstverantwortung und Mitarbeitsbereitschaft grundsätzlich nicht durch Zwang, also durch den Leidensdruck der Übelszufügung »Strafe« bzw. ihrer Androhung erzeugt werden können. Nur beziehungsgetragene Erfahrungsprozesse, erlebnis- und gefühlsgeleitete Einsichten und Selbsterkenntnisse können letztlich Behandlungsbereitschaft und Besserung bewirken. Die dafür erforderlichen Arbeitsbündnisse und Beziehungen müssen, so weit es irgend geht, von Vertrauen und konkret-situativ begründbarer Grenzsetzung, von Folgebereitschaft kraft Sinnverstehen und positiver Beziehungserfahrung, nicht von abstrakter strafender Kontrolle und Repression bestimmt sein. Natürlich ist die Unterscheidung von Strafe und Grenzsetzung schwierig. Und zu akzeptieren ist das Sicherheitsbedürfnis der Gesellschaft, welches Risiken nur in geringem Maße hinzunehmen bereits ist. In Abwägung dieser Gesichtspunkte erscheint ein Kompromiss verantwortbar: Zwang darf und muss vielleicht sogar sein, um einen Prozess zu initiieren, welcher besagte Beziehungs- und Erlebnismöglichkeiten eröffnet. Bei den psychisch gestörten oder nicht zuletzt durch das Strafrecht dissozialisierten Drogenabhängigen erscheint es – auch wenn das gewissermaßen ein gesellschaftlicher Doublebind ist – vielfach notwendig, zunächst einmal derartige Zwangsmomente zu nutzen, um überhaupt den Kontakt und die Beziehung entstehen zu lassen. Das gilt für stationäre Maßnahmen gleichermaßen wie für ambulante. Aussichtsreich ist eine Behandlung dann aber nur, wenn in einem – unter Umständen längerfristigen Verlauf – vertrauens- und verständnisgetragene Beziehungen und soziale Vernetzungen entstehen, die von Akzeptanz und relativer innerer Freiheit gekennzeichnet sind. Je mehr hier Fachkräfte in der Doppelrolle von Therapeuten und Kontrolleuren verhaftet bleiben, desto größer die Gefahr eines Misslingens von Beziehungsentwicklung. Insofern ist die durch die Novellierung des § 182 StVollzG eingeleitete Aufweichung der Schweigepflicht von Therapeuten im Strafvollzug (→ S. 518) ein höchst destruktives Element und möglicherweise nur der Anfang einer weiter reichenden, fatalen Entwicklung. Soweit Zwangsbehandelte in der Therapie Wohlverhalten zeigen oder bei Umfragen Erfolge vermelden, deutet dies mit einiger Wahrscheinlichkeit auf eine taktische Pseudoanpassung an die Bedingungen der Institution bzw. des Freiheitsentzuges hin, auf eine Art Überlebenstechnik, wie sie insbesondere Menschen mit Persönlichkeitsstörungen optimal beherrschen, wie sie aber auch gesunde Menschen in totalen Institutionen unweigerlich lernen.

Ob eine freiheitliche Gesellschaft sich dieses grundsätzlich funktionierenden initialen Zwangsinstruments bedient, ist allerdings nach dem verfassungsrechtlichen Grundprinzip der Verhältnismäßigkeit neben der empirischen auch eine ethische und normative Frage. In vielen Bereichen müssen wir fragen, ob das Machbare auch ethisch zu rechtfertigen ist. Bei sehr schweren Rechtsgutsverletzungen, also Angriffen auf das Leben und die körperlich-seelische Integrität erscheint mir eine Zwangsbehandlung legitim. Bei der grundsätzlichen Fragwürdigkeit der Definition des geschützten Rechtsguts und der Geeignetheit und Erforderlichkeit des Strafrechts im Bereich der Drogenkontrolle halte ich derartigen Therapiezwang nicht für legitim.

Zu kritisieren ist im Übrigen das Fehlen einer angemessenen, die Erkenntnisse von Drogenhilfepraxis und Wissenschaft einbeziehenden Gesamtkonzeption der strafrechtlichen Drogenkontrolle. Es herrschen häufig Zufall und Willkür bei den Rechtsfolgenentscheidungen, es existiert keine Systematik und Komplementarität der verschiedenen Modelle. Zweifel an Katamneseuntersuchungen einschlägiger Behandlungseinrichtungen sind angebracht: Man hört von Erfolgsquoten von 70%, welche bei kritischer Nachprüfung auf das Normalmaß der Spontanheilung zusammenschnurren. Dadurch entsteht ein Gerechtigkeitsproblem, welchem sich die Gesellschaft stellen muss.

II   Das Recht von Abstinenz und Prohibition II: Außerstrafrechtliche Sanktionen

Von Lorenz Böllinger

1   Psychiatrisierung I: Öffentlich-rechtliche Unterbringung

Jährlich werden in Deutschland ca. 60.000 Menschen öffentlich-rechtlich, also nach den Freiheitsentziehungsgesetzen der Länder (PsychKG, FeG) in psychiatrischen Krankenhäusern untergebracht. In einer Großstadt wie Frankfurt am Main sind es jährlich allein ca. 1.200. Etwa 10% bleiben weniger als ein Monat, 30% weniger als ein Jahr, über 40% mehr als fünf Jahre (MARSCHNER/VOLCKART 2001, A, Rn. 78). Schätzungsweise 25% wurden wegen Alkoholabhängigkeit eingewiesen, weniger als 10% wegen Drogenabhängigkeit.

Ländergesetze betr. psychiatrische Unterbringung	
Baden-Württemberg	UntGes 3.7.1995 GBl.510
Bayern	UntGes 5.4.1992 GVBl.60
Berlin	PsychKG 8.3.1985 GVBl.586
Brandenburg	PsychKG 8.2.1996 GVBl.26
Bremen	PsychKG 22.12.2000 GBl.471
Hamburg	PsychKG 27.9.1995 GVBL.235
Hessen	FeG 19.5.1952 GVbl.111 geänd. 15.7.1997 GVBl.217
Mecklenbg-Vorpommern	PsychKG 13.4.2000 GVBl.182
Niedersachsen	16.6.1997 GVBl.272
Nordrhein-Westfalen	PsychKG 17.12.1999 GVBl.662
Rheinland-Pfalz	PsychKG 17.11.1995 GVBl.473
Saarland	UntG 11.11.1992 Abl.1271
Sachsen	PsychKG 16.6.1994 GVBl.1097
Sachsen-Anhalt	PsychKG 30.1.1992 GVBl.432
Schleswig-Holstein	PsychKG 14.1.2000 GVBl.206
Thüringen	PsychKG 2.2.1994 GVBl.81

PsychKG = Psychisch-Kranke-Gesetz   FeG = Freiheitsenziehungsgesetz;
UntGes = Unterbringungsgesetz
Kommentierung und sämtliche Gesetzestexte: MARSCHNER/VOLCKART 2001;
DEINERT 2000.

Die Gesetze sind hinsichtlich ihrer Voraussetzungen und Rechtsfolgen ähnlich, sodass wir sie hier am Beispiel des Bremischen PsychKG abhandeln können. Das Verfahren richtet sich im Übrigen nach dem Gesetz über die freiwillige Gerichtsbarkeit (FGG) und, soweit es um Bundesrecht geht, nach dem Freiheitsentziehungsverfahrensgesetz (FeVG) (vgl. im Einzelnen: MARSCHNER/VOLCKART 2001, D, F).
Kernvoraussetzung jeder zwangsweisen Unterbringung in der Psychiatrie ist, dass es sich um einen »psychisch Kranken« handelt. Als solchen definiert § 1 Abs. 2 BremPsychKG »Personen, die an einer Psychose, einer Suchtkrankheit, einer anderen krankhaften seelischen Störung oder an einer seelischen Behinderung leiden oder gelitten haben oder bei denen Anzeichen einer solchen Krankheit, Störung oder Behinderung vorliegen«. Nach dem »Fürsorgegrundsatz« (§ 2) soll bei allen Maßnahmen auf die individuelle Situation besondere Rücksicht genommen werden, ihre Würde geachtet und ihre Persönlichkeitsrechte gewahrt werden. Hilfen sollen wohnortnah vorgehalten, so wenig wie möglich eingreifen und durch Beratung und Betreuung sowie durch Kooperation mit anderen Institutionen so weit wie möglich die selbständige Lebensführung fördern und sich entbehrlich machen (§ 5). Wenn gewichtige Anzeichen dafür vorhanden sind, dass eine psychisch kranke Person ihre Gesundheit, ihr Leben oder bedeutende Rechtsgüter Dritter zu ge-

fährden droht, muss zunächst der Sozialpsychiatrische Dienst in ambulanter, d.h. beratender, aufsuchender und ärztlich untersuchender Form tätig werden (§ 7 Abs. 1). Nur wenn die Person der entsprechenden Aufforderungen, sich in Behandlung zu begeben, nicht folgt, wird die Polizei benachrichtigt (Abs. 4). Gegen ihren Willen kann die Person dann in ein PKH eingewiesen und dort festgehalten werden (§ 8). Dies ist nach § 9 aber »nur zulässig, wenn und solange« die psychisch kranke Person »durch ihr krankheitsbedingtes Verhalten eine gegenwärtige Gefahr für

1. ihr Leben oder ihre Gesundheit oder
2. die Gesundheit, das Leben oder andere bedeutende Rechtsgüter Dritter besteht

und diese Gefahr nicht anders abgewehrt werden kann«.

Die fehlende Behandlungsbereitschaft genügt jedenfalls nicht. Nach § 14 erfolgt die Anordnung der freiheitsentziehenden Unterbringung auf begründeten und mit fachärztlichem Zeugnis versehenen Antrag der Polizei. Das Gericht muss vor der Anordnung dem Sozialpsychiatrischen Dienst und den behandelnden ÄrztInnen und PsychotherapeutInnen Gelegenheit zur Äußerung geben. Nach allgemeinem Verfahrensrecht (§§ 70 ff. FGG) muss es jedenfalls den Betroffenen und seine Angehörigen anhören (§ 70c FGG). Außerdem muss es ein Sachverständigengutachten einholen (§ 70e FGG). Der Betroffene muss zumindest 14 Jahre alt und geschäftsfähig sein (§ 70a FGG). Andernfalls und falls eine Anhörung faktisch scheitert, bestellt das Gericht einen Pfleger.

Bei »gegenwärtiger Gefahr« kann durch die Polizei ohne Gerichtsverfahren vorläufig untergebracht werden, jedoch höchstens bis zu sechs Wochen (§ 70h FGG). Das Gericht muss dann bis zum Ablauf des auf den Beginn der sofortigen Unterbringung folgenden Tages entscheiden, sonst ist die Person zu entlassen. Die Vollziehung kann auch vorerst ausgesetzt werden (§ 70k FGG).

Freiheitseinschränkende Behandlungsmaßnahmen sind schriftlich zu begründen (§ 20 BremPsychKG). Nach § 22 muss ein Behandlungsplan erstellt werden. »Unmittelbarer Zwang«, d.h. körperliche Gewalt darf nur nach Androhung als äußerstes Mittel angewandt werden (§ 33). PatientInnen haben ein Beschwerderecht gegenüber der Klinikleitung, dem Gesundheitssenator und Institutionen der Interessenwahrnehmung (§ 37). Nach entsprechender Entlassungsvorbereitung (§ 39) hat der Sozialpsychiatrische Dienst nachgehende Hilfen zu erbringen (§ 40).

Natürlich lassen die rechtlichen Begrifflichkeiten erheblichen Auslegungsspielraum. Im Gegensatz zu früher wird aber heute Heroinbenutzung nicht ohne weiteres mehr als Fremd- und/oder Selbstgefährdung definiert. Zwar ist in manchen Fällen noch einsehbar, dass eine Überdosierung zum Tode führen kann. Jedoch ist die Fremdgefährdung kaum konstruierbar, es sei denn, man versucht alle Bürger durch Freiheitsentzug von der möglichen Anstiftung oder möglichen Ansteckung anderer zu Straftaten abzuhalten.

Die meisten Drogenabhängigen sind auch im PKH nicht am richtigen Ort. Sie brauchen suchtbegleitende Hilfen, Substitutionstherapie, Entwöhnungstherapie, vor allem aber soziale Hilfen. Viele PKH fühlen sich auch mit den Drogenabhängigen überfordert und als Institutionen sozialer Kontrolle missbraucht. Es darf auch nicht zu einer reinen Verwahrfunktion für als »therapieresistent« definierte und abgeschriebene »Altfixer« kommen. Übrigens ist »Therapieresistenz« eine angesichts vielfältiger und äußerst langfristiger Ausstiegsgeschichten unhaltbare Zuschreibung.

2   Wie setzt man seine Rechte durch? – Rechtsbehelfe in der Psychiatrie

Gegen allgemeine gerichtliche Verfügungen gibt es die jederzeitige Beschwerde (§ 21 FGG). Gegen den Unterbringungsbeschluss und andere erst mit Rechtskraft wirksam werdende Entscheidungen des Amtsgerichts (§ 70m FGG) kann binnen zwei Wochen die »sofortige Beschwerde« gemäß § 22 FGG eingelegt werden. Diese hat aufschiebende Wirkung, d.h. verhindert die Einweisung, wenn nicht vom Gericht – was i.d.R. geschieht – die »sofortige Vollziehbarkeit« angeordnet ist. Diese ist nicht anfechtbar. Gegen eine die Beschwerde zurückweisende Entscheidung des Gerichts steht dem Betroffenen die »weitere Beschwerde« gemäß § 27 FGG zu, über die das OLG entscheidet. Damit ist das Ende des Instanzenweges erreicht. Für die Verfahrenskosten gelten die Vorschriften über die Prozesskostenhilfe (§ 14 FGG). Es empfiehlt sich, einen Rechtsbeistand zu beauftragen (§ 13 FGG).
Gegen Behandlungsmaßnahmen des ärztlichen Personals kommt eine Dienstaufsichtsbeschwerde bzw. ein Antrag auf gerichtliche Entscheidung nach § 23 EGGVG in Betracht, eventuell auch eine anschließende Verwaltungsklage gemäß § 40 VwGO.
Nach allgemeinem Datenschutzrecht besteht jederzeit ein Anspruch auf Auskunft über gespeicherte persönliche Daten und ein entsprechendes Akteneinsichtsrecht. Allerdings gilt das nicht für persönliche Aufzeichnungen des Arztes, die als sein geistiges Eigentum betrachtet werden (BGH, R & P 1983, S. 5 ff.). Ob solche Einsichtnahmen unter Behandlungsgesichtspunkten sinnvoll sind, kann hier nicht erörtert werden. Bei Drogenabhängigen gehen wir davon aus. Bei überzeugten Drogenkonsumenten, die eine psychiatrische oder sonstige Behandlung verweigern, muss die Unterbringung aufgehoben werden (OLG, NJW 1981, S. 638).

3   Psychiatrisierung II: Zivilrechtliche Unterbringung durch gesetzliche Vertreter oder Betreuer

Auch Betreuer, Pfleger und »gesetzliche Vertreter«, d.h. Personen, die kraft BGB das Recht haben, über andere zu bestimmen, können dafür sorgen, dass man in die Psychiatrie kommt. Jährlich werden auf diese Weise etwa 80.000 Menschen zivilrechtlich Untergebracht. Der Gesetzgeber hat aber insofern eine Kontrolle eingebaut, als für freiheitsentziehende Unterbringung in geschlossenen Anstalten immer die Genehmigung des Familiengerichts (FamG) erforderlich ist. So umfasst zwar die »elterliche Sorge« gemäß § 1626 BGB das Recht und die Pflicht der Eltern, ihr Kind zu erziehen, seinen Aufenthalt zu bestimmen, sich um seine finanziellen Interessen zu kümmern. Erst wenn das »körperliche, geistige und seelische Wohl des Kindes durch missbräuchliche Ausübung der elterlichen Sorge, durch Vernachlässigung des Kindes, durch unverschuldetes Versagen der Eltern oder durch das Verhalten eines Dritten gefährdet« wird, greift der Staat durch Maßnahmen des FamG oder der Jugendhilfe ein.

Wenn Eltern ihren drogenabhängigen Sprössling in eine geschlossene Psychiatrie bringen wollen, müssen sie die Genehmigung des FamG einholen. Dazu ist auch das zuständige Jugendamt zu hören, welches i.d.R. vorher ein Gespräch mit dem Jugendlichen führt. Nur wenn der Sohn oder die Tochter so renitent sind, dass von ihnen »Gefahr ausgeht«, dürfen sie direkt in die Psychiatrie geschafft werden; die Genehmigung muss dann aber unverzüglich nachgeholt werden (§ 1631b BGB).

Ähnliche Voraussetzungen gelten nach Betreuungsrecht für volljährige Betreute, welche wegen psychischer Störungen oder seelischer Behinderung usw. nicht in der Lage sind, ihre Angelegenheiten zu besorgen (§§ 1896 ff. BGB). Die Feststellung von Drogenabhängigkeit als solcher genügt nicht. Ihr kann in diesem Sinne Krankheitswert nur dann zugemessen werden, wenn sie auf einer tiefgreifenden psychischen Störung beruht (BayObLG, R & P 94, S. 30 f.).

In diesen Fällen bestellt das Vormundschaftsgericht für den »erforderlichen Aufgabenkreis« einen Betreuer. Nach § 1906 BGB ist eine freiheitsentziehende Unterbringung durch den Betreuer nur unter der Voraussetzung der »Erforderlichkeit für das Wohl des Betreuten« und mit Genehmigung des Vormundschaftsgerichts möglich. Bei Gefahr im Verzug darf der Betreuer zwar ohne weiteres unterbringen, die gerichtliche Genehmigung muss aber unverzüglich eingeholt werden.

Das Verfahren ist in diesen Fällen dem Gesetz über die Angelegenheiten der freiwilligen Gerichtsbarkeit (FGG) zu entnehmen. Wichtig ist vor allem § 64a FGG. Danach muss der zuständige Richter selbst den Unterzubringenden anhören. Er muss auch einen Sachverständigen zu dieser Anhörung hinzuziehen, auf den nur in Ausnahmefällen verzichtet werden darf.

Zu einer solchen Anhörung kann man auch von der Polizei vorgeführt werden. Von dieser Anhörung kann abgesehen werden, wenn durch sie der Gesundheitszustand des Unterzubringenden noch weiter verschlimmert würde. Die Unterbringung darf erst genehmigt werden, nachdem das Gutachten eines Sachverständigen (Psychologe oder Psychiater) eingeholt worden ist, der den Mündel untersucht hat.

Gegen die Genehmigung der Unterbringung kann im Übrigen ohne zeitliche Befristung gemäß § 19 FGG das Rechtsmittel der »Beschwerde« beim Amts-

oder Landgericht eingelegt werden. Es entscheidet das Landgericht. Wird der Beschwerde nicht stattgegeben, kann gemäß § 27 FGG »weitere Beschwerde« eingereicht werden, über die das OLG entscheidet.

Eine Entmündigung junger Erwachsener ist gemäß § 6 BGB möglich, »wenn der Betroffene infolge von Trunksucht oder Rauschgiftsucht seine Angelegenheiten nicht zu besorgen vermag oder sich oder seine Familie der Gefahr des Notstandes aussetzt oder die Sicherheit anderer gefährdet«. Von dieser Möglichkeit wird allerdings bei Drogenabhängigen äußerst selten Gebrauch gemacht. Im Zweifelsfall sollte man dann, wenn man merkt, dass Entmündigungsaktivitäten der Angehörigen im Gange sind, umgehend einen Anwalt, einen Drogenberater oder einen Mitarbeiter des Jugendamtes aufsuchen, um sich beraten zu lassen.

Entscheidender Kritikpunkt am vormundschaftsgerichtlichen Verfahren ist, dass der zu Entmündigende, dem seine Geschäftsfähigkeit genommen werden soll, nicht anwaltlich vertreten ist (vgl. die fehlende anwaltliche Vertretung im Freiheitsentziehungsverfahren). Auch ein Jugendlicher, den seine Angehörigen unterbringen wollen, müsste im Interesse seines Rechtsschutzes eine neutrale Person (Anwalt, Drogenberater) beigeordnet bekommen. Die Frage nach dem Rechtsschutz ist dringlich, weil bis zu 36% der in den PKH behandelten Patienten entmündigt sind, 30% ihren Vormund persönlich nicht kennen und einzelne Vormünder bis zu 100 Mündel und mehr betreuen (amtsärztliche Information).

4   Jugendhilferechtliche Zwangsmaßnahmen: Wenn die Eltern allein nicht mehr zurechtkommen

Chancen eines im Vergleich zum Strafrecht weniger stigmatisierenden und wirklich fördernden Umgangs mit randständigen Jugendlichen eröffnet das Kinder- und Jugendhilfegesetz (KJHG) durch Verzicht auf Zwangsmaßnahmen und geschlossene Unterbringung. Zwangsmaßnahmen sind, wenn eine dem Wohl des Kindes oder des Jugendlichen entsprechende Erziehung nicht gewährleistet ist, nur noch als jugendstrafrechtliche »Erziehungsmaßregel« nach § 9 JGG oder als familiengerichtlicher Eingriff in das Elternrecht nach §§ 1666 ff. BGB möglich.

■ Jugendstrafrecht

Bei krimineller Auffälligkeit und entsprechender Verantwortlichkeit als Jugendlicher (§§ 3, 105 JGG) können als Erziehungsmaßregeln i.S. § 9 JGG entweder »Weisungen« nach § 10 JGG oder »Hilfe zur Erziehung« nach § 12 JGG angeordnet werden. Als Weisungen kommen »Gebote und Verbote, welche die Lebensführung des Jugendlichen regeln und dadurch seine Erziehung fördern und sichern sollen«, in Betracht, insbesondere Weisungen hinsichtlich Wohn- und Aufenthaltsort, Arbeit, persönlichem Umgang und Therapie. Als Hilfe zur Erziehung kommen als solche die §§ 30 und 34 KJHG in Betracht.

■ Sorgerecht

Wird das Wohl des Jugendlichen auf sonstige Weise gefährdet, so kann das Familiengericht auch gegen den Willen der Sorgeberechtigten eine geeignete Maßnahme, insbesondere Hilfe zur Erziehung nach §§ 27 ff. KJHG anordnen (§ 1666 BGB). Dem einen oder anderen Elternteil kann das Sorgerecht entzogen werden, z.B. bei Scheidung (§ 1671 BGB). In Extremfällen elterlicher Inkompetenz kann das Sorgerecht ihnen ganz entzogen und einem Vormund übertragen werden (§§ 1680, 1773 ff. BGB).

5 Familienrecht

Gemäß §§ 18, 32 Ehegesetz ist eine Ehe nichtig oder aufhebbar, wenn ein Ehepartner drogensüchtig ist. In der Praxis ist diese Regelung allerdings kaum relevant. Sehr einschneidend sein kann hingegen die recht häufig praktizierte rechtliche Möglichkeit, einer drogenabhängigen Mutter das Sorgerecht für ihr Kind zu entziehen (vgl. FamRZ 1986, S. 247).

6 Drogenkonsum, Fahrerlaubnisrecht und Verfassung

Gebraucher illegaler Drogen werden durch die Regelungen des Straßenverkehrsgesetzes, insbesondere aber der Fahrerlaubnisverordnung vom 18.8.1998 und deren Implementation durch Straßenverkehrsbehörden und Verwaltungsgerichte faktisch vom geradezu lebensnotwendigen Freiheitsrecht des Autofahrens ausgeschlossen. Diese Praxis ist nach meiner Auffassung und der herrschenden Meinung im juristischen Schrifttum rechts- und verfassungswidrig. Zwar hatte noch die CDU/FDP-Regierung der Nachfolgerin dieses Kuckucksei ins Nest gelegt. Jedoch hatten die Vertreter auch der SPD-Länder vorbehaltlos zugestimmt. Das lag wohl, entsprechend den parteiinternen Strömungen, entweder an schlichter Inkompetenz oder an ausdrücklicher Bejahung dieser neuen Strategie der Drogenverfolgung. Die rot-grüne Regierung will dem Bundesrat Anfang 2002 zwar eine Änderungsvorlage zur notwendigen Zustimmung zuleiten. Gleichwohl ist angesichts der weitgehenden Bejahung der FeV durch das Bundesverkehrsministerium nicht sicher, dass es gelingen wird, die wesentlichen Probleme zu überwinden – zu groß ist die Verlockung, das Fahrerlaubnisrecht als Ersatzstrafe zu missbrauchen und mehr und mehr als Nebenkriegsschauplatz der Drogenbekämpfung zu nutzen. Im Folgenden geben wir erstens eine Einführung in die Problematik, zweitens einen Überblick über die Rechtslage und drittens Ratschläge für die rechtliche Gegenwehr. Wie man sich im eigenen Interesse vor den Risiken des Drogengebrauchs im Zusammenhang mit Autofahren ganz praktisch schützen kann, steht im folgenden Kapitel. Eine ausführliche Behandlung dieses Themas mit entsprechenden Literaturangaben findet Ihr unter http://www.archido.de.

6.1 Autofahren: Grundrecht, Risiko und Schmerzpunkt für Staatsmacht

Autofahren ist in der heutigen, kapitalistisch und individualistisch organisierten Gesellschaft essentiell und wird es wohl auf absehbare Zeit – allen ökologischen Warnungen zum Trotz – auch bleiben. Es ist Bürgerrecht im Sinne der in den Art. 1 und 2 GG bestätigten allgemeinen Handlungsfreiheit. Es ist geradezu auch schon Bürgerpflicht: Für Produktions- und Reproduktionswachstum, für Arbeit und konjunkturfördernden Konsum, für das Bestehen des »Standortes Deutschland« im Globalisierungsprozess ist das Auto derzeit mehr denn je mikro- und makro-ökonomisch existenziell. Es ist – sozialpsychologisch gesehen – von den Massen emotional hoch besetzt, ein Symbol der Autonomie, Kompensation für reale Unfreiheiten, ein Instrument der Aggressionsabfuhr, ein Sicherheit, Geborgenheit und Omnipotenz zugleich suggerierender Fetisch – somit geradezu eine sozial- und individualpsychologisch stabilisierende Institution.

Autofahren ist zugleich eine zentrale Metapher der Risikogesellschaft. Auch wenn es ein modischer Begriff ist: Nicht nur die modernen Großrisiken (Stichworte: Atomkraft, Großflugzeuge, Hochgeschwindigkeitszüge), sondern auch die massenhafte Zunahme der relativ kleinen Risiken (Stichworte: Straßenverkehr, kumulative Umweltverschmutzung, AIDS-Ansteckung usw.) relativieren die technologischen Errungenschaften der Moderne. Über siebentausend Verkehrstote und eine halbe Million Verkehrsunfallverletzte im Jahr – jeweils ca. 15% davon wegen Alkoholfahrten! –, unzählige Folgeschäden und beschädigte Biografien sind hier der hohe Preis der Freiheit.

Es kommt auf Perspektive und Theoriekonstruktion an, ob man unser Leben heute für riskanter hält als vormals. Allein die systematisierte empirische Wahrnehmung und ökonomische Rationalisierung von naturgegebenen und technik-immanenten Gefahren begründen den aktuellen Risikobegriff. Weil keine Gesellschaftsform, keine Produktionsweise ohne Risiken existieren kann, muss trotz aller empirischer Berechnungen letztlich normativ entschieden werden, wo die Grenzen des Akzeptablen oder Hinzunehmenden verlaufen. Idealiter stellt sich solche Grenzsetzung als sozialer Abwägungs- und Verständigungsprozess, als ausgleichende Kompromissfindung dar. Realiter handelt es sich um harte Politik unter Einsatz der Machtressourcen.

Bei aller Akzeptanz von »Restrisiken« versucht die Gesellschaft doch, diese durch normative und andere Steuerungsinstrumente zu mindern. Das spiegelt sich in veränderter Gesetzestechnik und -legitimation. Wegen seiner Ambivalenz ist das Autofahren Gegenstand von Verrechtlichung, die Bürgerfreiheit ist eingeschränkt. Wo staatliche Eingriffe in Grundrechte früher reaktiv gedacht waren, Rechtsgutsverletzungen voraussetzten, sind sie heute pro-aktiv, steuernd konzipiert. Zeitgemäße Begriffe dafür: »Prävention«, »Gefahrenvorsorge«. Die Entwicklung zeigt sich in allgegenwärtiger Vorverlagerung von Kontrolle, insbesondere in Veränderungen des Strafrechts und Verwaltungs- bzw. Ordnungswidrigkeitenrechts hin zu gestaltendem, steuerndem, präventivem Gefahrenabwehr-Recht.

Besonders drastisch ist die Entwicklung im Bereich des Strafrechts, wo die Kategorie der Gefährdungsdelikte – z.B. die BtM-Delikte – von der praktischen Bedeutung her inzwischen dominierend ist. Damit einher geht aber auch die Abmilderung und zweckorientierte – insbesondere resozialisierungsorientierte – Diversifizierung der Sanktionen. Absolute Eingriffs- und Sanktionsgrenze ist im Strafrecht zwar nach unserer Verfassungsordnung die eigenverantwortliche, freiwillige Selbstgefährdung und -schädigung. Diese Grenze ist jedoch inzwischen mit zweifelhafter Legitimation im Sinne des paternalistisch-autoritären Sicherheits-, Wohlfahrts-, Überwachungs- und Kontrollstaates teilweise durchbrochen.

Extrem ist die Vorverlagerung im Bereich der illegalen Drogen, wo im Grunde Selbstschädigung pönalisiert wird, weil sie als Schaffung eines Risikos für andere umgedeutet wird. Hierin liegt ein doppelter Systembruch: Unser Strafrechtssystem bedroht im Prinzip nur Taten mit Strafe, die bereits eine Rechtsgutverletzung – also eine Grundrechtsverletzung gegenüber anderen Bürgern – darstellen. Nur ausnahmsweise, bei besonderer quantitativer oder qualitativer Gefährlichkeit und nur dann, wenn das Verhalten in eine wirkliche Fremdschädigung einzumünden geeignet ist, darf im verfassungsrechtlich begründeten Selbstverständnis unseres Strafrechts eine Gefährdungshandlung strafbar sein. Beides trifft zumindest für schlichten Drogenerwerb und -besitz nicht zu. Aber auch Abgabe, Einfuhr, Handel und derart als besonders gefährlich und deshalb hoch strafbar eingestufte Deliktsformen setzen im Sinne einer Rechtsgutsgefährdung immer die eigene Willensbetätigung des an sich straflosen Konsumenten voraus.

Das steuernde, gestaltende Potenzial strafrechtlicher und anderer repressiver Maßnahmen ist aber – so zeigen empirische Untersuchungen – kaum erwähnenswert. Statt konstruktiver Steuerung wirkt es sich im Bereich der illegalen Drogen gar – ganz im Sinne unbeabsichtigter Nebenwirkungen – äußerst kontraproduktiv aus. Zugleich mangelt es an wirksamer Sozial- und Verkehrspolitik, welche an den tatsächlich viel bedeutenderen Bedingungen der Risiken ansetzt. Deshalb wird die Politik mit Straf- und Ordnungsrecht zutreffend als »symbolische Politik«, als wohlfeile Pseudopolitik entlarvt. Dies erklärt aber bestimmte auf illegale Drogen bezogene Entwicklungstendenzen im Straf- und Straßenverkehrsrecht, die ich im Folgenden darstelle.

Keiner von uns möchte Opfer von unter Einfluss psychotroper Substanzen fahruntüchtigen Autofahrern werden: 1.200 Todesopfer von Alkoholfahrten pro Jahr sind 1.200 zuviel. Sicherlich müssen Gesetzgebung und Verwaltung alles dafür tun, um die Sicherheit des Straßenverkehrs zu erhöhen. Dies muss aber mit Augenmaß und nach den durchaus vernünftigen Maßgaben des Verfassungsrechts geschehen. Trotz der verzerrenden Wirkungen ökonomischer Machtverhältnisse (Stichwort: Autolobby) muss immer wieder die Orientierung an rechtsstaatlicher Essenz gesucht werden. Was derzeit in zunehmender Ausnutzung der Möglichkeiten der FeV geschieht, hat unseres

Erachtens damit nichts mehr zu tun. Da wird einem unbescholtenen Bürger auf Denunziation eines Nachbarn hin die Fahrerlaubnis entzogen, weil er drei Cannabispflanzen im Garten hat. Da wird für eine Frau der »Idiotentest« angeordnet, weil anlässlich der Duchsuchung des WG-Zimmers eines Verdächtigen in ihrem Zimmer ein paar Krümel Grass gefunden wurden. Da machen Polizeibeamte – vor allem im Süden der Republik – vor Diskos und anderen einschlägigen Veranstaltungen Razzien und Totalkontrollen mittels Verkehrsblockaden. Es findet dadurch und durch Konzentration auf bestimmte Merkmale im Aussehen und Verhalten eine Kombination von Schleier- und Rasterfahndung statt. Diese Jagd auf junge Leute bringt viele zur Strecke.

Während man problemlos Auto fahren darf, solange man unter 0,5 Promille bleibt, wird man schon wegen des überhaupt nicht mit Autofahren im Zusammenhang stehenden Besitzes illegaler Drogen drangsaliert. Der Skandal wird dadurch komplett, dass die »Idiotentests«, die in der Regel von Psychologen der TÜV durchgeführt werden, regelmäßig der schlichten Logik folgen: Besitz = Konsum = regelmäßiger Konsum = Ungeeignetheit. Nur ca. 5% der TÜV-Gutachten kommen zu anderen Ergebnissen. Das hat sicher auch mit der lukrativen Einnahmequelle zu tun, die sich auch an der zunehmenden Konkurrenz solcher Anbieter auf dem attraktiven Markt zeigt.

All dies bedeutet im Effekt die gezielte Diskriminierung bestimmter Lebensstile, die Verschlechterung der Teilhabechancen eines bedeutsamen Teils der jungen Generation, eine unsägliche Verschärfung des Anpassungsdrucks – damit aber auch der Staatsverdrossenheit.

6.2   Die Rechtslage

6.2.1   Strafrechtliche Ebene

Alle Straftaten können, wenn sie im Zusammenhang mit dem Führen eines Kfz begangen wurden, neben oder statt einer Geld- oder Freiheitsstrafe mit zweierlei Sanktion belegt werden: Nach § 69 StGB kann vom Gericht als schuldunabhängige »Maßregel der Besserung und Sicherung« die Fahrerlaubnis wegen charakterlicher Ungeeignetheit entzogen und bezüglich der Wiedererlangung eine Sperre festgesetzt werden. Nach §44 StGB kann – ohne Verlust der Fahrerlaubnis – als zusätzliche, sog. »Nebenstrafe« mit dem Zweck der Besinnung und Verhaltensänderung, ein befristetes Fahrverbot verhängt werden. Ferner kann nach dem Prinzip der sog. Actio libera in causa auch im Falle rauschbedingter Schuldunfähigkeit eine Strafe ausgesprochen werden, sofern ein Täter seine Unzurechnungsfähigkeit bewusst einkalkuliert hat. Er kann nach § 323a StGB aber auch allein dafür erheblich bestraft werden, dass er sich vorsätzlich oder fahrlässig in einen Vollrausch versetzt und in diesem Zustand eine Straftat begeht. Schließlich ist nach

§ 323b die Gefährdung einer Entziehungskur strafbar, nämlich durch Verschaffen und Überlassen von oder Verleiten zum Konsum von Alkohol und anderen Rauschmitteln.

Nach §§ 316, 315c StGB – es handelt sich um sog. abstrakte bzw. konkrete Gefährdungsdelikte – wird bestraft, »wer im Straßenverkehr ein Fahrzeug führt, obwohl er infolge des Genusses alkoholischer Getränke oder and berauschender Mittel nicht in der Lage ist, das Fahrzeug sicher zu führen« (§ 316 Abs. 1 StGB) oder/und »dabei Leib und Leben eines anderen oder fremde Sachen von bedeutendem Wert gefährdet« (§ 315c StGB). Nach ständiger Rechtsprechung sind »berauschende Mittel solche Substanzen, deren Wirkungen denen des Alkohols vergleichbar sind und welche die intellektuellen und motorischen Fähigkeiten und das Hemmungsvermögen beeinträchtigen«, namentlich die dem BtMG unterstellten Substanzen, also auch Cannabis (BGH, VRS 1953, 356).

Aufgrund jahrzehntelanger Alkoholforschung konnten von der Rechtsprechung normativ klare Grenzwerte festgelegt werden:
■ Relative Fahruntüchtigkeit: 0,8 Promille, d.h. im Einzelfall muss die Fahruntüchtigkeit aufgrund weiterer Indizien nachgewiesen werden;
■ absolute Fahruntüchtigkeit: 1,1 Promille, d.h. die Fahruntüchtigkeit wird unwiderleglich angenommen.

Entsprechende Werte nach Konsum illegaler Drogen sind bisher nicht begründbar. Anhand konkreter Beweisanzeichen (insbes. Fahrfehler, Ausfallerscheinungen, Krankheit, Ermüdung usw.) kann im Einzelfall Fahruntüchtigkeit feststellbar sein. Der Nachweis des Drogenkonsums vor Fahrtantritt genügt an sich also noch nicht für Annahme drogenbedingter Fahrunsicherheit i.S. §§ 316, 315c StGB. Dies hat die Strafrechtssprechung bisher auch so gesehen. Hiergegen ist wegen der eindeutigen Fremdgefährdung verfassungsrechtlich nichts einzuwenden. Teilweise wird aber gefordert, Drogenkonsum vor Fahrtantritt an sich solle für die Annahme der Fahrunsicherheit genügen. Zu Ende gedacht würde dies bedeuten, dass die biochemische Nachweisgrenze für die Anwendung von §§ 316, 315c StGB ausreicht. Auf dieses Problem komme ich unten im Zusammenhang mit der Fahreignungsproblematik im Fahrerlaubnisrecht zu sprechen.

Es ist wichtig, das rechtsstaatliche Prinzip festzuhalten, welches durch die FeV durchbrochen wird: Nicht schematisch, sondern lediglich im Einzelfall der realen Teilnahme am Straßenverkehr kann aufgrund von verschiedenen Indizien (z.B. Fahrfehler oder andere Auffälligkeiten) Fahruntüchtigkeit angenommen werden. Die zweifellos auch gegebenen tatsächlichen diesbezüglichen Ermittlungsprobleme für die Polizei dürfen nicht als Vorwand für eine schematisierende Verdachtsstrafe missbraucht werden. Bestraft werden dürfen nur rechtswidrig und schuldhaft begangene Taten, nicht der Lebensstil oder »schlechte Charakter« eines Täters.

6.2.2   **Ordnungswidrigkeitenrecht**

Gemäß § 24a Straßenverkehrsgesetz (StVG) wird das vorsätzliche oder fahrlässige Führen eines Kfz mit einem Bußgeld von bis zu 1.500 € geahndet, wenn entweder eine Blutalkoholkonzentration von mindestens 0,5 Promille vorlag (Abs. 1) oder der Fahrer unter der Wirkung eines berauschenden Mittels stand (Abs. 2 Satz 1). Gemäß Abs. 5 ist das Bundesverkehrsministerium ermächtigt, die Liste solcher Mittel durch Verordnung zu ergänzen. Derzeit sind folgende Substanzen in der Anlage zu § 24a aufgelistet: Cannabis, Heroin, Morphin, Kokain, Amphetamin einschließlich MDE und MDMA – nicht jedoch, weil zugelassenes Medikament, Methadon.
Der Alkoholregelung entsprechende Grenzwerte fehlen hinsichtlich der illegalen Substanzen. Theoretisch reicht deshalb ein mit heutigen Messgeräten feststellbarer extrem geringer Wert bereits aus. Die Nachweisgrenze kann bereits bei einzelnen Molekülen liegen. Begründet wird dies mit fehlenden Erkenntnissen über entsprechende Schwellenwerte. Dies ist sowohl empirisch als auch normativ zurückzuweisen. Auch bei illegalen Drogen lassen sich inzwischen – ebenso wie bei legalen Drogen wie Alkohol und Medikamenten – wissenschaftlich fundierte Aussagen über Dosis-Wirkungs-Beziehungen und damit Grenzwerte ausreichend zuverlässig ableiten. Es gibt durchaus wissenschaftlich verwertbare Erfahrungen, ab welcher Konzentration psychotrope Wirkungen einsetzen und welches die Schwellen zur Beeinträchtigung der Fahrsicherheit sind (exzellente Übersicht dazu: GROTENHERMEN/KARUS 2001). Absolute und generelle Aussagen können indes für keine psychotrope Substanz gemacht werden – auch nicht für Alkohol. Die Problematik wird insbesondere am Methadon oder bei medizinischer Verwendung von Cannabis deutlich. Bei Methadon zum Beispiel ist die psychotrope Wirkung lediglich Nebenwirkung der auf Erhaltung des Substanzspiegels, also auf Vermeidung von Rauschwirkung ebenso wie von Entzugserscheinungen abzielenden Behandlung. Dies trifft auch für andere Medikamente zu. Selbst wenn eine gewisse psychotrope Wirkung feststellbar ist, so schränkt diese weder bei legalen noch bei illegalen Drogen zwangsläufig und in erheblichem Maße die Fahrtüchtigkeit ein. Deshalb die 0,5-Promille-Regelung beim Alkohol. Umgekehrt kann in bestimmten Fällen die psychotrope Wirkung eines Medikaments (z.B. Angstlöser, Opiate bei der Schmerztherapie) Fahrtüchtigkeit erst herstellen.

6.2.3   **Fahrerlaubnisrecht**

Die seit 1.1.1999 geltende »Verordnung über die Zulassung von Personen zum Straßenverkehr«, kurz: Fahrerlaubnisverordnung – FeV – ist ein mit heißer Nadel gestricktes, teilweise wirres und in sich widersprüchliches Regelwerk. Schon deshalb bedarf sie diverser Korrekturen. Hier ein Versuch, sie einigermaßen verständlich zu machen.

Gemäß §§ 3 Abs. 1, § 6 StVG i.V.m. §§ 11 und 14 FeV muss die Fahrerlaubnis verweigert bzw. entzogen werden, wenn jemand sich als ungeeignet zum Führen von Kfz erweist. Ungeeignet ist insbesondere, wer wegen – in Anlage 4 oder 5 zur FeV beschriebener – körperlicher oder geistiger Mängel ein Kfz nicht sicher führen kann. Dazu im Einzelnen:

Materielle Voraussetzungen

Anlage 4 zur FeV regelt die Maßgaben für einen die Eignung ausschließenden Mangel wie folgt:

8	**Alkohol**
8.1	Missbrauch schließt Eignung aus. Voraussetzung: Das Führen von Kfz und ein die Fahrsicherheit beeinträchtigender Alkoholkonsum kann nicht hinreichend sicher getrennt werden.
8.2	Eignung kann wieder bejaht werden wenn die Änderung des Trinkverhaltens gefestigt ist.
8.3	Abhängigkeit schließt Eignung aus.
8.4	Nach Entwöhnungsbehandlung und nachgewiesener einjähriger Abstinenz kann sie wieder bejaht werden.

9	**BtM und andere psychoaktiv wirkende Stoffe und Arzneimittel**
9.1	Einnahme von BtM (außer Cannabis): Eignung ausgeschlossen
9.2.1	Regelmäßige Einnahme von Cannabis: Eignung ausgeschlossen
9.2.2	Gelegentliche Einnahme von Cannabis: Eignung kann bejaht werden wenn – Trennung von Konsum und Fahren; – kein zusätzlicher Gebrauch von Alkohol und anderen psychoaktiv wirkenden Stoffen; – keine Störung der Persönlichkeit; – kein Kontrollverlust.
9.3	Abhängigkeit von BtM und anderen psychoaktiven Stoffen: Eignung ausgeschlossen.
9.4	Missbräuchliche Einnahme (regelmäßig übermäßiger Gebrauch) von psychoaktiv wirkenden Arzneimitteln und anderen psychoaktiv wirkenden Stoffen: Eignung ausgeschlossen.
9.5	Nach Entgiftung und Entwöhnung: Nach einjähriger Abstinenz kann Eignung bejaht werden. Auflage: regelmäßige Kontrolle.
9.6	Bei Dauerhafter Behandlung mit Arzneimitteln kann die Eignung nur verneint werden, wenn Vergiftung vorliegt (9.6.1) oder eine »Beeinträchtigung der Leistungsfähigkeit zum Führen von Kfz. unter das erforderliche Maß« (9.6.2).

Schema: Eignung zum Führen von Kfz

Kosumform	Stoff			
	Alkohol	Cannabis	Andere Stoffe	Medikamente
Einnahme	Eignung ja	Eignung ja, aber strenge Vorausstzg: – gelegentlich – Trenng. Kons-Fahr – keine Pers.-Störg. – kein Kontr.-Verlust	Eignung nein	Eignung ja
Missbrauch	Eignung ja, Vorausstzg: Trennung Kosum-Fahren	Einnahme wird mit Missbrauch gleich-gesetzt!	Eignung nein	Eignung nein, falls miss-bräuchliche Einnahme
Abhängigkeit	Eignung nein	Eignung nein	Eignung nein	Eignung nein, falls Vergiftung und Leistungs-abfall

Besonders widersprüchlich ist, dass bei Methadonsubstitution und den inzwischen angelaufenen Heroinvergabeprojekten nach den Begutachtungsleitlinien Kraftfahrt und Verkehr ein anderer Maßstab angelegt wird. Grundsätzlich handelt es sich dabei um ordnungsgemäße Behandlung mit zugelassenen Medikamenten, die – wie bei vielen anderen Medikationen auch – Abhängigkeit und gewisse Leistungsminderungen impliziert. Obwohl diese Leistungsminderungen bei Medikamenten nicht ohne weiteres die Eignung ausschließen, wird bei Substitutionsbehandlung und Heroinvergabe ein einjähriger Abstinenznachweis verlangt, wodurch ganz allgemein die Rehabilitationschancen erheblich gemindert werden. Begründet wird dies mit der angeblichen Häufigkeit von Beigebrauch anderer illegaler Drogen. Nur in extremen Ausnahmefällen wird bei laufender Substitutionsbehandlung die Fahreignung bejaht. Voraussetzung ist, dass kein Beigebrauch anderer BtM oder von Alkohol vorliegt und dies in irgendeiner Form nachgewiesen wird. Die Ungleichbehandlung gegenüber Medikamentenabhängigen, die gegebenenfalls Alkohol »beigebrauchen«, ist evident.

Verfahrensmäßige Voraussetzungen

Alkoholkonsumenten werden nach § 13 FeV folgenden gesetzlichen Maßnahmen ausgesetzt (ausführlich dazu: HETTENBACH 2001):
■ Ärztliches Gutachten gemäß § 11 Abs. 2 Satz 3 FeV bei Verdacht auf Abhängigkeit (Nr. 1);
■ Anordnung der MPU
– bei Anzeichen für Missbrauch (Nr. 2a);

– bei wiederholten Zuwiderhandlungen im Straßenverkehr unter Alkoholeinfluss (Nr. 2b);
– wenn ein Fahrzeug bei einer BAK von 1,6 Promille (Atem: 0,8 mg/l) im
Straßenverkehr geführt wurde.

Zum einen bleibt die Beweislast für eine Alkoholkausalität bei Verkehrsauf-
fälligkeiten bei der Behörde. Zum anderen lässt sich die Alkoholabhängigkeit
beispielsweise durch Überprüfung der Leberwerte objektivieren. Im Übrigen
steht hier der Verkehrsbezug im Vordergrund.

Im Gegensatz dazu müssen Konsumenten illegaler Drogen gemäß § 14 FeV
unter folgenden, durchaus anders gearteten Voraussetzungen mit der Aufforderung zur Beibringung eines ärztlichen Gutachtens gemäß § 11 Abs. 2
Satz 3 FeV belegt werden:

■ bei Abhängigkeit von BtM (Abs. 1 Satz 1 Nr. 1);
■ bei Einnahme von BtM (Abs. 1 Satz 1 Nr. 2,
■ bei missbräuchlicher Einnahme von psychoaktiven Arzneimitteln oder anderen psychoaktiven Stoffen.

Bei schlichtem Besitz von BtM **kann** diese Aufforderung ergehen (Abs. 1
Satz 2). Die MPU kann ferner angeordnet werden bei »gelegentlicher Einnahme von Cannabis und wenn weitere Tatsachen Zweifel an der Eignung begründen« (Abs. 1 Satz 4).

Die MPU **muss** nach § 14 Abs. 2 FeV angeordnet werden, wenn die Fahrerlaubnis nach einem der Gründe in Abs. 1 entzogen war (Nr. 1) oder »zu klären ist, ob der Betroffene noch abhängig ist oder – ohne abhängig zu sein –
weiterhin die in Abs. 1 genannten Mittel oder Stoffe einnimmt. Besonders
problematisch ist hier die fehlende zeitliche Begrenzung.

Als Anlass für ein Fahreignungsüberprüfungsverfahren genügt das Vorliegen
bestimmter, die mögliche Herabsetzung der Fahreignung betreffender Ver-
dachtsmomente. Diese werden nicht pro-aktiv ermittelt, sondern der Füh-
rerscheinbehörde auf allen denkbaren Wegen bekannt, insbesondere durch
Mitteilungen von Polizei und Staatsanwaltschaft aus laufenden strafrechtlichen Ermittlungsverfahren, gegebenenfalls aber auch durch Denunziationen
und andere Quellen. Weder ein strafrechtlicher Verdacht noch ein Verkehrsbezug sind erforderlich, strafprozessrechtliche Schutzrechte und Garantien
gelten nicht.

Mit § 14 Abs. 1 Satz 2 FeV ist ein von der Rechtsprechung früher schon be-
stätigter Erfahrungssatz normiert worden, dass der Besitz einer Kleinstmen-
ge eines Cannabisderivates (Eigenverbrauchsmenge) den Konsum indiziert:
»Die Beibringung eines ärztlichen Gutachtens kann angeordnet werden,
wenn der Betroffene BtM im Sinne des BtMG widerrechtlich besitzt oder be-
sessen hat.« (BVerwG, NZV 2000, S. 345.)

Weiterhin gibt es keine Maßgaben oder Auslegungsrichtlinien für die Frage,
ob eine »gelegentliche« oder »regelmäßige« Einnahme vorliegt und unter
welchen Umständen des Einzelfalles bei »gelegentlicher Einnahme« die
Trennung von Konsum und Fahren sowie der Konsum anderer Substanzen
ausgeschlossen werden. Es wird vielmehr in der Anwendungspraxis regelmä-

ßig von Besitz auf Eigenkonsum (z.B: BverwG, NJW 1997, S. 269) und von Konsum auf »Fahren unter Drogenwirkung« geschlossen. Ferner wird bei etwas größeren Mengen meist auf regelmäßigen Konsum geschlossen. Auch Untersuchungszeiträume sind nicht normiert.

Insgesamt herrscht eine Grenzenlosigkeit des behördlichen Ermessens: Z.ß. kann eine Behörde sich auf den »Erfahrungssatz« beziehen, dass ein »Rückfall« in Drogenkonsum respektive -abhängigkeit jederzeit möglich ist und nach § 11 Abs. 3 ein fachärztliches Gutachten anordnen.

Das Verfahren bzw. die Voraussetzungen im Überblick

	Stoff		
Maßnahme	Alkohol § 13	BtM § 14	Medikamente
Ärztliches Gutachten	Verdacht auf Abhängigkeit	Verdacht auf Abhängigkeit – Cannabis: Anzeichen für regelmäßige Einnahme – Andere BtM: Jegliche Einnahme	Anzeichen für missbräuchliche Einnahme
MPU	Alternativ: – Anzeichen für Missbrauch – Wiederholte Verstöße – 1,6 Promille BAK	Cannabis – «kann«: bei Besitz = Anzeichen für gelegentliche Einnahme plus weitere Tatsachen für Zeifel – »muss«: bei früherem Entzug d. FE oder früherer Abhängigkeit oder Einnahme (§ 14 Abs. 2)	Keine

6.3   Verfassungsrechtliche Kritik

Dass hinsichtlich ihrer psychophysischen Leistungsfähigkeit und persönlich-charakterlicher Disposition ungeeigneten Bürgern das Freiheitsrecht der Führung eines Kfz vorenthalten wird, ist grundsätzlich nicht zu beanstanden. Formal sind solche Einschränkungen durch Gesetzesvorbehalte abgedeckt, insbesondere solche im Straf- und Straßenverkehrsrecht. Allerdings dürfen die gesetzlichen Einschränkungen zum einen nicht den Wesensgehalt des Grundrechts tangieren. Zum anderen müssen sie dem höchstrangigen Verfassungsprinzip der Verhältnismäßigkeit genügen. Nach meiner und in der Rechtswissenschaft überwiegend geteilter Meinung ist die Regelung der FeV aus folgenden Gründen verfassungswidrig (ausführliche Darlegungen siehe http://www.archido.de).

Sie verstösst wegen des unangemessenen und nahezu willkürlich anzuordnenden Fahreignungsüberprüfungsverfahrens (fachärztliches Gutachten oder MPU) gegen das Recht auf informationelle Selbstbestimmung aus Art. 2 Abs. 1 GG. Ferner ist das gleichfalls aus Art.2 Abs. 1 GG abzuleitende allgemeine Freiheitsrecht auf Führen eines Kfz und Teilnahme am Straßenverkehr zulasten von Cannabiskonsumenten zu weitgehend eingeschränkt.

Weiterhin ist durch die in der FeV geregelten verfahrensmäßigen sowie materiellrechtlichen Ungleichbehandlung von Alkohol- und Medikamentenkonsumenten das Gleichbehandlungsprinzip aus Art. 3 Abs. 1 GG verletzt. Es gibt keinen sachlichen Grund für diese Differenzierung. Die empirische Forschung gibt nichts dafür her, dass der Besitz von Drogen eher den Konsum, Missbrauch und Verkehrsbezug indiziert als derjenige von Alkohol. Entgegen wissenschaftlicher Erkenntnis wird der Konsum von illegalen Drogen unabhängig von Dosis und Frequenz als Missbrauch eingestuft, Alkoholkonsum hingegen als grundsätzlich ungefährlicher Gebrauch. Es wird ignoriert, dass es bei Cannabis verschiedene, unter Fahreignungsgesichtspunkten ungefährliche Gebrauchsmuster gibt. Empirische Studien zeigen, dass nur eine Restgruppe von 5% bis 10% der Cannabiskonsumenten nicht in hinreichender Weise zwischen Konsum und Fahren trennen. Selbst unter diesen nicht trennenden, also unter akutem Cannabiseinfluss ein Kfz führenden Konsumenten, so zeigt die einschlägige Forschung, ist das Unfall-Risiko bei mäßigen Dosierungen sogar niedriger als bei Fahrern ohne jeglichen Substanzeinfluss und deutlich niedriger als bei Alkoholfahrern mit weniger als 0,5 Promille (vgl. GROTENHERMEN/KARUS 2002). Es bleibt eine aufgrund der Forschungslage mit ca. 1% bis 2% der Cannabiskonsumenten zu schätzende Gruppe von hochdosierenden und Mischgebrauch praktizierenden Gebrauchern, die beim Autofahren signifikant verringerte Fahrleistungen zeigen. Hinsichtlich ihrer Verkehrsauffälligkeit und daraus resultierenden fahrerlaubnisrechtlichen Folgen müssen sie Alkoholgebrauchern gleichgestellt werden (so sinngemäß auch unveröff. Beschluss des BVerfG, Az.:1 BvR 398/96).

Die FeV verletzt auch das Grundrecht auf Berufsfreiheit aus Art. 12 Abs. 1 GG. Mehr als 50% der erwachsenen Bundesbürger sind auf den Führerschein direkt oder indirekt angewiesen, gleichgültig, ob sie Berufskraftfahrer sind oder ein Fahrzeug nur benötigen, um ihren Arbeitsplatz zu erreichen. Durch den Fahrerlaubnisentzug bzw. deren Vorenthaltung werden die beruflichen Chancen der meisten Cannabiskonsumenten mithin massiv beeinträchtigt.

Es sind im Übrigen auch die sog. Justizgrundrechte verletzt. Zum einen Art. 103 Abs. 1 GG – Anspruch auf rechtliches Gehör: Der Betroffene hat vor Anordnung der in sein Grundrecht eingreifenden fachärztlichen bzw. medizinisch-psychologischen Untersuchung keine Möglichkeit, sich zu äußern und keine Möglichkeit, dagegen Rechtsschutz zu erhalten. »Rechtsfolge, die der ständigen Rechtsprechung der Verwaltungsgerichte entspricht, verleiht bereits der [...] Gutachtensanforderung Eingriffscharakter.« (VerfGE 89, 69 = NJW 1983, S. 2365). Demgegenüber vertritt allerdings das BVerwG die Rechtsauffassung, die Anordnung sei als bloße Aufklärungsmaßnahme nicht gesondert anfechtbar (BVerwG, VRS 46, S. 233). Das BVerfG ist aufgerufen, hier Klarheit zu schaffen. Durch die sehr unbestimmten Gesetzesbegriffe und deren höchst unterschiedliche Auslegung und Anwendung durch die Behörden wird auch gegen den Bestimmtheitsgrundsatz verstoßen (Art. 103 Abs. 2 GG). Weiter wird durch die Zwickmühlensituation, dass die Untersuchung faktisch erzwungen wird und sich der Fahrerlaubnisinhaber damit der Strafverfolgung aussetzt, gegen das Grundrecht verstoßen, sich nicht selbst belasten zu müssen.

Die Anordnung von ärztlichen Gutachten, MPU einerseits und der Fahrerlaubnisentzug zulasten von Cannabiskonsumenten hat strafähnlichen Charakter, es handelt sich im Ergebnis um einen Ersatz für Strafmaßnahmen. Aus diesem Grunde müssen an die Sanktion der Fahrerlaubnisentziehung nicht nur verwaltungsrechtliche Kriterien angelegt werden, sondern auch die strafprozessualen Grundrechte. Die Maßnahme der Fahrerlaubnisentziehung kommt einer Verdachtsstrafe gleich, weil eine wirkliche Gefährdung, wie sie bei den strafrechtlichen Gefährdungsdelikten nachgewiesen sein muss, nicht Voraussetzung ist. Vielmehr bewirkt die faktische Umkehrung der Beweislast die Aushebelung des In-dubio-pro-reo-Grundsatzes. Wo nämlich im Strafprozessrecht Schuld nachgewiesen werden muss und gewisse Beweisvorschriften gelten, wird im Fahrerlaubnisrecht die Beweislast faktisch umgedreht: Die Behörde hat ein nahezu grenzenloses Ermessen sowohl bei der Zurkenntnisnahme als auch Zugrundelegung von als Verdachtsgrund ausreichender »Tatsachen« – beispielsweise in Fällen von Denunziation durch missliebige Nachbarn. Sie kann weiter nahezu willkürlich aufgrund nicht weiter hinterfragter »Erfahrungssätze« von Besitz, Anbau und dergleichen auf Konsum bzw. Regelmäßigkeit des Konsums oder gar Abhängigkeit schließen. Die Behörden missbrauchen faktisch die FeV, um die Grundlage des Verdachts erst zu ermitteln: Die MPU soll ergeben, ob der Konsum regelmäßig ist. Dagegen verwahren sich immerhin einige Oberverwaltungsgerichte (z.B. OVG Bremen, NZV 2000, S. 477 f.).

Die Abwägung zwischen dem Sicherheitsinteresse der Verkehrsteilnehmer und den Grundrechtseinschränkungen zulasten von Cannabiskonsumenten ergibt schließlich, dass §§ 11, 13 und 14 FeV teilweise gegen das umfassende und oberste Verfassungsprinzip der Verhältnismäßigkeit verstoßen. Danach müssen Staatseingriffe in Grundrechte prinzipiell geeignet, erforderlich und dem Anlass proportional sein. Die Gesellschaft hat sich darauf eingestellt, dass die Gewähr einer absoluten Sicherheit nicht leistbar ist (Sozialadäquanz). Die von der FeV vorgegebenen Maßnahmen sind zwar im Prinzip geeignet, Straßenverkehrsteilnehmer in einigen wenigen Fällen vor Restrisiken zu schützen. Angesichts von jährlich durchschnittlich 1.200 Verkehrstoten und ca. 40.000 Verletzten aufgrund von Alkoholfahrten, dagegen insgesamt ca. 150 Verkehrstoten aufgrund von Mischkonsum mit illegalen Drogen, wäre natürlich die völlige Stillegung des Straßenverkehrs, zumindest jedoch eine streng überwachte Null-Toleranz für Alkohol das geeignetste, aus gesellschaftspolitischen Gründen aber nicht mögliche Mittel. Die von der FeV vorgegebenen pauschalen Maßnahmen – keine Grenzwerte, keine zeitlichen Begrenzungen, kein Verkehrsbezug – sind darüber hinaus auch nicht erforderlich. Der mittlerweile existierende Forschungsstand zur Häufigkeit von Autofahren unter Cannabiseinfluss und damit zusammenhängenden Unfällen (dazu ausführlich GROTENHERMEN/KARUS 2002) ergibt eine quantitativ und qualitativ im Vergleich zu Alkohol sehr geringe Belastung. Es gibt im Übrigen probatere Mittel, den gekennzeichneten Restrisiken vorzubeugen, insbesondere intensivere, gleichmäßig allen Substanzgefahren vorbeugende Verkehrskontrollen und Auflagen für Fahrerlaubnisinhaber. Damit wäre der Verkehrsbezug gewahrt und ein wesentlicher Faktor der Ungleichbehandlung ausgeräumt. Die von der FeV vorgegebenen Maßnahmen sind dem Anlass schließlich auch nicht proportional im engeren Sinne. Das durch riskante Formen des Cannabiskonsums und durch fehlende Bereitschaft zur Trennung von Konsum und Kfz-Führen zusätzlich geschaffene Risiko ist sehr gering (s. oben: 1%–2% der Cannabiskonsumenten; im Verhältnis zum Alkohol wesentlich geringere Unfallintensität). Durch entsprechend rigorose, mit schwerwiegenden Grundrechtseingriffen verbundene Maßnahmen lassen sich diese Risiken nicht nennenswert mindern. Die Grundrechtseingriffe stehen außer Verhältnis zum Sicherheitsgewinn. Im Übrigen akzeptiert der Gesetzgeber ja ansonsten durchaus, dass Personen am motorisierten Straßenverkehr teilnehmen, die keine absolute Gewähr dafür bieten, dass sie den Straßenverkehr nicht gefährden. Deshalb forderte ja schon § 15b Abs. 1 Satz 2 StVZO und fordert die jetzt gültige FeV in § 11 Abs. 1, dass ein Verstoß »erheblich« gewesen sein muss (so auch OVG Hamburg, NJW 1994, S. 496). Bei der Abwägung sind auch die Kosten zu berücksichtigen: Viele Betroffene sind jung und verfügen noch nicht über nennenswerte Einkünfte. Allein die verdachtsweise Anordnung von fachärztlicher und/oder MPU mit dem Betroffenen auferlegten Kosten von 500 € bis 1.000 € stellt einen gravierenden finanziellen Eingriff dar, dem viele nicht gewachsen sind. Bei einer empirisch festgestellten Quote von ca. 40% gelegentlichen, jedoch zwischen Konsum und Kfz-Führen trennenden Cannabiskonsumenten unter den 14- bis 25-jährigen führt der Pauschalverdacht und die die Berufsfähigkeit massiv beeinträchtigende Fahrerlaubnisentziehung zu einer nachhaltigen Benachteiligung fast einer halben Generation und damit zu einer Schädigung in ihrer weiteren Entwicklung und in ihren Lebenschancen.

6.4   Entwicklung von Rechtsprechung und Behördenpraxis

Vielen dieser Gesichtspunkte hatte die Rechtsprechung in gewisser Weise bereits Rechnung getragen. Das BVerfG hatte im Prinzip der ausufernden Tendenz der Verwaltungsbehörden, die Eignung schon bei gelegentlichem Haschischkonsum zu verneinen bzw. gemäß früherem § 15b Abs. 2 StVZO eine fachärztliche oder medizinisch-psychologische Fahreignungsuntersuchung anzuordnen, einen Riegel vorgeschoben (BVerfGE 89, S. 69 ff.). Ähnlich haben einige Verwaltungsgerichte geurteilt. Auch der Bayr. VGH war dem in ständiger Rechtsprechung gefolgt. Diese klare Maßgabe ist durch die

FeV und die seine frühere Rechtsprechung umstoßende Leitentscheidung des Bayr. VGH vom 29.6.1999 (NZV 1999, S. 526) faktisch unterlaufen worden. Gestützt worden war die vom BVerfG kritisierte Praxis ursprünglich auf das »Gutachten Krankheit und Verkehr des gemeinsamen Beirats für Verkehrsmedizin beim BMin Verkehr u. BMin Jugend usw.« aus dem Jahre 1985. Darin enthalten war die inzwischen fallengelassene Annahme eines jederzeit möglichen »Flash-backs« (Echorausch) nach THC-Konsum. In den seitherigen Auflagen, veröffentlicht unter der Bezeichnung »Begutachtungsleitlinien Krankheit und Kraftverkehr«, heißt es nur noch, Drogenabhängige seien in der Regel nicht in der Lage, ein Kfz sicher zu lenken. Bei Substitutionstherapie von Heroinabhängigen sei nur in seltenen Ausnahmefällen eine positive Beurteilung möglich. Neue VerwG-Entscheidungen, die gängige Behördenpraxis und die erwähnte, sozusagen im neuen Bestrafungstrend liegende Entscheidung des VGH München von 1999 kehren gewissermaßen wieder dahin zurück. Letztere beruft sich einzig auf ein neues, dadurch äußerst maßgeblich gewordenes Gutachten von Kannheiser (wiedergegeben und kritisiert bei GROTENHERMEN/KARUS 2002). Diese vertreten in nicht mehr nachvollziehbarer Abweichung zu ihren früheren wissenschaftlichen Äußerungen und zu vielen anderen Untersuchungen, schon gelegentlicher Konsum von Cannabisderivaten sei geeignet, erhebliche und nachteilige Auswirkungen auf die Kraftfahreignung zu haben. Auch das »Flash-back«-Phänomen wird hier implizit wieder genannt. Dieses Gutachten ist hinsichtlich seiner Methoden und Ergebnisse in sehr fundierter Weise kritisiert und widerlegt worden. Insbesondere wendet sich ein australischer Forscher, dessen Arbeit von ihnen als Beleg herangezogen worden ist, gegen die verzerrende Benutzung seiner Untersuchungen (s. im Einzelnen: GROTENHERMEN/KARUS 2002).

6.5   Fazit: Was kann man gegen die Behördenpraxis tun?

Faktisch ist durch die FeV, die Behördenpraxis und die Entscheidung des Bayr. VGH hinsichtlich Cannabis und anderer illegaler Drogen gegen den Sinn und Zweck des Gesetzes und gegen die Verfassung nicht nur ein »Nullwert« eingeführt worden. Es wird auch gegen die BVerfG-Rechtsprechung selbst für den Fall der längerfristigen Abstinenz eine kategorische, generalisierende und nur schwer widerlegliche Vermutung installiert, der einmal konsumiert Habende oder abhängig Gewesene werde wieder rückfällig. Nach wie vor gibt es kein Rechtsmittel gegen die Anordnung des Fahrerlaubnisüberprüfungsverfahrens. Die FeV ist verfassungswidrig und muss nach Maßgabe verfassungskonformer Kriterien dringend novelliert werden. Es muss dafür gesorgt werden, dass auch die Verwaltungspraxis und die Rechtsprechung sich nach den verfassungsrechtlichen Maßgaben richten. Das alles sollte nicht warten müssen, bis das BVerfG über weitere laufende Verfassungsbeschwerden entschieden hat – was im Übrigen noch Jahre dauern kann.

Vorläufig ist es unabdingbar, sich sofort rechtsanwaltlichen Beistand zu besorgen, sobald man im Zusammenhang mit illegalen Drogen mit der Anordnung eines ärztlichen Gutachtens oder der MPU überzogen wird. Auch wenn ein formelles Anfechtungsrecht nicht besteht, kann wegen der Strittigkeit der Materie die anwaltliche Intervention (z.B. einstweilige Anordnung) hilfreich sein. In vielen Fällen wird es zumindest möglich sein, durch informelle Absprachen einen Aufschub zu erlangen und die Situation dadurch zu entschärfen. In diesem Bereich erfahrene Anwältinnen und Anwälte erfährt man über die DROBS, die einschlägigen Zeitschriften und das Internet.

Literatur/Websites

Begutachtungsleitlinien Krankheit und Kraftverkehr (1998): Schriftenreihe d. BMin f. Verkehr (= 7. Aufl. des Gutachtens »Krankheit und Verkehr«, s.u. »Gemeinsamer Beirat ...«)

BISDRO (2001): Bremer Institut für Drogenforschung: 3-Städte-Studie über Cannabiskonsum: Gebrauchsmuster, Karrieren und Konsequenzen. Amsterdam, Bremen, San Francisco.

DDRAM (2001): Ergebnisse des komparativen europäischen Forschungsprojekts über Cannabiskonsum von Jugendlichen.

Glathe, S. (2001): Rechtliche Praxis beim Führerscheinentzug. In: F. Grotenhermen/M. Karus (2001): Cannabiskonsum und Fahreignung. Berlin, Springer (im Erscheinen).

Grotenhermen, F./Karus, M. (2002): Cannabiskonsum, Straßenverkehr und Arbeitswelt. Berlin, Springer.

Hettenbach, M. (2001): Ärztliche und medizinisch-psychologische Untersuchung (MPU) und Fahrerlaubnisrecht. In: F. Grotenhermen/M. Karus (2001): Cannabiskonsum und Fahreignung. Berlin, Springer (im Erscheinen).

Quensel, S. (1997): Drogen im Straßenverkehr: Eine Anhörung oder: Empirische Argumente in der Kriminalpolitik. Monatsschrift Kriminologie. Jg. 80, S. 336 ff.

http://www.bisdro.uni-bremen.de
Ausführliche Literaturliste in der Web-Fassung dieses Beitrags.

7   Abgabenstrafbarkeit wegen BtM-Einfuhr

Der Europäische Gerichtshof hat entschieden, dass durch illegale Einfuhr von BtM weder eine Zollschuld noch eine Einfuhrumsatzsteuerschuld entsteht (EuGH, NStZ 1983, S. 79; 1984, S. 268). Es dürfen von EU-Mitgliedsstaaten also keine Zölle mehr auf eingeschmuggelte und dann vernichtete BtM erhoben werden. Das schließt zwar auch eine Strafbarkeit wegen Steuerhinterziehung aus, nicht aber grundsätzlich die Strafbarkeit wegen Bannbruchs nach § 370 Abgabenordnung (AO). Gemäß § 372 AO bleibt diese aber hinter den im Falle der Einfuhr sicherlich ausnahmslos anwendbaren Strafvorschriften des BtMG subsidiär.

8   Drogen und Job: Arbeitsrecht

■ Einstellung

Bisher gibt es keine systematischen Untersuchungen über die Praxis von Arbeitgebern im Umgang mit drogenkonsumierenden Arbeitnehmern (vgl. im Einzelnen: GROTENHERMEN/KARUS 2002). Eine den USA vergleichbare Hysterie und menschenunwürdige Praxis, nämlich grundsätzliche Urintests vor Einstellung, gibt es bei uns nicht. In den Standardformularen für Beschäftigtenauswahl gibt es dazu keine Fragen. Rechtlich wäre dies auch ohne konkrete Anknüpfungspunkte nicht möglich. Der Arbeitgeber darf nur nach solchen Tatsachen fragen, die mit der in Aussicht genommenen Beschäftigung zusammenhängen. Ein zu billigendes Interesse an dem mit Fragen nach Trinkgewohnheiten und Drogenkonsum verbundenen Eindringen in die prinzipiell zu schützende Individualsphäre des Einzustellenden hat er nur, wenn dadurch die Arbeitsfunktionen erheblich beeinträchtigt sein können, z.B. bei Flugzeugpiloten und Ähnlichem (DÄUBLER 1995, 2.2.1.1).

Etwaige Alkohol- und Drogenkonsum und -abhängigkeit betreffende Erkenntnisse bei ärztlichen Untersuchungen dürfen nicht weitergegeben werden – außer wenn das für spezifische Berufsfunktionen relevant ist. Im Übrigen muss der Arzt seine Schweigepflicht wahren. Er kann sich insofern auch nicht vom Arbeitsuchenden von der Schweigepflicht entbinden lassen, weil diesem die nötige Entscheidungsautonomie fehlt (DÄUBLER 1995, 2.2.2.1). Bei einer Einstellungsuntersuchung darf der Arzt dem Arbeitgeber nur das abschließende Urteil (z.B. »arbeitsfähig«) mitteilen. Auch wenn in der Praxis vielfach gegen diese Prinzipien verstoßen wird, muss man darauf bestehen. Bei unangemessenen Fragen, z.B. im Einstellungsfragebogen, darf man lügen!

■ Kündigung

Alkohol- und Drogenabhängigkeit gelten sozialrechtlich als Krankheit, eine verhaltensbedingte Kündigung scheidet daher aus – es sei denn, der Drogenkonsum findet während der Arbeit statt (BAG, Der Betrieb 1989, 435; BAG, NJW 1995, S. 1851). Wichtig: Solange man den Zustand der Abhängigkeit noch nicht erreicht oder wieder verlassen hat, gilt das Verhalten als bewusst steuerbar. Deshalb liegt ein vorwerfbares Verhalten vor, wenn man unter Drogeneinfluss arbeitsvertragliche Pflichten verletzt: Der Kündigungsgrund ist gegeben. Falls durch Betriebsvereinbarung betriebliche Alkoholverbote ausgesprochen sind und entsprechende Alkomattests vereinbart sind, kann die Weigerung, sich dem Test zu unterziehen, eine verhaltensbedingte Kündigung rechtfertigen. Vowerfbar ist auch die Ablehnung einer Entziehungskur, soweit sich die Abhängigkeit deutlich negativ auf die Arbeitsleistung auswirkt (DÄUBLER 1995, 8.5.2.1.7). Voraussetzung für die Kündigung ist in all solchen Fällen eine Abmahnung.

Bei durch die Drogensucht bedingten Ausfällen der Arbeitsleistung und einer negativen Gesundheitsprognose kommt eine personenbedingte Kündigung in Betracht. Dabei müssen alle Umstände des Einzelfalles abgewogen werden.

Im Gegensatz zur Alkoholabhängigkeit, bei der Arbeitsfähigkeit häufig zu verneinen ist, kann bei bestimmten Formen der Opiatabhängigkeit nicht ohne weiteres Arbeitsunfähigkeit angenommen werden. Das gilt insbesondere für eine lege artis durchgeführte Substitutionsbehandlung: Methadonpatienten befinden sich, vorausgesetzt sie haben keinen Beigebrauch von Alkohol, Barbituraten u.Ä., in einem psychologischen Normalzustand, d.h. ihre Leistungsfähigkeit wird nicht durch den Opiatspiegel an sich beeinträchtigt. Gleichwohl kann aufgrund der gesamten sozialen Umstände bzw. zugrunde liegender oder reaktiver psychischer Störungen usw. Arbeitsunfähigkeit gegeben sein. Bei alkoholisiertem Erscheinen am Arbeitsplatz kann der Lohn gemindert werden. Bei »selbst verschuldeter« Abhängigkeit entfällt u.U. der Lohnfortzahlungsanspruch (BAG-Betrieb 1973, S. 579). Bei Verstößen kann man sich an den Betriebsrat wenden, dem man allerdings die Drogenabhängigkeit auch nicht unbedingt offenbaren sollte.

AIDS-Infektion ist als solche kein Kündigungsgrund, außer wenn aufgrund der Art der Arbeit Ansteckungsgefahr für Dritte besteht, die nicht durch zumutbare Hygienemaßnahmen sicher verhindert werden kann. Auch dann muss eine Versetzung in »nicht-sensible« Bereiche versucht werden. Der Arbeitgeber hat ein Kündigungsrecht nur hinsichtlich solcher ansteckenden und anderen Krankheiten, die den Angestellten arbeitsunfähig machen oder sehr häufig fehlen lassen.

Schließlich muss der Arbeitnehmer eventuell zivilrechtlich nach § 823 BGB Schadensersatz leisten, wenn durch den Alkohol- oder Drogenkonsum bei der Arbeitsleistung Schäden auftreten (im Einzelnen zu arbeitsrechtlichen Fragen im Zusammenhang mit Alkohol- und Drogenkonsum: LEPKE 1982; KÜNZL 1993).

9   Mietrecht

Die Entdeckung einer normalen Menge von illegalen Drogen berechtigt den Vermieter nicht ohne weiteres zur Mietkündigung (LG Lüneburg, NJWE-MietR 1996, S. 75).

10   Unfallversicherung

Den Schutz der entsprechenden Versicherungen (Straßenverkehr, Betriebsunfall) kann ein Drogenabhängiger u.U. verlieren, wenn ihm nachgewiesen wird, dass er sich bewusst mit Drogen »vollgehauen« und trotzdem ans Steuer gesetzt hat oder an einen gefährlichen Arbeitsplatz arbeiten gegangen ist. Zumindest kann dann die Versicherung bei ihm »Regress nehmen«, d.h. so viel Geld herausverlangen, wie er hat, um den Schaden abzudecken.

11   **Schulrecht**

Das OVG Koblenz hat entschieden: »Der Konsum von Haschisch und
die Herstellung von Kontakten zwischen Schülern und der Rauschgiftszene
im Umfeld einer Schule durch einen Schüler rechtfertigen dessen Ausschluss
von der Schule auf Dauer.« (JuS 1997, S. 473.)

12   **Gesetz gegen jugendgefährdende Schriften**
      §§ 1–3 GjS

Darunter fallen auch Druckschriften, die Drogenwirkungen ver-
harmlosen oder verherrlichen sowie Anweisungen zum Anbau usw. Diese
können indiziert werden, d.h. Zugänglichkeit für Jugendliche muss ausgeschlossen werden. Verstöße können mit Freiheitsstrafe bis einem Jahr oder
Geldstrafe geahndet werden (Liste der indizierten Schriften bei KÖRNER 2001,
§ 29 Rn. 1483).

13   **Gewerbeordnung: Untersagung der Gewerbeausübung**
      § 35 Abs. 1 GewO

Allerdings ist ein Gastwirt zur Intensivierung der Kontrollen verpflichtet, wenn er Anzeichen für regelmäßigen Drogenhandel in seinen Räumlichkeiten wahrnimmt, sonst riskiert er die Gaststättenbetriebserlaubnis, § 15
Abs. 2 GastG.

III   **Die Zurückstellung der Strafvollstreckung**
       zugunsten einer Drogentherapie
       §§ 35 ff. BtMG

       Von Harald-Hans Körner

1   **Einführung**

Mit der Einführung des in der achten und neunten Legislaturperi-
ode heftig umstrittenen siebten Abschnitts über betäubungsmittelabhängige
Straftäter in das Betäubungsmittelgesetz sollte ein neuartiger strafrechtlicher Weg zur Förderung der Therapiemotivation beschritten werden, nachdem eine Therapieeinleitung über eine Strafaussetzung zur Bewährung gemäß § 56 StGB oder über eine Unterbringung gemäß §§ 63, 64 StGB in der
Vergangenheit allzu oft gescheitert war. Die Bewährungslösung gemäß § 56

StGB war nur bei leichteren Fällen von Betäubungsmittelkriminalität mit guter Prognose möglich und führte fast regelmäßig zum Widerruf der Strafaussetzung zur Bewährung wegen Verstoßes gegen das Betäubungsmittelgesetz oder wegen Beschaffungskriminalität. Die Unterbringungslösung gemäß §§ 63, 64 StGB scheiterte zumeist, weil die entsprechenden Anstalten über den körperlichen Entzug hinaus vielfach keine zufriedenstellende Drogentherapie anbieten konnten, und weil die dortige Zwangstherapie von den Probanden abgelehnt und mit Flucht beantwortet wurde.

Der Gesetzgeber schuf deshalb im siebten Abschnitt des Betäubungsmittelgesetzes zur Ergänzung des Strafaussetzungsweges und des Unterbringungsweges zwei zusätzliche Regelungen, um Drogenabhängigen Wege zur Therapie zu eröffnen:

■ § 35 BtMG – Zurückstellung der Strafvollstreckung oder Therapie statt Strafvollzug;

■ § 37 BtMG – Zurückstellung von Anklage und Strafe oder Therapie statt Strafe.

Dabei strebte der Gesetzgeber regelmäßig eine stationäre Langzeittherapie an. Erst durch spätere Gesetzesänderungen des siebten Abschnittes des Betäubungsmittelgesetzes fanden auch vielfältige Formen der ambulanten Drogentherapie Anerkennung und Anwendung.

Wurde ein Drogenabhängiger, der aufgrund seiner Betäubungsmittelabhängigkeit eine Straftat begangen hat, rechtskräftig zu einer Freiheitsstrafe von nicht mehr als zwei Jahren ohne Bewährung verurteilt, so kann die Vollstreckung der Strafe zurückgestellt werden, wenn sich der Verurteilte wegen seiner bestehenden Abhängigkeit in eine seiner Rehabilitation dienende Behandlung, deren Beginn gewährleistet ist, begibt. Dieser Weg bietet sich deshalb immer erst dann an, wenn eine Strafaussetzung zur Bewährung ausscheidet. Eine schlechte Sozialprognose, die eine Strafaussetzung zur Bewährung verbietet, kann nämlich eine Zurückstellung der Strafvollstreckung noch rechtfertigen (Vollstreckungslösung).

Unter den gleichen Voraussetzungen kann bereits auf die Erhebung der öffentlichen Anklage gemäß § 37 BtMG verzichtet werden, wenn der betäubungsmittelabhängige Beschuldigte bereits wegen seiner bestehenden Abhängigkeit sich in einer seine Rehabilitation dienenden Behandlung befindet und dort seine Resozialisierung zu erwarten ist (Therapie statt Strafe). Ergänzend zu diesen beiden Zurückstellungslösungen hat der Gesetzgeber in § 36 BtMG die Möglichkeit geschaffen, die Therapiezeiten auf die Strafe anzurechnen und die Reststrafe zur Bewährung auszusetzen.

Die Erfahrung zeigt, dass die Therapiemotivation und die Therapieeinleitung immer schwieriger werden, je länger sich der Verurteilte in Strafhaft befindet. Strafverteidiger, Richter, Staatsanwälte und Drogenberater(innen) müssen deshalb intensiv und vertrauensvoll mit dem Drogenabhängigen zusammenarbeiten, damit er zum frühestmöglichen Termin von der Haft in die Therapieeinrichtung überführt werden kann.

2   Die Voraussetzungen der Zurückstellung der Strafvollstreckung zugunsten einer stationären Langzeittherapie

Die Vollstreckungsbehörde kann nach rechtskräftiger Verurteilung eines drogenabhängigen Täters gemäß §§ 35 ff. BtMG die Strafvollstreckung zurückstellen, wenn alle materiellen und formellen Voraussetzungen vorliegen. Ein Verurteilter ist regelmäßig nur nach Beratung durch einen Drogenberater und durch einen Strafverteidiger in der Lage, diese Voraussetzungen zu erfüllen.

2.1   Die materiellen Voraussetzungen der Zurückstellung

■ Die Straftat

Die §§ 35 ff. BtMG erlauben den Strafverfolgungsbehörden weder eine Unterbringung noch eine Therapieeinweisung von Drogenabhängigen der Drogenszene, ohne dass der/die Drogenabhängige eine Straftat begangen hat. Die Begehung einer Ordnungswidrigkeit rechtfertigt keine Zurückstellung, der Straftäter muss aber keinen Verstoß gegen das Betäubungsmittelgesetz begangen haben, sondern kann auch ein direktes oder indirektes Beschaffungsdelikt aufgrund einer Betäubungsmittelabhängigkeit verübt haben. Der Straftäter kann jung oder alt, Deutscher oder Ausländer sein. Der § 38 BtMG erklärt die §§ 35 ff. BtMG ausdrücklich auf Jugendliche und Heranwachsende anwendbar.

■ Die rechtskräftige Verurteilung

§ 35 BtMG setzt im Gegensatz zu § 37 BtMG eine Verurteilung voraus. Diese Verurteilung muss auf Freiheitsstrafe oder Jugendstrafe lauten. Daneben kann die Maßnahme der Unterbringung angeordnet sein. Die Freiheitsstrafe darf nicht zur Bewährung ausgesetzt sein. Eine Schuldfeststellung, ein Jugendarrest oder eine selbständige Unterbringungsanordnung ohne Freiheitsstrafe ermöglichen keine Zurückstellung der Strafvollstreckung. Eine Ersatzfreiheitsstrafe kann nicht zurückgestellt werden, da hier das Urteil zunächst auf Geldstrafe lautet (§ 43 StGB). Das Urteil muss rechtskräftig sein und die Vollstreckung eingeleitet sein. Denn erst im Vollstreckungsverfahren kann die Strafvollstreckung zurückgestellt werden. Der drogenabhängige Verurteilte muss regelmäßig mit seinem Verteidiger abwägen, ob es für ihn im Einzelfall günstiger ist, Rechtsmittel gegen das Urteil einzulegen, einen Freispruch oder eine geringere Strafe anzustreben oder unter Verzicht auf ein Rechtsmittel die baldige Rechtskraft des Urteils und die Therapie über eine Zurückstellung der Strafvollstreckung zu erreichen. Fehlt erkennbar eine Voraussetzung der Zurückstellung der Strafvollstreckung oder liegt gar ein Hindernis für eine Zurückstellungsentscheidung nach § 35 Abs. 6 BtMG vor, so ist der Verzicht auf ein aussichtsreiches Rechtsmittel untunlich. Ist ein baldiger Therapieantritt des Verurteilten möglich und erfolgversprechend, so kann die als ungerecht empfundene Höhe der Freiheitsstrafe (von zehn, acht oder sechs Monaten) zweitrangig sein. Dieser Entscheidung kann auch nicht dadurch ausgewichen werden, dass der Verteidiger gleichzeitig einen Antrag auf Zurückstellung der Strafvollstreckung und ein Rechtsmittel gegen das nicht rechtskräftige Urteil erhebt.

Im Regelfall wird ein Zurückstellungsantrag erst gestellt, wenn die schriftlichen Urteilsgründe vorliegen, die Chancen eines Rechtsmittels bedacht wurden und nach Rechtskraftvermerk im Vollstreckungsheft die Vollstreckung eingeleitet wurde. Dies muss aber nicht so sein. Die Zurückstellung der Strafvollstreckung kann beschleunigt werden. Erklären in der Hauptverhandlung alle Verfahrensbeteiligten Rechtsmittelverzicht und stimmt das Gericht einer Zurückstellung der Strafvollstreckung gemäß § 35 BtMG zu, so kann die Staatsanwaltschaft aufgrund eines mit Rechtskraftvermerk versehenen Hauptverhandlungsprotokolls die Vollstreckung einleiten und zurückstellen, lange bevor das schriftliche Urteil vorliegt.

■ Die zu vollstreckende Freiheitsstrafe von nicht mehr als zwei Jahren

Die Vollstreckung einer Freiheitsstrafe oder Jugendstrafe kann nur gemäß § 35 BtMG zurückgestellt werden,

– wenn bei Verurteilung wegen einer Straftat die Freiheitsstrafe nicht zwei Jahre übersteigt (§ 35 Abs. 1 Satz 1 BtMG),

– wenn eine Gesamtfreiheitsstrafe nicht mehr als zwei Jahre beträgt (§ 35 Abs. 3 Nr. 1 BtMG) oder

– wenn bei einer Freiheitsstrafe oder Gesamtfreiheitsstrafe von über zwei Jahren der zu vollstreckende Rest einer Freiheitsstrafe oder Gesamtfreiheitsstrafe zwei Jahre nicht übersteigt (§ 35 Abs. 3 Nr. 2 BtMG).

Bei der Gesamtfreiheitsstrafe müssen die Voraussetzungen des § 35 Abs. 1 BtMG für den ihrer Bedeutung nach überwiegenden Teil der abgeurteilten Straftaten erfüllt sein (§ 35 Abs. 3 BtMG). Es kommt hier folglich nicht auf die Überzahl, sondern das Übergewicht der Betäubungsmittelstraftaten an. Wurde der Verurteilte zu mehreren nicht gesamtstrafenfähigen Freiheitsstrafen von jeweils unter zwei Jahren verurteilt, so kann in jedem Einzelfall eine Zurückstellung der Strafvollstreckung erfolgen, unabhängig ob die Summe der einzelnen Freiheitsstrafen zwei Jahre übersteigt oder nicht, sofern nicht das Hindernis einer weiteren zweifelsfrei zu vollstreckenden Freiheitsstrafe besteht (§ 35 Abs. 6 Nr. 2 BtMG). Bei der Bemessung des Strafrestes von nicht mehr als zwei Jahren ist im Hinblick auf den Endstrafezeitpunkt der noch nicht verbüßte Teil einer erkannten Freiheitsstrafe zu verstehen, ohne Berücksichtigung einer möglichen vorzeitigen Entlassung nach § 57 StGB oder nach § 456a StPO.

Sind mehrere zurückstellungsfähige Freiheitsstrafen zu vollstrecken und wird die Vollstreckung von nur einzelnen Freiheitsstrafen zurückgestellt, weil unterschiedliche Auffassungen über die Notwendigkeit der Strafvollstreckung/der Therapieeinleitung bei verschiedenen Staatsanwälten derselben Vollstreckungsbehörde oder bei Staatsanwälten und Jugendrichtern an verschiedenen Orten im Bundesgebiet bestehen, so ist eine eingehende Unterrichtung und enge Zusammenarbeit zwischen sämtlichen Staatsanwälten und Jugendrichtern notwendig, um nicht zu widersprüchlichen Entscheidungen zu gelangen und um durch eine sinnvolle Vollstreckungsreihenfolge eine Therapieplanung und Therapieeinleitung zu fördern.

■ Die Zurückstellungshindernisse

Nach § 35 Abs. 6 BtMG steht einer Zurückstellung der Strafvollstreckung als Hindernis im Wege, wenn eine weitere gegen den Verurteilten erkannte Freiheitsstrafe, Jugendstrafe oder Gesamtfreiheitsstrafe zu vollstrecken ist (§ 35 Abs. 6 Nr. 2 BtMG) oder wenn nach der notwendigen Bildung einer Gesamtstrafe die Vollstreckung der Gesamtfreiheitsstrafe nicht mehr nach § 35 Abs. 1 und Abs. 3 BtMG zurückgestellt werden kann. In diesen Fällen ist eine bereits vorgenommene Zurückstellung der Strafvollstreckung auch zu widerrufen. Das Zurückstellungshindernis des § 35 Abs. 6 BtMG besteht aber nur dann, wenn bei den weiteren zu vollstreckenden Freiheitsstrafen oder Restfreiheitsstrafen die Anträge auf Strafaussetzung und Zurückstellung der Strafvollstreckung abgelehnt wurden und die Vollstreckung dieser Strafen angeordnet wurde. Offene Ermittlungsverfahren oder nicht rechtskräftige Verurteilungen behindern die Zurückstellung der Strafvollstreckung zunächst nicht, können sich aber später als Widerrufsgründe darstellen.

■ Die Betäubungsmittelabhängigkeit

Nur bei Vorliegen einer Betäubungsmittelabhängigkeit kann eine Zurückstellung der Strafvollstreckung gemäß § 35 BtMG erfolgen. Das Gesetz setzt bei der Betäubungsmittelabhängigkeit weder eine erheblich verminderte noch eine ausgeschlossene Schuldfähigkeit im Sinne der §§ 20 oder 21 StGB voraus. Mit Betäubungsmittelabhängigkeit im Sinne der §§ 35 ff. BtMG ist ein Zustand psychischer und/oder physischer Abhängigkeit von einer Substanz mit Wirkung auf das zentrale Nervensystem gemeint, der durch periodische oder ständig wiederholte Einnahme charakterisiert ist und dessen Merkmale je nach der Art des Suchtstoffes variieren. Nicht nur Verurteilte, die von Betäubungsmitteln abhängig sind, die in den Anlagen I, II oder III zum Betäubungsmittelgesetz genannt sind, fallen hierunter, sondern auch polytoxikomane Personen, die in wechselnder Folge oder gleichzeitig Betäubungsmittel im Sinne des Betäubungsmittelgesetzes ebenso wie andere Stoffe missbrauchen und von ihnen abhängig sind. Bei reinen Medikamentensüchtigen oder Alkoholikern kann eine Zurückstellung der Strafvollstreckung nach § 35 BtMG wegen Betäubungsmittelabhängigkeit erfolgen, auch wenn die WHO die Abhängigkeit von Alkohol und Barbituraten als einen eigenen Abhängigkeitstyp umschreibt. Hat aber ein Heroinabhängiger phasenweise sich im Rahmen seines Missbrauchverhaltens auf Alkohol oder Psychopharmaka beschränkt, so scheidet damit noch nicht eine Betäubungsmittelabhängigkeit aus. Wird ein Betäubungsmittelabhängiger mit einem Codeinmedikament substituiert, so ist wegen des verbleibenden Heroinhungers von einer fortbestehenden Betäubungsmittelabhängigkeit auszugehen. Da der regelmäßige maßvolle Cannabiskonsum weder zu einer physischen noch zu einer psychischen Abhängigkeit führt, ist eine Zurückstellung der Strafvollstreckung mangels Betäubungsmittelabhängigkeit im Regelfalle ausgeschlossen. Bei Dauermissbrauch weicher Drogen wie Cannabis in ungewöhnlicher Konsummenge oder in ungewöhnlicher Konsumart, kann jedoch ausnahmsweise eine behandlungsbedürftige Cannabisabhängigkeit vorliegen, die eine Zurückstellung der Strafvollstreckung gemäß § 35 BtMG erlaubt.

■ Die Feststellung und der Nachweis der Betäubungsmittelabhängigkeit
Die bloße Behauptung einer Betäubungsmittelabhängigkeit reicht nicht aus, sie muss feststehen. Im Regelfall ergibt sich entsprechend § 35 Abs. 1 BtMG aus den schriftlichen Urteilsbegründungen die Betäubungsmittelabhängigkeit des Verurteilten. Bei der Schilderung der persönlichen Verhältnisse des Verurteilten und bei der Schilderung der Hintergründe der Tat werden zumeist die Drogenkarriere, die Therapiebemühungen und die vor der Tat eingenommenen Drogen beschrieben.

Hat das Gericht keine Betäubungsmittelabhängigkeit erwähnt, obwohl hierfür Anhaltspunkte erkennbar sind, so hat die Vollstreckungsbehörde eigene Feststellungen zu treffen. Ist in den Urteilsgründen von keiner Betäubungsmittelabhängigkeit die Rede, weil es sich um ein abgekürztes Urteil handelt, so bedarf es der Prüfung, ob die Betäubungsmittelabhängigkeit in sonstiger Weise feststeht. Hat der Angeklagte in der Hauptverhandlung seine Betäubungsmittelabhängigkeit verschleiert oder verschwiegen, so können der Strafregisterauszug, frühere Ermittlungsverfahren, Ermittlungsvermerke der festnehmenden Beamten, sichergestellte Injektionswerkzeuge oder Ausweise von Therapieeinrichtungen auf eine Betäubungsmittelabhängigkeit hinweisen. Auch die besondere Ausgestaltung von Beschaffungsdelikten kann auf eine Abhängigkeit hinweisen. Enthalten aber weder die Urteilsgründe noch die Strafakten Hinweise auf eine Betäubungsmittelabhängigkeit, so ist es die Aufgabe des Verurteilten bzw. seines Verteidigers, die Betäubungsmittelabhängigkeit anderweitig nachzuweisen. Der Verurteilte und sein Verteidiger müssen versuchen, durch Aussagen von Zeugen und Sachverständigen, die den Verurteilten zur Tatzeit erlebt haben, durch Urkunden wie Atteste, Arztbriefe oder Krankenakten eine Betäubungsmittelabhängigkeit zur Tatzeit glaubhaft zu machen.

Enthalten die Urteilsgründe nicht nur keinerlei Anhaltspunkte für eine Betäubungsmittelabhängigkeit, sondern verneinen gar eine Betäubungsmittelabhängigkeit oder beschreiben einen Gelegenheitskonsum, so ist der nachträgliche Gegenbeweis regelmäßig mit bloßen Attesten nicht zu führen. Denn es reicht nicht die Möglichkeit einer Betäubungsmittelabhängigkeit aus, sondern sie muss entgegen dem Urteil feststehen.

■ Die Betäubungsmittelabhängigkeit zur Tatzeit, zurzeit der Hauptverhandlung und zur Zeit der Zurückstellungsentscheidung

Eine Zurückstellung der Strafvollstreckung zugunsten einer Therapie kann nur erfolgen, wenn die Betäubungsmittelabhängigkeit nicht nur zur Tatzeit bestand, sondern auch im Zeitpunkt der Hauptverhandlung und im Zeitpunkt des Zurückstellungsantrages noch vorhanden war. Ist der Verurteilte nicht mehr behandlungsbedürftig, weil es ihm gelungen ist, zwischen der Tat und der Hauptverhandlung oder nach der Hauptverhandlung seine Betäubungsmittelabhängigkeit zu überwinden, so ist kein Raum mehr für eine Zurückstellung der Strafvollstreckung.

■ Der Kausalzusammenhang

Eine Zurückstellung der Strafvollstreckung setzt voraus, dass der Verurteilte die Tat, die Gegenstand des Urteils ist, nicht nur anlässlich, sondern aufgrund einer Betäubungsmittelabhängigkeit begangen hat. Es muss ein unmittelbarer Kausalzusammenhang im Sinne einer »Conditio sine qua non« zwischen Tat und Abhängigkeit bestehen. Es reicht schon eine Mitursächlichkeit aus. Die Sonderbehandlung des drogenabhängigen Straftäters mit Therapie statt Strafe ist aber im Vergleich zum Regelstrafvollzug nur gerechtfertigt, wenn die Taten abhängigkeitsbedingt waren. Hätte der Verurteilte die Tat auch ohne Betäubungsmittelabhängigkeit begangen, weil sie Tatneigungen oder Umständen entsprang, die nicht mit dem Drogenmissbrauch zu erklären sind, so sind die Voraussetzungen des § 35 Abs. 1 BtMG nicht erfüllt. Bei Körperverletzungsdelikten, Tötungsdelikten, Sexualdelikten, Betrug, Untreue oder Erpressung ist sorgsam zu prüfen, ob die Taten im Rahmen eines Drogenrausches, unter Entzugserscheinungen oder zur Finanzierung des Drogenerwerbs erfolgten oder ob die Taten lediglich mit einem Gelegenheitskonsum vor der Tat gerechtfertigt wurden. Hat das Gericht im Urteil den Kausalzusammenhang bejaht, so ist diese Urteilsfeststellung für die Strafvollstreckungsbehörde bindend.

■ Die der Rehabilitation dienende Behandlung

Der Verurteilte muss sich wegen seiner Abhängigkeit entweder bereits in seiner Rehabilitation dienenden Behandlung (§ 35 Abs. 1 Satz 1 BtMG) oder in einer staatlich anerkannten Einrichtung (§ 35 Abs. 1 S. 2 BtMG) befinden oder zusagen, sich einer derartigen Behandlung zu unterziehen. Unter Rehabilitation ist die umfassende Wiederherstellung der Lebenstüchtigkeit eines Menschen, die Wiedereinführung in das gesellschaftliche, private und berufliche Leben zu verstehen. Der Behandlungsbegriff des § 35 Abs. 1 BtMG ist sehr weit zu verstehen, umfasst die ärztliche wie die nichtärztliche Behandlung. Es kommen sowohl psychotherapeutische Behandlungen (Verhaltenstherapie, Gesprächstherapie) als auch soziotherapeutische Behandlungen (Beschäftigungs- und Arbeitstherapie) in Betracht. Die Behandlung im Sinne von § 35 Abs. 1 Satz 1 BtMG muss weder fachwissenschaftlich noch staatlich anerkannt sein. Sie kann stationär, aber auch ambulant sein. Der Aufenthalt in einer staatlich anerkannten Therapieeinrichtung (§ 35 Abs. 1 S. 2 BtMG) kann auch mit oder ohne Einschränkungen der Lebensführung verbunden sein. Der Aufenthalt in einer staatlich anerkannten Einrichtung erleichtert die Anrechenbarkeit der Therapie nach § 36 Abs. 1 BtMG. Auf Antrag werden Therapieeinrichtungen nach einem besonderen Anerkennungsverfahren von den Landesgesundheitsbehörden staatlich anerkannt und in besonderen Listen geführt.

Nachdem die Substitutionsbehandlung mit L-Polamidon oder Methadon allgemein als zulässige Behandlungsmethode anerkannt ist und durch § 13 BtMG sowie die BtMVV Modalitäten der Substitutionsbehandlung im Einzelnen geregelt sind, stellt auch sie eine der Rehabilitation dienende Behandlung dar. Herzu zählt auch die Verabreichung von Heroin im Rahmen der Modellprojekte. Voraussetzung ist allerdings, dass sie auf das Fernziel »Drogenfreiheit« hinarbeitet und den Probanden sozial, beruflich und gesundheitlich stabilisiert. Außerdem muss sie »psychosozial begleitet« werden, d.h. soziale und psychologische Beratung oder Psychotherapie die schlichte Vergabe des Substitutionsmittels ergänzen.

■ Die Therapiebereitschaft und die Gewährleistung des Therapiebeginns

§ 35 BtMG verlangt, dass der Verurteilte entweder seine Bereitschaft, eine bestimmte Therapie anzutreten und seinen Willen, sich einem bestimmten Therapieprogramm zu unterwerfen, zugesagt hat, oder dass er die geplante Therapie bereits vor der Verurteilung angetreten hat und sich in der entsprechenden Einrichtung befindet. Ein Therapieantritt indiziert bereits die Therapiebereitschaft. Hat der Verurteilte aber seine Therapiebereitschaft und Therapiewillen durch bloße Zusage bekundet, so muss der Therapiebeginn im Einzelnen vorbereitet und gewährleistet sein. Für eine Zurückstellungsentscheidung reicht es nicht aus, dass ein Verurteilter mit einer oder mehreren Therapieeinrichtungen in Briefkontakt steht. Ein Therapiebeginn ist nur gewährleistet, wenn nachgewiesen wird,

– dass in einer bestimmten Therapieeinrichtung ein Therapieplatz für eine bestimmte erfolgversprechende Behandlung zu einem bestimmten Termin freigehalten wird,
– dass eine Kostenzusage hierfür vorliegt,
– dass die von der Einrichtung geforderte Entzugsbehandlung oder ärztliche Versorgung durchgeführt wurde,
– dass der Verurteilte sich gemäß § 35 Abs. 4 BtMG verpflichtet, die Nachweise für die Aufnahme und Fortführung der Behandlung zu erbringen und
– dass die Therapieeinrichtung den Behandlungsabbruch der Vollstreckungsbehörde mitteilen wird.

Der Verurteilte und sein Drogenberater bzw. sein Verteidiger haben durch intensive Gespräche und Schreiben mit der Therapieeinrichtung den Zurückstellungsantrag vorzubereiten. Dazu gehört auch, die Therapieeinrichtung zu bewegen, über ein Normschreiben hinaus mitzuteilen, welche Behandlungsform mit dem Probanden geplant ist. Hat ein Verurteilter bereits mehrfach nach der Haftentlassung nicht einmal die vorgesehene Therapieeinrichtung aufgesucht und hat er mit keiner Therapie begonnen, so bestehen Zweifel an seinem Therapiewillen. Weigert sich ein Proband nach Therapieantritt regelmäßig, sich der Hausordnung und dem Therapieprogramm zu unterwerfen und verlässt er die Einrichtung, ohne sich bei der Justiz zu melden, so ist sein Therapiewille zweifelhaft. Im Gegensatz dazu schließt aber ein einmaliger oder zweimaliger Therapieabbruch noch nicht generell eine erneute Therapiebereitschaft aus. Je häufiger aber in der Vergangenheit die Therapie abgebrochen wurde, umso mehr Erläuterungen bedarf die Therapiebereitschaft in einem erneuten Zurückstellungsantrag.

Die Vollstreckungsbehörde ist nicht befugt, dem Verurteilten eine Therapiebereitschaft für eine bestimmte Behandlungsart vorzuschreiben oder eine bestimmte Behandlungsart zu verweigern, wenn eine anerkannte Therapieeinrichtung bereit ist, den Probanden erfolgversprechend zu behandeln. Da eine Zurückstellung der Strafvollstreckung nicht nur bei Musterpatienten, sondern auch bei Risikopatienten erfolgen kann und soll, darf die Verweigerung der Zurückstellung der Strafvollstreckung nicht mit einer ungünstigen Sozialprognose oder mit Verhaltensweisen oder Charaktermängeln begründet werden, die als Krankheitssymptome der Sucht anzusehen sind. Denn die Therapie soll diese Verhaltensweisen und Charaktermängel wie Verwahrlosung, Unzuverlässigkeit, Passivität, Arbeitsscheu usw. gerade beheben. Ausreichend ist die Bereitschaft des Verurteilten, zu den vereinbarten Bedingungen die Therapie anzutreten und durchzustehen.

2.2   Die formellen Voraussetzungen der Zurückstellung der Strafvollstreckung

Eine Zurückstellung der Strafvollstreckung setzt neben den materiellen Voraussetzungen einen Antrag des Verurteilten und die Zustimmung des Gerichts des ersten Rechtszuges voraus.

■ Der Antrag des Verurteilten
Zwar wird im Wortlaut des § 35 BtMG kein Zurückstellungsantrag erwähnt. Die Notwendigkeit eines Antrags ergibt sich jedoch aus den materiellen Voraussetzungen. Erst wenn der Verurteilte mit seinem Verteidiger und seinem Drogenberater die Vorfragen geklärt hat, ob Rechtsmittel gegen das Urteil eingelegt werden soll oder ob und welche Therapie angestrebt werden soll, ob, wo und zu welchem Zeitpunkt ein Therapieplatz zur Verfügung steht, wer die Kosten der Therapie übernimmt, kann über die Zurückstellung der Strafvollstreckung entschieden werden. Die Vollstreckungsbehörde wird deshalb auch nicht von Amts wegen tätig, sondern nur auf Antrag des Verurteilten. Sie kann aber einen Zurückstellungsantrag anregen und bei der Beschaffung der notwendigen Unterlagen behilflich sein. Der Zurückstellungsantrag ist an

keine Form gebunden. Je früher der Antrag gestellt und die benötigten Unterlagen beschafft werden, umso schneller kann die Zurückstellungsentscheidung der Vollstreckungsbehörde ergehen. Wird das Urteil in der Hauptverhandlung rechtskräftig, so kann bereits in der Hauptverhandlung die Zurückstellung der Strafvollstreckung beantragt werden und vom Gericht durch entsprechende Zustimmung gefördert werden. Der Antrag auf Zurückstellung der Strafvollstreckung ist nach Ablehnung durch die Vollstreckungsbehörden nicht verbraucht, sondern kann bei Änderung der Voraussetzungen mehrfach wiederholt werden. Drogenberater können ihre besondere Glaubwürdigkeit verspielen, wenn sie an aussichtslosen oder schikanösen Auftragsstellungen mitwirken.

■ Die Zustimmung des Gerichts des ersten Rechtszuges
Will die Vollstreckungsbehörde die Zurückstufung der Strafvollstreckung verweigern, so bedarf sie nach herrschender Meinung keiner Zustimmung des erstinstanzlichen Gerichts. Will die Vollstreckungsbehörde aber die Strafvollstreckung zurückstellen, so ist eine Zustimmung des Gerichts des ersten Rechtszuges erforderlich (§ 35 Abs. 1 Satz 1 BtMG).
Seit die Vollstreckungsbehörde gegen die Verweigerung der Zustimmung durch das Gericht des ersten Rechtszuges Beschwerde nach § 304 StPO einlegen kann (§ 35 Abs. 2 Satz 1 BtMG), und seit der Verurteilte die Verweigerung dieser gerichtlichen Zustimmung zusammen mit der Ablehnung der Zurückstellung gerichtlich anfechten kann (§ 35 Abs. 2 S. 2 und 3 BtMG), muss das Gericht des ersten Rechtszuges eine begründete Stellungnahme zum Zurückstellungsgesuch abgeben.

2.3   Das Zurückstellungsverfahren

2.3.1   Die Zuständigkeiten

Über einen Antrag auf Zurückstellung der Strafvollstreckung entscheidet nicht das erkennende Gericht, sondern die Strafvollstreckungsbehörde.

■ Für Anträge von erwachsenen Verurteilten
Bei Erwachsenen und Heranwachsenden, die nach allgemeinem Strafrecht verurteilt werden, entscheidet die Staatsanwaltschaft als Vollstreckungsbehörde (§§ 451 StPO, 4 StVollStrO) über die Zurückstellungsanträge. Für Anfragen, die Einholung von Stellungnahmen und für die Entscheidung nach dem §§ 35 ff. BtMG ist nicht der/die Rechtspfleger(in), sondern der/die Staatsanwalt/Staatsanwältin zuständig. Beabsichtigt die Staatsanwaltschaft, einen Zurückstellungsantrag aufgrund vorliegender Versagungsgründe abzulehnen, so bedarf es nach herrschender Meinung nicht der Einholung einer Stellungnahme des Gerichts des ersten Rechtszuges. Hat sich die Vollstreckungs-

behörde noch keine endgültige Meinung gebildet oder will sie den Zurückstellungsantrag fördern, so holt sie vor der Entscheidung eine begründete
Stellungnahme des erstinstanzlichen Gerichtes ein. Die Entscheidung über
die Zurückstellung der Strafvollstreckung gemäß § 35 BtMG ist ein Justizverwaltungsakt auf dem Gebiet der Strafrechtspflege im Sinne von § 23 EGGVG.

■ Für Anträge von jugendlichen Verurteilten
Der/die Jugendrichter(in) als Vollstreckungsleiter (§ 85 Abs. 2 JGG) ist für
Zurückstellungsanträge von jugendlichen und nach Jugendrecht verurteilten
Heranwachsenden zuständig. Beabsichtigt er, den Antrag zurückzuweisen, so
muss er keine Stellungnahme einholen. Ist der Jugendrichter nach §§ 82
Abs. 1, 84 Abs. 1, 105 Abs. 1, 110 Abs. 1 JGG als Vollstreckungsleiter zugleich
Gericht des ersten Rechtszuges, so bedarf er, auch wenn er dem Antrag statt-
geben möchte, keiner Zustimmung eines anderen Gerichts, auch nicht der
Zustimmung der Staatsanwaltschaft. Ist der Jugendrichter zwar Vollstrek-
kungsleiter (§ 85 Abs. 2 JGG), aber nicht zugleich Gericht des ersten Rechtszuges, so muss er die Stellungnahme des Jugendgerichts des ersten Rechtszuges einholen.

2.3.2   Die Zurückstellungsentscheidungen der Vollstreckungsbehörde

■ Die ablehnenden Bescheide
Die Zurückstellung der Strafvollstreckung ist zu versagen, wenn entweder materielle oder formelle Voraussetzungen für eine Zurückstellung fehlen, und
wenn ein Vollstreckungshindernis im Sinne von § 35 Abs. 6 BtMG vorliegt, weil
eine weitere gegen den Verurteilten erkannte Freiheitsstrafe oder freiheitsentziehende Maßregel der Besserung und Sicherung zu vollstrecken ist.
Die Zurückstellung der Strafvollstreckung darf nicht mit Gründen verweigert
werden, die das Gesetz nicht vorsieht. So reichen Charaktermängel zur Begründung eines Versagungsbescheids nicht aus. Die Vollstreckungsbehörde
darf auch nicht eine Zurückstellung der Strafvollstreckung versagen, weil sie
mit der Therapieart oder Therapiedauer nicht einverstanden ist, oder weil sie
die Therapieaussichten negativ beurteilt. Will die Vollstreckungsbehörde die
Zurückstellung der Strafvollstreckung versagen, so fehlt es nicht an einer formellen Voraussetzung, wenn keine Stellungnahme des Gerichts des ersten
Rechtszuges vorliegt. Hat das Gericht des ersten Rechtszuges auf die Aufforderung der Vollstreckungsbehörde zur Stellungnahme die Zustimmung pauschal
verweigert, so ist noch kein Raum für einen Ablehnungsbescheid. Vielmehr
muss die Vollstreckungsbehörde das Gericht zu einer Begründung der ablehnenden Stellungnahme auffordern. Verweigert das Gericht des ersten Rechtszuges eine Begründung, so muss die Vollstreckungsbehörde gemäß § 304 StPO
Beschwerde gegen die Stellungnahme einlegen (§ 35 Abs. 2 BtMG).
Die Versagungsbescheide sind eingehend zu begründen und mit einer Rechtsmittelbelehrung zu versehen.

■ Die Zurückstellungsbescheide
Der Zurückstellungsbescheid sollte nicht nur den Zeitpunkt und die Dauer der Zurückstellung, sondern auch den Namen und die Anschrift der Therapieeinrichtung enthalten. Der Zurückstellungsbescheid hat die Pflichten des Verurteilten genau zu umschreiben:
– Wann und wo die Therapie vom Verurteilten anzutreten ist,
– wann und in welcher Weise die Nachweise über den Therapieantritt und die Therapiefortsetzung vom Verurteilten zu erbringen sind.

Der Bescheid hat zu regeln, welche Folge ein Nichtantritt oder Abbruch der Therapie bzw. eine Nichtmeldung nach sich zieht. In Betracht kommen als Folgen der Widerruf der Zurückstellung der Strafvollstreckung, ein Vollstreckungshaftbefehl und die Fortsetzung der Strafvollstreckung oder eine Beschränkung der Anrechnung der Therapie. Verzichtet die Strafvollstreckungsbehörde auf die Umschreibung der Pflichten des Verurteilten im Bescheid, so kann ein Pflichtverstoß nicht ohne weiteres später zum Widerruf führen.
Zwar können die Nachweise auch von der Therapieeinrichtung erbracht werden. In der Regel sind aber die Verurteilten zu den Nachweisen zu verpflichten, um die Vertrauensatmosphäre der Therapieeinrichtung zu wahren, um sie nicht als Bundesgenossen der Justiz zu diskreditieren.

■ **Die Auflagen und Weisungen.** Die Vollstreckungsbehörde kann über die genannten Pflichten hinaus den Zurückstellungsbescheid mit zusätzlichen Weisungen und Auflagen versehen. Die Weisung der Vollstreckungsbehörde, der Verurteilte habe die Ärzte der Therapieeinrichtung von der Schweigepflicht zu entbinden und zu ermächtigen, der zuständigen Vollstreckungsbehörde und dem Gericht auf Fragen Auskunft zu geben, wird jedoch von der herrschende Meinung abgelehnt. Andererseits hat eine Therapieeinrichtung mindestens innerhalb einer Woche der Vollstreckungsbehörde mitzuteilen, dass der Proband die Einrichtung verlassen oder nicht erreicht hat. Insbesondere bei einer Zurückstellung der Strafvollstreckung zugunsten einer ambulanten Therapie bedarf es vielfach wegen der geringeren Kontrollmöglichkeiten zusätzlicher Weisungen und Auflagen, die jedoch im Einvernehmen mit der Therapieeinrichtung und dem Verurteilten festgelegt werden sollten.

So kann der Verurteilte zu
– einer medizinischen oder psychiatrischen Behandlung vor dem Therapieantritt,
– einer Teilnahme an einer psychosozialen Betreuung,
– zur regelmäßigen Teilnahme an Urinkontrollen zwecks Überprüfung des Beigebrauchs,
– zur Mitteilung von Urlaubsreisen oder Wohnsitzwechseln,
– zum Aufsuchen einer bestimmten Schule oder Fortbildungsstätte,
– zur Aufnahme einer Berufstätigkeit
verpflichtet werden, wenn dies zum Therapieerfolg unerlässlich ist.

2.3.3   **Die Rechtsmittel**

■ Die Beschwerde gegen die Verweigerung der gerichtlichen Zustimmung
Gemäß § 35 Abs. 2 Satz 1 BtMG kann nur die Vollstreckungsbehörde gegen
die Verweigerung der gerichtlichen Zustimmung zur Zurückstellung der
Strafvollstreckung Beschwerde einlegen. Der Verurteilte kann die Verweigerung der gerichtlichen Zustimmung nur zusammen mit dem Versagungsbe-
scheid der Vollstreckungsbehörde nach den §§ 23 ff. EGGVG anfechten (§ 35
Abs. 2 S. 2 BtMG). Die Vollstreckungsbehörde legt gegen die Verweigerung
der gerichtlichen Zustimmung Beschwerde ein,
– wenn nicht das Gericht des ersten Rechtszuges, sondern ein anderes Gericht Stellung genommen hat,
– wenn die Begründung der ablehnenden Stellungnahme fehlerhaft ist,
– wenn die gerichtliche Zustimmung ohne Begründung verweigert wird.

■ Die Vorschaltbeschwerde des Verurteilten
Lehnt die Vollstreckungsbehörde (Staatsanwaltschaft oder Jugendrichter als
Vollstreckungsleiter) die Zurückstellung der Strafvollstreckung mit oder ohne
gerichtliche Zustimmung ab, so kann der Verurteilte dagegen Beschwerde
nach § 21 StVollStrO einlegen. Da es sich bei der Entscheidung der Vollstreckungsbehörde um einen Justizverwaltungsakt handelt, ist die Vorschaltbeschwerde nach § 23 Abs. 1 in Verbindung mit § 24 Abs. 1 und 2 EGGVG Voraussetzung für einen späteren Antrag auf gerichtliche Entscheidung durch
den Strafsenat beim Oberlandesgericht.
Der Generalstaatsanwalt entscheidet über die Vorschaltbeschwerde mit einem »Zs-Bescheid«. Dabei kann der Generalstaatsanwalt nur die Entscheidung der Vollstreckungsbehörde, nicht die Stellungnahme des Gerichts des
ersten Rechtszuges überprüfen. Hält der Generalstaatsanwalt die Vorschaltbeschwerde für begründet, so sendet er entweder die Akten an die
Vollstreckungsbehörde mit der Bitte um Überprüfung der dortigen Entscheidung zurück, oder er hebt den Bescheid der Vollstreckungsbehörde auf. Die
Vollstreckungsbehörde hat sodann über den Zurückstellungsantrag erneut
nach Maßgabe des Zs-Bescheids zu entscheiden.

Der Generalstaatsanwalt überprüft nicht nur die Zurückstellungsbescheide der
Staatsanwaltschaft, sondern in Jugendsachen auch die Vollstreckungsbeschei-
de des Jugendrichters als Vollstreckungsleiter auf Rechtsfehler und daraufhin,
ob die Vollstreckungsbehörde von ihrem Ermessen fehlerhaft Gebrauch gemacht hat. Eine Aufhebung des Bescheids der Vollstreckungsbehörde bedeutet
nicht regelmäßig, dass nunmehr die Vollstreckung zurückgestellt werden
muss, sondern zunächst eine erneute umfassende Überprüfung des Zurückstellungsantrags. Ist inzwischen ein Zurückstellungshindernis im Sinne von
§ 35 Abs. 6 BtMG eingetreten oder der Verurteilte nicht mehr betäubungsmit-
telabhängig bzw. nicht mehr behandlungsbedürftig, so ist der Antrag erneut
zurückzuweisen. Hat die Staatsanwaltschaft verabsäumt, gegen eine fehlerhaf-

te oder unbegründete Zustimmungsversagung des Gerichts des ersten Rechtszuges Beschwerde einzulegen, so ist zunächst das Rechtsmittel nachzuholen. Verweigert das Beschwerdegericht nun begründet die Zustimmung, so ist eine erneute Ablehnung des Zurückstellungsantrags durch die Vollstreckungsbehörde unvermeidlich. Auch der Generalstaatsanwalt kann auf Vorschaltbeschwerde hin einen Bescheid der Vollstreckungsbehörde nicht aufheben, der auf eine begründete gerichtliche Versagung der Zustimmung des erstinstanzlichen Gerichts verweist. Hält der Generalstaatsanwalt die Ablehnung der Zurückstellung der Strafvollstreckung durch die Vollstreckungsbehörden für zutreffend, so verwirft er die Vorschaltbeschwerde durch Zs-Bescheid und weist durch eine Rechtsmittelbelehrung den Beschwerdeführer darauf hin, dass er innerhalb eines Monats Antrag auf gerichtliche Entscheidung beim Strafsenat des Oberlandesgerichts stellen kann (§ 26 Abs. 1 EGGVG).

■ Der Antrag des Verurteilten auf gerichtliche Entscheidung
Der Verurteilte kann gegen den ablehnenden Beschwerdebescheid des Generalstaatsanwalts Antrag auf gerichtliche Entscheidung bei dem Oberlandesgericht stellen, in dessen Bezirk der Generalstaatsanwalt als Beschwerdebehörde seinen Sitz hat (§ 25 EGGVG). Zu der Antragsschrift nimmt die Staatsanwaltschaft bei dem Oberlandesgericht ausführlich unter einem RWs-Aktenzeichen Stellung. Der Strafsenat kann im Gegensatz zum Generalstaatsanwalt nicht nur den Zurückstellungsbescheid der Vollstreckungsbehörde, den Beschwerdebescheid des Generalstaatsanwalts, sondern auch die gerichtliche Stellungnahme des Gerichts des ersten Rechtszuges überprüfen. Dabei darf der Strafsenat nicht seine eigene Ermessensentscheidung an die Stelle der Ermessensentscheidung der Strafvollstreckungsbehörden setzen, sondern nur die Bescheide daraufhin überprüfen, ob Rechtsfehler erkennbar sind, ob die gesetzlichen Grenzen des Ermessens überschritten wurden oder fehlerhaft vom Ermessen Gebrauch gemacht wurde. War die Versagung der Zurückstufung der Strafvollstreckung und/oder die Verweigerung der gerichtlichen Zustimmung rechtswidrig und ist die Sache entscheidungsreif, so kann der Strafsenat unter Aufhebung aller bisherigen Bescheide die gerichtliche Zustimmung selbst erklären und die Strafvollstreckung mit oder ohne Auflagen zurückstellen (§ 35 Abs. 2 S. 3 BtMG). Liegen die Voraussetzungen für eine Zurückstellung der Strafvollstreckung zwar vor, ist aber die Zurückstellungsangelegenheit wegen anderer noch offener oder hinzugekommener Strafsachen nicht entscheidungsreif, so verpflichtet der Strafsenat nach Aufhebung der bisherigen Bescheide die Vollstreckungsbehörde, den Antragsteller nach Maßgabe der Oberlandesgerichtentscheidung erneut zu bescheiden (§ 28 Abs. 2 EGGVG). Der Antrag auf gerichtliche Entscheidung wird vom Oberlandesgericht zurückgewiesen, wenn die Strafvollstreckungsbehörde von ihrem Ermessen in vertretbarer Weise Gebrauch gemacht hat. Ein ablehnender Bescheid des Oberlandesgerichts hindert den Verurteilten aber nicht, bei Änderung der Sach- und Rechtslage einen erneuten Zurückstellungsantrag bei der Vollstreckungsbehörde zu stellen.

2.4   Das Widerrufsverfahren

2.4.1   Die Widerrufsgründe

Die Vollstreckungsbehörde widerruft gemäß § 35 Abs. 5 BtMG die
Zurückstellung der Strafvollstreckung,
– wenn die Behandlung nicht begonnen oder nicht fortgeführt wurde und
  nicht zu erwarten ist, dass der Verurteilte eine Behandlung derselben Art
  alsbald beginnt oder wieder aufnimmt (§ 35 Abs. 5 BtMG),
– wenn der Verurteilte die Nachweise des § 35 Abs. 4 BtMG nicht erbringt
  (§ 35 Abs. 5 BtMG),
– wenn die Zurückstellungshindernisse einer nachträglich gebildeten und zu
  vollstreckenden Gesamtstrafe oder einer weiteren zu vollstreckenden Freiheitsstrafe auftreten (§ 35 Abs. 6 BtMG).
Es handelt sich sowohl um persönliche, als auch um formelle Widerrufsgründe. Die Widerrufsentscheidung steht mit Ausnahme von § 35 Abs. 5 S. 2
BtMG nicht im Ermessen der Vollstreckungsbehörden. Wenn der Verurteilte
die Voraussetzung des Widerrufs erfüllt, muss die Vollstreckungsbehörde die
Zurückstellung der Strafvollstreckung widerrufen, und der Verurteilte muss
den Strafvollzug fortsetzen.

2.4.2   Der Therapieabbruch und die Therapieunterbrechung

Nicht jedes Verlassen der Therapieeinrichtung stellt einen Therapieabbruch dar. Ein Therapieabbruch, den gemäß § 35 Abs. 4 BtMG die behandelnden Personen oder Einrichtungen der Vollstreckungsbehörde mitzuteilen haben, liegt erst dann vor, wenn der Verurteilte endgültig zu erkennen
gegeben hat, dass er in die Einrichtung nicht zurückkehren und die Behandlung nicht fortsetzen wird. Nach herrschender Meinung ist von einem Therapieabbruch auszugehen, sobald der Verurteilte länger als sieben Tage unerlaubt von der Einrichtung abwesend ist. Bis zu sieben Tagen ist von einer bloßen Unterbrechung der Therapie auszugehen, die gemäß § 35 Abs. 4 BtMG
noch nicht meldepflichtig ist.

2.4.3   Die Widerrufsentscheidungen

Die Vollstreckungsbehörde begründet den Widerruf der Zurückstellung der Strafvollstreckung in einem Bescheid, legt die Wirkung des Widerrufs fest und ordnet die weitere Strafvollstreckung an. Ist der Verurteilte
flüchtig, so beauftragt sie den Rechtspfleger, umgehend Vollstreckungshaftbefehl zu erlassen und nach dem Verurteilten zu fahnden. Dem flüchtigen
Verurteilten wird bei der Festnahme zusammen mit dem Vollstreckungshaftbefehl der Widerrufsbescheid ausgehändigt (§ 35 Abs. 7 Satz 1 BtMG).

2.4.4   Das Absehen vom Widerruf

Nicht jeder Nichtantritt der geplanten Therapie und nicht jeder Therapieabbruch zwingt aber deshalb zum Widerruf der Zurückstellung. Steht zu erwarten, dass der Verurteilte eine Behandlung derselben Art alsbald beginnt oder wieder aufnimmt, so kann ein Widerruf unterbleiben. Denn nicht immer hat der die Einrichtung verlassende Proband den Therapieabbruch zu vertreten. Nicht selten bewirken ein ungeeignetes Therapiekonzept, das Versagen eines Therapeuten, Partnerprobleme, das Zusammentreffen mit bestimmten Personen einen Nichtantritt der Therapie oder einen Therapieabbruch, ohne dass es zu Drogenrückfällen oder Verletzungen der Hausordnung gekommen sein muss. Liegen der Vollstreckungsbehörde Erkenntnisse vor, dass der Verurteilte innerhalb weniger Tage in einer Therapieeinrichtung die Therapie fortsetzt, so ist kein Raum für einen Widerruf. Engagierte Drogenberater können durch entsprechende Initiativen unnötige Widerrufsentscheidungen verhindern. Strittig ist, ob der Widerruf auch unterbleiben kann, wenn der Verurteilte nach Abbruch einer stationären Therapie mit einer gleichwertigen ambulanten Therapie beginnt. Denn das Gesetz sieht ein Absehen des Widerrufs nur vor, wenn eine Behandlung derselben Art fortgesetzt wird.

Gelangt die Vollstreckungsbehörde zu dem Ergebnis, dass die nach Abbruch der stationären Langzeittherapie aufgenommene ambulante Therapie nicht die Voraussetzungen des § 35 Abs. 1 BtMG erfüllt, so ist zu widerrufen. Gelangt die Vollstreckungsbehörde zu dem Ergebnis, dass die aufgenommene ambulante Therapie zwar die Voraussetzungen des § 35 Abs. 1 BtMG erfüllt, aber nicht einer stationären Langzeittherapie gleichsteht, so kann sie die Zurückstellung widerrufen und den Widerruf mit einer neuen Zurückstellung der Strafvollstreckung zugunsten einer ambulanten Therapie verbinden. Diese Möglichkeit sieht das Gesetz ausdrücklich in § 35 Abs. 5 Satz 3 BtMG vor.

2.4.5   Die Rechtsmittel gegen den Widerrufsbescheid

Der Verurteilte kann eine gerichtliche Überprüfung des Widerrufsbescheids beim Gericht des ersten Rechtszuges beantragen (§ 35 Abs. 7 S. 2 BtMG). Die Anrufung des Gerichts hemmt die weitere Vollstreckung jedoch nicht (§ 35 Abs. 7 S. 3 BtMG). Das Gericht des ersten Rechtszuges entscheidet nach Anhörung des Verurteilten ohne mündliche Verhandlung durch Beschluss (§ 35 Abs. 7 S. 4 BtMG). Hat in einer Jugendsache der Jugendrichter nicht nur als Gericht des ersten Rechtszuges, sondern auch als Vollstreckungsleiter über den Widerruf der Zurückstellung entschieden, so bestimmt § 38 BtMG, dass § 83 Abs. 2 Ziff. 1 JGG sinngemäß Anwendung findet und die Jugendkammer für die Überprüfung des Widerrufsbescheids zuständig ist. Die gerichtliche Entscheidung, mit der der Widerrufsbescheid überprüft wurde, ist gemäß § 35 Abs. 7 Satz 4 BtMG im Sinne von §§ 462 Abs. 3, 311 StPO nochmals mit der sofortigen Beschwerde anfechtbar.

2.5   **Die Anrechnung der Therapie und**
       die Strafrestaussetzung zur Bewährung

Bei Fragen einer obligatorischen oder fakultativen Therapieanrechnung nach § 36 Abs. 1 Satz 1 BtMG und § 36 Abs. 3 BtMG ist regelmäßig eine
anwaltliche Beratung erforderlich, da die Rechtssprechung hier vielfältige
Einzelfallentscheidungen getroffen hat. Eine ausschließende Strafrestaussetzung kann sowohl nach § 36 Abs. 1 Satz 3 als auch nach § 36 Abs. 2 BtMG
erfolgen.

IV   **Das (wachsende) Recht von Akzeptanz und Harm Reduction**
      Von Lorenz Böllinger

1   **Die rechtliche Situation von MedizinerInnen**

1.1   **Allgemein zum Recht des Arzt-Patient-Verhältnisses**

Das therapeutische System in der BRD ist immer noch »medikozentristisch«, d.h. auf die klassischen Mediziner fixiert. Diese genießen Privilegien
und Machtkompetenzen (z.B. müssen LzTh-Einrichtungen einen ärztlichen
Leiter haben), ohne dass dem notwendig immer die (erweiterte) Sachkompetenz entspräche (z.B. für Psychotherapie oder psychologische Diagnostik, vgl.
→ S. 496). Die ärztliche Untersuchung ist zur Abklärung der somatischen
(körperlichen) Befunde allerdings unabdingbar. Eine psycho- oder sozialtherapeutische Intervention kann kunstfehlerhaft und damit zivil- und strafrechtlich haftungsbegründend sein, wenn sie die somatische Abklärung auslässt.

Bedingt durch ihre auf das »Naturwissenschaftlich-Somatische« beschränkte
Ausbildung haben die Mediziner z.T. besondere Schwierigkeiten, Drogenkonsum und -abhängigkeit als Folge eines komplexen Wechselwirkungsprozesses
zwischen Individuum und Gesellschaft zu begreifen. Ein weiterer Grund für
die eingeschränkte Sichtweise der Mediziner ist, dass sie es – wie Juristen –
immer nur mit den Auffälligen, mit den als krank oder kriminell Definierten
zu tun haben. Die beachtliche Anzahl derjenigen, die Drogen in relativ kontrollierter Weise konsumieren, bildet für die Ärzte und Juristen keine Erfahrungsgrundlage. Sie haben ein einseitiges Bild. Darin liegt einer der
Entstehungsgründe für den Mythos, dass der Konsum harter Drogen zwangsläufig bzw. automatisch zum dramatischen Tod führe.
Jedoch zeichnen sich Veränderungen ab. Die ärztlichen Allmachtvorstellungen vom Sieg über alle Krankheiten sind schon reichlich gebrochen. Trotz
vieler teurer Untersuchungen ist es bisher nicht gelungen, für die Drogenabhängigkeit irgendwelche organischen Ursachen zu finden, ebensowenig wie

für die Psychosen. Es ist lediglich gelungen, zu beweisen, dass der Drogenkonsum sekundär eine Anpassung des Organismus zur Folge hat, die sich als Abhängigkeit darstellen kann.

Wichtiges Privileg des Arztes in der Beziehung zum Drogenabhängigen ist das »Zeugnisverweigerungsrecht (ZVR) aus beruflichen Gründen« gemäß § 53 StPO (s. auch → S. 587). Das heißt, dass er vor der Polizei, der Staatsanwaltschaft und dem Gericht über ihm bekannt gewordene Informationen und Daten auch belastender Art keine Auskunft zu geben braucht. Täte er dies, würde er sogar seine Berufspflicht verletzen, denn die Verletzung der ärztlichen Schweigepflicht ist in § 203 Abs. 1 Nr. 1 StGB mit Geldstrafe oder Freiheitsstrafe bis zu einem Jahr bedroht (zum Inhalt der Verschwiegenheitspflicht → S. 586; zur Rolle im Strafverfahren → S. 499).

Wenn der Arzt als Sachverständiger oder als sachverständiger Zeuge gehört wird, liegt darin eine »befugte« Preisgabe eines »fremden Geheimnisses« und ist damit nicht strafbar. Die knifflige Frage ist, wieviel Information er als Sachverständiger preisgibt, ohne dem Patienten – z.B. durch zusätzliche strafrechtliche Belastung – zu schaden. Hier sehen wir die Notwendigkeit, aber auch die Chance einer dem Verfahren vorausgehenden Besprechung zwischen Drogenberater und Arzt, die der wechselseitigen Aufklärung dienen kann. Ärzten, die in eine solche Lage kommen, empfehlen wir, von sich aus ein klärendes Gespräch mit dem Drogenberater und/oder dem Verteidiger zu suchen. Dadurch gerät die gutachterliche Unabhängigkeit noch nicht in Gefahr.

Auch dem Arbeitgeber gegenüber ist der Arzt gemäß § 203 StGB zur Verschwiegenheit verpflichtet. Es leuchtet ein, dass aus einer zu weit gehenden Auskunft der Verlust des Arbeitsplatzes resultieren kann. Gemäß § 823 Abs. 2 BGB könnte sich der Arzt in einem solchen Fall schadensersatzpflichtig machen. Wenn die preisgegebenen Informationen geeignet sind, einen anderen in seinem gesellschaftlichen Ansehen herabzusetzen, kann dies auch als Beleidigung gemäß §§ 185, 192 StGB strafbar sein (z.B. wenn über einen Klienten vor Dritten als einem »Drogensüchtigen«, »Alkoholiker«, »Arbeitsscheuen« oder dgl. gesprochen wird, um dadurch sein Ansehen herabzusetzen).

Es ist noch nicht höchstrichterlich geklärt, ob es rechtens ist, dass ein Arzt – z.B. um die Ordnung eines Krankenhauses wiederherzustellen – den Behörden meldet, dass ein Patient, wie er entdeckt hat, drogenabhängig ist. Bisherige Entscheidungen deuten darauf hin, dass er dies nicht darf (vgl. KAUDER 1981). Eine Pflicht zur Durchbrechung des Berufsgeheimnisses ergibt sich nur aus der Anzeige- und Meldepflicht beim Entdecken der Planung besonders schwerer Verbrechen (Mord, Totschlag, Geiselnahme usw.: §§ 138, 139 StGB; → S. 589) oder bei Seuchen bzw. besonders gefährlicher Ansteckungsgefahr. Unter die Anzeigepflicht fallen also keine der Delikte gemäß BtMG. Derzeit ist AIDS weder namentlich noch anonym meldepflichtig.

Umstritten ist, ob und in welchem Ausmaß behandelnde Ärzte und Psychotherapeuten im Falle der Zurückstellung der Strafvollstreckung nach § 35 BtMG die Staatsanwaltschaft über den Therapieverlauf informieren können (dazu: KREUZER 1986; SCHNEIDER 1988). Es ist dringend zu empfehlen, sich auf die therapeutische Schweigepflicht zu berufen und lediglich darüber Auskunft zu geben, ob die Therapie überhaupt stattfindet oder nicht. Es liegt im Ermessen des Behandlers, zu beurteilen, ab welchem Zeitpunkt bzw. nach wieviel versäumten Terminen eine Therapie als abgebrochen erachtet werden muss.

Allerdings entfällt eine Verletzung der Verschwiegenheitspflicht, wenn der Arzt durch den Patienten von ihr entbunden worden ist. Dies kann auch durch schlüssiges Verhalten geschehen; insbesondere dann, wenn es dem Patienten um Leistungen der Sozialversicherung geht, der gegenüber der Arzt Auskunft bzw. Gutachten erstatten soll. Mit Ausnahme der genannten Einschränkungen ist die Schweigepflicht absolut. Insbesondere ergibt sich keine Einschränkung aus den besonderen Rollen von Ärzten in Anstalten, im Betrieb, in der Bundeswehr usw. (vgl. im Einzelnen ZIEGER 1981). Unterlaufen werden die Schweigepflicht der Ärzte und der Datenschutz der Patienten zunehmend durch Beschlagnahmeaktionen von Staatsanwaltschaften z.B. in Abtreibungs- oder BtM-Verfahren (→ S. 479). Auf den »Gelben Scheinen« dürfen keine Diagnosen vermerkt werden.

In der praktischen Handhabung des § 203 StGB durch die Justiz allerdings hapert es manchmal: »Wo kein Kläger, da auch kein Richter«, heißt es. Viele Patienten haben nicht die »Beschwerdemacht«, sich durch eine Strafanzeige gegen einen das Privatgeheimnis verletzenden Arzt zu wehren. Und die Staatsanwaltschaft hat viele Mittel und Wege, ein Strafverfahren einzustellen.

Im Übrigen ergeben sich die Pflichten des Arztes aus dem beruflichen Standesrecht, der Berufsordnung für Ärzte.

1.2   Strafrecht und Substitutionsbehandlung

Strafrechtlich begrenzt und reguliert wird die Substitutionsbehandlung mit BtM durch § 29 Abs. 1 Nr. 6 BtMG (»Missbräuchliche Verschreibungen, Verabreichungen und Verbrauchsüberlassungen«) i.V.m. § 13 Abs. 1 BtMG, durch § 29 Abs. 1 Nr. 14 i.V.m. § 11 Abs. 2 BtMG (Verstoß gegen Betäubungsmittel-Verschreibungsverordnung – BtMVV), sowie allgemein durch § 223 StGB (Körperverletzung).

Zur Vermeidung strafrechtlicher Risiken sollte der eine Methadonbehandlung beabsichtigende Praktiker folgende, anschließend ausführlich behandelte Prüfschritte durchgehen:

- Welches Ersatzmittel? Nach BtMVV einzig zulässig: Methadon, Levomethadon, Codeinzubereitungen.
- Allgemeine Begründetheit dieser Methode? (§ 13 Abs. 1 S. 1).
- Subsidiaritätsklausel: Zweckerreichung nicht auf andere Weise möglich? (§ 13 Abs. 1 S. 2).
- Sonstige besondere Maßgaben der BtMVV.
- Ärztliche Kunst- und Sorgfaltsregeln (§ 223 StGB).

1.2.1   Betäubungsmittelrechtliche Restriktionen der Substitutionsbehandlung

■ Wahl des Ersatzmittels

Der Arzt verstößt von vornherein gegen § 29 Abs. 1 Nr. 6, wenn er nicht verkehrs- bzw. verschreibungsfähige BtM verordnet oder verabreicht. Levomethadon, Methadon sowie Codein und für BtM-abhängige Personen zu verschreibende codeinhaltige Präparate sind wie diverse andere Opiate gemäß Anlage III auf speziellem BtM-Rezept verschreibungsfähig bzw. -pflichtig. Heroin ist gemäß Anlage I weiterhin tabu, könnte aber nach Vorbildern in der Schweiz und in Holland – im Wege einer Ausnahmegenehmigung des BGA nach § 3 Abs. 2 BtMG – wissenschaftlich-experimentell erprobt werden.

■ Allgemeine Begründetheit der Anwendung

Bei § 13 Abs. 1 Satz 1 handelt es sich eigentlich nur um eine Deklaration von Selbstverständlichem: Jede ärztliche Behandlung muss begründet sein, erst recht eine mit BtM z.B. für die Schmerzbehandlung oder für die Substitutionsbehandlung. Naturgemäß ist nicht jedes BtM für die Substitutionsbehandlung geeignet. Inzwischen sind aber (Levo-)Methadon und Codeinpräparate als Mittel der Wahl eingeführt (s. § 2a BtMVV, dazu → S. 529), sodass unabhängig von der klarstellenden Einfügung der Klausel »... einschließlich der ärztlichen Behandlung einer BtM-Abhängigkeit« (BtM-ÄndG vom 9.9.1992) keine besondere Begründung mehr notwendig ist.

Wegen vielfacher Missverständnisse ist kurz auf die Vorgeschichte dieser Klarstellung einzugehen, einen langen und paradoxen Streit: Ausgerechnet die BÄK hatte sich jahrelang – sekundiert von maßgeblichen BtMG-Kommentaren – eine »Richtlinienkompetenz« angemaßt und heftig darauf beharrt, jegliche »suchterhaltende« Behandlung der BtM-Abhängigkeit verstoße, außer in ganz eng umgrenzten Ausnahmen, gegen die Regeln ärztlicher Kunst und sei mithin sowohl nach §29 Abs. 1 Nr. 6 BtMG als auch nach §223 StGB strafbar. Dies war verfassungsrechtlich unhaltbar (BVerfGE 76, S. 171). Die Therapiefreiheit des Arztes ist durch das Grundgesetz gewährleistet (Art. 5): Er behandelt den einzelnen Patienten nach seinem ärztlichen Ermessen und im Rahmen dessen Einwilligung. Er muss allerdings dabei die konkreten indikationsbezogenen Regeln der ärztlichen Kunst sowie die allgemeinen ärztlichen Sorgfaltspflichten einhalten. Für die ärztlichen Kunstregeln ist der Stand der Wissenschaft maßgeblich, nicht ohne weiteres die deutsche »Schulmedizin«. Im Einzelfall kann gerade ein Abweichen von Letzterer im Rahmen der allgemeinen Sorgfaltspflicht angezeigt sein, um der besonderen Problematik des Falles gerecht zu werden. Andernfalls wären auch Fortschritte der Medizin durch vorsichtige Erprobung neuer Verfahren und eine Bezugnahme z.B. auf ausländische Erfahrungen und Regeln strafrechtlich ausgeschlossen (BÖLLINGER 1991a; AFFKE 1990). Außerdem müssen – entgegen der Meinung der BÄK – Aspekte der sozialen Mitbedingtheit und Folgen einer Krankheit und ihrer Behandlung, die sog. »soziale Indikation« (vgl. Abtreibung!) in die

Indikationsstellung einbezogen werden. Dies gilt in besonderem Maße im Bereich der Behandlung von Drogenabhängigen, die Objekte schwer dissozialisierender Kriminalisierung sind.

Der BGH hatte dies bereits 1979 (NJW 1979, S. 1943), zuletzt aber in seiner Entscheidung vom 17.5.1991 (BGHSt 37, S. 383) so gesehen: Die ambulante Substitutionsbehandlung wird nicht unter § 29 Abs. 1 Nr. 6 i.V.m. § 13 Abs. 1 S. 2 BtMG subsumiert. Lediglich die Maßstäbe der ärztlichen Sorgfalt bei der Substitutionsbehandlung von Drogenabhängigen werden präzisiert. Im Übrigen wird die soziale Indikation selbstverständlich anerkannt. Eine Strafbarkeit aus § 223 StGB kommt nur in Betracht, wenn der Arzt bei der Durchführung dieser an sich legalen Behandlungsmethode Kunstfehler begeht, z.B. gegen Sorgfaltspflichten verstößt.

■ Subsidiaritätsklausel (§ 13 Abs. 1 Satz 2)
Zur Vermeidung der Strafbarkeit nach § 29 Abs. 1 Nr. 6 i.V.m. § 13 Abs. 1 BtMG ist im Einzelfall besonders zu begründen, dass der beabsichtigte Zweck nicht auch auf andere Weise erreicht werden kann. Auch dies ist im Grunde nur als Deklaration der allgemeinen Kunst- und Sorgfaltsregel zu betrachten, dass die am wenigsten eingreifende Methode gewählt werden soll und eine Substanzabhängigkeit durch ärztliche Behandlung nicht ohne Not erzeugt oder aufrecht erhalten werden darf (§ 5 Abs. 1 Nr. 6 BtMG). Anerkanntes Ziel der Behandlung mit BtM ist aber nicht nur die langfristige Entwöhnung, sondern auch die kurzfristige Erreichbarkeit der Patienten für Kontaktaufnahme, körperliche Gesundungsmaßnahmen, Resozialisierung und dergleichen sowie mittelfristig die Ingangsetzung lang dauernder psycho- und sozialtherapeutischer Maßnahmen.

■ Maßgaben der BtMVV
Eine besondere straf- und berufsrechtliche Rolle bei der Substitutionsbehandlung spielt die BtMVV in der Fassung der 15. BtMÄndVO vom 29.6.2001 (aktueller Stand: http://www.bmgesundheit.de, http://www.dgds.de). Deren überkomplizierte und dadurch abschreckende Vorschriften über Höchstmengen (§ 2 Abs. 1), Indikationen (z.B. für Cocain, § 2 Abs. 3), Verschreibungszeiträume, Rezepte, Dokumentation usw. sind zu beachten. Vorsätzliche Verstöße dagegen werden nach § 16 BtMVV i.V.m. § 29 Abs. 1 Nr. 14 BtMG bestraft. Der vorsätzliche und grob fahrlässige Verstoss gegen Formvorschriften kann nach § 17 BtMVV i.V.M. § 32 Abs. 1 Nr. 6 BtMG als Ordnungswidrigkeit mit einem Bußgeld bis zu 1.500 € geahndet werden.

§ 5 BtMVV regelt die Substitutionsbehandlung mit an die AUB-Richtlinien bzw. SBO-Richtlinien (→ S. 578) angenäherten Restriktionen: Nach Abs. 1 dürfen Substitutionsmittel entweder nur für Opiatabhängige »mit dem Ziel der schrittweisen Wiederherstellung der Abstinenz einschließlich der Besserung und Stabilisierung des Gesundheitszustandes« (Nr. 1), für »den befristeten Austausch eines unerlaubt konsumierten Opiats durch ein Substitutionsmittel im Rahmen der Behandlung einer neben der BtM-Abhängigkeit bestehenden schweren Erkrankung« (Nr. 2) oder für »die Verringerung der Risiken einer Opiatabhängigkeit während einer Schwangerschaft und nach der Geburt« (Nr. 3) verschrieben werden.

Der Patient muss für die Substitution geeignet sein, und die Substitution muss im Rahmen eines darüber hinausgehenden Behandlungskonzeptes erfolgen, das »erforderliche begleitende psychiatrische, psychotherapeutische oder psychosoziale Behandlungs- und Betreuungsmaßnahmen mit einbezieht« (Abs. 2 Nr. 1 und 2). Der Arzt muss die Meldepflicht nach § 5a erfüllen (Nr. 3) und durch eigene Erhebungen ausschließen können, dass der Patient anderweitig Substitutionsmittel erhält, die begleitenden Behandlungsmaßnahmen dauerhaft nicht in Anspruch nimmt, »Beigebrauch« mit Stoffen praktiziert, »deren Konsum nach Art und Menge den Zweck der Substitution gefährdet« oder »das Substiutionsmittel nicht bestimmungsgemäß verwendet« (Nr. 4a–d).

Weitere Maßgaben: Nach Abs. 2 Nr. 5 muss der Patient einmal wöchentlich den behandelnden Arzt konsultieren. Nach Abs. 2 Nr. 6 muss der Arzt nach von den Ärztekammern festgelegten und dem allgemein anerkannten Stand der medizinischen Wissenschaft entsprechenden Richtlinien suchttherapeutisch qualifiziert sein. So er das nicht ist, darf er nach Abs. 3 für höchstens drei Patienten gleichzeitig ein Substitutionsmittel verschreiben, wenn er sich mit einem entsprechend qualifizierten Kollegen (»Konsiliarius«) regelmäßig abstimmt und dies dokumentiert. Nach Abs. 4 ist die Verschreibung über ein Substitutionsmittel mit dem Buchstaben »S« zu kennzeichnen. Zugelassen sind nur Zubereitungen und bestimmte Höchstmengen von Levomethadon, Methadon, Levacetylmethadol, Buprenorphin oder ein zur Substitution zugelassenes Arzneimittel oder in begründeten Ausnahmefällen Codein oder Dihydrocodein. Die verschriebene Arzneiform darf nicht zur Injektion bestimmt sein. Die BÄK kann diese Liste in den gemäß Abs. 11 zu erlassenden Richtlinien ändern.

Nach Abs. 5 darf der das Substitutionsmittel verschreibende Arzt die Einnahme nicht dem Patienten selbst überlassen. Nach Abs. 8 darf er dem Patienten aber ausnahmsweise eine Verschreibung für bis zu sieben Tagen aushändigen und ihm eigenverantwortliche Einnahme erlauben, wenn »der Verlauf der Behandlung dies zulässt und dadurch die Sicherheit und Kontrolle des Betäubungsmittelverkehrs nicht beeinträchtigt werden«. Unzulässig ist dies im Falle von die Einnahme des Substitutionsmittels gefährdendem Beigebrauch, wenn die Dosierung noch nicht stabil ist und der Patient missbräuchlich injiziert.

Die Verschreibung darf nur vom Arzt selbst, seinem ärztlichen Vertreter oder durch von ihm fachgerecht eingewiesenes, beauftragtes und kontrolliertes, in medizinischen, pharmazeutischen oder in staatlich anerkannten Einrichtungen der Suchtkrankenhilfe tätigen und dafür ausgebildeten Personal der Apotheke vorgelegt und dem Patienten verabreicht werden. Für Codein oder Dihydrocodein gilt nach Abs. 6 eine etwas lockerere Regelung. Bei Arztwechsel ist eine detaillierte Substitutionsbescheinigung gemäß Abs. 9 auszustellen. Sämtliche Handlungen sind nach Abs. 10 zu dokumentieren.

Nach § 5a führt das BfArM ein Substitutionsregister, um Mehrfachverschreibungen zu verhindern, die Erfüllung der diversen Anordnungen zu kontrollieren und eine Statistik zu führen. Dazu muss der Arzt alle relevanten Informationen auch durch Vergleich mit dem Personalausweis des Patienten überprüfen und in teilweise codierter Form an das BfArM melden, wo sie verschlüsselt werden, sodass sie »nur mit einem unverhältnismäßig großen Aufwand zurückgewonnen werden« können. Datenschutzrechtlich ist diese Regelung gleichwohl problematisch. In Abs. 4 ist das Verfahren im Falle einer Doppelregistrierung geregelt. Außerdem führt das BfArM ein Register der zur Substitutionsbehandlung zugelassenen Ärzte mit der Folge, dass nicht zugelassene ohne weiteres festgestellt werden können.

■ Substitutionsbehandlung und grenzüberschreitendener Reiseverkehr
In begründeten Ausnahmefällen kann der Arzt bei Auslandsaufenthalten des Patienten auch Verschreibungen für einen längeren Zeitraum aushändigen (spezielles Formular). Diese dürfen aber pro Jahr die für bis zu 30 Tage benötigte Substitutionsmittelmenge nicht überschreiten und sind dem Landesapotheker anzuzeigen. Gemäß § 15 BtM-Außenhandelsverordnung darf die entsprechende »angemessene Menge« im vereinfachten Verfahren ein- und ausgeführt werden. Es bedarf dafür einer »Bescheinigung über das Mitführen von BtM im Rahmen einer ärztlichen Behandlung – Art. 75 Schengener Durchführungsabkommen« (vgl. INTERNATIONALE KOORDINATIONS- UND INFORMATIONSSTELLE 2000; laufende Information, z.B. über unterschiedliche nationale Regelungen: http://www.indro-online.de; s.a. KÖRNER 2001, § 11 Rn. 6 f.). Zulässig sind dementsprechend auch in Deutschland unübliche Darreichungsformen, z.B. Methadon-Tabletten aus den Niederlanden.
Im Übrigen gelten die allgemeinen Regeln: BtM dürfen nur auf direkt vom BAfArM zu beziehendem dreiteiligem amtlichem Formblatt (BtM-Rezept) verschrieben werden. Die BtM-Rezepte sind nummeriert und ebenso wie die in der Praxis vorrätigen BtM gegen Entwendung zu sichern (Tresor), sind drei Jahre lang aufzubewahren und gegebenenfalls vorzuzeigen (§ 8). Auf dem BtM-Rezept müssen gemäß § 6 handschriftlich mit Tintenstift oder Kugelschreiber angegeben werden: Name/Adresse des Patienten; BtM-Name; Gebrauchsanweisung; Vermerk »Menge ärztlich begründet«; Name/Adresse des verschreibenden Arztes. Der Arzt muss über Verbleib und Bestand der BtM fortlaufend und fälschungssicher genauen Nachweis führen, und zwar auf speziellen Karteikarten in amtlicher Form (§ 9). Nach § 9 Abs. 2 Nr. 2 BtMG kann das BAfArM für die Betäubungsmittelrezeptvergabe Auflagen erteilen. Bei Formfehlern droht zwar ein Bußgeld (§ 17 BtMVV i.V.m. § 32 Abs. 1 BtMG). Jedoch muss dem Arzt vorsätzliches oder grob fahrlässiges Verhalten vorgeworfen werden können, was nicht möglich ist, wenn er sich z.B. aus Flüchtigkeit gar keine Gedanken über den Vorgang gemacht hat.

■ Kritik der BtMVV
Insgesamt führen die Regelungen der BtMVV für die Ärzte zu einem kaum erträglichen Aufwand an Kontrolle und Bürokratie. Dadurch wird destruktiv in die Arzt-Patient-Beziehung eingegriffen, welche einen sehr wesentlichen Fak-

tor für Heilung und Rehabilitation darstellt. Man könnte interpretieren, dass durch solche Maßgaben Angebot und Durchführung von Substitutionstherapie überhaupt erschwert werden sollen. Im Einzelnen weist die Regelung eine Reihe von Problemen und Widersprüchen auf, welche Klienten und Ärzten zum Teil pragmatische Umgehungsstrategien und damit ein unvermeidliches Risiko aufbürden. So dürfen Ärzte das Substitutionsmittel dem Patienten zwar zum unmittelbaren Verbrauch aushändigen, nicht aber mit nach Hause geben. Das ergibt sich auch aus § 43 Arzneimittelgesetz, wonach Arzneimittel eben nur in Apotheken abgegeben werden dürfen. Üblicherweise stellen Ärzte ein Montatsrezept aus und werden entsprechend von einem Apotheker beliefert, um das Mittel verabreichen zu können. Verschreibt ein Arzt nun, wie nach Abs. 8 erlaubt, eine Take-Home-Dosis für mehrere Tage, müsste er den entsprechenden Teil der Monatsration eigentlich an den Apotheker zurückgeben, damit dieser es ordnungsgemäß dem Patienten aushändigt. In der Praxis händigen die Ärzte das Substitutionsmittel im Falle der Take-Home-Verschreibung deshalb in aller Regel gleich selbst aus, setzen sich dabei aber rein theoretisch einem Risiko der Strafverfolgung nach § 95 AMG aus. Im unwahrscheinlichen Ernstfall könnte die Verteidigung zum einen damit argumentieren, dass der Arzt ja dann formal betrachtet als bevollmächtigter Beauftragter des Apothekers fungiert. Zum anderen würde die strafrechtlich sog. »Unzumutbarkeit normgerechten Verhaltens« angesichts der unzulänglichen BtMVV-Regelung sicher zur Einstellung des Verfahrens führen. Zu den sozialrechtlichen Problemen im Übrigen gleich anschließend.

Es besteht juristisch und sachlich ein unerträglicher Widerstreit zwischen dieser restriktiven untergesetzlichen Regelung und dem allgemeinen der verfassungsrechtlich garantierten Therapiefreiheit des Arztes und des Patienten durchaus Rechnung tragenden Arztrecht. Die unmittelbar aus Grundgesetz und Gesetz abgeleiteten Kunstregel-Kriterien der Rechtsprechung müssen eigentlich ein größeres rechtliches Gewicht haben als die weitergehenden Einschränkungen der BtMVV, welche als Regierungsverordnung keinen Gesetzesrang hat. Die Ärztin ist aufgrund gesetzlichen Berufsrechts verpflichtet, über Diagnose, Indikation und Behandlung höchstpersönlich zu entscheiden und sich dabei nicht durch schematische, dem Einzelfall möglicherweise nicht gerecht werdende Indikationenkataloge und therapeutische Vorentscheidungen des Verordnungsgebers, der berufsständischen Korporation, der kassenärztlichen Vereinigungen oder gar der Versicherer lenken oder beschränken zu lassen. Aufgrund ihrer individuellen Erfahrung und Kompetenz und der besonderen, nur ihr zugänglichen Sichtweise des Einzelfalles und der einzigartigen Arzt-Patient-Beziehung kann nur die Ärztin höchstpersönlich entscheiden. Die BtMVV schränkt die grundgesetzlich gewährleistete Therapiefreiheit von Ärztin und Patientin im Interesse eines gesellschaftlichen Ordnungsdenkens und der herrschenden Drogenmoral über die Maßen ein.

Im Sinne einer gedeihlichen, nur aufgrund eigener Kompetenz adäquat und im Rahmen der Kunstregeln und Sorgfaltspflichten zu gestaltenden und für

den Therapieerfolg sehr bedeutsamen Arzt-Patient-Beziehung ist es unzumutbar, dass der Arzt zum freiheitsbeschränkenden oder gar strafenden
Kontrolleur des Patienten wird. Im Hinblick auf die Therapiefreiheit muss es
dem Behandler im Einzelfall vorbehalten bleiben, mit guten Gründen – die
entsprechend zu dokumentieren sind – von den Vorgaben der BtMVV abzu-
weichen. Ohnehin eröffnen die Rechtsbegriffe der Vorschriften erhebliche
Auslegungsspielräume, welche verfassungskonform auszulegen sind. So
muss der Patient zwar immer wieder auf seine Mitwirkungspflichten hingewiesen werden. Von der Ärztin kann aber nicht verlangt werden, die Substitution abzubrechen, wenn die Patientin dem nicht entspricht. Erst recht hat
die Nichteinhaltung der Patientenpflichten keine strafrechtlichen Konsequenzen für die Beteiligten, solange die Ärztin die Patientin immer wieder auf ihre
Pflichten hinweist. Hinsichtlich des seitens der Behörden zumeist übermäßig
dramatisierten Beigebrauchs ist z.B. zu differenzieren: Alkoholkonsum mag
der Substiutitonsbehandlung abträglich sein, kann aber mit Zwangsmitteln
nicht kontrolliert werden. Cannabiskonsum ist – insbesondere nach neuesten
Erkenntnissen über den medizinischen Nutzen – nicht geeignet, den Zweck
der Substitution zu gefährden. Und: Beigebrauch nimmt, das zeigt die empirische Forschung, mit der Dauer der Behandlung deutlich ab.

ÄrztInnen sollten sich nicht sklavisch und ohne Not untergesetzlichen Normierungen unterwerfen, durch die sie immer mehr zu Kontrolleuren statt zu
Behandlern gemacht werden. Es gilt insofern, die Therapiefreiheit offensiv
gegen Juristen und gewisse Standesvertreter zu verteidigen – notfalls auch
vor Gericht und jedenfalls nach rechtsanwaltlicher Beratung.

1.2.2   Strafrechtlich bewehrte Kunst- und Sorgfaltsregeln der Substitutionsbehandlung

Strafbar sein kann jeglicher ärztlicher »Heileingriff«, also die Verschreibung, Verabreichung und Verbrauchsüberlassung sowohl von BtM wie
von normalen Arzneimitteln, als Körperverletzung (§ 223 StGB) trotz Aufklärung und Einwilligung des Patienten dann, wenn sie nicht nach den wissenschaftlich anerkannten Standards und Regeln der Heilkunde indiziert ist. Die
bereits erwähnte BGH-Rechtsprechung hat für die Substitutionsbehandlung
mit Methadon folgende Kunst- und Sorgfaltsregeln herausgearbeitet:

■ Sorgfältige ärztliche Untersuchung und sichere Diagnose sowie Dokumentation der Untersuchungsergebnisse in der Krankengeschichte vor der Verschreibung. Das Ausstellen von Gefälligkeitsrezepten, auch unter Druck oder
Drohung, kann zudem nach § 29 Abs. 1 Nr. 6 strafbar sein.
■ Aufklärung des Patienten über Diagnose, Therapie und etwaige Risiken
und Nebenwirkungen. Vergewisserung, dass der Patient die Aufklärung verstehen kann und verstanden hat.

■ Zieldefinition einer Heilbehandlung, d.h. Besserung, aber auch Linderung sowie Sicherung der weiteren Behandlung und Patientenmitarbeit (Compliance) durch Verbesserung der sozialen Situation. Streitig ist unter diesem Aspekt die reine Erhaltungssubstitution. Es empfiehlt sich, ebenso wie bei einer Überbrückungsbehandlung mit dem Offenhalten weiterer Diagnostik und Behandlung unter der Endperspektive Entwöhnung zu argumentieren. Im fachlichen Ermessen des Arztes steht, ob sich die Indikation auf »Suchtkrankheit« oder eine zugrunde liegende psychische Krankheit bezieht.

■ Im Bewusstsein der Missbrauchsgefahr muss der Arzt die bestimmungsmäßige Mitteleinnahme selbst oder durch zuverlässige Hilfspersonen kontrollieren und Täuschungen durch abhängige Patienten entgegenwirken. Methadon ist oral einzunehmen, unkontrollierter Beigebrauch muss vermieden werden. Hier gelten aber allgemeine Sorgfaltsmaßstäbe in dem Sinne, dass nur das Menschenmögliche vom Arzt erwartet werden kann: Er muss nach eindringlicher Aufklärung und Besprechung mit dem Patienten und sorgfältiger Überlegung, ob der Patient hinreichend vertrauenswürdig ist, entscheiden. In Betracht kommen auch Urinkontrollen. Unvermeidlich ist es, wie auch sonst in der ärztlichen Behandlung, dass sich Patienten entgegen der ärztlichen Anordnung verhalten. Wenn die Sorgfaltsmaßregeln beachtet wurden, kann es zu einer Strafbarkeit wegen (fahrlässiger) Körperverletzung oder gar Tötung nicht kommen.

■ Der behandelnde Arzt muss in der Entzugsbehandlung erfahren sein und sich durch die entsprechenden Medien kundig gemacht haben. Das bedeutet aus rechtlicher Sicht nicht, dass er sich spezieller Fortbildung unterzogen haben muss, auch wenn die BtMVV das neuerdings vorschreibt und sich das aus fachlicher Sicht dringend empfiehlt. Im Einzelfall muss es genügen, dass sich z.B. ein Allgemeinpraktiker konsiliarisch bei einem erfahrenen Kollegen über die Besonderheiten der Behandlung informiert.

■ Die Behandlung darf sich nicht auf die Verschreibung von Medikamenten beschränken, sondern soll Bestandteil einer ganzheitlichen Therapie sein. Das kann im Einzelfall bedeuten, dass sich der substituierende Arzt um eine psychotherapeutische und/oder sozialpädagogische Begleitung seiner Behandlung bemüht. Regelmäßige Gespräche können aber auch ausreichen.

Weitere Sicherheits- oder Kontrollmaßnahmen werden vom BGH ausdrücklich nicht verlangt.

Diese Rechtsansicht widerstreitet natürlich der Tatsache, dass Verstöße gegen die Verordnung nach § 16 BtMVV i.V.m. § 29 Abs. 1 Nr. 14 BtMG strafbar sind. Angesichts der Tatsache, dass es sich dabei um relativ unbestimmte sog. »Blankettstrafgesetze« handelt, kann jedoch darauf vertraut werden, dass letztlich die genannten Sorgfaltskriterien des BGH entscheidend sind.

Wenn der Arzt die Voraussetzungen seiner Indikationsstellung unwissentlich verkennt, befindet er sich in einem Tatbestandsirrtum und ist nicht strafbar.

Als unterlassene Hilfeleistung (§ 323c StGB) oder gar Körperverletzung durch Unterlassen (§§ 223, 13 StGB) strafbar sein kann, wenn dies eine Sorgfaltspflichtverletzung darstellt, auch die Verweigerung der Substitution.

1.3   Sozialrechtliche Maßgaben der Substitutionsbehandlung

Zwar ist der Arzt berufsrechtlich und strafrechtlich durch das Recht der gesetzlichen Krankenversicherung (SGB V von 1988) in seinem Handeln nicht direkt gebunden. Da 90% der Bürger jedoch gesetzlich krankenversichert sind und kraft des »Leistungsprinzips« die Kassen direkt mit den Ärzten abrechnen, steuert das Sozialrecht ärztliches Handeln faktisch sehr stark. Lange Zeit wurden niedergelassene Ärzte für »eigenmächtige« Methadonbehandlung dadurch »bestraft«, dass sie die Behandlung nicht mit den gesetzlichen Krankenkassen abrechnen konnten oder gar Rückzahlungsforderungen wegen »unwirtschaftlicher Behandlung« ausgesetzt wurden (Regress).

■ AUB- bzw. SBO-Richtlinien

Zwar ist die Ärztin berufs-, zivil- und strafrechtlich durch das Recht der gesetzlichen Krankenversicherung (SGB V von 1988) in ihrem Handeln nicht direkt gebunden. 90% der Bürger sind jedoch gesetzlich krankenversichert und auch die Krankenhilfe im Rahmen der Sozialhilfe wird nach dem Recht der gesetzlichen Krankenversicherung abgewickelt. Kraft des »Sachleistungsprinzips« rechnen die Kassenärztlichen Vereinigungen direkt mit den ÄrztInnen ab. Im Bundesausschuss der Krankenkassen und Kassenärztlichen Bundesvereinigung werden nach §§ 72, 97 SGB V die Prinzipien und Richtlinien vereinbart, von deren Einhaltung die Kassen die Kostenübernahme abhängig machen. Dadurch wird ärztliches Verhalten vom Sozialrecht rein faktisch sehr stark gesteuert, denn kaum eine Ärztin kann es sich leisten, auf KassenpatientInnen zu verzichten.

Voraussetzung für die Kostenübernahme von Substitutionsbehandlung durch die gesetzlichen Krankenversicherungen (GKV) ist seit 1999 die Einhaltung der »Richtlinien zur substitutionsgestützten Behandlung Opiatabhängiger« (SBO-RL). Bis dahin galten die erstmals am 4.12.1990 vom Bundesausschuss beschlossenen und mehrfach revidierten »Neuen Untersuchungs- und Behandlungsrichtlinien zur substitutionsgestützten Behandlung Opiatabhängiger« (NUB-RL). Die jetzt gültigen SBO-RL sind als Nr. 1 in »Anlage A: Anerkannte Untersuchungs- oder Behandlungsmethoden« (AUB-RL) zu den »Richtlinien des Bundesausschusses der Ärzte und Krankenkassen über die Einführung neuer Untersuchungs- und Behandlungsmethoden und über die Überprüfung erbrachter vertragsärztlicher Leistungen gemäß § 135 Abs. 1 i.V.m. § 92 Abs. 1 Satz 2 Nr. 5 SGB V« in der Fassung vom 1.10.1997 (BAnz 15 232), zuletzt geändert am 24. April 1998 (BAnz 10 507), aufgenommen worden (Texte und Info: http://www.indro-online.de/indexmethadon.htm).

■ Verfahren für die Einleitung und Durchführung der Substitutionstherapie

Nach § 2 Abs. 2 SBO-RL ist die Substitution im Rahmen der Leistungspflicht der gesetzlichen Krankenkassen generell nur dann zulässig, wenn sie durch die substitutionsberechtigte Vertragsärztin bei der zuständigen Kassenärztlichen Vereinigung beantragt wurde und ein zustimmendes Votum der Beratungskommission der KV (§ 9) bzw. die Genehmigung der KV nach § 5 Abs. 2 vorliegt. Dies ist eine Verschärfung gegenüber den früher gültigen NUB, wo eine Reihe von Indikationsstellungen von der Zustimmungspflicht ausgenommen waren. Dementsprechend müssen die Kassenärztlichen Vereinigungen fachkundige Kommissionen einrichten sowohl zur Beratung bei der Erteilung von Genehmigungen für Substitutionsbehandlungen als auch für die Bewilligung von Substitutionsbehandlungen aufgrund jeweiliger Überprüfung der Indikationsstellung zur Substitution im Einzelfall.

Die Durchführung und Abrechnung der Substitution im Rahmen der vertrags-ärztlichen Versorgung setzt gemäß § 10 Abs. 1 SBO-RL zunächst eine allgemeine Genehmigung der Kassenärztlichen Vereinigung für den – sozialrechtlich als Leistungserbringer bzw. Vertragsarzt bezeichneten – Arzt voraus. Die dafür erforderliche fachliche Befähigung gilt als nachgewiesen durch Vorlage eines Zeugnisses über den Erwerb der Fachkunde »Suchtmedizinische Grundversorgung« (Beschluss der BÄK vom 11.9.1998, § 11 RL-SBO).

Nach § 5 Abs. 1 ist die Substitution ist in jedem Einzelfall unverzüglich durch die zur Substitution berechtigte Vertragsärztin bei der für sie zuständigen Kassenärztlichen Vereinigung zu beantragen. Dem Antrag sind die in § 9 Abs. 3 und 4 genannten Unterlagen für die Beratungskommission der KV beizufügen: eine ärztliche Begründung und die zustimmenden sowie andere gleichzeitige Substitutionsbehandlungen ausschließenden Erklärung des Patienten. Die Substitution darf erst beginnen, wenn die zuständige Kassenärztliche Vereinigung der behandelnden Ärztin die Bewilligung erteilt hat.

In Notfällen, die aus medizinischen Gründen den sofortigen Beginn der Substitutionsbehandlung notwendig machen, kann der substitutionsberechtigte Vertragsarzt nach § 5 Abs. 3 die erforderlichen Maßnahmen auch dann durchführen, wenn die Bewilligung nach Abs. 2 noch nicht erteilt worden ist. In diesen Fällen muss die Bewilligung am Tag der ersten Substitution im Wege eines Eilantrages bei der KV unter Beifügung der üblichen Unterlagen (§ 9 Abs. 3 und 4) beantragt werden. Problematisch ist hierbei, dass der Arzt auf den Kosten sitzen bleibt, falls der Antrag später abgelehnt wird. Da die Substitutionskommissionen zum Teil mit monatelanger Verzögerung entscheiden, da sie nach § 9 Abs. 2 der Krankenkasse und dem Versicherten Gelegenheit zur Stellungnahme geben müssen, sind diese Kosten so hoch, dass kaum ein Arzt dieses Risiko eingehen kann. Hinzu kommt, dass Ärzte, die aufgrund ihrer räumlichen Entferung zur KV keinen Boten schicken können, auf den Postweg angewiesen sind, weil sich z.B. die KV Hessen aus angeblichen datenschutzrechtlichen Gründen weigert, Anträge per Fax anzunehmen. Sie können die »notfallmäßige« Behandlung also je nach Postweg erst ein oder mehrere Tage später beginnen.

Wird die Substitution befristet bewilligt – in der Regel geschieht das für ein Jahr – so ist nach § 5 Abs. 4 SOB-RL eine Verlängerung nur nach einem völlig neuen Verfahren möglich. Nach § 6 sind nur die in der BtMVV aufgelisteten Substitutionsmittel zugelassen. Die Einleitung und Durchführung müssen

ebenso dokumentiert werden wie die Stelle, an der die begleitende psychosoziale Betreuung durchgeführt wird (§ 7 Abs. 1). Hieraus ist im Zusammenhang mit § 8 Nr. 4 – Beendigung bei »dauerhafter Nicht-Teilnahme des Substituierten an begleitenden Therapie-Maßnahmen« – zu entnehmen, dass die
psychosoziale Betreuung verpflichtend sein soll. Diese Regelung verstößt sowohl gegen das Grundrecht der Therapiefreiheit sowohl der Patientin wie
der Ärztin als auch gegen Gleichbehandlungsgrundsätze und das Verhältnismäßigkeitsprinzip. Eine separate psychosoziale Maßnahme ist keineswegs
immer notwendig, insbesondere muss sie nicht durch eine Drogenberatungsstelle durchgeführt werden. Z.B. kann eine die Substitutionsbehandlung
durchführende Psychiaterin den Patienten auch soziotherapeutisch betreuen
oder es kann eine reguläre Psychotherapie nach den Psychotherapierichtlini-
en der KV angezeigt sein. Unzumutbar und sozialrechtlich unzulässig ist es
im Übrigen, die Genehmigung einer medizinisch notwendigen Substitutionsbehandlung davon abhängig zu machen, dass der Patient sich einer von der
Krankenkasse meist nicht bezahlten Maßnahme unterzieht. Entgegen der
Präambel müssen also die Krankenkassen grundsätzlich für jede notwendige
psychosoziale Betreuung i.S. dieser Richtlinie aufkommen – was sozialge-
richtlich festzustellen wäre. Eklatant wird die Widersprüchlichkeit im System, wenn z.B. der Medizinische Dienst der Krankenkassen die Kostenübernahme für eine Psychotherapie mit dem Argument ablehnt, Sucht sei keine
Indikation nach den Psychotherapierichtlinien.

Beginn und Beendigung einer Substitution hat der Arzt unverzüglich der zuständigen Kassenärztlichen Vereinigung und der leistungspflichtigen Krankenkasse anzuzeigen. Dadurch soll Mehrfachsubstitution verhindert werden.
Hinter dieser Regelung steckt wohl das Misstrauen, der Patient könnte das
Medikament heimlich (im Mund?) aus der Praxis schmuggeln und auf dem
Schwarzmarkt verkaufen. Praktisch kommt dies nicht vor. Bedenklich ist vielmehr, dass der Arzt nich feststellen kann, ob ein von ihm substituierter Patient sich zugleich von anderen Ärzten Methadon auf Privatrezept verschreiben lässt. Dies könnte mit ein Grund sein für den Methadonschwarzmarkt
und die Zunahme von Methadontoten. Hier ist das BMG gefordert, geeignete
Kontrollmechanismen zu entwickeln.
Nach § 7 Abs. 4 hat die substituierende Ärztin »regelmäßig die Fortschritte
des Patienten hinsichtlich der Ziele der medizinischen Maßnahmen« zu überprüfen und in Zusammenarbeit mit dem Patienten die geeigneten Entscheidungen zu fällen, z.B. ausschleichende Dosierung oder Beendigung im Falle
des Beigebrauchs. Nach § 8 muss die Substitution beendet werden bei Mehrfachsubstitution, nicht bestimmungsgemäßer Verwendung, ausgeweitetem
oder verfestigtem Beigebrauch und – wie erwähnt – Nichteinhaltung der psychosozialen Begleitung.
Nach § 10 Abs. 4 ist die Anzahl der vertragsärztlich durchzuführenden Substitutionsbehandlungen auf 20 begrenzt, der Genehmigungsumfang kann
aber »zur Sicherstellung der Versorgung« erweitert werden. Diese Kontin-

gentierung ist restriktiver als früher, wahrscheinlich um bei überschie-
ßendem Bedarf die Kosten niedrig zu halten. Vorwand dafür ist die Qualitätssicherung. Einmalig in der Medizin ist die Behaupung, dass die Spezialisierung, die sonst zu Recht als qualitätsfördernd angesehen wird, im Falle der
Methadonsubstitution die Qualität der Behandlung bedroht. Dahinter steht
die Befürchtung, dass »Dealer in Weiß« hunderten von Patienten ohne jede
Kontrolle Methadon verschreiben könnten. Statt jedoch wirksame und durchaus praktikable Kontrollen durchzuführen, wird Ärzten die Spezialiserung
und Erfahrungsoptimierung praktisch unmöglich gemacht. Außerdem ist für
Ärzte unattraktiv, sich dem aufwendigen Erwerb der »Fachkunde suchtmedizinische Grundversorgung« (§ 11 Abs. 2) zu unterziehen, wenn es nur darum
geht, einige wenige Patienten behandeln zu dürfen. Schließlich lohnt es sich
ökonomisch auch nicht, wegen einiger weniger Substituierter den Verlust vieler »normaler« Patienten in Kauf zu nehmen, die angesichts von Methadonpatienten oftmals abwandern. Die Kontingentierung hat jedenfalls den offensichtlich erwünschten Effekt, die Kosten zu drosseln.

■ Inhaltliche Voraussetzungen für die Bewilligung der Substitutionstherapie
durch die KV
Nach § 3 SBO-RL kann die Substitution »Bestandteil eines Therapiekonzeptes
zur ärztlichen Behandlung der Opiatabhängigkeit mit dem Ziel der Betäubungsmittelabstinenz« sein, wenn »drogenfreie Therapie nicht durchführbar« ist (§ 13 BtMG) und bestimmte Indikationen gegeben sind. Unbefristet
substituiert werden können Opiatabhängige mit malignen Tumoren, HIV-Infektion und chronischer Hepatitis (B und C). Bis zu zwölf Monaten befristet
substituiert werden kann bei rezidivierenden Abszesserkrankungen, (Bron-
cho-)Pneumonien, Tuberkulose und »vergleichbar schweren behandlungsbedürftigen Suchtbegleit- oder Suchtfolgeerkrankungen (auch psychiatrischen
Erkrankungen)«, ferner in der Schwangerschaft und bis zu sechs Monaten
nach der Geburt. Bis zu sechs Monaten befristet kann substituiert werden
zwecks Herstellung einer stationären Behandlungsfähigkeit, Überbrückung
bei zugesagtem Therapieplatz zur Entgiftung und Entwöhnung.

Diese Voraussetzungen sind verfassungsrechtlich bedenklich: Wenn nämlich
die Behandlung der Sucht »Krankenbehandlung im Sinne des § 27 SGB V« ist
(Präambel), und wenn die Substitution »Bestandteil eines Therapiekonzepts
zur ärztlichen Behandlung der Opiatabhängigkeit« sein kann (§ 3 Satz 1), so
folgt daraus, dass in Fällen, in denen dies zutrifft, eine Indikation für die Behandlung über die Sucht hinaus nicht erforderlich ist. Im Übrigen sind Befris-
tungen bei der Substitutionsbehandlung grundsätzlich sachfremd. Sucht bedarf bekanntlich vieler Jahre zur Ausheilung oder bis zum Erreichen einer
stabilen Abstinenz. Die Befristung orientiert sich jedoch offenbar an den angegebenen Indikationen, d.h. am Zeitbedarf der Ausheilung der zugrunde liegenden Erkrankungen. Da die Indikationen selbst sachlich nicht begründet
sind (siehe oben), sind es auch die Fristen nicht.

Immerhin ist nach § 3a SOB-RL eine Substitutionsbehandlung über die in § 3 geregelten Indikationen hinaus auch dann zulässig, wenn eine drogenfreie Therapie aus medizinischen Gründen nicht durchgeführt werden kann und

»Aussichten bestehen, dass
a) durch die Behandlung eine Stabilisierung und Besserung des Gesundheitszustandes sowie
b) durch allmähliches Herunterdosieren schrittweise eine Drogenfreiheit erreicht werden kann.«

In diesen Fällen gilt eine Frist von zwölf Monaten. Allerdings kommt es entscheidend auf die Auslegung des Begriffs »medizinische Gründe« an. Nicht akzeptabel wäre es, medizinische Komplikationen im Entzug zu verlangen. Das kommt so gut wie nie vor. Da die Sucht selbst – wie oben ausgeführt – nach den Formulierungen dieser Richtlinie bereits eine hinreichende Indikation zur Substitutionsbehandlung darstellt, bedarf es eigentlich keiner weiteren Gründe zu ihrer Rechtfertigung. Typischerweise ist die Situation die, dass weder die Patientin sich selbst noch die Ärztin ihr zutraut, eine Entgiftung durchzustehen und anschließend abstinent zu bleiben. Dies ist natürlich eine Folge der Sucht und somit im Prinzip ein medizinischer Grund. Zu fordern ist eine weite Auslegung, welche beispielsweise auch psychische Probleme einschließt, welche aus der entzugsbedingten Destabilisierung resultieren können.

Nach § 4 kann eine Substitution im auf zwei Jahre normierten Anfangsstadium der Opiatabhängigkeit oder mangels Vorbehandlung eines schwerwiegenden Beigebrauchs von Alkohol, Beruhigungsmitteln und Ähnlichem nicht durchgeführt werden. Diese Regelung erscheint zu schematisch und greift in die verfassungsrechtlich gewährleistete aktive und passive Therapiefreiheit ein. Erschwerend kommt hinzu, dass Ärzte nach den seit 1999 gültigen Bewertungsmaßstäben für ärztliche Leistungen (Ziffern 202, 203 und 204 EBM) und den entsprechenden Budgetierungsvorgaben kaum noch Einkommen erzielen können, wenn sie sich absolut an die Vorschriften halten (nähere Infos: Homepage der Deutschen Gesellschaft für Suchtmedizin http://www.dgds.de).

■ Fazit: Die SBO-Richtlinien müssen verändert werden
Die SBO-Richtlinien gewährleisten durch sehr restriktive Vorschriften sowie durch verschiedene Dokumentations-, Anzeige- und Überwachungsvorschriften eine penible Kontrolle eines bestimmten Personenkreises, ja eines Lebensstiles. Sie schränkt die verfassungsrechtlich gewährleistete aktive und passive Therapiefreiheit von Ärztin und Patientin unverhältnismäßig ein und geht ohne Not über das Normalmaß der jeder Krankenbehandlung innewohnenden Freiheitsbeschränkungen weit hinaus. Die oben dargestellte verfassungsgemäße arzt- und strafrechtliche Rechtsstellung wird von der ärztlichen Standesorganisation und den Krankenkassen vermittels der SBO-RL konterkariert. Einen rechtlich unhaltbaren Wertungswiderspruch und eine verfassungswid-

rige Einschränkung stellt schon die Präambel dar, derzufolge »Drogensucht« keine Indikation zur »Drogensubstitution im Sinne einer Krankenbehandlung« sei. Der SBO-Indikationenkatalog ist wesentlich enger als der strafrechtliche, insbesondere fehlt die sozialmedizinische Indikation. Auch kriminalisierungs-bedingte Dissozialität kann Traumaqualität haben und eine schwere und be-handlungsbedürftige psychische Störung bedingen. Die Beratungskommission spielt bei der Überprüfung im Verhältnis zur Ärztin, welche Diagnose und In-dikation stellt, die Rolle eines Gutachters, der den ärztlichen Bericht auf seine innere Schlüssigkeit hin überprüft. Dafür sind die Mitglieder der Kommission aber zumeist nicht kompetent. Soweit sie de facto Entscheidungsbefugnis über die Indikation hat, wird auch dadurch die ärztliche Therapiefrei-heit damit in verfassungs- und gesetzeswidriger Weise eingeschränkt. Wenn sie den Antrag ablehnen und insofern ihre Diagnose und Indikation an die Stelle derjenigen der behandelnden Ärztin setzen, laufen die Kommissionsmitglieder genau ge-nommen Gefahr, sich multipler Kunstfehler schuldig zu machen und zivil- und strafrechtlich haften zu müssen. Selbst wenn die Kommission die innere Schlüssigkeit des Arztberichts in Zweifel zieht, dürfte sie allenfalls auf einer nur vorläufigen Genehmigung und nochmaligen späteren Beurteilung beste-hen – keinesfalls aber die Behandlung ablehnen.

Mehrere Sozialgerichte und sogar das Bundessozialgericht hatten entschie-den, dass die früheren NUB-Richtlinien die Grenzen der gesetzlichen Ermäch-tigung in § 135 SGB V überschreiten und deshalb rechtswidrig seien (BSGE 52, S. 70 ff.). Es hatte sich nämlich zunächst die Meinung durchge-setzt, dass es sich dabei um nicht demokratisch legitimierte Regelwerke auto-nomer Körperschaften handelt, welche nicht den Verbindlichkeitsgrad einer Verordnung haben, der ja der Bundesrat zustimmen müsste. Die individuelle Therapiefreiheit und die Pflicht zur Einzelfallbetrachtung gebieten nach die-ser Auffassung, dass eine Ärztin strafrechtlich nicht zu belangen ist und sozi-alrechtlich die Erstattung ihres Aufwandes beanspruchen kann, wenn sie zwar die Richtlinien überschreitet, sich aber ansonsten an die allgemeinen Sorgfaltspflichten hält. Das Bundessozialgericht (BSG) hat aber 1996 ent-schieden, dass die Richtlinien für die einzelne Vertragsärztin verbindlich sind, weil ihnen im Verhältnis zu diesen normative Wirkung zukommt. Eine Klar-stellung durch das Bundesverfassungsgericht hinsichtlich der grundgesetzlich gewährleisteten Therapiefreiheit der ÄrztInnen steht aus.

Zwar ist, wie aus dem Bundesgesundheitsministerium verlautet, offenbar schon wieder eine Überarbeitung der SBO-RL im Gange. Dass diese der hier vorgebrachten Kritik Rechnung tragen wird, ist allerdings zu bezweifeln. So-lange die jetzt gültigen SOB-RL Bestand haben, bleibt den substituierenden Ärzten nichts anderes übrig, als sich von Rechtskundigen gut beraten zu las-sen und die jeder Norm innewohnenden Spielräume maximal auszuschöpfen. Das dürfte insofern kein großes Problem sein, als z.B. die Opiatabhängigkeit gerade in den Fällen langjähriger Kriminalisierung und Dissozialität zumeist Symptom für tiefer liegende, individuell und gesellschaftlich bedingte psychi-sche Störungen sind, welche allemal das Kriterium des § 3 Abs. 2 Nr. 4 SOB-

RL erfüllen: »Schwere behandlungsbedürftigen Suchtbegleit- oder Suchtfol- geerkrankungen (auch psychiatrische Erkrankungen).« Begleitende Psycho- therapie sollte immer nach den Maßgaben der Psychotherapierichtlinien be- antragt werden, also nicht ausschließlich oder primär mit Opiatabhängigkeit, sondern mit zugrunde liegenden Störungen und anderen Symptomatiken ne- ben der Abhängigkeit.

Hilfreich und essentiell sind allemal Kontakt und Kommunikation, der Zusam- menschluss und der fachliche Austausch in Qualitätszirkeln sowie bei notwen- digen Fortbildungsveranstaltungen. Gemeinsam kann auch versucht werden, informelle Verständigungsprozesse mit den KV-Administrationen herzustellen, um am runden Tisch pragmatisch einverständliche Lösungen auszuhandeln.

1.4 Zivilrechtlicher Aspekt

Wegen der teilweise besonders problematischen, weil dissozialisier- ten Klientel sind dem niedergelassenen Arzt im Übrigen aus straf-, sozial- und zivilrechtlicher Sicht besondere Vorsorge- und Vorsichtsmaßregeln zu empfehlen; insbesondere »Behandlungsvereinbarungen« mit den Patienten und Praxisordnungen. In allen drei Rechtsbereichen können Konflikte und Rechtsstreitigkeiten (z.B. Schadensersatz- und Schmerzensgeldforderungen) entstehen, in denen solche Beweisgrundlagen wichtig sind.

2 Die rechtliche Situation von Apothekern

Apotheker sind durch § 4 Abs. 1 BtMG nur im Rahmen des Apothe- kenbetriebs insbesondere bei Herstellung, Erwerb, Abgabe von BtM der An- lagen II und III aufgrund von ärztlichen Rezepten von der Erlaubnispflicht befreit. Zudem dürfen auch nicht verkehrsfähige BtM (Anlage) von Apothe- kern zur Untersuchung oder zur Vernichtung von BtM entgegengenommen werden (→ S. 595). Durch jeglichen Umgang mit BtM außerhalb des Apothe- kenbetriebs oder durch apothekenmäßige Abgabe von BtM der Anlagen II und III an Nichtberechtigte macht sich der Apotheker also ebenso wie der Normalbürger nach § 29 Abs. 1 Nr. 1 strafbar. Strafbar ist also danach auch die rezeptlose Entnahme von BtM durch den Apotheker selbst.

Wenn der Apotheker im Rahmen des Apothekenbetriebs BtM der Anlage III ohne Rezept abgibt, macht er sich nach § 29 Abs. 1 Nr. 7 strafbar. Bei der an sich pflichtwidrigen Abgabe aufgrund eines mit erkennbaren Mängeln behaf- teten BtM-Rezepts droht jedoch keine Sanktion (KÖRNER 2001, § 29 Rn. 949). Derzeit darf ein Apotheker – z.B. für eine nicht durch das BfArM genehmigte wissenschaftlich-medizinische Behandlungsstudie – also weder Heroin noch Cannabis abgeben. Rechtlich zulässig ist aber die erlaubnisfreie Zubereitung von Cannabidiol aus Nutzhanf zur Ersetzung des auf dem deutschen Pharma- markt nicht erhältlichen Dronabinol.

3   **Die rechtliche Situation von Psychologinnen und Psychologen**

Behandelnde, beratende oder supervidierende Psychologische Psychotherapeuten (PPT) mit Approbation nach dem Psychotherapeutengesetz
sind in ihren Rechten und Pflichten nunmehr den Ärzten ausdrücklich gleichgestellt. Betreffend Schweigepflicht (§ 203 StGB) und Zeugnisverweigerungsrecht (§ 53 Abs. 1 Nr. 3 StPO) kann mithin auf das oben Gesagte bzw. auf
→ S. 586 verwiesen werden.

Auch bei Psychotherapie sind Kunst- und Sorgfaltsregeln einzuhalten, sonst
resultiert gegebenenfalls Strafbarkeit wegen psychischer Schädigung (§ 223
StGB) oder wegen sexuellen Missbrauchs von Patienten (§ 174c Abs. 2 StGB).
Zu Rechten und Pflichten im Einzelnen → S. 586). Zum Problem der Offenbarungspflicht nach § 182 Strafvollzugsgesetz → S. 518).

4   **Die rechtliche Situation von Sozialarbeitern und Drogenberatern**

Diese haben gemäß § 203 Abs. 1 Nr. 4 StGB hinsichtlich der
Schweigepflicht die gleiche Rechtsstellung wie Psychologen (s. oben). Sie haben ebenfalls prinzipiell kein Zeugnisverweigerungsrecht, lediglich, wenn sie
als Berufshelfer eines Arztes, eines Rechtsanwaltes oder eines Pfarrers handeln, ein abgeleitetes ZVR. Auch ihre typische Konfliktsituation ist aber
rechtlich anerkannt: Gemäß § 53 Abs. 1 Nr. 3a und b StPO sind sowohl Mitarbeiter einer Schwangerschaftskonfliktberatungsstelle als auch Drogenberater
zur Zeugnisverweigerung berechtigt.

5   **Die rechtliche Situation von Erziehern und Laienbetreuern**

Betreuer, die keine staatlich geregelte Ausbildung in einem Heilbe-
ruf haben, haben weder eine Verschwiegenheitspflicht gemäß § 203 StGB
noch ein ZVR gemäß § 53 StPO. Auch sie können allerdings ein abgeleitetes
ZVR in Anspruch nehmen, wenn sie im Auftrag einer der verweigerungsbe-
rechtigten Berufsgruppen handeln. Außerdem können auch sie als »Berater
für Fragen der BtM-Abhängigkeit« in einer anerkannten Beratungsstelle fungieren und dementsprechend ein ZVR aus § 53 Abs. 1 Nr. 3b geltend machen.

Ihre rechtliche Stellung bedeutet ansonsten natürlich nicht unbedingt, dass
Erzieher und Laienbetreuer nun Daten weitergeben dürfen. Die Verschwiegenheitspflicht gilt nämlich für alle Berater in einer anerkannten Beratungsstelle für Suchtfragen, das sind z.B. alle Beratungsstellen, die Zuschüsse von
der öffentlichen Hand erhalten (§ 203 Abs. 1 Nr. 4 StGB). Dies gilt also auch
für nicht speziell ausgebildete Gehilfen der Berater – wie z.B. Verwaltungsan-
gestellte und Praktikanten.

6   Die relevanten Rechte und Pflichten

6.1   Die Verschwiegenheitspflicht
§ 203 StGB (→ S. 568)

Nicht weitergegeben werden dürfen Tatsachen,
- die nur einem beschränkten Personenkreis bekannt sind,
- bei denen ein Interesse des Klienten an der Geheimhaltung ersichtlich ist,
- die jemandem in seiner Eigenschaft als Mitarbeiter einer Einrichtung anvertraut wurden oder in dieser Eigenschaft bekannt geworden sind. Es können auch solche Informationen sein, aus denen auf das Verhalten, die Suchtproblematik oder die Familienverhältnisse des Klienten Rückschlüsse gezogen werden können. So kann sogar die Frage, ob ein Klient in einer Einrichtung bekannt oder noch anwesend ist, unter die Schweigepflicht fallen. Auch bei brieflicher oder telefonischer Informationsübermittlung muss der Schutz des Privatgeheimnisses beachtet werden. Wenn sich z.B. jemand telefonisch über einen Klienten erkundigt, sollte man sich der großen Verwechslungsgefahr von Stimmen bewusst sein, bevor man Auskunft gibt – oder besser keine geben.

Informationen, die der Schweigepflicht unterfallen, dürfen ohne richterliche Anordnung an niemanden – weder schriftlich noch mündlich – weitergegeben werden, das heißt insbesondere:
- Keine Informationsweitergabe an Behörden (Polizei, Gericht oder Bewährungshelfer, Jugendamt usw.), auch wenn von dort angefordert. Natürlich kann die Verweigerung von Daten z.B. zwischen der Beratungsstelle und der Bewährungshilfe das gute, mühsam aufgebaute Verhältnis stören. Im Interesse des Klienten und seines Vertrauens zu der Arbeit der Einrichtung muss aber der Geheimnisschutz vorgehen.
- Keine Informationsweitergabe an Eltern, es sei denn, der Klient wünscht dies. Bei minderjährigen Klienten muss allerdings den Eltern kraft Sorgerechts der Aufenthalt bekanntgegeben werden, sonst könnte man sich gemäß § 235 StGB der Kindesentziehung strafbar machen.
- Keine Informationsweitergabe an Arbeitgeber, Träger der Einrichtung oder Kollegen, es sei denn, es geht um die sachgerechte Kooperation (z.B. Supervision).
- Gegenüber anderen Einrichtungen, und zwar insbesondere auch gegenüber Vorgesetzten, die nicht in der unmittelbaren Beratungsarbeit stehen, besteht grundsätzlich Verschwiegenheitspflicht. Wenn sich der Patient allerdings bereit erklärt, z.B. eine stationäre oder ambulante therapeutische Behandlung zu beginnen, kann unterstellt werden, dass er einverstanden ist, dass ein beratender Arzt, der nicht in der Einrichtung arbeitet, oder der Kostenträger – soweit erforderlich – informiert werden. Jedenfalls dürfen nur Informationen weitergegeben werden, die zu einer sachdienlichen Bearbeitung erforderlich sind.

Von der Einholung einer schriftlichen Erlaubnis des Klienten zur Weitergabe von Informationen ist grundsätzlich abzuraten. Zwar ist der Mitarbeiter durch eine schriftliche und unterschriebene Erklärung des Einverständnisses rechtlich abgesichert, jedoch kann solch ein Vorgehen in der Praxis zu Problemen mit dem Klienten führen: Er könnte die Befürchtung haben, dass der Mitarbeiter sich die Erlaubnis zur Weitergabe in genereller Weise geben lässt – und sich dadurch nicht mehr ausreichend gegenüber Behörden und Justiz geschützt fühlen. Erzwungene Ausnahme: Rückmeldepflicht bei LzTh nach § 35 BtMG. Computermäßig erfasste persönliche Daten sind seit dem 1.8.1986 durch § 203a StGB noch zusätzlich strafrechtlich gegen Missbrauch geschützt.

Probleme ergeben sich bei Psychologischen Psychotherapeuten, die Psychotherapie im Strafvollzug durchführen, zunehmend aus der unsäglichen Regelung des § 182 Strafvollzugsgesetz (im Einzelnen → S. 518).

6.2   Zeugnisverweigerungsrecht (ZVR)
§§ 53, 53a StPO

Die engen Grenzen des ZVR (→ S. 568 und → S. 570) sind, nachdem sie für Sozialarbeiter und gleichgestellte Berufsgruppen ein wenig durch Entscheidungen des Bundesverfassungsgerichts (BVerfGE 33, S. 367 ff. und 44, S. 353 ff.; NJW 1977, S. 1489) bereits gelockert waren, durch die neuere Gesetzgebung endlich angemessen erweitert worden: § 53 Abs. 1 Nr. 3b eröffnet ein ZVR für alle »Berater für Fragen der BtM-Abhängigkeit in einer Beratungsstelle, die eine Behörde oder eine Körperschaft, Anstalt oder Stiftung des öffentlichen Rechts anerkannt oder bei sich eingerichtet hat, über das was ihnen in dieser Eigenschaft anvertraut worden oder bekannt geworden ist«.

»Berater« i.S. des Tatbestandes müssen nicht speziell ausgebildet sein, es kommt auf ihre inhaltliche Tätigkeit und Funktion in der Drogenarbeit an. Als »Beratungsstelle« zählen alle ernst zu nehmenden DROBS, aber auch niedrigschwellige und akzeptierende Angebote (z.B. Kontaktläden, Drogen-Cafés usw.). Zur »Anerkennung« ist kein schriftlicher Bescheid oder dergleichen erforderlich; es genügt, dass die Beratungsstelle faktisch von den genannten öffentlichen Stellen benutzt wird. Es muss lediglich auszuschließen sein, dass unseriöse oder selbst in strafbarer Weise sich betätigende Menschen das ZVR missbräuchlich geltend machen.

In der Praxis: Wenn man im Zusammenhang mit einem Strafverfahren gegen drogenabhängige Klienten zum Gerichtstermin geladen ist und das Vertrauensverhältnis erhalten will, sollte man zunächst einmal pauschal das ZVR geltend machen. Wenn das Gericht dies ablehnt, sollte man zunächst versuchen, gegebenenfalls mithilfe eines Rechtsanwalts, das Problem mit Richter und Staatsanwalt zu besprechen und auf diese Weise die Zurücknahme der Vorladung zu erreichen.

Zu erwägen ist weiter, eine Beschwerde des Verteidigers nach §§ 304 ff. StPO zu veranlassen. Im Extremfall muss man sich überlegen, ob man gemäß § 70

StPO wegen »grundloser Zeugnisverweigerung« die zusätzlich entstehenden Gerichtskosten und ein Ordnungsgeld, u.U. sogar Erzwingungshaft, auf sich nehmen will. Die Verhängung von Erzwingungshaft (die nach dem Gesetz bis zu sechs Monaten dauern kann) ist bisher in der bundesrepublikanischen Justizgeschichte für solche Fälle nicht bekannt geworden. Ein Ordnungsgeld könnte u.U. vom Träger erstattet werden oder durch eine Sammlung unter Kollegen u.a. aufgebracht werden.

Alle Personen, die gemäß § 203 StGB schweigepflichtig sind, haben auch in Zivilprozessen ein ZVR gemäß § 283 ZPO.

■ Der Berater als Gutachter

Das Gericht kann, wenn seine eigene Sachkunde nicht ausreicht, Sachverständige als Helfer bei der Wahrheitsfindung hinzuziehen. Es könnte auf die Idee kommen, einen Berater um ein Gutachten zu bitten – z.B. bezüglich der Prognose. Da der Gutachter im Interesse und als Helfer des Gerichts auftritt, erscheint uns dies u.U. als problematisch für das Vertrauensverhältnis zum Klienten. Man kann eine Gutachterbestellung zurückweisen, weil man als Gutachter nicht allgemein öffentlich bestellt ist (§§ 75 StPO und 407 ZPO). Wenn einen das Gericht dann als »sachverständigen Zeugen« (§ 85 StPO) hören will, gelten die Vorschriften des ZVR.

■ Schutz der Unterlagen und Aufzeichnungen über die Beratung

Gegenstände, die als Beweismittel für eine strafrechtliche Ermittlung erheblich sind, können beschlagnahmt werden. Dies geschieht i.d.R. bei Durchsuchungen, die bei »Gefahr im Verzuge« auch von der Staatsanwaltschaft und der Polizei angeordnet werden können (→ S. 477). Meist kümmern sich die Polizisten deshalb gar nicht erst, was sie eigentlich müssten, um einen richterlichen Beschlagnahme- und Durchsuchungsbefehl. Gemäß § 97 StPO unterliegen aber der Beschlagnahme nicht alle schriftlich gefassten Informationen und Gegenstände, auf die sich das ZVR bezieht. Das BVerfG hat aber 1977 entschieden, dass darunter jedenfalls die Unterlagen und Klientenakten von DROBS fallen. Der Haken ist nur: Der Schutz des Beschlagnahmeverbots geht verloren, wenn der Mitarbeiter seinerseits der Beteiligung an einer Straftat oder einer sonstigen strafbaren Unterstützung eines Straftäters im Zusammenhang mit seiner Beratertätigkeit verdächtigt wird (z.B. der Begünstigung oder Strafvereitelung, s. unten).

Es wird der Polizei leicht gemacht, einen solchen Verdacht zu konstruieren – und damit einen Vorwand für die Durchsuchung zu schaffen.

In der Praxis: Im Zweifelsfalle also, so unser Ratschlag, lieber weniger Unterlagen führen als zuviele. Die therapeutische und beraterische Erfahrung zeigt, dass man das Wesentliche sowieso im Kopf hat und die schriftlichen Unterlagen keine unabdingbare Notwendigkeit für eine gute Arbeit sind.

Zum Problem der Offenbarungspflicht von Gefängnis-Psychotherapeuten → S. 518.

6.3   Begünstigung, Strafvereitelung, Geldwäsche

Ein Strafbarkeitsrisiko für in der Drogenarbeit Tätige liegt auch in den §§ 257 und 258 StGB: Strafbare Begünstigung und Strafvereitelung. Man darf einem anderen keine Hilfe leisten, um »ihm die Vorteile der Tat zu sichern«. Vorteile einer Tat sind nicht nur greifbare Vermögensvorteile, sondern auch jede sonstige Besserstellung des Täters. Dafür genügt z.B. Mitwirken beim Verbergen gestohlener Sachen, Irreführung bei Ermittlungen und die klassische Hehlerei (§ 259 StGB). Strafbar ist ebenso mit bis zu fünf Jahren Haft, wer »ganz oder z.T. vereitelt, dass ein anderer dem Strafgesetz gemäß wegen einer rechtswidrigen Tat bestraft wird«. Dazu gehören z.B. falsche Angaben gegenüber der Polizei, Behinderung eines Polizisten bei der Verfolgung des Täters, Verbergen des Täters und Fluchthilfe usw.

Eine Auskunftsverweigerung reicht dagegen nur aus, soweit eine Auskunftspflicht besteht. In einem solchen Fall sollte man sich grundsätzlich auf ein ZVR berufen. Auch wenn sich hinterher herausstellt, dass man ein solches gesetzliches ZVR nicht hatte, wird man wegen eines angesichts der unsicheren Rechtslage unvermeidbaren Irrtums über das Vorliegen eines Rechtfertigungsgrundes straffrei ausgehen – aller Voraussicht nach. Zwar h.M., aber für die Behandlungspraxis schädlich ist die Auslegung, das Unterlassen der Meldung des Therapieabbruchs durch den Therapeuten könne den Tatbestand der Vollstreckungsvereitelung erfüllen (vgl. KÖRNER 1994, § 35 Rn. 68 m.w.N.). Dagegen lässt sich argumentieren, dass jedenfalls dann Vorsatz und damit Strafbarkeit fehlen, wenn der Mitarbeiter in therapeutischer Verantwortung handelte, z.B. in der Hoffnung, den Klienten zur Rückkehr bewegen zu können.

Natürlich darf man als Drogenberater oder Behandler auch kein Drogengeld »waschen«, d.h. bewusst umtauschen, für den Patienten aufs Konto bringen usw., sonst würde man sich nach § 261 StGB strafbar machen. Immerhin ist aber auch Folgendes klar: Man macht sich nach § 261 nicht strafbar, wenn man nicht auszuschließen kann, dass die Geldmittel des Patienten, aus denen das Therapeutenhonorar bezahlt wird, möglicherweise aus Drogenhandel stammen.

6.4   Datenschutz

Angesichts der zunehmenden Kontroll- und Speicherwut der Behörden und entsprechender technologischer Möglichkeiten (EDV) erhält der Datenschutz immer höhere Bedeutung, wiewohl seine Gewährleistung immer aussichtsloser erscheint. Immerhin sollen nach dem Bundesdatenschutzgesetz (BDSG) personenbezogene Daten vor Missbrauch geschützt werden. Das BVerfG hat insofern ein Grundrecht auf »informationelle Selbstbestimmung« formuliert (s. BVerfGE 65, S. 1 ff.).

Eine alphabetisch oder nach anderen Gesichtspunkten systematisch geordnete Klientenkartei ist eine Datei im Sinne des BDSG. Nicht unter die Bestimmungen des BDSG fallen dagegen Akten oder Aktensammlungen, es sei denn, dass sie durch automatisierte Verfahren umgeordnet und ausgewertet werden können.

6.5 Dokumentation und Einsichtsrecht des Patienten

Verbleib und Bestand von BtM in der Praxis ist nach § 13 Abs. 3 S. 2 Nr. 3 BtMG zu dokumentieren und an das BfArM zu melden bzw. den zuständigen Überwachungsbehörden mitzuteilen oder sie ihnen auf Verlangen offenzulegen (§§ 22–24 BtMG).

Nach § 5 Abs. 9 Satz 1 BtMVV, Nr. 10 Richtlinien der Bundsärztekammer und § 7 AUB-RL hat der Arzt Beginn, Verlauf und Beendigung der Substitutionsbehandlung einschließlich der psychosozialen Begleittherapie zu dokumentieren. Diese Dokumentation fällt nicht unter BDSG, sondern unter das aus dem Zeugnisverweigerungsrecht gemäß § 53 Abs. 1 Nr. 3 StPO abgeleitete Beschlagnahmeverbot (§ 97 StPO). Sie fällt auch – entgegen der Meinung von KÖRNER (2001, § 13 Rn. 69) – nicht unter die Pflicht, die BtM-Dokumentation nach § 13 Abs. 3 Satz 2 Nr. 3 BtMG den Aufsichtsbehörden zu melden. Das gleiche gilt für die Dokumentation des Psychotherapeuten bei ambulanter »Therapie statt Strafe« nach § 35 BtMG (dazu → S. 552): Dokumentiert werden und – soweit dies im Interesse des Patienten ist – gegebenenfalls gegenüber einem Gericht angegeben werden sollten lediglich die Tatsache des Stattfindens, Termine und Rahmenbedingungen der Behandlung, nicht jedoch die Therapieinhalte und die dem PPT anvertrauten persönlichen Geheimnisse. Persönliche Aufzeichnungen sind höchstpersönliche Wahrnehmungen und Empfindungen, somit geistiges Eigentum des PPT und niemandem zugänglich. Auch der Patient hat insofern kein Akteneinsichtsrecht.

Ein besonderes Problem ergibt sich aus der Dokumentationspflicht der Ärzte nach §§ 22 BtMG.

6.6 Sozialgeheimnis und Datenschutzpflichten des Trägers

Durch die Preisgabe von personenbezogenen Daten können Klienten in ihrem Persönlichkeitsrecht beeinträchtigt werden. Öffentliche und nicht-öffentliche Stellen sind, soweit sie die Daten unter Einsatz von Datenverarbeitungsanlagen verarbeiten, nutzen oder dafür erheben, zum Datenschutz nach dem BDSG in der Fassung von 2001 verpflichtet (§§ 1–3 BDSG). Dazu zählen Sozialbehörden, Krankenkassen, Kassenärztliche Vereinigungen, DROBS, Langzeittherapieeinrichtungen, Arztpraxen usw. Personenbezogene Daten sind Einzelangaben über persönliche oder sachliche Verhältnisse einer bestimmten oder bestimmbaren natürlichen Person (Betroffener). Ziel soll sein, keine oder so wenig personenbezogene Daten wie möglich zu erheben, zu verarbeiten oder zu nutzen. Insbesondere ist von den Möglichkeiten der Anonymisierung Gebrauch zu machen (§ 3a). Nach § 4 BDSG ist der Umgang mit personenbezogenen Daten nur zulässig, soweit er gesetzlich erlaubt ist oder der Betroffene in freier und eigenverantwortlicher Entscheidung eingewilligt hat. Nach §§ 19 und 34 ist dem Betroffenen auf Antrag Auskunft zu erteilen über die zu seiner Person gespeicherten Daten, die Empfänger, an die die Daten weitergegeben werden, sowie den Zweck der Speicherung. Der Betroffene ist von der Speicherung, der Art der Daten, der Zweckbestimmung der Erhebung, Verarbeitung oder Nutzung und der Identität der verantwortlichen Stelle zu benachrichtigen (§ 35). Verstöße gegen das BDSG warden nach §§ 43 und 44 mit Bußgeld, Freiheitsstrafe bis zu zwei Jahren oder mit Geldstrafe sanktioniert.

Das »Sozialgeheimnis«, also alle personenbezogenen Daten im Kontext von Kranken- und Sozialversicherung, staatlichen Sozialleistungen usw., ist durch § 35 SGB I speziell geschützt. Gemäß Abs. 1 dürfen Sozialdaten (§ 67 Abs. 1 SGB X) von den Leistungsträgern nicht unbefugt erhoben, verarbeitet oder genutzt werden. In den §§ 67 ff. SGB X, auf die Abs. 2 verweist, sind genaue Grundsätze für die Erhebung und Übermittlung von Sozialdaten, denen auch Betriebs- und Geschäftsgeheimnisse gleichgestellt sind, festgelegt.

Zu erwähnen ist in diesem Zusammenhang der EBIS-Statistikbogen zur Drogenberatung, die Grundlage für die jährliche Berichterstattung des Instituts für Therapieforschung, München, über das nationale Drogenberatungssystem an die Europäische Drogenbeobachtungsstelle (EMCDDA) in Lissabon (Fragebögen und genauere Information: http://www.ebis-ift.de). 1980 hatte der damalige Bundesdatenschutzbeauftragte moniert, dass die statistischen Mikro-Daten der EBIS-Erhebung zwar anonymisiert seien. Durch die Vielzahl verschiedener tief gegliederter Tabellen und die geringe Gesamtpopulation einer Beratungsstelle seien jedoch Einzelpersonen ohne großen Rechneraufwand bestimmbar. Aufgrund solcher »Hintertreppen-Identifikation« sei die Anonymität nicht wirklich gewährleistet. Verschiedene Änderungen am Fragebogen haben daran nicht grundsätzlich etwas geändert.

6.7   Die Führung von Geschäften für den Klienten

Häufig ergibt sich die Situation, dass der Drogenhelfer über die beraterische oder therapeutische Tätigkeit hinaus für den Klienten aktiv wird, z.B. Behördengänge erledigt, Schuldentilgungsprogramme abwickelt usw. In solchen Fällen kann der Berater aufgrund der vom Klienten erteilten Vollmacht rechtswirksame Erklärungen für den Klienten abgeben. Diese Vollmacht kann mündlich erteilt werden (§ 167 BGB), manchmal ist es aber besser, sie in schriftlicher Form vorzulegen (§ 164 BGB). Erfüllt der Beauftragte seinen Auftrag nicht oder mangelhaft oder erwächst dem Auftraggeber hieraus ein Schaden, so ist der Beauftragte zum Schadensersatz verpflichtet, wenn er schuldhaft, d.h. vorsätzlich oder fahrlässig gehandelt hat. Fahrlässig handelt, wer die Sorgfalt, die allgemein erwartet werden kann, außer Acht lässt.

6.8   Rechtsberatung für den Klienten

Immer wieder stellen Klienten auch juristische Fragen, wollen Rechtsberatung. Der Klient weiß z.B. nicht, was er mit dem Mahnbescheid eines Amtsgerichts anfangen soll oder wie er einen Widerspruch gegen einen Verwaltungsakt einlegen kann. Nach dem Rechtsberatungsgesetz darf die Besorgung fremder Rechtsangelegenheiten geschäftsmäßig nur von Anwälten und Rechtsbeiständen betrieben werden. Allerdings dürfen Behörden, Körperschaften des öffentlichen Rechts im Rahmen ihrer Zuständigkeit Rechtsberatung und Betreuung ausüben. Das Wort »geschäftsmäßig« wird in der Rechtsprechung so ausgelegt, dass nicht nur entgeltliche Rechtsberatung und Rechtsbesorgung unter das Verbot fällt, sondern auch die beabsichtigte Wiederholung solcher Tätigkeit. Als Sozialarbeiter darf man also, auch wenn man sich in verschiedenen Rechtsmaterien inzwischen gut auskennt, nicht regelmäßig über gleichgelagerte Rechtsfragen Auskunft erteilen.

Davon zu unterscheiden ist aber die Beratung im Einzelfall, bei der man keine Bedenken zu haben braucht. Nur wenn man im Rahmen einer Behörde (z.B. Jugendamt, auch kirchlicher Stellen wie Caritas oder Diakonisches Werk) im Rahmen der Zuständigkeit rechtsbetreuend tätig wird, kommt das gesetzliche Verbot nicht zur Anwendung. Allerdings darf man auch hier keine allgemeine Rechtsberatung betreiben. Als Drogenberater in einer anerkannten DROBS darf man also über alle Fragen des BtM-Gesetzes, der Kostenübernahme usw. Auskunft erteilen, nicht jedoch z.B. darüber, wie man sich gegen einen Mahnbescheid wehren kann. Hierfür sollte man den Klienten zu einem Rechtsanwalt schicken, der gegebenenfalls das Verfahren der Beratungshilfe bzw. Prozesskostenhilfe in die Wege leitet.

6.9   Kollisionen mit dem elterlichen Sorgerecht

Besondere Probleme ergeben sich manchmal bei der Arbeit mit Minderjährigen. Nur unter bestimmten Bedingungen darf in das elterliche Sorgerecht (vgl. → S. 529) eingegriffen werden. Suchtkrankenberatung wird rechtlich als Teil der Gesundheitsfürsorge angesehen. Sich um das leibliche Wohl der Kinder zu sorgen, ist wesentlicher Teil der Elternpflicht. Über die Art der Gesundheitsfürsorge, die sie ihrem Kind zuteil werden lassen, haben grundsätzlich beide Eltern gemeinsam zu entscheiden. Da Suchtkrankenhilfe nicht mit einem Beratungsgespräch beendet ist, sondern die Durchführung eines längeren Behandlungsplanes, die Teilnahme an Gruppenveranstaltungen u.Ä. erfordert, ist grundsätzlich die Zustimmung beider Elternteile notwendig, wenn der Jugendliche an einer Therapie teilnehmen soll, auch wenn diese ambulant in Gruppen- und Einzelgesprächen durchgeführt wird. Wenn die Eltern nicht zustimmen, kann allenfalls eine jugendamtliche Intervention bzw. eine Entscheidung des Familiengerichts herbeigeführt werden. Spricht der Jugendliche allein bei der Beratung vor, ist alsbald die Einwilligung der Eltern nachzuholen. Ein Jugendlicher über 16 Jahre kann eine notwendige ärztliche Behandlung selbständig einleiten.

6.10   Rechtsverhältnis Träger/Mitarbeiter

Auf diese Probleme können wir hier nicht ausführlich eingehen. Hierzu wie zu dem Vorangegangenen finden sich detaillierte und wesentliche Informationen in SCHUSCHKE (1979) und SCHULIN/GEBLER (1992).

7   Rechtliche Perspektiven von Akzeptanz und Harm Reduction

Recht ist ein gesellschaftliches Konstrukt, es spiegelt die gesellschaftlichen Strukturen und Machtverhältnisse wider. Die Harm-Reduction-Strategie beruht zwar zunehmend auf gesellschaftlichem Konsens. Gleichwohl ist das Recht noch nicht dementsprechend förderlich ausgestaltet. Aber Recht ist kraft seiner Auslegungsspielräume beweglich und wandelbar, reagiert auf geringfügige Veränderungen in der Praxis, in der Gesellschaft. Deshalb sollten alle an Akzeptanz und positiver Integration illegaler Drogen Interessierten und Beteiligte Zivilcourage üben, die vorhandenen Interpretationsspielräume nutzen und ausdehnen, um auf diese Weise zum Wandel des Rechts beizutragen.
Entgegen der prohibitionsrechtlichen Perspektive in den Abschnitten E I und E II sollen im Folgenden positive Rechtsstrategien für Harm Reduction und Akzeptanz aufgezeigt werden. Offen bleiben muss der Konflikt, ob es – frei nach Adorno – keine richtige Drogenpolitik in der falschen gibt oder ob mit der bislang recht erfolgreichen Rechtspolitik der kleinen Schritte auf die Dauer das Ziel einer nicht-strafrechtlichen, sondern normalen, gesundheits- und genussrechtlich orientierten Drogenpolitik erreicht werden kann.

7.1   Drogenvergabe: Erprobungsversuche
aufgrund von Ausnahmegehmigungen

Nach jahrelangen Querelen und einer Reihe von erfolgreichen forschungsfeindlichen Abwehrmaßnahmen des Bundesgsundheitsamtes bzw. BfArM (z.B. Heroin-Vergabeprojekt der Stadt Frankfurt 1993; Cannabis-Vergabeprojekt Schleswig-Holstein 1997) wurde der politische Druck unter der neuen Bundesregierung so groß, dass im Jahre 2000 mit einer Ausnahmegenehmigung nach § 3 Abs. 2 BtMG die Durchführung von wissenschaftlich begleiteten Heroinprojekten u.a. in Hamburg beschlossen wurde.
Nach dem Buchstaben des Gesetzes, § 3 Abs. 2 BtMG, besteht bei in den Anlagen II und III aufgelisteten Substanzen streng genommen keine formell geregelte, ausnahmsweise Verschreibungsmöglichkeit im Rahmen eines wis-

senschaftlichen Versuchs. Die sachgerechte Gesetzesauslegung ergibt aber, dass auch verkehrs- und verschreibungsfähige Substanzen – Letztere in Abweichung von den Vorgaben der BtMVV – medizinisch verabreicht werden können müssen, wenn es sich um einen vom Bundesinstitut für Arzneimittel und Medizinprodukte, Bundesopiumstelle, genehmigten wissenschaftlichen oder sonst im öffentlichen Interesse liegenden Versuch handelt. Der bedarf dann allerdings einer entsprechenden theoretisch-methodologischen Grundlegung und institutionellen Einbindung. Solche Anträge sind z.B. hinsichtlich des verkehrsfähigen synthetischen THC genehmigt worden. Genehmigungsanträge betreffend Versuche mit natürlichem Cannabis als Heilmittel werden aber nach wie vor vom BfArM blockiert. Die Zulassung von THC als Heilmittel ist aber absehbar.

7.2   Erprobungsversuche aufgrund strafrechtlicher Freistellung

Ungeachtet fehlender Ausnahmegenehmigung könnte ein kunstgerecht durchgeführter Behandlungsansatz mit gemäß Anlagen I und II illegalen oder gemäß Anlage III bzw. BtMVV restringierten BtM nach rein strafrechtlichen Kriterien straffrei gestellt werden. In Betracht kommen insbesondere die Verabreichung und Verbrauchsüberlassung von Substanzen einerseits sowie die Empfehlung, Beratung und Unterstützung hinsichtlich deren Besorgung und Konsum andererseits. Zwar würden diese Praktiken verschiedene Tatbestände des § 29 Abs. 1 BtMG bzw. Beihilfe und Anstiftung sowie eventuell auch den Tatbestand der Körperverletzung wegen nicht kunstgerechter oder unsorgfältiger Behandlungsmethoden erfüllen. Sie könnten aber gleichwohl straflos sein, weil sie wegen der zu behandelnden Krankheit – z.B. gibt es für Cannabis-Medikation einige Indikationen (s. oben) – nach der Notstandsregelung des § 34 StGB gerechtfertigt sind. Eine derartige gerichtliche Entscheidung ist aber zur Zeit nicht vorhersehbar. Straflos ist jedenfalls, wenn ein Behandler den ohnehin zum Gebrauch einer Droge entschlossenen Patienten objektiv über positive und negative Aspekte aufklärt.

7.3   Drogenkonsumräume, Fixerräume

Nach den (→ S. 460) negativen Voraussetzungen der Einrichtung und Betreibung von Fixerräumen sollen hier nunmehr die Mindesstandards referiert werden, wie sie in § 10a Abs. 2 BtMG für den Erlass der entsprechenden Länderverordnungen festgelegt sind. Hier hat sich eine überschießende Regelungswut ausgetobt, die man nur im Kontext der allgemeinen gesundheitspolitischen Kontroverse und der drogenpolitischen Auseinandersetzungen zwischen verschiedenen Bundesländern verstehen kann. Ziel muss es bleiben, diese Regelungen auf das selbstverständliche Normalmaß von Kunst- und Sorgfaltsregeln im Gesundheitssystem zurückzuführen.

- Zweckdienliche sachliche Ausstattung der Räumlichkeiten, die als Drogenkonsumraum dienen sollen;
- Gewährleistung einer sofort einsatzfähigen medizinischen Notfallhilfe;
- medizinische Beratung und Hilfe zum Zwecke der Risikominderung beim Verbrauch der von Abhängigen mitgeführten BtM;
- Vermittlung von weiterführenden und ausstiegsorientierten Angeboten der Beratung und Therapie;
- Maßnahmen zur Verhinderung von Straftaten nach diesem Gesetz in Drogenkonsumräumen, abgesehen vom Besitz von BtM nach § 29 Abs. 1 Satz 1 Nr. 3 zum Eigenverbrauch in geringer Menge;
- erforderliche Formen der Zusammmenarbeit mit den für die öffentliche Sicherheit und Ordnung zuständigen örtlichen Behörden, um Straftaten im unmittelbaren Umfeld der Drogenkonsumräume soweit wie möglich zu verhindern;
- genaue Festlegung des Kreises der berechtigten Benutzer von Drogenkonsumräumen, insbesondere im Hinblick auf deren Alter, die Art der mitgeführten BtM sowie die geduldeten Konsummuster; offenkundige Erst- oder Gelegenheitskonsumenten sind von der Benutzung auszuschließen;
- eine Dokumentation und Evaluation der Arbeit in den Drogenkonsumräumen;
- ständige Anwesenheit von persönlich zuverlässigem Personal in ausreichender Zahl, das für dieErfüllung der in den Nrn. 1–7 genannten Anforderungen fachlich ausgebildet ist;
- Benennung einer sachkundigen Person, die für die Einhaltung der in den Nrn. 1–9 genannten Anforderungen, der Auflagen der Erlaubnisbehörde sowie der Anordnungen der Überwachungsbehörde verantwortlich ist (Verantwortlicher) und die ihm obliegenden Verpflichtungen ständig erfüllen kann.

7.4   Drugchecking – Substanzanalyse – Qualitätskontrolle bei illegalen Drogen

Immer wieder sterben Menschen, weil sie auf dem Schwarzmarkt unwissentlich Heroin mit unsäglichen Giftbeimengungen oder unerwartet hohem Reinheitsgrad erworben haben. Die Medien spechen dann von »Drogentoten«. Genau genommen sind es Drogenpolitiktote, denn die Risiken des Schwarzmarktes, die sich auf schreckliche Weise verwirklichen, beruhen auf der Prohibition. Ungewohnt pragmatisch und erstmals offiziell ergriffen die Behörden Bremens adäquate Maßnahmen der Harm Reduction, als Anfang 1997 aufgrund unerwartet hoher Wirkstoffkonzentration des Schwarzmarktheroins plötzlich mehrere »Herointote« zu beklagen waren: Sie plakatierten Warnungen in der Szene und richteten in einer Beratungsstelle die Möglichkeit der Qualitätskontrolle ein – allerdings auf zehn Tage befristet. Eine humane, aber wegen der Befristung eben auch grausame Entscheidung!

Ausgehend von der langjährigen erfolgreichen Praxis in den Niederlanden hat es bereits verschiedene deutsche Ansätze einer Qualitätskontrolle im Interesse von Gebrauchern gegeben. So hat der selbstorganisierte Verein »Eve and Rave« in Berlin ein Drugchecking-Programm angeboten, bei dem in Zusammenarbeit mit einem pharmakologischen Institut Ecstasy-Tabletten auf ihre Zusammensetzung untersucht werden konnten. In dem Institut, welches über eine Genehmigung zur Untersuchung von Betäubungsmitteln verfügt, wurde die Zusammensetzung mithilfe eines Gaschromatoghraphen untersucht, wobei die Wirkstoffe und ihr Konzentration sowie Verunreinigungen festgestellt werden konnten. Die Tabletten wurden bei »Eve and Rave« abgegeben, und das Ergebnis wurde, sofern dieses bis zum Wochenbeginn geschah, zum darauffolgenden Wochenende mitgeteilt.

Darüber hinaus hat »Eve and Rave« Listen mit den Ergebnissen der Untersuchungen veröffentlicht. Das Verfahren wurde aber vom BfArM nicht genehmigt und 1996 aufgrund überwiegend vertretener Meinung, dies sei strafbar (→ S. 460) durch staatsanwaltliche Ermittlungsverfahren gestoppt. Allerdings ist die häufig argumentativ ins Feld geführte Monitoring-Funktion problematisch, weil die Erkennungsmerkmale der Substanzen, z.B. von Ecstasy, nicht spezifisch genug sind.

Eine legale Möglichkeit existiert aber aufgrund von § 4 Abs. 1 Nr. 1e BtMG. Danach bedürfen Apotheker und ihr Hilfspersonal seit 1992 für die Untersuchung von Betäubungsmitteln keiner Erlaubnis (→ S. 584). Daraus ergibt sich auch die Zulässigkeit der Mitteilung des Untersuchungsergebnisses an den Auftraggeber. Zwar zögern die meisten Apotheker noch, aber immerhin einige Landesapothekerkammern haben eine solche legale Möglichkeit geschaffen (so KÖRNER 2001, § 4 Rn. 11 ff.). Aufgrund einer Notfallregelung wäre mit Genehmigung der Apothekerkammer sogar das Betreiben eines ambulanten Apothekermobils zur Platzierung z.B. vor Ravepartys rechtlich zulässig. Es ist nicht einzusehen, warum Methadonbusse möglich sind, nicht jedoch mobiles Drugchecking.

Nach einer Legalisierung und sachgerechten Regulierung von Herstellung, Import, Vertrieb von bislang illegalen Drogen als Medikamente und Genussmittel wäre Drugchecking freilich entbehrlich, nicht jedoch Drogenberatung.

7.5   Injektionshilfen (→ S. 460)

Bislang herrscht unter Strafjuristen wohl noch die Meinung vor, dass ärztliche Unterstützung beim Injizieren von Heroin außerhalb offiziell genehmigter Heroinvergabeprogramme als strafbare Beihilfe zum Besitz usw. auszulegen sei. Bei einer bewussten Hinnahme des eigenverantwortlichen Willensentschlusses und Orientierung am ärztlichen Ethos und an Harm

Reduction erscheint diese Auslegung absurd. Sie zeigt auch einen Wertungswiderspruch, wenn andererseits Spritzenvergabeprogramme und Fixerräume erlaubt sind. Solange eine vernünftige Rechtspolitik das Problem nicht aufgreift, bleibt nur der riskante Weg der Selbstaufopferung eines Mediziners im Wege einer Selbstanzeige, Strafverurteilung und Verfassungsbeschwerde nach Berufung und Revision.

7.6   Notschlafstellen (→ S. 460)

Notschlafstellen sind unter den dissozialisierenden Bedingungen von Prohibition und Schwarzmarkt eine Überlebenshilfe, die hoffentlich unter Legalisierungsbedingungen in der Zukunft einmal entbehrlich wird. Sie werden unter Umständen und dann kaum vermeidbarer Weise von Drogengebrauchern als Ausgangsbasis und Raum für Drogenkonsum jedweder Art, zur Aufbewahrung von Substanzen usw. genutzt. Dadurch entsteht das Problem strafbarer Beihilfe zum Besitz und anderen strafbaren Modalitäten. Es müsste sich allmählich strafrechtsdogmatisch durchsetzen lassen, dass weder die objektive Funktion solcher Unternehmungen noch der »Vorsatz« ihrer Unternehmer auf »Gefährdung der Gesundheit des Einzelnen oder der Gesellschaft« oder auf »Störung des sozialen Zusammenlebens« gerichtet sind. Auch hier müsste der Rechtsweg beschritten werden.

7.7   Drogenkonsumberatung als Gesundheits- und Verbraucherschutz

Wenn das irrationale Zeitalter der plumpen Prohibition einmal überwunden werden sollte, wird sich das immer noch weitgehend abstinenzorientierte System von Drogenberatung und Drogenhilfe zu einer fachgerechten und menschlichen Form der Drogenkonsumberatung wandeln müssen – oder untergehen. Es wird dann darum gehen, Konsumenten dahingehend zu beraten, ob und warum sie legele wie bislang illegale Drogen gebrauchen wollen und wie sie mit geringstem Risiko optimalen medizinischen oder freizeitlichen Nutzen daraus ziehen können. So wie heute schon Gesunde hinsichtlich Präventionsmöglichkeiten und Kranke hinsichtlich ihrer Eigenverantwortung und Mitwirkung bei der Behandlung beraten werden, müssten zukünftig auch potenzielle und aktuelle Drogengebraucher sozialstaatliche und verbraucherschützende Angebote bekommen. Dies wäre verwaltungsrechtlich zu regulieren.

Derzeit würde eine genuine Konsumberatung wohl noch als strafbare Beihilfe zum Besitz oder gar Aufforderung zum Konsum ausgelegt. Auch hier könnte eine moderate Veränderung der Auslegung bereits nach geltendem Recht weiterhelfen. Man muss auch hier auf allmähliche Veränderungsprozesse hoffen.

Literatur/Websites

Adams, M./Gerhardt, B.-P. (1981): Die Berücksichtigung der Behandlungsbedürftigkeit von Drogenabhängigen im Rahmen des Ermittlungs-, Erkenntnis- und Vollstreckungsverfahrens. In: NStZ, S. 241 ff.

Bauer, M./Thoss, P. (1983): Die Schuldunfähigkeit des Straftäters als interdisziplinäres Problem. In: NJW, S. 305 ff.

Böllinger, L. (1991a): Gesundheitsvorsorge für Fixer strafbar? In: Juristische Arbeitsblätter. Heft 10, S. 298 ff.

Böllinger, L. (1991b): Drogenpolitik und Verfassung. In: Kritische Justiz. 24. Jg. Heft 4, S. 426 ff.

Böllinger, L. (1998): §§ 61–67g im Nomos-Kommentar zum StGB. Loseblattkommentar, Nomos Verlag.

Böllinger, L./Burkhardt, S. (1997): MDMA: Das Recht auf Qualitätsbestimmung und therapeutischen Gebrauch. In: J. Neumeyer/H. Schmidt-Semisch: Ecstasy – Design für die Seele? Freiburg 1997, Lambertus Verlag, S. 217 ff.

Däubler, W. (1998): Das Arbeitsrecht 2. 11. Aufl. Reinbek, Rowohlt TB.

Deinert, H. (2000): Das Recht der psychisch Kranken. 1. Aufl. Köln, Bundesanzeiger Verlag.

Dessecker, A./Egg, R. (Hrsg.) (1995): Die strafrechtliche Unterbringung in einer Entziehungsanstalt. Wiesbaden (Kriminolog. Zentralstelle).

Eberth, A./Müller E. (2001): Verteidigung in BtM-Sachen. 3. neubearb. Aufl. Heidelberg, C.F. Müller Verlag.

Egg, R. (1999a): Drogenmißbrauch und Delinquenz. Schriftenreihe d. Kriminolog. Zentralstelle. Wiesbaden 1999 (Kriminolog. Zentralstelle).

Egg, R. (1999b): Straftäterbehandlung unter Bedingungen äußeren Zwanges. In: Festschrift für Alexander Böhm. Berlin/New York 1999, S. 397–418.

Egg, R./Kurze, M. (1991): Drogentherapie in staatlich anerkannten Einrichtungen. Wiesbaden 1991 (Kriminolog. Zentralstelle).

Endriß, R. (2000): Betäubungsmittelstrafrecht. 2. Aufl. München, Beck Verlag.

Erbs, G./Kohlhaas, M. (2001): Strafrechtliche Nebengesetze. B 64: bearb. von Pelchen. Loseblattsammlung. Stand: 2001.

Feest, J. (Hrsg.) (2001): Kommentar zum Strafvollzugsgesetz. 4. Aufl. Neuwied, Luchterhand Verlag.

Franke, U./Wienroeder, K. (2001): Betäubungsmittelgesetz. 2. Aufl. Heidelberg, C.F.Müller Verlag.

Gefangenen-Ratgeber (1987): 3. Aufl. Berlin (nur noch in Bibliotheken).

Glatzel, J. (1994): Zur Vernehmungsfähigkeit Drogenabhängiger. StV 1994, S. 46 ff.

Grigoleit, H./Wenig, M./Ziegler, H. (2001): Handbuch Sucht. Prävention und Behandlung. Rechtsgrundlagen und Rechtsprechung. Loseblattsammlung. St. Augustin, Asgard-Verlag.

Hellebrand, J. (1998): Die Staatsanwaltschaft in BtM-Strafverfahren. In: A. Kreuzer 1998, S. 1102 ff.

Heudtlass, J.-H./Stöver, H./Winkler, P. (Hrsg.) (2000): Risiko mindern beim Drogengebrauch. 2. Aufl. Frankfurt am Main, Fachhochschulverlag.

Hügel, W./Junge, W. K. (2001): Deutsches Betäubungsmittelrecht. 8. Aufl. Stuttgart, Deutscher Apotheker Verlag.

Internationale Koordinations- und Informationsstelle für Auslandsreisen von Methadonpatienten (2000): http://www.indro-online.de

Jacob, J./Stöver, H. (1998): Minimierung gesundheitlicher Risiken bei Drogenkonsum unter Haftbedingungen. Ein methodisch-didaktisches Arbeitsbuch für die Praxis im Strafvollzug. Oldenburg.

Joachimski, J. (2002): Betäubungsmittelgesetz. 7. Aufl. Stuttgart, Boorberg Verlag.

Kauder, S. (1981): Ärztliche Schweigepflicht über die Behandlung Drogensüchtiger. In: StV 1981, S. 564 ff.

Keppler, K./Stöver, H. (1998): Die Substitutionsbehandlung im deutschen Justizvollzug. In: Sucht 1998, S. 104–119.

Körner, H.H. (2001): Betäubungsmittelgesetz. 5. neubearb. Aufl. München, Beck Verlag.

Kreuzer, A. (1986): Darf bei Zurückstellung der Strafvollstreckung nach § 35 BtMG dem Verurteilten aufgegeben werden, die ihn behandelnden Therapeuten von der Schweigepflicht zu entbinden? NStZ 86, S. 334 ff.

Kreuzer, A. (Hrsg.) (1998): Handbuch des Betäubungsmittelstrafrechts. München, Beck Verlag.

Krumsiek, R. (1992): Das Drogenproblem im Strafvollzug. In: ZfStrafvollzug 1992, S. 306 ff.

Künzl, R. (1993): Alkohol im Betrieb. Betriebsberater 1993, S. 1581 ff.

Kurze, M. (1994): Strafrechtspraxis und Drogentherapie: eine Implementationsstudie zu den Therapieregelungen des Betäubungsmittelrechts. 2. erg. Aufl. Wiesbaden (Kriminolog. Zentralstelle).

Laut, U. (1999): BtM-Recht. 5. Aufl. Eschborn, Govi-Verlag.

Lepke, A. (1982): Zur Kündigung des Arbeitgebers wegen Trunk- und Drogensucht des Arbeitnehmers. Der Betrieb 1982, S. 173 ff.

Löwe, E./Rosenberg, W. Großkommentar zur Strafprozessordnung. 25. Aufl. Berlin 1999, de Gruyter Verlag.

Lüderssen, K. (1985): V-Leute. Die Falle im Rechtsstaat. Frankfurt am Main, Suhrkamp Verlag.

Lundt, P.V./Schiwy, P. (Hrsg.) (2002): BtM-Recht u. Kommentar zum BtM-Gesetz, Suchtbekämpfung. Sammlung d. ges. Btm-Rechts des Bundes und der Länder einschl. d. int. Bestimmungen. Loseblattsammlung. Percha, Schulz Verlag.

Maier, U./Mache, W./Klein, H. (2000): Woran krankt der Maßregelvollzug? Therapeutisch fragwürdige Aufenthalte psychisch kranker Rechtsbrecher im psychiatrischen Krankenhaus und in der Entziehungsanstalt. MSchrKrim 2000, S. 71 ff.

Maisch, H./Schorsch, E. (1983): Zur Problematik der Kompetenzabgrenzung von psychologischen und psychiatrischen Sachverständigen bei Schuldfähigkeitsfragen. In: StV 1983, S. 32 ff.

Marschner, R./Volckart, B. (2001): Freiheitsentziehung und Unterbringung. 4. neubearb. Aufl. München, Beck Verlag.

Nestler, C. (1998): Grundlagen und Kritik des BtM-Strafrechts. In: A. Kreuzer 1998, S. 702 ff.

Pfeil, D./Hempel, A./Schiedermaier, H./Slotty, M. (1988): BtMG. Kommentar. Stand: Januar 1988. München.

Platz, W. (1995): Alkoholkriminalität. München.

Schalast, N./Leygraf, N. (1999): Die Unterbringung in einer Entziehungsanstalt: Auswirkungen des Beschlusses des BVerfG. NStZ 1994, S. 578. NStZ 1999, S. 485–490.

Schneider, H.-P. (1988): Darf dem wegen BtM-Vergehens Verurteilten nach § 35 BtMG auferlegt werden, seinen Arzt von der Schweigepflicht zu entbinden und zu ermöchtigen, den Strafverfolgungsbehörden über den Therapieverlauf zu berichten? StV 1988, S. 25 ff.

Schulin, B./Gebler, O. (1992): Rechtliche Grundlagen und Probleme des Beratungswesens. In: Vierteljahresschrift für Sozialrecht 1992, S. 33 ff.

Schuster, L./Kasecker, R. (1998): Die Bekämpfung der Rauschgiftkriminalität durch die Polizei – Praxis. In: A. Kreuzer 1998, S. 963 ff.

Stock, J. (1998): Die Bekämpfung der Rauschgiftkriminalität durch die Polizei – Kriminologie. In: A. Kreuzer 1998, S. 1028 ff.

Stöver, H. (2000): Healthy Prisons: Strategien der Gesundheitsförderung im Justizvollzug. Oldenburg 2000.

Täschner, K.-L. (1984): Forensisch-psychiatrische Probleme bei der Beurteilung von Drogenkonsumenten. In: NJW 1984, S. 638 ff.

Täschner, K.-L. (1993): Probleme der Aussagetüchtigkeit bei Drogenabhängigen. In: NStZ 1993, S. 322 ff.

Volckart, B. (1999): Massregelvollzug: das Recht des Vollzugs der Unterbringung nach 63, 64 StGB in einem psychiatrischen Krankenhaus und in einer Entziehungsanstalt. 5. Aufl. Neuwied, Luchterhand Verlag.

Weber, K. (1999): Betäubungsmittelgesetz. Kommentar. Verordnungen, Beck Verlag.

Weider, H.-J. (1998): Verteidigung in BtM-Strafverfahren. In: A. Kreuzer 1998, S. 1135 ff.

Zieger, M. (1981): Zur Schweigepflicht des Anstaltsarztes. In: StV 1981, S. 559 ff.

V   Platzverweise und Aufenthaltsverbote

Von Wolfgang Lesting

Die bundesdeutschen Polizeibehörden haben auf die Entstehung und Verfestigung offener Drogenszenen in den Großstädten unterschiedlich reagiert. Ein Vergleich von Art und Häufigkeit der eingesetzten straf- und polizeirechtlichen Maßnahmen würde wahrscheinlich ein erhebliches Nord-Süd-Gefälle offenbaren, wobei die norddeutschen Behörden vergleichsweise zurückhaltender agierten. Die Zurückhaltung hing nicht zuletzt damit zusammen, dass strafrechtliche Maßnahmen angesichts des Bagatellcharakters vieler Delikte in der offenen Drogenszene (»Ameisenhandel«) bei einem niedrigeren Strafniveau in Norddeutschland wenig erfolgversprechend schienen und ein massiveres Einschreiten die guten Kontroll- und Observationsmöglichkeiten offener Drogenszenen behindert hätte. Hinzu kam ein liberaleres Polizeirechtsverständnis, was in einigen Bundesländern seit den 80er Jahren zu einer Beschränkung der Polizeiaufgaben auf die Gewährleistung öffentlicher Sicherheit (unter Verzicht auf die »öffentliche Ordnung«) geführt hatte.

Schließlich dürften auch die bedrückenden Erfahrungen vor Ort dazu beigetragen haben, dass mancher Polizeibeamte eher auf gesundheitspolitische Initiativen statt polizeiliche Verfolgung setzte.

Die Zurückhaltung der Polizeibehörden wird in den letzten Jahren angesichts wachsender Kriminalitätsfurcht und vermeintlich steigender Kriminalitätsraten mit einem verstärkten Ruf nach der Polizei konfrontiert. Unter Hinweis auf die angeblichen Erfolge des »Null-Toleranz«-Konzepts der New Yorker Polizei soll die gelegentliche Tolerierung durch eine verstärkte Ahndung der Verstöße gegen die öffentliche Sicherheit und Ordnung ersetzt werden. Dem Konzept liegt eine »Wehret-den-Anfängen«-Vorstellung zugrunde, wonach bereits die Duldung kleinerer Verstöße die Grundlage für die Begehung und Verbreitung schwerer Straftaten bilde. Somit geraten neben Schwarzfahren, Vandalismus, Lärmbelästigung, Betteln und Graffitisprühen auch öffentlicher Drogenkonsum wieder zunehmend ins Visier der Polizeibehörden.

1   Platzverweise

Die häufigste polizeirechtliche Maßnahme gegen Angehörige offener Drogenszenen ist der sog. Platzverweis. Er ist in fast allen Landespolizeigesetzen als polizeiliche Standardmaßnahme gesondert geregelt.[1] Soweit eine spezielle Regelung fehlt, ergibt sich die Befugnis der Polizei zu einem Platzverweis unmittelbar aus der gesetzlichen Generalklausel, in der die Befugnisse der Polizei umfassend und allgemein beschrieben werden. Mit einem Platzverweis kann die Polizei zur Abwehr einer Gefahr eine Person vorübergehend von einem Ort verweisen oder ihr das Betreten eines Ortes verbieten. Ein Platzverweis hat nur kurzfristigen Charakter, was in den Polizeigesetzen meist mit »vorübergehend«, d.h. höchstens einige Stunden umschrieben wird. Er gestattet nur ein Verweisen von einem eng begrenzten Ort (Gebäude, Grundstück, Platz), nicht aber das Verbot, einen ganzen Stadtteil oder ein Gemeindegebiet zu betreten. Die minimalen Voraussetzungen und der geringe zeitliche und organisatorische Aufwand bei der Anordnung eines Platzverweises haben zu einem inflationären Gebrauch der Maßnahme beigetragen.

Die Möglichkeiten der Betroffenen, sich gegen einen solchen Platzverweis zu wehren, sind äußerst gering. Zwar soll das äußere Erscheinungsbild als drogenabhängig für einen Platzverweis noch nicht ausreichen, wohl aber der Aufenthalt am Szenetreffpunkt, da dann aus der Sicht der Polizei bei einschlägigen Erkenntnissen ein illegales Rauschgiftgeschäft unmittelbar bevorstehe.

Im Gegensatz zum traditionellen Polizeirechtsverständnis, das eine vom individuellen »Störer« verursachte konkrete, unmittelbare Gefahr verlangte, reicht

---

[1]   Vgl. Übersicht der landesgesetzlichen Spezialregelungen bei BRAUN (2000), S. 104 Fn. 411 und 412).

danach schon die Anwesenheit in einer als gefährlich angesehenen Szene. Die polizeiliche Sicht lässt sich von den Betroffenen auch kaum widerlegen, sodass sie den als willkürlich empfundenen Vertreibungsaktionen (»Junkie Jogging«) weitgehend schutzlos ausgesetzt sind. Vor Ort sind entscheidend allein die alltagstheoretischen Verdachtsraster der eingesetzten Polizeibeamten, und nachträglich lässt sich eine Begründung für den Platzverweis schon finden. Zwar haben einzelne Gerichte die Zulässigkeit von Platzverweisen verneint, weil die Maßnahmen der Polizeigesetze für kurzfristige und punktuelle Gefahrensituationen gedacht seien, nicht aber zur Beseitigung von Dauergefahren dienten, wie sie von der Drogenszene ausgingen. Diese Auffassung hat sich aber in der Rechtsprechung ebenso wenig durchsetzen können wie der wiederholte Hinweis auf die Ungeeignetheit der Maßnahme, die allenfalls zu einer Verdrängung und Verlagerung der Drogenszene führe. Die enge zeitliche und räumliche Begrenzung von Platzverweisen verhinderte nicht deren Anwendung, sondern rechtfertigte nur weitergehende Aufenthaltsverbote.

2   Aufenthaltsverbote

Seit etwa 1992 wenden die Polizeibehörden eine mit dem Platzverweis qualitativ nicht zu vergleichende, völlig neuartige Maßnahme gegen Angehörige der offenen Drogenszene an: die sog. Aufenthalts-, Betretungs-, Gebiets- oder Durchquerungsverbote. Damit wird den Betroffenen verboten, sich über einen längeren Zeitraum (mehrere Monate bis zu einem Jahr) in einem bestimmten Gebiet (z.B. der gesamten Innenstadt) aufzuhalten. Neuerdings sollen solche Aufenthaltsverbote nicht nur gegen Drogenkonsumenten und -dealer, sondern auch gegen Personen, die nachhaltig zur Verfestigung der Drogenszene beitragen, zulässig sein.[1] Dazu kann es ausreichen, die Adresse und Telefonnummer von Drogenabhängigen bei sich zu führen und mit Drogenkonsumenten angetroffen zu werden.[2] Derartige Aufenthaltsverbote werden in zahlreichen Großstädten der Bundesrepublik in unterschiedlichem Umfang und unterschiedlichen Verfahren ausgesprochen.

Rechtsgrundlage für die Aufenthaltsverbote soll, soweit in dem jeweiligen Landespolizeigesetz eine Spezialregelung fehlt, nach überwiegender Auffassung die polizeiliche Generalklausel als Auffangtatbestand sein. Die spezielle Regelung des Platzverweises mit engeren Voraussetzungen soll also die Handlungsmöglichkeiten der Polizei nicht abschließend festlegen, sondern es soll ein Rückgriff auf die weite Generalklausel möglich sein. Zweifel an der Verhältnismäßigkeit und Geeignetheit von Aufenthaltsverboten werden von den angerufenen Gerichten nur selten geäußert. Dennoch sollte der bloße Verdrängungs- und Verlagerungseffekt von Platzverweisen und Aufenthalts-

---

[1] OVG Münster, NVwZ (2001), S. 460.
[2] Vgl. Anmerkung Vahle zu OVG Münster; in: KRIMINALISTIK (2001), S. 112.

verboten immer wieder thematisiert werden. Die von der Polizei erhoffte Verunsicherung der Drogenszene dürfte allenfalls vorübergehend eintreten, während die Belastungen durch die Szene nicht reduziert, sondern nur gleichmäßiger auf größere Gebiete und weitere Bevölkerungskreise verteilt werden. Es kann auch nicht der Zweck des Polizeirechts sein, Straftaten nicht an sich, sondern – weil dies bei Drogenabhängigen gar nicht anders möglich ist – nur an bestimmten Orten zu unterbinden. Schließlich muss darauf hingewiesen werden, dass für viele – insbesondere die obdachlosen – Abhängigen die Szene den hauptsächlichen Lebensraum darstellt; ein Ort der sozialen Kontakte, der Schlafplatz-, Informations- und Jobbörse sowie der Gesundheitsprävention und des Kontakts zu niedrigschwelliger Drogenarbeit. Ein Aufenthaltsverbot kann den Betroffenen somit in seinen gesamten sozialen Bezügen treffen und den Kontakt zur Sozialarbeit beenden.

Klagen der Betroffenen gegen Aufenthaltsverbote vor den Verwaltungsgerichten sind bislang regelmäßig erfolglos geblieben. Immerhin verlangen die Gerichte von den Polizeibehörden in letzter Zeit eine konkrete Einzelfallprüfung unter Berücksichtigung der individuellen Vorgeschichte des Betroffenen. So hat der Verwaltungsgerichtshof (VGH) Mannheim eine Verletzung des Verhältnismäßigkeitsgrundsatzes angenommen, wenn Ausnahmen vom Aufenthaltsverbot auf ein nachgewiesenes Interesse etwa an einem Arzt-, Rechtsanwalts-, Sozialarbeiter- oder Behördenbesuch beschränkt waren.[1] Derartige Ausnahmeregelungen seien zu eng, da sie Geschäfte des täglichen Lebens, wie Einkaufen, soziale Kontakte zu Freunden, Bekannten und Verwandten, die in dem betreffenden Gebiet wohnen, sowie die Teilnahme am kulturellen Leben ausschlössen. Dementsprechend muss bei einem betroffenen Asylbewerber sichergestellt sein, dass er in den im Asylverfahrensgesetz genannten Fällen das betreffende Stadtgebiet aufsuchen und Termine bei Behörden, Gerichten oder Prozessbevollmächtigten wahrnehmen kann. Wegen der Notwendigkeit einer Einzelfallentscheidung weist das Oberverwaltungsgericht (OVG) Bremen weiter darauf hin, dass pauschale Verlängerungen von Aufenthaltsverboten ohne wiederholte ausreichende Prüfung, ob ein »neuerliches Tätigwerden wirklich unabweisbar ist«, rechtswidrig seien. Mit derselben Argumentation hat die Rechtsprechung auch ein Einschreiten mittels Allgemein- oder Blankoverfügungen für rechtswidrig erklärt, da es »nahezu zwangsläufig der Vielgestaltigkeit der Fallgestaltungen keine Rechnung tragen« könne. So ist das Gebot an die der Drogenszene zuzurechnenden Personen, sich jederzeit und ausnahmslos einer Identifizierung und Durchsuchung zu unterziehen, wenn sie bestimmte Straßen und Plätze – egal zu welchem Zweck – betreten, als ungeeignet, überflüssig und nicht in dem nötigen Maß einzelfallbezogen aufgehoben worden.

---

[1] Vgl. auch VGH München, NVwZ (2000), S. 454 ff.; OVG Münster, NVwZ (2001), S. 232; NVwZ (2001), S. 460.

Nach dem OVG Bremen (NVwZ 1999, S. 315) muss außerdem bei der Entscheidung über Umfang und Länge des Aufenthaltsverbots »nach Art und Ausmaß der Verstrickung (des Betroffenen) in die Szene differenziert« werden. Im Hinblick auf das Grundrecht der Freizügigkeit (Art. 11 GG) dürfe ein längerfristiges Aufenthaltsverbot nur gegen Personen ergehen, die in besonderer Weise an der Bildung und Aufrechterhaltung der Drogenszene beteiligt seien.[1] In diesem Sinne hat das Oberverwaltungsgericht das verhängte Aufenthaltsverbot für gerechtfertigt erklärt, da der Betroffene »erwiesenermaßen zum ›harten Kern‹ der Drogenszene« zähle. Um das zuletzt genannte Kriterium allerdings richtig einschätzen zu können, muss man wissen, dass nach Auffassung der meisten Gerichten eine rechtskräftige Verurteilung wegen eines Drogendelikts nicht erforderlich ist, um eine »Verstrickung« in die Drogenszene zu bejahen.

Immerhin bestehen auf der Basis dieser neueren Urteile Argumentationsmöglichkeiten und vielleicht sogar Verhandlungsspielräume für individuelle Lösungen zwischen Behörden, Anwälten und Sozialarbeit, mit denen die fatalen Auswirkungen der Aufenthaltsverbote im Einzelfall vermieden oder zumindest begrenzt werden können. Dazu muss möglichst detailliert und überzeugend auf die persönlichen Bedürfnisse des Betroffenen an einem Aufenthalt in dem umstrittenen Gebiet hingewiesen und die polizeiliche Einschätzung der Einbindung des Betroffenen in die Drogenszene hinterfragt, womöglich sogar widerlegt werden. Zugleich sollte immer wieder auf die sozial- und gesundheitspolitischen Folgen dieser Polizeistrategie hingewiesen werden, um langfristig Veränderungen zu bewirken.

Mit der wachsenden Zahl von Platzverweisen und Aufenthaltsverboten steigt für die Angehörigen der offenen Drogenszenen auch das Risiko, mit weiteren Zwangsmaßnahmen (Ingewahrsamnahme, Zwangsgeld, Ersatzzwangshaft)[2] konfrontiert zu werden. Nach fast allen Landespolizeigesetzen kann zur Durchsetzung eines Platzverweises eine Ingewahrsamnahme angeordnet werden. Daneben kommen Ingewahrsamnahmen zur Verhinderung von unmittelbar bevorstehenden Straftaten in Betracht. Mit der häufigen Anwendung derartiger Maßnahmen besteht die Gefahr, dass die präventiv-polizeiliche Freiheitsentziehung zur ersatzweisen Strafe wird, um Verhaltensweisen zu sanktionieren, die dem Betroffenen auf der Ebene des Strafverfahrens nicht nachgewiesen werden können oder dort aus Beweisproblemen oder wegen ihres Bagatellcharakters aus Sicht der Polizeibehörden keine »angemessene« Reaktion erfahren. In der Praxis drängt sich der Eindruck auf, als wolle die Polizei eine zurückhaltendere Drogenkriminalpolitik ordnungspolitisch kompensieren. Immerhin haben in diesem Bereich einige Entscheidungen des Bundesverfassungsgerichts in jüngster Zeit die Rechtsschutzmöglichkeiten für

---

[1] Zum Verhältnis zum Grundrecht der Freizügigkeit vgl. BRAUN (2000); HETZER (2000).

[2] OVG Münster, NVwZ-RR (1999), S. 802 f.

die Betroffenen verbessert. So kann beispielsweise inzwischen auch eine beendete Freiheitsentziehung zur Durchsetzung eines Platzverweises im Rahmen nachträglichen Rechtsschutzes gerichtlich überprüft werden (BVerfG, StV 1999, S. 295).

Die dargestellten polizeirechtlichen Maßnahmen zur Bekämpfung der offenen Drogenszene sind juristisch fragwürdig und drogenpolitisch kontraproduktiv. Sozialarbeit und anwaltliche Tätigkeit besteht in diesen Fällen nicht zuletzt darin, auf die konkreten Auswirkungen für die Betroffenen hinzuweisen und möglichst repressionsfreie Alternativen zu entwickeln, um damit zu Korrekturen der behördlichen Praxis beizutragen. Ob diese Aktivitäten die Tendenz, einem gesellschaftlichen Krisenphänomen repressiv und ausgrenzend zu begegnen, Paroli bieten können, bleibt abzuwarten. Die offenen Drogenszenen müssen zunächst als ein Drogenpolitikproblem und erst nachrangig als ein polizeiliches Problem definiert und angegangen werden. Primäres Ziel sollte nicht der – vermutlich erfolglose – Versuch einer Beseitigung offener Drogenszenen sein, sondern die Reduzierung der als besonders belästigend empfundenen Erscheinungen. Insofern sollte den Konzepten zur Gestaltung sozial verträglicher Szenen mehr Aufmerksamkeit gewidmet werden: So könnten kleine, dezentrale, außerhalb der Wohngebiete liegende »(faktische) Toleranzzonen« entstehen, die mit der nötigen Infrastruktur (Toiletten, Injektionsräume, Spritzentausch, Notfallhilfe, Reinigung) ausgestattet sind. Derartige Konzepte erscheinen langfristig erfolgversprechender als der Einsatz der Polizei, die bei der Bewältigung gesellschaftlicher Probleme nur ihre Hilflosigkeit bestätigen kann.

Literatur

Braun, S. (2000): Freizügigkeit und Platzverweis, Baden-Baden (Diss.).
Hetzer, W. (2000): Zur Bedeutung des Grundrechts auf Freizügigkeit (Art. 11 GG) für polizeiliche Aufenthaltsverbote. In: Juristische Rundschau 2000, Heft 1.
Lesting, W. (1997): Polizeirecht und offene Drogenszene. In: Kritische Justiz, S. 214 ff.

F   DROGENHILFE UND SOZIALRECHT

I   Welche Hilfen staatlicher oder privater
sozialer Einrichtungen und Versicherungen gibt es?
Von Angela Busse

1   Krankenversicherung

Die Rechtsgrundlagen für Leistungen aus der Gesetzlichen Krankenversicherung finden sich im Sozialgesetzbuch V – Gesetzliche Krankenversicherung. Voraussetzung für den Bezug von Leistungen dieses Trägers ist zunächst, dass derjenige, der die Leistungen beantragt, Versicherter in der GKV ist. Der Regelfall einer Versicherung kraft Gesetzes ist das Vorliegen eines Beschäftigungsverhältnisses (§ 5 Abs. 1 Nr. 1 SGB V i.V.m. § 7 SGB IV). Einem derartigen Beschäftigungsverhältnis entspricht vor allem ein Arbeitsverhältnis.

Auch ohne Arbeitsverhältnis kann man kraft Gesetzes »pflichtversichert« sein, wenn man als Klient der Jugendhilfe, als Behinderter, als Teilnehmer einer Reha-Maßnahme oder als Student oder Praktikant Berufsausbildung oder -förderung macht bzw. erhält (zu den einzelnen Versicherungstatbeständen vgl. § 5 Abs. 1 Nrn. 1–12 SGB V.). Ohne persönlich Beiträge zu zahlen sind vor allem auch Bezieher von Arbeitslosengeld und Arbeitslosenhilfe nach dem 3. Sozialgesetzbuch »pflichtversichert«. Wenn man keinen Anspruch auf Arbeitslosengeld hat, kann man sich freiwillig weiterversichern, wenn man als Mitglied aus der Versicherungspflicht ausscheidet und in den letzten fünf Jahren vor dem Ausscheiden mindestens 24 Monate oder unmittelbar vor dem Ausscheiden ohne Unterbrechung mindestens zwölf Monate versichert war.

Auch Personen, deren Familienversicherung gemäß § 10 SGB V endet, sind zur freiwilligen Weiterversicherung berechtigt. Ist eine freiwillige Weiterversicherung nicht möglich, können Leistungen, die denen der Gesetzlichen Krankenversicherung in der Regel entsprechen (§ 37 Abs. 1 BSHG) im Rahmen der Krankenhilfe nach BSHG vom Träger der Sozialhilfe bezogen werden.

Die Leistungen der Gesetzlichen Krankenversicherung sind in § 27 Abs. 1 SGB V aufgezählt. Dazu gehören u.a.:

■ Ärztliche Behandlung einschließlich Psychotherapie;
■ Versorgung mit Arzneimitteln;
■ häusliche Krankenpflege und Haushaltshilfe;
■ Krankenhausbehandlung;
■ medizinische und ergänzende Leistungen zur Teilhabe.
(Vgl. § 27 Abs. 1 Satz 2 Nrn. 1–6 SGB V.)

Voraussetzung für die Inanspruchnahme dieser Leistungen ist, dass eine Krankheit vorliegt. Dabei wird Krankheit üblicherweise als »regelwidriger körperlicher oder geistiger Zustand« definiert, der zur Notwendigkeit ärztlicher Behandlung führt.

Teilweise noch unter Geltung der Vorgängerin des SGB V, der RVO (Reichsversicherungsordnung), wurde bestritten, dass Sucht eine Krankheit darstelle, wenn sie noch keine körperlichen Krankheitssymptome hervorgebracht hatte. Inzwischen ist jedoch nicht mehr streitig, dass eine Krankheit bei Vorliegen einer Suchterkrankung schon dann vorliegt, wenn der Betreffende die Steuerungsmöglichkeit bezüglich des Suchtverhaltens verloren hat. Sucht ist Krankheit, unabhängig vom Stadium und Verschulden. Kriterien und Erscheinungsformen der Sucht sind nach dem Bundessozialgericht (BSGE 28, S. 114; BSGE 46, S. 41):

– Verlust der Selbstkontrolle;
– krankhafte Abhängigkeit;
– »Nicht-mehr-aufhören-Können«.

Dies gilt zumindest nach einhelliger Ansicht für die stoffgebundenen Süchte.

■ Ärztliche Behandlung und Psychotherapie

Dem Arzt, und damit der ärztlichen Behandlung, kommt bei der durch die Krankenversicherung finanzierten Behandlung eine zentrale Rolle zu. Im Rahmen der von ihm durchzuführenden vertragsärztlichen Versorgung eröffnet er über Verordnung und Anordnung auch den Zugang zur Versorgung mit Arzneimitteln, Krankenhausbehandlung und zu medizinischen und ergänzenden Leistungen zur Teilhabe. Bei der Durchführung der Krankenbehandlung ist der Vertragsarzt an die Richtlinien des Bundesausschusses der Ärzte und der Krankenkassen gebunden. Methadonprogramme können daher nur unter den in den Methadonrichtlinien bezeichneten Voraussetzungen durch die Krankenkassen finanziert werden. Wenn der Zugang zu fast allen übrigen Leistungen ausschließlich über ärztliche Verordnung oder Anordnung stattfindet, gibt es seit Inkrafttreten des Psychotherapeutengesetzes die Möglichkeit, zunächst auch einen (psychologischen) Psychotherapeuten zu konsultieren (vgl. § 28 Abs. 3 SGB V). Dieser hat schließlich aber auch die Mitwirkung eines Arztes zu veranlassen.

Der Vertragsarzt verordnet gem § 73 Abs. 2 SGB V auch Arzneimittel, Verband-, Heil- und Hilfsmittel, Krankentransporte, Krankenhausbehandlung, Behandlung in Vorsorge- und Rehabilitationseinrichtungen sowie medizinische Leistungen zur Teilhabe, Belastungserprobung und Arbeitstherapie. Häusliche Krankenpflege (und Soziotherapie) können zur Sicherung der ärztlichen Behandlung verordnet werden.

■ Krankenhausbehandlung

Ist eine Entzugsbehandlung oder eine andere Behandlung der Sucht im Krankenhaus nötig, so wird diese für die erforderliche Dauer gewährt. Für Suchtkranke ist i.d.R. das nächstgelegene Krankenhaus zuständig, insofern

also die freie Krankenhaus- und Arztwahl eingeschränkt. Die GKV muss auch
für die Behandlung in Fach- und Spezialkrankenhäusern aufkommen, insbesondere für Drogen-Langzeittherapie, wenn sie ärztlich geleitet ist (BSozG
1991, Az. 3 RK 17/89). Krankenhausbehandlung kann voll-, teilstationär oder
auch ambulant erbracht werden.

■ Medizinische Leistungen zur Teilhabe
Besteht keine Krankenhausbehandlungsbedürftigkeit mehr, sind also insbesondere ambulante Behandlungsmittel ausreichend oder ist eine ständige
ärztliche Verantwortung der Behandlung durch Krankenhausärzte nicht mehr
erforderlich, kommt § 40 SGB V als Rechtsgrundlage für Leistungen wegen
Suchtkrankheit infrage. Das sind ambulante oder auch stationäre Leistungen
zur Teilhabe. Problematisch ist bei den Rehabilitationsangeboten für Suchtkranke jedoch oft aus Sicht der GKV, dass die Angebote insbesondere von Einrichtungen, die deren Rehabilitation dienen, selten unter ärztlich verantwortlicher Leitung stehen. Oft ist vielmehr ausschließlich eine pädagogische Leitung vorgesehen. In diesen Fällen übernimmt die GKV eine entsprechende
Leistung nicht, obwohl eine Übernahme der Kosten durch die Gesetzliche
Rentenversicherung möglich ist. Ist der Suchtkranke rentenversichert, gingen
diese Leistungen zur Teilhabe ohnehin den Leistungen der Gesetzlichen Krankenversicherung vor. Im Übrigen sind auch die ergänzenden Leistungen zur
Teilhabe an die o.g. Grundsätze gebunden.

■ Häusliche Krankenpflege und Haushaltshilfe
Nach §§ 37, 38 SGB V sind bis zu vier Wochen je Krankheitsfall häusliche
Krankenpflege und Haushaltshilfe von der GKV zu übernehmen, wenn eigentlich Krankenhauspflege geboten wäre, jedoch durch häusliche Kranken-
pflege ersetzt werden kann. Diese muss durch den Arzt verordnet sein und
kann z.B. durch eine im Haushalt lebende Person erfolgen (BSGE 45, S. 130).
Bei Pflege durch Angehörige besteht der Anspruch nicht. Zur häuslichen
Krankenpflege gehören Grundpflege (Waschen, Betten, Körperpflege), Be-
handlungspflege, hauswirtschaftliche Versorgung.
Haushaltshilfe gibt es, wenn man den eigenen Haushalt wegen Krankheit
nicht weiterführen kann und im Haushalt mindestens ein Kind unter zwölf
Jahren oder ein wegen Behinderung hilfsbedürftiges Kind lebt. Wenn Verwandte solche Haushaltshilfe leisten, werden nur Fahrkosten und Verdienst-
ausfall erstattet.

■ Ergänzende Leistungen zur Teilhabe
Die Krankenkasse kann neben den medizinischen Leistungen zur Rehabilitation auch ergänzende Leistungen erbringen. Neben Rehabilitationssport sind
das auch Leistungen, die unter Berücksichtigung von Art und Schwere der
Behinderung erforderlich sind, das Rehabilitationsziel zu erreichen oder zu
sichern, wenn die Krankenkasse zuletzt Leistungen der Krankenbehandlung
geleistet hat oder noch leistet. Diese recht großzügig anmutende Anspruchs-

grundlage, die gerade im Zusammenhang mit § 26 SGB IX eine erhebliche Ausdehnung der Leistungen der GKV in den Bereich sozialpädagogischer und ähnlicher Hilfen zuließe, trügt. Aufgrund des Zusammenwirkens dieser materiellen Rechte mit dem Sachleistungsprinzip ist die Krankenkasse auf diejenigen Leistungen beschränkt, die sie im Rahmen ihres Leistungserbringungsrechts vorzusehen hat. Die dabei vorgesehenen Dienstleister und Dienstleistungseinrichtungen sind allerdings auf solche mit medizinisch-ärztlichem Schwerpunkt begrenzt. Sozialarbeiterische oder -pädagogische Unterstützung kann danach auf diese Rechtsgrundlage nicht gestützt werden. Soweit solche Leistungen im Rahmen der Soziotherapie vorgesehen sind (vgl. auch § 37a SGB V), werden sie nur von der Krankenkasse übernommen, wenn sie im Ergebnis der Durchführung und der Sicherung des Erfolges der ärztlichen Behandlung dienen. Alle Leistungen, die danach einer Alltagsbewältigung und der Reintegration in den Alltag dienen, sind nicht von der Krankenkasse zu übernehmen. Dazu kommt, dass sie gemäß der Soziotherapierichtlinien nur für Krankheiten des schizophrenen Formenkreises erbracht werden.

■ Dauer des Anspruchs auf Krankenbehandlung

Der Anspruch auf Krankenbehandlung erlischt in der Regel mit dem Ende der Mitgliedschaft in der Krankenversicherung. Ist ein Versicherter nicht freiwillig versichert, besteht der Anspruch auf Leistungen längstens für einen Monat nach dem Ende der Mitgliedschaft, solange keine Erwerbstätigkeit ausgeübt wird. Endet die Mitgliedschaft durch Tod, so erhalten die familienversicherten Angehörigen Leistungen für längstens einen Monat nach dem Tod des Mitglieds.

■ Krankengeld

Voraussetzung für den Anspruch auf Krankengeld ist, dass der Versicherte aufgrund von Krankheit arbeitsunfähig ist. Das Krankengeld beträgt 70% des Brutto-Regellohns, der nach einem bestimmten Schema errechnet wird, darf aber nicht höher sein als 90% des letzten Nettolohns. Für die Bezieher von Arbeitslosengeld, Arbeitslosenhilfe, Unterhaltsgeld u.Ä. gelten bezüglich Höhe und Beginn Sonderregelungen. Krankengeld wird bei Krankenhausbehandlung oder Behandlung in einer Vorsorge- oder Reha-Einrichtung von ihrem Beginn an gezahlt, im Übrigen von dem Tag an, der auf den Tag der ärztlichen Feststellung der Arbeitsunfähigkeit folgt.

Unter anderem haben Familienversicherte keinen Anspruch auf Krankengeld. Solange Arbeitsentgelt fortgezahlt wird, ruht der Anspruch auf Krankengeld.

Das Krankengeld wird prinzipiell ohne zeitliche Begrenzung gezahlt, innerhalb von drei Jahren wegen derselben Krankheit aber nur höchstens 78 Wochen. Kommt eine weitere Krankheit hinzu, wird die Leistungsdauer nicht verlängert. Da Sucht als Krankheit gilt, wird man auch bei den verschiedensten anderen Krankheiten nach Ablauf von 78 Wochen kein Krankengeld mehr erhalten, wenn das Andauern der Sucht über 78 Wochen unterstellt wird. Erst nach drei Jahren kann man wieder neu Krankenhilfe beantragen, wenn man zwischenzeitlich sechs Monate arbeitsfähig war. Sonst wird eine Überprüfung der Erwerbsfähigkeit durch eine Vertrauensärztin eingeleitet. Ist nach deren Auffassung die Erwerbsfähigkeit gefährdet, d.h., droht der Versicherungsfall der GRV (Gesetzlichen Rentenversicherung) einzutreten, die die Erwerbsunfähigkeit mit einer Erwerbsminderungsrente abzugelten hätte, kann die Krankenkasse dem Versicherten eine zehnwöchige Frist zur Beantragung von Rehabilitationsmaßnahmen beim Rentenversicherungträger stellen. Stellt der Versicherte den Antrag innerhalb der Frist nicht, entfällt der Anspruch auf Krankengeld mit Ablauf der Zehnwochenfrist. Wird der Antrag nachgeholt, lebt der Anspruch mit dem Tag der Antragstellung wieder auf.

Wird eine Reha-Maßnahme als erfolglos eingeschätzt, kommt Erwerbsminderungsrente in Betracht. Diese »Aussteuerung« sollte man zu vermeiden suchen.

Krankengeld muss mit der ärztlichen Arbeitsunfähigkeitsbescheinigung bei der KK beantragt werden!

■ Sterbegeld

Für Mitglieder der gesetzlichen Krankenkassen einheitlich 1.500 €, für mitversicherte Angehörige die Hälfte (§§ 58, 59 SGB V).

■ Zuzahlungspflicht

Bei der Leistung von Arznei- und Verbandmitteln, Heilmitteln, Krankenhausbehandlung und stationären Maßnahmen zur Rehabilitation wird von dem volljährigen Versicherten eine Selbstbeteiligung an den Kosten der Krankenbehandlung verlangt. Bei Arznei- und Verbandmitteln sowie Hilfsmitteln leistet die Krankenkasse zudem nur bis zur Höhe eines Festbetrages. Die Differenz zwischen Festbetrag und tatsächlichen Kosten und eine gesetzlich vorgesehene Zuzahlung trägt der Versicherte. Die Höhe der Zuzahlung bei Arznei- und Verbandmitteln ist nach Packungsgröße zwischen 4 € und 5 € gestaffelt.

Bei Krankenhausbehandlung und der Behandlung in einer Rehabilitationseinrichtung sind kalendertägliche Zuzahlungen zu leisten. Diese ist bei Krankenhausbehandlung auf 14 Tage begrenzt. Die innerhalb des Kalenderjahres geleistete Zuzahlung an einen Rentenversicherungsträger wird auf diesen Zeitraum angerechnet. Die Zuzahlung beträgt 9 €. Bei stationären medizinischen Leistungen zur Rehabilitation ist zu differenzieren: In der Regel erfolgt die Zuzahlung zeitlich unbegrenzt. Liegt eine Anschlussrehabilitation vor, d.h. eine Maßnahme, deren unmittelbarer Anschluss an eine Krankenhausbehandlung medizinisch notwendig ist, ist die Zuzahlungsdauer auf 14 Tage begrenzt. Von der Zuzahlungspflicht kann man sich gemäß §§ 61, 62 SGB V ganz oder teilweise befreien lassen. Die Voraussetzungen für die vollständige Befreiung orientieren sich am Unterschreiten einer Einkommensgrenze von 938 € (Januar 2002) oder wenn der Versicherte z.B. Sozialhilfe, Arbeitslosen-

hilfe oder Ausbildungsförderung nach dem BAföG bezieht. Leben weitere Angehörige des Versicherten in dessen Haushalt, erhöht sich die o.g. Einkommensgrenze um 10% bis 15%.
Die Voraussetzungen für die teilweise Befreiung von Zuzahlungen orientieren sich an der Überschreitung einer individuellen Belastungsgrenze. Wer danach mehr als 2% seiner jährlichen Bruttoeinnahmen für Fahrkosten und Zuzahlungen ausgeben müsste, ist von diesen Kosten teilweise befreit. Bei Versicherten, die wegen einer chronischen Krankheit behandelt liegen, beträgt die Belastungsgrenze nach einem Jahr 1% der Bruttoeinnnahmen für die Dauer dieser Krankheit. Beide Befreiungstatbestände greifen faktisch nur bei entsprechendem Antrag an die eigene Krankenversicherung.

■ Private Krankversicherungen
Private KV, die Profit machen müssen, leisten zwar in ähnlicher Weise wie die gesetzlichen, versuchen aber, ihr Kostenrisiko zu senken: Man muss bei Vertragsabschluss Vorerkrankungen angeben. Deren »schuldhaftes Verschweigen«, also nicht das schlichte Vergessen, kann die PKV von der Leistungspflicht befreien. Meist gibt es im Vertrag die sog. Suchtklausel, d.h. den Ausschluss der Kostenübernahme bei Suchterkrankungen und deren Folgen (BGH, NJW 1976, S. 106). Private KV brauchen die Kosten einer Entziehungskur selbst dann nicht zu tragen, wenn sich die Sucht als Folge einer ärztlichen medikamentösen Behandlung entwickelt hat. Verschweigen ist deshalb wenig aussichtsreich, weil der Versicherer sich bei anderen KK, Ärzten und Krankenhäusern informieren darf (zum Datenschutz, Einsichtsrecht in Krankenakten (→ S. 586 ff.).

Zum Teil gilt jedoch, dass für erstmalige Entziehungsmaßnahmen, für die anderweitig ein Anspruch auf Kostenerstattung nicht geltend gemacht werden kann, die tariflichen Leistungen gewährt werden, wenn die Krankenkasse vor Aufnahme der Behandlung eine schriftliche Zusage gegeben hat. Bei einer stationären Entziehungsmaßnahme sind oft auch unabhängig von dem für stationäre Behandlung geltenden Krankheitskostentarif nur die Aufwendungen für allgemeine Krankenhausleistungen erstattungsfähig.

2   Lohnfortzahlung

Ist man berufstätig, so hat man mit Beginn der Arbeitsunfähigkeit Anspruch auf Lohnfortzahlung für die Dauer von sechs Wochen. Gemäß Bundesarbeitsgericht (BAG) kann aber wegen selbstverschuldeter Sucht der Anspruch auf Lohnfortzahlung versagt werden. Wegen der Spezifik der Opiatabhängigkeit (psychologischer Normalzustand bei konstanter Dosierung insbesondere von Methadon) ist die Arbeitsfähigkeit nicht ohne weiteres eingeschränkt: Der Patient ist vermittelbar. In rechtswidriger Weise weichen die Arbeitsämter gelegentlich hiervon ab.

3   Unfallversicherung

Die gesetzliche Unfallversicherung kommt als Kostenträger für eine
Suchtbehandlung nicht infrage. Allenfalls, wenn Sucht als Berufskrankheit
anzuerkennen wäre, bestünde die Möglichkeit der Kostenübernahme von Behandlung und beruflicher, sozialer Wiedereingliederung durch die Träger
der GUV. Eine Anerkennung von Süchten als Berufskrankheit steht jedoch
aus. Allerdings sind Personen, die z.B. auf Kosten der Kranken- oder gesetzlichen Rentenversicherung eine stationäre oder teilstationäre Behandlung
oder stationäre oder teilstationäre medizinische Rehabilitation erhalten, in
der GUV unfallversichert. Das ist insbesondere auch bei suchtbedingtem Aufenthalt im Krankenhaus oder in einer Rehabilitationseinrichtung der Fall.
Die Gesetzliche Unfallversicherung ist im 7. Buch Sozialgesetzbuch (SGB VII)
geregelt.

4   Rentenversicherung

Leistungen der gesetzlichen Rentenversicherung (GRV) kann man in
Anspruch nehmen, wenn man erwerbsgemindert ist und die Erwerbsfähigkeit wiederhergestellt oder wenigstens gebessert bzw. eine weiter Minderung
gemindert werden kann und in der GRV versichert ist. In der Regel sind die-
selben Personen in der GRV versichert, die auch in der GKV versichert sind.
Bei Drogenabhängigen, die schon mehrfache vergebliche oder abgebrochene
Rehabilitations-Versuche hinter sich haben, wird die weitere Leistung abgelehnt (BSG 4 RJ 91/82). Zu diesen Leistungen zählen medizinische, berufsför-
dernde und -ergänzende Leistungen zur Teilhabe. Für diese Reha ist eine
Vorversicherungszeit gesetzlich festgelegt. Für medizinische Leistungen zur
Reha muss der Antragsteller (§ 11 SGB VI)
– bei der Antragstellung eine Wartezeit von 15 Jahren erfüllt haben oder
– eine Rente wegen Erwerbsminderung beziehen oder
– innerhalb von zwei Jahren vor der Antragstellung sechs Kalendermonate
  mit Pflichtbeiträgen für eine versicherte Beschäftigung oder Tätigkeit haben oder
– innerhalb von zwei Jahren nach Beendigung der Ausbildung eine versicherte Beschäftigung oder selbständige Tätigkeit aufgenommen und bis
  zum Antrag ausgeübt haben oder nach einer solchen Beschäftigung oder
  Tätigkeit bis zum Antrag arbeitsunfähig oder arbeitslos gewesen sein oder
– vermindert erwerbsfähig sein oder einer Minderung der Erwerbsfähigkeit
  in absehbarer Zeit unterliegen und die Wartezeit von fünf Jahren erfüllt
  haben.

■ Medizinische Leistungen zur Teilhabe
Der Leistungskatalog der GRV orientiert sich bezüglich der medizinischen
Hilfen an dem der GKV. Es gibt jedoch einige Abweichungen und Einschrän-

kungen. Krankenhausbehandlung wird nur in seltenen Fällen zulasten der GRV erbracht werden, da gemeinhin gilt, dass eine nötige Krankenhausbehandlung für die akute Behandlungsphase einer Krankheit spricht und daher nicht mit dem Rehabilitationsauftrag der GRV vereinbar ist. Im Gegensatz zur GKV sind allerdings die Schwerpunkte der medizinischen Teilhabeleistungen ein wenig zulasten ärztlich gesteuerter Hilfen in die Richtung der Erhöhung der Anteile von pädagogischen und sozialtherapeutischen Hilfen verschoben. Insbesondere im stationären Bereich werden auch Hilfen finanziert, die mit dem Ziel der Überwindung der Suchtprobleme eine Rückführung in einen geregelten Alltag erbracht werden und dementsprechend unter pädagogischer Leitung stehen. Infrage kommen aber auch begleitende Maßnahmen wie Gruppen-, Familien- oder Sozialtherapie.

■ Leistungen zur beruflichen Teilhabe
Diese werden an Versicherte erbracht, die
– bei der Antragstellung eine Wartezeit von 15 Jahren erfüllt haben oder
– eine Rente wegen Erwerbsminderung beziehen oder
– ohne Leistungen zur beruflichen Teilhabe Rente wegen Erwerbsminderung beziehen würden;
– solche Leistungen für eine voraussichtlich erfolgreiche Rehabilitation unmittelbar im Anschluss an medizinische Leistungen der Träger der RV benötigen.

■ Als berufliche Reha-Maßnahmen kommen in Betracht:
– Hilfen zur Erhaltung oder Erlangung eines Arbeitsplatzes, einschließlich Leistungen zur Förderung der Arbeitsaufnahme und Eingliederungshilfen an Arbeitgeber;
– Berufsfindung und Arbeitserprobung, Berufsvorbereitung;
– berufliche Anpassung: Fortbildung, Ausbildung und Umschulung, einschließlich eines zur Teilnahme an diesen Maßnahmen erforderlichen schulischen Abschlusses. Unter dieser Rubrik können die Beschäftigung in Reha-Werkstätten und »sonstige Maßnahmen«, z.B. Angehörigen-Seminare usw. finanziert werden.

■ Sonstige Leistungen
Hier sind solche Leistungen für Suchtkranke von Interesse, die zur Eingliederung in das Erwerbsleben dienen, insbesondere diejenigen Leistungen, die mit dem Ziel erbracht wurden, den Rehabilitationserfolg nachhaltig zu sichern. Maßnahmen, die einem Rückfall vorbeugen, können z.B. als sonstige Leistungen erbracht werden.

■ Übergangsgeld
Versicherte, die medizinische Leistungen, sonstige Leistungen oder Leistungen beruflicher Teilhabe erhalten, haben unter bestimmten Voraussetzungen Anspruch auf Übergangsgeld zur Sicherung des Lebensunterhalts.

■ Rente wegen Erwerbsminderung
Ist die Erwerbsfähigkeit des Versicherten nicht mehr oder nicht mehr vollständig herstellbar, erhält er Rente wegen Minderung der Erwerbsfähigkeit. Diese gibt es je nach Grad der Erwerbsminderung als Voll- oder Teilrente. Voraussetzung ist die volle oder teilweise Erwerbsminderung, die Zahlung von Pflichtbeiträgen für drei Jahre in den letzten fünf Jahren vor Eintritt der Erwerbsminderung und die Erfüllung der allgemeinen Wartezeit von fünf Jahren (§ 43 SGB VI).

■ Soziale Pflegeversicherung
In der Sozialen Pflegeversicherung (SPV) sind zunächst alle Mitglieder der gesetzlichen Krankenversicherung versicherungspflichtig. Familienmitglieder ohne eigenes Einkommen bis zu einer bestimmten Höhe sind in der SPV familienversichert. Personen, die bei privaten Versicherungsunternehmen gegen Krankheit versichert sind, müssen sich privat gegen das Risiko der Pflegebedürftigkeit versichern. Der Leistungsumfang muss dem der Pflegeversicherung nach SGB XI (mindestens) entsprechen. Leistungsberechtigt sind Personen, die wegen einer körperlichen, geistigen oder seelischen Krankheit oder Behinderung für die gewöhnlichen und regelmäßig wiederkehrenden Verrichtungen im Ablauf des täglichen Lebens mindestens sechs Monate in mindestens erheblichem Maße der Hilfe bedürfen. Das schließt Hilfeleistungen bei Körperpflege, Ernährung, Mobilität und hauswirtschaftlicher Versorgung ein. Der diesbezügliche Pflegebedarf muss für die unterste Leistungsstufe im Tagesdurchschnitt 90 Minuten betragen. Davon müssen 45 Minuten auf grundpflegerische Hilfen entfallen. Kann ein Suchtkranker sich in diesem Sinne nicht mehr selbst versorgen, können von der SPV folgende Leistungen abgerufen werden:
– Pflegesachleistungen;
– Pflegegeld für selbst beschaffte Pflegehilfen;
– eine Kombinationsleistung aus Pflegesachleistung und Pflegegeld;
– häusliche Pflege bei Verhinderung der Pflegeperson;
– Pflegehilfsmittel und technische Hilfen;
– Tagespflege und Nachtpflege;
– Kurzzeitpflege;
– vollstationäre Pflege;
– Pflege in vollstationären Einrichtungen der Behindertenhilfe;
– Leistungen zur sozialen Sicherung der Pflegeperson;
– Pflegekurse für Angehörige und ehrenamtliche Pflegepersonen.

Soweit der Pflegebedürftige zwar physisch in der Lage ist, die Verrichtungen wahrzunehmen, aber nicht in der Lage ist, diese aus eigenem Antrieb durchzuführen, wird dieser Hilfebedarf ebenfalls im Rahmen der o.g. Leistungen erfasst. Die Pflegeversicherung bietet nur eine Teilabsicherung des Risikos der Pflegebedürftigkeit. Je nach Art der Leistung und Schwere der Pflegebedürftigkeit betragen Höhe und Wert der Leistung zwischen ca. 205 € und 1.688 €.

5   **Arbeitslosenversicherung und Arbeitsförderung**

Zu den Leistungen nach dem Arbeitsförderungsrecht SGB III (Arbeitslosengeld, -hilfe, Fortbildung, Umschulung, Leistungen zur beruflichen Teilhabe, Berufsausbildungsbeihilfe) finden sich an anderer Stelle alle notwendigen Informationen (vgl. ARBEITSLOSENPROJEKT TUWAS 2001).

6   **Sozialhilfe: Letztlich hilft die »Stütze«!**

Aufgabe der Sozialhilfe ist es, durch Hilfe zum Lebensunterhalt und Hilfe in besonderen Lebenslagen dem Empfänger die Führung eines eigenen Lebens zu ermöglichen, das der Würde des Menschen entspricht. In den Genuss der Leistungen der Sozialhilfe kommt der Bürger nur bei im Einzelfall zu ermittelndem Bedarf, »soweit er sich unter Einsatz seiner Kräfte, seines Einkommens und seines Vermögens nicht selbst zu helfen vermag« (§ 2 Abs. 1 BSHG). Bei vorübergehender Einkommenslosigkeit kommen »überbrückende« oder »ergänzende« Sozialhilfe in Betracht.
Es gibt drei Situationen, in denen man als Drogenabhängiger mit Sozialhilfe in Berührung kommen kann:

6.1   **Vor einer Therapie**

Ein Drogenabhängiger, der arbeitslos ist und nicht Arbeitslosengeld oder -hilfe bezieht, kann Sozialhilfe beziehen. Jedoch bekommen »therapieunwillige« Drogenabhängige u.U. keine Barleistungen mehr.
Wer Hilfe zum Lebensunterhalt (HLU) bezieht, hat Anspruch auf sog. laufende und einmalige Leistungen. Die laufenden Leistungen sind (üblicherweise) durch die Regelsätze abgegolten, wenn die HLU außerhalb von Anstalten, Heimen oder ähnlichen Einrichtungen geleistet wird. Sie werden jeweils zum 1. Juli des Jahres durch die Landesregierungen im Rahmen einer RechtsVO erlassen. Bei der HLU in einer Anstalt oder Heim oder ähnlichen Einrichtungen erhält der Hilfeempfänger i.d.R. einen Barbetrag zur persönlichen Verfügung.
Der Anspruch auf HLU entfällt, wenn sich der Hilfeempfänger weigert, zumutbare Arbeit zu leisten. HLU ist dann dennoch als (gekürzte) Ermessensleistung zu gewähren. Der Kürzung hat eine Belehrung vorauszugehen. Bei akut Suchtkranken wird jedoch oftmals eine Arbeitsaufnahme weder möglich noch zumutbar sein.
Einmalige Leistungen sind üblicherweise Hilfen für kostspieligere Gegenstände oder Dienstleistungen, die nicht regelmäßig anfallen. Hier besteht eine Tendenz zur Pauschalierung dieser Leistungen. Eine entsprechende Rechtsverordnung wurde jedoch bisher nicht erlassen. Einmalige Leistungen sind auch dann zu gewähren, wenn der Hilfeempfänger keine laufenden Leistungen zum Lebensunterhalt erhält.

6.2   **Während einer Therapie**

Möglich sind Kostenübernahme und andere Hilfen während der Therapie, wenn gegenüber Renten- und Krankenversicherung keine Ansprüche bestehen. Als Leistungen kommen neben der HLU »Hilfen in besonderen Lebenslagen« in Betracht. Dies sind ambulante oder stationäre Therapien, wie sie als Krankenhilfe gemäß § 37 BSHG gewährt werden. Kuraufenthalte als vorbeugende Gesundheitshilfe (§ 36 BSHG) kommen auch für Drogenabhängige zunehmend in dem Maße in Betracht, wie niedrigschwellige, akzeptierende Angebote gemacht werden.

Die Leistungen der Krankenhilfe entsprechen denen der GKV. Im Besonderen gilt wie in der GKV das Recht der freien Arztwahl, so der Arzt zu dem Ortskrankenkassentarif bereit ist, den Hilfeempfänger zu behandeln. Vielfach werden jedoch über Vereinbarungen zwischen Kassenärztlicher Vereinigung und Sozialhilfeträger alle Vertragsärzte zur Versorgung im Rahmen der Krankenhilfe verpflichtet sein. Konsequenterweise gelten seit dem Erlass des SGB IX auch die Richtlinien der Bundesausschüsse der Ärzte und Krankenkassen für die ärztliche und psychotherapeutische Behandlung sowie für die Verordnung von Arznei-, Heil-, Verband- und Hilfsmitteln. Dies gilt auch insbesondere für Methadonprogramme und Psychotherapie.

Weitere Leistungsgrundlage ist die Eingliederungshilfe nach § 39 Abs. 1 BSHG für »Personen, die nicht nur vorübergehend körperlich oder seelisch behindert sind«, denen durch sie die Teilnahme am Leben in der Gemeinschaft ermöglicht werden soll.

In § 3 Satz 1 Nr. 3 Eingliederungshilfe-Verordnung ist die Suchtkrankheit als seelische Behinderung i.S. § 39 Abs. 1 BSHG definiert. Die Eingliederungshilfe kann schon früh einsetzen, denn die von einer Behinderung Bedrohten stehen den Behinderten gleich, also auch die »Suchtgefährdeten«, wenn eine ambulante oder teilstationäre Maßnahme, die nach §§ 36, 37 BSHG finanziert werden könnte, nicht ausreichen würde. Unter Suchtgefährdeten werden sowohl Noch-nicht- als auch Nicht-mehr-Konsumenten verstanden. Auch ohne Nachweis des tatsächlichen Gebrauchs von Suchtmitteln sind u.U. also Eingliederungshilfen zu gewähren. Das Gleiche gilt beim Missbrauch von Suchtmitteln, wenn noch keine Abhängigkeit eingetreten ist, und schließlich auch für die Risikophase nach Beendigung von Entzug und Therapie.

Als suchtgefährdet gilt für die Sozialbehörden, wer eine erhebliche soziale Gefährdung, z.B. durch den Verlust sozialer Bindung, durch drohenden oder eingetretenen Abbruch des schulischen oder beruflichen Werdegangs usw. aufweist und

a) entweder in seinem sozialen Umfeld einschlägiger Beeinflussung ausgesetzt ist, z.B. durch Suchtkranke in der Familie oder durch ständigen Kontakt zum Drogenmilieu, oder

b) missbräuchlichen Drogenkonsum betreibt, z.B. um soziale Schwierigkeiten zu »lösen«.

Formale Kriterien für Suchtgefährdung nach Beendigung einer Entwöhnungsbehandlung sind: Unfähigkeit zur Selbstversorgung bis zu sechs Monaten danach, fehlende soziale Bindungen außerhalb des Milieus, Unfähigkeit zur selbständigen schulischen oder beruflichen Eingliederung. Voraussetzung für die letztlich natürlich auch der sozialen Kontrolle dienenden Leistung nach § 39 BSHG ist eine gewisse Erfolgsaussicht.

Die Maßnahmen der Eingliederungshilfe sind in § 40 BSHG geregelt. Infrage kommen insbesondere Maßnahmen gemäß der folgenden Ziffern:

1. Leistungen zur medizinischen Rehabilitation nach § 26 Abs. 2 und 3 des 9. Buches Sozialgesetzbuch. Die Aufzählung dort lautet u.a.: Behandlung durch Ärzte und Angehörige anderer Heilberufe, soweit deren Leistungen unter ärztlicher Aufsicht oder auf ärztliche Anordnung ausgeführt werden, Psychotherapie als ärztliche und psychotherapeutische Behandlung, Belastungserprobung und Arbeitstherapie.
   Dabei ist gemäß § 38 Abs. 6 BSHG zu beachten, dass ebenfalls die Richtlinien der Bundesausschüsse der Ärzte und Krankenkassen gelten und das o.g. (begrenzte) Recht zur freien Arztwahl. Strikt angewendet, bedeutet dies eine deutliche Restriktion des Leistungsspektrums dieser Form der Eingliederungshilfe. Jedoch bleibt u.a. hier zu beachten, dass § 40 Abs. 1 BSHG keine abschließende Aufzählung von Maßnahmen ist und deshalb bei entsprechendem Bedarf des Hilfeempfängers diejenigen Leistungen, die wegen der Anwendung der Richtlinien nicht auf § 40 Abs. 1 Nr. 1 BSHG gestützt werden können, als unbenannte Leistungen des § 40 Abs. 1 BSHG in Verbindung mit dem Bedarfsdeckungs- und Individualisierungsgrundsatz infrage kommen können. Dies sind u.a. Leistungen, die zwar in § 26 Abs. 2 und 3 SGB IX benannt sind, aber wegen ihres hohen pädagogischen Leistungsanteils von der GKV nicht erbracht werden können.

2. Leistungen zur Teilhabe am Arbeitsleben nach § 33 SGB IX sowie sonstige Hilfen zur Erlangung eines geeigneten Platzes im Arbeitsleben. Das sind u.a.: Hilfen zur Erhaltung oder Erlangung eines Arbeitsplatzes, berufliche Anpassung und Weiterbildung und berufliche Ausbildung.

4. Hilfen zu einer angemessenen Schulbildung: Beispiel ist die Übernahme der Kosten für besondere Schulformen (z.B. Herrmann-Hesse-Schule in Frankfurt am Main).

5. Hilfen zur Ausbildung für eine sonstige angemessene Tätigkeit.

8. Leistungen zur Teilhabe am Leben in der Gemeinschaft nach § 55 SGB IX, wie z.B. Hilfen zu selbstbestimmtem Leben in betreuten Wohnmöglichkeiten, Hilfen zur Teilhabe am gemeinschaftlichen und kulturellen Leben.

9. Nachgehende Hilfen zur Sicherung der Wirksamkeit der ärztlichen oder ärztlich verordneten Maßnahmen und zur Sicherung der Teilhabe der behinderten Menschen am Arbeitsleben.

6.3   Kostenbeiträge der Eltern

Nach § 43 Abs. 2 BSHG können die unterhaltsverpflichteten Angehörigen bei unter 18 Jahre alten Drogenabhängigen, die in einer Einrichtung
untergebracht sind oder die Eingliederungshilfe bekommen, höchstens in Höhe der häuslichen Ersparnis zu den Kosten herangezogen werden.
Gemäß § 91 Abs. 2 BSHG ist bei über 18-jährigen, die Eingliederungshilfe
(oder Hilfe zur Pflege) in einer vollstationären Einrichtung erhalten, vorgesehen, dass die Eltern mit einem Kostenbeitrag von 25,57 € zu den Kosten der
Maßnahme beizutragen haben. Auf Antrag der Eltern kann dieser Kostenbeitrag jedoch unter bestimmten Voraussetzungen entfallen. Als Faustregel gilt,
dass bei über 18-jährigen eine Kostenheranziehung der Eltern zur Eingliederungshilfe nicht stattfindet (vgl. § 91 Abs. 2 Satz 5 BSHG).
Zum Einsatz von Einkommen und Vermögen des Hilfeempfängers siehe ausführlich: AG TUWAS (2001b).
Bezüglich des Einsatzes des Einkommens des Hilfeempfängers selbst gibt es
für die Eingliederungshilfe nach § 39 BSHG die Besonderheit, dass an die
Stelle des Grundbetrags nach § 79 BSHG als besondere Einkommensgrenze
ein jeweils aktuell festgesetzter Grundbetrag tritt, wenn die Hilfe in einer Anstalt, einem Heim oder einer gleichartigen Einrichtung gewährt wird – oder
in einer teilstationären Einrichtung oder als ambulante Behandlung (Januar
2002: 826 €). Unter diese Regelung fallen insbesondere der Aufenthalt in
Einrichtungen der Langzeittherapie, aber auch der Besuch teilstationärer
Einrichtungen.
Sozialhilfeempfänger erhalten verschiedene Ermäßigungen auf Antrag, z.B.
bei Telefon und TV, teilweise auch beim öffentlichen Nahverkehr. Im Übrigen
ist noch auf die Möglichkeit hinzuweisen, bei der örtlichen Wohngeldstelle
Wohngeld zu beantragen. Außerdem kann man formlos versuchen, von den
Wohlfahrtsverbänden und anderen Institutionen in Notlagen oder bei beson-
deren Bedürfnissen Hilfe zu bekommen.

6.4   Nach Entlassung aus stationärer Behandlung oder Haft

Zunächst kommt wiederum Hilfe zum Lebensunterhalt (→ S. 615) in
Betracht, u.U. auch eine Mehrbedarfszulage nach § 23 BSHG, wenn eine vol-
le Erwerbsminderung nach § 43 SGB VI festgestellt wird.
Nach § 72 BSHG muss einem bestimmten Personenkreis, der aus eigener
Kraft nicht mehr »am Leben in der Gemeinschaft« teilnehmen kann, vor allem
in Form von Beratung, Betreuung und Wohnungsbeschaffung Hilfe durch den
Sozialhilfeträger geleistet werden. Diese Art »persönlicher Hilfe« können z.B.
Drogenabhängige beanspruchen, die gerade aus dem Strafvollzug, der Psych-
iatrie oder einer Langzeittherapie entlassen werden und nun keine Wohnung
haben. Die Praxis ist, dass man sich an das Sozialamt (z.B. die Fachstelle oder
Abteilung für Nichtsesshaften- oder Suchtkrankenhilfe) wendet und deren

Maßnahmen veranlasst. Geldleistungen erhält man auf diese Weise nicht. Erfahrungsgemäß wird man in (Männer-)Wohnheime oder einfachste Hotels eingewiesen, für die dann die Kosten vorläufig übernommen werden.

6.5   Antragstellung – Mitwirkungspflichten

Nach § 66 SGB I können Leistungen versagt werden, wenn man seinen Mitwirkungspflichten nach §§ 60–62, 65 SGB l nicht nachkommt. Danach muss man alle erheblichen Tatsachen und Beweismittel angeben, persönlich erscheinen, ärztlichen oder psychologischen Untersuchungen zustimmen, wenn sie nicht wegen Unverhältnismäßigkeit unzumutbar sind. Zumutbarkeit der Mitwirkung durch unmittelbaren Entzug ist bei Drogenabhängigen regelmäßig zu verneinen, weil der Konsum des Suchtmittels an sich Folge des suchtbedingten Verlusts der Selbstkontrolle ist. Unter »Mitwirkung« fällt auch nicht die generelle Entbindung aller Ärzte usw. von der Schweigepflicht, die oft verlangt wird: Das muss im Einzelfall begründet werden.

Bei schriftlicher oder mündlicher Beantragung beim Sozialamt müssen alle wichtigen Bescheinigungen vorliegen: Personalausweis, Melde- oder Aufenthaltsbescheinigung, Nachweise über Einkünfte, Arbeitslosengeld bzw. -antrag, Renten, Wohn- und Kindergeld, ärztliche Atteste, Erwerbsunfähigkeit, Unterhaltsurteile und -vergleiche. Wenn Unterlagen fehlen, muss das Sozialamt aufgrund »Glaubhaftmachung« durch eidesstattliche Erklärung für die nächsten Tage den anteiligen Sozialhilfesatz zahlen. Eheähnliche Gemeinschaften (und auch eingetragene Lebenspartner) werden wie Ehepaare behandelt, nicht jedoch Wohngemeinschaften, bei denen jeder eine eigene Haushaltsführung betreibt (eigenes Fach im Kühlschrank!).

7   Jugendhilfe

Für Jugendliche, d.h. 14- bis 18-jährige, kommt auch die Inanspruchnahme von Angeboten der Jugendhilfe in Betracht, geregelt im 8. Buch des Sozialgesetzbuches. Als »Hilfe zur Erziehung« gewährt es nach §§ 27 ff. SGB VIII ausschließlich Leistungsansprüche bzw. Leistungsangebote, deren Annahme freiwillig ist. Das schließt allerdings nicht aus, dass wie eh und je das Jugendamt Eltern unter mehr oder weniger sanften Druck setzt, ihr Kind in öffentliche Erziehung, sprich: ins Erziehungsheim (früher: Fürsorgeerziehung) zu geben. Jedoch sind heute die entsprechenden Angebote tatsächlich viel differenzierter.

Dennoch existieren nach wie vor sog. Eingriffsinstrumente der Jugendbehörden, wonach es möglich ist, ohne Zustimmung des Erziehungsberechtigten das Kind in die Obhut Dritter (Personen oder Einrichtungen) zu geben. Voraussetzung ist, dass eine dringende Gefahr für das Wohl des Jugendlichen besteht, die die Inobhutnahme erforderlich macht. Auch eine Freiheitsentziehung ist möglich. Jedoch allein, wenn und soweit sie erforderlich ist, um eine Gefahr für Leib oder Leben des Jugendlichen oder Gefahr für Leib und Leben Dritter abzuwenden. Länger als einen Tag kann sie nur aufgrund gerichtlicher Entscheidung dauern (vgl. § 42 Abs. 3 SGB VIII).

Als reguläre Hilfsformen sind in §§ 28 ff. SGB VIII vorgesehen: Erziehungsberatung, soziale Gruppenarbeit, Erziehungsbeistand und Betreuungshelfer, sozialpädagogische Familienhilfe, Erziehung in einer Tagesgruppe, Vollzeitpflege, Heimerziehung und sonstige betreute Wohnformen (§ 34 SGB VIII) sowie Intensive sozialpädagogische Einzelbetreuung (§ 35 SGB VIII). Die beiden Letzteren sind von besonderer Bedeutung, weil hiernach vor allem auch betreute Wohngemeinschaften und Einzeltherapie für drogenabhängige Jugendliche beansprucht werden können.
Verbessert ist die Stellung der Jugendlichen – jedenfalls in der Theorie – auch dadurch, dass sie ein Wunsch- und Wahlrecht (§ 5 SGB VIII), ein eigenständiges Recht auf Beratung und Entscheidungsbeteiligung (§ 8 SGB VIII) sowie auf Datenschutz (§§ 61 ff. SGB VIII) haben. Andererseits sind sie auch mitwirkungspflichtig (§ 36 SGB VIII). Berechtigt sind insofern Jugendliche, die 14, aber noch nicht 18 Jahre alt sind (im Einzelnen: AG TUWAS 2001a).

Nach §§ 1 ff. SGB VIII ist das Jugendamt (JA) verpflichtet, unter Achtung des Elternrechts auf Erziehung die für das Wohl des Jugendlichen erforderlichen Einrichtungen und Veranstaltungen in Zusammenarbeit mit freien Trägern zu fördern und gegebenenfalls zu schaffen und in deren Rahmen die notwendigen Hilfen zur Erziehung für einzelne Minderjährige dem jeweiligen erzieherischen Bedarf entsprechend rechtzeitig und ausreichend zu gewähren.
Die §§ 27 ff. SGB VIII kommen insbesondere bei drogengefährdeten, aber (noch) nicht abhängigen Jugendlichen für Präventionsmaßnahmen infrage, evtl. parallel zu Leistungen nach BSHG. Problematisch ist aber auch hier, dass eine Diagnose über die Gefährdung des Wohls des Jugendlichen als Voraussetzung für die Leistung gestellt werden muss. Fraglich ist ferner, wie frühzeitig die Jugendhilfe handeln darf und soll. Schließlich wären bei einem stärkeren Engagement der Jugendhilfe in diesem Bereich sowohl eine bessere Personalausstattung als auch ein erheblicher Kompetenzzuwachs erforderlich.
Als »gefährdet« gilt, wer noch keine Suchtstruktur aufweist, jedoch aus irgendwelchen Gründen zur Droge greift. Voraussetzung ist, dass der Minderjährige allgemein an seinen Lebensbedingungen gescheitert ist. Das Probieren wird dann als eine manifeste Verhaltensauffälligkeit unter mehreren gewertet. Dadurch entsteht das Problem, dass bereits im Vorfeld nach Drogengefährdeten »geschnüffelt« wird. Das führt u.U. zu einer Intensivierung der sozialen Kontrolle und Verursachung einer Stigmatisierung.

8   Unterhaltsansprüche

Als Minderjähriger hat man bis zum 18. Lebensjahr Anspruch auf Finanzierung des Lebensunterhalts und einer angemessenen Ausbildung durch die Eltern. Im Übrigen kann man von einem Ehepartner, auch wenn man getrennt lebt, Unterhalt verlangen, der sich nach jährlich angepassten Tabellen bzw. nach dem bisherigen sozialen Lebensniveau richtet. In Grenzen gilt das auch nach einer Scheidung, es sei denn, man hat im Verfahren ausdrücklich auf Unterhalt verzichtet. Allerdings kann man des Unterhalts verlustig gehen, wenn man die Bedürftigkeit durch Erwerbsunfähigkeit »mutwillig«, z.B. durch Drogenabhängigkeit, herbeigeführt hat. Das muss aber im Einzelfall geklärt und bewiesen werden (BGH, NJW 1981, S. 2805).

Literatur

AG TUWAS (2001a): Leitfaden der Jugendhilfe.
AG TUWAS (2001b): Leitfaden der Sozialhilfe.
Arbeitslosenprojekt TuWas (2002): Leitfaden für Arbeitslose. Der Rechtsratgeber zum SGB III. 19. Aufl. Frankfurt am Main, Fachhochschulverlag.

II   Wie kommt man an Hilfen und wer trägt die Kosten?
Von Angela Busse

1   Wohin wendet man sich zuerst? – Information und Beratung

Zuständig und am besten geeignet als Anlaufstellen für Drogenabhängige sind die DROBS, die es in jeder größeren Stadt gibt. Beratung und Auskunft nach §§ 14, 15 SGB I wird außerdem auf örtlicher Ebene in Kreisen und kreisfreien Städten von Sozialämtern und Versicherungsämtern durchgeführt. Zukünftig sollte gemäß § 23 SGB IX Beratung und Unterstützung durch sog. Servicestellen in allen Landkreisen und kreisfreien Städten verfügbar sein. Sie beraten und unterstützen unter anderem bezüglich:

■ Leistungsvoraussetzungen, Leistungen der Rehabilitationsträger, besondere Hilfen im Arbeitsleben sowie über Verwaltungsabläufe;

■ die Klärung des Rehabilitationsbedarfs und die Erfüllung von Mitwirkungspflichten;

■ der Herbeiführung von zeitnahen Entscheidungen und Leistungen der Rehabilitationsträger.

Bisher (Anfang 2002) befinden sich die Servicestellen jedoch noch in der Planungsphase.

Eine Anlaufstelle können auch die Gesundheitsämter sein. Sie sind über die vor Ort tätigen Drogenhilfeeinrichtungen informiert. Für den Klienten bietet sich jedoch die DROBS an, deren Mitarbeiter nicht unter dem Druck stehen, mit Hinweisen auf Leistungsansprüche zurückhaltend zu sein. Außerdem bieten die DROBS psychologische, pädagogische und therapeutische Hilfestellung an.

Hat sich ein Drogenabhängiger entschlossen, eine DROBS aufzusuchen, sollten die Mitarbeiter versuchen, mit dem Klienten zunächst ein Vertrauensverhältnis zu schaffen. Erst dann ist es möglich, mit ihm gemeinsam geeignete Formen der Hilfe zu erarbeiten und die entsprechenden Möglichkeiten zu organisieren.

2   Wenn der drogenabhängige Klient eine Langzeittherapie machen will

2.1   Aufgaben des Drogenabhängigen

Der Drogenabhängige muss zunächst an die Therapieeinrichtung seiner Wahl einen Antrag stellen; dieser besteht herkömmlich aus einer begründeten Bewerbung, dem Lebenslauf und einer Darstellung der Drogenkarriere. Ein hausärztliches und ein zahnärztliches Gutachten, in denen bescheinigt wird, dass keine ansteckenden Krankheiten vorliegen und keine zahnärztliche Behandlung notwendig ist, werden von der Therapieeinrichtung spätestens bei der tatsächlichen Aufnahme verlangt. Vielen Einrichtungen genügt neuerdings auch die Kostenzusage und die Bereitschaft zur Aufnahme.

Wenn gegenüber dem Renten- oder Krankenversicherungsträger ein Anspruch auf Übergangs- oder Krankengeld besteht, muss dieser dort geltend gemacht (beantragt) werden. Besteht dieser Anspruch voraussichtlich nicht, so muss ein Antrag auf Übernahme der Therapienebenkosten (Taschengeld, Kleidergeld und Krankenversicherung) beim Sozialamt gestellt werden. Dieser Antrag oder der evtl. schon vorliegende Bescheid werden ebenfalls an die Therapieeinrichtung gesandt.

Vor Beginn der Therapie muss eine körperliche Entgiftung nachgewiesen werden. Der Entzug erfolgt entweder in einem PKH, mit dem die Therapieeinrichtung fest zusammenarbeitet, oder die Entgiftung muss durch Urinkontrollen oder andere Tests (EMIT, CN) nachgewiesen werden. In den meisten Einrichtungen erfolgt eine sofortige Übernahme nach Entlassung aus dem PKH bzw. bei Nachweis der Entgiftung.

2.2   Aufgaben der Drogenberatungsstelle

Die DROBS oder eine sonstige Beratungsstelle stellen einen Antrag auf Kostenübernahme an die »Arbeitsgemeinschaft zur Rehabilitation Suchtkranker (AGSU)«, falls in dem betreffenden Bundesland eine solche vorhanden ist oder an die entsprechenden Krankenkassen oder Sozialversicherungen (Landesversicherungsanstalten für Arbeiter, Bundesversicherungsanstalt für Angestellte).

Dem Antrag beigefügt werden müssen:

■ Der Therapieplatzvorschlag: Name der Einrichtung;
■ ein ärztliches Gutachten: es muss beinhalten, dass die Therapie Aussicht auf Erfolg hat und notwendig ist;
■ eine Erklärung zur Einhaltung des Konzeptes der Therapieeinrichtung;
■ eine »Erklärung des Betreuten« – Anerkenntnis der Mitwirkungspflicht;
■ der Sozialbericht. Dazu gibt es einen ausführlichen vorgedruckten Fragebogen, in dem persönliche Daten, Lebensumstände, Beziehungen, die Lebensgeschichte und die Drogenkarriere erfragt werden.

Schwierigkeiten für AIDS-Kranke?

Die Leistungsträger verlangen seit 1986 auf unterschiedlichem Wege Nachweise über den HIV-Test. In der AGSU Hessen z.B. wird der Test zwar nicht schon als Antragsbestandteil verlangt, in den vorläufigen Bewilligungsbescheiden wird aber die Entwöhnungsbehandlung von der ausdrücklichen Bereitschaft zu Bluttests in der Einrichtung abhängig gemacht. Die Verweigerung der Blutentnahme zu diesem Zwecke zieht die sofortige Entlassung nach sich. Die BfA verlangt den persönlichen Testnachweis sogar schon mit dem Therapieantrag und nimmt diesen zu den Akten. Begründet wird das damit, dass bestimmte Einrichtungen ausschließlich HIV-Test-negative Klienten aufnehmen. Die Ersatzkrankenkassen verlangen bisher noch keinen HIV-Test. Obligatorische Tests sind aus datenschutzrechtlichen Gründen, vor allem aber, weil potenzielle Klienten dadurch ins Dunkelfeld gedrängt werden, abzulehnen. Akzeptabel erscheint allenfalls, dass solche Tests nach Besprechung mit dem Klienten im Rahmen der einzelnen therapeutischen Einrichtung vorgenommen werden (siehe im Übrigen spezielle AIDS-Ratgeber).

2.3   Arbeitsgemeinschaften zur Rehabilitation Suchtkranker (AGSU)

Da immer wieder Zuständigkeitskonflikte der Therapiekostenträger auftraten, wurden zur Verwaltungsvereinfachung in den Bundesländern Arbeitsgemeinschaften der Kostenträger zum Zwecke umgehender vorläufiger Kostenzusage und nachgängiger Zuständigkeitserklärung gegründet oder zumindest örtliche oder bezirkliche Vereinbarungen abgeschlossen.

Nach dem vollständigen Vorliegen der genannten Unterlagen erteilt die AGSU eine vorläufige Kostenzusage. Die AGSU ermittelt dann intern den endgültigen Therapiekostenträger. Für den Drogenabhängigen bedeutet das, dass sein Therapieantritt nicht unnötig verzögert wird. Dies regelt sich nach den allgemeinen gesetzlichen Grundlagen, hauptsächlich aber nach einer »Empfehlungsvereinbarung« zwischen Krankenkassen und Rentenversicherungsträgern (Vereinbarung Abhängigkeitserkrankung in Kraft seit 1.7.2001). Für die Entwöhnungsbehandlung ist der RV-Träger zuständig, wenn die versicherungsrechtlichen Voraussetzungen gegeben sind. Die KK sind zuständig, wenn diese Voraussetzungen nicht erfüllt sind oder wenn wegen einer anderen Krankheit Erwerbsunfähigkeit vorliegt oder droht und eine wesentliche Besserung oder Wiederherstellung der Erwerbsfähigkeit durch Reha-Maßnahmen nicht zu erwarten ist.

Für die Entzugsbehandlung ist grundsätzlich der KV-Träger zuständig. Die RV kommt nur infrage, wenn nach Beginn der Therapie eine erneute Entzugsbehandlung durchgeführt werden muss und dies in derselben Einrichtung möglich ist. Diese Zuständigkeitsteilung begünstigt die Aufspaltung der Behandlungsphasen von Entgiftung und Entwöhnung in unterschiedlichen Behandlungseinrichtungen, obwohl diese Trennung sich erwiesenermaßen ungünstig auswirkt. Darüber hinaus entsteht für die Beratungsstelle oder die Behandlungseinrichtung die Notwendigkeit, schon vor Aufnahme eines Patienten in die stationäre Behandlung mit ihm zusammen die entsprechenden Kostenübernahmeanträge zu stellen sowie Angaben über die mögliche Dauer der Behandlung und die voraussichtliche Prognose zu machen, um wenigstens den nahtlosen Anschluss der beiden Behandlungsphasen vorzubereiten. Bei der unterschiedlichen Einflüssen unterliegenden Motivationslage und Krankheitseinsicht eines Suchtkranken wird dadurch oft der Therapiebeginn verhindert oder der Therapieabbruch begünstigt.

Die Entwöhnungsbehandlung wird vom RV-Träger geleistet, wenn der Abhängige voraussichtlich wieder in Gesellschaft und Beruf eingegliedert werden kann, die Abhängigkeit ambulant nicht behandelt werden kann (ambulante Therapien werden seltener durchgeführt, da soziale Bezüge und ein Arbeitsplatz vorhanden sein müssen; ansonsten gelten aber die gleichen Kriterien), der Süchtige motiviert und bereit ist, eine erforderliche Nachsorge in Anspruch zu nehmen. Auch in dieser Beziehung ist der Drogenabhängige mitwirkungspflichtig (vgl. oben). Er wird darüber in einem Merkblatt informiert. Art, Ort und Dauer der Entwöhnungsbehandlung werden von der AGSU bestimmt, wobei in der Praxis die Wünsche der Klienten nach Möglichkeit berücksichtigt werden, allerdings nur, soweit sie sich auf das betreffende Bundesland beziehen. Die AGSU soll für die Zeit der stationären Behandlung einen therapeutischen Gesamtplan aufstellen, in dessen Rahmen sie schon während der Behandlung evtl. ein entsprechendes Berufsförderungsverfahren in die Wege leitet. Nur Therapieeinrichtungen, die bestimmte Kriterien erfüllen, werden von der AGSU anerkannt. Diese Kriterien sind zwar sinnvoll, begünstigen aber die ökonomisch starken Träger und erschweren ein pluralistisches Angebot verschiedener Konzepte.

Alle DROBS haben Listen der anerkannten Einrichtungen. Eine ständig auf dem letzten Stand befindliche Liste anerkannter Einrichtungen kann man bei folgender Adresse anfordern:

■ Bundesverband der Betriebskrankenkassen
Kronprinzenstr. 6
45128 Essen
☎ (02 01) 1 79 01

2.4   Wenn Versicherungen nicht Mitglied einer AGSU sind

Wenn der Drogenabhängige durch die BfA rentenversichert ist oder wenn er keine RV-Beiträge zahlt und bei einer Angestelltenersatzkasse (z.B. DAK oder Barmer) krankenversichert ist, ist der Weg zu der Kostenzusage für eine Drogentherapie u.U. schwieriger bzw. zeitaufwendiger, denn diese Kassen sind einer Arbeitsgemeinschaft der Kostenträger nicht angegliedert und brauchen für die Antragsbearbeitung entsprechend länger.

Verschiedene Privatkassen sind nicht Mitglied der AGSU und verweigern möglicherweise die Leistung aufgrund der üblichen Suchtklausel. Man muss den Antrag auf LZTh bei ihnen direkt stellen, wobei Verhandlungsgeschick angezeigt ist. Trägt die private Versicherung nur einen Teil der Kosten, so kann das Sozialamt die Restfinanzierung nach BSHG übernehmen, wenn entsprechende Voraussetzungen gegeben sind. In solchen Fällen also immer einen Antrag stellen.

2.5   Vorläufige Leistungen und Selbstbeschaffung

Während früher vorläufige Leistungen vom Rehabilitationsträger nach dem Rehabilitationsangleichungsgesetz erbracht wurden, wenn die Kostenzusage nicht alsbald erfolgte, hat das SGB IX ein abweichendes Verfahren entwickelt. Danach hat der angegangene Rehaträger (also i.d.R. entweder GKV oder GRV) zwei Wochen nach Eingang des Antrages festzustellen, ob er für die begehrte Leistung zuständig ist. Wenn er sich für unzuständig hält, muss er den Antrag unverzüglich, d.h. ohne schuldhaftes Zögern, dem nach seiner Auffassung zuständigen Reha-Träger zuleiten. Dieser muss wiederum innerhalb von zwei Wochen nach Antragseingang entscheiden.

Ist jedoch ein Gutachten für die Feststellung des Rehabilitationsbedarfs erforderlich, kann sich der Träger bis zwei Wochen nach Vorliegen des Gutachtens mit seiner Entscheidung Zeit lassen (vgl. § 14 SGB IX). Damit sollten die meisten Anträge innerhalb von zwei bis vier Wochen entschieden sein. Wenn

über den Leistungsantrag nicht innerhalb der o.g. Frist entschieden wird, ist
der Träger verpflichtet, dies dem Leistungsberechtigten unter Darlegung der
Gründe rechtzeitig mitzuteilen. Liegt ein zureichender Grund nicht vor oder
erfolgt die Mitteilung nicht, kann man dem Träger eine angemessene Frist
setzen und dabei erklären, dass man sich die Leistung nach Ablauf der Frist
selbst beschafft.

Erfahrungen, was ein zureichender Grund sein könnte, der dem Rehabilitationsträger das Hinauszögern der Entscheidung ermöglicht, gibt es noch nicht.
Da jedoch der Zweck dieser Selbstbeschaffungsregelung gerade dahingeht,
bei einer zu langen Bearbeitungsdauer rasch für den Behinderten bzw.
Suchtkranken Abhilfe zuschaffen, kann man sicher davon ausgehen, dass die
Häufung von Anträgen und Arbeitsüberlastung nicht als zureichender Grund
gesehen werden können.

Der zuständige Träger ist bei unberechtigter Verzögerung in bestimmtem Umfang zur Erstattung der Aufwendungen verpflichtet. Das gilt auch bei der verspäteten Erbringung einer unaufschiebbaren Leistung oder bei zu Unrecht abgelehnten Leistungen. Man darf sich nicht darauf verlassen, dass die selbst auf-
gewendeten Kosten zu 100% vom Rehabilitationsträger ersetzt werden.

Da die Rehabilitationsleistungen für Suchtkranke erhebliche Kosten verursachen, muss bezweifelt werden, ob diese Regelung ein praktikabler Weg ist
und eine Verbesserung zugunsten der Kranken gegenüber der Vorleistungspflicht nach dem alten § 6 RehaAnglG darstellen. Dort konnte sich der Träger
zwar mit dem Argument aus der Affäre ziehen, es läge keine Leistung vor, für
die er vorleistungspflichtig sei. Aber dieses Problem ließe sich noch auf dem
Rechtsweg zur Not im vorläufigen Rechtsschutzverfahren bewältigen. Vorläufiger Rechtsschutz ist trotz aller Probleme jedoch einfacher zu erlangen als
das Geld für etliche Tagessätze einer Einrichtung der Suchtkrankenhilfe. Man
sollte daher versuchen, vorläufige Leistungen nach § 43 SGB I vom zuerst an-
gegangenen Träger zu erhalten, gerade wenn die Zuständigkeit nicht geklärt
werden konnte.

Auch der Sozialhilfeträger, für den die o.g. Fristenregel und Selbstbeschaf-
fungsmöglichkeit wie auch für den Jugendhilfeträger nicht gelten, erbringt
gemäß § 44 BSHG vorläufige Leistungen, wenn seit Antragstellung vier Wochen vergangen sind. Schon 1981 ist jedenfalls in einer bundeseinheitlichen
Vereinbarung aller Versicherungsträger für Drogenabhängige die grundsätzliche Vorleistungspflicht des Sozialhilfeträgers vier Wochen nach Antragstellung festgelegt worden. Diese Vereinbarung gilt zwar weiterhin und wird
auch noch angewendet. Sie soll aber im Hinblick auf die Veränderungen des
SGB IX in Kürze neu überarbeitet werden.

Eine andere Möglichkeit ergibt sich aus § 42 SGB I: Danach hat der zuständige Leistungsträger – wenn also die Zuständigkeit gerade nicht unklar ist – auf
Antrag einen Vorschuss zu zahlen, wenn ein Anspruch auf die Geldleistung
im Prinzip feststeht.

Noch ein wichtiger Hinweis, weil Drogenabhängige oft viele Schulden haben:
Ansprüche auf laufende Geldleistungen können – ausgenommen gesetzliche

Unterhaltsansprüche z.B. von Ehepartnern oder Kindern – nur nach Ablauf von sieben Tagen seit der Gutschrift auf dem Bankkonto gepfändet werden. D.h., auch die Bank darf das überzogene Konto vor Ablauf von sieben Tagen nicht aus der Sozialleistung auszugleichen versuchen (§ 55 SGB I). Also: Wenn das Sozial-Geld kommt, schnell abheben!

3 Wenn man eine ambulante Psychotherapie machen will

Zu empfehlen ist der allgemein übliche Weg: Wenn man eine Psychotherapie oder eine Psychoanalyse bei einer Fachärztin für Psychiatrie, Psychotherapie oder Psychoanalyse oder einem Arzt mit Zusatztitel »Psychotherapie« machen will, bestehen für eine Kostenübernahme keine entscheidenden Schwierigkeiten. Voraussetzung ist zunächst, dass man in einer Orts-, Innungs-, Betriebskrankenkasse oder dergleichen oder in einer Angestellten-Ersatzkasse versichert ist. Man kann sich entweder von der DROBS, einer behandelnden Ärztin oder einer psychotherapeutischen Ambulanz (z.B. psychotherapeutische oder psychoanalytische Ausbildungsinstitute oder universitäre Einrichtungen) eine Psychotherapeutin empfehlen und dorthin überweisen lassen. Man kann sich aber auch von der eigenen Krankenkasse oder der jeweiligen Kassenärztlichen Vereinigung (siehe Telefonbuch!) eine Liste der niedergelassenen Psychotherapeuten besorgen bzw. schicken lassen und danach telefonisch um ein Erstgespräch nachsuchen.

Wenn dort eine den Psychotherapierichtlinien entsprechende Diagnose und Indikation gestellt wird, muss der/die behandelnde PsychotherapeutIn (Arzt/Ärztin oder nach Psychotherapeutengesetz approbierte Diplompsychologin – nicht: Heilpraktiker!) einen ausführlichen Bericht anfertigen, in dem die Notwendigkeit psychotherapeutischer Behandlung im Einzelnen begründet sowie eine günstige Prognose und ein Behandlungsplan formuliert werden müssen.

Dieser Bericht wird in anonymisierter Form an einen von der Kasse beauftragten Vertrauensarzt als Gutachter weitergeleitet, der zum Vorliegen der rechtlichen Voraussetzungen Stellung nimmt und damit faktisch über die Kostenübernahme durch die Kasse entscheidet.

Für eine »Tiefenpsychologisch fundierte Psychotherapie« (wöchentlich normalerweise eine Stunde) werden i.d.R. maximal 80 Sitzungen bewilligt, für eine »Analytische Psychotherapie«, also eine Psychoanalyse mit wöchentlich zwei bis vier Stunden meist auf der Couch, werden höchstens 240 bis 300 Sitzungen bewilligt (Ausnahmen in seltenen, gut begründeten Fällen möglich). Die Krankenkasse muss jedenfalls vier bis acht Erstgespräche und Probesitzungen bezahlen.

Einige Privatkassen finanzieren keine lange dauernden »hochfrequenten« Psychotherapien. Die meisten privaten KK verlangen eine Zuzahlung des Versicherten. Es empfiehlt sich, bei den Geschäftsstellen vorab entsprechende Informationen einzuholen und gegebenenfalls eine individuelle Regelung auszuhandeln. Ein wichtiges Argument kann sein, dass – wie die wissenschaftliche Forschung zeigt – Versicherte mit absolvierten Psychotherapien langfristig deutlich geringere Leistungen für stationäre Krankenhausaufenthalte beanspruchen (vgl. KATAMNESESTUDIEN 2001, S. 193 ff.).

Andere Therapieformen als psychoanalytische und verhaltenstherapeutische, also insbesondere Gestalttherapie, Familientherapie, Psychodrama, Bioenergetik und dergleichen sind von den Kassen bisher nicht anerkannt.

Zwar ist die Psychotherapieversorgung inzwischen in den meisten Städten gut. Nach wie vor kann es aber auf dem flachen Lande und in manchen Gegenden schwierig sein, einen Therapeuten zu finden. Es kann sein, dass Psychotherapeuten unter Verletzung ihrer Berufspflicht vorschnell ablehnen, wenn es um Drogenprobleme geht. Manche haben immer noch Vorurteile betreffend Störungsgrad und Behandelbarkeit. Sie sehen nicht, dass Drogenabhängigkeit sowohl ein zentrales Symptom für tiefere und behandlungswürdige Störungen sein kann als auch eine eher beiläufige Erscheinung neben wesentlich gravierenderen anderen Symptomen. Man sollte sich deshalb vor allem an Empfehlungen orientieren und nicht zu schnell abwimmeln lassen.

Andererseits sollte man sich bewusst sein: Psychotherapie erfordert auch vom Therapeuten eine Menge Engagement und Einfühlung. Es ist frustrierend und verschwendete Zeit, wenn ein Klient die Therapie bald abbricht. Deswegen schauen sich Psychotherapeuten Klienten speziell daraufhin an, ob sie zu längerfristiger Mitarbeit bereit sind und voraussichtlich durchhalten werden. Das Maß der Bereitschaft zur Therapie ergibt sich nicht zuletzt aus der Ernsthaftigkeit und dem Durchsetzungsvermögen bei der Suche nach einem Therapeuten. Also sollte man im Fall der Absage ruhig noch einmal anrufen oder um Empfehlung eines Kollegen oder einer Kollegin bitten. Man sollte sich auch klar darüber sein, dass so eine Therapie mühsam ist und zwei Jahre und länger dauern kann.

4   Wenn man eine Ausbildungs- und Berufsförderung will

Zu allgemeinen Fragen der Ausbildungsförderung siehe den Leitfaden für Arbeitslose (ARBEITSLOSENPROJEKT TUWAS 2002).

Speziell für Drogenabhängige kommen Maßnahmen der Umschulung und beruflichen Rehabilitation sowie der Eingliederungshilfe infrage. Voraussetzung für die Kostenübernahme ist, dass eine solche Einrichtung als »teilstationär« gemäß § 103 Abs. 5 BSHG staatlich anerkannt ist, weil die zur Betreuung aufgenommenen Sozialhilfeempfänger einen ganztägigen Aufenthalt haben. Gemäß § 93 BSHG werden zwischen freien Trägern und Einrichtungen einerseits und dem überörtlichen Sozialhilfeträger andererseits Vereinbarungen über die Kostensätze geschlossen. Abgedeckt werden die Kosten über den Pflegesatz. Schüler beziehen den regulären Sozialhilfesatz plus sog. Mehrbedarfszulage gemäß § 23 BSHG, 40 % des Regelsatzes.

Anträge auf Kostenübernahme sind an den zuständigen örtlichen Sozialhilfeträger einzureichen. Beweise über die Behandlungsbedürftigkeit (ärztliche Stellungnahme usw.) sind beizufügen. Hilfeempfänger des teilstationären Bereichs erhalten vom Sozialhilfeträger kein Taschengeld, gegebenenfalls aber von betreuten Wohngemeinschaften für Drogengefährdete. In Deutschland gibt es mittlerweile einige Arbeitsprojekte, die auf diesem Wege finanziert werden.

5 Wie setzt man seine Rechte durch?

5.1 Gegen Träger der Sozialversicherung

Die Träger der Sozialversicherung entscheiden über die Leistungsansprüche des Versicherten durch Bescheide. Diese Verwaltungsakte (VA) werden für die Beteiligten bindend, wenn der dagegen gegebene Rechtsbehelf nicht binnen einem Monat nach Zugang eingelegt wird. Die Bescheide der Versicherungsträger müssen eine Rechtsbehelfsbelehrung enthalten, aus der zu entnehmen ist, wo, wie und innerhalb welcher Frist der Rechtsbehelf einzulegen ist. Fehlt diese Belehrung oder ist sie falsch oder unvollständig, läuft die Frist nicht an, der Rechtsbehelf kann innerhalb eines Jahres eingelegt werden.
Bevor gerichtlich gegen den Träger vorgegangen werden kann, muss die Sache in einem sogenannten Vorverfahren geprüft werden: Schriftlicher Widerspruch muss binnen eines Monats nach Bescheid eingelegt werden (§§ 78, 84 SGG). Bei unverschuldeter Versäumnis der Frist ist eine Wiedereinsetzung auf Antrag möglich. Der Widerspruch kann dann nachgeholt werden. Ebenso bei Versäumung einer Klagefrist. Bei der GRV kann sofort – d.h. ohne Vorverfahren – vor dem Sozialgericht geklagt werden, wenn es sich bei der Leistung um eine handelt, auf die der Versicherte einen Rechtsanspruch hat. Zur Fristenwahrung im Vorverfahren genügt z.B. folgende Formulierung:

»Gegen den Bescheid der ... (z.B. LVA in X) vom ... (Aktenzeichen: ...) lege ich Widerspruch ein.
Eine Begründung wird nachgereicht.
(Unterschrift)«.

Über den Widerspruch entscheidet die Widerspruchsstelle durch Widerspruchsbescheid, ebenfalls ein Verwaltungsakt, der nunmehr durch Klage binnen eines Monats nach Zustellung beim zuständigen Sozialgericht angefochten werden kann. Die Klage soll die Beteiligten und den Streitgegenstand bezeichnen und einen bestimmten Antrag enthalten. Sie soll den angefochtenen Bescheid oder Widerspruchsbescheid bezeichnen, die zur Begründung dienenden Tatsachen und Beweismittel angeben und vom Kläger oder einem Rechtsvertreter mit Orts- und Tagesangaben unterzeichnet sein (§ 92 SGG).

Zur Fristenwahrung genügt etwa folgende Formulierung:

»Gegen den Widerspruchsbescheid der ... (z.B. Bundesversicherungsanstalt)
vom ... (Aktenzeichen: ...), mir zugegangen am ..., über die Ablehnung ...
(z.B. der Rente wegen Berufsunfähigkeit) erhebe ich Klage.
Eine Begründung und den Klageantrag werde ich nachreichen.
Ort/Datum/Unterschrift.«

Das sozialgerichtliche Verfahren ist kostenfrei. Auch im Falle des Unterlie-
gens muss man die Auslagen des Gegners nicht bezahlen. Wenn man den
Prozess gewinnt, bekommt man evtl. Kosten für einen Rechtsanwalt erstattet,
sonst nicht. Auch hier gelten aber die Möglichkeiten der Prozesskosten- bzw.
Beratungshilfe (§ 73a SGG).
Heikel ist u.U., dass das Gericht bestimmt, dass und durch wen eine ärztliche
oder psychologische Untersuchung stattzufinden hat. Der Versicherte kann
zwar einen Arzt seiner Wahl vorschlagen, das Gericht ist daran aber nicht
gebunden, muss ihn aber auf Antrag ebenfalls gutachtlich hören (§ 109 SGG).
Das Gericht kann auch frühere Behandlungs- und Befundberichte einholen,
insofern ist die Schweigepflicht der Ärzte aufgehoben.

Rechtsmittel: Gegen das ablehnende Urteil eines Sozialgerichts ist innerhalb
eines Monats die Berufung beim Landessozialgericht möglich. Formulierungs-
vorschlag:

»In dem Rechtsstreit des ... (Name des Klägers)
gegen ... (Name des Versicherungsträgers)
lege ich gegen das Urteil des Sozialgerichts vom ... (Aktenzeichen: ...)
Berufung ein.
Eine Begründung werde ich nachreichen.
Ort/Datum (Unterschrift)«.

Auch hier braucht man keinen Anwalt. Anders dagegen bei der Revision
beim Bundessozialgericht, die man gegen ablehnende Urteile des Landessozi-
algerichts einlegen kann.
Trotz fehlender ausdrücklicher Regelung gibt es auch im Verfahren vor den
Sozialgerichten ein Verfahren zum einstweiligen Rechtsschutz, dessen Notwendigkeit angesichts der langen Verfahrensdauer vor den Sozialgerichten
immer geprüft werden sollte. Wichtig ist bei einem solchen Antrag auf einstweilige Anordnung, dass deutlich gemacht wird, wie gravierend die Folgen
einer versagten und verspäteten Leistung für den Antragsteller sind.

5.2   Gegen Sozialhilfeträger und Träger der Kinder- und Jugendhilfe

Das bisher Gesagte gilt mit folgenden Besonderheiten auch für den Rechtsschutz in Sozialhilfe- und Jugendhilfesachen. Man muss fristgerecht, in der Regel innerhalb eines Monats nach Zugang, Widerspruch einlegen, da der Bescheid sonst bindend wird. Es empfiehlt sich, diesen Widerspruch auch gleich oder alsbald zu begründen. Bei Versäumung der Ein-Monats-Frist kann innerhalb von zwei Wochen nach Wegfall des Hindernisses Antrag auf Wiedereinsetzung in den vorigen Stand gestellt werden. Bei fehlender Rechtsbehelfsbelehrung gilt das zur Klage zum Sozialgericht Gesagte.

Gegen einen ablehnenden Widerspruchsbescheid kann sodann vor dem Verwaltungsgericht (also nicht dem Sozialgericht) geklagt werden. Gegen Verwaltungsgerichtsurteile findet die Berufung beim Oberverwaltungsgericht (in manchen Bundesländern: Verwaltungsgerichtshof), gegen Urteile des Oberverwaltungsgerichts die Revision beim Bundesverwaltungsgericht statt. In Sozialhilfe- und Jugendhilfesachen ist das Verfahren ebenfalls kostenfrei (vgl. Mustertexte in AG TUWAS (2001). Hier gilt ebenfalls, dass je nach Klagebegehren vorläufiger Rechtsschutz in Form (i.d.R. bei Leistungsbegehren) der einstweiligen Anordnung gemäß § 123 VwGO erlangt werden kann. Wie beim Sozialgericht ist neben der Begründung des Leistungsbegehrens große Sorgfalt darauf zu verwenden, darzulegen, wieso die Leistung sofort benötigt wird.

Vor und neben diesem Rechtsweg gibt es folgende Möglichkeiten: Zunächst hat man einen Anspruch auf Akteneinsicht (Kopiermöglichkeit!). Auf dieser Informationsgrundlage kann man beim Vorgesetzten seine »Besorgnis der Befangenheit« gegen den Sachbearbeiter vortragen (§ 17 SGB I). Man kann auch jederzeit einen neuen Antrag stellen, bei Nichtantwort eine einstweilige Anordnung beantragen oder Untätigkeitsklage beim Verwaltungsgericht einreichen. Man kann schließlich Dienstaufsichtsbeschwerde einlegen. Wichtig ist auch zu wissen, dass man bei Widersprüchen und Klagen zum Verwaltungs- und Sozialgericht keinen Anwalt einschalten muss und seine Anträge bei der Rechtsantragsstelle der jeweiligen Behörde oder des Gerichts zur Niederschrift vortragen kann.

Literatur

AG TUWAS (2001): Leitfaden der Sozialhilfe.
Arbeitslosenprojekt TuWas (2002): Leitfaden für Arbeitslose. Der Rechtsratgeber zum SGB III. 19. Aufl. Frankfurt am Main, Fachhochschulverlag.
Katamnesestudien (2001): In: PSYCHE 2001, Heft 3, S. 193 ff.

STICHWORTVERZEICHNIS

AUTORENVERZEICHNIS

Dr. Raphaela Basdekis-Jozsa
Zentrum für Interdisziplinäre
Suchtforschung (ZIS) der
Universität Hamburg
c/o Klinik und Poliklinik für Psychiatrie
und Psychotherapie des Universitäts-
klinkums Hamburg-Eppendorf
Martinistr. 52, 20246 Hamburg
Basdekis@uke.uni-hamburg.de

Hans Beierlein
c/o mudra e.V. Arbeitsprojekte
Hans-Thoma-Str. 3, 90431 Nürnberg
hans.beierlein@mudra-arbeitsprojekte.de

Ronald Bernhard
BKH Augsburg, Drogentagklinik
Dr.-Mack-Str. 1, 86156 Augsburg
ronald.bernhard@t-online.de

Prof. Dr. Lorenz Böllinger
Uni Bremen, FB 06,
Postfach 33 04 40, 28334 Bremen
boe@uni-bremen.de
http://www.bisdro.uni-bremen.de

Sandra Brüning
Fachstelle für Suchtprävention
des Landkreises Darmstadt-Dieburg,
Rheinstr. 65, 64276 Darmstadt
sbruenin@eli.ladadie.de

Dr. Angela Busse
Deutscher Verein für öffentliche
und private Fürsorge,
Am Stockborn 6, 60439 Frankfurt am Main
busse@deutscher-verein.de

Eva Carneiro Alves
Hohehorst gem. GmbH
Hauptstr. 1, 28790 Schwanewede

Dr. Peter Degkwitz
Zentrum für Interdisziplinäre Suchtforschung der Universität Hamburg (ZIS)
Martinistraße 52, 20246 Hamburg
so6a023@sozialwiss.uni-hamburg.de

Christian Evers
Hohehorst gem. GmbH
Hauptstr. 1, 28790 Schwanewede
Hohehorst.CE@t-online.de

Georg Farnbacher
Zentrum für Interdisziplinäre Suchtforschung (ZIS) der Universität Hamburg
c/o Klinik und Poliklinik für Psychiatrie
und Psychotherapie des Universitäts-
klinkums Hamburg-Eppendorf
Martinistr. 52, 20246 Hamburg
farnbach@uke.uni-hamburg.de
http://www.zis-hamburg.de

Rosemarie Fischer
Drogennotruf e.V. Frankfurt,
Musikantenweg 22H, 60385 Frankfurt/M
Rosemarie.F@t-online.de

Anke Follmann
Ärztekammer Westfalen-Lippe,
Gartenstr. 210–214, 48147 Münster
anke.follmann@aekwl.de

Christine Gerlach
Geestemünderstr. 26, 28219 Bremen
christine_gerlach@gmx.de

Ralf Gerlach
INDRO e.V.
Bremer Platz 18–20, 48155 Münster
INDROeV@t-online.de
http://www.indro-online.de

Prof. Dr. Hans-Volker Happel
Fachhochschule Frankfurt am Main,
Nibelungenplatz 1, 60318 Frankfurt/Main
happel@idh-frankfurt.de

Axel Hentschel
Augustastr. 21, 51065 Köln
axel.hentschel@gmx.de

Jan-Hendrik Heudtlass
Vennstr. 10, 33330 Gütersloh
j-h.heudtlass@lwl.org

Dr. Jens Kalke
Institut für interdisziplinäre Sucht- und
Drogenforschung
c/o Klinik für Psychiatrie und Psychotherapie,
Martinistr. 52, 20246 Hamburg
kalkej@aol.com

Dogan Kaya-Heinlein
Therapieeinrichtung Dönüs
Birnthon 3 b, 90475 Nürnberg
dogan.kaya@doenues-drogentherapie.de

Rüdiger Klebeck
Fachstelle grenzübergreifende
Zusammenarbeit – BINAD
Postfach, 48133 Münster
r.klebeck@lwl.org

Dr. Harald-Hans Körner
Zentralstelle für die Bekämpfung
der Btm-Kriminalität bei der
Staatsanwaltschaft b.d. OLG,
Zeil 42, 60256 Frankfurt am Main

Prof. Dr. Michael Krausz
Zentrum für Interdisziplinäre
Suchtforschung (ZIS) der
Universität Hamburg
c/o Klinik und Poliklinik für Psychiatrie
und Psychotherapie des Universitäts-
klinikums Hamburg-Eppendorf
Martinistr. 52, 20246 Hamburg
Krausz@uke.uni-hamburg.de

Astrid Leicht
Fixpunkt e. V., Mobilix
Boppstr. 7, 10967 Berlin
a.leicht@fixpunkt.org

Dr. Wolfgang Lesting
Richter am Oberlandesgericht Oldenburg
Postfach 24 51, 26014 Oldenburg

Benedict Lütkens
Universitäts-Klinikum Eppendorf
Klinik und Poliklinik für Psychiatrie
und Psychotherapie,
Martinistrasse 52, 20246 Hamburg
luetkens@uke.uni-hamburg.de

Dr. Ingo Ilja Michels
Leiter der Geschäftsstelle der Drogenbeauftragten der Bundesregierung
im Bundesministerium für Gesundheit
Mohrenstr. 62, 10117 Berlin
michels@bmg.bund.de

Mechthild Neuer
Fachstelle grenzübergreifende
Zusammenarbeit – BINAD
Postfach, 48133 Münster
m.neuer@lwl.org

Kay Osterloh
mudra – alternative Jugend- und
Drogenhilfe e.V.
Ludwigstraße 61, 90402 Nürnberg
migration@mudra-online.de
http://www.mudra-online.de

Klaus Pape-Hoßmann
c/o SuchtPräventionsZentrum
Winterhuder Weg 11, 22085 Hamburg
spz@bsjb.hamburg.de

Monika Püschl
Fachabteilung für Drogen und Sucht der
Behörde für Umwelt und Gesundheit der
Freien und Hansestadt Hamburg
Behörde für Umwelt und Gesundheit
Tesdorpfst. 8, 20148 Hamburg
monika.pueschl@bug.hamburg.de

Dirk Schäffer
Drogenreferat der Deutschen AIDS-Hilfe
Dieffenbachstr. 33, 10967 Berlin
Dirk.Schaeffer@dah.aidshilfe.de

Hermann Schlömer
SuchtPräventionsZentrum der Behörde
für Bildung und Sport der Freien und
Hansestadt Hamburg
Winterhuder Weg 11, 22085 Hamburg
hermann.schloemer@bbs.hamburg.de

Martin Schmid
Institut für Suchtforschung
Fachhochschule Frankfurt am Main, Fb 4,
Nibelungenplatz 1, 60318 Frankfurt/Main
mschmid@fb4.fh-frankfurt.de

PD Dr. Henning Schmidt-Semisch
Helmstedter Str. 8, 28215 Bremen
knastnix@ubcom.de

Stephanie Schöne
Plan L e.V.
Brandvorwerkst. 78, 04275 Leipzig
PlanLeV@yahoo.de

Dr. Artur Schroers
Hamburgische Landesstelle gegen
die Suchtgefahren e.V.
Brennerstr. 90, 20099 Hamburg
schroers@suchthh.de
http://www.suchthh.de

Martina Schu
FOGS – Gesellschaft für Forschung
und Beratung im Gesundheits- und
Sozialbereich mbH
Prälat-Otto-Müller-Platz 2, 50670 Köln
martina.schu@fogs-gmbh.de

Christine Spreyermann
Bundesamt für Gesundheit, Sektion
Drogenintervention, Christopher Eastus
CH-3003 Bern
christopher.eastus@bag.admin.ch

Prof. Dr. Werner Steffan
FH Potsdam
Friedrich-Ebert-Str. 4, 14467 Potsdam
steffan@fh-potsdam.de

PD Dr. Heino Stöver
Bremer Institut für Drogenforschung
(BISDRO), Universität Bremen, FB 06
Postfach 33 04 40, 28334 Bremen
heino.stoever@uni-bremen.de

Marco Stürmer
Drogenberatung und Partyarbeit
bei mudra/enterprise
Ludwigstr. 61, 90402 Nürnberg

Judith Trinkler
Bundesamt für Gesundheit
Sektion Drogenintervention
Christopher Eastus
CH-3003 Bern
christopher.eastus@bag.admin.ch

Dr. Uwe Verthein
Zentrum für Interdisziplinäre
Suchtforschung der Universität
Hamburg (ZIS)
Klinik für Psychiatrie und Psychotherapie
Martinistr. 52, 20246 Hamburg
verthein@sozialwiss.uni-hamburg.de

Prof. Dr. Irmgard Vogt
Institut für Suchtforschung
Fachhochschule Frankfurt am Main
Fachbereich 4
Nibelungenplatz 1, 60318 Frankfurt/Main
i.vogt@soz.uni-frankfurt.de

Wilfried Wilkens
HIDA, Hohenesch 17, 22765 Hamburg
hida@hida.de
http://www.hida.de

Heike Zurhold
Institut für interdisziplinäre
Suchtforschung (ISD)
c/o Klinik und Poliklinik für
Psychiatrie und Psychotherapie
Martinistr. 52, 20246 Hamburg
HZurhold@aol.com